Nutrologia Pediátrica

Prática Baseada em Evidências

CARLOS ALBERTO NOGUEIRA-DE-ALMEIDA

ELZA DANIEL DE MELLO

Nutrologia Pediátrica

Prática Baseada em Evidências

2ª EDIÇÃO
revisada e ampliada

MANOLE

Produção editorial: Retroflexo Serviços Editoriais
Projeto gráfico: Departamento Editorial da Editora Manole
Diagramação: Elisabeth Miyuki Fucuda e Lira Editorial
Ilustrações: Sirio José Braz Cançado
Capa: Ricardo Yoshiaki Nitta Rodrigues
Imagem da capa: istockphoto

CIP-BRASIL. CATALOGAÇÃO NA PUBLICAÇÃO
SINDICATO NACIONAL DOS EDITORES DE LIVROS, RJ

N716n
2. ed.

Nogueira-de-Almeida, Carlos Alberto
Nutrologia pediátrica : prática baseada em evidências / Carlos Alberto Nogueira-de-Almeida, Elza Daniel de Mello. - 2. ed. - Santana de Parnaíba [SP] : Manole, 2022.

ISBN 9786555765038

1. Nutrição - Aspectos da saúde. 2. Crianças - Nutrição. I. Mello, Elza Daniel de.

21-73272

CDD: 615.8548083
CDU: 615.874-053.2

Meri Gleice Rodrigues de Souza - Bibliotecária - CRB-7/6439

1ª edição – 2016
2ª edição – 2022

Editora Manole Ltda.
Alameda América, 876 – Tamboré – 06543-315 – Santana de Parnaíba – SP – Brasil
Fone: (11) 4196-6000
www.manole.com.br | https://atendimento.manole.com.br/

Impresso no Brasil | *Printed in Brazil*

Dedico esta segunda edição às duas mulheres que estão comigo em todos os momentos da vida e a quem devo cada nova conquista:

Carla Cristina João Nogueira-de-Almeida,
minha esposa,

Maria Eduarda Nogueira-de-Almeida,
minha filha.

Carlos Alberto Nogueira-de-Almeida

Esta segunda edição é dedicada aos alunos que orientei, oriento, e orientarei; o prazer de ensiná-los é que me motiva a continuar estudando. E à minha filha Paula, é claro!

Elza Daniel de Mello

Editores

Carlos Alberto Nogueira-de-Almeida

Médico pela Faculdade de Medicina de Ribeirão Preto da Universidade de São Paulo (FMRP-USP) com Residência Médica em Pediatria junto ao Hospital das Clínicas de Ribeirão Preto (HCRP) da FMRP-USP. Mestre e Doutor em Pediatria pela USP. Título de Especialista em Pediatria e em Nutrologia. Certificado de Área de Atuação em Nutrologia Pediátrica. Estágio em Nutrição Infantil no Hospital São João – Universidade do Porto, Portugal. Diretor do Departamento de Nutrologia Pediátrica da Associação Brasileira de Nutrologia (Abran). Pesquisador Líder do Centro de Investigação em Nutrologia e Saúde – Cinus (CNPq-UFSCar). Membro do Conselho Científico do International Life Sciences Institute (Ilsi), Brasil. Membro participante do Departamento Científico de Nutrologia da Sociedade Brasileira de Pediatria (SBP). Membro do Departamento de Nutrição da Sociedade de Pediatria de São Paulo (SPSP). Membro da American Society for Nutrition. *Fellow* da The Obesity Society. Ex-Presidente da The Obesity Society Latin America Affairs. Membro Titular da Academia Latino-americana de Nutrologia. Membro do Conselho Editorial do *International Journal of Nutrology*. Pós-doutorando do Departamento de Clínica Médica da Área de Nutrologia da FMRP-USP. Professor Adjunto do Departamento de Medicina da Universidade Federal de São Carlos (UFSCar).

Elza Daniel de Mello

Médica pela Faculdade de Medicina da Universidade Federal do Rio Grande do Sul (UFRGS) com Residência Médica em Pediatria no Hospital de Clínicas de Porto Alegre (HCPA). Formada em Nutrição pelo Instituto Metodista Porto Alegre (IPA). Título de Especialista em Pediatria pela Sociedade Brasileira de Pediatria (SBP), em Nutrologia pela Associação Brasileira de Nutrologia (Abran) e em Nutrição Parenteral e Enteral pela Sociedade Brasileira de Nutrição Parenteral e Enteral (SBNPE). Certificada na Área de Atuação em Nutrologia Pediátrica e Gastroenterologia Pediátrica pela SBP. Mestre e Doutora em Pediatria pelo Programa de Pós-graduação em Saúde da Criança e do Adolescente (PPGSCA) da UFRGS. Professora Titular do Departamento de Pediatria e do PPGSCA da UFRGS. Membro do Departamento Científico de Nutrologia da SBP.

Autores

Alessandra Fernandes Marques Braga
Residência Médica em Nutrologia Pediátrica no Instituto de Puericultura e Pediatria Martagão Gesteira do Centro de Ciências da Saúde da Universidade Federal do Rio de Janeiro (IPPMG-UFRJ). Título de área de atuação em Nutrologia Pediátrica pela Sociedade Brasileira de Pediatria (SBP).

Ana Paula Aragão
Pediatra Nutróloga do Serviço de Metabologia e Nutrologia do Hospital Infantil Joana de Gusmão em Florianópolis. Coordenadora Administrativa da EMTN do Hospital Infantil Joana de Gusmão em Florianópolis. Presidente do Departamento de Nutrologia da Sociedade Catarinense de Pediatria (SCP). Especialista em Pediatria pela SBP. Residência Médica em Nutrologia Pediátrica pelo Hospital Infantil Joana de Gusmão.

Ana Paula Radünz Vieira
Médica Residente em Reumatologia Pediátrica do Hospital de Clínicas de Porto Alegre (HCPA). Médica Pediatra.

Andréa Aparecida Contini
Professora Doutora do Departamento de Medicina da UFSCar – Área da Saúde da Criança e do Adolescente. Doutorado na Área da Saúde da Criança e do Adolescente.

Andréa Gondim Mendonça
Médica Especialista em Pediatria pela Universidade Federal da Paraíba (UFPB) e em Gastroenterologia Pediátrica pela Universidade Federal do Rio Grande do Norte (UFRN). Especialista em Nutrologia pela Associação Brasileira de Nutrologia (Abran). Mestranda do Programa de Pós-Graduação *stricto sensu* – Mestrado Profissional em Saúde da Família da Faculdade de Enfermagem Nova Esperança (Facene).

Ane Cristina Fayão Almeida
Nutricionista do Hospital das Clínicas da Faculdade de Medicina de Ribeirão Preto da Universidade de São Paulo (HC-FMRP-USP). Doutorado em Ciências da Saúde, área Saúde da criança e do adolescente pela FMRP-USP.

Ângela Peixoto de Mattos
Gastroenterologista Pediátrica pela Escola Paulista de Medicina da Universidade Federal de São Paulo (EPM-Unifesp) e Nutróloga Infantil pela SBP-Abran. Professora Associada do Departamento de Pediatria da Faculdade de Medicina da Universidade Federal da Bahia (UFBA). Chefe do Serviço de Nutrologia Pediátrica do Hospital das Clínicas da UFBA.

Bruna de Siqueira Barros

Médica Pediatra e Membro da Equipe EMTN do Hospital Universitário Gaffrée e Guinle-Unirio. Mestre e Doutoranda em Ciências Médicas pelo Programa de Pós-graduação em Ciências Médicas da Universidade do Estado do Rio de Janeiro.

Bruna Neves Portugal

Cirurgiã-dentista graduada pela Universidade Federal do Rio Grande do Sul (UFRGS).

Camila Penso

Pediatra pelo Serviço de Pediatria do Hospital de Clínicas de Porto Alegre (HCPA). Residente de Neonatologia pelo Serviço de Neonatologia do Hospital de Clínicas de Porto Alegre (HCPA). Mestranda do Programa de Pós-graduação em Saúde da Criança e do Adolescente da Universidade Federal do Rio Grande do Sul (UFRGS).

Camila Perlin Ramos

Médica Nutróloga no Hospital de Clínicas de Porto Alegre (HCPA). Mestre em Ciências da Saúde: Ginecologia e Obstetrícia pela Universidade Federal do Rio Grande do Sul (UFRGS).

Carla Cristina João Nogueira-de-Almeida

Graduada em Direito pela Universidade de Ribeirão Preto (Unaerp). Graduada em Psicologia pela Universidade de Ribeirão Preto (Unaerp). Membro do Centro de Investigação em Nutrologia e Saúde (Cinus) pelo Conselho Nacional de Desenvolvimento Científico e Tecnológico (CNPq) da UFSCar. Estágio em Psicologia na Universidade do Porto, Portugal. Curso Avançado de Extensão em Psicoterapia de Orientação Psicanalítica, com foco em Prática Clínica. Membro de Grupo de Estudos Psicanalíticos Bioniano, com foco em Prática Clínica. Pós-graduanda do Programa de Nutrição e Metabolismo da FMRP-USP.

Carla Rêgo

Pediatra. Mestre em Medicina Desportiva e Doutorada em Medicina na área da Pediatria pela Faculdade de Medicina da Universidade do Porto (FMUP) – Portugal. Professora Auxiliar de Pediatria da FMUP e Coordenadora da Unidade Curricular de Pediatria – Prática Clínica do Mestrado Integrado em Medicina da FMUP, no Hospital CUF Porto. Professora Convidada e Regente da Disciplina de Nutrição Pediátrica da Escola Superior de Biotecnologia da Universidade Católica Portuguesa. Investigadora do ProNutri do Center for Research in Health Technologies and Information Systems (Cintesis) da FMUP. Presidente do Grupo Nacional de Estudo e Investigação em Obesidade Pediátrica (GNEIOP). Vice-presidente da Sociedade Portuguesa para o Estudo da Obesidade (SPEO). Presidente da Health 4 Mozambican Children and Families, ONGD.

Carla Rosane de Moraes Silveira

Nutricionista Clínica do Hospital de Clínicas de Porto Alegre (HCPA). Nutricionista. Especialista em Nutrição Clínica. Mestre pelo Programa de Pós-graduação em Saúde da Criança e do Adolescente (PPGSCA) da UFRGS. Nutricionista Clínica do HCPA.

Carlos Alberto Nogueira-de-Almeida

Médico pela Faculdade de Medicina de Ribeirão Preto da Universidade de São Paulo (FMRP-USP) com Residência Médica em Pediatria junto ao Hospital das Clínicas de Ribeirão Preto (HCRP) da FMRP-USP. Mestre e Doutor em Pediatria pela USP. Título de Especialista em Pediatria e em Nutrologia. Certificado de Área de Atuação em Nutrologia Pediátrica. Estágio em Nutrição Infantil no Hospital São João – Universidade do Porto, Portugal. Diretor do Depar tamento de Nutrologia Pediátrica da Associação Brasileira de Nutrologia (Abran). Pesquisador Líder do Centro de Investigação em Nutrologia e Saúde – Cinus (CNPq-UFSCar). Membro do Conselho Científico do International Life Sciences Institute (Ilsi), Brasil. Membro participante do Departamento Científico de Nutrologia da Sociedade Brasileira de Pediatria (SBP). Membro do Departamento de Nutrição da Sociedade de Pediatria de São Paulo (SPSP). Membro da American Society for Nutrition. *Fellow* da The Obesity Society. Ex-Presidente da The Obesity Society Latin America Affairs. Membro Titular da Academia Latino-americana de Nutrologia. Membro do Conselho Editorial do *International Journal of Nutrology*. Pós-doutorando do Departamento de Clínica Médica da Área de Nutrologia da FMRP-USP. Professor Adjunto do Departamento de Medicina da Universidade Federal de São Carlos (UFSCar).

Carolina de Godoy Almeida

Professora Assistente na Universidade Estadual da Bahia. Professora Assistente na Escola Bahiana de Medicina e Saúde Pública. Pós-graduanda (Doutorado) em Medicina e Saúde no Programa de Pós-graduação de Medicina e Saúde da Universidade Federal da Bahia (UFBA).

Carolina dos Santos Dias da Costa Morales

Médica Especialista em Nutrologia pela Associação Brasileira de Nutrologia (Abran).

Carolina Roos Mariano da Rocha

Pediatra. Médica Residente em Gastroenterologia Pediátrica. Mestre em Saúde da Criança e do Adolescente pela Universidade Federal do Rio Grande do Sul (UFRGS).

Cristiane Neves Portugal

Cirurgiã-dentista graduada pela Faculdade de Odontologia da Universidade Federal do Rio Grande do Sul (UFRGS). Especialista em Odontopediatria pela Pontifícia Universidade Católica do Rio Grande do Sul (PUCRS). Especialista em Ortopedia Funcional dos Maxilares pelo Conselho Federal de Odontologia.

Cristiane Simões Bento de Souza

Pediatra com área de atuação em Nutrologia Pediátrica (Abran-SBP). Mestre em Saúde da Criança e do Adolescente (FMRP-USP). Professora Assistente do Departamento de Pediatria do Curso de Medicina (PUC/GO). Membro do Comitê de Nutrologia da Sociedade Goiana de Pediatria (SGP/GO).

Daniela Silva Rocha

Professora Adjunta de Nutrição da Universidade Federal da Bahia (UFBA), Vitória da Conquista/BA.

Débora da Rosa Götze

Médica pela Famed da Universidade Federal do Rio Grande do Sul (UFRGS). Especialista em Pediatria e Gastroenterologia Pediátrica pelo Hospital de Clínicas de Porto Alegre. Atua como Gastroenterologista Pediátrica no Hospital Moinhos de Vento.

Durval Ribas-Filho

Doutor em Medicina pela Fundação Faculdade de Medicina de São José do Rio Preto (Famerp). Professor de Pós-graduação em Nutrologia da Associação Brasileira de Nutrologia (Abran). Coordenador do Departamento de Obesidade da Abran. Professor Titular de Nutrologia da Faculdade de Medicina do Centro Universitário Padre Albino (Fameca-Unifipa). Editor Científico Associado das revistas internacionais: *Nutrition & Diabetes* (Nature), *Journal of Medical and Health Sciences* (JMHS) e *International Journal of Nutrology* (IJN).

Elza Daniel de Mello

Médica pela Faculdade de Medicina da Universidade Federal do Rio Grande do Sul (UFRGS) com Residência Médica em Pediatria no Hospital de Clínicas de Porto Alegre (HCPA). Formada em Nutrição pelo Instituto Metodista Porto Alegre (IPA). Título de Especialista em Pediatria pela

Sociedade Brasileira de Pediatria (SBP), em Nutrologia pela Associação Brasileira de Nutrologia (Abran) e em Nutrição Parenteral e Enteral pela Sociedade Brasileira de Nutrição Parenteral e Enteral (SBNPE). Certificada na Área de Atuação em Nutrologia Pediátrica e Gastroenterologia Pediátrica pela SBP. Mestre e Doutora em Pediatria pelo Programa de Pós-graduação em Saúde da Criança e do Adolescente (PPGSCA) da UFRGS. Professora Titular do Departamento de Pediatria e do PPGSCA da UFRGS. Membro do Departamento Científico de Nutrologia da SBP.

Fábio Ancona Lopez
Professor Titular (aposentado) da Disciplina de Nutrologia do Departamento de Pediatria da Universidade Federal de São Paulo (Unifesp). Coordenador da Primeira Edição do Tratado de Pediatria da SBP. Ex-presidente da Sociedade de Pediatria de São Paulo (2001-2003). Vice-presidente da SBP (2004-2009).

Fábio da Veiga Ued
Nutricionista. Professor do Departamento de Ciências da Saúde, Divisão de Nutrição e Metabolismo na Faculdade de Medicina de Ribeirão Preto da Universidade de São Paulo (FMRP-USP). Doutor em Saúde da Criança e do Adolescente pela FMRP-USP.

Fabíola de Arruda Leite
Médica Assistente do Departamento de Puericultura e Pediatria do Hospital das Clínicas de Ribeirão Preto da Universidade de São Paulo (HC-FMRP-USP). Docente do Curso de Medicina do Centro Universitário Barão de Mauá. Mestre e Doutora em Saúde da Criança e do Adolescente-Pediatria pelo Programa de Pós-graduação da Faculdade de Medicina de Ribeirão Preto (FMRP-USP).

Flávio Diniz Capanema
Pediatra e Nutrólogo Infantil (SBP-Abran). Mestre e Doutor pela Faculdade de Medicina da Universidade Federal de Minas Gerais (UFMG). Estágio Pós-doutoral no Hôpital Armand-Trousseau/Assistance Publique Hôpitaux de Paris (APHP)/França. Coordenador do Núcleo de Inovações Tecnológicas da Fundação Hospitalar do Estado de Minas Gerais (FHEMIG). Professor do Curso de Medicina da Faculdade da Saúde e Ecologia Humana (FASEH). Membro do Corpo Editorial do SBP Ciência da Sociedade Brasileira de Pediatria (SBP).

Graziela A. Nogueira de Almeida Ribeiro
Professora Adjunta no Curso de Psicologia no Centro Universitário Barão de Mauá, Ribeirão Preto, São Paulo. Doutora em Psicologia pela Faculdade de Filosofia, Ciências e Letras de Ribeirão Preto da Universidade de São Paulo.

Hélcio de Sousa Maranhão
Professor Titular do Departamento de Pediatria da Universidade Federal do Rio Grande do Norte (UFRN). Doutor em Ciências e Mestre em Pediatria pela Escola Paulista de Medicina da Universidade Federal de São Paulo (EPM-Unifesp). Especialista em Gastroenterologia Pediátrica pela EPM-Unifesp e pela UFRN. Especialista em Pediatria pela UFRN e pela Sociedade Brasileira de Pediatria (SBP). Área de atuação em Gastroenterologia Pediátrica pela SBP e em Nutrologia Pediátrica pela SBP-Associação Brasileira de Nutrologia (Abran). Vice-coordenador do Programa de Residência Médica em Gastroenterologia Pediátrica do Hospital Universitário Onofre Lopes – UFRN. Secretário do Departamento Científico de Nutrologia (triênio 2019-2021) da SBP.

Hélio Fernandes da Rocha
Professor Assistente de Nutrologia Pediátrica do Departamento de Pediatria da Faculdade de Medicina da Universidade Federal do Rio de Janeiro (FMUFRJ). Chefe do Serviço de Nutrologia Pediátrica do Instituto de Puericultura e Pediatria da UFRJ. Mestre em Pediatria pela UFRJ.

Hugo da Costa Ribeiro Jr.

Gastroenterologista Pediátrico pela Escola Paulista de Medicina da Universidade Federal de São Paulo (EPM-Unifesp) e Nutrólogo Infantil pela SBP-Abran. Professor Titular do Departamento de Pediatria da Faculdade de Medicina da Universidade Federal da Bahia (UFBA). Coordenador do Centro de Pesquisa Fima Lifshitz do HC-UFBA.

Ieda Regina Lopes Del Ciampo

Docente da Área de Saúde da Criança e do Adolescente, Curso de Medicina da Universidade Federal de São Carlos (UFSCar). Doutora em Pediatria pela Faculdade de Medicina de Ribeirão Preto da Universidade de São Paulo (FMRP-USP).

Isabel Cristina Schütz Ferreira

Médica Pneumologista Pediátrica pelo Hospital de Clínicas de Porto Alegre. Mestre em Saúde da Criança e do Adolescente pela Universidade Federal do Rio Grande do Sul (UFRGS). Doutoranda do Programa de Pós-graduação em Pediatria e Saúde da Criança da Pontifícia Universidade Católica do Rio Grande do Sul (PUCRS).

Isabelle Veronica Castro Fay Neves

Graduanda em Medicina pela Universidade do Grande Rio-Unigranrio/RJ, bolsista CNPq nível 2A de apoio técnico à pesquisa "Hematopoese residual nas leucemias pediátricas" no Instituto de Puericultura e Pediatria Martagão Gesteira (IPPMG)-UFRJ.

Ivan Savioli Ferraz

Docente (Professor Doutor) do Departamento de Puericultura e Pediatria da Faculdade de Medicina de Ribeirão Preto da Universidade de São Paulo (FMRP-USP). Médico Pediatra. Doutorado em Ciências Médicas (Pediatria).

Jéssica Neuenfeld Paniz

Médica Pediatra pelo Hospital de Clínicas de Porto Alegre. Médica Residente em Neonatologia pelo Hospital Escola da Universidade Federal de Pelotas. Mestranda do Programa de Pós-graduação em Saúde da Criança e do Adolescente da Universidade Federal do Rio Grande do Sul (UFRGS).

João Pedro Locatelli Cezar

Médico Hematologista Pediátrico no Hospital de Clínicas de Porto Alegre. Médico rotineiro da Emergência Pediátrica no Hospital Universitário da Ulbra. Mestrando do Programa de Pós-graduação em Saúde da Criança e do Adolescente na UFRGS.

Joel Alves Lamounier

Professor Titular de Pediatria da Universidade Federal de Minas Gerais (UFMG). Professor Titular de Pediatria da Universidade Federal de São João del-Rei (UFSJ). Doutor em Nutrição em Saúde Pública (UCLA-USA).

Jose Eduardo Dutra de Oliveira

Médico, Doutor pela Faculdade de Medicina da Universidade de São Paulo com estágios nos Estados Unidos, México e Guatemala. Bolsista da Fundação Rockfeller e do Governo Alemão. Professor Titular da Faculdade de Medicina de Ribeirão Preto, responsável pelo Curso de Aprimoramento/Especialização em Nutrição do Hospital das Clínicas (FMRP-Fundap). Professor Visitante da Universidade de Cornell nos Estados Unidos. Atualmente desenvolve atividades de Ensino e Pesquisa na FMRP-USP e na Faculdade de Ciências Farmacêuticas (FCF-Unesp), Araraquara. Autor e editor do livro *Ciências Nutricionais*. Exerce atividades de Ensino, Pesquisa e Extensão à Comunidade, como Professor Sênior do Departamento de Clínica Médica da Faculdade de Medicina de Ribeirão Preto e Médico Voluntário e Consultor no Ambulatório Médico de Nutrologia do Núcleo de Gestão Assistencial da Secretaria da Saúde de Ribeirão Preto. Tem mais de 300 artigos científicos publicados em revistas nacionais e internacionais e outros de divulgação de Nutrologia.

Juliana Cardeal da Costa Zorzo

Mestre e Doutora pela Escola de Enfermagem de Ribeirão Preto-USP. Enfermeira da Unidade Funcional de Pediatria da Unidade de Emergência HC-FMRP-USP.

Jussara Melo de Cerqueira Maia

Professora Associada do Departamento de Pediatria da Universidade Federal do Rio Grande do Norte (UFRN). Especialista em Gastroenterologia Pediátrica e Doutora em Ciências da Saúde pela UFRN. Mestre em Pediatria pela Escola Paulista de Medicina da Universidade Federal de São Paulo (EPM-Unifesp). Especialista em Pediatria pela UFRN e Sociedade Brasileira de Pediatria (SBP). Preceptora do Programa de Residência Médica em Gastroenterologia Pediátrica do Hospital Universitário Onofre Lopes – UFRN. Chefe da Unidade de Atenção à Saúde da Criança e do Adolescente do Hospital Universitário Onofre Lopes – UFRN.

Karla Cristina Malta Vilanova

Pediatra com Título de Especialista na área de atuação em Nutrologia Pediátrica pela SBP-Abran-AMB. Nutróloga pela Abran-AMB. Mestre e Doutora em Saúde da Criança e do Adolescente pela FMRP-USP. Professora de Pediatria do Departamento Materno-Infantil da Universidade Federal do Piauí (UFPI). Diretora do Departamento Científico da Sociedade Piauiense de Pediatria, triênio 2013-2016.

Lucas Mendonça da Rocha Oliveira

Acadêmico de Nutrição e Metabolismo da Universidade de São Paulo, *campus* Ribeirão Preto (USP-RP). Aluno do Programa PET-Saúde/Interprofissionalidade (2020/2021). Gerente de Projetos na Nutrirp Consultoria Júnior (2018/2019). Químico com Atribuições Tecnológicas pela Universidade Federal de São Carlos (UFSCar). Doutor em Ciências e Mestre em Físico-Química pela UFSCar.

Luiz Antonio Del Ciampo

Professor Associado Chefe da Divisão de Hebiatria do Departamento de Puericultura e Pediatria da Faculdade de Medicina de Ribeirão Preto da Universidade de São Paulo (FMRP-USP). Nutrólogo pela Associação Brasileira de Nutrologia (Abran).

Marcos Aurélio Martins Ribeiro

Médico formado pela Faculdade de Medicina da Universidade Federal do Paraná (UFPR). Residência em Psiquiatria pelo Hospital das Clínicas da Faculdade de Medicina de Ribeirão Preto (FMRP-USP). Título de Especialista em Psiquiatria pela Associação Brasileira de Psiquiatria (ABP) e Associação Médica Brasileira (AMB). Mestre e Doutor em Saúde Mental pela FMRP-USP. Professor Assistente da Universidade de Araraquara (Uniara).

Maria Carolina Pinho Porto

Especialista com área de atuação em Nutrologia Pediátrica e Terapia Nutricional pela SBP. Presidente da Braspen Capítulo Rio. Membro do Departamento de Terapia Nutricional da SBP e do Departamento de Nutrologia Pediátrica da Soperj. Médica do Instituto de Puericultura e Pediatria Martagão Gesteira do Centro de Ciências da Saúde da Universidade Federal do Rio de Janeiro (IPPMG-UFRJ).

Maria Eduarda Nogueira-de-Almeida

Acadêmica do Curso de Nutrição e Metabolismo da Faculdade de Medicina de Ribeirão Preto da USP. Bolsista de Iniciação Científica do Programa Unificado de Bolsas da USP. Diretora do Comitê Científico da Liga Acadêmica Multiprofissional de Reabilitação da USP de Ribeirão Preto. Membro da Liga Acadêmica de Enfermagem na Atenção Multiprofissional ao Diabetes Mellitus. Membro do Centro de Investigação em Nutrologia e Saúde – Cinus (CNPq-UFSCar).

Maria Marlene de Souza Pires
Professora Titular do Departamento de Pediatria e do Programa de Pós-graduação em Ciências Médicas. Coordenadora do Laboratório de Pesquisa Experimental e Clínica em Pediatria, Metabologia e Nutrologia (MENULab)/Universidade Federal de Santa Catarina (UFSC). Doutorado em Medicina/Pediatria (FMUSP).

Marileise dos Santos Obelar
Pós-graduação em Nutrologia Pediátrica pelo Hospital Infantil Joana de Gusmão-Universidade Federal de Santa Catarina (HIJG-UFSC). Mestre em Ciências Médicas/Pediatria pela UFSC. Professora de Pediatria da Universidade do Sul de Santa Catarina (Unisul). Pediatra Nutróloga do Serviço de Nutrologia do HIJG – Florianópolis/SC. Pediatra Nutróloga do Serviço de Pediatria do Hospital Universitário (HU-UFSC). Coordenadora do Serviço de Terapia Nutricional do HIJG. Membro da Equipe de Suporte Nutricional do HU-UFSC.

Marina Verdi Schumacher
Formação em Clínica Médica pelo Hospital de Clínicas de Porto Alegre (HCPA). Especialista em Nutrologia pela Associação Brasileira de Nutrologia (Abran). Membro Associado da Comissão das Especialidades Associadas (Coesas) da Sociedade Brasileira de Cirurgia Bariátrica e Metabólica (SBCBM). Atualmente atua como Membro da Equipe Multidisciplinar de Cirurgia Bariátrica do Hospital Geral de Caxias do Sul e como Coordenadora Clínica da Equipe Multidisciplinar de Terapia Enteral e Parenteral (EMTN) do Hospital Pompéia de Caxias do Sul.

Marise Helena Cardoso Tófoli
Gastroenterologista e Hepatologista Pediatra. Preceptora dos Residentes de Pediatria do HMI de Goiânia. Presidente da Sociedade Goiana de Pediatria.

Matheus Schettini de Carvalho
Docente dos cursos de Medicina do Centro Universitário Estácio de Ribeirão Preto. Título de Especialista em Endocrinologia e Metabologia pela Sociedade Brasileira de Endocrinologia e Metabologia (SBEM).

Mauro Fisberg
Pediatra e Nutrólogo. Coordenador do Centro de Excelência em Nutrição e Dificuldades Alimentares (Cenda) do Instituto Pesquisa e Ensino em Saúde Infantil (Pensi), Fundação José Luiz Setúbal do Hospital Infantil Sabará. Professor Associado Doutor do Setor de Medicina do Adolescente do Departamento de Pediatria da Escola Paulista de Medicina da Universidade Federal de São Paulo. Investigador Principal (*Chair*) do Estudio Latinoamericano de Nutrición y Salud (Elans) e do Estudo Brasileiro de Nutrição e Saúde (Ebans). Membro Titular do Departamento de Nutrologia da SBP (Sociedade Brasileira de Pediatria). Coordenador da Força-tarefa de Dificuldades Alimentares da Sociedad Latinoamericana de Gastroenterología, Hepatología y Nutrición Pediátrica (SLAGHNP). Alumni World Hunger Program United Nations University. Alumni Kellog's Foundation-Leadership Program-Partners of the Americas-VII. Diretor da Neurociência Assessoria em Nutrologia.

Michelli Cristina Silva de Assis
Professora Adjunta no Departamento de Enfermagem Médico-Cirúrgica na Escola de Enfermagem da Universidade Federal do Rio Grande do Sul (UFRGS). Doutora em Ciências Médicas pela UFRGS.

Mônica de Araújo Moretzsohn
Pediatra com área de atuação em Nutrologia Pediátrica (SBP) e Suporte Nutricional Enteral e Parenteral (Braspen). Professora substituta do Departamento de Pediatria do Instituto de Puericultura Martagão Gesteira-UFRJ. Presidente

do Comitê de Nutrologia da Sociedade de Pediatria do Estado do Rio de Janeiro. Membro do Comitê Científico do Departamento de Nutrologia da Sociedade Brasileira de Pediatria.

Mônica Lisboa Chang Wayhs
Pediatra Nutróloga do Hospital Infantil Joana de Gusmão. Professora Associada do Departamento de Pediatria da Universidade Federal de Santa Catarina. Área de atuação em Nutrologia Pediátrica e Terapia Nutricional Enteral e Parenteral Pediátrica pela SBP. Mestre em Pediatria e Doutora em Medicina pela Universidade Federal de São Paulo-Escola Paulista de Medicina.

Nádia Ferreira Navarro
Pediatra pelo Hospital de Clínicas de Porto Alegre. Residente do segundo ano de Medicina Intensiva Pediátrica no Hospital de Clínicas de Porto Alegre. Mestranda em Saúde da Criança e do Adolescente na Universidade Federal do Rio Grande do Sul.

Patricia Piccoli de Mello
Nutróloga Pediatra do Hospital de Clínicas de Porto Alegre (HCPA). Mestre pelo Programa de Pós-graduação em Saúde da Criança e do Adolescente (PPGSCA) da Universidade Federal do Rio Grande do Sul (UFRGS).

Paula Daniel de Mello
Estudante de Medicina na Universität zu Köln.

Philippe Visintainer Melo
Médico Residente em Dermatologia no Hospital de Clínicas de Porto Alegre (HCPA).

Priscila Maximino
Nutricionista Pesquisadora do Instituto Pesquisa e Ensino em Saúde Infantil (Pensi) no Centro de Excelência em Nutrição e Dificuldades Alimentares (Cenda). Especialização e Mestrado pela Unifesp-SP.

Renata Acelina Jayme Pires Perlin
Médica formada pela Universidade Federal de Santa Catarina, com Residência Médica em Pediatria e Nutrologia Pediátrica pelo Hospital Infantil Joana de Gusmão. Professora Auxiliar do Departamento de Pediatria e Coordenadora do Internato Médico em Saúde da Criança da Universidade Federal de Santa Catarina. Pediatra Nutróloga do Serviço de Metabologia e Nutrologia do Hospital Infantil Joana de Gusmão (HIJG). Membro da EMTN do HIJG. Preceptora da Residência Médica em Pediatria e Coordenadora da Residência Médica em Nutrologia Pediátrica do HIJG.

Renato Augusto Zorzo
Professor Doutor da Faculdade de Medicina do Centro Universitário Estácio de Ribeirão Preto. Mestre e Doutor pela Faculdade de Medicina de Ribeirão Preto da Universidade de São Paulo (FMRP-USP).

Silvana Gomes Benzecry
Doutoranda e Mestre em Pediatria pela Escola Paulista de Medicina da Universidade Federal de São Paulo (EPM-Unifesp). Supervisora da Residência Médica em Pediatria da Universidade do Estado do Amazonas (UEA). Professora de Pediatria da Universidade do Estado do Amazonas-UEA. Pediatra Nutróloga, com especialização pela Unifesp e Pós-graduação em Nutrologia pela Abran. Coordenadora da Nutroped: Nutrologia Assistencial Pediátrica. Integra, na condição de Pediatra Nutróloga, a Equipe de Pesquisa em Malária da Fundação de Medicina Tropical Dr. Heitor Vieira Dourado (FMT-HVD). Membro Participante do Departamento Científico de Nutrologia pela Sociedade Brasileira de Pediatria (SBP).

Stephanie Schäfer
Residente de Ecocardiografia Fetal e Pediátrica do Instituto de Cardiologia de Porto Alegre. Cardiologista Pediátrica pelo Instituto de Porto Alegre. Pediatra pelo Hospital de Clínicas de Porto Alegre.

Thiago Santos Hirose
Docente de Medicina no Centro Universitário Estácio de Ribeirão Preto. Título de Especialista em Endocrinologia Infantil pela Sociedade Brasileira de Pediatria (SBP) e Sociedade Brasileira de Endocrinologia e Metabologia (SBEM).

Thomas Dal Bem Prates
Residente em Oncologia Pediátrica no Hospital de Clínicas de Porto Alegre (HCPA). Médico Pediatra.

Valquíria Schröder
Médica formada na Universidade Federal do Rio Grande do Sul (UFRGS). Residência Médica em Pediatria pelo Hospital de Clínicas de Porto Alegre (HCPA). Residência Médica em Pneumologia Pediátrica pelo HCPA. Mestranda no Programa de Pós-graduação em Saúde da Criança e do Adolescente da Universidade Federal do Rio Grande do Sul (UFRGS).

Verônica Indicatti Fiamenghi
Pediatric Critical Care Medicine Fellow-BC Children's Hospital-Vancouver, BC, Canada. Intensivista Pediátrica pelo Hospital de Clínicas de Porto Alegre (HCPA). Mestre em Saúde da Criança e do Adolescente (UFRGS).

Virgínia Resende Silva Weffort
Pediatra com área de atuação em Nutrologia pela Abran-SBP. Mestre e Doutora em Pediatria pela Faculdade de Medicina de Riberão Preto (FMRP--USP). Professora Associada de Pediatria e Coordenadora do Departamento de Pediatria da Universidade Federal do Triângulo Mineiro (UFTM). Supervisora da Residência em Pediatria da UFTM. Membro da Equipe Multidisciplinar de Terapia Nutricional do Hospital de Clínicas da UFTM (EMTN-HE-UFTM). Presidente do Comitê de Nutrologia da Sociedade Mineira de Pediatria (SMP). Presidente do Departamento Científico de Nutrologia da SBP.

Viviane Alves dos Santos
Médica Pediatra Especialista em Nutrologia Pediátrica pelo Instituto de Puericultura e Pediatria Martagão Gesteira do Centro de Ciências da Saúde da Universidade Federal do Rio de Janeiro (IPPMG-UFRJ). Médica do Serviço de Nutrologia Pediátrica do IPPMG-UFRJ.

Zilda Elizabeth de Albuquerque Santos
Professora Associada Doutora em Ciências da Saúde pela Pontifícia Universidade Católica do Rio Grande do Sul (PUCRS).

Prefácio à 2ª edição

O convite que os meus amigos Carlos Alberto Nogueira-de-Almeida e Elza Daniel de Mello me fizeram, para escrever o prefácio desta 2ª edição do livro *Nutrologia Pediátrica – prática baseada em evidências*, é algo que me deixa extremamente honrada e eternamente grata. Honrada, porque entendo esse convite como um tributo à amizade – entre colegas, mas sobretudo entre povos que partilham a mesma língua e muita história –; e grata, porque me permite prestar tributo a todos quantos se interessam ou trabalham pela nutrição infantil, além de homenagear a sua constante preocupação em ser cada vez melhores e mais aptos, assumindo-se como guardiões da saúde das gerações futuras!

A alimentação sempre ocupou, na vida da humanidade e na história das sociedades, um lugar de destaque, quer pelo seu papel crucial à sobrevivência, quer pela sua envolvência afetiva, de prazer, de convívio social. Atualmente, a nutrição é ainda uma incontornável ferramenta na promoção da saúde, na prevenção da doença e no controle do processo de envelhecimento. No século XIX, a alimentação e a nutrição, de uma forma geral e em particular em idade pediátrica, eram encaradas apenas na perspectiva da sobrevivência; o século XX veio levantar o véu da importância da nutrição para a otimização do crescimento, mas também para a promoção da saúde. Efetivamente, a ciência foi demonstrando, de forma progressiva, que comportamentos alimentares com características consideradas saudáveis resultavam em um melhor crescimento e desenvolvimento cognitivo, melhor qualidade e maior expectativa de vida. Esse foi o início do conceito funcional de alguns nutrientes. Finalmente, o início do século XXI está marcado pelo desenvolvimento da nutrigenética, que suporta a recomendação de um perfil alimentar com base no conhecimento das características do polimorfismo genético do indivíduo, tendo como objetivo a otimização da saúde, a prevenção da doença, mas também um retardo do processo fisiológico de envelhecimento.

Ora, o conhecimento atual da importância da nutrição precoce na programação futura da saúde e da doença colocou a idade pediátrica nos holofotes da ciência e veio alertar para o papel de "mágico" desempenhado por todos os que trabalham em nutrição infantil! E a magia – que aporta muita responsabilidade! – resulta do conhecimento da importância do ambiente precoce (os primeiros 1.000 dias de vida), particularmente do ambiente nutricional, na modelação, para a vida, da expressão fenotípica do binômio saúde-doença do indivíduo! Eu, pessoalmente, defendo o conceito dos 1.100 dias, tendo em conta que o ambiente no momento da concepção resulta do comportamento nos, pelo menos, três meses anteriores. Mas, é claro que a importância da nutrição não se esgota nos primeiros dois anos de vida, sendo crucial, transversalmente, a toda a idade pediátrica, para a otimização do crescimento e a promoção da saúde, mas também para um melhor controle da doença aguda ou crônica.

O profissional que acompanha as crianças e os adolescentes é, pois, um mágico que constrói e molda a saúde futura do indivíduo; é o amigo que acompanha o crescimento e o desenvolvimento até a idade adulta; é o confidente e o suporte que está sempre de retaguarda, disponível para as angústias dos pais (e a alimentação é, sem dúvida, uma questão central nas preocupações dos cuidadores!); é o profissional que sabe usar a alimentação para controlar a doença e minimizar as suas consequências. Os pediatras, os nutrólogos e todos os profissionais que acompanham o crescimento e desenvolvimento ao longo da idade pediátrica têm uma visão holística da saúde da criança e do adolescente que é exemplar, pois lhes dá a capacidade de acompanhar um recém-nascido, um lactente, uma criança de 5 anos... ou um adolescente, ao longo dos 18 anos mais importantes da vida do ser humano, em que tudo se constrói e se molda!

Falemos agora do assunto principal: a 2ª edição do livro *Nutrologia Pediátrica – prática baseada em evidências*! A 1ª edição deste livro granjeou enorme sucesso, não apenas no Brasil, mas também em Portugal e outros países de língua oficial portuguesa e é, sem dúvida, um marco incontornável para a formação de excelência de quantos escolheram, como profissão, a saúde infantil e, em particular, a nutrição infantil. A abrangência de temas e o rigor do conteúdo tornaram-no uma ferramenta de excelência para a formação pré e pós-graduada em nutrição pediátrica.

Esta 2ª edição, para além de permitir a revisão e atualização dos 38 temas anteriormente abordados, inclui 23 novos temas, extremamente pertinentes à luz do conhecimento atual, cuja seleção e inclusão é de uma elevada assertividade, e que foram magistralmente abordados por reconhecidos e experientes peritos. Assim, esta 2ª edição aporta, de novo, a abordagem nutricional de várias doenças pediátricas, relativamente às quais a nutrição assume um papel determinante, não apenas como arma terapêutica no controle da doença, mas, particularmente, na determinação da qualidade e expectativa de vida. Entre essas doenças importa referir o diabetes, a fibrose cística, o câncer, a alergia e as doenças colestática, hematológica, cardíaca e renal, entre outras. Houve ainda a preocupação de incluir, abordando não apenas numa perspectiva nutricional, mas também comportamental, as doenças do comportamento alimentar (anorexia), além dos transtornos alimentares e as dietas alternativas (veganismo), bem como alertar para a importância dos comportamentos na saúde oral. Temas como a nutrição parentérica, a dieta cetogênica e nas diversas situações de erros inatos do metabolismo, na paralisia cerebral, no doente crítico e em cuidados paliativos, foram outras das áreas inovadoras deste livro, indo ao encontro da realidade atual da prática clínica em pediatria. A importância do microbioma na saúde e, sobretudo, o determinismo da alimentação na sua modelação e ainda a importância da programação metabólica e epigenética, dois *hot topics* da ciência médica nos dias de hoje, não ficaram esquecidos, bem como as questões relacionadas com a segurança alimentar e a rotulagem, fundamentais para uma adequada escolha nutricional e ferramentas de ensino importantes à população, quando se pretende implementar boas práticas em alimentação. Finalmente, importa elogiar a preocupação com o ensino da avaliação crítica de artigos científicos na área da nutrição pediátrica, importante ferramenta para a formação de excelência de todos quantos tiverem o privilégio de ler este livro.

Resta-me apenas desejar a maior felicidade aos mentores desta importante obra científica, que ocupa já um lugar de destaque na formação e na promoção de boas práticas em nutrição pediátrica. Os profissionais, e particularmente as crianças e os adolescentes, ficarão eternamente gratos!

Carla Rêgo

Pediatra. Mestre em Medicina Desportiva e Doutorada em Medicina na área da Pediatria pela Faculdade de Medicina da Universidade do Porto (FMUP) - Portugal. Professora Auxiliar de Pediatria da FMUP e Coordenadora da Unidade Curricular de Pediatria – Prática Clínica do Mestrado Integrado em Medicina da FMUP, no Hospital CUF Porto. Professora Convidada e Regente da Disciplina de Nutrição Pediátrica da Escola Superior de Biotecnologia da Universidade Católica Portuguesa. Investigadora do ProNutri do Center for Research in Health Technologies and Information Systems (Cintesis) da FMUP. Presidente do Grupo Nacional de Estudo e Investigação em Obesidade Pediátrica (GNEIOP). Vice-presidente da Sociedade Portuguesa para o Estudo da Obesidade (SPEO). Presidente da Health 4 Mozambican Children and Families, ONGD. Autora de vários livros e mais de duas dezenas de capítulos de livros, quer científicos quer didáticos. Autora de mais de duas centenas de artigos científicos e de inúmeras palestras, em Portugal e no estrangeiro. Membro de várias sociedades científicas nacionais e europeias.

Prefácio da 1ª edição

Quando imaginamos uma grande instituição de ensino superior da área médica, raramente pensamos em números maiores do que uma centena de alunos. Seguramente será uma surpresa, quase um espanto, saber que existe uma associação médica capaz de atender cerca de 1.200 alunos, em nível de pós-graduação. Se soubermos que, além disso, o tema abordado terá cerca de 30% de temática pediátrica, a admiração por esse trabalho deve aumentar ainda mais. Essa entidade existe e está cada vez mais presente no meio científico, gerando uma admiração inconteste, especialmente entre os que, por militarem na área da Nutrologia, têm maior contato com o assunto. Assim é a Associação Brasileira de Nutrologia (Abran). Viva e atuante! Ao programar um curso, tem força para produzir, para os alunos médicos e todos os demais interessados no tema, uma fonte de referência bibliográfica de altíssimo nível.

Sob a forma de um livro de Nutrologia Pediátrica, surge uma obra que será um marco na literatura científica brasileira. Os autores são todos pesquisadores altamente reconhecidos em suas áreas de atuação, com atividade acadêmica e profissional permanente. O temário abrange o início, o meio e o fim da Nutrologia. Inicia-se com o básico para atuar na área (consulta, avaliação nutricional, necessidades), passa por todas as etapas do crescimento e desenvolvimento do ser humano, do aleitamento materno à adolescência, aborda as questões emocionais ligadas à alimentação e chega às situações patológicas. Desnutrição, obesidade, síndrome metabólica, deficiências minerais e vitamínicas, alergia, diarreia, constipação, doença do refluxo, doença celíaca, erros inatos do metabolismo e doenças inflamatórias são alguns dos temas discutidos por professores especialistas em cada uma das situações abordadas. Ainda, apresenta a questão cada vez mais atual da nutrição ligada à atividade física, sem esquecer as situações agudas, como nutrição enteral e parenteral.

A alegria e a honra de ter sido convidado para prefaciar esta obra são proporcionais à sua importância: enorme! Agradeço de forma especial aos editores, na figura destacada dos professores Carlos Alberto Nogueira-de-Almeida e Elza Daniel de Mello, os quais muito estimo e admiro.

Este livro, sem dúvida, tem grande contribuição para aplicação na clínica pediátrica e nos diversos cenários da atuação do pediatra. A Nutrologia Pediátrica pode contribuir de forma muito positiva para o avanço dos indicadores de saúde da população brasileira. Este livro é a base para os fundamentos da Nutrologia Pediátrica, com excelente aplicação na prática clínica.

Joel Alves Lamounier
Professor Titular de Pediatria da Universidade Federal de Minas Gerais (UFMG). Professor Titular de Pediatria da Universidade Federal de São João del-Rei (UFSJ). Doutor em Nutrição em Saúde Pública (UCLA-USA).

Apresentação da 1ª edição

A Associação Brasileira de Nutrologia (Abran), sociedade de especialidade médica do Conselho Federal de Medicina (CFM), está honrada com esta obra científica e acadêmica de Nutrologia Pediátrica escrita e coordenada pelo Prof. Dr. Carlos Alberto Nogueira-de-Almeida e pela Profa. Dra. Elza Daniel de Mello. O livro traduz o crescimento e o desenvolvimento da Abran, fundada em 1973, e que, ao longo de sua história, está conseguindo se fortalecer como uma especialidade médica com alto grau de comprometimento relacionado à prevenção e ao tratamento das enfermidades nutroneurometabólicas. Essa consolidação se deve justamente a docentes altamente qualificados, tanto na produção bibliográfica como na realização de cursos e palestras no Brasil e no exterior, tornando a Nutrologia efetivamente conhecida e respeitada.

Como área de atuação da Nutrologia, a Nutrologia Pediátrica da Abran tem em seu departamento justamente os eminentes e referidos autores deste livro, que conseguiram mostrar e demonstrar aos pediatras e aos não especialistas na área, além da população brasileira, a importância efetiva dessa área médica, contribuindo para que os indicadores de saúde possam avançar de forma crescente e positiva. O Dr. Carlos Nogueira e a Dra. Elza Mello são considerados ícones nacionais da Nutrologia Pediátrica e, em curto espaço de tempo, consolidaram essa área de atuação.

Os autores e seus colaboradores conseguiram, neste primeiro livro de Nutrologia Pediátrica, abranger praticamente todos os assuntos relativos a essa área de atuação e, de forma objetiva, transmitiram para o cotidiano do exercício clínico um direcionamento de excelência para a profilaxia e o tratamento de doenças nutroneurometabólicas na infância e na adolescência. É uma obra que ensina como o profissional deve proceder em suas condutas; como deve atuar no dia a dia; como poderá monitorar na prática clínica os seus pacientes. Tudo isso de forma prática, mas sempre com base nas mais adequadas evidências científicas sobre o assunto. Assim, espera-se que os profissionais de saúde possam, com esta obra, prevenir e tratar doenças nutrológicas infantojuvenis e, consequentemente, contribuir para a diminuição das taxas de internação hospitalar e de morbidade pediátricas, permitindo a entrada na vida adulta de forma saudável, o que contribuirá para a maior longevidade da população brasileira.

Parabéns aos eminentes autores por esta valiosa obra de Nutrologia Pediátrica.

Durval Ribas-Filho
Doutor em Medicina pela Fundação Faculdade de Medicina de São José do Rio Preto (Famerp). Professor de Pós-graduação em Nutrologia da Associação Brasileira de Nutrologia (Abran). Coordenador do Departamento de Obesidade da Abran. Professor Titular de Nutrologia da Faculdade de Medicina do Centro Universitário Padre Albino (Fameca-Unifipa). Editor Científico Associado das revistas internacionais: *Nutrition & Diabetes* (Nature), *Journal of Medical and Health Sciences* (JMHS) e *International Journal of Nutrology* (IJN).

CAPÍTULO 1

Por que uma segunda edição do livro de Nutrologia Pediátrica?

Carlos Alberto Nogueira-de-Almeida
Elza Daniel de Mello

E chegamos à segunda edição no nosso livro! A primeira concretizou tudo aquilo que havíamos projetado para ele, especialmente a acolhida calorosa por diferentes profissionais de saúde e cursos universitários. Tivemos que fazer mais de uma reimpressão e recorrer às plataformas digitais para que todos os interessados pudessem ter acesso. Missão cumprida!

Acontece que, especialmente para a área de nutrição, a velocidade com que o conhecimento avança torna obrigatória a atualização de qualquer texto em prazos cada vez mais curtos. Adicionalmente, sempre existe a oportunidade de incluir novos capítulos, temas que não tinham sido abordados e, também, aprofundar outros já apresentados anteriormente.

A história da Pediatria sempre esteve profundamente ligada à nutrição. A cada vez que um médico de crianças, durante a longa história da Medicina, batalhou para que um lactente recebesse o leite materno; ensinou, cuidadosamente, a mãe a preparar uma papinha; ou acompanhou o ganho de peso, ele estava exercendo a mais pura ciência nutricional.

Nos dias de hoje, o pediatra interfere na história de vida de seu paciente antes mesmo de ele existir, quando participa da orientação à mulher que se prepara para engravidar, cuidando para que ela tenha um bom estado nutricional de ácido fólico, fundamental para evitar defeitos na formação do tubo neural do embrião. E, durante a gestação, as consultas de puericultura antenatal já são uma realidade, podendo-se trabalhar, com a gestante, aspectos fundamentais para o crescimento e o desenvolvimento fetal, como o controle de doenças e hábitos que possam prejudicar a adequada função placentária e, por conseguinte, a nutrição do concepto; e, ainda, buscar garantir a ingestão adequada de micronutrientes que precisam ser transportados para o embrião, como o ferro e o ácido docosa-hexaenoico.

Hoje, sabemos que nossa carga genética não é tão determinante de nossas características fenotípicas como acreditávamos até há bem pouco tempo. Os fenômenos epigenéticos de programação metabólica nos ensinaram que a expressão dos genes pode ser modulada nos primeiros 1.000 dias, e talvez até mesmo mais tarde, levando a mudanças permanentes na forma como nosso ácido desoxirribonucleico é lido e transformando o futuro do ser em desenvolvimento. E, mais importante ainda, sabemos que a grande força promotora dessa programação é, justamente, a nutrição. Novos conhecimentos têm demonstrado que a nutrição dos futuros pais (mãe e pai), ainda antes da concepção, influencia a saúde da criança. Temos sugerido a criação da expressão "puericultura pré-concepcional" para lembrar da importância de que os pais sejam orientados e eventualmente tratados, sobretudo do ponto de vista nutricional, quando decidem ter filhos, a fim de que os gametas produzidos por ambos carreguem as melhores informações possíveis, sem ajustes epigenéticos indesejáveis.

O Brasil apresenta, nos dias atuais, dois grandes problemas de saúde pública. E eles representam as duas faces de uma mesma moeda: a nutrição inadequada. De um lado, convivemos com a anemia ferropriva que acomete, na idade pré-escolar, um número expressivo de crianças, podendo determinar consequências de curto prazo, como maior suscetibilidade às doenças infecciosas e baixa socialização; e de longo prazo, mais deletérias, como o comprometimento da capacidade intelectual, que poderá perdurar para toda a vida. No outro extremo, o excesso de peso que, nessa faixa etária, também tem prevalência elevada e crescente, fazendo o pediatra se preocupar com doenças que antes eram exclusivas dos adultos, como dislipidemias, hipertensão arterial, diabetes melito e esteatose hepática. Quando associamos as consequências à saúde futura advindas de anemia e obesidade, vemo-nos angustiados, diante do risco de estarmos participando da gênese de uma geração com menos capacidade intelectual e menor expectativa de vida. E é preciso, ainda, reconhecer que a desnutrição energético-proteica ainda subsiste em regiões com elevada prevalência espalhadas pelo país. Há autores que sugerem que, pela primeira vez em tempos modernos, uma geração pode ter sobrevida menor que a anterior.

Temos mais prematuros e, a cada dia, mais recém-nascidos com muito baixo peso, às vezes menos de 500 gramas, que nos desafiam na recuperação e manutenção de um estado nutricional adequado. As modernas manobras de ressuscitação e suporte vital garantem a sobrevida de crianças vítimas das mais graves intercorrências acidentais, infecciosas e cirúrgicas, desde o período neonatal até a adolescência, impulsionando-nos a aprender a alimentá-las, mesmo que tenham sequelas graves, como paralisia cerebral e síndrome de intestino curto.

Mesmo que o lactente seja completamente saudável, o pediatra, às vezes, pode se sentir confuso, diante da infinidade de fórmulas infantis que atualmente estão à disposição, cada uma delas com seu diferencial. E é fato que alergias e intolerâncias alimentares são diagnosticadas cada vez mais frequentemente. As mudanças no ambiente em que vivemos nos levam a conviver com deficiências de micronutrientes, como as vitaminas A e D, e ainda minerais, como zinco e selênio. Mas também nos fazem consumir outros em excesso, como o sódio e as gorduras *trans*.

E temos que conduzir, ainda, aqueles casos em que a criança se recusa a comer, porque desenvolve anorexia nervosa ou um dos muitos tipos de dificuldades alimentares, como seletividade alimentar grave. E, paralelamente, outros transtornos alimentares apresentam prevalência crescente, tais como vigorexia e ortorexia.

Por fim, quando consideramos os problemas que não são propriamente nutricionais, mas apresentam evidente interface, como refluxo gastroesofágico, constipação intestinal, diarreias, nefropatias, hapatopatias, erros inatos do metabolismo, cardiopatias, câncer, diabetes melito, doenças da pele e hematológicas, fica evidente que, a todo momento, a Nutrologia estará permeando a conduta pediátrica.

Nesta segunda edição, buscamos ampliar o escopo do livro com temas que ainda não tinham sido abordados na primeira, tais como nutrição parenteral, síndrome do intestino irritável, fibrose cística, programação metabólica, microbioma, doença colestática, pacientes críticos, dieta cetogênica, segurança alimentar, rotulagem e saúde oral. Também incluímos um capítulo sobre a leitura crítica de artigos científicos, em um momento em que os profissionais precisam, cada vez mais, avaliar a qualidade das publicações que leem.

É fato que o clínico não consegue acompanhar a meteórica evolução da ciência. E, enquanto ele passa seus dias entre hospitais, ambulatórios e clínicas, trabalhando arduamente para o bem-estar das crianças e de suas famílias, é improvável que encontre tempo para se manter atualizado. E é justamente aqui que entra este livro. O que procuramos fazer foi reunir as mais recentes e fortes evidências científicas, com a única finalidade de oferecer informações que possam ser rapidamente utilizadas na clínica diária dos profissionais envolvidos com a Nutrologia Pediátrica. O subtítulo que escolhemos demonstra de forma inequívoca essa intenção: "Prática baseada em evidências".

Já há muitos anos temos trabalhado em projetos de educação continuada, por meio de congressos, pós-graduações e cursos de capacitação. Nesse período, procuramos identificar as dificuldades mais comuns enfrentadas pelos colegas na condução de seus casos na área da Nutrologia Pediátrica. Percebemos que, acima de tudo, as dúvidas estavam ligadas às questões práticas. A "como fazer" no dia a dia. E sempre tivemos muito bons resultados nas atividades didáticas quando conseguimos colocar em prática a ideia de transformar as melhores evidências científicas existentes em ensinamentos efetivamente práticos.

Então, escolhemos cuidadosamente os melhores profissionais do país dentro de cada tema e os convidamos para nos auxiliarem nessa tarefa, atualizando seus capítulos ou escrevendo os novos, com a única condição de que mantivessem, em seus textos, a filosofia da obra. E tivemos, de cada um de nossos colaboradores, não apenas a pronta aceitação do convite, como também a compreensão e a execução de seus capítulos rigorosamente dentro dos objetivos a que nos havíamos proposto. Além disso, todos os capítulos são lidos pelos dois coordenadores do livro, para que este tenha o mesmo perfil e que os capítulos tenham alguma interação entre cada um.

Por tudo isso, esperamos que a leitura e a utilização deste livro possam dar a vocês o mesmo imenso grau de satisfação que nos deu enquanto foi idealizado e composto e, também, durante esses anos em que pudemos acompanhar nossos leitores da primeira edição. E que a saúde nutrológica dos pacientes pediátricos, finalidade maior de todo nosso esforço, possa se beneficiar de cada conhecimento que este livro ajude a construir.

Claro que, para o nutrólogo, é essencial que as balanças sejam aferidas regularmente, assim como deve-se manter a qualidade da fita métrica. São importantes também aventais para que as crianças e adolescentes possam ser examinados com privacidade. Esses aventais devem sempre ter o peso descontado.

Um cuidado adicional refere-se à balança: ela deve ter capacidade elevada, pelo menos até 200 kg. Isso porque é muito constrangedor quando recebemos um adolescente com peso maior que 150 kg (capacidade da maioria das balanças) e não temos como aferir seu peso.

Para o consultório do nutrólogo, ainda são necessários outros materiais específicos, como adipômetro, para medida de dobras cutâneas, e lápis dermográfico. Os materiais até agora citados são essenciais.

É fundamental que o médico nutrólogo tenha os gráficos pediátricos de peso, estatura, índice de massa corporal, velocidade de crescimento e perímetro cefálico, os quais podem ser usados na versão impressa ou ser gerados por programas de computador específicos. Alguns deles, como o *Anthro Plus*,[2] da Organização Mundial da Saúde, e o Nutro 3.0,[3] criado em parceria com a Abran, fazem todos os cálculos antropométricos e plotam os dados (únicos ou sequenciais) nos gráficos, que podem ser arquivados e impressos. Também devem estar disponíveis os gráficos de crescimento próprios para enfermidades específicas, por exemplo, para prematuros, síndrome de Down e paralisia cerebral. Adicionalmente, deve-se ter todas as tabelas de referência com valores normais para indicadores antropométricos, como circunferência da cintura e perímetro cefálico, bem como os laboratoriais específicos para a infância.

Outros equipamentos podem ser usados, como bioimpedanciômetro (BIO) para avaliar composição corporal e taxa metabólica basal (TMB). Para maior acurácia da TMB, é importante que o equipamento seja capaz de medir não apenas "gordura e não gordura", mas também estimar adequadamente a massa magra. Isso porque existem equações que correlacionam a TMB à massa magra e não ao peso total, tornando seu resultado mais fidedigno.[4] Os equipamentos mais antigos fornecem a TMB, mas usando equações clássicas, que utilizam o peso total para os cálculos. A estimativa da TMB pode também ser obtida pelo calorímetro (padrão-ouro), entretanto, a calorimetria tem custo bem mais elevado e o exame pode não ser tolerado por todos os pacientes pediátricos.

Sabe-se que a informação da gordura corporal pode ser obtida com a mesma qualidade pela avaliação das dobras cutâneas ou pelo BIO. A bioimpedanciometria pode ser mais fácil de ser realizada e fornecer outras informações, no entanto, deve-se atentar para a equação para a qual o BIO está programado, se é adequada para a faixa etária avaliada. Como existem vários tipos de BIO, cabe ao nutrólogo decidir qual o mais apropriado para seu consultório e público avaliado. Um inconveniente das dobras cutâneas é que seu uso depende de intensa capacitação do avaliador, a fim de que as medidas sejam corretas e replicáveis.

Outro material muito importante é um programa de computador para nutroterapia. A Abran, em parceria com *Powernet Tecnologia em Softwares*, desenvolveu um programa para essa finalidade, atualmente na versão 3.0 (Nutro 3.0), que é o único a trabalhar com grupos de alimentos, além de apresentar uma série de outras funcionalidades.[3,5]

Sala

A sala do Nutrólogo Pediatra, ou do Pediatra que vai atender Nutrologia, tem alguns requisitos genéricos e outros mais específicos da área:

- É conveniente que seja ampla, porque muitos pacientes serão suficientemente obesos para necessitarem de espaço maior que o habitual. Adicionalmente, haverá crianças que utilizam próteses ou instrumentos de locomoção.

- Os móveis, como cadeiras, sofás e macas, precisam ter estrutura reforçada para que suportem o peso de qualquer paciente.
- A balança deve ser capaz de pesar indivíduos com mais de 150 kg, que é a carga habitualmente suportada pela maioria das balanças do mercado.
- As portas e os espaços de circulação devem ser largos o suficiente para permitirem a livre circulação de cadeiras de rodas.
- Além das acomodações habituais para um paciente e seu acompanhante, a sala deve ter também mais lugares disponíveis porque é comum que a criança seja acompanhada de mais de uma pessoa.
- Muitas vezes será necessário conversar prolongadamente com a família e, por isso, é importante que existam na sala de consulta brinquedos ou outros materiais que possam manter a criança distraída.
- Hoje é quase obrigatório o uso de informática pelo médico. Entretanto, o ideal é que o computador não interfira na relação. O recomendável é que fique em uma mesa separada, de modo que, durante a consulta, o profissional possa estar, todo o tempo, atento à família.

É fundamental também a cordialidade da secretária, tanto ao telefone como no acolhimento da consulta. A sala de espera deve ser ampla e com atrativos, caso o médico se atrase, mas existe um aspecto que deve ser observado: o paciente que fica muito tempo na sala de espera pode entrar para consulta já incomodado, e a criança sem mais paciência de ficar esperando o tempo de anamnese.

Rede de ajuda

Um dos aspectos mais relevantes para a prática da Nutrologia Pediátrica é a possibilidade de o profissional contar com uma rede de ajuda adequada. Frequentemente, os casos atendidos vão demandar o parecer e a conduta de outros especialistas, como psicólogos, neurologistas, geneticistas, educadores físicos, entre tantos outros. O mais importante é que a decisão de encaminhar seja pautada por duas características que o profissional a quem se encaminha deve possuir: ser habilitado tecnicamente para o caso e possuir a capacidade de se ater ao motivo do encaminhamento, devolvendo o paciente tão logo tenha completado sua participação. A ciência nutrológica, apesar de altamente especializada, ainda dá margem a que muitos profissionais (e até mesmo muitos leigos) sintam-se confortáveis para interferir na conduta do nutrólogo, atrapalhando, com frequência, a condução do caso.

A consulta

A consulta de Nutrologia Pediátrica confunde-se, em grande parte, com aquela habitualmente feita pelo pediatra. Todos os itens da anamnese e do exame físico devem estar contemplados, uma vez que a nutrição interfere e sofre interferência de praticamente todos os aspectos da saúde da criança e do adolescente. Do ponto de vista da especialidade, a avaliação nutrológica é a parte da consulta que deve receber maior ênfase e que requer treinamento mais específico. No Capítulo 4 (Avaliação nutrológica) esse procedimento é discutido em detalhes.

Cobrança

A cobrança da consulta é algo muito particular, que depende de uma série de fatores e não é possível fazer generalizações. Entretanto, alguns aspectos devem ser considerados para se decidir o valor a ser cobrado:

- Formação do profissional (residência, pós-graduação, especialização, cursos, estágios etc.).

- Tempo habitual de duração da consulta.
- Condições estruturais e custo de manutenção da clínica.
- Região do país e da cidade.
- Valor cobrado por colegas com formação semelhante.
- Procedimentos agregados à consulta.

Adicionalmente, é possível estabelecer contratos particulares para clientes diferentes. Por exemplo, uma criança ou adolescente que venha mensalmente à clínica durante tempo prolongado poderá pagar menos pela consulta. Famílias que prefiram consultas mais próximas, eventualmente toda semana, o que é comum em casos mais graves, como na anorexia nervosa, também podem estar sujeitas a condições especiais de cobrança.

Por fim, há profissionais que aceitam fazer consultas domiciliares. Nesse caso, há que se considerar, para efeito de cobrança, não apenas o deslocamento, mas o tempo que ficará fora da clínica e o desconforto de atender fora de seu local habitual.

Telemedicina

A consulta de Nutrologia Pediátrica pode ser realizada, algumas vezes, através da telemedicina, resguardadas as limitações que essa prática apresenta, especialmente relativas ao exame físico e obtenção dos dados antropométricos.

Durante o ano de 2020, por conta da pandemia da Covid-19, foram aprovadas algumas normas emergenciais que devem ser usadas por tempo limitado. O CFM está trabalhando em uma nova regulamentação, que deve ser lançada brevemente, mas, até o presente momento, valem as regras da Resolução CFM n. 1.643/2002.[6] A seguir estão listadas as principais regras atualmente em vigor, retiradas dos artigos descritos no referido documento:

Art. 1º Definir a Telemedicina como o exercício da Medicina através da utilização de metodologias interativas de comunicação audiovisual e de dados, com o objetivo de assistência, educação e pesquisa em Saúde.

Art. 2º Os serviços prestados através da Telemedicina deverão ter a infraestrutura tecnológica apropriada, pertinentes e obedecer às normas técnicas do CFM pertinentes à guarda, manuseio, transmissão de dados, confidencialidade, privacidade e garantia do sigilo profissional.

Art. 3º Em caso de emergência, ou quando solicitado pelo médico responsável, o médico que emitir o laudo a distância poderá prestar o devido suporte diagnóstico e terapêutico.

Art. 4º A responsabilidade profissional do atendimento cabe ao médico assistente do paciente. Os demais envolvidos responderão solidariamente na proporção em que contribuírem por eventual dano ao mesmo.

Art. 5º As pessoas jurídicas que prestarem serviços de Telemedicina deverão inscrever-se no Cadastro de Pessoa Jurídica do Conselho Regional de Medicina do estado onde estão situadas, com a respectiva responsabilidade técnica de um médico regularmente inscrito no Conselho e apresentação da relação dos médicos componentes de seus quadros funcionais.

Parágrafo único. No caso de o prestador ser pessoa física, o mesmo deverá ser médico e devidamente inscrito no Conselho Regional de Medicina.

Art. 6º O Conselho Regional de Medicina deverá estabelecer constante vigilância e avaliação das técnicas de Telemedicina no que concerne à qualidade da atenção, relação médico-paciente e preservação do sigilo profissional.

Referências bibliográficas

1. Conselho Federal de Medicina (CFM). Resolução CFM 1.958/2010. Define e regulamenta o ato da consulta médica, publicada em 10 de janeiro de 2011.
2. World Health Organization (WHO). WHO AnthroPlus. Geneva: WHO; 2009.

3. Murari MN, Nogueira-de-Almeida CA. Nutro 3.0. 3.ed. Jaú, SP; 2021.
4. Cunningham JJ. Body composition as a determinant of energy expenditure: a synthetic review and a proposed general prediction equation. The American Journal of Clinical Nutrition. 1991;54(6):963-9.
5. Nogueira De Almeida CA, Murari MN (eds.). Nutro 3.0 e a importância da T.I. para o profissional de nutrição. Congresso Brasileiro de Nutrologia; 2017; São Paulo: Abran.
6. Conselho Federal de Medicina (CFM). Resolução CFM 1.643/2002. Define e disciplina a prestação de serviços através da Telemedicina; 2002.

CAPÍTULO 3

Avaliação crítica de artigos científicos em Nutrologia Pediátrica

Fábio da Veiga Ued

Introdução à ciência

Ciência é uma palavra derivada do latim – *scientia* – que pode ser traduzida como conhecimento ou sabedoria. É por meio da ciência que a humanidade compreende melhor a natureza e seus fenômenos naturais, sociais, culturais e biológicos, possibilitando avanços nas áreas da medicina, nutrição, biologia, engenharia, tecnologia, entre outras. A ciência refere-se ao sistema de adquirir conhecimento baseado nos saberes empíricos, teóricos e práticos, bem como à organização desse conhecimento por meio de análises e pesquisas sistematizadas.[1]

Na prática da ciência é preciso obedecer a um critério sistematizado, denominado método científico,[1] para que o resultado do conhecimento adquirido não seja uma simples opinião pessoal. Trata-se de um passo a passo a ser seguido a fim de comprovar uma lei ou uma suposição. No campo das ciências biológicas ou naturais, o conhecimento científico é obtido com base em métodos de observação, dedução e análise mediante uma hipótese.[1] Os resultados observados, bem como a metodologia utilizada na sua obtenção, são comumente redigidos no formato de artigos científicos e divulgados em periódicos especializados, também conhecidos como revistas científicas.

Contudo, os artigos científicos publicados podem apresentar falhas na condução do método científico, distanciando os resultados encontrados dos reais benefícios à população. Sendo assim, para minimizar o risco de utilizarmos conclusões de baixa evidência científica na prática clínica, faz-se necessário adquirirmos o hábito da leitura crítica dos estudos a fim de julgarmos a sua validade. Pode-se dizer que a avaliação crítica de um artigo científico envolve três etapas de análise: 1) da estrutura e do conteúdo do artigo, 2) do tipo de estudo e do nível de evidência científica, e 3) da qualidade da revista científica onde o artigo foi publicado (indexação e fator de impacto).

Estrutura e conteúdo de artigos científicos

O roteiro de como fazer a análise crítica da estrutura e do conteúdo de artigos científicos é apenas um ponto de partida, pois o autor do texto poderá incluir ou excluir itens conforme a sua necessidade ou interesse da revista. A estrutura de um artigo científico original segue, de forma geral, alguns padrões já consagrados na literatura: título, resumo, introdução, metodologia, resultados, discussão, conclusão e referências bibliográficas. Na Tabela 1 estão os principais

TABELA 1 Estrutura de um artigo científico original e itens para avaliação da qualidade do conteúdo

Estrutura do artigo	Itens para avaliação do conteúdo
Título	▪ Deve descrever de forma adequada o conteúdo do trabalho com o menor número possível de palavras. ▪ Deve ser pertinente, informativo, conciso e atrativo.
Resumo	▪ Deve conter os objetivos, os métodos, os procedimentos básicos, os principais resultados e as conclusões mais relevantes da pesquisa. ▪ Não deve ser uma introdução ao artigo, mas sim uma síntese da sua totalidade. ▪ Deve conter palavras-chave cadastradas no Descritores em Ciências da Saúde (DeCS) ou no *Medical Subject Headings* (MeSH).
Introdução	▪ Deve apresentar, de forma breve e clara, a fundamentação teórica e racional e o propósito do estudo. ▪ Deve conter o problema a ser investigado, a justificativa para a condução do estudo e os objetivos e/ou hipóteses deste.
Metodologia	▪ Deve informar o desenho (tipo do estudo) e a população do estudo, o tamanho amostral e sua base de cálculo; os critérios de seleção (inclusão e exclusão) e o período e o local do estudo. ▪ Deve informar se a condução da pesquisa seguiu os *guidelines* que determinam itens específicos para cada tipo de estudo (STROBE[2] – estudos observacionais; CONSORT[3] – ensaios clínicos randomizados; STARD[4] – estudos de acurácia de métodos diagnósticos; PRISMA[5] – revisões sistemáticas e metanálises; COREQ[6] – pesquisas qualitativas; CARE[7] – relatos de caso). ▪ Deve informar e detalhar os procedimentos e instrumentos utilizados, bem como o treinamento e a calibração dos examinadores, possibilitando a reprodução dos resultados obtidos. ▪ Deve informar a apreciação ética em estudos envolvendo seres humanos e animais. ▪ Deve informar o tipo de análise dos dados (análise estatística).
Resultados	▪ Devem ser apresentados de forma objetiva, precisa e em sequência lógica, utilizando-se texto, tabelas ou figuras. As tabelas devem ser autoexplicativas, sem repetir informações já contidas no texto. ▪ Devem estar associados aos objetivos e responder à hipótese. ▪ Devem ser oriundos de técnicas e instrumentos descritos na metodologia.
Discussão	▪ Deve refletir sobre os resultados obtidos, comparando-os com a literatura científica atual e discursando sobre suas aplicações ou implicações para a área. ▪ Deve sugerir explicações para possíveis discrepâncias encontradas. ▪ Deve demonstrar originalidade e proposição de novas ideias que fomentem o debate científico. ▪ Deve incluir comentários sobre as limitações do estudo.
Conclusão	▪ Deve ser uma resposta aos objetivos do estudo. ▪ Deve ser breve, contendo deduções lógicas (positivas ou negativas) sobre o que se propôs estudar, sem repetir os resultados. ▪ Pode apresentar sugestões de trabalhos futuros e definir o ponto de vista do autor.
Referências bibliográficas	▪ Devem incluir apenas as referências citadas no texto e estarem padronizadas no mesmo estilo. ▪ Devem conter estudos científicos publicados em periódicos indexados nos últimos anos, sendo permitido conter obras clássicas menos atuais. ▪ Podem conter, em menor quantidade, estudos publicados em anais de eventos, teses, dissertações e relatórios internos; evitar capítulos de livros que não sejam clássicos.

Fonte: adaptada de Crato et al., 2004,[8] Porto e Gurgel, 2018.[9]

itens a serem avaliados para constatar a qualidade do conteúdo de um artigo científico original.

Tipos de estudo e nível de evidência científica

São diversos os tipos de estudo que visam estabelecer evidências para o diagnóstico, a promoção da saúde, a prevenção e o tratamento de doenças. Em Nutrologia Pediátrica, quase a totalidade dos estudos é publicada sob a forma de estudos epidemiológicos ou revisões da literatura.

Os estudos epidemiológicos podem ser divididos em observacionais e experimentais. Nos estudos observacionais não há controle da exposição pelo pesquisador e não são aplicadas intervenções diretas sobre os indivíduos da pesquisa, limitando-se à observação natural dos desfechos e dos fatores associados. São exemplos de estudos observacionais os estudos de coorte, caso-controle, ecológicos, transversais e relatos de casos.[10,11] Nos estudos experimentais, por sua vez, o pesquisador investiga o papel de algum fator ou agente na prevenção, no tratamento de doenças ou no comportamento de saúde, sendo as condições de exposição atribuídas pelo pesquisador aos grupos de estudo. São também conhecidos como estudos de intervenção. Os mais tradicionais tipos de delineamento da pesquisa experimental são os estudos controlados (cego, duplo-cego, randomizado, não randomizado) e não controlados.[10,11] A Figura 1 traz os principais tipos de estudos epidemiológicos, sua forma de amostragem e o fluxograma de execução. Na Tabela 2 observam-se as principais características, vantagens e desvantagens de cada estudo epidemiológico.

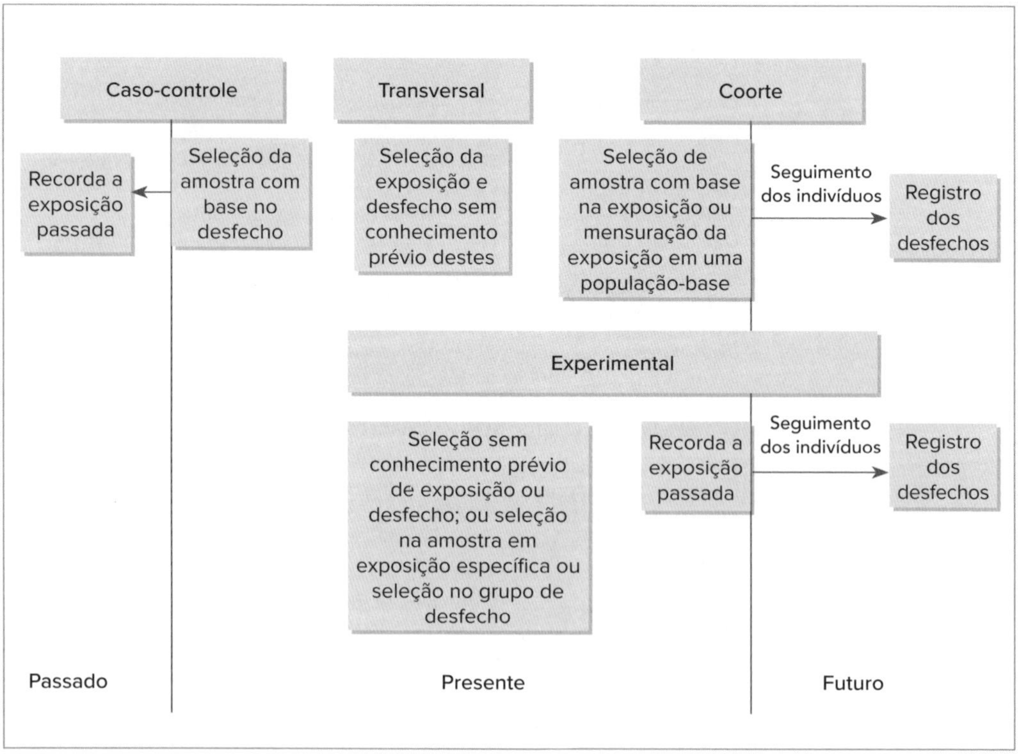

FIGURA 1 Desenho esquemático dos estudos epidemiológicos do tipo caso-controle, transversal, coorte e experimental.

Fonte: adaptada de Franceschini et al., 2017,[11] Margetts e Nelson, 2008.[12]

TABELA 2 Características principais, vantagens e desvantagens dos diferentes estudos epidemiológicos

Tipo de estudo	Características principais	Vantagens	Desvantagens
Relato de caso/série de casos[13]	▪ Descrição detalhada de um ou alguns casos clínicos, geralmente de um evento clínico raro ou uma nova intervenção. ▪ A série de casos é um estudo com maior número de participantes (mais de 10).	▪ Forma mais simples de responsabilizar uma exposição como fator de risco. ▪ Colaboram com o delineamento de casos clínicos. ▪ Aplicabilidade em diferentes orientações epistemológicas.	▪ Podem não representar a maioria dos indivíduos em circunstâncias análogas. ▪ Podem levar a conclusões equivocadas. ▪ Não possuem grupos de comparação. ▪ Impossibilidade de generalizar os resultados obtidos.
Transversal[14]	▪ Avalia a exposição e o desfecho simultaneamente, em um único momento, em uma amostra de indivíduos representativa de uma dada população. ▪ Tem por foco populações bem definidas.	▪ Simples, rápido e menos oneroso, pois não requer seguimento. ▪ Ninguém é exposto a agente causal em virtude do estudo. ▪ Possibilita o estudo de problemas de saúde pública de maneira mais rápida. ▪ Permite o reconhecimento de grupos vulneráveis e de padrões de consumo. ▪ Permite estimar a prevalência de doenças, agravos ou condições de interesse entre indivíduos expostos e não expostos. ▪ Útil para doenças comuns e de longa duração.	▪ Em geral não permitem determinar causalidade (indicam apenas associações). ▪ Não permitem estabelecer com segurança a precedência temporal entre a exposição e o desfecho. ▪ Podem ser influenciados pelo viés de memória dos participantes. ▪ Não permitem assegurar que os fatores de confusão vão estar igualmente distribuídos entre os grupos (viés de confundimento).
Ecológico[15]	▪ Descreve as diferenças entre a população em um determinado espaço e tempo, comparando a ocorrência da doença entre grupos de pessoas (população de países, regiões ou municípios). ▪ A unidade de estudo é uma área geográfica. ▪ Os dados referem-se a grupos de pessoas e não a indivíduos.	▪ Baixo custo e execução rápida, em razão das fontes de dados secundários disponíveis. ▪ Consegue estimar bem os efeitos de uma exposição quando ela varia pouco na área de estudo, pela comparação entre áreas (os estudos individuais não conseguem). ▪ Avalia efeitos que somente podem ser medidos no nível ecológico, como a implantação de um novo sistema de saúde.	▪ É dependente de bons sistemas de informação (fontes de dados secundários). ▪ Informações sobre comportamento, atitudes e história clínica não estão disponíveis (dados pessoais não disponíveis). ▪ Não leva em conta a variabilidade da característica estudada dentro do grupo. ▪ Difícil estabelecer temporalidade entre causa e efeito.

(continua)

TABELA 2 Características principais, vantagens e desvantagens dos diferentes estudos epidemiológicos (*continuação*)

Tipo de estudo	Características principais	Vantagens	Desvantagens
Caso-controle[16]	▪ Estudo de grupos semelhantes, selecionados a partir de uma população de risco que compara doentes *versus* não doentes, retrospectivamente, considerando a exposição e os possíveis fatores de risco a que a amostra de doentes foi exposta no passado. ▪ Os casos são indivíduos portadores de uma doença ou condição específica, e os controles são isentos dessa condição. ▪ Os controles devem ter características semelhantes às dos casos, com exceção da presença da doença.	▪ Baixo custo, facilidade e rapidez na condução. ▪ Útil para identificação de fatores de risco e doenças raras ou novas, e de fatores prognósticos de doenças com longo período de latência. ▪ Possibilidade de investigação de diversos fatores de exposição.	▪ Comumente sujeito a viés de confundimento (ocorre quando um outro fator, que não a exposição de interesse, distorce a associação entre a exposição e o desfecho, limitando assim a inferência de que a exposição causa a doença). ▪ Pode ser influenciado pelo viés de memória dos participantes. ▪ Não pode ser utilizado para calcular risco atribuível, nem incidência e prevalência do desfecho estudado.
Coorte[17]	▪ Estudo longitudinal (prospectivo ou retrospectivo) no qual um grupo de pessoas é acompanhado por determinado tempo. ▪ Objetiva investigar a incidência de uma doença específica ou outros desfechos decorrentes de uma dada exposição e os possíveis fatores associados.	▪ Permite identificar a etiologia e os fatores de risco de uma doença ou agravo. ▪ Permite identificar uma relação de causalidade. ▪ É apropriado para descobrir a incidência e a história natural de uma condição de saúde. ▪ Permite identificar vários desfechos em um mesmo estudo.	▪ Alto custo e difícil operacionalização. ▪ Longa duração. ▪ Durante o seguimento, as perdas de participantes são comuns e podem comprometer a confiabilidade dos resultados. ▪ Não é indicado para o estudo de doenças raras.
Experimental[18]	▪ Objetiva investigar hipóteses de causalidade, avaliar efeitos de procedimentos terapêuticos ou de intervenções preventivas. ▪ Envolve o uso de experimentos para avaliar o papel de agentes causadores, de prevenção ou de tratamento de doenças. ▪ O pesquisador aloca os indivíduos em dois ou mais grupos, devendo haver um grupo de controle. ▪ Os grupos são acompanhados por um período de tempo e analisados por desfechos específicos, definidos no início do estudo.	▪ Ideal para avaliação de intervenções terapêuticas. ▪ Permite a alocação aleatória nos grupos por técnicas de randomização (favorece o controle de variáveis de confusão). ▪ Permite o cegamento dos participantes para evitar que conheçam o tratamento administrado e que tenham mudanças de comportamento. ▪ Pode ser *cross-over* (todos os participantes recebem os dois tratamentos e servem como seus próprios controles).	▪ Alto custo e difícil operacionalização. ▪ Muitas vezes não são passíveis de realização por questões éticas, casos raros ou período prolongado de acompanhamento. ▪ Os indivíduos podem não aderir às intervenções.

Os estudos de revisão da literatura também são de grande relevância para a área de Nutrologia Pediátrica. Esses estudos utilizam pesquisas já publicadas para selecionar as melhores evidências e buscam estabelecer conclusões a partir dos estudos primários com um resumo ou sistematização dos dados encontrados. As revisões são estudos secundários e podem ser subdivididas em pelo menos três tipos principais: revisão narrativa, revisão integrativa e revisão sistemática. As principais características dos diferentes tipos de revisão da literatura estão listadas na Tabela 3.

Convém ressaltar que a metanálise não é uma revisão sistemática, mas sim um método estatístico muito utilizado na revisão sistemática para integrar os resultados dos estudos incluídos.[20] Muitas revisões sistemáticas, quando concluídas, não têm resultados que possibilitam a metanálise. Os resultados de vários estudos podem ser combinados e sintetizados por meio da metanálise para produzir uma única estimativa ou índice que caracteriza o efeito de uma determinada intervenção.[20] Ao combinar a amostra de vários estudos, aumenta-se a amostra total, o que melhora o poder estatístico de análise, assim como a precisão do que foi estimado como efeito do tratamento.

Os tipos de estudos descritos anteriormente possuem diferentes níveis de evidência científica. A falha em considerar a qualidade da evidência pode levar a recomendações clínicas equivocadas, por isso faz-se necessário conhecer o nível de evidência científica de um estudo antes de extrapolar seus resultados para a prática clínica. Os níveis de evidência científica podem ser classificados de I a IV, sendo o nível I o mais alto e o nível IV o mais baixo, segundo o *Global Health Evidence Evaluation Framework*.[21] A classificação hierárquica em níveis baseia-se no desenho do estudo (Tabela 4). Uma preocupação com essa abordagem é que um estudo de alta

TABELA 3 Características principais dos diferentes tipos de revisão científica da literatura

Tipo de revisão	Características principais
Revisão narrativa[11]	▪ Trata-se de um resumo de estudos primários selecionados de forma não sistemática, uma vez que o método de pesquisa e de seleção dos estudos não é padronizado nem explícito. ▪ É um tipo de publicação que permite ao leitor ter uma visão geral e atualizada sobre determinado tema, mas pode ser incompleta em virtude dos vieses na seleção e análise dos estudos, bem como ter sua fundamentação teórica comprometida pela subjetividade dos autores.
Revisão integrativa[19]	▪ Tem como finalidade sintetizar resultados obtidos em pesquisas sobre um tema ou questão de maneira ordenada, abrangente e com rigor metodológico. ▪ Permite uma ampla abordagem metodológica, ou seja, permite a inclusão de estudos experimentais e não experimentais para uma compreensão completa do fenômeno analisado. ▪ Combina também dados da literatura teórica e empírica, além de incorporar um vasto leque de propósitos: definição de conceitos, revisão de teorias e evidências, além de análise de problemas metodológicos de um tópico particular.
Revisão sistemática[20]	▪ É planejada a partir de uma pergunta claramente definida, enfocando primordialmente estudos experimentais, comumente ensaios clínicos randomizados. Eventualmente pode ser realizada com estudos não experimentais. ▪ Reúne, de forma organizada, os resultados de estudos primários relacionados a uma intervenção específica, com aplicação de método explícito, reproduzível e sistematizado de pesquisa (metodologia PRISMA), análise crítica e síntese dos estudos selecionados. ▪ Pode exigir uma análise estatística robusta, acompanhada de metanálise. ▪ É muito útil para integrar os dados dos estudos realizados sobre determinada terapêutica ou intervenção, que podem apresentar resultados conflitantes e/ou coincidentes, e fornecer uma síntese das melhores evidências científicas.

qualidade nem sempre será classificado como nível I, e os níveis inferiores nem sempre equivalem a estudos de má qualidade. Por exemplo, um estudo de nível I mal projetado pode ser facilmente rebaixado para um nível II se a qualidade for ruim. E estudos de nível III ou IV podem fornecer uma resposta a um problema clínico específico e ser de alta qualidade.

A partir da qualidade da evidência científica é possível determinar a força da recomendação para a tomada de decisões médicas. Diretrizes, consensos e *guidelines* devem informar aos profissionais da saúde qual é a qualidade das evidências sobre determinado assunto e se as recomendações são fortes ou fracas. A força de uma recomendação clínica pode ser classificada em graus, de A a D (Tabela 5).[22] Uma recomendação forte (grau A) é fornecida quando há evidência de nível I ou evidência consistente de estudos de nível II, III e IV disponíveis. Recomendações fracas (graus C e D) são consideradas apenas opções clínicas nas quais os profissionais da saúde devem refletir quanto ao seu custo/benefício na tomada de decisões.

TABELA 4 Nível hierárquico de evidência científica de acordo com o tipo de estudo

Nível	Tipo de estudo
I	Revisões sistemáticas
II	Estudos clínicos randomizados e estudos de coorte prospectivos
III	Estudos de coorte retrospectivos e estudos caso-controle
IV	Estudos transversais e série de casos

Nota: Alguns autores[22] também consideram o nível V de evidência, o qual se refere a opiniões de especialistas, observações não sistematizadas e pesquisas de bancada (p. ex., estudos *in vitro*).
Fonte: adaptada de *Global Health Evidence Evaluation Framework*, 2013.[21]

TABELA 5 Classificação da força das recomendações clínicas

Grau	Força da recomendação	Qualidade da evidência	Implicações para a prática
A	Forte recomendação	Evidência de nível I ou achados consistentes de vários estudos de nível II, III ou IV.	Os profissionais da saúde devem seguir a recomendação, a menos que uma justificativa clara e convincente para uma abordagem alternativa esteja presente.
B	Recomendação	Evidência de nível II, III ou IV, cujos achados são geralmente consistentes.	Geralmente os profissionais da saúde devem seguir a recomendação, mas devem permanecer alertas a novas informações e sensíveis às preferências do paciente.
C	Opção	Evidência de nível II, III ou IV, cujos achados são inconsistentes.	Os profissionais da saúde devem ser flexíveis em sua tomada de decisão com relação à prática apropriada, embora possam estabelecer limites para as alternativas. A preferência do paciente deve ter um papel importante de influência na decisão.
D	Opção	Evidência de nível V: pouca ou nenhuma evidência empírica sistemática.	Os profissionais da saúde devem considerar todas as opções disponíveis em sua tomada de decisão e estar atentos a novas evidências publicadas que esclareçam o equilíbrio entre benefício e dano. A preferência do paciente deve ter um papel importante de influência na decisão.

Fonte: adaptada de Burns et al., 2011.[22]

Revistas científicas, indexação e fator de impacto

As revistas científicas são periódicos editados com o intuito de disseminar o conhecimento científico, bem como os avanços e as pesquisas conduzidas em diversos países, com o objetivo de promoção do progresso da ciência. Em geral, as revistas científicas são especializadas de acordo com as áreas do conhecimento. Essas revistas são compostas por editores e revisores que têm a missão de avaliar a qualidade e o rigor metodológico dos estudos que serão publicados, o que pode render à revista a possibilidade de ser indexada em uma base de dados científica e possuir fator de impacto (FI).

As bases de dados foram criadas com o propósito de disponibilizar, em um único site, centenas de revistas científicas e facilitar a busca por informações de qualidade. Na área da saúde, incluindo a área de Nutrologia Pediátrica, as principais bases de dados são o PubMed (National Library of Medicine – NLM), Scopus, SciELO (Scientific Electronic Library Online), BIREME (Biblioteca Regional de Medicina), LILACS (Literatura Latino-Americana e do Caribe em Ciências da Saúde), Web of Science (Web of Knowlegde interface), Cochrane (Biblioteca Cochrane) e Portal de Periódicos da Capes.

Para uma revista ser indexada em uma base de dados são considerados diversos critérios de qualidade, tais como o caráter científico dos documentos publicados; equipe editorial; registro ISSN; registro dos artigos no *CrossRef* e obtenção do *Digital Object Identifier* (DOI); fluxo de produção editorial (periodicidade) e pontualidade; avaliação cega por pares; tempo de existência; idioma das publicações; citações recebidas; normatização das referências; política de acesso; registro de ensaios clínicos, entre outros critérios a depender da base de dados. Ser indexada é, portanto, sinal de qualidade de uma revista científica. Partindo do princípio de que as revistas indexadas cuidam de sua periodicidade e da qualidade das publicações, um artigo publicado em uma revista indexada terá, naturalmente, mais visibilidade que outro, publicado em revista não indexada.

Além da indexação, uma outra informação importante para a avaliação crítica de artigos científicos diz respeito ao FI da revista. O FI é o resultado do total de citações que o periódico recebeu dividido pelo total de seus artigos publicados em um biênio anterior. Conhecer o FI é uma forma de avaliar a divulgação, o impacto e o alcance que os artigos publicados em um determinado período receberam dentro do cenário científico mundial. Quanto mais os artigos de um periódico são citados, maior é o FI da revista. Atualmente o FI é atribuído pelo *Journal Citation Reports* (JCR), elaborado pela empresa Clarivate Analytics, para comparar os periódicos de uma mesma área do conhecimento, cuja pontuação é atualizada anualmente.

No Brasil, a Coordenação de Aperfeiçoamento de Pessoal de Nível Superior (Capes) utiliza o FI, entre outras métricas, como parâmetro de classificação dos periódicos no sistema Qualis Capes. Esse sistema faz a classificação da produção científica dos programas de pós-graduação brasileiros, no que diz respeito aos artigos publicados em diversos periódicos científicos. O Qualis Capes é estratificado em 8 níveis: A1, A2, B1, B2, B3, B4, B5 e C. A publicação de artigos em revistas com Qualis nível A (e consequentemente com maior FI) contribui para a melhor pontuação dos programas de pós-graduação no Brasil.

Entretanto, o acesso a determinadas bases de dados, como Scopus e Portal de Periódicos da Capes, assim como ao JCR, é gratuito apenas para instituições públicas (federais, estaduais e municipais) e privadas de ensino superior e pesquisa. Infelizmente, essa dificuldade imposta para o acesso à íntegra do conteúdo dos periódicos e dos artigos é um fator que dificulta a disseminação do conhecimento científico para toda a população.

Além disso, há que se chamar a atenção para o aumento do número de revistas predatórias, cujo processo de avaliação de artigos é questionável. A existência cada vez maior dessas revistas pode ser justificada pelo modo de avaliação ao qual professores e programas de pós-graduação são submetidos, baseado, principalmente, em quantidade de trabalhos publicados.[9,23] Essas revistas dificilmente conseguem indexação e não possuem FI, pois estão focadas na quantidade de estudos publicados e não, necessariamente, na qualidade destes. Por outro lado, deve-se destacar que inúmeras revistas não indexadas e sem FI publicam material de qualidade que no futuro contribuirá para a indexação dessa revista, devendo os artigos ser avaliados criteriosamente pelo leitor, com base nas informações disponibilizadas neste capítulo.

Considerações finais

Em linhas gerais, observa-se que os artigos de maior qualidade geralmente estão publicados em revistas indexadas e com FI, pois passaram por um processo rigoroso de avaliação por pares que atestou a correta condução metodológica do desenho do estudo, da análise dos resultados e das evidências produzidas, e por isso conquistam maior visibilidade e citação. Sugere-se a consulta desses artigos para a tomada de decisões na prática clínica, sem deixar de lado a leitura crítica da publicação. É importante destacar que os critérios apresentados neste capítulo não dão ao leitor garantia total de qualidade, pois sabe-se que existem outros vieses no processo de publicação de artigos e de indexação de revistas, como análise da autoria, país de origem, conflito de interesses, autocitação, entre outros. No entanto, adotá-los permite uma visão mais crítica e apurada em relação à qualidade de documentos publicados.

Referências bibliográficas

1. Pereira AS, Shitsuka DM, Parreira FJ, Shitsuka R. Metodologia da pesquisa científica. Santa Maria: UFSM; 2018.
2. Malta M, Cardoso LO, Bastos FI, Magnanini MMF, Silva CMFP. Iniciativa STROBE: subsídios para a comunicação de estudos observacionais. Rev Saúde Pública. 2010;44(3):559-65.
3. Moher D, Hopewell S, Schulz KF, Montori V, Gøtzsche PC, Devereaux PJ et al. CONSORT 2010 Explanation and Elaboration: update guidelines for reporting parallel group randomized trials. BMJ. 2010;340:c869.
4. Bossuyt PM, Reitsma JB, Bruns DE, Gatsonis CA, Glasziou PP, Irwig LM et al. Towards complete and accurate reporting of studies of diagnostic accuracy: the STARD initiative. Clin Chem. 2003;49:1-6.
5. Moher D, Liberati A, Tetzlaff J, Altman DG; PRISMA Group. Preferred Reporting Items for Systematic Reviews and Meta-Analyses: The PRISMA Statement. PLoS Med. 2009;6(7):e1000097.
6. Tong A, Sainsbury P, Craig J. Consolidated criteria for reporting qualitative research (COREQ): a 32-item checklist for interviews and focus groups. Int J Qual Health Care. 2007;19(6):349-57.
7. Gagnier JJ, Kienle G, Altman DG, Moher D, Sox H, Riley D et al. The CARE Guidelines: Consensus-based Clinical Case Reporting Guideline Development. Glob Adv Health Med. 2013;2(5):38-43.
8. Crato NA, Vidal LF, Bernardino PA, Ribeiro Júnior HC, Zarzar PMPA, Paiva SM et al. Como realizar uma análise crítica de um artigo científico. Arq Odontol. 2004;40(1):5-17.
9. Porto F, Gurgel JL. Sugestão de roteiro para avaliação de um artigo científico. Rev Bras Ciênc Esporte. 2018;40(2):111-6.
10. Bloch KV, Coutinho ESF. Fundamentos da pesquisa epidemiológica. In: Medronho AR, Carvalho DM, Bloch KV, Luiz RR, Werneck GL (eds.). Epidemiologia. 2.ed. São Paulo: Atheneu; 2008. p.251-62.
11. Franceschini SCC, Vieira SA, Fonseca PCA, Rezende FAC, Ribeiro AQ, Pessoa MC. Tipos de estudos em nutrição e pediatria. In: Weffort VRS, Lamounier JA (eds.). Nutrição em Pediatria, da neonatologia à adolescência. 2.ed. Barueri: Manole; 2017. p.879-89.
12. Margetts BM, Nelson M. Overview of the principles of nutritional epidemiology. In: Margetts BM, Nelson M (eds.). Design concepts in nutritional epidemiology. 2.ed. New York: Oxford University Press; 2008. p.3-38.
13. Oliveira MAP, Velarde GC, Sá RAM. Entendendo a pesquisa clínica V: relatos e séries de casos. Femina. 2015;43(5):235-8.
14. Klein CH, Blosh KV. Estudos seccionais. In: Medronho AR, Carvalho DM, Bloch KV, Luiz RR, Werneck GL (eds.). Epidemiologia. 2.ed. São Paulo: Atheneu; 2008.

15. Medronho RA. Estudos ecológicos. In: Medronho AR, Carvalho DM, Bloch KV, Luiz RR, Werneck GL (eds.). Epidemiologia. 2.ed. São Paulo: Atheneu; 2008.
16. Rodrigues LC, Werneck GL. Estudos caso-controle. In: Medronho AR, Carvalho DM, Bloch KV, Luiz RR, Werneck GL (eds.). Epidemiologia. 2.ed. São Paulo: Atheneu; 2008.
17. Coeli CM, Faerstein E. Estudos de coorte. In: Medronho AR, Carvalho DM, Bloch KV, Luiz RR, Werneck GL (eds.). Epidemiologia. 2.ed. São Paulo: Atheneu; 2008.
18. Escostehuy CC. Estudos de intervenção. In: Medronho AR, Carvalho DM, Bloch KV, Luiz RR, Werneck GL (eds.). Epidemiologia. 2.ed. São Paulo: Atheneu; 2008.
19. Souza MT, Silva MD, Carvalho R. Revisão integrativa: o que é e como fazer. Einstein (São Paulo). 2010;8(1):102-6.
20. Coutinho ESF, Braga JU. Revisão sistemática e metanálise. In: Medronho AR, Carvalho DM, Bloch KV, Luiz RR, Werneck GL (eds.). Epidemiologia. 2.ed. São Paulo: Atheneu; 2008.
21. Shekelle PG, Maglione MA, Luoto J, Johnsen B, Perry TR. Global Health Evidence Evaluation Framework. Rockville (MD): Agency for Healthcare Research and Quality (US); 2013.
22. Burns PB, Rohrich RJ, Chung KC. The levels of evidence and their role in evidence-based medicine. Plast Reconstr Surg. 2011;128(1):305-10.
23. Beall J. Predatory journals: Ban predators from the scientific record. Nature. 2016;534(7607):326.

CAPÍTULO 4

Avaliação nutrológica

Carlos Alberto Nogueira-de-Almeida
Elza Daniel de Mello

Introdução

A avaliação nutrológica (AN) de uma criança não pode ser confundida com aquela realizada em estudos populacionais, em que a obtenção de medidas antropométricas pode ser suficiente. O que deve ser buscado, na avaliação clínica dentro do consultório ou no hospital, é verificar se existe adequação entre as necessidades nutricionais do organismo e a ingestão alimentar. Quando esse equilíbrio está presente, dizemos que a criança se apresenta nutrologicamente adequada ou eutrófica. No entanto, existem situações em que estão presentes desequilíbrios, caracterizados por balanço positivo (ingestão superior à demanda) ou negativo (ingestão inferior à demanda).

É fato que muitos nutrientes interferem no crescimento físico e, por esse motivo, as medidas do peso e da estatura sempre farão parte da AN. Por outro lado, existem situações em que, tanto carências como excessos, não modificam as medidas antropométricas, de modo que é preciso utilizar técnicas adicionais para um diagnóstico correto. Sendo assim, a correta AN depende da obtenção e da análise de uma série de aspectos, que serão descritos a seguir, e não apenas de medidas antropométricas.

Anamnese

A anamnese divide-se em duas etapas: na primeira são obtidas informações gerais sobre queixas, sintomas e antecedentes pessoais e familiares (Quadro 1).

A segunda etapa refere-se aos inquéritos alimentares propriamente ditos, em que podem ser obtidos dados mais específicos sobre a ingestão de nutrientes:[1-3]

1. **Questionário de frequência:** procura-se avaliar a frequência de consumo dos alimentos principais. É mais adequado que o profissional conduza o inquérito por meio de uma listagem daqueles que sejam mais relevantes. A partir dos dados obtidos, pode-se comparar o consumo com um guia alimentar, e, para o Brasil, temos a pirâmide alimentar da Sociedade Brasileira de Pediatria.[4] Não se busca, com essa abordagem, realizar cálculos nutricionais, mas sim conhecer, de forma qualitativa, a alimentação habitual e verificar se existe adequação aproximada às recomendações.
2. **Recordatório de 24 horas:** trata-se de um tipo de inquérito feito durante a consulta, que avalia a alimentação durante um dia completo, em geral o dia anterior. É idealizado

para que seja feito de forma detalhada, mesmo reconhecendo-se a possibilidade de prejuízos devidos à memória. Os dados obtidos são analisados de forma qualitativa, da mesma maneira que é feito com o questionário de frequência, mas é possível realizar cálculos mais detalhados. Assim, de posse da informação de cada alimento e de sua quantidade ingerida, por meio de um programa de computador, podem ser obtidas as quantidades de macro e micronutrientes que foram consumidas naquele dia, comparando-se os dados obtidos com as recomendações padronizadas, por exemplo, com as *Dietary Reference Intakes – DRI*.[5]

3. **Registro alimentar:** segue a mesma lógica do recordatório de 24 horas, mas, em vez de contar com a memória do entrevistado, pede-se que o paciente registre, durante um dia completo, tudo que ingerir, com o maior detalhamento possível. Pode-se pedir o registro de apenas um dia ou, como se faz mais frequentemente, pede-se para que sejam registrados dois ou três dias, incluindo-se o sábado ou o domingo, que costumam ter alimentação atípica.

QUADRO 1 Perguntas para a anamnese nutricional
▪ Houve aparente perda ou ganho de peso recentemente?
▪ Qual a sua opinião a respeito da alimentação de seu filho? E da sua família?
▪ Quantas refeições a família faz durante o dia? E seu filho?
▪ Quais os alimentos mais frequentemente utilizados pela família?
▪ Quais os alimentos que a família não consome? E seu filho?
▪ Seu filho possui vícios alimentares? E as outras pessoas da família?
▪ Seu filho possui alguma alergia alimentar? E as outras pessoas da família?
▪ O que seu filho mais gosta de comer?
▪ Com que frequência seu filho come verduras, legumes e frutas? E a família?
▪ E carne?
▪ E leite? Que tipo de leite?
▪ E ovos?
▪ A família costuma ingerir líquidos adoçados durante as refeições? E seu filho?
▪ A família costuma substituir alguma refeição por lanches? E seu filho?
▪ O que você coloca no lanche que seu filho leva à escola?
▪ A alimentação no final de semana é diferente? Como é?
▪ A família costuma comer doces diariamente? E seu filho?
▪ Qual a frequência do consumo de bebidas alcoólicas entre os adultos?
▪ A família costuma comer no período entre o jantar e a hora de dormir? E seu filho?
▪ Seu filho costuma acordar no meio da noite para comer? Existe esse hábito na família?
▪ Seu filho usa algum tipo de suplemento?
▪ Como é o hábito intestinal de seu filho? Há problemas nessa área na família?
▪ Seu filho apresenta algum problema quanto à mastigação, salivação ou deglutição?
▪ Seu filho tem alguma doença crônica, especialmente do trato digestório?
▪ Seu filho já fez alguma cirurgia?
▪ Como é a prática de atividade física do seu filho? E da família em geral?
▪ Quantas horas por dia seu filho passa em frente a alguma tela (celular, *tablet*, computador, TV etc.)?

4. **Relato da alimentação habitual:** trata-se de um tipo de inquérito feito durante a consulta, semelhante ao registro de 24 horas. Aqui, avalia-se a alimentação habitual, anotando-se os alimentos habitualmente ingeridos em cada refeição. Pode-se, com ele, ter noção qualitativa da alimentação ou, com um programa de computação, detalhar o que é ingerido.

Exame físico

Basicamente, o exame físico pode ser dividido em três grandes partes: exame geral, exame nutrológico e antropometria, sendo esse último item tratado à parte. O exame geral permite detectar sinais genéricos, sindrômicos, como o panículo adiposo globalmente aumentado, na obesidade, ou a palidez nos casos de anemia. Não permite, por outro lado, que se façam suspeitas diagnósticas específicas; por exemplo, no caso da anemia, não se poderia supor se está ocorrendo por deficiência de ferro ou de ácido fólico. Já o exame específico revela, basicamente, alterações de determinadas substâncias, por exemplo, o edema e a hepatomegalia, característicos da deficiência proteica, ou a dificuldade de visão crepuscular, na deficiência inicial de vitamina A. A Tabela 1 mostra as principais alterações e os nutrientes envolvidos.

Em relação ao exame físico, deve-se considerar que os dados obtidos se revestem de grande importância quando associados aos demais componentes da avaliação, uma vez que raramente será possível firmar um diagnóstico nutrológico apenas examinando a criança. Frequentemente o profissional surpreende-se com hematimetrias normais em crianças com aparência anêmica; outras vezes, somente uma história clínica completa mostrará que um lactente de aspecto sadio tem grande chance de se mostrar deficiente em algum micronutriente, como acontece nas fases precoces da anemia megaloblástica em virtude do uso de leite de cabra.

Antropometria

Antropometria significa "medição do homem". A correlação com o estado nutricional reside no fato de que as inadequações na ingestão de nutrientes podem levar a algum tipo de alteração nas medidas antropométricas. Logicamente, outros problemas, como doenças genéticas, raça e/ou hereditariedade, exercem influência sobre as medidas, fazendo com que, na avaliação clínica individual, todos esses fatores devam ser considerados na formulação do diagnóstico do estado nutrológico. Por outro lado, deve-se considerar que a antropometria é um parâmetro não invasivo, sensível, barato e de fácil execução. Assim, torna-se imprescindível para a detecção das alterações nutrológicas agudas e, quando se realiza o desejável seguimento longitudinal de puericultura, muitas vezes é exatamente o ganho de peso excessivo ou precário que alerta o pediatra para a instalação incipiente da obesidade ou da subnutrição, antes mesmo de a mãe levar alguma queixa nesse sentido.

A principal limitação da antropometria está no fato de ela depender da obtenção adequada das medidas. Pesagem com roupa ou em balança não calibrada, mau posicionamento para aferição da altura, entre outros erros comuns, levam a diagnósticos equivocados e a condutas terapêuticas desnecessárias. Assim, alguns cuidados devem ser tomados:[1]

- Quem realiza as medições, de preferência o próprio médico ou nutricionista, deve ser adequadamente capacitado para esse fim.
- O instrumental utilizado deve ser sabidamente confiável e periodicamente checado e calibrado.
- Lactentes devem ser sempre medidos totalmente sem roupa; crianças maiores podem utilizar apenas roupas íntimas ou um roupão/avental previamente pesado.

- O peso deve ser obtido com a criança o mais imóvel possível e colocada na região central da balança, sem nenhum tipo de apoio.
- O comprimento deve ser medido com a criança deitada em decúbito dorsal sobre o antropômetro, perfeitamente reta, com a cabeça apoiada no aparador fixo à esquerda, as pernas estendidas e os pés em posição perpendicular à base, sendo tocados na planta pelo aparador móvel que fornece a medida.
- A altura deve ser medida com a criança em pé, encostando no antropômetro os dois calcanhares, nádegas, parte do dorso e re-

TABELA 1 Alterações no exame físico e nutrientes envolvidos

Órgão	Sinal	Deficiência
Aspecto geral	Emagrecido, obeso, edemaciado	Obesidade, marasmo, Kwashiorkor
Pele da face e pescoço	Seborreia nasolabial	Riboflavina, niacina
Mucosas	Palidez	Anemia
Pele em geral	Petéquia, púrpura	Ácido ascórbico
	Dermatite escrotal e vulvar	Riboflavina
	Dermatite simétrica das áreas expostas, áreas de atrito espessas	Niacina
	Hiperqueratose folicular	Vitamina A
	Dermatite de "pavimentação louca"	Vitamina A, proteína
	Edema postural	Proteína, tiamina
Tecido subcutâneo	Diminuído	Proteína e calorias
Pelos	Alteração de cor e textura, destaca-se com facilidade	Proteína e calorias
	Cabelo quebradiço, sem brilho, fácil de extrair	Zinco
Olhos	Xeroftalmia, queratomalácia	Vitamina A
	Manchas de Bitot	Vitamina A
	Congestão em torno da córnea	Riboflavina
	Palidez das conjuntivas	Anemia
	Dificuldade de visão crepuscular	Vitamina A, zinco
Lábios	Quelite angular ou escara	Niacina, riboflavina
	Queilose	Niacina, riboflavina
Gengivas e dentes	Gengivite peridentária aguda, cáries dentárias	Ácido ascórbico
	Perda do esmalte dentário	Flúor, zinco
Língua	Lisa, pálida, atrófica	Anemia
	Redução da sensibilidade a sabor	Zinco
	Vermelha, dolorida, descoberta, edema	Niacina, riboflavina
Glândulas	Bócio	Iodo
	Aumento da parótida	Proteína
Esqueleto	Rosário costocondral	Vitaminas C e D
	Bossa craniana, craniotabes	Vitamina D
	Alargamento epifisário, especialmente dos punhos	Vitamina D
Neurológico	Perda da sensação vibratória e dos reflexos profundos	Tiamina
Extremidades	Dor ao movimento, posição de rã	Vitamina C

gião posterior da cabeça, sempre olhando para um ponto fixo imaginário na altura dos olhos a fim de se manter a parte superior da cabeça o mais horizontal possível. Após a obtenção dessa posição, o aparador móvel localizado na parte superior do antropômetro deve ser deslizado até o ponto mais alto (vértice) da cabeça, obtendo-se a medida.

- O perímetro braquial deve ser obtido pela medida do braço esquerdo, passando-se a fita com leve compressão pelo ponto médio entre o acrômio e o olécrano, chegando-se, assim, ao chamado "perímetro do meio do braço".
- O perímetro cefálico deve ser medido na região logo acima das orelhas, com a fita bem horizontalizada.
- A circunferência abdominal deve ser medida com a fita perfeitamente horizontalizada, no ponto médio entre a crista ilíaca e a última costela, na linha hemiclavicular.

Para que seja possível a utilização das medidas antropométricas na formulação do diagnóstico do estado nutrológico, é fundamental que se utilize um ponto de corte. Alguns critérios têm sido utilizados para defini-los, com base sempre na mesma ideia de que deve existir uma medida média ou mediana associada a uma variação aceitável em torno dela. Os indivíduos que se desviarem dessa variação terão probabilidade maior de apresentar inadequação antropométrica e, portanto, algum tipo de alteração de seu estado nutricional. Basicamente existem três maneiras de se estabelecer os pontos de corte: desvios percentuais em relação à média, percentis e desvios-padrão. Em relação ao desvio percentual em relação à média, estabelece-se uma variação aceitável em torno dela e definem-se graus percentuais de distanciamento, para mais ou para menos, que resultam no diagnóstico de eutrofia ou de desnutrição, em diferentes estágios de gravidade. Os tradicionais métodos de Gomez e Waterlow utilizavam essa lógica.[6] O percentil é uma grandeza não aritmética, de origem posicional, ou seja, determinado valor de percentil mostra que certa porcentagem de indivíduos da mesma idade e sexo apresentam a medida abaixo desse valor.[7] Por exemplo, o percentil 10 de peso para a idade de um ano do sexo masculino é de aproximadamente 8,8 quilogramas, ou seja, 10% das crianças dessa idade e sexo pesam 8,8 quilogramas ou menos. Dessa forma, a ideia de normalidade baseia-se na premissa de que, quanto menos indivíduos em uma população apresentarem determinada medida, maior a chance de ela ser considerada inadequada, lembrando-se que o mesmo raciocínio vale para os percentis mais altos. O desvio-padrão é utilizado sob a forma de escores z, de maneira semelhante ao desvio percentual em relação à média. Assim, consideram-se adequadas as medidas que se desviarem da média até um certo número de desvios-padrão; valores acima ou abaixo são considerados provavelmente indicativos de anormalidade. O escore z é justamente o número de desvios-padrão e é atribuído ao indivíduo, por exemplo, uma criança de um ano de idade do sexo masculino com peso de 8 quilogramas, apresenta escore z de -2,12, ou seja, está distanciada, para menos (sinal do escore z negativo) 2,12 desvios-padrão em relação à média para essa idade e sexo. A Tabela 2 mostra a correlação aproximada entre os pontos de corte mais utilizados.[8]

Atualmente, a Organização Mundial da Saúde (OMS) recomenda que sejam utilizados os escores z e disponibiliza um programa de computador (*Anthro Plus*) que pode ser usado para realizar os cálculos nutricionais e fazer o seguimento da criança por meio de gráficos.[9]

Para a obtenção das médias, desvios-padrão e percentis, é necessário que exista um determinado grupo de crianças que tenha sido submetido à antropometria, gerando os dados originais. Esse grupo é conhecido como população de

TABELA 2 Correlação aproximada entre os pontos de corte mais utilizados (escore z e percentil)

Escore z	Percentil	Desvio percentual (P/I)	Desvio percentual (P/E)	Desvio percentual (E/I)
0	50	100%	100%	100%
-1	15,8	90%	90%	95%
-2	2,28	75%	80%	90%
-3	0,13	60%	70%	85%

referência. Durante vários anos, existiu bastante discussão no meio científico em relação à pergunta "qual deve ser essa população?". Inicialmente, acreditou-se que seria conveniente uma aproximação máxima entre a criança que se está avaliando e a população de referência, passando a surgir na literatura científica uma série de gráficos, com a finalidade de serem usados em países, regiões e até cidades específicas. Em seguida surgiram "gráficos" raciais, gráficos específicos para determinadas síndromes ou doenças. Essa abordagem criou, na verdade, o conceito de população padrão; e a criança, ao ser avaliada, era comparada a essa população no sentido de um ideal a ser alcançado. Mais tarde, quando os estudos nesse campo continuaram, passou-se a entender que o gráfico de crescimento deveria ser criado a partir de uma população qualquer, que pudesse ser considerada uma referência para todo o mundo e não um padrão, exigindo-se apenas que fosse composta de indivíduos saudáveis, sem privação socioeconômica, de modo que o potencial genético de crescimento pudesse se expressar em sua plenitude. Surgiu então a sugestão da OMS de que fosse adotado um só gráfico para todo o mundo, tendo-se escolhido, para esse fim, naquele momento, o gráfico americano do National Center for Health and Statistics (NCHS). Esses dados foram obtidos nos Estados Unidos da América, entre os anos de 1963 e 1975, e resultam de três pesquisas com cerca de 20.000 crianças, que permitiram a construção de dois gráficos, um deles com crianças com idade de zero a 36 meses, e o outro com crianças e adolescentes entre dois e 18 anos de idade.

A partir de um grupo de trabalho formado pela OMS, em 1995, surgiu a proposta da criação de novos gráficos, que tivessem sido feitos com crianças de várias partes do mundo e que tivessem sido amamentadas de forma exclusiva por período significativo. A ideia é que esses gráficos fossem usados de fato como padrão de crescimento infantil. Atualmente, essa é a referência recomendada para uso em todo o mundo[10] e os gráficos correspondentes podem ser encontrados a seguir (Figuras 1 a 24).

Existem gráficos para situações especiais, como aqueles construídos para crianças com síndromes genéticas (síndrome de Down[11,12] e síndrome de Noonan[13]), paralisia cerebral (ver Capítulo 56) e para o acompanhamento de crianças prematuras (ver Capítulo 32).

Os dados antropométricos mais comuns, peso e estatura e o índice de massa corporal (IMC) podem ser interpretados da seguinte forma: *peso*: avalia a dimensão da massa corporal, tecidos e reservas; *estatura*: avalia o crescimento linear; *IMC*: analisa a quantidade de massa corpórea em relação ao tamanho. O Quadro 2 apresenta os diagnósticos do estado nutricional quando se analisa peso para idade, IMC e estatura para idade.

O perímetro braquial (PB) é utilizado mais frequentemente em estudos populacionais, quando não há a possibilidade de se aferir o peso, mas sempre sendo necessária a comparação do valor obtido com valores de referência de normalidade. Em algumas situações, dentro de faixas etárias específicas, ele pode ser utilizado de forma independente de sexo, idade e estatura. A "fita de Shakir" (Figura 25) é um

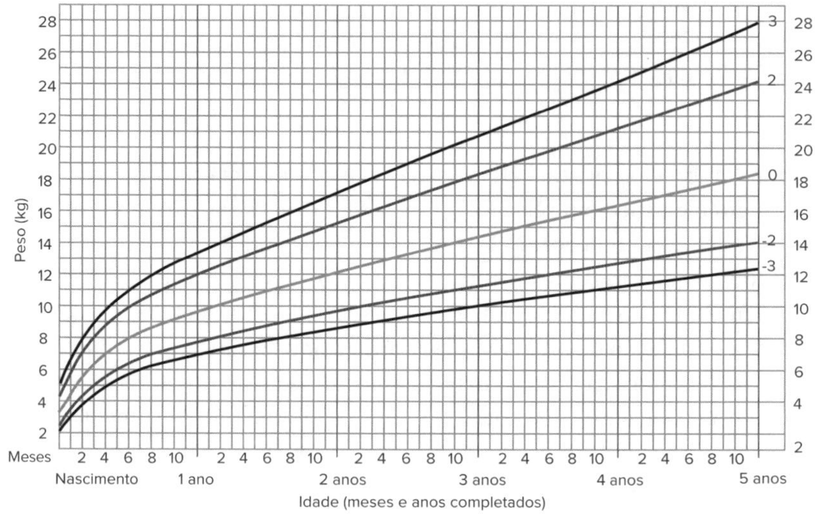

FIGURA 1 Peso por idade em meninos. Nascimento até os 5 anos (escores z).
Fonte: adaptada de WHO Child Growth Standards.[10]

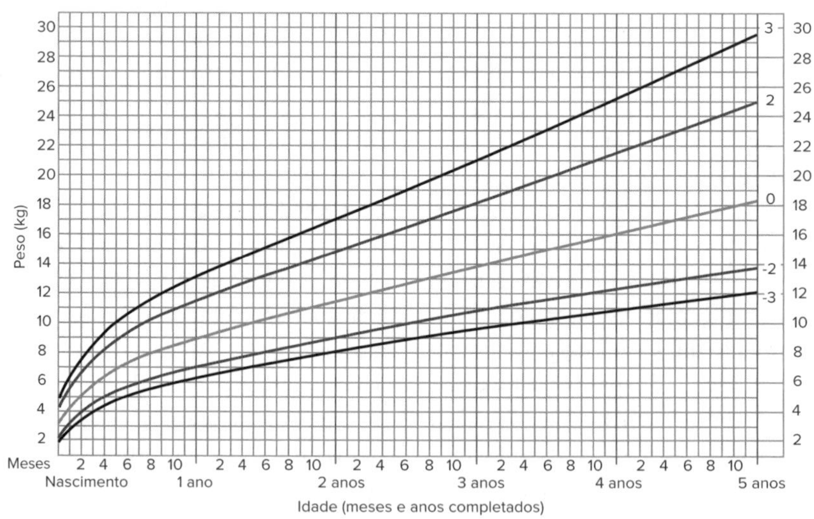

FIGURA 2 Peso por idade em meninas. Nascimento até os 5 anos (escores z).
Fonte: adaptada de WHO Child Growth Standards.[10]

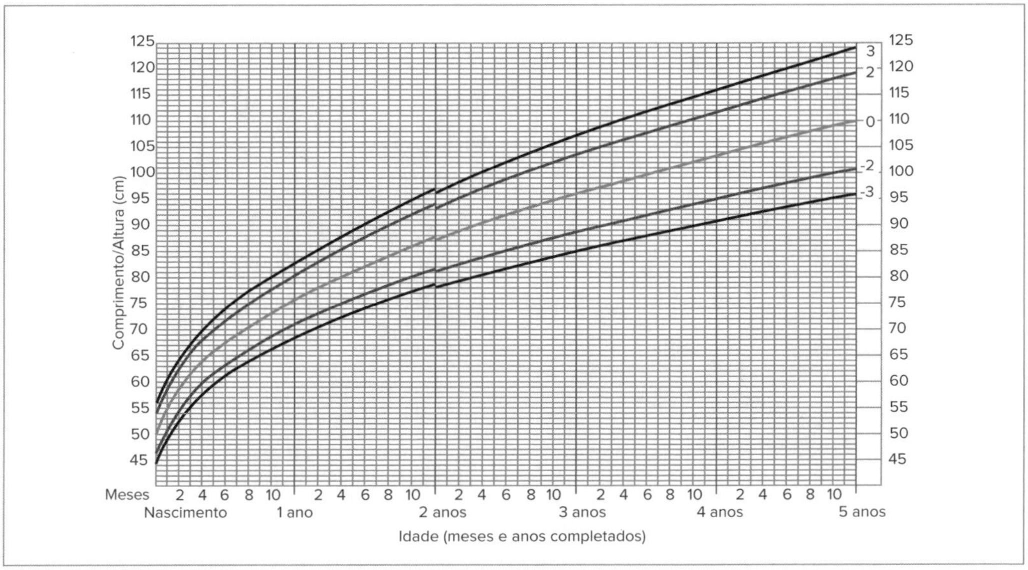

FIGURA 3 Comprimento/altura por idade em meninos. Nascimento até os 5 anos (escores z).

Fonte: adaptada de WHO Child Growth Standards.[10]

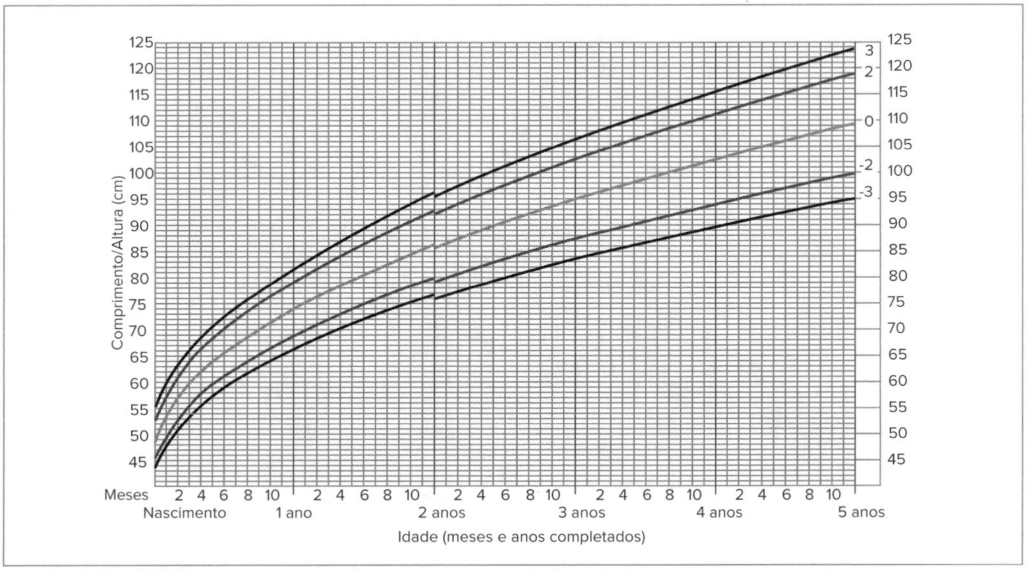

FIGURA 4 Comprimento/altura por idade em meninas. Nascimento até os 5 anos (escores z).

Fonte: adaptada de WHO Child Growth Standards.[10]

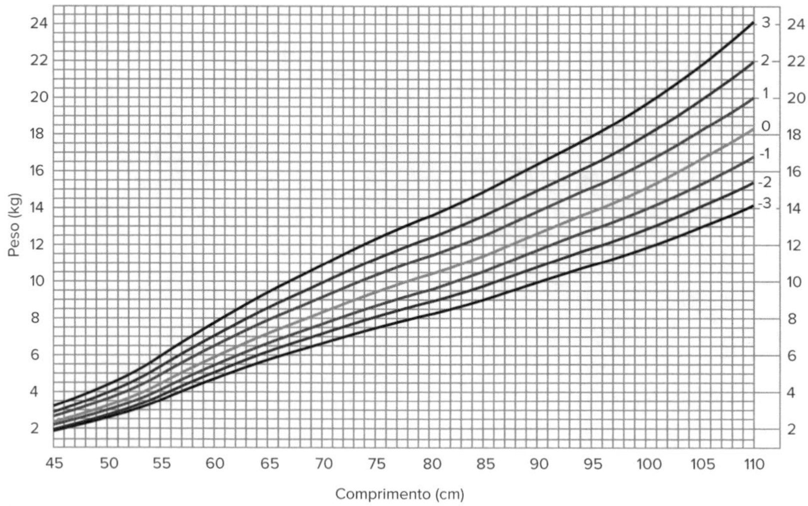

FIGURA 5 Peso por comprimento em meninos. Nascimento até os 2 anos (escores z).
Fonte: adaptada de WHO Child Growth Standards.[10]

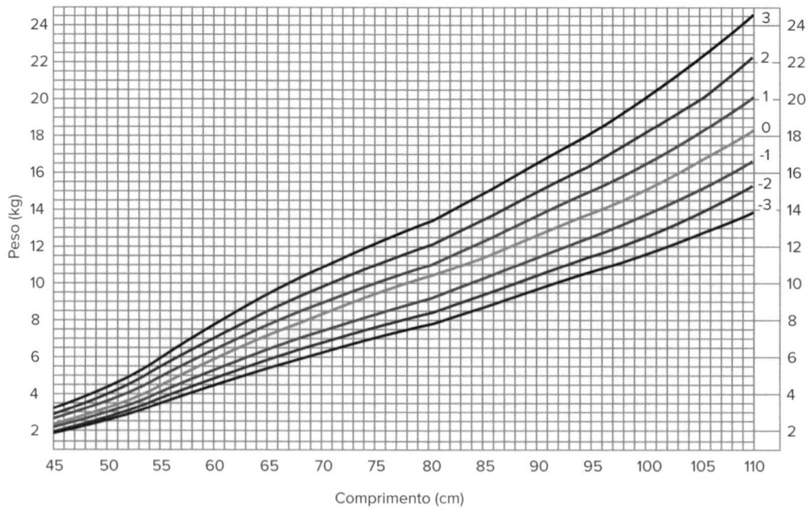

FIGURA 6 Peso por comprimento em meninas. Nascimento até os 2 anos (escores z).
Fonte: adaptada de WHO Child Growth Standards.[10]

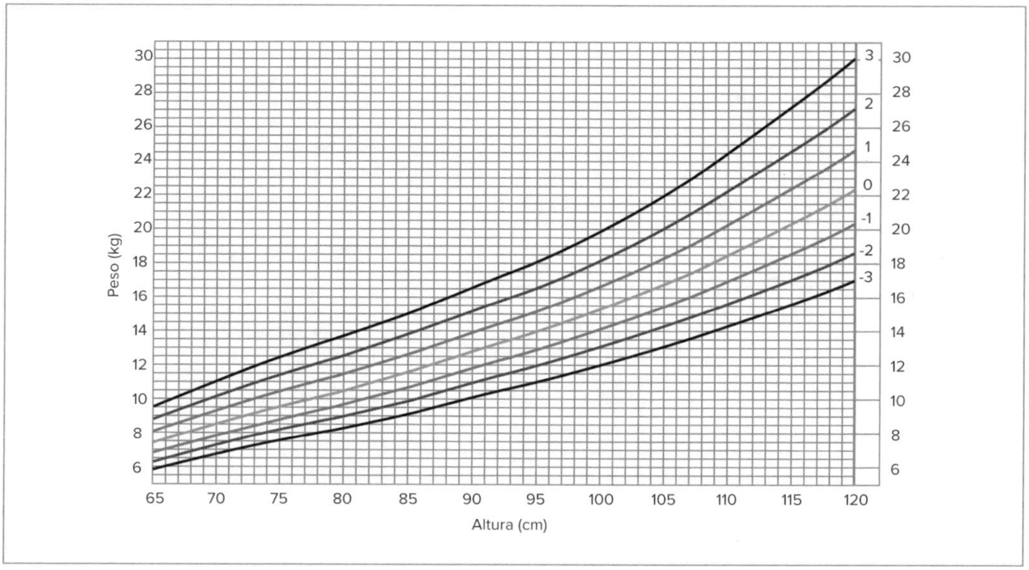

FIGURA 7 Peso por altura em meninos. De 2 até 5 anos (escores z).
Fonte: adaptada de WHO Child Growth Standards.[10]

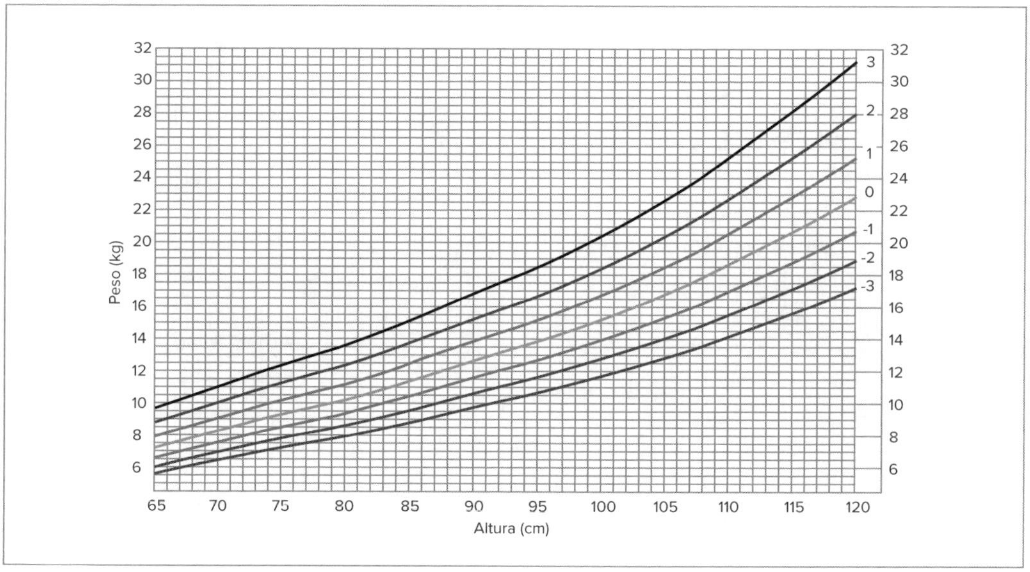

FIGURA 8 Peso por altura em meninas. De 2 até 5 anos (escores z).
Fonte: adaptada de WHO Child Growth Standards.[10]

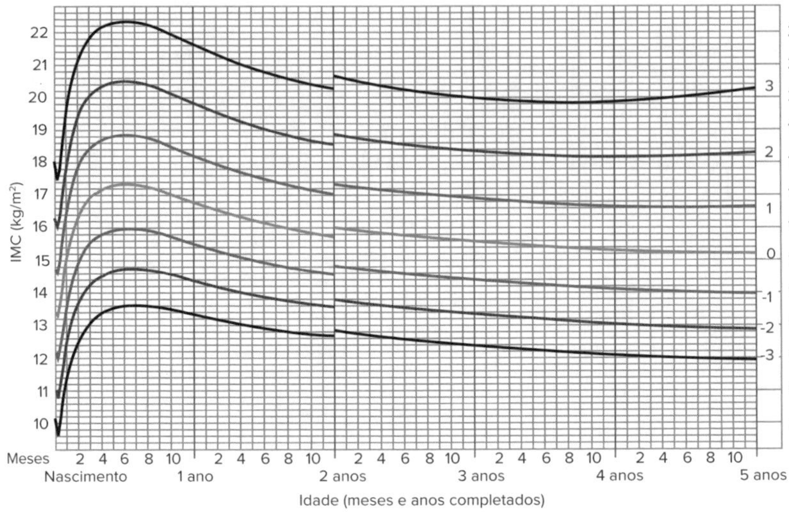

FIGURA 9 IMC por idade em meninos. Nascimento até os 5 anos (escores z).

Fonte: adaptada de WHO Child Growth Standards.[10]

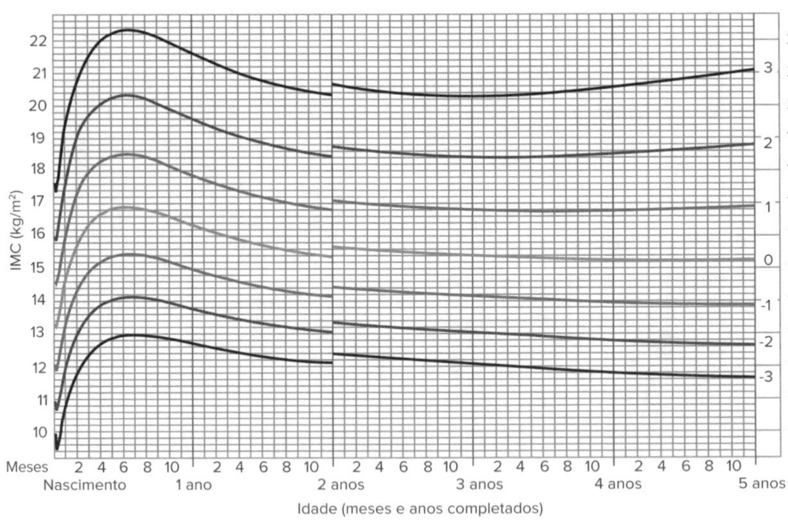

FIGURA 10 IMC por idade em meninas. Nascimento até os 5 anos (escores z).

Fonte: adaptada de WHO Child Growth Standards.[10]

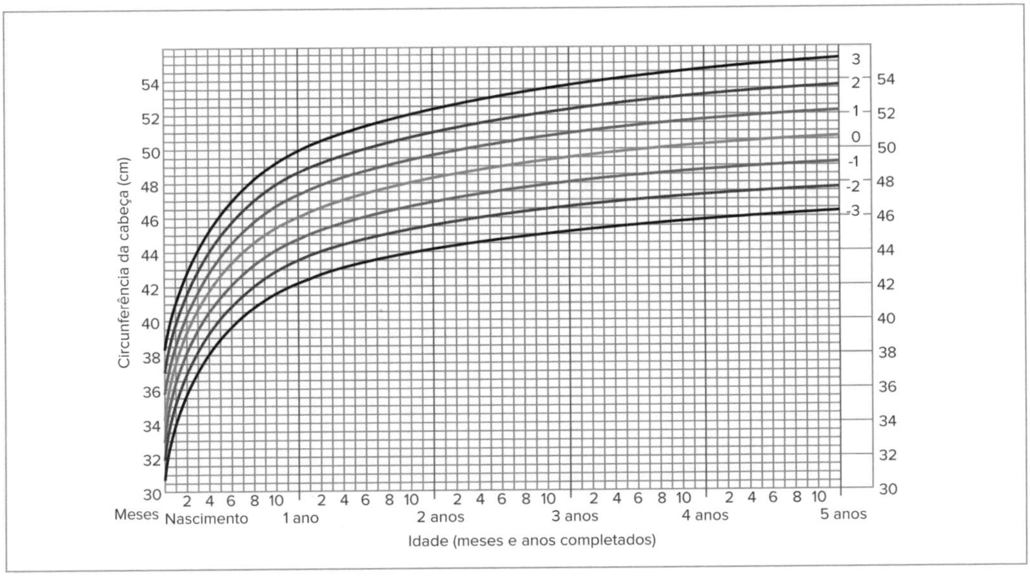

FIGURA 11 Circunferência da cabeça por idade em meninos. Nascimento até os 5 anos (escores z).
Fonte: adaptada de WHO Child Growth Standards.[10]

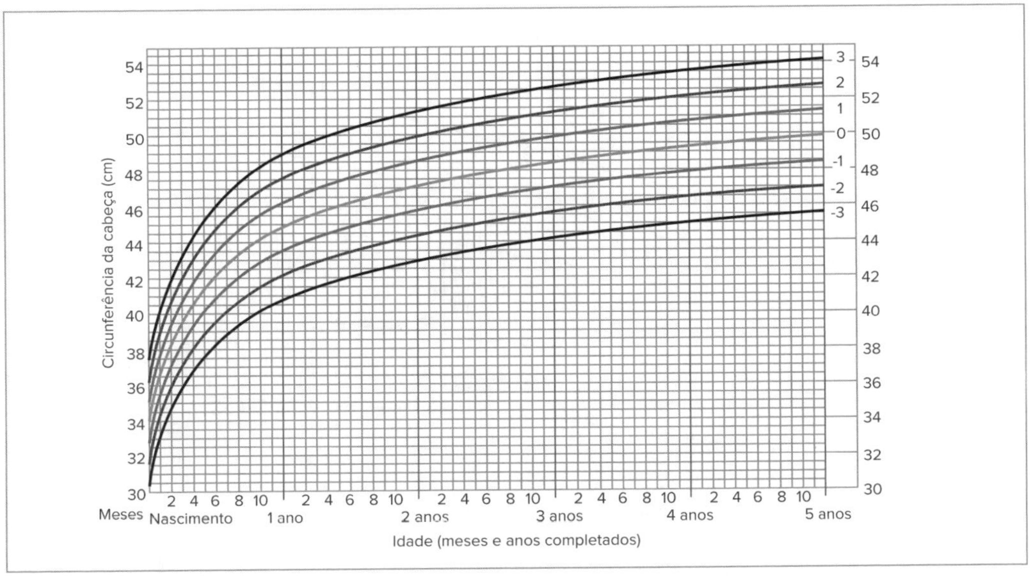

FIGURA 12 Circunferência da cabeça por idade em meninas. Nascimento até os 5 anos (escores z).
Fonte: adaptada de WHO Child Growth Standards.[10]

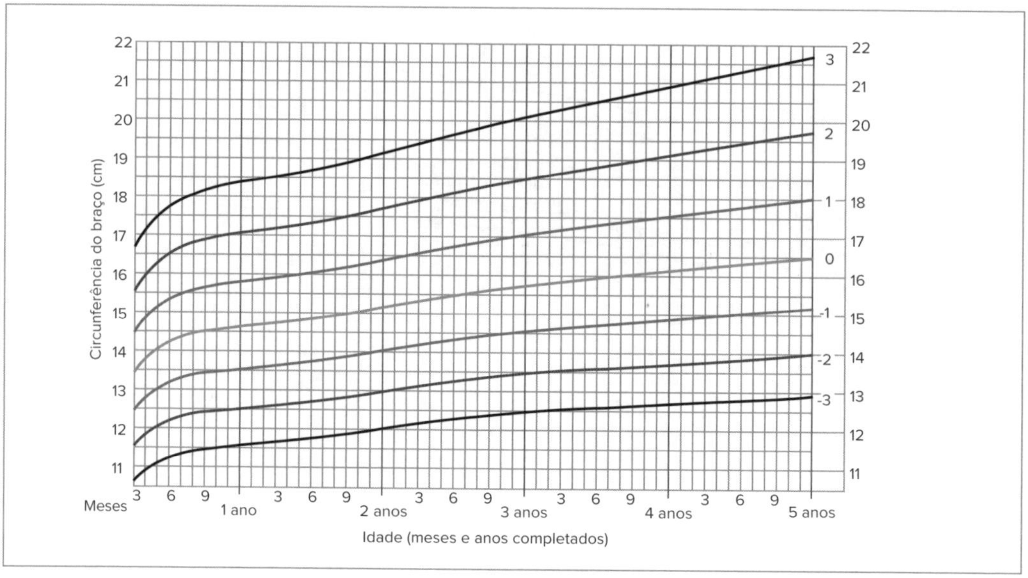

FIGURA 13 Circunferência do braço por idade em meninos. Dos 3 meses até os 5 anos (escores z).
Fonte: adaptada de WHO Child Growth Standards.[10]

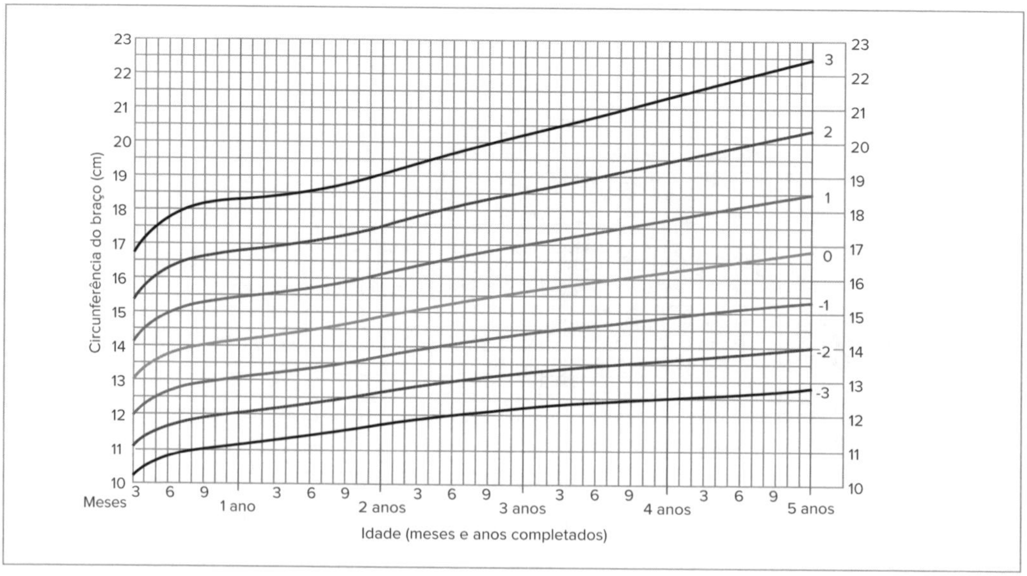

FIGURA 14 Circunferência do braço por idade em meninas. Dos 3 meses até os 5 anos (escores z).
Fonte: adaptada de WHO Child Growth Standards.[10]

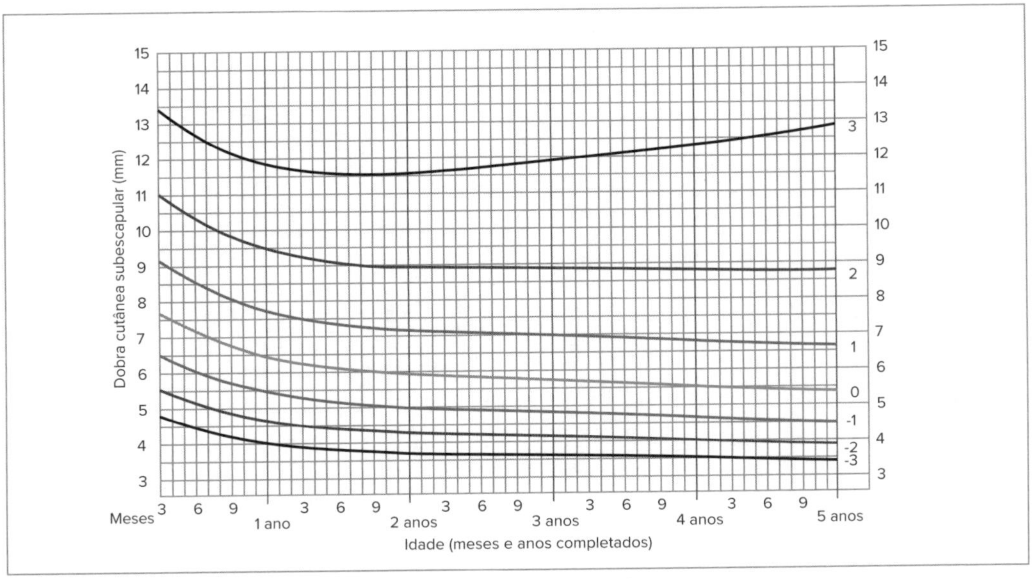

FIGURA 15 Dobra cutânea subescapular por idade em meninos. Dos 3 meses até os 5 anos (escores z).

Fonte: adaptada de WHO Child Growth Standards.[10]

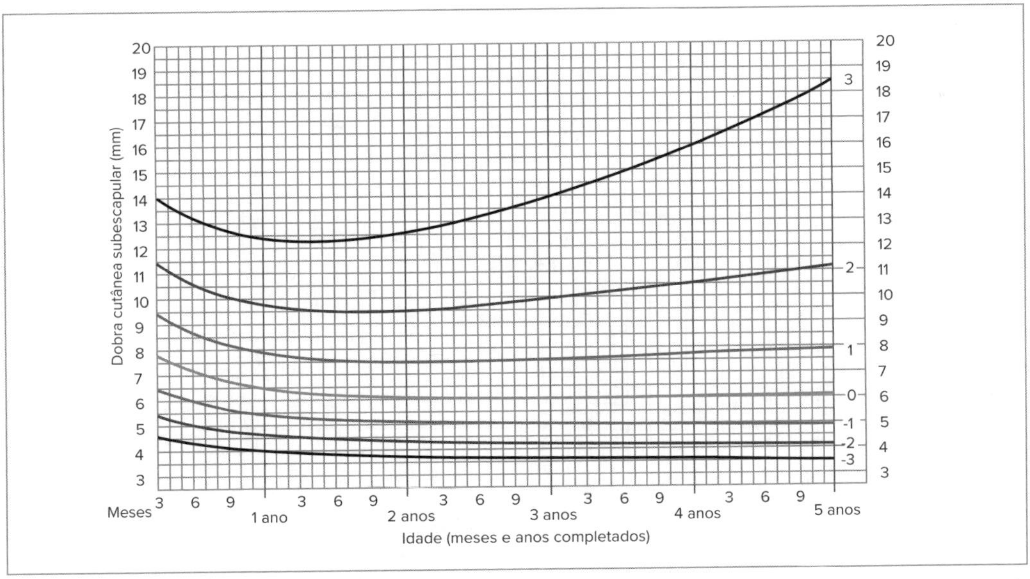

FIGURA 16 Dobra cutânea subescapular por idade em meninas. Dos 3 meses até os 5 anos (escores z).

Fonte: adaptada de WHO Child Growth Standards.[10]

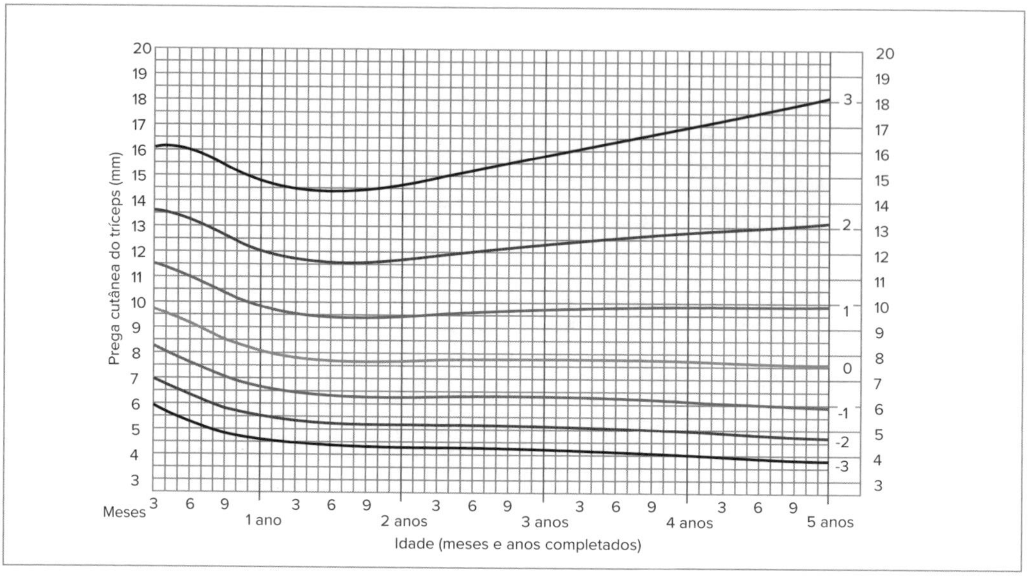

FIGURA 17 Prega cutânea do tríceps (mm) por idade em meninos. Dos 3 meses até os 5 anos (escores z).

Fonte: adaptada de WHO Child Growth Standards.[10]

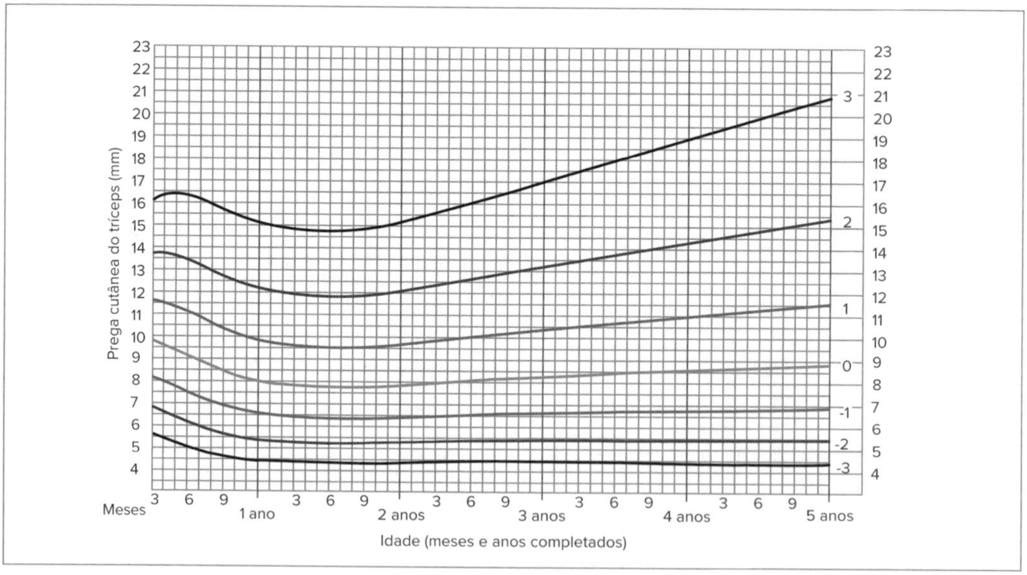

FIGURA 18 Prega cutânea do tríceps (mm) por idade em meninas. Dos 3 meses até os 5 anos (escores z).

Fonte: adaptada de WHO Child Growth Standards.[10]

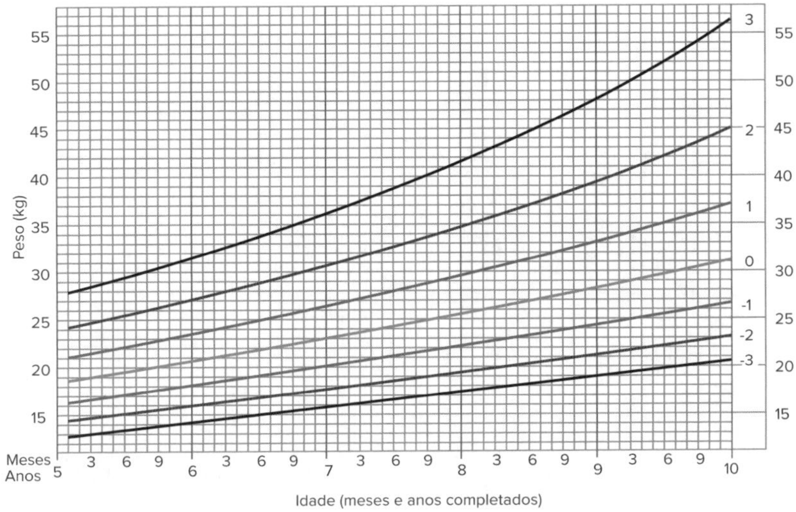

FIGURA 19 Peso por idade em meninos. Dos 5 aos 10 anos (escores z).

Fonte: adaptada de WHO Child Growth Standards.[10]

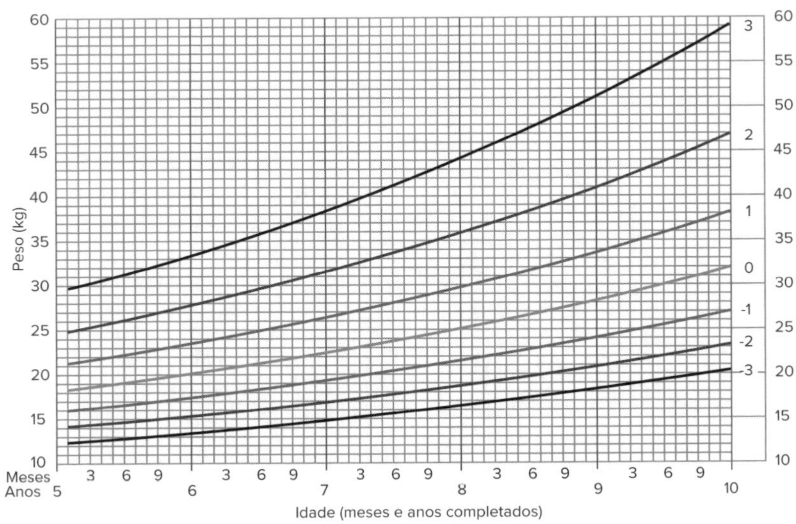

FIGURA 20 Peso por idade em meninas. Dos 5 aos 10 anos (escores z).

Fonte: adaptada de WHO Child Growth Standards.[10]

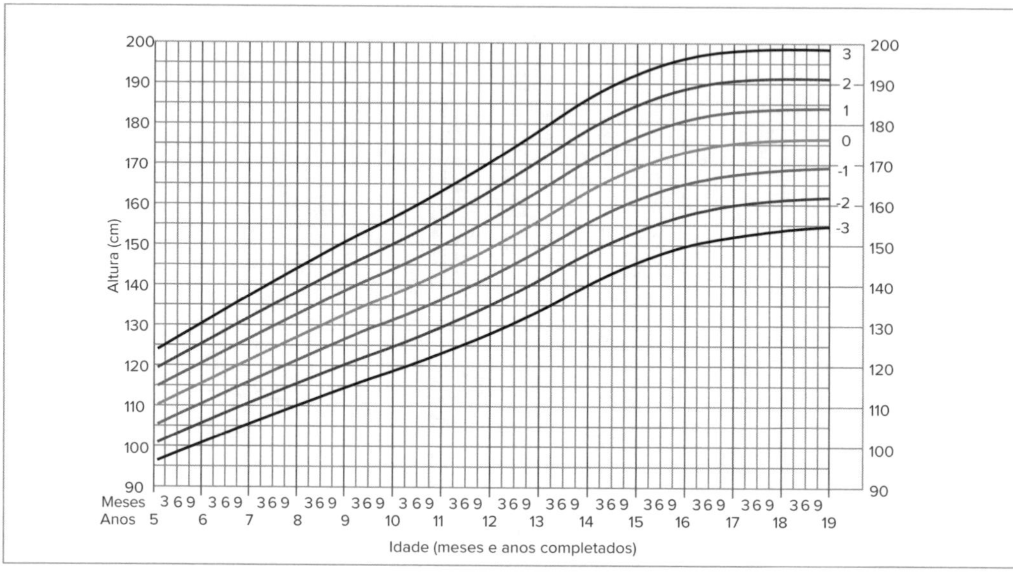

FIGURA 21 Altura por idade em meninos. Dos 5 aos 19 anos (escores z).
Fonte: adaptada de WHO Child Growth Standards.[10]

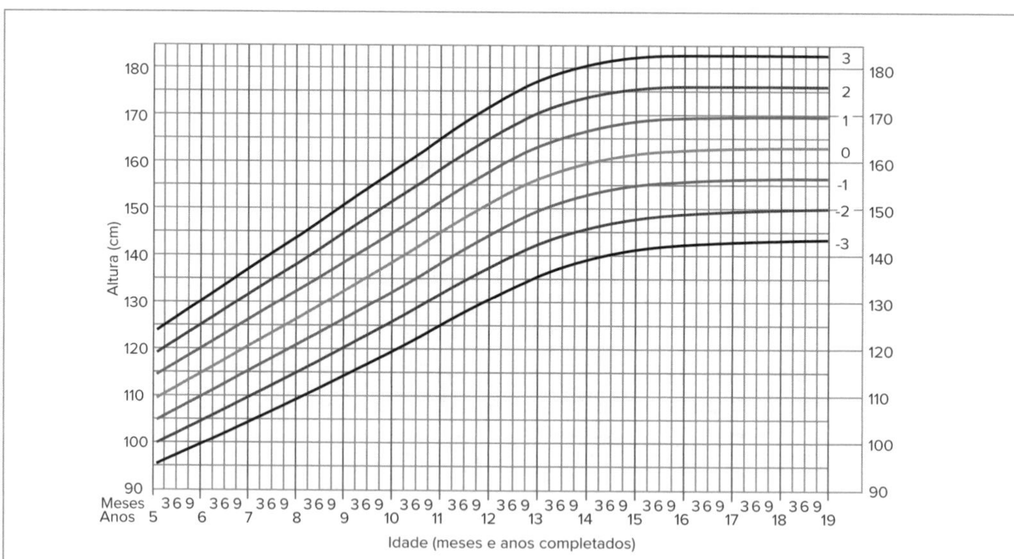

FIGURA 22 Altura por idade em meninas. Dos 5 aos 19 anos (escores z).
Fonte: adaptada de WHO Child Growth Standards.[10]

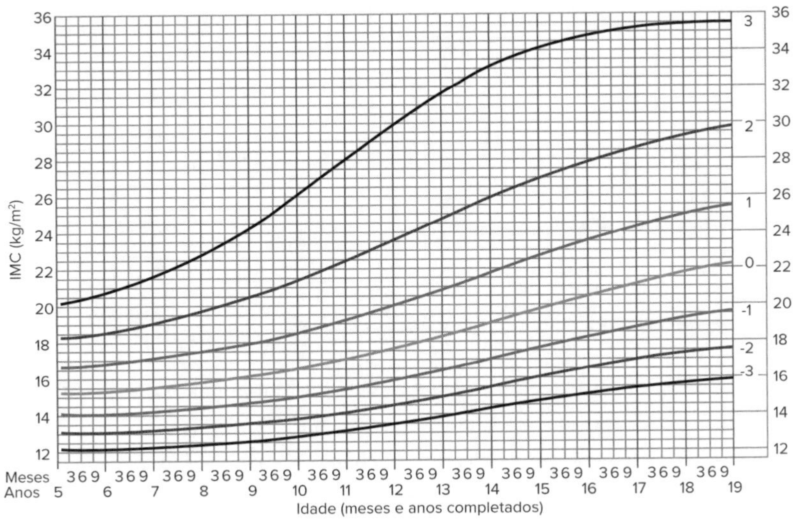

FIGURA 23 IMC por idade em meninos. Dos 5 aos 19 anos (escores z).

Fonte: adaptada de WHO Child Growth Standards.[10]

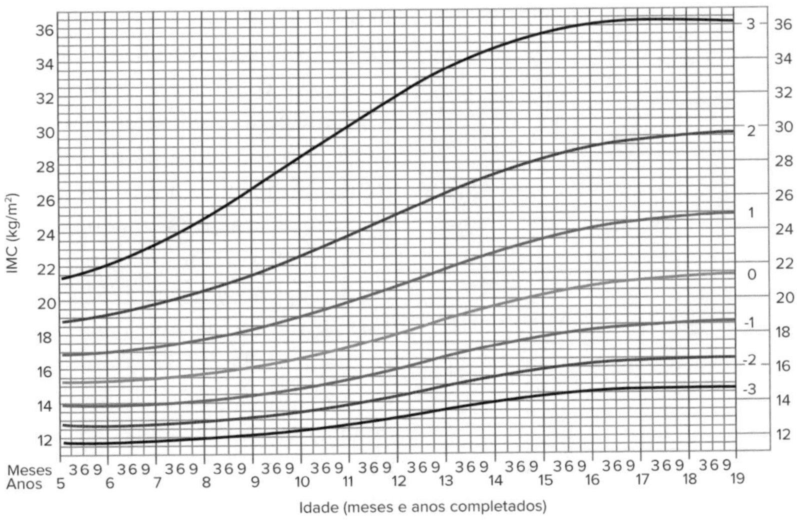

FIGURA 24 IMC por idade em meninas. Dos 5 aos 19 anos (escores z).

Fonte: adaptada de WHO Child Growth Standards.[10]

QUADRO 2 Diagnósticos do estado nutricional quando se analisa peso para idade, índice de massa corporal (IMC) e estatura para idade
Baixo peso para idade (escore z de peso para idade < -2)
▪ Criança baixa ▪ Criança magra
Baixo IMC (escore z de IMC < -2)
▪ Criança magra (subnutrição aguda)
Baixa estatura para idade (escore z de estatura para idade < -2)
▪ Nanismo nutricional ▪ Baixa estatura de origem não nutricional
Elevado peso para idade (escore z de peso para idade > +2)
▪ Criança alta ▪ Criança obesa ou com excesso de massa corporal de outra origem (edema, hipertrofia muscular etc.)
Elevado IMC (escore z de IMC para idade > +2)
▪ Criança obesa ou com excesso de massa corporal de outra origem (edema, hipertrofia muscular etc.)
Elevada estatura para idade (escore z de estatura para idade > +2)
▪ Gigantismo

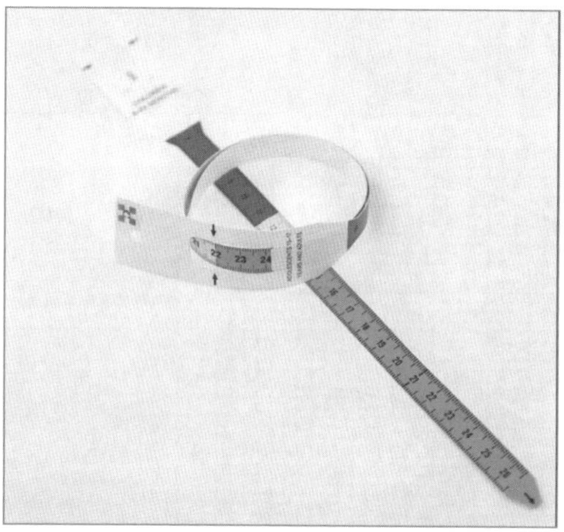

FIGURA 25 Fita de Shakir.

exemplo disso e há várias décadas tem sido instrumento de triagem em áreas em que medições mais complexas não são possíveis.[6] Shakir baseou-se no conhecimento de que o PB apresenta variação muito pequena entre as idades de um e cinco anos, estimada em cerca de 1 cm para as crianças eutróficas, e que ele considerou que pudesse ser desprezível em termos populacionais, já que crianças desnutridas apresentam redução significativa nessa medida.

Com o objetivo de facilitar ao máximo a avaliação nutricional, prescindindo até mesmo da idade do indivíduo, variável nem sempre disponível, ele associou determinados valores do PB a três cores, aproveitando-se da conhecida correlação com aquelas padronizadas universalmente para os semáforos. Assim, ao circundar a porção média do braço esquerdo (no ponto médio entre o acrômio da escápula e o olécrano do úmero), se for obtida cor verde (PB > 13,5 cm), a criança não apresenta alteração nutricional; a cor amarela (PB entre 12,5 e 13,5 cm) representa desnutrição moderada; a cor vermelha (PB < 12,5 cm) indica desnutrição grave.[14] Em 1997, a OMS[15] publicou trabalho divulgando os valores de escore z do PB para idade e sexo (PB/I), baseados em dados do NCHS, e recomendou que fosse utilizado não apenas para estudos de triagem, mas também como um indicador independente para avaliação nutricional de rotina, sempre que a idade estivesse disponível. Há também estudos validando o PB para triagem de obesidade.[16] Além disso, essa aferição sempre será necessária quando, em conjunto com a dobra tricipital, se desejar estimar a área muscular do braço.

Composição corporal

Dobras cutâneas

Cerca de 50% da gordura presente no corpo humano encontra-se no tecido subcutâneo. Sendo assim, a avaliação desse espaço pode fornecer estimativas razoáveis do percentual de adiposidade corporal. Uma das formas de realizar essa avaliação é medindo-se, por meio de um adipômetro, a dobra cutânea, que inclui a pele e o tecido subcutâneo, mas não os tecidos musculares adjacentes. Existem dezenas de locais em que a dobra cutânea pode ser medida. Para a avaliação nutrológica habitual na faixa etária pediátrica, podem-se utilizar apenas dois locais: a dobra subescapular e a dobra tricipital. Existem dois aspectos em relação à distribuição da adiposidade que podem ser estudados com essas medidas: a) quando a medida da dobra subescapular é elevada, entende-se que existe muita gordura central; b) quando o aumento é da subescapular, a concentração de gordura é maior na periferia. Nas Tabelas 3 e 4, podem ser encontrados os pontos de corte sugeridos para a dobra subescapular e a dobra tricipital avaliadas individualmente.

A soma das duas dobras permite, por meio de equações apropriadas, estimar o percentual de gordura corporal, oferecendo resultados bastante próximos aos obtidos por outras técnicas. O Quadro 3 mostra as equações utilizadas para essa finalidade na faixa etária pediátrica.[17]

A medida das dobras cutâneas tem como característica ser um procedimento rápido, levemente doloroso e de baixo custo, já que o adipômetro não é um aparelho caro. Entretan-

TABELA 3 Percentis da dobra cutânea tricipital (mm) de crianças e adolescentes, segundo idade e gênero

Idade (anos)	Masculino					Feminino				
	P5	P15	P50	P85	P95	P5	P15	P50	P85	P95
1	6,5	7,5	10,0	13,0	16,0	6,0	7,5	10,5	12,5	16,5
2	6,0	7,0	10,0	13,0	15,5	6,0	7,5	10,5	13,5	16,0
3	6,5	7,5	9,5	12,5	15,0	6,0	7,0	10,0	13,5	16,5
4	6,0	7,0	9,0	12,0	15,0	6,0	7,5	10,0	12,5	15,5
5	5,5	6,5	8,0	11,5	15,0	6,0	7,5	10,5	13,0	16,0
6	5,0	6,0	8,0	12,0	14,5	6,0	7,5	10,0	14,0	18,5
7	5,0	6,0	8,5	12,0	17,5	6,0	7,5	10,5	14,5	20,0
8	5,5	6,0	9,0	16,5	17,5	6,0	7,0	11,0	15,0	21,0
9	5,0	6,0	9,0	16,0	22,0	7,0	8,5	13,0	16,0	27,0
10	5,0	6,5	11,0	20,0	23,0	7,0	8,0	13,5	20,0	24,5
11	4,5	6,0	10,5	22,0	26,0	8,0	9,0	14,0	21,0	29,5
12	5,0	6,0	11,0	18,0	30,0	7,5	9,0	13,5	21,5	27,0
13	5,0	6,0	9,0	16,5	26,5	6,0	9,0	15,0	21,5	30,0
14	4,0	5,5	9,0	15,0	22,5	8,0	10,5	17,0	22,0	32,0
15	5,0	6,0	7,5	14,5	23,0	8,5	10,0	16,5	25,0	32,1
16	4,5	5,5	8,0	18,5	22,0	11,0	12,0	18,0	24,5	33,1
17	4,0	5,0	7,0	12,5	25,5	9,5	11,5	20,0	27,0	34,5
18	4,0	6,0	9,5	17,5	18,0	11,0	12,5	18,0	26,5	35,0
19	5,0	6,5	9,0	16,0	22,5	10,5	13,0	19,0	27,0	33,5

Fonte: NCHS, 1976-1980.

to, é necessário usar técnica rigorosa e ter bastante capacitação para que a medida seja precisa. A Figura 26 mostra como obter, com os dedos, a dobra. As figuras 27 e 28 mostram os locais corretos para as medições.

Bioimpedanciometria

O corpo humano é formado por diversos componentes. Dentre todos, aquele que melhor conduz a energia elétrica é a água, especialmente pelo fato de ser ionizada. A gordura corporal tem a característica de ser o tecido menos hidratado e, portanto, de ser aquele que menos conduz eletricidade. Mediante essas premissas, pode-se compreender o princípio básico da bioimpedanciometria: quanto mais adiposidade, mais resistência à passagem de corrente elétrica. Sendo assim, a avaliação da composição corporal, por meio da bioimpedância, é feita, em uma explicação simplista, aplicando-se uma corrente elétrica em um extremo do corpo e medindo-se como essa corrente é captada em outro extremo, utilizando-se um equipamento especialmente projetado para isso. Esse indicador é chamado de resistência. Por meio de equações validadas para esse fim, pode-se estimar o percentual de gordura corporal. A Tabela 6 mostra os percentis de adiposidade em idade pediátrica, e os percentis 2, 85 e 95 definem os pontos de corte para desnutrição, sobrepeso e obesidade, respectivamente.[18]

TABELA 4 Percentis da dobra cutânea subescapular (mm) em crianças e adolescentes, segundo idade e gênero

Idade (anos)	Masculino					Feminino				
	P5	P15	P50	P85	P95	P5	P15	P50	P85	P95
1	4,0	5,0	6,5	8,0	10,5	4,0	5,0	6,5	8,5	10,5
2	3,5	4,0	5,5	7,5	10,0	4,0	4,5	6,0	8,5	11,0
3	4,0	4,0	5,5	7,0	9,0	3,5	4,5	6,0	8,0	11,0
4	3,5	4,0	5,0	7,0	9,0	3,5	4,5	5,5	8,0	10,5
5	3,0	4,0	5,0	6,5	8,0	4,0	4,5	5,5	8,0	12,0
6	3,5	4,0	5,0	8,0	16,0	4,0	4,0	6,0	9,0	14,0
7	3,5	4,0	5,0	7,0	11,5	3,5	4,0	6,0	9,0	16,5
8	3,5	4,0	5,0	8,0	21,0	3,5	4,5	6,0	10,5	15,0
9	3,5	4,0	6,0	10,0	15,0	4,0	5,0	7,0	13,0	29,0
10	4,0	4,5	6,0	11,5	22,0	4,5	5,0	8,0	18,0	23,0
11	4,0	4,5	6,5	17,5	31,0	4,5	5,5	8,0	17,0	29,0
12	4,0	4,5	6,5	15,5	22,5	5,0	6,0	9,0	17,0	29,0
13	4,0	5,0	7,0	13,0	24,0	4,5	6,0	9,5	17,5	29,0
14	4,5	5,5	7,0	12,0	20,0	6,0	7,0	10,5	22,0	31,0
15	5,0	6,0	7,5	12,0	24,5	6,0	7,5	10,5	20,5	27,5
16	5,0	6,5	9,0	14,5	25,0	6,5	8,5	12,0	26,0	36,6
17	5,5	6,5	8,5	14,0	20,5	6,5	8,0	13,0	29,0	37,0
18	6,0	7,0	10,0	16,0	24,0	7,0	8,0	13,0	27,5	34,5
19	7,0	7,5	10,5	16,5	29,0	7,0	8,5	13,0	26,5	35,5

Fonte: NCHS, 1976-1980.

QUADRO 3 Percentual de gordura corporal estimado para crianças e adolescentes com idades entre 7 e 18 anos, de acordo com as dobras cutâneas
Rapazes brancos
Pré-púbere $G\% = 1{,}21\ (S) - 0{,}008\ (S)^2 - 1{,}7$
Púbere $G\% = 1{,}21\ (S) - 0{,}008\ (S)^2 - 3{,}4$
Pós-púbere $G\% = 1{,}21\ (S) - 0{,}008\ (S)^2 - 5{,}5$
Rapazes negros
Pré-púbere $G\% = 1{,}21\ (S) - 0{,}008\ (S)^2 - 3{,}5$
Púbere $G\% = 1{,}21\ (S) - 0{,}008\ (S)^2 - 5{,}2$
Pós-púbere $G\% = 1{,}21\ (S) - 0{,}008\ (S)^2 - 6{,}8$
Moças de qualquer raça e nível de maturidade
$G\% = 1{,}33\ (S) - 0{,}013\ (S)^2 - 6{,}8$
Quando a somatória das dobras for maior que 35 mm, utilizar uma única equação para cada sexo, para qualquer raça e nível de maturidade: Rapazes $G\% = 0{,}783\ (S) + 1{,}6$ Moças $G\% = 0{,}546\ (S) + 9{,}7$

S: somatória das medidas das dobras cutâneas tricipital e subescapular (em milímetros).
Fonte: Fernandes, 2003.[17]

TABELA 5 Percentis da soma das dobras cutâneas tricipital e subescapular (mm) de crianças e adolescentes, segundo idade e sexo

Idade (anos)	Masculino					Feminino				
	P5	P15	P50	P85	P95	P5	P15	P50	P85	P95
1	11,0	12,5	16,5	21,0	24,0	10,5	12,0	16,5	21,0	25,0
2	10,0	12,0	15,5	20,0	24,0	11,0	12,5	16,0	21,5	25,5
3	10,5	12,5	14,5	19,0	23,0	10,5	12,0	16,0	20,5	25,0
4	9,5	11,0	14,0	18,0	21,5	10,0	12,0	15,5	20,5	24,5
5	9,0	10,0	13,0	18,0	22,0	10,0	11,5	15,0	21,0	28,5
6	8,0	10,0	13,0	18,0	28,0	10,0	11,0	15,5	21,0	28,0
7	8,5	9,5	13,0	19,5	26,6	10,0	12,0	16,0	23,0	32,5
8	8,5	10,0	13,5	20,0	30,5	10,5	12,0	17,0	28,5	41,5
9	8,5	10,0	14,0	24,0	34,0	11,0	12,5	19,0	30,0	48,9
10	9,0	11,0	15,5	27,0	42,0	12,0	13,0	20,0	34,5	51,0
11	9,0	11,0	16,5	33,0	53,5	12,0	14,5	22,0	37,0	55,0
12	9,0	11,0	17,0	34,0	53,0	13,0	15,0	23,0	37,0	57,0

(continua)

TABELA 5 Percentis da soma das dobras cutâneas tricipital e subescapular (mm) de crianças e adolescentes, segundo idade e sexo (*continuação*)

Idade (anos)	Masculino					Feminino				
	P5	P15	P50	P85	P95	P5	P15	P50	P85	P95
13	8,5	11,0	15,0	29,0	48,0	12,5	15,5	24,5	43,0	56,5
14	9,0	11,0	15,0	27,0	45,0	14,5	17,5	26,0	44,5	62,0
15	10,0	11,0	15,0	27,0	43,0	15,0	18,0	26,5	42,5	62,5
16	10,0	12,0	16,0	27,5	44,0	17,5	21,5	30,0	47,0	69,5
17	10,0	12,0	16,0	27,0	41,0	16,5	20,0	31,0	49,0	67,4

Fonte: Frisancho AR, 1990.

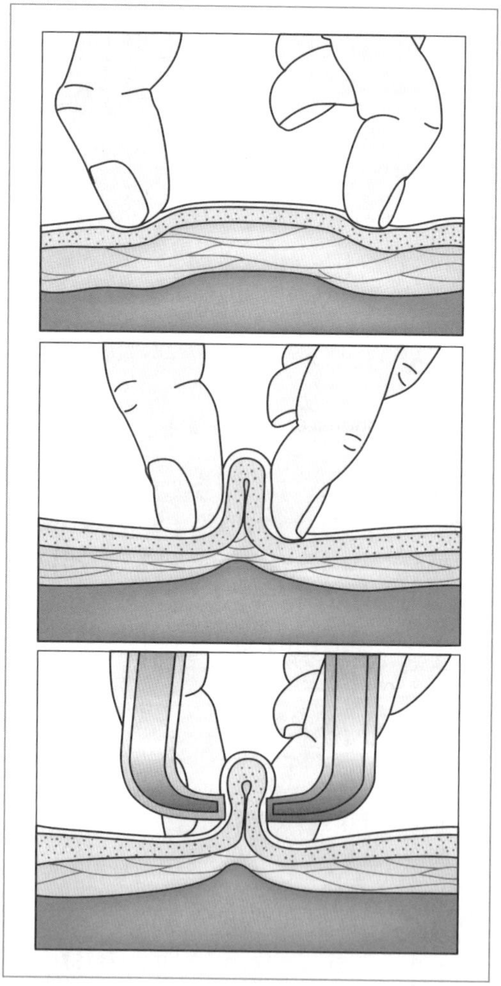

FIGURA 26 Técnica para obter a dobra cutânea.

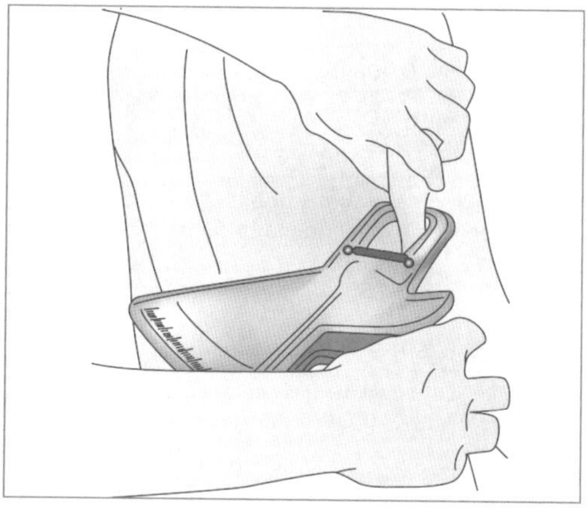

FIGURA 27 Medida da dobra tricipital.

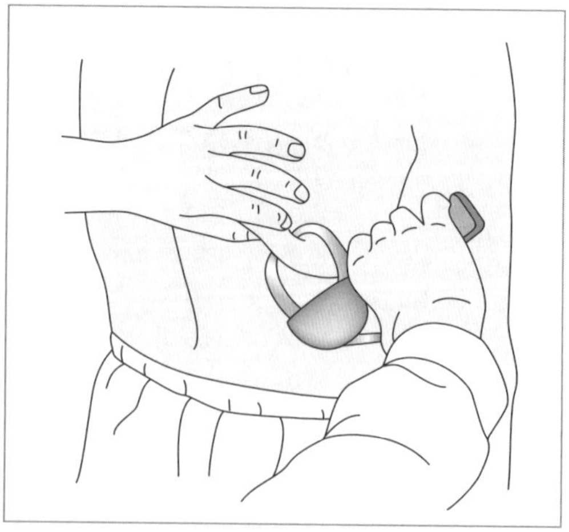

FIGURA 28 Medida da dobra subescapular.

TABELA 6 Percentual de gordura corporal por idade e sexo

Anos	Percentil								
	2	9	25	50	75	85	91	95	98
Meninos									
5,0	12,2	13,1	14,2	15,6	17,4	18,6	19,8	21,4	23,6
6,0	12,4	13,3	14,5	16,0	18,0	19,5	20,9	22,7	25,3
7,0	12,6	13,6	14,9	16,5	18,8	20,4	22,0	24,1	27,2
8,0	12,7	13,8	15,2	17,0	19,5	21,3	23,1	25,5	29,1
9,0	12,8	14,0	15,5	17,5	21,2	22,2	24,2	26,8	31,0
10,0	12,8	14,1	15,7	17,8	20,7	22,8	25,0	27,9	32,4
11,0	12,6	13,9	15,4	17,7	20,8	23,0	25,3	28,3	32,9
12,0	12,1	13,4	15,1	17,4	20,4	22,7	25,0	27,9	32,2
13,0	11,5	12,8	14,5	16,8	19,8	22,0	24,5	27,0	31,0
14,0	10,9	12,3	14,0	16,2	19,2	21,3	23,3	25,9	29,5
15,0	10,4	11,8	13,6	15,8	18,7	20,7	22,6	25,0	28,2
16,0	10,1	11,5	13,3	15,5	18,4	20,3	22,1	24,3	27,3
17,0	9,8	11,3	13,1	15,4	18,3	20,1	21,8	23,9	26,5
18,0	9,6	11,2	13,1	15,4	18,3	20,1	21,7	23,6	25,9
Meninas									
5,0	13,8	15,0	16,4	18,0	20,1	21,5	22,8	24,3	26,3
6,0	14,4	15,7	17,2	19,1	21,5	23,0	24,5	26,2	28,4
7,0	14,9	16,3	18,1	20,2	22,8	24,5	26,1	28,0	30,5
8,0	15,3	16,9	18,9	21,2	24,1	26,0	27,7	29,7	32,4
9,0	15,7	17,5	19,6	22,1	25,2	27,2	29,0	31,2	33,9
10,0	16,0	17,9	20,1	22,8	26,0	28,2	30,1	32,2	35,0
11,0	16,1	18,1	20,4	23,3	26,6	28,8	30,7	32,8	35,6
12,0	16,1	18,2	20,7	23,5	27,0	29,1	31,0	33,1	35,8
13,0	16,1	18,3	20,8	23,8	27,2	29,4	31,2	33,3	25,9
14,0	16,0	18,3	20,9	24,0	27,5	29,6	31,5	33,6	36,1
15,0	15,7	18,2	21,0	24,1	27,7	29,9	31,7	33,8	36,3
16,0	15,5	18,1	21,0	24,3	27,9	30,1	32,0	34,1	36,5
17,0	15,1	17,9	21,0	24,4	28,2	30,4	32,3	34,4	36,8
18,0	14,7	17,7	21,0	24,6	28,5	30,8	32,7	34,8	37,2

Aparelhos um pouco mais sofisticados conseguem também medir a reactância, que se refere à carga armazenada nas células. Essa medida é capaz de fornecer uma boa estimativa dos tecidos não adiposos, separando-os em "água" e "não água", o que pode ser útil para avaliar a massa magra e o estado de hidratação. Existem ainda outras características que os equipamentos têm agregado ao longo dos anos, como a utilização de vários polos de medição e *softwares* que correlacionam medidas elétricas e antropométricas, permitindo um número cada vez maior de informações. A maior parte dos equipamentos já inclui, em sua memória interna, as equações mais utilizadas, de forma que, ao realizar o exame, digitam-se os dados pessoais (sexo, idade, peso, estatura, grau de atividade física) e o próprio aparelho escolhe a melhor equação. Em situações especiais, é possível utilizar os dados originais de resistência e reactância fornecidos pelo equipamento e colocá-los em equações específicas.

Um aspecto importante da bioimpedanciometria refere-se ao preparo do paciente, que deve ser feito com bastante rigor, a fim de que os dados obtidos sejam confiáveis. A Figura 29 mostra a posição dos eletrodos; e o Quadro 4, a preparação que deve ser observada para a realização do procedimento.

Circunferência abdominal

Apesar de a medida da circunferência abdominal (CA) não ser, formalmente falando, um método de avaliação da composição corporal, ela é usada para estimar o total de gordura central, além de indicar, quando aumentada, a possibilidade de riscos específicos, como resistência insulínica e dislipidemia. Os valores obtidos na medida da CA podem ser comparados com pontos de corte específicos para idade e gênero, sendo muito usada a referência de Freedman[19] (Tabela 7) ou do National Health and Nutrition Examination Survey (NHANES) III[20] (Tabela 8). O percentil 90 é usado como ponto de corte,[21] o que equivale aproximadamente ao escore z de 1,29.[22]

Existe atualmente a tentativa de validar a relação CA para estatura (CA/E) como indicador clínico; uma vantagem de seu uso refere-se à possibilidade de se prescindir da correção para gênero e idade, uma vez que o valor de 0,5 tem sido usado como ponto de corte universal, bem aceito especialmente na faixa etária de 6 a 18 anos.[23] Entretanto, essa avaliação também pode ser feita por meio dos escores z do índice, que, nesse caso, é corrigido para idade e sexo, e valores acima de escore z +2 podem ser considerados como elevados.[20] Tanto a medida da CA como o índice CA/E podem ser utilizados de duas formas: 1) comprovando que o excesso de adiposidade abdominal, em conjunto com o IMC, define que o excesso de peso detectado de fato se deve ao excesso de gordura; 2) possibilitando que sejam utilizados como triagem, à medida que valores elevados apontam para alta probabilidade de excesso de adiposidade e, em especial, da área central.[19,23]

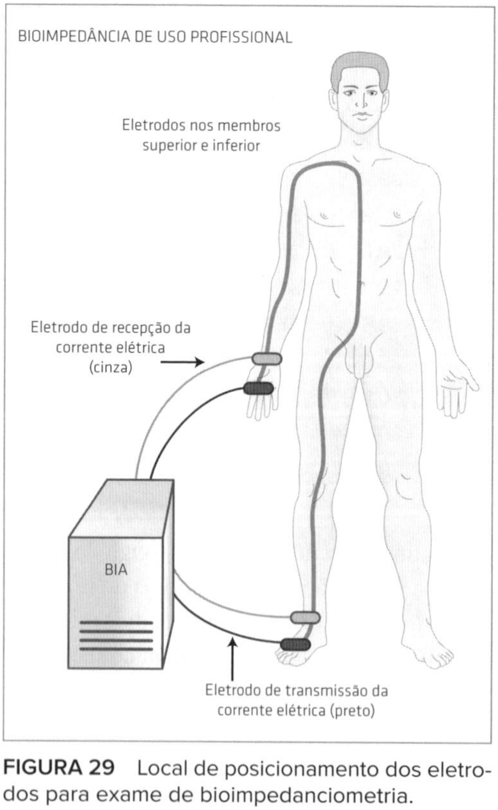

FIGURA 29 Local de posicionamento dos eletrodos para exame de bioimpedanciometria.

Outros métodos

Existem técnicas de imagem corporal para avaliação da composição corporal, que incluem tomografia, ressonância magnética e absorciometria de feixe duplo (DEXA). O DEXA é um meio de medir a densidade mineral óssea, no entanto, tem sido utilizado para aferir a composição corporal total e o teor de gordura com um alto grau de precisão, comparável à pesagem hidrostática, sendo por muitos considerado como "padrão-ouro".[9] Entretanto, é um método bastante caro, pois necessita de instrumental tecnológico apropriado, *softwares* desenvolvidos para cada finalidade de utilização, pessoal altamente preparado e custos periódicos com manutenção e calibração dos aparelhos. Na população pediátrica, com maior teor de hidratação dos tecidos, as medidas do DEXA podem ser imprecisas, porém a magnitude desses erros possivelmente não apresenta significância na clínica, nem na pesquisa. Contudo, cada vez mais estão se estabelecendo pontos de corte em pediatria com valores de gordura associados a fatores de risco em obesidade, permitindo o uso crescente desse exame.[9]

QUADRO 4 Preparo para o exame de bioimpedanciometria

- O paciente deve fazer jejum nas 4 horas que antecedem o exame.
- O paciente não deve realizar qualquer atividade física além daquelas que normalmente executa no dia a dia, nas 24 horas que antecedem o exame.
- Durante as 24 horas que antecedem o exame, o paciente deve se manter adequadamente hidratado.
- Durante as 24 horas que antecedem o exame, o paciente não deve fazer uso de produtos que contenham cafeína, como café, alguns refrigerantes, alguns remédios para cefaleia, líquidos energéticos etc.
- No momento do exame, o paciente não pode estar usando qualquer objeto metálico, como brincos, *piercings*, anéis etc.
- Antes do exame, é necessário limpar com álcool a área onde será colocado o eletrodo, a fim de remover produtos como hidratantes, perfumes etc., que podem interferir na passagem da corrente elétrica.
- Para as meninas, é aconselhável evitar o período pré-menstrual em decorrência da retenção hídrica que pode estar presente.
- O uso de próteses de silicone não impede o exame, mas, para efeito de cálculo, o silicone é computado pelos equipamentos como massa gordurosa.

TABELA 7 Percentis de circunferência abdominal segundo idade, sexo e raça

Idade (anos)	Meninos brancos			Meninas brancas			Meninos pretos			Meninas pretas		
		Percentil			Percentil			Percentil			Percentil	
	n	50	90	*n*	50	90	*n*	50	90	*n*	50	90
		cm			cm			cm			cm	
5	28	52	59	34	51	57	36	52	56	34	52	56
6	44	54	61	60	53	60	42	54	60	52	53	59
7	54	55	61	55	54	64	53	56	61	52	56	67
8	95	59	75	75	58	73	54	58	67	54	58	65
9	53	62	77	84	60	73	53	60	74	56	61	78
10	72	64	88	67	63	75	53	64	79	49	62	79
11	97	68	90	95	66	83	58	64	79	67	67	87
12	102	70	89	89	67	83	60	68	87	73	67	84
13	82	77	95	78	69	94	49	68	87	64	67	81
14	88	73	99	54	69	96	62	72	85	51	68	92
15	58	73	99	58	69	88	44	72	81	54	72	85
16	41	77	97	58	68	93	41	75	91	34	75	90
17	22	79	90	42	66	86	31	78	101	35	71	105

Observação: percentis são baseados em uma análise de 1992-1994 em crianças de idade escolar do Bogalusa Heart Study e são estimados em raça, sexo, idade. Estimativas não são regularizadas.
Fonte: Freedman et al., 1999.[19]

TABELA 8 Percentis de circunferência abdominal por idade e sexo

Sexo e idade* (anos)	Número de pessoas examinadas	Média	Erro padrão da média	Percentil								
				5	10	15	25	50	75	85	90	95
Masculino		Centímetros										
2	200	48,7	0,23	43,5	44,7	45,7	47,1	48,3	50,2	51,5	52,4	53,3
3	203	50,3	0,23	45,4	46,2	46,9	48,5	50,1	51,6	52,7	53,4	54,8
4	217	52,9	0,32	47,2	47,7	48,3	49,3	52,1	55,3	56,5	57,2	63,0
5	182	55,0	0,50	48,5	49,7	50,4	51,9	54,1	56,4	59,4	60,8	63,9
6	239	57,0	0,48	49,8	50,9	51,9	53,0	55,6	59,3	61,4	63,3	67,7
7	226	60,6	0,66	51,3	52,6	53,3	55,0	57,9	62,3	68,6	75,2	81,0
8	219	62,8	0,61	52,5	54,4	55,2	56,4	59,9	66,6	72,0	74,1	80,8
9	213	64,4	0,80	52,2	54,9	56,6	58,1	61,5	67,5	72,3	78,8	86,5
10	199	69,1	1,25	55,2	56,5	58,2	59,9	64,2	76,3	81,0	86,2	90,8
11	182	74,9	1,40	57,7	60,3	61,6	64,0	71,5	82,4	90,3	95,2	101,1
12	172	73,9	1,37	58,6	61,4	63,1	65,8	70,1	77,5	87,6	89,9	98,6
13	169	79,5	1,56	62,0	64,1	65,9	68,9	74,8	89,5	93,9	100,7	†
14	176	79,8	1,26	64,3	65,8	67,6	70,3	75,4	84,5	95,8	102,0	111,4
15	152	82,3	1,53	†	68,0	69,0	71,3	77,4	88,0	94,4	103,4	114,9
16	174	84,8	1,09	68,8	70,7	71,5	74,1	78,6	92,3	101,7	104,7	117,1
17	143	84,4	1,66	69,5	71,8	73,0	74,2	80,0	88,1	95,8	105,8	120,9
18	156	87,9	1,55	†	71,6	73,7	76,9	85,0	95,8	101,2	105,5	119,0
19	142	87,0	1,90	69,9	72,0	73,6	76,6	82,5	90,7	102,2	†	†
Feminino												
2	241	48,3	0,33	43,0	43,9	44,5	45,7	48,2	50,4	51,5	52,0	54,3
3	182	51,1	0,48	45,0	46,0	46,4	47,6	50,1	53,4	55,4	56,9	59,1
4	194	53,1	0,49	46,2	47,8	48,4	49,5	51,8	55,2	57,7	58,4	64,6
5	170	54,7	0,44	47,2	48,5	49,3	51,4	54,0	56,2	58,8	62,1	66,6
6	210	57,5	0,66	49,5	50,3	51,6	52,5	55,3	60,5	65,5	68,4	73,2
7	204	59,1	0,78	49,3	50,0	51,2	52,5	57,0	63,3	68,5	70,3	76,8
8	190	63,7	0,85	52,1	53,4	54,3	56,3	59,9	69,2	73,9	75,6	83,3
9	198	68,0	1,05	54,3	55,4	56,5	58,8	65,6	74,5	81,3	85,6	91,8
10	182	69,5	1,29	54,8	56,4	57,4	60,1	66,9	77,7	82,9	87,5	89,4
11	223	73,5	1,16	58,9	59,8	61,0	63,9	70,1	79,9	87,0	92,5	98,6
12	163	78,0	1,58	59,2	62,0	64,9	67,0	74,4	86,3	92,0	98,7	108,0
13	155	77,1	1,32	61,9	64,6	66,6	69,6	73,6	82,1	87,9	97,6	100,1
14	163	79,6	1,30	66,0	67,7	68,8	70,3	76,1	85,9	93,9	97,2	101,3
15	146	82,2	1,79	67,1	69,4	70,0	73,0	77,2	89,0	98,5	104,4	108,4
16	180	83,5	2,28	65,7	68,1	69,7	72,1	78,6	87,2	101,8	108,8	†
17	133	85,0	1,61	67,5	70,1	72,2	73,4	80,1	95,7	101,3	102,2	114,5
18	153	84,7	2,18	67,0	69,3	70,6	72,8	79,9	89,6	97,6	112,2	†
19	145	86,7	1,76	67,4	68,5	69,7	74,9	82,0	92,3	101,0	117,2	123,2

† Estimativa não mostrada porque o erro padrão não pode ser computado em razão do tamanho pequeno.

* Idade no momento da análise.

Nota: dados excluem mulheres grávidas.

Fonte: NHANES III, 2015.[20]

Recentemente, têm surgido na literatura inúmeras propostas de novas medidas antropométricas ou de relações entre elas. Alguns autores têm sugerido a medida da circunferência do pescoço como indicador de adiposidade e risco cardiovascular. A Tabela 9 traz os pontos de corte sugeridos por Ferretti et al.[24] para adolescentes.

TABELA 9 Pontos de corte de circunferência do pescoço para adolescentes

Sexo	Idade (anos)	Sobrepeso (cm)	Obesidade (cm)
Feminino	10 a 12	≥ 29,35	≥ 30,95
	13 a 15	≥ 31,25	≥ 32,60
	16 a 17	≥ 31,65	≥ 32,45
Masculino	10 a 12	≥ 29,65	≥ 30,20
	13 a 15	≥ 33,90	≥ 33,55
	16 a 17	≥ 36,45	≥ 38,45

Fonte: adaptada de Ferretti et al., 2015.[24]

Estudo recente, de Folmann et al.,[25] trouxe pontos de corte para circunferência do pescoço obtidos em estudo que traz duas características importantes: foi realizado com adolescentes brasileiros e leva em conta o pico de velocidade de crescimento (PVC). A Tabela 10 mostra os valores recomendados nesse estudo.

TABELA 10 Pontos de corte de circunferência do pescoço obtidos em adolescentes brasileiros, de acordo com o pico de velocidade de crescimento (PVC)

Gênero	Grupo	Ponto de corte (cm)
Meninas	Antes do PVC	28,2
	Durante o PVC	29,7
	Após o PVC	32
Meninos	Antes do PVC	29
	Durante o PVC	33
	Após o PVC	35

Fonte: Folmann et al., 2021.[25]

Outra proposta em avaliação seria o índice triponderal, que é calculado por meio da divisão do peso em quilogramas pela estatura em metros elevada à terceira potência (P/E^3).[26] Seria indicativo da coexistência de outros agravos à saúde, mas ainda não existe consenso em sua utilização, especialmente em pediatria. Estudos ainda são necessários para validar esses novos indicadores.

Referências bibliográficas

1. Nogueira-de-Almeida CA, Ricco RG. Avaliação do estado nutricional com ênfase à antropometria. Pediatria (São Paulo). 1998;20(4):385-98.
2. Nogueira-de-Almeida CA, Ricco RG, Del Ciampo LA. Crescimento físico. In: Ricco RG, Del Ciampo LA, Nogueira-de-Almeida CA (eds.). Puericultura: princípios e práticas. 1.ed. Rio de Janeiro: Atheneu; 2008.
3. Burrows T, Golley RK, Khambalia A, McNaughton SA, Magarey A, Rosenkranz RR et al. The quality of dietary intake methodology and reporting in child and adolescent obesity intervention trials: a systematic review. Obesity Reviews. 2012;13(12):1125-38.
4. Sociedade Brasileira de Pediatria (SBP). Manual de orientação para a alimentação do lactente, do pré-escolar, do escolar, do adolescente e na escola. 3.ed. Rio de Janeiro: Sociedade Brasileira de Pediatria; 2012.
5. National Institutes of Health (NIH). Dietary Reference Intake (DRI) reports and tables: U.S. Department of Health & Human Services; 2015. Disponível em: http://ods.od.nih.gov/Health_Information/Dietary_Reference_Intakes.aspx; acessado em: 21 de maio de 2021.
6. Nogueira-de-Almeida CA, Ricco RG, Nogueira MPC, Del Ciampo LA, Mucillo G. Comparison of four anthropometric methods of nutritional assessment and evaluation of the agreement between two reference populations. Journal of tropical pediatrics. 1999;45(6):345-50.
7. Nogueira-de-Almeida CA, Ricco RG, Nogueira MP, Del Ciampo LA, Muccillo G. Evaluation of the use of the 10th percentile of weight for age as a cut point for detection of children under nutritional risk. J Pediatr (Rio J). 1999;75(5):345-9.
8. Sociedade Brasileira de Pediatria (SBP). Avaliação nutricional da criança e do adolescente: manual de orientação. Rio de Janeiro: SBP; 2009.
9. World Health Organization (WHO). WHO AnthroPlus. Geneva: WHO; 2009.
10. Sociedade Brasileira de Pediatria (SBP). As novas curvas da OMS propostas para crianças de 0 a 5 anos. Rio de Janeiro: SBP; 2008.
11. Zemel BS, Pipan M, Stallings VA, Hall W, Schadt K, Freedan DS et al. Growth charts for children with down syndrome in the United States. Pediatrics. 2015: 136(5):e1204-11.
12. Bertapelli F, Agiovlasitis S, Machado MR, Roso RV, Guerra-junior G. Growth charts for brazilian children

with down syndrome: birth to 20 years of age. J Epidemiol. 2017;27(6):265-73.
13. Ranke MB, Heidemann P, Knupfer C, Enders H, Schmaltz AA, Bierich JR. Noonan syndrome: growth and clinical manifestations in 144 cases. Eur J Pediatr. 1988;148(3):220-7.
14. Nogueira-de-Almeida CA, Ricco RG, Ciampo LA. Avaliação do estado nutricional. In: Ricco RG, Ciampo LA, Nogueira-de-Almeida CA. Puericultura: princípios e práticas: atenção integral à saúde. São Paulo: Atheneu; 2000.
15. Nogueira-de-Almeida CA, Ricco RG, Del Ciampo LA, Nogueira MPC. Perímetro do meio do braço: avaliação em crianças de uma Unidade Básica de Saúde de Ribeirão Preto das novas tabelas propostas pela OMS. Pediatria (São Paulo). 1999;21(3):241-6.
16. Nogueira-de-Almeida CA, Del Ciampo LA, Ricco RG, Silva SM, Jr., Naves RB, Pina JF. Assessment of mid-upper arm circumference as a method for obesity screening in preschool children. J Pediatr (Rio J). 2003;79(5):455-60.
17. Fernandes Filho J. A prática da avaliação física: teste, medidas e avaliação física em escolares, atletas e academias de ginástica. 2.ed. Shape; 2003.
18. McCarthy HD, Cole TJ, Fry T, Jebb SA, Prentice AM. Body fat reference curves for children. Int J Obes (Lond). 2006;30(4):598-602.
19. Freedman DS, Serdula MK, Srinivasan SR, Berenson GS. Relation of circumferences and skinfold thicknesses to lipid and insulin concentrations in children and adolescents: the Bogalusa Heart Study. The American Journal of Clinical Nutrition. 1999;69(2):308-17.
20. Sharma AK, Metzger DL, Daymont C, Hadjiyannakis S, Rodd CJ. LMS tables for waist-circumference and waist-height ratio Z-scores in children aged 5-19 y in NHANES III: association with cardio-metabolic risks. Pediatr Res. 2015;78(6):723-9.
21. Zimmet P, Alberti G, Kaufman F, Tajima N, Silink M, Arslanian S et al. The metabolic syndrome in children and adolescents. The Lancet. 2007;369(9579):2059-61.
22. Health BUSoP. The role of probability: Boston University School of Public Health; 2016. Disponível em: https://sphweb.bumc.bu.edu/otlt/MPH-Modules/BS/BS704_Probability/BS704_Probability10.html; acessado em: 21 de maio de 2021.
23. Freedman DS, Kahn HS, Mei Z, Grummer-Strawn LM, Dietz WH, Srinivasan SR et al. Relation of body mass index and waist-to-height ratio to cardiovascular disease risk factors in children and adolescents: the Bogalusa Heart Study. The American Journal of Clinical Nutrition. 2007;86(1):33-40.
24. Ferretti RL, Cintra IP, Passos MAZ, Ferrari GLM, Fisberg M. Elevated neck circumference and associated factors in adolescents. BMC Public Health. 2015;15:208.
25. Folmann AG, Wolf VLW, Roman EP, Guerra-Júnior G. Neck circumference and excess weight: proposal of cutoff points for Brazilian adolescents. J Pediatr (Rio J). 2021;97(2):191-6.
26. Khoshhali M, Heidari-Beni M, Qorbani M, Motlagh ME, Ziaodini H, Heshmat R et al. Tri-ponderal mass index and body mass index in prediction of pediatric metabolic syndrome: the CASPIAN-V study. Archives of Endocrinology and Metabolism. 2020;64(2):171-8.

CAPÍTULO 5

Necessidades nutricionais de crianças e adolescentes saudáveis

Ivan Savioli Ferraz
Zilda Elizabeth de Albuquerque Santos

Introdução

Vital para o ser humano, a alimentação adquire características singulares na infância e na adolescência. Nessas fases da vida ocorrem importantes transformações que, consequentemente, exigem grandes demandas de energia e nutrientes para suprir todas as necessidades fisiológicas, nas quais se incluem as requeridas para o crescimento. No primeiro ano de vida, há um aumento de, aproximadamente, 50% do comprimento ao nascer e 200 a 300% do peso. Até os 3 anos de idade ocorre o desenvolvimento da massa magra. Na idade escolar ocorre novo ganho de peso, para suportar o crescimento rápido que acontecerá no período do estirão.[1] Na criança, em paralelo ao crescimento, ocorre ainda o desenvolvimento – aquisição de habilidades motoras, mentais e sociais básicas. A adolescência, por sua vez, é um período de transição da infância para a idade adulta; é caracterizada por importante desenvolvimento físico, com alterações no tamanho e na composição corporal, bem como maturação de órgãos e sistemas.[2]

A adequada determinação das necessidades nutricionais, nessas fases, visa a garantir a oferta de macro e micronutrientes, fibras e líquidos, em quantidades suficientes, para:[3]

- promover adequado crescimento e desenvolvimento;
- prevenir a instalação de carências nutricionais;
- prevenir agravos à saúde, influenciados pela alimentação, na própria infância, na adolescência e na idade adulta; e
- suprir o gasto energético com a prática de atividade física.

Quanto e que tipos de alimentos uma criança ou adolescente necessita ingerir para ter suas necessidades nutricionais atendidas? A resposta a essa pergunta depende da resposta a outras questões:

- Qual a condição de saúde dessa criança/adolescente?
- Qual seu nível de atividade física?
- Qual biodisponibilidade dos nutrientes nos alimentos? Sendo esta, certamente, a questão mais difícil de responder.

Os alimentos suprem o organismo de energia, por meio dos macronutrientes (carboidratos, proteínas e lipídeos). Além desses, micronutrientes e fibras também são supridos pela alimentação. Ao longo dos anos, diversos estudos foram determinando não somente a composição nutricional dos alimentos, mas também a melhor quantidade de nutrientes que devem ser ingeridos diariamente (ou de forma regular) para manter a saúde. Esses resultados geram recomendações nutricionais, que auxiliam no planejamento da orientação alimentar. A Tabela Brasileira de Composição de Alimentos (TBCA), já na sua 7ª edição (versão digital 7.1 – acessível em http://www.tbca.net.br/),[4] apresenta a composição nutricional de alimentos consumidos no Brasil. Em relação às recomendações de ingestão de calorias e nutrientes, aquelas fornecidas pelo Institute of Medicine (IOM)[5] e a Food and Agriculture Organization (FAO)[6] são as mais utilizadas.

Necessidades energéticas

As necessidades energéticas de crianças e adolescentes (quantidade de energia proveniente dos alimentos para compensar o gasto energético do organismo, garantir o crescimento, bem como o nível de atividade física) são maiores que os de adultos (não considerando gestantes e lactantes). A taxa metabólica basal representa cerca de 50% das necessidades energéticas; os outros 50% provêm do gasto com atividade física.[7]

Para se chegar ao valor energético diário, deve-se multiplicar as calorias recomendadas pelo peso encontrado no percentil 50, nos gráficos de peso para idade, da Organização Mundial da Saúde (OMS). Embora não haja uma recomendação formal para se chegar às necessidades energéticas de crianças e adolescentes com estatura fora do padrão (altos ou baixos para idade), considerando a influência genética nesse parâmetro, é pertinente utilizar o peso encontrado no percentil do comprimento/estatura em que esse indivíduo se encontra.

Cabe ressaltar que as necessidades energéticas apresentadas foram calculadas a partir de estudos com lactentes, crianças e adolescentes, predominantemente residentes nos EUA ou no Reino Unido, saudáveis, com peso para idade no percentil 50.[6,8] O conhecimento da população que embasou as recomendações permite ao profissional ponderar, na sua prática clínica, se os valores utilizados não estão superestimando as necessidades das crianças brasileiras; todavia, estudos têm mostrado que o crescimento de crianças e adolescentes brasileiros está seguindo o padrão internacional, paralelamente à observação de uma elevação da prevalência do excesso de peso nos últimos anos.[9,10] As Tabelas 1, 2 e 3 apresentam as necessidades energéticas de indivíduos desde o nascimento até os 18 anos de idade.

TABELA 1 Necessidade energética nos primeiros 6 meses de vida de crianças alimentadas com leite humano, fórmula infantil ou ambos

Idade (meses)	Aleitamento materno			Fórmula infantil			Aleitamento materno + fórmula infantil		
	Meninos	Meninas	Média	Meninos	Meninas	Média	Meninos	Meninas	Média
	kcal/kg/dia								
1	106	99	102	122	117	120	113	107	110
2	98	95	97	110	108	109	104	101	102
3	91	90	90	100	101	100	95	94	95
4	79	80	79	86	89	87	82	84	83
5	79	79	79	85	87	86	81	82	82
6	78	79	78	83	85	84	81	81	81

Fonte: FAO/WHO, 2004.[6]

TABELA 2 Necessidade energética entre 6 e 12 meses de vida

Idade (meses)	Meninos	Meninas
	kcal/kg/dia	
6-7	79	78
7-8	79	78
8-9	79	78
9-10	80	79
10-11	80	79
11-12	81	79

Fonte: FAO/WHO, 2004.[6]

TABELA 3 Necessidade energética conforme a atividade física em indivíduos entre 1 e 18 anos de idade

Idade (anos)	Atividade física leve		Atividade física moderada		Atividade física intensa	
	Meninos kcal/kg/dia	Meninas kcal/kg/dia	Meninos kcal/kg/dia	Meninas kcal/kg/dia	Meninos kcal/kg/dia	Meninas kcal/kg/dia
1-2			82	80		
2-3			84	81		
3-4			80	77		
4-5			77	74		
5-6			74	72		
6-7	62	59	73	69	84	80
7-8	60	57	71	67	81	77
8-9	59	54	69	64	79	73
9-10	56	52	67	61	76	70
10-11	55	49	65	58	74	66
11-12	53	47	62	55	72	63
12-13	51	44	60	52	69	60
13-14	49	42	58	49	66	57
14-15	48	40	56	47	65	54
15-16	45	39	53	45	62	52
16-17	44	38	52	44	59	51
17-18	43	37	50	44	57	51

Fonte: FAO/WHO, 2004.[6]

Macronutrientes, fibras e água

Proteínas, carboidratos e lipídeos são os macronutrientes presentes nos alimentos. Devem ser ingeridos em proporções adequadas para que cumpram suas funções no organismo, promovendo a saúde e prevenindo as doenças. Na Tabela 4 podem ser encontradas recomendações diárias dos macronutrientes, além de fibras e água. É importante salientar que, na quantidade recomendada de água, está incluído o líquido contido nos alimentos.

Presentes nos alimentos de origem animal, as proteínas constituem-se em nutrientes indispensáveis na alimentação, por garantirem a oferta de aminoácidos essenciais. Contudo, são os carboidratos que devem representar a maior fonte calórica da dieta, uma vez que são a principal fonte de energia para as células, sobretudo para o cérebro. Existe uma tendência ao aumento no consumo de carboidratos simples, que deve ser desestimulada (a recomendação é que esse tipo de carboidrato não ultrapasse 25% do valor calórico da dieta, sendo o menor consumo possível considerado o melhor). Quanto aos lipídeos, sua oferta deve ser suficiente para permitir crescimento e desenvolvimento, evitar carência de ácidos graxos essenciais e prevenir doenças crônicas, como as cardiovasculares.[5]

Fibras não são nutrientes essenciais e sua ausência na alimentação não resulta em sintomas clínicos de deficiência; entretanto, sabe-se que o seu consumo regular estimula o trânsito intestinal e, de acordo com estudos em adultos, podem proteger contra doenças crônicas.[5] Apesar disso, poucos estudos são conduzidos com crianças e/ou adolescentes. As recomendações apresentadas a seguir são baseadas em estudos de prevenção de doenças cardiovasculares em adultos, que preconizam 14 g de fibras a cada 1.000 calorias da dieta. Um modo simples de calcular a quantidade de fibras, para indivíduos entre 3 e 18 anos, é utilizar-se da fórmula de somar cinco à idade (idade + 5).[11,12] Deve-se ficar atento, no entanto, já que os estudos que avaliam a influência das fibras, sobretudo do fitato, na biodisponibilidade dos nutrientes são limitados; e a redução nas absorções de cálcio, zinco e ferro pode causar prejuízo à saúde.

Micronutrientes

A maioria das vitaminas não é sintetizada pelo organismo, ou não o é, pelo menos, em quantidades suficientes. Já os minerais não são sintetizados pelo organismo. Por isso, esses nutrientes devem ser ingeridos pela alimentação ou suplementação (quando for o caso). Embora suas necessidades diárias sejam pequenas, sua presença no organismo é fundamental para os processos metabólicos e fisiológicos.

As recomendações nutricionais apresentadas neste capítulo são dirigidas a grupos populacionais semelhantes (em idade, sexo, peso), não a indivíduos, o que pode levar a erros, quando aplicadas individualmente. A falta de dados específicos para a população brasileira é uma limitação que deve ser considerada. De uma forma geral, nós nos embasamos em recomendações para crianças e adolescentes oriundos de populações norte-americanas e europeias. Por isso, nada substitui a avaliação clínica e o acompanhamento criterioso do profissional assistente. Interpretar de forma adequada os dados, reavaliar periodicamente e readequar a prescrição, de acordo com as particularidades de cada caso, é fundamental.

As Tabelas 5 e 6 apresentam as recomendações diárias de vitaminas e minerais para indivíduos a partir do nascimento até a idade de 18 anos.[13-19]

TABELA 4 Necessidade de macronutrientes, fibras e água em indivíduos entre 0 e 18 anos de idade

	Proteínas g/kg/dia	Carboidratos g/dia	Lipídeos g/dia			Fibras g/dia	Água litro/dia
			Totais	Ácido linoleico	Ácido linolênico		
0-6 meses	1,52	60	31	4,4	0,5	ND	0,7
7-12 meses	1,0	95	30	4,6	0,5	ND	0,8
1-3 anos	0,87	130	ND	7	0,7	19	1,3
4-8 anos	0,76	130	ND	10	0,9	25	1,7
9-13 anos meninos	0,76	130	ND	12	1,2	31	2,4
9-13 anos meninas	0,76	130	ND	10	1,0	26	2,1
14-18 anos meninos	0,73	130	ND	16	1,6	38	3,3
14-18 anos meninas	0,71	130	ND	11	1,1	26	2,3

ND: não determinado.
Fonte: IOM, 2005.[5]

TABELA 5 Recomendações diárias de ingestão de vitaminas para indivíduos de 0 a 18 anos de idade

Vitamina	0-6 meses	6-12 meses	1-3 anos	4-8 anos	9-13 anos (meninos)	14-18 anos (meninos)	9-13 anos (meninas)	14-18 anos (meninas)	Gestantes (14-18 anos)	Lactantes (14-18 anos)
A (mcg/dia)[a]	400	500	**300**	**400**	**600**	**900**	**600**	**700**	**750**	**1.200**
C (mg/dia)	40	50	**15**	**25**	**45**	**75**	**45**	**65**	**80**	**115**
D (mcg/dia)	10	10	**15**	**15**	**15**	**15**	**15**	**15**	**15**	**15**
E (mg/dia)[b]	4	5	**6**	**7**	**11**	**15**	**11**	**15**	**15**	**19**
K (mcg/dia)	2,0	2,5	30	55	60	75	60	75	75	75
Tiamina (mg/dia)	0,2	0,3	**0,5**	**0,6**	**0,9**	**1,2**	**0,9**	**1,0**	**1,4**	**1,4**
Riboflavina (mg/dia)	0,3	0,4	**0,5**	**0,6**	**0,9**	**1,3**	**0,9**	**1,0**	**1,4**	**1,6**
Niacina (mg/dia)	2	4	**6**	**8**	**12**	**16**	**12**	**14**	**18**	**17**
B6 (mg/dia)	0,1	0,3	**0,5**	**0,6**	**1,0**	**1,3**	**1,0**	**1,2**	**1,9**	**2,0**
Folato (mcg/dia)	65	80	**150**	**200**	**300**	**400**	**300**	**400**	**600**	**500**
B12 (mcg/dia)	0,4	0,5	**0,9**	**1,2**	**1,8**	**2,4**	**1,8**	**2,4**	**2,6**	**2,8**
Ácido pantotênico (mg/dia)	1,7	1,8	2,0	3,0	4,0	5,0	4,0	5,0	6,0	7,0
Biotina (mcg/dia)	5	6	8	12	20	25	20	25	30	35
Colina (mg/dia)	125	150	200	250	375	550	375	400	450	550

Observação: valores em negrito representam a Ingestão Dietética Recomendada (*Recommended Dietary Allowance*/RDA) para o micronutriente de interesse; os valores em fonte regular representam a ingestão adequada (*Adequate Intake*/AI) para o micronutriente de interesse.

[a] RAE (*Retinol Activity Equivalents*): atividade equivalente de retinol (*retinol activity equivalentes*) – 1 RAE = 1 mcg retinol, 12 mcg betacaroteno, 24 mcg alfa-caroteno, ou 24 mcg beta-criptoxantina.

[b] Como alfa-tocoferol.

Fonte: IOM, 2005.[5]

TABELA 6 Recomendações diárias de ingestão de minerais para indivíduos de 0 a 18 anos de idade

Mineral	0-6 meses	7-12 meses	1-3 anos	4-8 anos	9-13 anos (meninos)	14-18 anos (meninos)	9-13 anos (meninas)	14-18 anos (meninas)	Gestantes (14-18 anos)	Lactantes (14-18 anos)
Cálcio (mg/dia)	200	260	700	1.000	1.300	1.300	1.300	1.300	1.300	1.300
Cromo (mcg/dia)	0,2	5,5	11,0	15,0	25,0	35,0	21,0	24,0	29,0	44,0
Cobre (mcg/dia)	200	220	340	440	700	890	700	890	1.000	1.300
Flúor (mg/dia)	0,01	0,5	0,7	1,0	2,0	3,0	2,0	3,0	3,0	3,0
Iodo (mcg/dia)	110	130	90	90	120	150	120	150	220	290
Ferro (mg/dia)	0,27	11,0	7,0	10,0	8,0	11,0	8,0	15,0	27,0	10,0
Magnésio (mg/dia)	30	75	80	130	240	410	240	360	400	360
Manganês (mg/dia)	0,003	0,6	1,2	1,5	1,9	2,2	1,6	1,6	2,0	2,6
Molibdênio (mcg/dia)	2	3	17	22	34	43	34	43	50	50
Fósforo (mg/dia)	100	275	460	500	1.250	1.250	1.250	1.250	1.250	1.250
Selênio (mcg/dia)	15	20	20	30	40	55	40	55	60	70
Zinco (mg/dia)	2	3	3	5	8	11	8	9	12	13
Potássio (mg/dia)	400	860	2.000	2.300	2.500	3.000	2.300	2.300	2.600	2.500
Sódio (mg/dia)	110	370	800	1.000	1.200	1.500	1.200	1.500	1.500	1.500
Cloreto (g/dia)	0,18	0,57	1,5	1,9	2,3	2,3	2,3	2,3	2,3	2,3

Fonte: IOM, 2005.[5]

Referências bibliográficas

1. Vitolo MR. Aspectos fisiológicos e nutricionais na infância. In: Rubio (ed). Nutrição da gestação ao envelhecimento. Rio de Janeiro: Rúbio; 2008.
2. Brasil. Saúde do adolescente: competências e habilidades. Brasília: Ministério da Saúde; 2008.
3. Sociedade Brasileira de Pediatria - Departamento de Nutrologia. Manual de Alimentação: orientações para alimentação do lactente ao adolescente, na escola, na gestante, na prevenção de doenças e segurança alimentar / Sociedade Brasileira de Pediatria. Departamento Científico de Nutrologia. 4.ed. São Paulo: SBP; 2018.
4. Tabela Brasileira de Composição de Alimentos (TBCA). Universidade de São Paulo (USP). Food Research Center (FoRC). Versão 7.1. São Paulo, 2020. Disponível em: http://www.tbca.net.br/; acessado em: 25 de março de 2021.
5. Institute of Medicine 2005 (IOM). Dietary Reference Intakes for Energy, Carbohydrate, Fiber, Fat, Fatty Acids, Cholesterol, Protein, and Amino Acids. Washington, DC: The National Academies Press.
6. Food and Agriculture Organization/World Health Organization. Human energy requirements: Report of a Joint FAO/WHO/UNU Expert Consultation. Food and Nutrition Technical Report Series; 2004.
7. Silva VR, Rezende GSM, Gomes TFO, Silva JP, Medici SE. Requerimentos nutricionais na infância e adolescência. In: Weffort VRS, Lamounier JA (eds.). Nutrição em Pediatria – da neonatologia à adolescência. 2.ed. Barueri: Manole; 2017.
8. Torun B. Energy requirements of children and adolescents. Public Health Nutrition. 2005;8(7A):968-93.
9. Silva DAS, Pelegrini A, Petroski EL, Gaya AC. Comparison between the growth of Brazilian children and adolescents and the reference growth charts: data from a Brazilian project. J Pediatr (Rio J). 2010;86(2):115-20.
10. Conde WLI, Mazzeti CMS, Silva JC, Santos IKS, Santo AMR. Estado nutricional de escolares adolescentes no Brasil: a Pesquisa Nacional de Saúde dos Escolares 2015. Rev Bras Epidemiol. 2018;21(Suppl 1): E180008.
11. Kranz S, Brauchla M, Slavin JL, Miller KB. What do we know about dietary fiber intake in children and health? The effects of fiber intake on constipation, obesity, and diabetes in children. Adv Nutr. 2012;3(1):47-53.
12. Slavin JL. Position of the American Dietetic Association: health implications of dietary fiber. J Am Diet Assoc. 2008;108(10):1716-31.
13. Institute of Medicine (IOM). 1997. Dietary Reference Intakes for Calcium, Phosphorus, Magnesium, Vitamin D, and Fluoride. Washington, DC: The National Academies Press.
14. Institute of Medicine (IOM). 1998. Dietary Reference Intakes for Thiamin, Riboflavin, Niacin, Vitamin B6, Folate, Vitamin B12, Pantothenic Acid, Biotin, and Choline. Washington, DC: The National Academies Press.
15. Institute of Medicine (IOM). 2000. Dietary Reference Intakes for Vitamin C, Vitamin E, Selenium, and Carotenoids. Washington, DC: The National Academies Press.
16. Institute of Medicine (IOM). 2001. Dietary Reference Intakes for Vitamin A, Vitamin K, Arsenic, Boron, Chromium, Copper, Iodine, Iron, Manganese, Molybdenum, Nickel, Silicon, Vanadium, and Zinc. Washington, DC: The National Academies Press.
17. Institute of Medicine (IOM). 2005. Dietary Reference Intakes for Water, Potassium, Sodium, Chloride, and Sulfate. Washington, DC: The National Academies Press.
18. Institute of Medicine (IOM). 2011. Dietary Reference Intakes for Calcium and Vitamin D. Washington, DC: The National Academies Press.
19. National Academies of Sciences, Engineering, and Medicine. 2019. Dietary Reference Intakes for Sodium and Potassium. Washington, DC: The National Academies Press.

CAPÍTULO 6

Aleitamento materno

Virgínia Resende Silva Weffort

Introdução

Os benefícios do leite humano para a mãe e o lactente são amplamente reconhecidos. De acordo com a Organização Mundial da Saúde (OMS),[1] o Ministério da Saúde (MS),[2] a Sociedade Brasileira de Pediatria (SBP),[3] a Academia Americana de Pediatria (AAP),[4] e a Sociedade Europeia de Gastroenterologia Pediátrica, Hepatologia e Nutrição (Espghan),[5] o leite humano representa a alimentação normativa para crianças durante os primeiros seis meses de vida e, mais tarde, para além da alimentação complementar. A recomendação atual é que a criança seja amamentada já na primeira hora de vida e por 2 anos ou mais.[1-3]

O leite humano atende às necessidades nutricionais específicas dos lactentes e leva a um crescimento e desenvolvimento adequados,[6,7] além das evidências crescentes de que também reduz o risco de desenvolver várias doenças por meio do fornecimento de fatores bioativos, incluindo a ocorrência das doenças crônicas não transmissíveis na idade adulta, como obesidade, diabetes melito tipo 2 e doenças cardiovasculares.[8] Alguns trabalhos têm mostrado a importância do leite materno na formação da microbiota intestinal do lactente, contribuindo para programar a saúde e imunidade em curto e longo prazos.[9,10]

Os dados preliminares de indicadores de aleitamento materno disponíveis no Estudo Nacional de Alimentação e Nutrição Infantil (Enani 2019) mostram que, entre crianças com idade inferior a 4 meses, a prevalência do aleitamento materno exclusivo foi de 60,0% no Brasil, sendo o percentual mais elevado na região Sudeste (63,5%), e o menor, no Nordeste (55,8%). A prevalência do aleitamento materno exclusivo entre as crianças com menos de 6 meses de idade foi de 45,7% no Brasil, sendo essa prática mais frequente na região Sul (53,1%), e menos, na região Nordeste (38,0%).[11] Foi constatada uma melhora dos índices da pesquisa anterior de 2008 realizada pelo MS, que mostraram a prevalência de aleitamento materno exclusivo em menores de 6 meses de 41%, e em menores de 4 meses, de 51,2%.[12]

Dez passos para o sucesso do aleitamento materno

O incentivo e apoio ao aleitamento materno devem ocorrer no pré-natal, sala de parto, alojamento conjunto e após a alta hospitalar, bem como nas unidades de alto risco que atendem o recém-nascido.[1-3] Em 1990, com o objetivo de desenvolver mecanismos e ações de proteção, promoção e apoio ao aleitamento materno, foi criada a Iniciativa Hospital Amigo da Criança

(IHAC). Com o apoio da OMS e do Fundo das Nações Unidas para a Infância (Unicef) para promover, proteger e apoiar o aleitamento materno foram instituídos os "dez passos para o sucesso do aleitamento materno", que visam às modificações de rotinas hospitalares e à mobilização de profissionais de saúde envolvidos, direta ou indiretamente, nos cuidados da díade mãe e bebê. No ano de 2017, os dez passos foram revisados e acrescidas novas recomendações divididas em procedimentos críticos de gestão e em práticas clínicas (WHO, 2017)[13] (Quadro 1).

Definição de termos

É muito importante conhecer e utilizar as definições de aleitamento materno adotadas pela OMS (2015)[2] e reconhecidas mundialmente. Assim, o aleitamento é definido como:[2,3,14]

- Aleitamento materno exclusivo: quando a criança recebe somente leite materno, diretamente da mama, ou leite humano ordenhado, e nenhum outro alimento líquido ou sólido, com possível exceção para medicamentos; ou seja, toda a energia e nutrientes são fornecidos pelo leite materno.
- Aleitamento materno predominante: quando o lactente recebe, além do leite materno, água ou bebidas à base de água, como sucos de frutas ou chás, mas não recebe outro leite.
- Aleitamento materno: quando a criança recebe leite materno, diretamente do seio ou dele extraído, independentemente de estar recebendo qualquer alimento, incluindo leite não humano.
- Aleitamento materno complementado: quando a criança recebe, além do leite materno, qualquer alimento sólido ou semissólido com a finalidade de complementá-lo, e não de substituí-lo. Nessa categoria a criança pode receber, além do leite materno, outro tipo de leite, mas este não é considerado alimento complementar.
- Aleitamento materno misto ou parcial: quando a criança recebe leite materno e outros tipos de leite.

QUADRO 1 Dez passos para o sucesso do aleitamento materno
Procedimentos de gestão
1a. Cumprir plenamente o Código Internacional de Comercialização de Substitutos do Leite Materno e as resoluções relevantes da Assembleia Mundial de Saúde. 1b. Ter uma política de alimentação infantil registrada por escrito e que seja comunicada aos pais e funcionários com frequência. 1c. Estabelecer sistemas contínuos de monitoramento e gerenciamento de dados. 2. Garantir que os funcionários tenham conhecimento, competência e habilidades suficientes para apoiar a amamentação.
Práticas clínicas
3. Discutir a importância e manejo da amamentação com mulheres grávidas e seus familiares. 4. Facilitar o contato pele a pele imediato, ininterrupto e com suporte para que as mães iniciem a amamentação logo após o nascimento. 5. Dar suporte para que as mães iniciem e mantenham a amamentação, fazendo o manejo de possíveis dificuldades. 6. Não dar alimentos ou líquidos ao recém-nascido, fora o leite materno, a não ser que seja indicado pelo médico. 7. Possibilitar que mães e bebês fiquem juntos, no mesmo quarto, 24 horas por dia. 8. Dar suporte para que as mães reconheçam e respondam às demonstrações de fome do filho. 9. Aconselhar as mães sobre o uso e os riscos de mamadeiras, bicos e chupetas. 10. Coordenar a alta para que os pais e seus filhos tenham acesso ao apoio e cuidado contínuos.

Fonte: WHO, 2017.[13]

Características do leite humano

A composição do leite materno é dinâmica e ajustada às necessidades do lactente em cada mamada, variando, dentro de uma única mamada e de uma mamada para outra, na cor e na composição, conforme o período do dia, fase de lactação, dieta maternal, idade do lactente, idade gestacional que o lactente nasceu, idade maternal e condição nutricional e de saúde tanto da mãe quanto do lactente.[2,3,14]

As principais proteínas do leite são a caseína e as proteínas do soro (alfa-lactoalbumina e beta-lactoalbumina). A caseína forma conglomerados estáveis que favorecem o transporte do cálcio e do fósforo. A alfa-lactoalbumina é importante para a síntese de lactose e dos fatores de proteção como lactoferrina, lisozima e imunoglobulinas. A composição de aminoácidos é adequada, com reduzida quantidade de fenilalanina e tirosina.[14] A amamentação tem sido relacionada a um menor risco de obesidade futura. Forsum et al. mostraram que a alta ingestão materna de proteínas pode estar associada a níveis mais elevados de proteína no leite materno.[15] Além disso, Grunewald et al., em um estudo observacional, sugeriram que variações interindividuais no conteúdo de proteína do leite humano podem contribuir para modular o crescimento infantil e levar ao ganho de peso excessivo mesmo durante a amamentação exclusiva.[16]

As gorduras constituem a principal fonte de energia do leite materno, principalmente os triglicerídeos (98%), incluindo os ácidos graxos poli-insaturados de cadeia longa, essenciais para o desenvolvimento cerebral e visual. Outros lipídeos são os fosfolipídeos, colesterol e ácidos graxos livres provenientes da dieta e da reserva corporal materna ou da síntese na própria mama.[14] A composição dos ácidos graxos do leite materno varia de acordo com diferentes fatores, como estágio de lactação, idade gestacional, estado nutricional materno e armazenamento materno de lipídeos, que é a principal fonte de ômega 3.[8,17] De acordo com a literatura, apenas os perfis de ácidos graxos e vitaminas do leite humano parecem ser influenciados pela dieta materna.[17] Além do papel tradicional da gordura do leite como fonte de nutrientes, que fornece até 50% do total de calorias do leite, a importância funcional da estrutura e composição do glóbulo de gordura do leite (*milk fat globule* – MFG) no desenvolvimento infantil é de interesse crescente.

O MFG varia consideravelmente entre os indivíduos, mas também varia ao longo de uma única mamada.[18] É composto por um núcleo rico em triglicerídeos envolto por uma membrana de três camadas, também conhecida como membrana do glóbulo de gordura do leite (*milk fat globule mebrane* – MFGM), que se origina do epitélio da glândula mamária. Abriga duas formas de glicoconjugados (glicoproteínas e glicolipídeos), que se acredita terem funções antimicrobianas, anti-inflamatórias e prebióticas no intestino. Essas funções podem ser responsáveis, em parte, pela modulação da resposta imune e da microbiota.[18] O MFGM é uma mistura complexa de 60% de proteínas e 40% de lipídeos.

O principal carboidrato é a lactose (aproximadamente 70 g/L), fundamental na absorção de minerais como cálcio e ferro e na formação da microbiota intestinal. Também estão presentes os glicolipídios, as glicoproteínas e os oligossacarídeos, importantes na defesa contra infecções.[14] A lactose reflete o conteúdo energético dos carboidratos e, depois da gordura (40 g/L), é o componente em maior quantidade no leite humano,[8] em terceiro lugar estão as proteínas (8 g/L).[8]

Quanto aos oligossacarídeos do leite humano (*human milk oligosaccharides* – HMO), são os carboidratos naturais do leite materno, sendo mais de 200 moléculas diferentes e representam em torno de 5 a 15 g/L dos componentes do leite. Variam substancialmente entre as mulheres de acordo com diferentes fatores, como genética, paridade, estado nutricional materno e atividade física. Eles são produzidos pela glândula mamária durante a amamentação, e cada lactante produz uma composição única de HMO. Os HMO neutros de cadeia básica e os fucosilados são os mais abundantes no leite humano.[19,20] Os HMO podem influenciar o desenvolvimento da microbiota intestinal com efeito prebiótico, antimicrobiano e modulação do sistema imunológico, melhorando, assim, a saúde infantil.[8,20]

O leite humano de recém-nascido prematuro é caracterizado por uma maior quantidade total de proteína e de gordura em comparação com recém-nascido a termo. Com relação ao conteúdo de lactose, é menor no leite prematuro do que no leite de recém-nascido a termo.[14]

Os minerais presentes no leite humano (cálcio, ferro, zinco e cobre) são altamente biodisponíveis e suas concentrações não são afetadas pela alimentação da mãe; enquanto as concentrações das vitaminas (A, D, E, K, C e complexo B) são influenciadas diretamente pela dieta materna.[8,14]

A Tabela 1 mostra mais detalhes dos aspectos nutrológicos do leite humano.

TABELA 1 Aspectos nutrológicos do leite humano

Composição	Leite materno
Água (%)	87
Calorias (kcal/100 mL)	67
Proteínas (g/100 mL)	0,9 a 1,5
Gorduras (g/100 mL)	3 a 4
Lactose (g/100 mL)	7
Caseína (%)	40
Proteínas do soro (%)	60
Cálcio (mg/L)	240 a 280
Fósforo (mg/L)	100 a 140

Fonte: adaptada de Lonnerdal, 2003.[21]

Fases do leite materno

1. Colostro: secretado no pós-parto imediato até cerca de uma semana, caracteriza-se por ser um fluido amarelado e espesso, rico em proteínas e com menor teor de lactose e gorduras que o leite maduro. Com cerca de 67 kcal para cada 100 mL, seu volume é de 2 a 20 mL por mamada. É rico em vitaminas A e E, carotenoides e imunoglobulinas que conferem proteção ao lactente contra vírus e bactérias. Possui ainda fator bífido, responsável pelo crescimento da microbiota intestinal e pela presença de *Lactobacillus bifidus*.[5]
2. Leite de transição: do 7º ao 14º dia de puerpério, apresenta aumento de volume, mas há estabilização de sua composição.[5]
3. Leite maduro: contém vitaminas A, D e B6, cálcio, ferro e zinco, e sua composição varia durante as fases da lactação.[5] A Tabela 2 mostra a composição do colostro e do leite maduro de mães de crianças a termo e pré-termo em relação aos macronutrientes e lactose.

Anatomia da glândula mamária

O tecido cutâneo da mama é composto por aréola, mamilo e glândulas de Montgomery. A aréola tem sua pigmentação e seu tamanho intensificados durante a gestação. Ao seu redor estão as glândulas de Montgomery, aberturas ductais de glândulas sebáceas, sudoríparas e lactíferas, que secretam uma substância que lubrifica o mamilo.[22] Essas glândulas são importantes no início da amamentação, uma vez que sua secreção possui odor e sabor que estimulam sensorialmente o recém-nascido. O mamilo é fibroelástico, retrátil e possui fibras musculares que se contraem ao estímulo táctil, térmico e sexual, levando-o à ereção.[22,23] O parênquima das mamas, composto por alvéolos, ductos, lóbulos, tecido adiposo, conjuntivo, vasos sanguíneos e tecidos nervoso e linfático, está esquematizado na Figura 1.[22,23]

TABELA 2 Composição do colostro e do leite maduro de mães de crianças a termo e pré-termo

Nutriente	Colostro (3 a 5 dias)		Leite maduro (26 a 29 dias)	
	A termo	Pré-termo	A termo	Pré-termo
Calorias (kcal/dL)	48	58	62	70
Lipídeos (g/dL)	1,8	3,0	3,0	4,1
Proteínas (g/dL)	1,9	2,1	1,3	1,4
Lactose (g/dL)	5,1	5,0	6,5	6,0

Fonte: adaptada do Manual de aleitamento materno, 2013.[14]

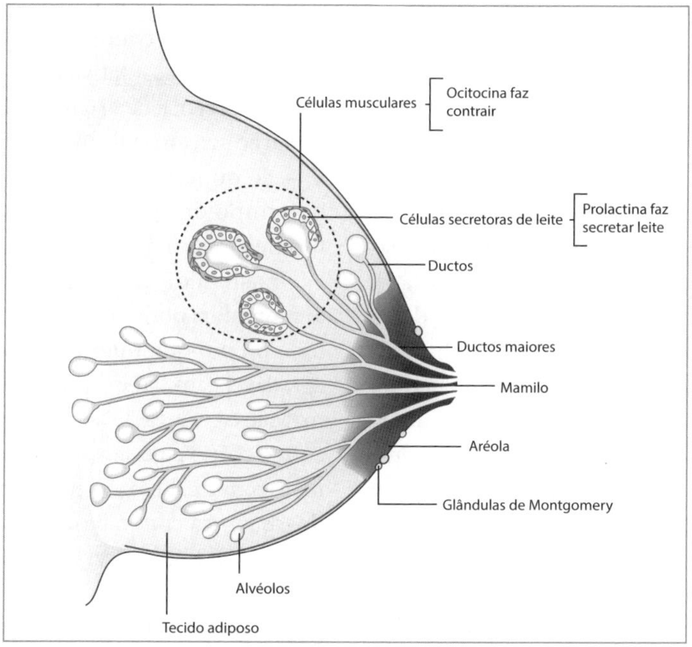

FIGURA 1 Esquema dos componentes da mama.

Fisiologia da lactação

A glândula mamária passa por várias fases de crescimento durante o desenvolvimento da mulher, mas atinge seu apogeu durante a gravidez e a lactação.[23] É considerada um órgão endócrino, metabólico e sexual secundário. Está sob controle hormonal complexo, envolvendo hormônios ligados à reprodução (estrógeno, progesterona, prolactina e ocitocina) e hormônios com papel metabólico (insulina, corticosteroides, tiroxina e hormônio de crescimento).

O desenvolvimento mamário apresenta três fases:

1. Crescimento mamário (proliferação dos elementos epiteliais, formação de extenso sistema de ductos e ácinos, e suas respectivas luzes): mamogênese.
2. Secreção láctea (controle hormonal): lactogênese I (gestação) e lactogênese II (descida do leite).
3. Manutenção da secreção láctea: lactogênese III ou galactopoese.

A lactogênese I ocorre durante a gestação e corresponde ao momento em que a mama é capaz de produzir leite. Nessa fase, a secreção láctea é inibida pela progesterona. Após o parto, com a dequitação da placenta, ocorre queda nos níveis de progesterona e estrogênio e aumento da prolactina, iniciando a lactogênese II, caracterizada pela descida do leite e secreção do colostro, que ocorre entre 36 e 120 horas após o parto. O volume varia de 2 a 10 mL por mamada, aumentando rapidamente, em até dez vezes, nas duas primeiras semanas de vida.[22] Entre 30 e 48 horas após o parto, ocorre aumento na secreção de lactose e migração de água, com consequente dilatação de ductos e alvéolos. Esse fenômeno é conhecido como apojadura, dando a sensação de mama intumescida.[22]

A produção e a ejeção do leite são consequências dos sinais nervosos enviados pela via neuronal aferente até o hipotálamo, que determina a liberação de prolactina (pela hipófise anterior) e ocitocina (pela hipófise posterior). A maior parte do leite é produzida durante a mamada, pelo reflexo da sucção.[22] Essa produção sofre o controle inibitório da dopamina produzida pelo hipotálamo. A ocitocina, responsável pela ejeção do leite, é liberada após estimulação mamilar, choro, cheiro ou lembrança do lactente, e pode ser inibida por estresse, ansiedade, dor e falta de confiança.[23]

Após essa fase, inicia-se a galactopoese ou lactogênese III, que corresponde à manutenção da lactação. A regulação da produção de leite depende da sucção, e o volume de leite passa a depender da frequência e do número das mamadas. O acúmulo de leite nos alvéolos regula os receptores de prolactina no epitélio mamário, resultando na diminuição da produção de leite.[24]

Manejo clínico da amamentação

A prolactina é o hormônio responsável pela produção de leite e tem seus níveis regulados pelo estímulo de sucção do complexo mamilo-areolar por meio da pega adequada e frequência das mamadas. E a ocitocina é o hormônio responsável pela ejeção de leite, sendo influenciada por fatores emocionais maternos: ela aumenta em situações de autoconfiança e diminui em momentos de ansiedade e insegurança. Nesse período é fundamental que o pediatra dê apoio, oriente e proponha soluções para as possíveis dificuldades do aleitamento materno.[3]

O início da amamentação deve ser logo após o nascimento, ainda na sala de parto, estando a mãe em boas condições e o recém-nascido com manifestação ativa de sucção e choro. O contato precoce da criança com a mãe e a estimulação sensorial da mama ajudam na consolidação do reflexo da sucção, com abreviação do tempo de apojadura (descida do leite) e fortalecimento do vínculo mãe-filho.[2,3]

Existem diversas posições para a mulher amamentar: pode ser sentada, recostada, deitada ou em qualquer outra posição que seja agradável, familiar e mais adequada ao momento. Mãe e criança devem se sentir confortáveis, com o corpo da criança virado para o corpo da mãe, com a cabeça e o corpo da criança alinhados, e nunca com o pescoço torcido. É importante apoiar bem a criança, colocando o rosto da criança perto e de frente para a mama.[2] O recém-nascido deve estar bem posicionado no peito, permitindo que ele abocanhe o mamilo e a aréola adequadamente.[3]

A mãe pode estar sentada, recostada ou deitada; mama apoiada com a mão, com o polegar bem acima da aréola e os outros dedos e toda a palma da mão debaixo da mama; o polegar e o indicador formam a letra C, de modo que o lactente possa abocanhar o mamilo e boa parte da aréola. Não é recomendado pinçar o mamilo entre o dedo médio e o indicador. A criança deve estar bem apoiada, com a cabeça e o corpo alinhados; o corpo, bem próximo e voltado para o da mãe (barriga com barriga), o queixo deve tocar o peito e boca bem aberta, de frente para o mamilo. Quando a criança abrir bem a boca, é hora de colocá-la no peito para sugar. Apesar de a sucção do recém-nascido ser um ato reflexo, a prática bem-sucedida do aleitamento materno depende, em grande parte, do apoio e das orientações recebidas pelas mães na gestação, nos primeiros momentos após o nascimento e na alta hospitalar. Muitas vezes, a técnica de amamentar precisa ser ensinada e, para tanto, é necessário que o pediatra observe a mamada (posição e pega)[2,14,25] (Figura 2).

A criança deve mamar sob livre demanda nos primeiros meses, ou seja, todas as vezes que quiser, sem horários fixos ou determinados. É importante esvaziar um peito, antes de oferecer o segundo, pois o completo esvaziamento da mama assegura a manutenção do estímulo de produção do leite. O tempo de esvaziamento da mama é variável, pode ser de poucos minutos a 30 minutos. Para retirar o lactente do peito, recomenda-se introduzir gentilmente o dedo mínimo no canto da sua boca; ele largará o peito, sem tracionar o mamilo. Após a mamada, colocá-lo de pé no colo, quando ele poderá ou não arrotar.[3]

As principais dificuldades no aleitamento materno, em geral, ocorrem por erros de técnica de amamentação. Amamentar não deve doer.[2] Na Figura 3 estão descritos alguns sinais de que a amamentação vai bem e de possíveis dificuldades;[26] eles devem ser constatados pelo pediatra antes da alta hospitalar e nas consultas subsequentes.

Algumas práticas que podem prejudicar a amamentação, entre elas:[2,3,24,25] a) oferecer outros leites ou fórmulas infantis para "complementar" o leite materno; b) despreparo materno pela falta de orientações específicas no pré-natal; c) dificuldades para amamentação na sala de parto; d) não incentivo ou impossibilidade de amamentação de prematuros internados em unidades de tratamento intensivo neonatal; e) falta de grupos de apoio ao aleitamento materno na comunidade; f) dificuldade para sanar dúvidas mais frequentes de forma imediata; g) dificuldade em encontrar profissional, em especial pediatra, capacitado em aleitamento materno; h) começar com a alimentação complementar antes dos 6 meses de idade; i) oferecer chupeta; j) fumar durante a amamentação; k) usar medicamentos que podem alterar a produção e o sabor do leite; l) fazer uso de de bebida alcoólica; m) má pega; n) presença de obstrução nasal ou monilíase

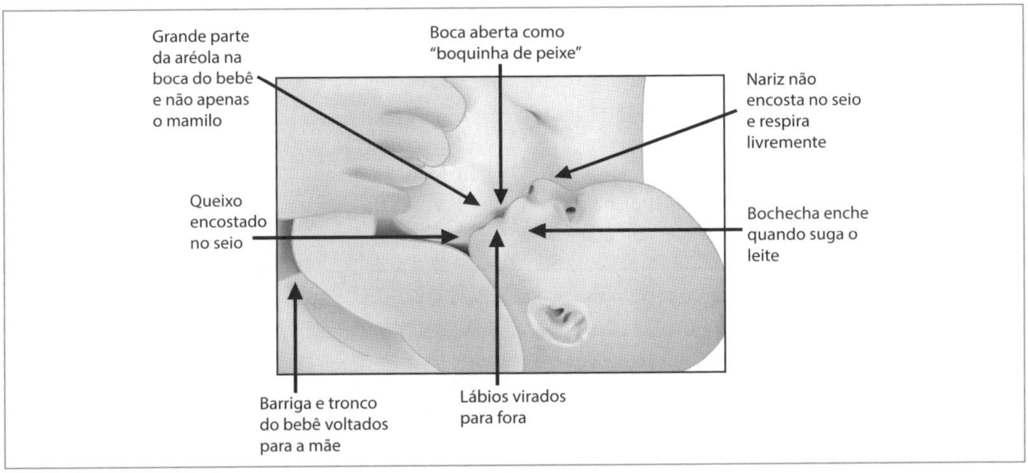

FIGURA 2 Técnica adequada de amamentação.
Fonte: adaptada de Santiago, 2014.[25]

FORMULÁRIO DE OBSERVAÇÃO DA MAMADA

Nome da mãe______________________________ Data ________________

Nome do bebê ______________________________ Idade do bebê __________

Sinais que a amamentação vai bem	**Sinais de possível dificuldade**
SEÇÃO A	
Observação geral	
Mãe	
☐ Mãe parece saudável	☐ Mãe parece doente ou deprimida
☐ Mãe relaxada e confortável	☐ Mãe parece tensa ou desconfortável
☐ Mamas parecem saudáveis	☐ Mamas avermelhadas, inchadas/doloridas
☐ Mama bem apoiada, c/ dedos fora do mamilo	☐ Mama segurada com dedos na aréola
Bebê	
☐ Bebê parece saudável	☐ Bebê parece sonolento ou doente
☐ Bebê calmo e relaxado	☐ Bebê inquieto ou chorando
☐ Sinais de vínculo entre a mãe e o bebê	☐ Sem contato visual mãe/bebê, apoio frágil
☐ O bebê busca/alcança a mama se está com fome	☐ O bebê não busca, nem alcança
SEÇÃO B	
Posição do bebê	
☐ A cabeça e o corpo do bebê estão alinhados	☐ Pescoço/cabeça do bebê girados ao mamar
☐ Bebê seguro próximo ao corpo da mãe	☐ Bebê não é seguro próximo
☐ Bebê de frente para a mama, nariz para o mamilo	☐ Queixo e lábio inferior opostos ao mamilo
☐ Bebê apoiado	☐ Bebê não apoiado
SEÇÃO C	
Pega	
☐ Mais aréola é vista acima do lábio superior do bebê	☐ Mais aréola é vista abaixo do lábio inferior
☐ A boca do bebê está bem aberta	☐ A boca do bebê não está bem aberta
☐ O lábio inferior está virado para fora	☐ Lábios voltados p/ frente ou virados para dentro
☐ O queixo do bebê toca a mama	☐ O queixo do bebê não toca a mama
SEÇÃO D	
Sucção	
☐ Sucções lentas e profundas, com pausas	☐ Sucções rápidas e superficiais
☐ Bebê solta a mama quando termina	☐ Mãe tira o bebê da mama
☐ Mãe percebe sinais do reflexo da ocitocina	☐ Sinais do reflexo da ocitocina não percebidos
☐ Mamas parecem mais leves após a mamada	☐ Mamas parecem duras e brilhantes

FIGURA 3 Formulário de observação de mamadas.

Fonte: WHO, 2004.[26]

oral; o) presença de cremes nas mamas ou perfumes, principalmente na axila; p) excesso de leite; q) estresse do lactente e da mãe; r) falta de fome; e s) dente nascendo.

A Tabela 3 mostra as principais dificuldades em razão do esvaziamento mamário inadequado durante a sucção, com suas respectivas orientações preventivas e terapêuticas.

TABELA 3 Dificuldades em razão do esvaziamento mamário inadequado durante a sucção do lactente

Dificuldade	Orientação preventiva	Orientação terapêutica
Ingurgitamento mamário	Iniciar a amamentação na sala de parto Ordenhar manualmente caso o lactente não consiga esvaziar a mama	Ordenhar a aréola antes das mamadas, caso esteja tensa Amamentar sob livre demanda Massagear as mamas para diminuir a viscosidade do leite e estimular a ejeção Se necessário, usar analgésico e/ou anti-inflamatório
Mamilos doloridos e/ou trauma mamilar	Utilizar a técnica correta de amamentação Manter os mamilos secos Expor os mamilos ao sol diariamente, sem usar nenhum tipo de produto Amamentar sob livre demanda Ordenhar a aréola manualmente antes das mamadas Evitar o uso de protetores de mamilos	Iniciar a amamentação pela mama menos afetada Ordenhar um pouco de leite antes de iniciar a mamada Reduzir a pressão em pontos dolorosos por meio de mudança de posição nas mamadas Recortar o sutiã no local que toca nos mamilos para deixá-los livres e cobri-los com um tecido mais macio Utilizar analgésicos, se necessário Passar o próprio leite nos mamilos ou cremes à base de lanolina anidra, corticosteroide e vitaminas A e D Não utilizar produtos sem comprovação científica
Infecções mamilares por *Staphylococcus aureus*	Higienização das mãos antes da amamentação	Uso oral de dicloxacilina ou cefalexina
Infecções mamilares por *Candida albicans*	Higienização das mãos antes da amamentação	Uso tópico de nistatina, clotrimazol, miconazol ou cetoconazol por 14 dias, tratando concomitantemente o lactente
Bloqueio dos ductos lactíferos	Esvaziamento completo das mamas Uso de sutiãs adequados	Ordenhar a aréola antes das mamadas, caso esteja tensa Amamentar sob livre demanda Massagear as mamas para diminuir a viscosidade do leite e estimular a ejeção Se necessário, usar analgésico e/ou anti-inflamatório
Mastite	Iniciar a amamentação na sala de parto Ordenhar manualmente caso o lactente não consiga esvaziar a mama	Esvaziamento adequado das mamas Uso de sutiã adequado Hidratação adequada Uso de antibiótico sistêmico (dicloxacilina, amoxicilina, cefalosporina) por 10 a 14 dias
Abscesso mamário	Iniciar a amamentação na sala de parto Ordenhar manualmente caso o lactente não consiga esvaziar a mama	Drenagem cirúrgica ou aspiração para esvaziamento Manter a amamentação ou esvaziar a mama por ordenha
Galactocele	Iniciar a amamentação na sala de parto Ordenhar manualmente caso o lactente não consiga esvaziar a mama	Esvaziamento cirúrgico

Fonte: adaptada de SBP, 2013[14] e Santiago, 2017.[27]

Contraindicações ao aleitamento materno

O aleitamento materno está contraindicado caso o lactente seja diagnosticado com galactosemia ou outro distúrbio do metabolismo hereditário, ou quando a mãe apresente alguma das seguintes situações:[14,24,27] a) infecção (por HIV, HTLV 1 e 2); b) lesão herpética na mama; c) fazer a vacina contra febre amarela, a mãe não deve amamentar por 14 dias após receber a vacina, mas o correto seria não ser vacinada enquanto estiver amamentando (nota técnica n. 05/2010/CGPNI/Devep/SVS/MS); d) em tratamento com radioterapia e/ou quimioterapia; e) uso de drogas ilícitas (maconha, crack, anfetamina, cocaína, *ecstasy* e outras); f) em uso de algumas drogas/medicamentos, que são classificadas como uso compatível com amamentação, uso criterioso com amamentação e uso contraindicado com amamentação.

A Tabela 4 lista a conduta que deve ser adotada na presença de algumas infecções.

Existem artigos disponíveis nos sites da SBP[14] e MS como o Manual Amamentação e Uso de Medicamentos e Outras Substâncias.[29]

Considerações finais

O leite humano é o melhor alimento para o lactente. É importante para a saúde materna e para o meio ambiente, contribuindo para melhores condições biopsicossociais das comunidades. O leite materno representa um sistema complexo e dinâmico que permite a comunicação e sinalização mãe-criança. Cuidar da saúde da mulher, quanto a alimentação e estilo de vida, durante o período pré-concepcional,

TABELA 4 Infecções maternas e amamentação

Infecção	Recomendação
Citomegalovírus	Amamentar, exceto se for recém-nascido prematuro
Caxumba	Amamentar
Hepatite A	Amamentar
Hepatite B	Amamentar, desde que aplicadas a vacina anti-hepatite B e a imunoglobulina
Hepatite C	Amamentar Contraindicar temporariamente se houver fissura nos mamilos ou carga viral elevada
Herpes vírus	Amamentar quando as lesões não atingirem as mamas. Se as lesões forem no seio, suspender temporariamente a amamentação
HIV	Não amamentar
HTLV 1 E 2	Não amamentar
Rubéola	Amamentar
Sarampo	Amamentar
Varicela	Amamentar, exceto quando as lesões surgirem entre 5 dias antes e 2 dias após o parto. Nessa situação, suspender a amamentação temporariamente
Tuberculose	Amamentar; tratar a mãe, que deve usar máscara
Doença de Chagas	Amamentar, exceto na fase aguda
Hanseníase	Amamentar
Covid-19	Manter o aleitamento, e a mãe deve usar máscara para amamentar

HIV: vírus da imunodeficiência humana; HTLV: vírus T-linfotrópico humano.
Fonte: Anvisa, 2008.[28]

gravidez e amamentação tem papel fundamental para a saúde da criança e da mãe em curto, médio e longo prazos e representa uma estratégia para promover o crescimento, o desenvolvimento e a saúde para os filhos.

Referências bibliográficas

1. WHO/UNICEF. Complementary feeding of young children in developing countries: a review of current scientific knowledge. Geneva: World Health Organization, WHO/NUT/98.1; 1998.
2. Brasil. Ministério da Saúde. Secretaria de Atenção Primária à Saúde. Departamento de Promoção da Saúde. Guia alimentar para crianças brasileiras menores de 2 anos / Ministério da Saúde, Secretaria de Atenção Primária à Saúde, Departamento de Promoção da Saúde. Brasília: Ministério da Saúde; 2019.
3. Departamento Científico de Nutrologia. Manual de Alimentação: orientações para alimentação do lactente ao adolescente, na escola, na gestante, na prevenção de doenças e segurança alimentar. 4.ed. São Paulo: SBP; 2018.
4. Eidelman AI, Schanler RJ. Breastfeeding and the use of human milk. Pediatrics. 2012;129(3):e827-e841.
5. Fewtrell M, Bronsky J, Campoy C, Domellöf M, Embleton N, Mis NF et al. Complementary feeding: a position paper by the European Society for Paediatric Gastroenterology, Hepatology, and Nutrition (ESPGHAN) Committee on Nutrition. J Pediatr Gastroenterol Nutr. 2017;64(1):119-32.
6. Barouki R, Gluckman PD, Grandjean P, Hanson M, Heindel JJ. Developmental origins of non-communicable diseases: implications for research and public health. Environ. Health A Glob Access Sci Fonte. 2012;11(42):1-9.
7. Agostoni C, Baselli L, Mazzoni MB. Padrões de nutrição precoce e doenças da idade adulta: uma ligação plausível? EUR J. Intern Med. 2013;24(1):5-10.
8. Verduci E, Giannì ML, Vizzari G, Vizzuso S, Cerasani J, Mosca F et al. The triad mother-breast milk-infant as predictor of future health: a narrative review. Nutrients. 2021;13(2):486.
9. Pannaraj PS, Li F, Cerini C, Bender JM, Yang S, Rollie A et al. Association between breast milk bacterial communities and establishment and development of the infant gut microbiome. JAMA Pediatr. 2017;171(7):647-54.
10. Ho NT, Li F, Lee-Sarwar KA, Tun HM, Brown BP, Pannaraj PS et al. Meta-analysis of effects of exclusive breastfeeding on infant gut microbiota across populations. Nat Comum. 2018;9(1):4169.
11. UFRJ. Universidade Federal do Rio de Janeiro. Estudo Nacional de Alimentação e Nutrição Infantil – Enani-2019: Resultados preliminares – Indicadores de aleitamento materno no Brasil. UFRJ: Rio de Janeiro, 2020. 9 p. Disponível em: https://enani.nutricao.ufrj.br/index.php/relatorios/; acessado em: março 2021.
12. Brasil. Ministério da Saúde. Secretaria de Atenção à Saúde. Departamento de Ações Programáticas e Estratégicas. II Pesquisa de Prevalência de Aleitamento Materno nas Capitais Brasileiras e Distrito Federal. Brasília; 2009.
13. WHO. Ten steps to successful breastfeeding. 2017. Disponível em: https://www.who.int/activities/promoting-baby-friendly-hospitals/ten-steps-to-successful-breastfeeding; acessado em: março 2021.
14. Sociedade Brasileira de Pediatria (SBP). Departamento de aleitamento materno. Manual de aleitamento materno. Barueri: Manole; 2013.
15. Forsum E, Lönnerdal B. Effect of protein intake on protein and nitrogen composition of breast milk. Am J Clin Nutr. 1980;33(8):1809-13.
16. Grunewald M, Hellmuth C, Demmelmair H, Koletzko B. Excessive weight gain during full breast-feeding. Ann Nutr Metab. 2014;64:271-5.
17. Koletzko B. Human milk lipids. Ann Nutr Metab. 2017;69(Suppl 2):28-40.
18. Lee H, Padhi E, Hasegawa Y, Larke J, Parenti M, Wang A et al. Compositional dynamics of the milk fat globule and its role in infant development. Front Pediatr. 2018;6:313-32.
19. Azad MB, Robertson B, Atakora F, Becker AB, Subbarao P, Moraes TJ et al. Human milk oligosaccharide concentrations are associated with multiple fixed and modifiable maternal characteristics, environmental factors, and feeding practices. J Nutr. 2018;148(11):1733-42.
20. Quin C, Vicaretti SD, Mohtarudin NA, Garner AM, Vollman DM, Gibson DL et al. Influence of sulfonated and diet-derived human milk oligosaccharides on the infant microbiome and immune markers. J Biol Chem. 2020;295(12):4035-48.
21. Lönnerdal B. Nutritional and physiologic significance of human milk proteins. Am J Clin Nutr. 2003;77(6): 1537S-1543S.
22. Riordan J. Anatomy and physiology of lactation. In: Riordan J, Wambach K (eds.). Breastfeeding and human lactation. 4.ed. Boston: Jones and Bartlett; 2010.
23. Walker M, Lauwers J. Maternal breastifeeding anatomy. In: Mannel R, Martens P, Walker M (eds.). Core curriculum for lactation consultant practice. 2.ed. Sudbury: Jones and Bartlett; 2008.
24. Weffort VRS. Aleitamento materno. In: Nogueria-de-Almeida, Mello ED. Nutrologia pediátrica – prática baseada em evidências. Barueri: Manole; 2016.
25. Santiago L, Santigo FGB. Aleitamento materno: técnica, dificuldades e desafios. Residência Pediátrica. 2014;4 (3 Supl.1):S23-S30.
26. WHO. Positioning a baby at the breast. In: WHO. Integrated Infant Feeding Counselling: a Training Course. Trainer's Guide; 2004.
27. Santiago LB. Aleitamento materno: importância e dificuldades. In: Weffort VRS, Lamounier JA (eds.). 2. ed. Nutrição em pediatria: da neonatologia à adolescência. Barueri: Manole; 2017.

28. Anvisa: Banco de Leite Humano: Funcionamento, Prevenção e Controle de Riscos. Brasília: Anvisa. Disponível em: https://rblh.fiocruz.br/manual-para-bancos-de-leite-humano-anvisa-lancamento; acessado em março 2021.

29. Brasil. Ministério da Saúde. Secretaria da Atenção à Saúde. Departamento de Ações Programáticas e Estratégicas. Amamentação e uso de medicamentos e outras substâncias/Ministério da Saúde, Secretaria da Atenção à Saúde, Departamento de Ações Programáticas e Estratégicas. 2.ed. Brasília: Ministério da Saúde; 2010.

CAPÍTULO 7

Fórmulas infantis

Maria Eduarda Nogueira-de-Almeida
Carlos Alberto Nogueira-de-Almeida
Elza Daniel de Mello
Carla Rosane de Moraes Silveira

Introdução

O leite materno é o alimento mais completo e balanceado a ser oferecido para a criança. Além de contar com quantidades adequadas de macro e micronutrientes, o leite produzido pela mãe previne infecções e é bem digerido pela criança. O ato de amamentar também fortalece o vínculo mãe-criança e estimula o desenvolvimento dos sentidos.

A recomendação é de que toda criança seja amamentada até os 2 anos de idade. No início, até os 6 meses, o leite materno deve ser o único alimento a ser oferecido, o que chamamos de aleitamento materno exclusivo. Após os 6 meses, a amamentação deve ser acompanhada da alimentação complementar durante o restante do primeiro ano de vida e, depois, da alimentação da família, até os 2 anos. Porém, seja por motivos físicos ou emocionais, há mães que não podem amamentar seus filhos. Nesses casos, o leite materno deve ser substituído por uma fórmula infantil, substância que visa a se assemelhar ao máximo ao leite materno em composição e funcionalidade.

Dados do Estudo Nacional de Alimentação e Nutrição Infantil (Enani) de 2019 indicam que, no Brasil, a prevalência do aleitamento materno exclusivo em crianças com menos de 6 meses é de 45,7%; e a prevalência do aleitamento materno continuado em crianças de 12 a 15 meses, 53,1%. Tais dados permitem concluir que houve aumento significativo da prevalência do aleitamento materno exclusivo no Brasil desde 1986, e, de 2006 a 2019, em crianças menores de 6 meses subiu 8,6%.[1] Apesar desse aumento, a prevalência ainda pode ser considerada bastante baixa e muitas crianças brasileiras ainda recebem leite de vaca como a parte láctea da alimentação, o que pode ocasionar uma série de efeitos adversos, já amplamente conhecidos, sobre a saúde da criança, tais como maior risco de alergias alimentares, deficiência de vitaminas e minerais, além de riscos futuros de obesidade, hipertensão arterial e problemas renais.

Inadequação do leite de vaca para lactente

É preciso destacar a influência marcante do uso do leite de vaca sobre os dois problemas nutricionais mais epidemiologicamente relevantes do país: a anemia ferropriva e a obesidade.

O leite materno é fonte de ferro de alta biodisponibilidade e sua substituição, total ou parcial, por leite de vaca, antes dos 6 meses de idade está relacionada com declínio do nível de hemoglobina, assim como a descontinuação do aleitamento materno e más escolhas na alimentação complementar dos 6 meses aos 2 anos de idade.[2] Isso se deve, principalmente, à baixa quantidade de ferro presente no leite de vaca, sua baixa biodisponibilidade, ainda mais por ser quelado pelo cálcio, e por ocasionar micro-hemorragias no epitélio intestinal, causando perda de sangue nas fezes.[3] Alguns autores sugerem que o aleitamento materno é capaz de suprir as necessidades de ferro da criança até o fim do primeiro ano de vida,[4,5] no entanto, sabe-se também que a introdução de outros alimentos após os 6 meses pode comprometer a absorção de ferro em até 80%.[6] Atualmente, a maior parte dos pesquisadores considera que a expressão de ferro no leite materno depende também do estado nutricional da mãe. No Brasil, sabe-se que a prevalência de deficiência de ferro e anemia entre gestantes e lactantes é elevada. Dessa forma, é bastante provável que o leite materno seja capaz de suprir as necessidades de ferro do lactente até por volta de 4 meses apenas. Esse fato fez com que, recentemente, a Sociedade Brasileira de Pediatria recomendasse a suplementação de ferro para todos os lactentes em aleitamento materno a partir dos 3 meses de idade.

Em relação à obesidade, há muitas evidências indicando efeito protetor do aleitamento materno contra o excesso de adiposidade corporal. Tal mecanismo envolveria quantidade de alimento ingerido, composição nutricional, época de início da alimentação complementar, desenvolvimento de mecanismo regulatórios da ingestão alimentar, aspectos comportamentais e hábitos alimentares.[7] Por outro lado, para as crianças não amamentadas, acredita-se, atualmente, que o excesso de proteína do leite de vaca ou das fórmulas infantis com alto teor proteico seja capaz de promover ganho rápido de peso no início da vida e, consequentemente, obesidade no futuro. Tal efeito seria mediado pelos maiores níveis de aminoácidos insulinogênicos, ocasionados pela maior oferta proteica, com elevação de alguns mediadores hormonais, tais como insulina e fator de crescimento (IGF-1).[8,9] Sendo assim, é fundamental que a criança não amamentada receba uma fórmula infantil adequada às suas necessidades e com baixo teor proteico, o que é obtido utilizando-se, em sua produção, proteínas de muito alto valor biológico.

Além das questões anteriormente mencionadas, já foram comprovados outros benefícios do uso de fórmulas infantis, em detrimento do leite de vaca, quando o aleitamento materno não é possível, tais como melhor desenvolvimento neuropsicomotor e visual, fortalecimento do sistema imunológico, regulação da microbiota, melhora da constipação intestinal, prevenção de alergia à proteína do leite de vaca e redução da regurgitação.[10]

Definições

O Brasil segue o *Codex Alimentarius*, referência internacionalmente aceita, de forma que somente os produtos que estejam dentro dessas recomendações podem ser comercializados. Assim, independentemente do fabricante, a criança terá a garantia de receber um produto seguro e nutricionalmente adequado. Por outro lado, as fórmulas infantis não são todas iguais e as diferenças entre elas, ainda que pequenas, permitem a individualização da prescrição, garantindo a cada criança a possibilidade de receber um alimento mais ajustado às suas necessidades. Para que isso seja possível, o profissional deve conhecer as particularidades que diferenciam cada produto.

As fórmulas infantis são compostos minunciosamente elaborados para atender às necessidades de lactentes e crianças de primeira infância. Podem ser à base de leite de vaca ou de outro animal, como cabra, ou à base de proteínas vegetais, como de soja ou arroz. Além da origem, as fórmulas também são classificadas conforme o público ao qual são designadas, para diferentes idades ou situações específicas, de acordo com as definições:

- Fórmula infantil para lactentes: é o produto que pode ser usado nos primeiros 6 meses de vida por lactentes sadios como única fonte alimentar, capaz de suprir todas as necessidades nutricionais nessa faixa etária.

- Fórmula de seguimento para lactentes: é o produto destinado aos lactentes sadios de 6 meses a 1 ano de vida, correspondendo à parte láctea da alimentação.
- Fórmula infantil para crianças de primeira infância: é o produto destinado a crianças sadias de 12 a 36 meses de idade, como parte láctea da alimentação.
- Fórmula infantil destinada a necessidades dietoterápicas específicas: é um composto elaborado para crianças com necessidades específicas, seja por doenças, alterações fisiológicas ou alergias. Pode ser destinada a lactentes até 6 meses de idade, usada por si só, ou como parte líquida da alimentação para lactentes a partir do 6º mês ou crianças de primeira infância.

Composição

Em relação às fórmulas não específicas, todas devem seguir normas em sua composição em relação a quantidades de calorias, nutrientes e ingredientes opcionais, de acordo com as Tabelas 1 e 2.[11,12]

Ingredientes opcionais

Além dos componentes mencionados anteriormente, alguns ingredientes podem ser adicionados às fórmulas na tentativa de torná-las o mais similar possível ao leite humano, em composição e em relação aos benefícios proporcionados.[11,12] Eles estão descritos na Tabela 3.

Tipos de fórmulas comercializadas

Fórmulas para prematuros

São fórmulas com maior densidade calórica e de cálcio e fósforo para atender às necessidades nutricionais dos prematuros, além de menor concentração de lactose em virtude da intolerância fisiológica de lactose dos prematuros.

Fórmulas infantis de partida

Também conhecidas como "fórmulas 1", as fórmulas infantis de partida são aquelas indicadas para crianças com menos de 6 meses de idade que não estejam sendo amamentadas ou que necessitem de complementação. São formuladas para atender a 100% das necessidades nutricionais do lactente, uma vez que a alimentação complementar é iniciada apenas após o 6º mês.

Apesar de as fórmulas de partida serem desenvolvidas ao lactente saudável, existe uma tendência mundial para a inclusão, nessa categoria, de fórmulas com pequenas alterações na composição, visando à melhor digestibilidade, evacuações mais confortáveis e redução de sintomas gastrointestinais não patológicos, mas que provocam incômodo para a criança e sua família.[11] Mesmo a prevenção de sensibilização alérgica, que antes era reservada a fórmulas entendidas como especiais e indicadas para casos selecionados, hoje, cada vez mais, é aceita como estratégia global, sendo uma opção que o profissional pode utilizar mesmo para crianças fora dos grupos de risco para alergia alimentar. Assim, é possível encontrar, no mercado, fórmulas com hidrólise proteica parcial, redução de lactose, entre outras características.

Fórmulas infantis de seguimento

Também conhecidas como "fórmulas 2", as fórmulas infantis de seguimento são aquelas voltadas às crianças entre 7 e 12 meses de idade que não estejam sendo amamentadas ou que necessitem de complementação. Segundo a agência nacional de vigilância sanitária (Anvisa), seu uso pode ser estendido até os 36 meses de idade.[12,13]

TABELA 1 Valor energético e macronutrientes

	Concentração permitida		Especificações
	Fórmulas de partida	Fórmulas de seguimento e de primeira infância	
Valor energético	Mínimo de 60 kcal e máximo de 70 kcal a cada 100 mL.	Mínimo de 60 kcal e máximo de 70 kcal a cada 100 mL.	–
Proteínas	*Para fórmulas à base de proteína do leite de vaca*: mínimo de 1,8 g e máximo de 3,0 g a cada 100 kcal. *Para fórmulas à base de proteína de soja ou mistura de proteína de soja e proteínas do leite de vaca*: mínimo de 2,25 g e máximo de 3,0 g a cada 100 kcal.	*Para fórmulas à base de proteína do leite de vaca:* mínimo de 1,8 g e máximo de 3,5 g a cada 100 kcal. *Para fórmulas à base de proteína de soja ou mistura de proteína de soja e proteínas do leite de vaca:* mínimo de 2,25 g e máximo de 3,5 g a cada 100 kcal.	–
Carboidratos	Mínimo de 9,0 g e máximo de 14,0 g a cada 100 kcal.	Mínimo de 9,0 g e máximo de 14,0 g a cada 100 kcal.	São permitidos: lactose, maltose, sacarose, glicose, maltodextrina, xarope de glicose, xarope de glicose desidratado e amidos. Mel e frutose não podem ser adicionados. Amidos só podem ser utilizados se gelatinizados e/ou pré-cozidos na concentração máxima de 2 g/100 mL, correspondendo a, no máximo, 30% do total de carboidratos. A lactose deve estar presente com concentração mínima de 4,5 g/100 kcal, exceto em fórmulas contendo mais de 50% do teor proteico total na forma de isolados de proteína de soja. A adição de sacarose só é permitida em fórmulas à base de proteína hidrolisada, correspondendo a, no máximo, 20% do teor total de carboidratos. A adição de glicose só é permitida em fórmulas à base de proteína hidrolisada com, no máximo, 2 g a cada 100 kcal.
Gorduras totais	Mínimo de 4,4 g e máximo de 6,0 g a cada 100 kcal.		Óleos e gorduras hidrogenados não podem ser utilizados. Ácidos laurítico e mirítico somados não podem ultrapassar 20% da quantidade total de ácidos graxos. Ácidos graxos *trans* não podem ultrapassar 3% da quantidade total de ácidos graxos. Ácido eurítico não pode ultrapassar 1% da quantidade total de ácidos graxos. A quantidade total de fosfolipídios não pode ultrapassar 300 mg a cada 100 kcal. Deve contar com mínimo de 300 mg/100 kcal e máximo de 1.400 mg/100 kcal de ácido linoleico. Deve contar com mínimo de 50 mg/100 kcal de ácido alfa-linolênico. A razão de ácido linoleico/ácido alfa-linolênico deve ser de 5:1 a, no máximo, 15:1.

Fonte: adaptada de Anvisa RDC n. 43, 2011[12] e Anvisa RDC n. 44, 2011.[13]

TABELA 2 Vitaminas e minerais

Nutriente	Quantidade mínima (mcg/100 kcal)	Quantidade máxima (mcg/100 kcal)
Ácido fólico	10	–
Ácido pantotênico	400	–
Biotina	1,5	–
Niacina	300	–
Riboflavina	80	–
Tiamina	60	–
Vitamina A (retinol)	60	180
Vitamina B6	35	–
Vitamina B12	0,1	–
Vitamina C	10	–
Vitamina D3	1	2,5
Vitamina E (alfa-TE)	500/g ácido linoleico 750/g ácido alfa-linolênico 1.000/g ácido araquidônico 1.250/g ácido eicosapentaenoico 1.500/g ácido docosa-hexaenoico	–
Vitamina K	4	–
Cálcio	50.000	–
Cloreto	50.000	160.000
Cobre	35	–
Ferro	Fórmulas de partida: 450 Fórmulas de seguimento e de primeira infância: 900	1.300 Para fórmulas com proteína isolada de soja ou misturas destas com proteínas do leite: 2.000
Fósforo	25.000	–
Iodo	10	–
Magnésio	5.000	–
Manganês	1	–
Potássio	60.000	180.000
Selênio	1	–
Sódio	20.000	60.000
Zinco	500	–
Colina	7.000	–
Mio-inositol	4.000	–
L-carnitina	1.200	–

Fonte: adaptada de Anvisa RDC n. 43, 2011[12] e Anvisa RDC n. 44, 2011.[13]

TABELA 3 Ingredientes opcionais adicionados nas fórmulas infantis

Ingrediente	Quantidade máxima permitida
Taurina	12 mg/100 kcal.
Nucleotídeos	5 mg/100 kcal. Citidina 5-monofosfato: 2,50 mg/100 kcal. Uridina 5-monofosfato: 1,75 mg/100 kcal. Adenosina 5-monofosfato: 1,50 mg/100 kcal. Guanosina 5-monofosfato: 0,50 mg/100 kcal. Inosina 5-monofosfato: 1,00 mg/100 kcal.
Ácido docosa-hexaenoico	0,5% do total de gorduras. Ácido araquidônico deve atingir, pelo menos, a mesma concentração do ácido docosa-hexaenoico. Ácido eicosapentaenoico não pode exceder a quantidade do ácido docosa-hexaenoico.
Fruto-oligossacarídeos (FOS) e galacto-oligossacarídeos (GOS)	0,8 g/100 mL, sendo 10% fruto-oligossacarídeos e 90% galacto-oligossacarídeos.
Probióticos	*Lactobacillus* e *Bifidobacterium*, com benefícios comprovados. Conteúdo de bactérias viáveis de 106 a 108 UFC/g do produto pronto para consumo.

Fonte: adaptada de Anvisa RDC n. 43, 2011[12] e Anvisa RDC n. 44, 2011.[13]

Fórmula infantil de primeira infância

As fórmulas de primeira infância, ou "fórmulas 3", são indicadas para crianças acima de 12 meses, até os 3 anos de idade, como alternativa para manter a parte láctea da dieta, fornecendo suplementação para deficiência de nutrientes, desnutrição, risco nutricional e/ou fome oculta.[13,14] Apesar de haver alguma confusão em termos de nomenclatura, essas fórmulas correspondem ao que se convencionou chamar, em língua inglesa, de *Young Child Formula* (YCF) ou *Growing Up Milk* (GUM).[14]

Compostos lácteos

Fórmulas infantis são alimentos rigorosamente controlados e estudados, regulamentados pela Anvisa e direcionados a crianças desde o nascimento até os 3 anos de idade. Já os compostos lácteos, por sua vez, são regulamentados pelo Mapa (Ministério da Agricultura, Pecuária e Abastecimento), devem ter mínimo de 51% de ingredientes lácteos, podendo ser acrescidos de açúcar, corantes e aromatizantes, e não possuem faixa etária de recomendação, sendo contraindicados para crianças menores de 1 ano de idade.[15] Sendo assim, o nome genérico "composto lácteo" refere-se a uma série de produtos muito diferentes, sendo impossível fazer uma generalização sobre sua composição ou indicações. Existem compostos lácteos em que a formulação é bastante adequada para crianças maiores de 1 ano. Entretanto, existem outros que não foram colocados no mercado para essa finalidade e, portanto, prestam-se a outras indicações.

Fórmulas antirregurgitação

São fórmulas mais espessas, indicadas para crianças que apresentam regurgitação, refluxo gastroesofágico ou disfagia. Elas contêm amido de arroz, milho ou aveia, ou espessantes e possuem a mesma densidade calórica das fórmulas tradicionais. Existe uma no mercado em que a proteína é parcialmente hidrolisada.

Fórmulas de proteína isolada de soja

São elaboradas com proteína isolada da soja, sendo isentas de lactose, porém acrescidas de hidrolisado de amido de milho e/ou sacarose. Esse tipo de fórmula é indicado para crianças que apresentam intolerância à lactose, galactosemia ou por escolha de família vegetariana. É importante salientar que algumas fórmulas podem ter traços de lactose, não sendo indicadas na galactosemia. No entanto, seu uso em crianças prematuras é contraindicado. Em relação a crianças com alergia à proteína do leite de vaca, podem não se beneficiar de fórmulas à base de proteína de soja, já que 10 a 14% podem desenvolver alergia também à soja. Excluindo-se as situações anteriormente mencionadas, não há evidências que indiquem que a fórmula de proteína de soja seja superior à de proteína de leite de vaca.[16]

Fórmulas de proteína de arroz hidrolisada

As fórmulas de arroz surgiram como alternativa vegetal de fórmula infantil que poderia ser usada por famílias vegetarianas ou em caso de alergia à proteína do leite de vaca. Apesar de esse tipo de fórmula ser utilizado na Itália e na França há mais de dez anos, a recomendação da European Society for Pediatric Gastroenterology, Hepatology and Nutrition (Espghan) é de que seja usado em crianças com alergia à proteína do leite de vaca apenas quando a fórmula de proteína extensamente hidrolisada for rejeitada ou a de aminoácidos não for bem tolerada pela criança. Os dados iniciais mostram segurança e eficácia dessas fórmulas, entretanto, de acordo com a Comissão Nacional de Incorporação de Tecnologias no Sistema Único de Saúde (Conitec), ainda são necessários mais estudos, especialmente de longo prazo, que demonstrem a possibilidade de seu uso com tranquilidade no Brasil.[17]

Fórmulas de proteína de leite de cabra

O leite de cabra possui digestibilidade superior em relação ao leite de vaca, o que se deve ao teor reduzido de alfa-s-1-caseína e maior percentual de ácidos graxos de cadeias curta e média. Em relação à alergia à proteína do leite de vaca, a probabilidade de reação cruzada é maior de 90%, não sendo indicada nessa enfermidade. É importante considerar que o leite de cabra tem um fator antinutriente que propicia a ocorrência de anemia por deficiência de ácido fólico – as fórmulas infantis de cabra são acrescidas de ácido fólico sempre.

Fórmulas de proteína extensamente hidrolisadas

São formulações extensamente hidrolisadas à base de proteínas do soro ou da caseína do leite, encontradas especialmente na forma de peptídeos e dipeptídeos, podendo conter uma parcela de aminoácidos. São a primeira indicação no manejo da alergia à proteína do leite de vaca. Atualmente existem as versões com ou sem lactose. Ver capítulo específico sobre alergia à proteína do leite de vaca.

Fórmulas hipoalergênicas (proteína parcialmente hidrolisada)

São formulações parcialmente hidrolisadas à base de proteína do leite (soro ou caseína). Para sua produção são usadas técnicas para se obter hidrólise parcial, encontrando-se, nesses produtos, proporções variáveis de proteínas intactas ou com graus variáveis de hidrólise. As fórmulas hipoalergênicas foram elaboradas como alternativa ao aleitamento materno para crianças com risco de desenvolvimento de alergias, como eczema, dermatite, asma, rinite alérgica, alergias alimentares, entre outras, em virtude do histórico familiar.[18] Apesar de existir ainda bastante polêmica sobre a efetividade de seu uso para essa finalidade, é uma possibilidade ainda defendida por vários autores e sociedades científicas.[18-20] Por outro lado, não devem ser utilizadas no tratamento de alergia à proteína do leite de vaca.

Fórmulas de aminoácidos

São formulações totalmente hidrolisadas à base de proteína do soro ou da caseína do leite, encontrando-se somente aminoácidos livres na fórmula. São indicadas em casos de alergia à proteína do leite de vaca, nos quais a criança não se adapta às fórmulas de proteína extensamente hidrolisada.[21]

Fórmulas para crianças com intolerância gastrointestinal

No início da vida, muitas crianças podem apresentar distúrbios gastrointestinais mínimos como regurgitação, síndrome de ruminação, vômitos, cólicas, constipação, diarreia funcional e disquesia. Assim, a fim de minimizar o quadro geral de desconforto, surgiram fórmulas com modificações na composição nutricional, sobretudo uso de proteínas parcialmente hidrolisadas, redução do teor de lactose, adição de prebióticos e alteração do perfil lipídico.[22] Sua indicação não segue diretrizes e depende da experiência do profissional.

Fórmulas com densidade calórica 1 kcal/mL

Esse tipo de fórmula apresenta maior densidade calórica e proteica em relação às fórmulas-padrão, apresentando 100 kcal a cada 100 mL, em vez de 70 kcal/100 mL. São indicadas para crianças que necessitam de mais calorias com controle do aporte hídrico.[21]

Fórmulas sem lactose

Possuem a mesma composição das fórmulas lácteas, porém são isentas de lactose. Deve-se considerar que algumas podem apresentar resíduos de lactose, não podendo, portanto, ser utilizadas em casos de galactosemia.

Aditivos de leite materno

São utilizados somente no ambiente hospitalar. Quando misturados ao leite materno, os aditivos têm como objetivo aumentar as calorias e o aporte de cálcio, de fósforo e de algumas vitaminas. Com isso, pode-se manter o aleitamento materno e o aporte adequado de nutrientes ao prematuro.

Referências bibliográficas

1. Enani. Estudo Nacional de Alimentação e Nutrição Infantil – 2019 Rio de Janeiro – RJ2020. Disponível em: https://enani.nutricao.ufrj.br/index.php/relatorios/; acessado em: 24 de maio de 2021.
2. Assis AMO, Gaudenzi EN, Gomes G, Ribeiro RdC, Szarfarc SC, de Souza SB. Níveis de hemoglobina, aleitamento materno e regime alimentar no primeiro ano de vida. Revista de Saúde Pública. 2004;38(4):543-51.
3. Oliveira MA, Osório MM. Consumo de leite de vaca e anemia ferropriva na infância. Jornal de Pediatria. 2005;81(5):361-7.
4. Franco E, Hertrampf E, Illanes C, Palacios L, Llaguno S, Lettelier Ch A. Nutrición de hierro en lactantes mapuches alimentados con leche materna (2a-etapa). Revista Chilena de Pediatría. 1990;61(5):248-52.
5. Pastel RA, Howanitz PJ, Oski FA. Iron sufficiency with prolonged exclusive breast-feeding in Peruvian infants. Clinical Pediatrics. 1981;20(10):625-6.
6. Calvo EB, Galindo AC, Aspres NB. Iron status in exclusively breast-fed infants. Pediatrics. 1992;90(3):375-9.
7. Balaban G, Silva GA. Efeito protetor do aleitamento materno contra a obesidade infantil. Jornal de Pediatria. 2004;80(1):7-16.
8. Milk protein intake, the metabolic-endocrine response, and growth in infancy: data from a randomized clinical trial. The American Journal of Clinical Nutrition. 2011;94(suppl_6):1776S-1784S.
9. Weber M, Grote V, Closa-Monasterolo R, Escribano J, Langhendries J-P, Dain E et al. Lower protein content in infant formula reduces BMI and obesity risk at school

age: follow-up of a randomized trial. The American Journal of Clinical Nutrition. 2014;99(5):1041-51.

10. Nogueira-de-Almeida CA. Fórmulas infantis: como fazer uma escolha responsável. Nestlé Nutrition Institute; 2018.
11. Borschel MW, Choe YS, Kajzer JA. Growth of healthy term infants fed partially hydrolyzed whey-based infant formula: a randomized, blinded, controlled trial. Clinical Pediatrics. 2014;53(14):1375-82.
12. Anvisa. Resolução de Diretoria Colegiada - RDC n. 43. Publicada em DOU n. 182; 19 de setembro de 2011.
13. Anvisa. Resolução de Diretoria Colegiada - RDC n. 44. Publicada em DOU n. 182; 19 de setembro de 2011.
14. Nogueira-de-Almeida CA, Falcão MC, Ribas-Filho D, Zorzo RA, Konstantyner T, Ricci R et al. Consensus of the Brazilian Association of Nutrology on milky feeding of children aged 1-5 years old. International Journal of Nutrology. 2020;13(1):2-16.
15. Fórmulas e Compostos lácteos infantis: em que diferem? Manual de Orientação. Departamento de Nutrologia – Sociedade Brasileira de Pediatria; 2020.
16. Bhatia J, Greer F. Use of soy protein-based formulas in infant feeding. Pediatrics. 2008;121(5):1062-8.
17. Conitec. Fórmula nutricional à base de arroz para crianças com alergia à proteína do leite de vaca. Relatório de Recomendação. Brasília - DF: Ministério da Saúde; 2018.
18. Vandenplas Y, Bhatia J, Shamir R, Agostoni C, Turck D, Staiano A et al. Hydrolyzed formulas for allergy prevention. Journal of Pediatric Gastroenterology and Nutrition. 2014;58(5):549-52.
19. Koletzko S, Niggemann B, Arato A, Dias JA, Heuschkel R, Husby S et al. Diagnostic approach and management of cow's-milk protein allergy in infants and children: ESPGHAN GI Committee practical guidelines. J Pediatr Gastroenterol. Nutr 2012;55(2):221-9.
20. Vandenplas Y, Munasir Z, Hegar B, Kumarawati D, Suryawan A, Kadim M et al. A perspective on partially hydrolyzed protein infant formula in nonexclusively breastfed infants. Korean J Pediatr. 2019;62(5):149-54.
21. Hong SJ. Types of special infant formulas marketed in Korea and their indications. Pediatric Gastroenterology, Hepatology & Nutrition. 2018;21(3):155.
22. Benninga MA, Faure C, Hyman PE, St James Roberts I, Schechter NL, Nurko S. Childhood functional gastrointestinal disorders: neonate/toddler. Gastroenterology. 2016;S16-5085(16):182-7.

CAPÍTULO 8

Alimentação complementar

Carlos Alberto Nogueira-de-Almeida
Elza Daniel de Mello

Introdução

Entende-se por alimentação complementar (AC) o conjunto de alimentos que são oferecidos ao lactente em complemento ao aleitamento materno ou às fórmulas infantis, a partir do 7º mês de vida. Apesar da aparente simplicidade do assunto, estudo recente mostrou que o conhecimento dos profissionais a respeito das diretrizes mais atuais sobre o assunto é insuficiente e não adequadamente atualizado.[1] Neste capítulo, serão abordadas as orientações para essa prática desde seu início até os 12 meses de idade.

Primeiramente, é preciso destacar que subsiste alguma polêmica sobre o exato momento para se iniciar a AC. Até há alguns anos, era comum a orientação para o início precoce. O clássico livro *Nutrição e dietética em pediatria*, de Jacob Renato Woiski, por exemplo, em sua quarta edição, de 1994,[2] sugeria que ela fosse iniciada ao final do 3º mês para as crianças em aleitamento materno e, na metade do 2º mês, para as demais. Em 2002, a Organização Mundial da Saúde (OMS), após extensos debates, recomendou, oficialmente, que o aleitamento materno deveria ser exclusivo até o 6º mês e a AC deveria ser iniciada no início do 7º mês.[3] Essa orientação permaneceu amplamente aceita até 2008, quando o Comitê de Nutrição da European Society for Paediatric Gastroenterology, Hepatology and Nutrition (Espghan) passou a recomendar que o início fosse realizado nunca antes da 17ª semana de vida e nunca após a 26ª semana,[4] tendo como principal foco a questão da introdução de alérgenos que não deveria ser precoce nem retardada, a fim de prevenir processos alérgicos. Esse período, entre a 17ª e a 26ª semanas de vida, seria uma espécie de "janela imunológica", em que se induziria mais tolerância e menos alergia. Esse posicionamento gerou intensa polêmica, sendo bastante criticado em virtude da falta de evidências científicas para a tal "janela imunológica", de possíveis conflitos de interesse e ao fato de, potencialmente, prejudicar as políticas de incentivo ao aleitamento materno.[5] Em 2009, o Comitê de Nutrição da Espghan voltou a se manifestar, sugerindo que, como estratégia global, o aleitamento materno deveria ser mantido como exclusivo até "por volta do 6º mês", mas enfatizando a necessidade de individualização de cada caso[6] e, mesmo em publicações bastante recentes, os membros da Espghan mantêm a sugestão de que a introdução seja entre a 17ª e a 26ª semanas de vida.[7] Em 2011, a OMS, tendo como principal base a metanálise publicada por Kramer et al.,[8] veio a público para ratificar sua posição, defendendo o aleitamento materno exclusivo até o final do 6º mês, incluindo um comentário final de que essa orientação era exclusivamente baseada em evidências e isenta de conflitos de interesses.[9] Essa é a recomendação da OMS vigente, que está descrita, a seguir, na íntegra:[10]

> A OMS recomenda que os bebês comecem a receber alimentos complementares aos 6 meses de idade, além do leite materno. Inicialmente, eles devem receber alimentos complementares de 2 a 3 vezes por dia entre 6 e 8 meses e aumentar para 3 a 4 vezes por dia entre 9 e 11 meses e 12 a 24 meses. Lanches nutritivos adicionais também devem ser oferecidos de 1 a 2 vezes por dia para idades de 12 a 24 meses, conforme desejado. Aumentar gradualmente a consistência e variedade dos alimentos à medida que o bebê envelhece, adaptando-se às suas necessidades e habilidades. Os bebês podem comer alimentos puros, purês e semissólidos a partir dos 6 meses. Aos 8 meses, a maioria dos bebês também pode comer "finger foods". Aos 12 meses, a maioria das crianças pode comer os mesmos tipos de alimentos consumidos pelo resto da família, tendo em vista a necessidade de alimentos densos em nutrientes, incluindo alimentos de origem animal, como carne, aves, peixes, ovos e produtos lácteos. Evitar alimentos de uma forma que possa causar asfixia, como uvas inteiras ou cenouras cruas. Evitar dar bebidas com baixo valor de nutrientes, como chá, café e bebidas açucaradas. Limitar a quantidade de suco oferecido, para evitar redução no consumo de alimentos mais ricos em nutrientes.

Sendo assim, no presente capítulo, será seguida a orientação da OMS e será discutida AC a partir do início do 7º mês até o final do primeiro ano. O principal embasamento para essa orientação é que as necessidades nutricionais aumentam com a idade nos primeiros dois anos de vida, e as calorias fornecidas pelo leite materno diminuem. Assim, a AC tem como objetivo principal fornecer as calorias e alguns micronutrientes (ferro e zinco) que o leite materno não mais fornece de forma adequada. É estimado que do 6º ao 8º mês a AC deva fornecer aproximadamente 200 calorias, e do 9º ao 11º, 300 calorias.[11]

Esquema alimentar

De uma forma geral, considera-se que, tanto para crianças em aleitamento materno como para aquelas em uso de fórmulas infantis, não há necessidade de se oferecer quaisquer alimentos, incluindo-se sucos ou chás, até o final do 6º mês. A exceção a essa regra aplica-se à água, que, apenas para as crianças que utilizam fórmula infantil, pode ser dada precocemente. A melhor forma de se avaliar se a quantidade de água está adequada é a observação da urina, que deve ser sempre bem clara e com pouco cheiro. Isso porque a fórmula infantil tem pouco soluto renal e todas as recomendações da quantidade a ser ofertada, de acordo com a faixa etária, incluem a água livre dos alimentos.

É importante que a família seja orientada quanto aos aspectos higiênicos do preparo, evitando-se contaminações que podem levar a doenças, especialmente as gastrointestinais.

Também deve ser dada especial atenção ao desenvolvimento neurológico da criança. Sabe-se que existe grande variabilidade em relação à capacidade de o lactente coordenar os processos de apreciação, mastigação, deglutição e digestão dos alimentos. Sendo assim, esse aspecto deve ser respeitado, adaptando-se as regras gerais ao perfil particular de cada lactente, mas é aceito pela maioria dos estudiosos no assunto que, antes dos 4 meses idade, o lactente não tem condições motoras de realizar o ato da deglutição.

Seguindo-se as orientações do Departamento de Nutrologia da Sociedade Brasileira de Pediatria[12] e do Departamento de Nutrologia Pediátrica da Associação Brasileira de Nutrologia, na faixa etária entre 6 meses (completos) e 12 meses (incompletos), o lactente deve receber por dia:

- Três porções do grupo dos cereais, pães, tubérculos e raízes.
- Três porções do grupo das verduras e legumes.

- Três porções do grupo das frutas.
- Três porções do grupo dos leites, queijos e iogurtes, sendo preferencial o uso de leite materno.
- Duas porções do grupo das carnes e dos ovos.
- Uma porção do grupo dos feijões.
- Duas porções do grupo dos óleos e gorduras.

No Capítulo 12 (Como fazer um plano alimentar) está detalhada a metodologia para a prescrição do planejamento alimentar com base em grupos de alimentos. Do ponto de vista prático, pode-se simplificar a prescrição utilizando-se o esquema a seguir. Deve-se atentar que toda orientação deve ser individualizada, considerando, por exemplo, horas de vigília do lactente que ele tem para se alimentar, evitando oferecer refeições com intervalo menor de 2 horas, pois isso pode determinar comportamento alimentar inadequado na fase adulta; e quantidade calórica baseada nas diretrizes e na evolução nos gráficos de crescimento – as necessidades energéticas podem variar em 30% entre cada indivíduo.

No 7º mês

Iniciar fruta amassada ou raspada, a princípio uma vez por dia, em pequena quantidade e depois ir aumentando até a capacidade gástrica do lactente (25 a 30 g/kg) e, depois de aproximadamente sete dias, iniciar com a papa principal.

O horário das refeições depende da rotina da família e mesmo da criança. Caso a mãe trabalhe à tarde, por exemplo, a fruta deve ser iniciada nesse horário e deixar pela manhã que o lactente mantenha somente o leite materno.

No 8º mês

Manter a fruta e a primeira papa. Iniciar a segunda fruta e a segunda papa, de acordo com a habilidade em deglutir do lactente (prazer em se alimentar), intervalo entre as refeições e ganho ponderoestatural.

No 9º mês

Manter a alimentação anterior, mas aumentar progressivamente a consistência.

Entre o 10º e o 12º mês

Fazer a transição para a alimentação da família, mas respeitando os grupos de alimentos e as porções indicados para a faixa etária, e tendo cuidado com os condimentos à base de sal e gordura usados pela família nas preparações.

Frutas

Não há qualquer restrição quanto ao tipo de fruta que pode ser oferecido. Pelo contrário, a oferta variada traz benefícios, uma vez que diferentes frutas fornecem diferentes micronutrientes. O preparo depende do tipo de fruta, e algumas podem ser apenas raspadas e outras devem ser amassadas, adaptando-se, sempre, o preparo à capacidade neurológica do lactente.

Durante muitos anos, as frutas foram oferecidas sob a forma de sucos. Atualmente, recomenda-se evitar essa prática, em especial como estratégia de prevenção à obesidade. Isso se deve à característica dos sucos de terem índice glicêmico mais elevado que a fruta da qual se originou e, também, ao fato de que, para se preparar um suco, de uma forma geral, utiliza-se mais fruta do que se usaria caso ela fosse ingerida sem processamento, elevando o valor calórico da refeição. A questão de não se ofertar sucos, chás ou água de coco para a criança como forma de hidratação deve-se também ao fato de não se desejar esse hábito para o futuro. Tem-se relacionado, no adulto, a ingestão de suco como fator de risco para desenvolvimento de esteatose hepática não alcoólica, já que a frutose é metabolizada no fígado, originando triglicerídeos. Caso se opte pelo suco, sugere-se que ele seja composto 100% de fruta, sem adoçar, que seja oferecido apenas uma vez por dia, seja usado em copo e que a quantidade não ultrapasse 100 mL.[13]

Baby-Led Weaning

*Baby-Led Weaning (*BLW) significa "desmame guiado pelo bebê". Ele foi criado por Gill Rapley[14] e tem algumas premissas resumidas a seguir: continuar com o leite materno ou a fórmula infantil; posicionar o bebê sempre sentado para se alimentar; permitir que a criança se suje e interaja durante as refeições; oferecer variedade de alimentos, evitando a monotonia; interagir com o bebê, comendo junto durante as refeições; dar o tempo necessário para a refeição, sem pressionar.[14] Rapley defende a oferta de alimentos complementares em pedaços, tiras ou bastões, sem usar colheres ou outros instrumentos para amassar, triturar ou desfiar.[14] Entretanto, persistem dúvidas relativas ao impacto sobre o crescimento e desenvolvimento, ingestão de micronutrientes, formação dos hábitos alimentares, viabilidade e segurança. O método BLW foi relacionado com maior risco de anemia, levando ao desenvolvimento do método *Baby-Led Introduction to Solids* (BLISS), que orienta a oferta de alimentos ricos em ferro nas refeições.[15] Considerando esses aspectos, a Sociedade Brasileira de Pediatria (SBP) manifestou-se em 2017[16] sobre essa proposta e concluiu que:

> Não há evidências e trabalhos publicados em quantidade e qualidade suficientes para afirmar que o método BLW ou outros semelhantes sejam as únicas formas corretas de introdução alimentar. As orientações fornecidas pelos autores são coerentes com o desenvolvimento infantil, mas, limitar um processo complexo a uma única abordagem pode não ser factível para muitas famílias, e, portanto, não pode ser endossado – como forma única de alimentação infantil – pelo Departamento de Nutrologia da SBP.

Preparo da papa

O preparo da papa é bastante simples. Ela sempre deve ser completa, desde o início da oferta, incluindo-se uma porção de cada um dos grupos:

- Cereais, pães, tubérculos e raízes.
- Feijões (leguminosas).
- Carnes e ovos.
- Verduras e legumes.
- Óleo e azeite.

Para compreender o significado de uma porção, consultar o Capítulo 12 (Como fazer um plano alimentar). Inicialmente, pode-se amassar todos os componentes e misturá-los, mas, logo que possível, é preferível que eles sejam individualizados, a fim de que a criança se acostume aos diferentes sabores. É importante lembrar que, desde a primeira oferta, a papa pode ser completa, incluindo-se ovos, peixes e tomate, entretanto, é prudente sempre testar separadamente a tolerância aos diferentes alimentos.

Quanto ao preparo em si, há alguma polêmica sobre a necessidade ou não de se refogar previamente em óleo a carne e, caso isso seja feito, qual produto utilizar para essa finalidade. Sendo bastante reconhecidos os benefícios do azeite de oliva, seu uso poderia ser estimulado já desde a alimentação complementar,[17] entretanto, há quem sugira que isso deve ser evitado em razão da suposta inadequação de sua composição após o aquecimento. Do ponto de vista científico, não há qualquer evidência de que o aquecimento do azeite, em condições de preparo caseiro, possa trazer qualquer malefício, sendo mantidas cerca de 85% de suas propriedades antioxidantes e não ocorrendo modificações significativas de sua estrutura (formação de gorduras *trans*, saturação etc.).[18-20] O azeite de oliva é rico em antioxidantes e ácidos graxos monoinsaturados, com benefícios reconhecidos à saúde.[21] Por outro lado, os óleos de soja e canola são ricos em ômega 3 e têm custo mais acessível. Sendo assim, em virtude do hábito cultural brasileiro de fazer o refogado prévio das fontes de proteína animal, pode-se iniciar a papa refogando suavemente a carne com temperos leves e alternando azeite de oliva e óleos de soja e canola, de modo a aproveitar os benefícios de cada um deles. Em seguida, acrescentam-se água e os outros componentes até que cozinhem. As leguminosas, previamente cozidas, podem ser acrescentadas ao final do preparo. Opcionalmente, pode-se cozinhar tudo em água e acrescentar o azeite ou óleo ao final. De uma forma geral, não se recomenda o uso de leite, de sal e de açúcar para o preparo das papas. E, claro, a carne deve ser magra e, se for frango, sem pele. Dar preferência para coxa e sobrecoxa em detrimento de peito, por ter mais ferro.

Em relação à consistência da papa, recomenda-se:[22]

- Entre o 6º e o 7º mês: alimentos bem amassados.
- Entre o 7º e o 9º mês: alimentos levemente amassados.
- Entre o 9º e o 11º mês: alimentos bem picados.
- A partir do 12º mês: alimentos cortados.

Em relação à quantidade, recomenda-se que seja de 25 a 30 g para cada quilograma de peso da criança, até um máximo de 300 g.

Parte láctea da alimentação a partir do 7º mês

De acordo com a OMS, o aleitamento materno deve ser mantido até os 24 meses de idade, sendo exclusivo até o 6º mês e complementado após esse período.[9] Para aquelas crianças que não são amamentadas, a parte láctea da alimentação deve ser atendida por fórmulas infantis adequadas a essa faixa etária. O Brasil é signatário do *Codex Alimentarius* e, portanto, as fórmulas infantis disponíveis no mercado, chamadas, para essa faixa etária, de "fórmulas de seguimento" ou "fórmulas 2", são seguras e adequadas ao lactente. Não se recomenda o uso de leite de vaca não modificado para lactentes menores de 1 ano de idade.[4,12] Para mais detalhes sobre fórmulas infantis, consultar o Capítulo 7 – Fórmulas infantis.

Orientações gerais para a alimentação complementar

A Academia Americana de Pediatria sugere as seguintes orientações para guiar a alimentação complementar:[11]

- Escolher, inicialmente, alimentos que irão fornecer nutrientes-chave e ajudar a suprir as necessidades energéticas.
- Introduzir um único alimento a cada 3 a 5 dias, especialmente os considerados alergênicos: leite de vaca, ovo, soja, trigo, peixes e frutos do mar.
- Introduzir uma variedade de alimentos: aos 7-8 meses de idade a criança deve estar ingerindo alimentos de todos os grupos.
- Não usar leite de vaca ou produtos formulados com leite de vaca não adaptado para o lactente.
- Limitar o consumo de suco: nunca antes de 6 meses de idade e nunca em mamadeira. Não oferecer mais de 100 mL/dia para crianças com menos de 6 anos de idade.
- Durante o segundo ano de vida, considerar o uso de leite com baixo teor de gordura.
- Garantir que a alimentação complementar seja preparada de maneira segura: garantir textura e consistência de acordo com as habilidades motoras do lactente; usar purês consistentes para assegurar a maior densidade

calórica; fornecer alimentos saudáveis, especialmente quando uma grande variedade ainda estiver limitada; evitar açúcar e sal; evitar alimentos que possam ser aspirados ou que possam obstruir o trajeto digestório (salsichas, oleaginosas, uvas, passas, cenoura crua, pipoca, doces duros); verificar bem a temperatura após utilizar micro-ondas para aquecer.

- Encorajar a criança a se envolver no processo da alimentação: aos 9 meses de idade, utilizar alimentos que a criança possa segurar e levar à boca; usar utensílios adequados após os 12 meses.
- Encorajar a alimentação responsiva, olhando para a criança e valorizando as demonstrações de fome e saciedade. Práticas gerais: a) evitar forçar a alimentação; b) estabelecer rotinas para refeições e lanches, com intervalo entre 2 a 3 horas entre cada uma, resultando em oferecer alimentos 5 a 6 vezes ao dia (3 refeições e 2-3 lanches); c) evitar acesso livre a lanches e líquidos; o ato de comer deve ser realizado no cadeirão, à mesa ou em outro local destinado para tal; d) limitar o tempo da refeição em 10-20 minutos; e) alimentação prazerosa, mas desvinculada de prêmios ou punições; f) minimizar distrações durante as refeições (televisão, vídeos, brinquedos, *pets*).
- Monitorar apropriadamente o crescimento como guia para a adequada prática da AC: evitar fornecer objetivos calóricos aos pais, pois podem induzir à hiperalimentação. Focar na qualidade do ambiente das refeições, as rotinas alimentares e a escolha dos alimentos.

Produtos químicos desreguladores endócrinos

Cada vez mais temos que considerar os produtos químicos desreguladores endócrinos (PQDE) que podem ter efeitos deletérios na saúde humana. PQDE são agentes exógenos que interferem na fisiologia endócrina normal, interferindo na síntese hormonal, metabolismo e/ou ações celulares. Os PQDE existem naturalmente na soja, leguminosas e outros produtos vegetais, no entanto, a maioria resulta de processos industriais. Os PQDE são encontrados no ar, na água e no solo, bem como em vários produtos domésticos e dispositivos médicos e, portanto, estão onipresentes em nosso meio ambiente. Eles podem atravessar a placenta e estão implicados na origem do desenvolvimento de doenças como obesidade e diabetes melito. Os PQDE podem imitar ou interromper a ação dos hormônios naturais, pois possuem efeitos estrogênicos, antiestrogênicos, androgênicos, antiandrogênicos e outros efeitos hormonais, podendo afetar a reprodução. Mais de mil PQDE já foram identificados, entre eles podemos citar: a) derivados de planta (fitoestrogênios) – presentes em semente de linhaça, nozes, produtos de soja, cereais, pães e legumes (genisteína, daidzeína); b) produtos químicos industriais, como pesticidas e produtos de combustão; c) doméstico, cuidados pessoais e itens de consumo: cosméticos, protetores solares, brinquedos, materiais de embalagem de alimentos e bebidas, alimentos contaminados, águas subterrâneas contaminadas, produtos de tabaco, óleos da árvore do chá e lavanda, bisfenol A (BPA).

A seguir, algumas orientações para que se diminua a exposição aos PQDE: a) uso de produtos rotulados como livres de BPA e o uso de vidraria para armazenamento de alimentos e cozimento; o uso de produtos sem BPA é especialmente importante para lactentes, crianças e grávidas por causa das evidências de defeitos de desenvolvimento associados à exposição; b) o consumo de ftalato pode ser minimizado com o uso de água filtrada e evitando plásticos na preparação e armazenamento dos alimentos. O uso de sabonetes, detergentes e agentes cosméticos sem fragrância também ajuda a reduzir a exposição ao ftalato; c) filtros solares à base de minerais (dióxido de titânio, óxido de zinco) são recomendados em vez de outros ingredientes ativos. Filtros solares e outros agentes tópicos, contendo o filtro químico ultravioleta mais amplamente usado, a oxibenzona (também conhecida como benzofenona ou BP-3), devem ser evitados, pois podem ter uma absorção sistêmica substancial; d) o contato com dioxinas pode ser minimizado substituindo produtos de papel branqueado (fraldas, toalhas de papel, lenços) por produtos de pano; e) o conteúdo de pesticidas pode ser significativamente reduzido, descascando os produtos ou mergulhando-os por 15 minutos em uma solução de bicarbonato de sódio; f) o uso de formulações tópicas contendo produtos químicos com propriedades estrogênicas/androgênicas, como a árvore do chá e óleos de lavanda, deve ser evitado para lactentes, crianças e adolescentes; g) o consumo frequente de frutos do mar de áreas costeiras da Europa deve ser evitado, visto que peixes e crustáceos dessas áreas são conhecidos por estarem altamente contaminados com PQDE.[23-25]

Os doze passos recomendados pelo Ministério da Saúde do Brasil

O Ministério da Saúde do Brasil, por meio do Guia alimentar para crianças brasileiras menores de 2 anos, lista os seguintes doze passos para que uma alimentação adequada e saudável seja atingida:[26]

Passo 1 – Amamentar até os 2 anos ou mais, oferecendo leite materno até os 6 meses.
Passo 2 – Oferecer alimentos *in natura* ou minimamente processados, além do leite materno a partir dos 6 meses.
Passo 3 – Oferecer água própria para o consumo em vez de sucos, refrigerantes e outras bebidas açucaradas.
Passo 4 – Oferecer a comida amassada quando a criança começar a comer outros alimentos além do leite materno.
Passo 5 – Não oferecer açúcar nem preparações ou produtos que contenham açúcar à criança de até 2 anos de idade.
Passo 6 – Não oferecer alimentos ultraprocessados.
Passo 7 – Cozinhar a mesma comida para a criança e para a família.
Passo 8 – Zelar para que a hora da alimentação da criança seja um momento de experiências positivas, aprendizado e afeto junto da família.
Passo 9 – Prestar atenção aos sinais de fome e de saciedade da criança e conversar com ela durante a refeição.
Passo 10 – Cuidar da higiene em todas as etapas da alimentação da criança e da família.
Passo 11 – Oferecer alimentação adequada e saudável também fora de casa.
Passo 12 – Proteger a criança da publicidade dos alimentos.

Referências bibliográficas

1. Fiamenghi VI, de Mello ED, Nogueira-de-Almeida CA. Alimentação complementar: o que sabemos? Resid Pediatr. 2020;10(3):1-8.
2. Woiski JR. Nutrição e dietética em pediatria. 4.ed. Rio de Janeiro: Atheneu; 1994.
3. WHO. Global strategy for infant and young child feeding. Geneva: World Health Organization; 2002.
4. Agostoni C, Decsi T, Fewtrell M, Goulet O, Kolacek S, Koletzko B et al. Complementary feeding: a commentary by the ESPGHAN Committee on nutrition. J Pediatr Gastroenterol Nutr. 2008;46(1):99-110.
5. Cattaneo A, Williams C, Pallas-Alonso CR, Hernandez-Aguilar MT, Lasarte-Velillas JJ, Landa-Rivera L et al. ESPGHAN's 2008 recommendation for early introduction of complementary foods: how good is the evidence? Matern Child Nutr. 2011;7(4):335-43.
6. Agostoni C, Braegger C, Decsi T, Kolacek S, Koletzko B, Michaelsen KF et al. Breast-feeding: a commentary by the ESPGHAN Committee on Nutrition. J Pediatr Gastroenterol Nutr. 2009;49(1):112-25.
7. Heinrich J, Koletzko B, Koletzko S. Timing and diversity of complementary food introduction for prevention

of allergic diseases. How early and how much? Expert Rev Clin Immunol. 2014;10(6):701-4.
8. Kramer MS, Kakuma R. Optimal duration of exclusive breastfeeding. Cochrane Database Syst Rev. 2012;2012(8):CD003517.
9. WHO. Exclusive breastfeeding for six months best for babies everywhere. Geneva: Organização Mundial da Saúde; 2011.
10. WHO. Complementary Feeding Geneve: Word Health Organization; 2021. Disponível em: https://www.who.int/health-topics/complementary-feeding#tab=tab_2; acessado em: 24 de maio de 2021.
11. Kleinman RE. American Academy of Pediatrics recommendations for complementary feeding. Pediatrics. 2000;106(5):1274.
12. SBP. Manual de Orientação para a alimentação do lactente, do pré-escolar, do escolar, do adolescente e na escola. 3.ed. Rio de Janeiro: Sociedade Brasileira de Pediatria; 2012.
13. Committee on N. American Academy of Pediatrics: the use and misuse of fruit juice in pediatrics. Pediatrics. 2001;107(5):1210-3.
14. Rapley G, Murkett T. Baby-led weaning: the essential guide to introducing solid foods and helping your baby to grow up a happy and confident eater: New York: The Experiment Publishing Company; 2010.
15. Daniels L, Taylor RW, Williams SM, Gibson RS, Fleming EA, Wheeler BJ et al. Impact of a modified version of baby-led weaning on iron intake and status: a randomised controlled trial. BMJ Open. 2018;8(6).
16. SBP. A alimentação complementar e o método BLW (Baby-Led Weaning). Sociedade Brasileira de Pediatria; 2017.
17. Iaccarino Idelson P, Scalfi L, Valerio G. Adherence to the Mediterranean Diet in children and adolescents: A systematic review. Nutr Metab Cardiovasc Dis. 2017;27(4):283-99.
18. Santos CSP, Cruz R, Cunha SC, Casal S. Effect of cooking on olive oil quality attributes. Food Research International. 2013;54(2):2016-24.
19. Vallverdú-Queralt A, Regueiro J, Rinaldi de Alvarenga JF, Torrado X, Lamuela-Raventos RM. Home cooking and phenolics: effect of thermal treatment and addition of extra virgin olive oil on the phenolic profile of tomato sauces. J Agric Food Chem. 2014;62(14):3314-20
20. Martinez-Yusta A, Guillen MD. Deep-frying food in extra virgin olive oil: a study by (1)H nuclear magnetic resonance of the influence of food nature on the evolving composition of the frying medium. Food Chem. 2014;150:429-37.
21. Gaforio JJ, Visioli F, Alarcón-de-la-Lastra C, Castañer O, Delgado-Rodríguez M, Fitó M et al. Virgin olive oil and health: summary of the III International Conference on Virgin Olive Oil and Health Consensus Report, JAEN (Spain) 2018. Nutrients. 2019;11(9).
22. Moura ECd, Venâncio SY, Escuder MML, Martens IBG, Yuyama LKO, Nagahama D et al. Aleitamento materno e alimentação complementar. Avaliação da atenção ao pré-natal, ao parto e aos menores de um ano na Amazônia Legal e no Nordeste, Brasil, 2010.
23. Gore AC, Chappell VA, Fenton SE, Flaws JA, Nadal A, Prins GS et al. EDC-2: The Endocrine Society's Second Scientific Statement on Endocrine-Disrupting Chemicals. Endocrine Reviews. 2015;36(6):E1-E150.
24. Ribeiro E, Ladeira C, Viegas S. EDCs Mixtures: a stealthy hazard for human health? Toxics. 2017;5(1).
25. Yilmaz B, Terekeci H, Sandal S, Kelestimur F. Endocrine disrupting chemicals: exposure, effects on human health, mechanism of action, models for testing and strategies for prevention. Reviews in Endocrine and Metabolic Disorders. 2019;21(1):127-47.
26. Brasil. Guia alimentar para crianças brasileiras menores de 2 anos. Brasília: Ministério da Saúde; 2019.

CAPÍTULO 9

Alimentação do pré-escolar e escolar

Cristiane Simões Bento de Souza
Karla Cristina Malta Vilanova

A criança no período pré-escolar

A alimentação da criança pré-escolar e escolar deve ser variada e de boa qualidade para suprir suas necessidades nutricionais e contribuir para seu desenvolvimento. Quando incorreta, pode levar ao consumo inadequado de macro e micronutrientes, comprometendo a massa óssea (para o crescimento e formação da reserva de cálcio corporal) e a reserva de ferro, o que pode acarretar atrasos cognitivos, infecções e déficit de crescimento.[1,2]

No período pré-escolar, a velocidade de crescimento é menor, quando comparado aos dois primeiros anos de vida (acréscimo em torno de 2 a 3 kg/ano e de 5 a 7 cm/ano).[1-3]

A aquisição de habilidades na linguagem permite que a criança expresse seus gostos e preferências alimentares, e o maior desenvolvimento motor possibilita a aquisição de maior autonomia, o que é importante para o estabelecimento de seus hábitos alimentares.[1-3]

O desenvolvimento do sistema imunológico e das capacidades respiratória e circulatória contribuem para a prática de atividades físicas, melhor qualidade de sono e de aprendizagem. Além disso, o desenvolvimento dos ossos e da primeira dentição (que se completa até os 3 anos de idade) favorece a mastigação, um importante estímulo para a musculatura do rosto, evitando malformações dentárias e reduzindo a chance de que a criança se torne uma respiradora bucal.[1-4]

A criança em idade pré-escolar é capaz de sentar-se à mesa e segurar utensílios, como copos e talheres. Nesse período, ocorre a transição do padrão alimentar em livre demanda para o padrão adulto de três refeições principais e lanches menores entre elas e, embora a quantidade ingerida em cada refeição possa parecer errática, a criança é capaz de ajustar sua ingestão de modo constante. Ainda não é capaz, porém, de escolher uma refeição balanceada, necessitando da orientação dos adultos na seleção dos alimentos.[3]

Ao interagir com outras crianças e adultos, ela aprende quais tipos de alimentos, em que quantidade e em quais ocasiões são consumidos (p. ex., doces em festas de aniversário).[3]

Os padrões de ingestão da criança são influenciados pelo período do dia, pela densidade energética dos alimentos, pelo estilo de alimentação de seus pais e suas práticas (restrição ou pressão para comer), bem como pelas preferências e comportamentos alimentares que são importantes para seu grupo social.[1,3]

Nessa fase, o comportamento alimentar pode ser caracterizado pela neofobia (recusa em provar alimentos novos), preferência ou aversão a alimentos, hábito de brincar com a comida ou apresentar dificuldades alimentares (*picky/fussy eating*) (ver Capítulo 23 – Dificuldades alimentares).[1,2]

A Sociedade Brasileira de Pediatria (SBP) incentiva a preparação de refeições lúdicas e coloridas, estimulando também que sejam aceitas mesmo quando não estejam enfeitadas.

A criança no período escolar

No período escolar (entre 7 e 10 anos de idade), o ritmo de crescimento continua constante, e o ganho de peso é proporcionalmente maior do que o ganho estatural e mais acentuado próximo ao início do período do estirão puberal (rebote de adiposidade).[5]

Nessa fase, há maior desenvolvimento da memória, das habilidades em lógica, leitura, escrita e matemática, e conceitos básicos em educação nutricional podem ser introduzidos com sucesso. Deve-se focar mais, por exemplo, em como frutas e hortaliças podem ser saborosas, uma vez que tendem a considerar conceitos como "saborosos" e "saudáveis" como excludentes entre si.[3]

O apetite do escolar pode variar de acordo com a idade, com a prática de atividade física (se estiver cansado ou superestimulado com brincadeiras pode recusar o alimento), com as condições físicas e psíquicas e com a temperatura do ambiente (alimentam-se melhor no inverno do que no verão).[1-4]

A prática de atividade física é intensificada e associa-se à maior independência e à formação de novos laços sociais, influenciando também a formação de novos hábitos alimentares. A criança tem maior consciência corporal e se compara aos seus pares e às normas sociais quanto ao peso e ao tipo físico. Sendo assim, amigos e pessoas fora do seu círculo familiar podem passar a influenciar suas escolhas alimentares, que podem ser benéficas ou não. Nesse período é importante o acompanhamento adequado, utilizando gráficos de crescimento de referência.[1-4,6]

Orientações nutricionais

Crianças em idades pré-escolar e escolar com frequência consomem frutas e hortaliças em quantidade insuficiente e apresentam elevado consumo de açúcar e gorduras, adicionando calorias "vazias" ou em excesso à dieta. O consumo de salgadinhos, balas e doces deve ser desestimulado sem radicalismos; e os hábitos alimentares saudáveis dos pais estimulam o aprendizado desses mesmos hábitos nos filhos.[1-4,6]

Para orientar o consumo alimentar, as *Dietary Reference Intakes* (DRI) trazem valores de referência para o planejamento de refeições individuais ou para grupos de crianças de forma segura, prevenindo doenças crônico-degenerativas.[3]

O Departamento de Nutrologia da SBP propôs recentemente como orientação nutricional o "Meu prato" (*MyPlate*), baseado no *ChooseMyPlate*. Trata-se de uma forma de orientar de forma visual a composição saudável das refeições. A pirâmide alimentar também pode ser utilizada e outras recomendações encontram-se sumarizadas na Tabela 1.[1-3,7,8]

Pais ou cuidadores podem ter a tendência de alimentar as crianças em excesso, oferecendo alimentos hipercalóricos, estimulantes de apetite ou suplementos vitamínicos. Sem a orientação adequada em tempo oportuno, essa conduta pode contribuir para que a criança se torne obesa.[1,4,6]

A SBP recomenda que as crianças não sejam vegetarianas, mas caso seja a opção da família, recomenda que, além de orientação nutricional, a criança receba suplementação de cálcio, ferro, zinco, vitaminas A, D, B1, B2, B6 e B12, ácido docosa-hexaenoico (DHA) e proteínas, se necessário.[9]

Outras estratégias propostas pela SBP para a formação de hábitos alimentares saudáveis encontram-se detalhadas no Quadro 1.[1-4,7]

Quanto à oferta de líquidos, o consumo de água também segue a recomendação das *Dietary Reference Intakes* (DRI, 2002): crianças de 2 a 3 anos devem ingerir 1,3 L/dia; de 4 a 8 anos, 1,7 L/dia; de 9 a 11 anos: 2,1 L/dia,[1,2,4] nessas recomendações está incluída a água livre dos alimentos.

Durante as refeições, não exceder 150 mL de líquidos para o pré-escolar e 240 mL para o escolar. No intervalo entre as refeições, oferecer água e, eventualmente, sucos, sendo preferível o consumo de frutas ao de sucos (que não deve exceder 120 mL/dia até os 3 anos de idade e de 175 mL/dia, dos 4 aos 6 anos de idade).[1,2]

O consumo de refrigerantes, bebidas à base de suco ou néctar de frutas e águas saborizadas que sejam adoçadas com sacarose ou xarope de milho rico em frutose deve ser desestimulado. Essas bebidas contribuem para a ingestão de açúcar de adição, podendo levar a ganho de peso excessivo, resistência periférica insulínica, diabetes melito tipo 2 e aumento das lipoproteínas com baixa densidade (LDL) e de triglicerídeos.[1,2]

O consumo de refrigerantes contribui para aumentar a excreção urinária de cálcio, podendo comprometer a massa óssea. Estudos apontam, ainda, que a ingestão de bebidas adoçadas está associada à redução do consumo de leite em crianças de 2 a 5 anos de idade.[1,2]

O uso indiscriminado de bebidas e alimentos à base de soja deve ser evitado, em virtude do excesso proteico e das incertezas sobre os efeitos dos fitoesteróis em longo prazo sobre a saúde reprodutiva e a carcinogênese. Caso seja opção da família, deve ingerir 30% a mais do que o recomendado em leite de vaca para atender às necessidades de cálcio.[1,2]

A ingestão adequada de fibras, segundo a recomendação do *MyPlate* modificado por Harvard, é de 19 g de fibras totais ao dia para crianças de 1 a 3 anos de idade; 25 g/dia, de 4 a 8 anos; 31 g/dia para meninos de 9 a 13 anos; 26 g/dia para meninas de 9 a 13 anos de idade.[7,10]

TABELA 1 Orientações alimentares que podem ser aplicadas a crianças em idade escolar e pré-escolar

MyPlate (modificado pela SBP)	▪ **Vegetais** (legumes e verduras): 50% da ingestão diária. ▪ **Grãos** (25% da ingestão diária, dos quais pelo menos a metade na forma integral). ▪ **Proteínas** (25% de carnes magras, nozes, ovos, leguminosas e frutos do mar). ▪ Adicionar frutas e gorduras de boa qualidade.
Pirâmide alimentar	▪ Na base da pirâmide: **cereais**, pães, **tubérculos** e raízes. ▪ No segundo nível: **hortaliças** (verduras e legumes) e **frutas**. ▪ No terceiro nível: **proteínas** de origem animal (leite e derivados; carnes de frango, boi, peixes; ovos) e vegetal (leguminosas). ▪ No topo: **óleos e gorduras** e **açúcar e doces**.
Classificação NOVA dos alimentos (Guia alimentar para a população brasileira)	▪ **Alimentos *in natura* ou minimamente processados:** obtidos de animais ou vegetais e consumidos após processamento mínimo (limpeza, remoção de partes indesejáveis, divisão, moagem, secagem, fermentação, pasteurização, refrigeração, congelamento). Consumir preferencialmente. ▪ **Ingredientes culinários:** sal, açúcar, óleos, gorduras ou outros obtidos industrialmente a partir de alimentos naturais. ▪ **Alimentos processados:** elaborados a partir de alimentos *in natura* adicionados de ingredientes culinários processados. Consumir moderadamente. ▪ **Alimentos ultraprocessados:** produzidos industrialmente com muitos ingredientes culinários e aditivos alimentares. Consumo deve ser evitado.
"Leis de Escudero"	▪ 1ª Lei – Quantidade: suficiente para cobrir as exigências energéticas e manter o seu equilíbrio. ▪ 2ª Lei – Qualidade: alimentação completa, incluindo todos os nutrientes diariamente. ▪ 3ª Lei – Harmonia: diversos nutrientes guardando uma relação de proporção entre si. ▪ 4ª Lei – Adequação: subordinada ao momento biológico, hábitos individuais, situação socioeconômica e condição de saúde ou doença.

Fonte: Weffort, 2017,[1] SBP, 2018,[2] AAP, 2014,[3] HSPH, 2008[7] e MS-Brasil, 2014.[8]

QUADRO 1 Estratégias para os pais na formação de hábitos alimentares saudáveis

É papel dos pais:

- A escolha dos alimentos.
- Envolver a criança em tarefas que incluam as compras e a preparação das refeições.
- Definir as rotinas das refeições, oferecendo três refeições principais e dois lanches ao dia.
- Criação de ambientes positivos para as refeições com componentes físicos apropriados (cadeiras, mesa, utensílios) e livres de distrações (televisão, música alta, brinquedos).
- Oferecer às crianças tamanhos de porções apropriados para o desenvolvimento.
- Incentivar a ingestão de frutas e hortaliças (legumes e verduras), leite e derivados e alimentos fontes de cálcio, ferro, zinco, vitaminas A, C e D, e fibras.
- Evitar o consumo de bebidas adoçadas e de alimentos de alto valor energético e baixo valor nutricional.
- Manter rotinas adequadas de prática de atividade física, limitando o tempo em atividades de tela.
- Estimular a mastigação, oferecendo inicialmente alimentos amassados e, na sequência, substituí-los pelos inteiros e por crus em pedaços.
- Servir carne magra, macia e em pedaços pequenos para que a criança consiga engoli-la e não somente chupar o caldo.
- Não oferecer alimentos com os quais a criança, principalmente em idade pré-escolar, possa engasgar-se, como balas duras, cenoura crua em pedaços grandes, pipoca ou uva inteira.
- Mamadeiras, caso estejam em uso, devem ser retiradas até os 3 anos de idade.
- Dar exemplo de comportamentos que desejam que seus filhos aprendam, como consumir alimentos variados e dieta saudável.
- Considerar a hora das refeições como um momento de aprendizagem e domínio quanto à alimentação, habilidades sociais, tempo em família e em comunidade.
- Oferecer os alimentos repetida e pacientemente (no mínimo dez vezes), variando o modo de preparo ou oferecendo outros de valor nutricional semelhante. A aceitação dos alimentos requer experimentar alimentos novos, ainda que em quantidades menores do que as correspondentes às expectativas dos pais.
- Evitar chantagens, ameaças e recompensas com o intuito de fazer a criança comer mais. Quando servir doce à criança, não oferecê-lo como recompensa por comer os outros alimentos.
- Atentar a preocupações relacionadas à dieta e à imagem corporal.
- Crianças decidem o que comer (entre o que foi selecionado pelos pais) e em que quantidade.

Quanto às gorduras, é recomendado que o consumo do tipo *trans* seja menos de 2% e as saturadas menos de 30% do valor energético total. Deve-se estimular o consumo de gorduras mono (10%) e poli-insaturadas, principalmente de ômega 3 (10%, sendo que a proporção n-6:n-3 deve ser entre 5:1 e 10:1).[1,2]

Evitar o consumo regular de frituras, carnes gordas, pele de aves e bacon, e estimular o de peixes marinhos como salmão, sardinha e atum duas vezes por semana. O fornecimento de 30% de gorduras na dieta pode ser alcançado substituindo alimentos com alto teor de gordura por leguminosas, carnes magras, aves sem pele, peixes e alimentos ricos em cálcio e proteínas. O mínimo teor de gordura ingerido deve ser de 20%.[1,2,4,10]

A família deve ser orientada a ler os rótulos dos alimentos. Segundo a legislação (RDC n. 360 da Anvisa, de 26.12.2003), no rótulo pode estar escrito "zero de gordura *trans*" apenas se o alimento possuir menos de 2 g por porção (ainda que o conteúdo total da embalagem contenha gordura *trans* acima do recomendado). Alimentos que contenham em sua composição gordura vegetal hidrogenada, como sorvetes de massa e biscoitos recheados, podem ser ricos em gordura *trans* e devem ser evitados.[1,10,11]

É importante também não adicionar exageradamente óleo e sal (recomendado menos de 5 g/dia) às preparações caseiras. A Organização Mundial da Saúde sugere 2 g/dia de sal. Evitar o consumo de alimentos ricos em sal, como congelados, embutidos (salsicha, linguiça, presunto, mortadela etc.) e enlatados.[1,6-8]

Sendo assim, o consumo de dietas ricas em gordura, sal e açúcar (*junkfood*), de guloseimas e salgadinhos, que contribuem para o desenvolvimento de anemia, desnutrição, doenças cardiovasculares, obesidade, diabetes melito tipo 2 e osteoporose, deve ser evitado.[1,2,8]

Outras recomendações

Recomenda-se também especial atenção aos cuidados necessários para a prevenção da cárie precoce na infância, também conhecida como cárie de mamadeira, que acomete os dentes incisivos superiores de lactentes e pré-escolares (em geral, os incisivos inferiores são protegidos pela saliva e pela língua). A cárie precoce na infância contribui para baixo peso, desaceleração do crescimento e deficiência de micronutrientes em virtude da dor local e da consequente recusa alimentar.[1] A prevenção é feita pela higienização adequada da boca, evitando-se o consumo de leite de vaca com adição de cereais e/ou açúcar, principalmente no período noturno, e desestimulando o uso de mamadeiras em qualquer horário (sempre incentivar o uso de copos ou xícaras).[1] Ver Capítulo 11– Nutrologia e saúde oral.

A prática regular de atividade física deve ser estimulada. As diretrizes norte-americanas, para crianças acima de 6 anos de idade, recomendam 60 minutos diários de atividades aeróbicas (como correr, pular, dançar ou pular corda), alternadas com atividades mais vigorosas (como subir em árvores, pendurar-se ou escalar brinquedos.[1,6,12] Limitar o tempo das atividades de tela (televisão, computadores, celulares e *tablets*) ao máximo de 2 horas ao dia. O tempo gasto com atividades sedentárias em escolares contribui para o desenvolvimento de distúrbios nutricionais e transtornos alimentares como bulimia e anorexia nervosas.[1,12]

Novos desafios

Os impactos da pandemia pelo novo coronavírus (Sars-CoV-2) constituem um recente desafio no estado nutricional e nos hábitos de vida de crianças em idade pré-escolar e escolar. Observam-se mudanças no padrão alimentar, tanto negativas (aumento do número de refeições e do consumo de lanches e de alimentos de "conforto", como doces, frituras, salgadinhos e outros alimentos processados) quanto positivas (maior consumo de alimentos frescos e refeições preparadas em casa). Estudo realizado na Grécia durante a primeira onda apontou aumento de 35% de obesidade em crianças.[13,14] Quanto aos hábitos de vida, houve diminuição da prática de atividades físicas, aumento do tempo gasto em atividades de tela (inclusive escolares) e alterações no horário do sono. O grupo de trabalho em atividade física da SBP faz uma série de recomendações, como o desenvolvimento de atividades ao ar livre e brincadeiras em casa, reforçando o uso de medidas de prevenção e higienização frequente de brinquedos e equipamentos. Além disso, novas estratégias de promoção de hábitos de vida constituem verdadeiros desafios aos pediatras e outros profissionais de saúde diante das consequências em curto e longo prazos das medidas atuais de enfrentamento à pandemia.[13,15]

Considerações finais

- A criança nos períodos pré-escolar e escolar apresenta velocidade de crescimento constante e desenvolvimento físico, motor e cognitivo expressivo.
- Hábitos alimentares saudáveis devem ser estimulados, bem como a prática de atividade física; atividades de tela e sedentarismo devem ser evitados.
- Deve-se atentar à forma como o escolar percebe sua imagem corporal e como isso influencia seus hábitos alimentares.
- Medidas de restrição social representam um novo desafio à orientação nutricional e de hábitos de vida nessa faixa etária.

Referências bibliográficas

1. Weffort VRS, Patin RV, Souza FIS, Sarni ROS et al. Alimentação do lactente ao adolescente. In: Campos Júnior D, Burns DAR, Lopez FA (eds). Tratado de Pediatria – Sociedade Brasileira de Pediatria. 4.ed. Barueri: Manole; 2017.

2. Sociedade Brasileira de Pediatria – Departamento de Nutrologia. Manual de orientação para a alimentação do lactente ao adolescente, na escola, na gestante, na prevenção. 4.ed. Rio de Janeiro: SBP; 2018.
3. American Academy of Pediatrics Committee on Nutrition. Feeding the child. In: Kleinman RE, Greer FR (eds). Pediatric Nutrition. 7.ed. Elk Grove Village: American Academy of Pediatrics; 2014.
4. Sociedade Brasileira de Pediatria – Departamento de Nutrologia. Curso de aprimoramento em nutrologia pediátrica (CANP). Manual para profissionais de saúde. Rio de Janeiro: SBP; 2013.
5. Kang MJ. The adiposity rebound in the 21st century children: meaning for what? Korean J Pediatr. 2018;61(12):375-80.
6. Weffort VRS, Obelar MS, Pires MMS, Wayhs MLC. Nutrição nas fases pré-escolar e escolar. In: Weffort VRS, Lamounier JA (eds.). Nutrição em pediatria: da neonatologia à adolescência. 2.ed. Barueri: Manole; 2017.
7. Harvard School of Public Health. Healthy eating plate & health eating pyramid; 2008. Disponível em: https://www.hsph.harvard.edu/nutritionsource/healthy-eating-pyramid/; acessado em: 31 de março de 2021.
8. Brasil. Ministério da Saúde. Secretaria de Atenção à Saúde. Departamento de Atenção Básica. Guia alimentar para a população brasileira. 2.ed. Brasília: Ministério da Saúde; 2014.
9. Sociedade Brasileira de Pediatria – Departamento de Nutrologia. Vegetarianismo na Infância e Adolescência. Guia prático de atualização. Rio de Janeiro: SBP; 2017.
10. Ogata BN, Hayes D. Position of the Academy of Nutrition and Dietetics: nutrition guidance for healthy children ages 2 to 11 years. J Acad Nutr Diet. 2014;114(8):1257-76.
11. United States Department of Agriculture. Disponível em: http://www.choosemyplate.gov; acessado em: 31 de março de 2021.
12. Sociedade Brasileira de Pediatria – Grupo de trabalho em atividade física. Promoção da atividade física na infância e adolescência. Guia prático de atualização. Rio de Janeiro: SBP; 2017.
13. The impact of lockdown during the Covid-19 Outbreak on dietary habits in various population groups: a scoping review. Front Nutr. 2021;8(4):626432.
14. Androutsos O, Perperid M, Georgiou C, Chouliaras G. Lifestyle changes and determinants of children's and adolescents'body weight increase during the first Covid-19 lockdown in Greece: The COV-EAT study. Nutrients. 2021;13(3):1-11.
15. Sociedade Brasileira de Pediatria – Grupo de trabalho em atividade física. Como possibilitar que crianças e adolescentes pratiquem atividades físicas com segurança pós-quarentena da Covid-19? Nota de alerta. Rio de Janeiro: SBP; 2020.

CAPÍTULO **10**

Particularidades da alimentação na adolescência

Luiz Antonio Del Ciampo
Ieda Regina Lopes Del Ciampo

Introdução

A adolescência, sob o ponto de vista cronológico, compreende a segunda década de vida e caracteriza-se por ser uma fase de grandes modificações físicas, emocionais e sociais por que passa o indivíduo, evoluindo da infância à vida adulta em seu contexto social. Durante esse período, o ser humano sofre múltiplas influências do meio ambiente que, atuando sobre seu potencial genético, vão desencadear os processos de aceleração de crescimento, modificação da composição corporal e maturação sexual, culminando com a estruturação física e emocional de um organismo que irá atingir sua plena capacidade produtiva.[1]

É durante a adolescência, em pleno período de estirão puberal, que os indivíduos do sexo masculino passam por um processo de aumento de massa magra que ocorre até os 20 anos e redução da gordura corporal, enquanto no sexo feminino verifica-se o contrário, ou seja, o acúmulo de tecido gorduroso ocorre até por volta dos 18 anos de idade e a massa muscular reduz a velocidade de incremento em torno dos 15 anos. A somatória desses eventos proporciona ao adolescente um ganho de 25% em altura e aproximadamente 50% do seu peso definitivo. Outro aspecto fundamental a ser destacado é o processo de aquisição e modelação de massa óssea que ocorre de maneira intensa nessa fase, quando se observa deposição de 50% do cálcio corporal total nas meninas e mais de 70% no sexo masculino.[2-4]

Em virtude de todas as modificações físicas, emocionais e sociais que ocorrem durante essa etapa da vida, o adolescente é considerado um indivíduo de alto risco nutricional, graças também às suas grandes necessidades calóricas, que o tornam muito sensível às restrições dietéticas. Portanto, é de suma relevância que sua dieta seja equilibrada, de boa qualidade e contemple as necessidades de macro e micronutrientes. A somatória desses nutrientes exerce, aqui, além da função energética, também o papel modulador do desenvolvimento, à medida que estes interagem com diversos hormônios responsáveis pelo processo de maturação corporal.[5,6]

Características da alimentação do adolescente

Para o adolescente, o ato de comer, antes de ser uma necessidade fisiológica, pode representar formas inconscientes de compensar frustrações, recusar controles externos e acompanhar as atitudes dos grupos de pares, confrontando os hábitos e as orientações familiares. De modo geral o adolescente consome dietas inadequadas que se caracterizam por:[7-9] alta densidade calórica; baixo valor nutricional; e pequenas quantidades de leite e produtos lácteos, frutas, legumes, cereais, grãos e fibras.

Além disso, no seu cotidiano o adolescente manifesta grande preferência por ingerir alimentos industrializados que contêm grandes quantidades de sal, açúcar, gorduras saturadas e colesterol; além de consumir refrigerantes, bebidas energéticas, sucos artificiais e pouca água.

Particularidades nutricionais do adolescente

As necessidades nutricionais do adolescente estão sujeitas a variações de acordo com as inúmeras modificações que ocorrem na sua composição corporal e com a velocidade de crescimento físico, que se modificam de acordo com o estágio do desenvolvimento puberal considerado em sua amplitude e duração, além dos gastos energéticos implicados na prática de atividades físicas. O pico das necessidades nutricionais para satisfazer o crescimento em altura ocorre, em média, seis meses depois do pico das necessidades para o ganho de peso. Existem descritas diversas formas para se calcular essas necessidades, que consideram principalmente taxa metabólica basal, altura, sexo, idade cronológica, superfície corporal, estilo de vida e fatores climáticos.[9-12]

De maneira simplificada, as principais características relacionadas à nutrição do adolescente devem levar em consideração os seguintes aspectos:

1. Calorias: o sexo masculino atinge o pico de necessidades entre 15 e 16 anos, quando chega a consumir cerca de 3.400 kcal diariamente, reduzindo para 2.800 kcal a partir dos 16 anos. Por outro lado, o sexo feminino tem necessidades elevadas à época da menarca, cerca de 2.600 kcal, reduzindo para 2.200 kcal depois desse período.
2. Proteína: a ingestão deve corresponder a 15% do total energético recomendado para a idade, preferencialmente daquelas de maior valor biológico como carnes, ovos, leite e derivados. Até 14 anos de idade o adolescente deve consumir 1 g/kg/dia de proteína. A partir daí, pode-se reduzir para 0,9 g/kg/dia e 0,8 g/kg/dia para os sexos masculino e feminino, respectivamente.
3. Hidratos de carbono: devem ser priorizados os alimentos fontes de carboidratos complexos, que têm mais baixo índice glicêmico e aqueles com maiores teores de fibras, limitando-se a ingestão de açúcar adicionado aos alimentos a 25% do total de carboidratos da dieta.
4. Gorduras: devem corresponder a cerca de 30% da ingestão calórica total, contemplando os ácidos graxos essenciais (linoleico e linolênico), provenientes de fontes vegetais como nozes, óleos de soja, milho, canola, algodão e gergelim. Deve-se destacar que a ingestão de ácidos graxos saturados não ultrapasse 10% do valor calórico total (VCT) diário, dos poli-insaturados seja de até 7% e, para os monoinsaturados, a ingestão deve variar entre 10 e 15% do VCT. O consumo de gorduras *trans* deve ser menor que 2 gramas ao dia, ou menos que 1% da energia total, e a ingestão de colesterol não deve ultrapassar 300 mg/dia.

Características que tornam o adolescente um indivíduo sob risco nutricional

Diante da grande diversidade de fatores que estão envolvidos e influenciam a evolução do organismo na segunda década de vida, o adolescente é considerado um indivíduo sob risco nutricional[13-14] em razão de: ter necessidade de autonomia, independência e busca de identidade que levam, habitualmente, à não aceitação dos hábitos alimentares da família; estar sujeito às influências do grupo e da mídia; ter grande preocupação com a imagem corporal, o que leva a comportamentos alimentares modificados; passar muito tempo fora de casa, comer o que gosta e o que o seu orçamento comporta; modificar a composição das refeições, substituindo-as por lanches rápidos; pular refeições, principalmente o café da manhã; ter grande atratividade por beliscar alimentos (o que pode significar a ingestão de 25 a 30% das calorias); sentir-se atraído por dietas alternativas (principalmente vegetarianismo e veganismo, que podem comprometer a ingestão de alguns ácidos graxos essenciais, cálcio, zinco, iodo e vitaminas B12 e D) e outros modismos alimentares;[2,15] restringir grupos alimentares como leite e derivados; preferir alimentos de alto valor energético e ricos em proteínas; consumir suplementos nutricionais por iniciativa própria; e praticar atividades esportivas.

De maneira geral, e do ponto de vista prático, as necessidades nutricionais para o adolescente podem ser observadas na Tabela 1, de acordo com os critérios adotados pelo Institute of Medicine.[11]

As orientações alimentares durante a adolescência devem visar também à interrupção, muitas vezes presente, da associação entre práticas alimentares inadequadas e comportamento sedentário, que pode causar sérios problemas de saúde no futuro.[15-17] Portanto, faz-se necessário que o adolescente compreenda seus comportamentos e participe ativamente de todo o processo, aplicando conhecimentos e aptidões que o habilitem a tomar decisões acerca de sua nutrição.

Desse modo, o aconselhamento nutricional para o adolescente deve contemplar os seguintes aspectos: sempre conhecer e considerar as diferenças culturais das práticas alimentares; considerar os aspectos emocionais e socioeconômicos; evitar críticas e sempre usar o bom senso; enfatizar os aspectos positivos da dieta atual; usar o diálogo para explicar a importância da adequada ingestão dos diferentes nutrientes; organizar plano alimentar com refeições em horários regulares, iniciando pelo café da manhã; estimular que as refeições sejam feitas junto com os familiares; discutir sobre equivalências alimentares e tamanho das porções; divulgar a pirâmide alimentar; estimular a leitura dos rótulos dos alimentos; estabelecer metas nutricionais e sistemas de incentivos; e estimular a prática regular de atividades físicas.

Educação nutricional

A fim de preservar as boas condições de saúde faz-se necessário que o adolescente receba, frequentemente, orientações acerca de sua nutrição, sendo esse um dos principais aspectos que devem ser considerados nos atendimentos dos programas de hebiatria.[18-20] Para tanto, a educação nutricional tem como objetivos principais promover o crescimento e a maturação física, suprir as necessidades basais e, portanto, manter a saúde, devendo: ensinar o adolescente sobre a importância da nutrição saudável, de comportamentos adequados e a desenvolver habilidades para tanto, tendo participação ativa em todo o processo; analisar a dieta atual e identificar riscos, excessos, carências e suas repercussões em longo prazo; conhecer o comportamento de seus grupos de relacionamento; seguir um plano alimentar com 5 a 6 refeições ao dia; variar a composição das refeições; preferir a ingestão de frutas, legumes, verduras e grãos; ingerir até no máximo 10% do total calórico com gorduras saturadas; limitar o consumo de colesterol a 300 mg/dia; ingerir entre 25 e 35% do total calórico por meio de gorduras, dando preferência às monoinsaturadas e poli-insaturadas como peixes, óleos vegetais e nozes; manter a ingestão de gorduras *trans* em menores quantidades possíveis; não exceder consumo de 230 mg/dia de sódio; reduzir a ingestão de açúcar (guloseimas, refrigerantes, sucos artificiais); evitar a ingestão de álcool; aumentar a ingestão de ferro heme, não heme e vitamina C, principalmente para o sexo feminino; ingerir alimentos ricos em cálcio. A Tabela 2 mostra a biodisponibilidade de cálcio em alguns alimentos de uso frequente na adolescência.

TABELA 1 Distribuição das necessidades nutricionais e recomendações de ingestão diárias (RDA e AI) durante a adolescência

	Meninos		Meninas	
Faixa etária (anos)	9 a 13	14 a 19	9 a 13	14 a 19
Energia (kcal)	2.280	3.150	2.070	2.370
Proteínas (g)	130	130	130	130
Carboidrato (g)	34	52	34	46
Ácido linoleico (g)	12	16	10	11
Ácido linolênico (g)	1,2	1,6	1,0	1,1
Cálcio (mg)	1.300	1.300	1.300	1.300
Ferro (mg)	8	11	8	15
Zinco (mg)	8	11	8	9
Iodo (mcg)	120	150	120	150
Cobre (mcg)	700	890	700	890
Magnésio (mg)	240	410	240	360
Flúor (mg)	2	3	2	3
Folato (mcg)	300	400	300	400
Vitamina A (mcg)	600	900	600	700
Vitamina C (mg)	45	75	45	65
Vitamina D (mcg)	5	5	5	5
Tiamina (mg)	0,9	1,2	0,9	1,0
Riboflavina (mg)	0,9	1,3	0,9	1,0
Niacina (mg)	12	16	12	14
Vitamina B6 (mg)	1,0	1,3	1,0	1,2
Sódio (g)	1,5	1,5	1,5	1,5
Potássio (g)	4,5	4,7	4,5	4,7
Cloro (g)	2,3	2,3	2,3	2,3
Água (L)	2,4	3,3	2,1	2,3

RDA: *recommended dietary allowances*; AI: *adequate intakes*.
Fonte: modificada de IOM, 2011.[11]

TABELA 2 Biodisponibilidade de cálcio em alguns alimentos de uso frequente na adolescência

Fonte de cálcio	Porção do alimento fonte (g)	Quantidade de cálcio por porção (mg/g)	Absorção estimada (%)	Cálcio absorvido (mg)	Porções necessárias para equivaler a 1 copo de leite
Leite integral	240	290	32,1	96,3	1
Iogurte	240	300	32,1	96,3	1
Brócolis	71	35	61,3	21,5	4,5
Queijo *cheddar*	42	303	32,1	97,2	1
Quejo prato	42	241	32,1	77,4	1,2
Espinafre chinês	85	347	8,36	29	3,3

(continua)

TABELA 2 Biodisponibilidade de cálcio em alguns alimentos de uso frequente na adolescência (*continuação*)

Fonte de cálcio	Porção do alimento fonte (g)	Quantidade de cálcio por porção (mg/g)	Absorção estimada (%)	Cálcio absorvido (mg)	Porções necessárias para equivaler a 1 copo de leite
Feijão-vermelho	172	40,5	24,4	9,9	9,7
Feijão-branco	110	113	21,8	24,7	3,9
Espinafre	85	115	5,1	5,9	16,3
Couve folha/chinesa	85	61	49,3	30	3,2
Bolacha doce	15	3	91,9	2,76	34,9
Batata-doce	164	44	22,2	9,8	9,8
Pão com cereal integral	28	20	82	16,6	5,8
Cereal matinal (milho)	28	20	38	7,5	12,8
"Leite" de soja enriquecido com citrato malato de cálcio	240	300	24	72	1,3
Suco de fruta enriquecido com citrato malato de cálcio	240	300	36,3	109	0,88
Tofu com cálcio	126	258	31	80	1,2

Referências bibliográficas

1. Salam RA, Hooda M, Das JK, Arshad A, Lassi ZS, Middleton P et al. Interventions to improve adolescent nutrition: a systematic review and meta-analysis. J Adolesc Health. 2016;59:S29-S39.
2. Del Ciampo LA, Del Ciampo IRL. Adolescent nutrition. Austin Pediatr. 2020;7:1-5.
3. Aljaraedah TY, Takruri HR, Tayyem RF. Dietary practices and nutrient intake among adolescents: a general review. Obes Med. 2019;16:10045.
4. Altschwager D, Sonneville KR. Optimizing nutrition to promote adolescent bone health. In: Pitts S, Gordon CM. A practical approach to adolescent bone health. Boston: Springer; 2019.
5. Moreno LA, Gottrand F, Huybrechts I, Ruiz JR, González-Gross M, DeHenauw S. Nutrition and lifestyle in European adolescents: The HELENA (Healthy Lifestyle in Europe by Nutrition in Adolescent) study. Adv Nutr. 2014;5:S615-23.
6. Das JK, Lassi ZS, Hoodbhoy Z, Salam RA. Nutrition for the next generation: older children and adolescents. Ann Nutr Metab. 2018;72(suppl 3):56-64.
7. Veiga GV, Costa RS, Araújo MC, Souza AM, Bezerra IN, Barbosa FS et al. Inadequação do consumo de nutrientes entre adolescentes brasileiros. Rev Saúde Pública. 2013;47(suppl1):S212-21.
8. Gianini DT. Recomendações nutricionais do adolescente. Rev Adolesc Saúde. 2007;4:12-8.
9. Golden NH, Abrams SA. Optimizing bone health in children and adolescents. Pediatrics. 2014;134:1229-43.
10. Mesias M, Seiquer I, Navarro MP. Iron nutrition in adolescence. Crit Rev Food Nutr. 2013;53:1226-37.
11. Institute of Medicine. Dietary Reference Intakes, 2011. Washington, DC: National Academy Press; 2011.
12. Larson N, MacLehose R, Fulkerson JA. Eating breakfast and dinner together as a family: associations with sociodemographic characteristics and implications for diet quality and weight status. J Acad Nutr Diet. 2013;113:1601-9.
13. McNaughton SA. Understanding the eating behaviors of adolescents: application of dietary patterns methodology to behavioral nutrition research. J Am Diet Assoc. 2011;111:226-9.
14. Ambrosini GL, Oddy WH, Robinson M. Adolescent dietary patterns are associated with lifestyle and family psycho-social factors. Public Health Nutr. 2009;12:1807-15.
15. Del Ciampo LA, Del Ciampo IRL. Vegetarianism and veganism in adolescence: benefits and risks. Integr Food Nutr Metab. 2019;6:1-4.
16. Ervin RB, Ogden CL. Trends in intake of energy and macronutrients in children and adolescents from 1999-2000 through 2009-2010. NCHS Data Brief. 2013,2:1-8.

17. Diethelm K, Huybrechts I, Moreno L, De Hanauw S, Beghin L, González-Gross M et al. Nutrient intake of European adolescents: results of the HELENA (Healthy Lifestyle in Europe by Nutrition in Adolescence) Study. Public Health Nutr. 2014;17:486-97.
18. Silva JG, Teixeira MLO, Ferreira MA. Alimentação e saúde: sentidos atribuídos por adolescentes. Esc Anna Nery. 2012;16:88-95.
19. Lee M, Kim Y, Welk GJ. Validity of consumer-based physical activity monitors. Med Sci Sports Exerc. 2014;46:1840-8.

CAPÍTULO **11**

Nutrologia e saúde oral

Cristiane Neves Portugal
Bruna Neves Portugal

Introdução

Serão abordadas neste capítulo as relações entre nutrologia e saúde oral na infância. Segundo a definição da World Dental Federation, saúde oral é uma área multifacetada e inclui, sem limitações, as capacidades de falar, sorrir, cheirar, saborear, tocar, mastigar, engolir e transmitir uma variedade de emoções, por meio de expressões faciais, com confiança, sem dor ou desconforto e sem doenças do complexo craniofacial. O objetivo deste capítulo é orientar sobre saúde bucal de forma a oferecer uma visão integral do paciente pediátrico. A cárie, principal doença bucal, apresenta fatores etiológicos comuns a outras doenças crônicas importantes e prevalentes como diabetes melito, hipertensão arterial sistêmica e obesidade. Por isso, estratégias de controle e tratamento podem e devem envolver profissionais de diferentes áreas da saúde. Além da cárie, serão abordados aspectos do desenvolvimento dentário e orofacial, amamentação, introdução alimentar, erosão, bruxismo, higiene bucal, visando a facilitar o entendimento e auxiliar o profissional que cuida da criança.[1]

Desenvolvimento dos dentes e da face

Odontogênese

A odontogênese inicia-se na 6ª semana de vida intrauterina, com o começo da formação dos germes dentários a partir da lâmina dentária. Pequenos botões de proliferação epitelial se formam nos locais onde irão se originar os dentes decíduos. A dentição permanente também se origina a partir da lâmina dentária, onde os germes dentários, que darão origem aos incisivos, caninos e pré-molares permanentes, se formam como resultado da subsequente atividade proliferativa. Essa atividade proliferativa aumentada leva à formação de novos botões na face lingual dos germes dentários decíduos. Os molares da dentição permanente não possuem predecessores decíduos, formando-se a partir da extensão da lâmina dentária associada a resposta ectomesenquimal.[2]

Portanto, os dentes decíduos e permanentes se formam essencialmente da mesma maneira, porém em momentos diferentes. A odontogênese dos dentes decíduos inicia-se na 6ª semana do desenvolvimento embrionário e dos dentes permanentes sucessores, entre a 20ª semana do desenvolvimento embrionário e o 10° mês após o nascimento. Os molares permanentes se formam entre a 20ª semana intrauterina (primeiro molar) e 5 anos de idade (terceiro molar). Alterações nesse padrão de desenvolvimento resultam em ausência de dentes ou formação de dentes supranumerários.[2]

Outra importante alteração no padrão de desenvolvimento diz respeito à estrutura dentária, como a hipoplasia, em que a formação de matriz orgânica do esmalte e/ou da dentina foi deficiente; ou a hipomineralização, em que a deficiência ocorreu na mineralização da matriz. As causas podem ser genéticas e congênitas.[3] As maiores associações quanto à etiologia estão relacionadas com prematuridade, baixo peso ao nascimento, infecções virais e bacterianas, alergias e febres. Algumas dessas alterações podem predispor a cáries e transtornos de erupção.[4]

Crescimento facial e amamentação

O recém-nascido apresenta retrognatismo mandibular fisiológico. A mandíbula se encontra retroposicionada em relação à maxila e a língua se interpõe entre rodetes gengivais.[5,6] A correção dessa retrusão fisiológica se inicia no nascimento e espera-se que, por volta do 6º mês de vida, coincidindo com o aparecimento dos primeiros dentes, esteja corrigida para que uma oclusão normal possa se estabelecer.[7] A amamentação desempenha, além do seu papel de nutrição, estímulo de crescimento e desenvolvimento facial para a correção desse retrognatismo. A ordenha do seio materno, em uma pega correta, faz a mandíbula mover-se para a frente e para trás, aumentando o fluxo sanguíneo nas cartilagens condilares e na cavidade articular, ativando a musculatura e resultando em remodelamento, o que leva a mandíbula a crescer. Além disso, enquanto o lactente mama, a pressão de língua e mamilo contra o palato estimula o crescimento transversal da maxila. Sucção e deglutição são funções inatas, aprendidas e treinadas na vida intrauterina. A respiração nasal é o primeiro reflexo do recém-nascido ao nascer. O contato dos lábios no mamilo induz à sucção e treina a respiração nasal, que desempenha papel importantíssimo, pois estimula o crescimento da cavidade nasal e dos seios da face e, consequentemente, o desenvolvimento craniofacial.[5] A amamentação tem impacto positivo na mastigação e na duração da amamentação, associada à qualidade da função mastigatória em pré-escolares.[8]

Em torno do 6º mês de vida, os dois rodetes gengivais já devem estar corretamente posicionados um sobre o outro, formando o plano oclusal, aguardando então o nascimento dos primeiros dentes, os incisivos superiores e inferiores. O contato desses incisivos (guia incisal) é o primeiro senso de oclusão do lactente e irá nortear a oclusão dos demais dentes. Por volta de 2 anos e meio de idade estarão totalmente em oclusão.[7] Portanto, além de todos os benefícios que a amamentação pode proporcionar, esse primeiro estímulo de crescimento e desenvolvimento mandibular é ímpar. O crescimento craniofacial se dá por estímulos (cargas nos periósteos) e pelo crescimento induzido pelas matrizes funcionais (passagem de ar pelo nariz).[5]

Nesse aspecto, é importante sempre avaliar e tratar doenças que dificultem a respiração nasal ou que obriguem a criança a respirar pela boca, modificando também, de forma desfavorável, as ações musculares. Estudos apontam para um crescimento facial muito significativo, em termos absolutos e relativos, até os 6 anos de idade, e também no primeiro ano de vida. Até os 6 anos de idade, a criança já apresenta 80% do crescimento facial sagital do adulto, o que faz com que, se necessárias, as orientações preventivas e intervenções sejam oportunas. Daí a importância de acompanhamento e orientação, visando controlar os aspectos envolvidos, como amamentação, mastigação, respiração, não introdução de hábitos de sucção não nutritiva e/ou orientação para remoção.[9]

Erupção

A erupção, no seu sentido mais amplo, compreende toda a movimentação do dente no sentido oclusal, durante sua formação, até atingir sua posição funcional. O período eruptivo dos dentes decíduos tem início por volta do 6º mês de vida pós-natal e vai até o 30º mês de vida. As tabelas de cronologia de erupção consideram o aparecimento do dente na cavidade bucal, porém as tabelas não são regras, mas sim referências para guiar e auxiliar o profissional no acompanhamento do desenvolvimento fisiológico.[10]

Embora o primeiro dente deva erupcionar por volta do 6º mês, alguns recém-nascidos podem já nascer com dentes (dentes natais) ou tê-los erupcionados no 1º mês de vida (dentes neonatais). Essa erupção atípica normalmente acomete incisivos inferiores e em grande parte representa dentes da dentição normal, visto que menos de 10% dos dentes natais e neonatais são supranumerários. É importante observar se esses dentes interferem na amamentação, se causam úlceras traumáticas no lactente ou, ainda, se não estão firmes e, portanto, com risco de aspiração. Em casos como esses, a consulta ao odontopediatra é de extrema importância para que se estabeleça a correta intervenção.[11]

A erupção pode ser precedida por hematoma de erupção ou cisto de erupção. Este aparece como área edemaciada e azulada na região correspondente ao dente em erupção, sendo um processo autolimitado e que, normalmente, não necessita intervenção, desaparecendo com a irrupção do dente na cavidade oral. A erupção da dentição decídua vem sendo associada a sintomas como irritabilidade, irritação na região da gengiva e perda de apetite. A literatura não mostra associação da erupção com febre, diarreia e infecções respiratórias, porém esse aspecto ainda é controverso.[10,12]

Cárie dentária

A cárie é uma doença multifatorial, não transmissível, influenciada por fatores como colonização bacteriana, tipo e frequência de alimentos cariogênicos consumidos e tempo de exposição. É uma doença complexa, causada pelo desequilíbrio no balanço entre o mineral do dente e o fluido do biofilme. Saber que os fenômenos de desmineralização, que ocorrem na superfície dentária na presença de carboidratos fermentáveis, são fisiológicos e entender a dinâmica de desmineralização-remineralização se faz necessário.

As flutuações de pH causadas pelo metabolismo dos nutrientes pelas bactérias do biofilme fazem o dente experimentar perdas e ganhos minerais. A frequência de consumo de carboidratos fermentáveis aumenta a produção de ácidos, podendo chegar a pH crítico (abaixo de 5,5 para o esmalte e 6,2 a 6,3 para a dentina) e levar à desmineralização não compensada por remineralização, o que resulta em perda mineral, podendo resultar em lesões iniciais não cavitadas (superfície do esmalte rugosa e opaca, clinicamente visível como mancha branca). Havendo progressão da desmineralização, há o rompimento da superfície do esmalte, formando a cavidade de cárie. Um dos papéis da saliva é neutralizar ácidos de forma a interromper a perda mineral. A presença de flúor na cavidade bucal diminui a desmineralização e ativa a remineralização, repondo os minerais perdidos de forma mais eficiente.

A relação entre açúcar (sacarose e outros carboidratos fermentáveis) e cárie já é bastante conhecida. A sacarose é o açúcar mais cariogênico, pois serve de substrato para formação de um polissacarídeo extracelular que permite a formação de um biofilme poroso e espesso. A frequência do consumo desses alimentos está relacionada à formação da cárie; e aqueles com açúcar de consistência pegajosa, por permanecerem mais tempo na cavidade oral, são mais cariogênicos. Outros açúcares da dieta, como lactose e amido, apresentam cariogenicidade menor. A lactose promove menor queda de pH que a sacarose, porém com capacidade de desmineralizar a dentina. O amido também apresenta cariogenicidade maior para desmineralização da dentina, e sua associação com a sacarose torna o biofilme ainda mais cariogênico. Portanto, o potencial cariogênico de alimentos como mingaus, pães e biscoitos deve receber atenção especial. Se o alimento contiver amido hidrolisado, como ocorre nos alimentos industrializados, ocorre rápida fermentação, promovendo perda mineral significativa.

De acordo com o último levantamento epidemiológico do Ministério da Saúde, no Brasil, uma criança aos 5 anos de idade, dentição decídua, possui, em média, 2,43 dentes com experiência de cárie. Crianças brasileiras de 12 anos de idade e adolescentes, de 15 a 19 anos de idade, dentição permanente, apresentam, respectivamente, em média 2,07 e 4,25 dentes com experiência de cárie dentária. A prevalência de cárie aos 12 anos de idade tem se reduzido ao longo dos anos no Brasil em virtude do maior acesso aos produtos fluoretados (água de abastecimento e dentifrícios fluoretados). Porém, a cárie apresenta ainda distribuição desigual na população de escolares, e 20% deles passaram a concentrar 60% da doença (polarização). A experiência de cárie de crianças de classes sociais menos favorecidas é maior. Os índices de cárie nas regiões brasileiras também apresentam variação, reflexo das diferentes condições socioeconômicas das regiões brasileiras.[13,14]

Cárie na primeira infância

Cárie na primeira infância é definida como a presença de uma ou mais superfícies cariadas (cavitada ou não cavitada), perdidas ou restauradas (em razão da cárie) em qualquer dente decíduo de uma criança com menos de 6 anos de idade. Possui dinâmica multifatorial, determinada pelo consumo de açúcar e mediada por biofilme, que resulta no desequilíbrio entre os processos de (des- e re-) mineralização dos tecidos dentários (esmalte e dentina).[15] Há evidências que associam cárie dental na infância com diminuição da qualidade de vida das crianças e de suas famílias.[16] A alta frequência alimentar após os 12 meses, incluindo tanto o uso de mamadeira quanto o aleitamento materno, está positivamente associada à cárie dentária na primeira infância, sugerindo possíveis alvos no início da vida para a prevenção da cárie.[17]

A promoção do aleitamento materno exclusivo no início da vida não aumenta o risco de cárie. Após os 12 meses e já com grande número de dentes, a amamentação frequente e, principalmente, durante a noite, está fortemente implicada no desenvolvimento da cárie, isso porque, nesse momento, muitos lactentes já estão consumindo outros alimentos e bebidas e a higiene oral costuma ser nula ou deficiente.[17] A prevenção primária da cárie na primeira infância baseia-se em melhorar o conhecimento de pais/cuidadores e profissionais da saúde, limitando o consumo infantil de açúcares livres em bebidas e alimentos e propiciando a exposição diária ao flúor.[15]

Os 1.000 dias e a relação com a saúde bucal

Os 1.000 dias da vida da criança, que compreendem o período entre a gestação e os dois primeiros anos de vida, é considerado uma janela de oportunidades para a criação e o desenvolvimento de hábitos nutricionais que garantam desenvolvimento saudável que irão se perpetuar ao longo da vida. A formação do paladar inicia-se na 23ª semana de vida intrauterina e, durante o 1° e 2° anos de vida, estabelecem-se hábitos alimentares e preferências que podem se perpetuar ao longo da vida adulta. O açúcar não deve ser oferecido à criança antes dos 2 anos de idade. Uma alimentação baseada em boas escolhas contribui para a adequada nutrição e prevenção de problemas como a cárie (normalmente a primeira doença que resulta de hábitos alimentares inadequados) e de futuras doenças crônicas que se podem prevenir, como diabetes melito, obesidade e hipertensão arterial sistêmica.[15]

Introdução da alimentação complementar

Entende-se por alimentação complementar o conjunto de alimentos que são ofertados ao lactente, a partir do 7º mês de vida, em complemento ao aleitamento materno ou às fórmulas infantis. Esse é um momento muito relevante, pois a boca, como órgão sensorial importantíssimo, passará a conhecer e reconhecer novos sabores e texturas. A alimentação oferecida ao lactente deve ser rica não só do ponto de vista nutricional, mas também deve acompanhar os desenvolvimentos motor e neurológico, além de ter consistência e textura que permitam o desenvolvimento orofacial. Deve-se incentivar a criança a tocar e levar alimentos à boca com as próprias mãos para que os movimentos mais amplos de abertura e fechamento e a mastigação sejam executados. A consistência da dieta deve ir se adaptando ao desenvolvimento motor e à presença dos dentes na cavidade oral. Na preparação dos alimentos, não é recomendado liquidificar ou esmagar em demasia. Ao longo de toda a infância, a criança deve receber alimentos de perfis duros, secos e fibrosos, para que os movimentos mastigatórios sejam capazes de contribuir com o desenvolvimento da oclusão e da face.[7] Uma mastigação bilateral alternada é o ideal a ser alcançado para otimizar o desenvolvimento da oclusão e só irá ocorrer diante de uma dieta de consistência adequada.[18] Ver Capítulo 8 – Alimentação complementar.

Outras alterações comuns na infância

Erosão

Os dentes podem sofrer desgaste não fisiológico resultante do ataque ácido, sem envolvimento bacteriano, às superfícies dentárias, conhecido por desgaste dentário erosivo, e sua prevalência tem aumentado ao longo dos anos na população. Muitos estudos relatam a presença de erosão dentária em crianças e adolescentes. Estima-se que na dentição decídua a prevalência seja de 30 a 50% e, na dentição permanente, entre 20 e 50%. Tanto na dentição decídua como na permanente as áreas mais afetadas são as faces palatinas dos dentes superiores e oclusal dos molares inferiores.[19,20]

A etiologia da erosão dentária pode ser intrínseca ou extrínseca. A erosão de etiologia intrínseca está relacionada aos ácidos de origem endógena, como os que compõem o suco gástrico, que atingem a cavidade oral em decorrência de vômitos recorrentes e/ou refluxo gastroesofágico. Nesses casos, as superfícies dentárias mais gravemente afetadas são as palatinas e linguais dos dentes, mas outras regiões também podem ser atingidas. Lesões compatíveis com desgaste erosivo por vômitos frequentes podem ser indicativas de transtorno alimentar, especialmente em pacientes adolescentes. Na anorexia nervosa não purgativa, o risco de desgaste erosivo é menor que na bulimia nervosa, em que o risco aumenta sete vezes. Muitas vezes, o dentista será o primeiro profissional da saúde a suspeitar de transtornos alimentares a partir da identificação dessas lesões.[21,22] Ver Capítulos 46 (Anorexia nervosa) e 47 (Transtornos alimentares).

A erosão de etiologia extrínseca corresponde ao desgaste causado por ácidos provenientes da dieta, medicamentos e estilo de vida. Bebidas e alimentos com pH baixo, como refrigerantes, sucos, isotônicos, frutas cítricas, guloseimas ácidas, consumidos de forma frequente e em excesso, estão implicados no processo erosivo.[23] A diminuição do consumo de leite e derivados, considerados fatores de proteção, muitas vezes ainda substituídos por alimentos ácidos, pode estar relacionada ao aumento da prevalência dessa condição. Crianças obesas apresentam maior risco de desgaste dentário erosivo pelo consumo alto de bebidas gaseificadas e sucos de fruta naturais e artificiais. Portanto, os pais devem ser alertados para evitar o consumo indiscriminado e frequente desses alimentos na dieta das crianças e adolescentes.[20,24]

Gengivite

A gengivite resulta do acúmulo de biofilme supragengival, ou seja, do biofilme presente na superfície dos dentes, e é definida como uma lesão inflamatória reversível resultante da interação do biofilme com a resposta imune-inflamatória do hospedeiro.[25] Diante do acúmulo de biofilme, entre 10 e 21 dias, haverá, em todos os pacientes, resposta inflamatória gengival com presença de sangramento. Quando restabelecida a higiene bucal, com remoção adequada e diária do biofilme, a inflamação é resolvida em sete dias.[26]

Portanto, a remoção mecânica do biofilme previne e trata a gengivite. Para tal, devem ser utilizadas escovas macias e de cabeça pequena e fio dental nas superfícies interproximais. Em lactentes e crianças pequenas deve ser tarefa dos pais ou responsáveis até aproximadamente 9 anos de idade, quando as crianças conseguem executar a higiene sozinhas, mas sob supervisão. Outro aspecto de fundamental importância é o uso do fio dental, indicado para limpeza dos espaços interdentais. Este deve ser incentivado desde o surgimento dos primeiros dentes, normalmente os incisivos centrais inferiores.[27]

Bruxismo

O bruxismo é uma atividade repetitiva da musculatura mastigatória, caracterizado pelo apertamento e ranger de dentes e/ou segurar ou empurrar a mandíbula. Possui duas manifestações circadianas distintas, pode ocorrer durante o sono ou durante a vigília.[28] Estudos indicam que o bruxismo noturno pode ter etiologia central, em virtude de alterações no sistema dopaminérgico, e algumas evidências sugerem transmissão genética.[29,30]

Existem alguns fatores de risco relacionados ao bruxismo, como estresse, ansiedade, sono agitado ou falta de sono e/ou respiração bucal. Esses aspectos são de extrema importância e devem ser observados e questionados durante a anamnese, pois norteiam o manejo clínico.[31,32] O bruxismo do sono é comum na infância, porém sua prevalência é difícil de ser estabelecida, uma vez que os estudos são muito heterogêneos nesse sentido. Entretanto, sabe-se que diminui com o avanço da idade.[33] O diagnóstico do bruxismo do sono costuma ser bastante desafiador. O exame padrão-ouro é a polissonografia, porém com limitações quanto a custo e cooperação em crianças pequenas. Por isso, geralmente, a avaliação é feita por meio de anamnese e exame odontológico, em que se consideram o relato dos pais e a presença de sinais clínicos, como facetas de desgaste nos dentes. É importante ressaltar que apenas o desgaste dentário não é indicativo de atividade de bruxismo atual, podendo ser sinal clínico de atividade prévia.[34]

A literatura não fornece informações adequadas quanto ao tratamento do bruxismo. No entanto, a sua abordagem deve buscar correlacionar os fatores de risco, avaliar as perdas e os desgastes e orientar para a importância da higiene do sono, se a anamnese for sugestiva. Se necessário, o manejo com placas interoclusais ou aparelhos pode ser indicado.[35,36]

Higiene bucal

A higiene bucal do lactente deve ser iniciada com o nascimento do primeiro dente e já pode ser realizada com escova de dente de cabeça pequena e cerdas macias e dentifrício fluoretado. A escovação com dentifrício fluoretado associa a desorganização e remoção mecânica do biofilme dental, e a liberação de fluoreto é comprovadamente eficaz na redução das perdas minerais da estrutura dentária.[10,37,38] Deve-se orientar o uso de fio dental, quando aparecerem os contatos entre os dentes, pois hábitos adquiridos na infância são levados para a vida adulta, trazendo benefícios à saúde.[39]

Embora os pais possam se preocupar com o uso de flúor na infância, quando utilizado na quantidade correta, ele é seguro e efetivo na prevenção da cárie. Até os 3 anos de idade, a quantidade de dentifrício deve ser equivalente a um grão de arroz e, a partir dos 3 anos de idade, equivalente a um grão de ervilha. O creme dental fluoretado deve ter concentração padrão de 1.100 ppm de flúor e deve ser utilizado pelo menos duas vezes ao dia.[10,40]

A higiene bucal deve ser realizada pelo responsável até, aproximadamente, os 9 anos de idade, mas a criança pode ser estimulada a também executar a higiene sozinha, como forma de motivação e educação preventiva.[27] Para minimizar o risco de fluorose, além da supervisão de um adulto e da quantidade correta de creme dental na escova, é importante que a criança seja sempre estimulada a cuspir. Adicionalmente, medidas de redução da absorção do flúor ingerido, como a escovação logo após as refeições, também podem ser recomendadas para crianças com até 4 anos de idade, em razão do maior risco de desenvolvimento de fluorose nos incisivos centrais superiores nessa faixa etária.[41]

Hábitos orais

Já é fortemente estabelecida na literatura a associação do uso de chupeta e má oclusão. Crianças que praticam sucção não nutritiva estão propensas a desenvolver mordida aberta anterior e mordida cruzada posterior, e essas alterações não necessariamente retrocedem quando o hábito é cessado. Sabe-se que a duração e a frequência do hábito são fatores importantes, quanto maior a frequência e a duração, maiores os efeitos prejudiciais. Portanto, o mais indicado é não oferecer bicos e chupetas ao lactente e, se o fizer, utilizá-los de forma criteriosa e removê-los assim que possível.[42-44]

Primeira consulta odontológica

O pré-natal odontológico e a orientação odontológica deveriam ser sempre realizados já durante a gestação. O período gestacional oferece um momento único de promoção de saúde. Todos os aspectos abordados sobre amamentação, introdução alimentar, 1.000 dias e crescimento podem ser apresentados e concorrerão para práticas baseadas em conhecimentos. O exame da cavidade oral do recém-nascido deve ser realizado ainda na maternidade, de forma a verificar se as estruturas orais apresentam-se dentro da normalidade (palato, rodetes gengivais, freio lingual, bochechas).

A primeira consulta odontológica da criança deve ocorrer no nascimento do primeiro dente ou durante o primeiro ano de vida.[45] Na primeira consulta, é importante a realização de extensa anamnese sobre a gestação, o momento do nascimento e a saúde do lactente, buscando levantar hábitos e rotina. Conhecer a família, suas experiências odontológicas e suas expectativas sobre a saúde oral da criança permite maior asserção nas orientações preventivas. Realiza-se, então, o exame do lactente, da face e da cavidade oral. Então, diante de todas as informações colhidas, podem-se fornecer orientações e instruções que sejam abrangentes, mas também individualizadas. Ao longo de toda a infância, a criança precisa ter acompanhamento odontológico.

Aconselhamentos quanto à dieta

- Estimular a amamentação.
- Se utilizar fórmulas infantis, orientar para não adicionar açúcar, mucilagem ou carboidratos na preparação da mamadeira.
- Não permitir que o lactente adormeça com mamadeiras açucaradas ou sucos na boca.
- Orientar para não utilizar mel na alimentação de lactentes e muito menos nas chupetas e mamadeiras.
- Introduzir a alimentação complementar com alimentos *in natura*, variando-os para que a criança possa explorar novos sabores e texturas.
- Manter alimentação saudável ao longo de toda a infância, evitando alimentos com açúcar, principalmente entre as refeições.
- Organizar a consistência da alimentação oferecida, considerando as habilidades da criança e o desenvolvimento motor e dentário, de forma que a criança tenha sempre estímulos adequados para o desenvolvimento da mastigação, de levemente amassados até pedaços mais inteiros.
- Oferecer alimentos que apresentem consistência dura, seca e fibrosa de forma gradual e ao longo de toda a infância.
- Preferir sempre a oferta de água a sucos.
- Após os 2 anos de idade, alimentos com açúcar, se ofertados, devem ser feitos de forma racional, sem excessos e lembrando sempre que a frequência está muito associada às cáries.
- Alimentos de textura pegajosa, por exemplo, bolachas, salgadinhos, flocos de milho, balas e pirulitos, que permanecem muito tempo sobre os dentes, aumentam o risco de cáries.
- Oferecer alimentação de qualidade durante a infância, de preferência *in natura*.
- Manter adequada rotina de alimentação, com local apropriado, sem distrações e com boa postura corporal para comer.

Referências bibliográficas

1. The new definition of oral health and relationship between oral health and quality of life. Chin J Dent Res. 2017;20(4):189-92.
2. Nanci A. Ten Cate - Histologia Oral. 8.ed. Rio de Janeiro: Elsevier; 2013.
3. Neville BW. Patologia oral e maxilofacial. 4.ed. Rio de Janeiro: Elsevier; 2016.
4. Takaoka LA, Goulart AL, Kopelman BI, Weiler RM. Enamel defects in the complete primary dentition of children born at term and preterm. Pediatr Dent. 2011;33(2):171-6.
5. Enlow DH. Handbook of Facial Growth. 3.ed. Philadelphia: Sauders; 1990.
6. Faltin Jr K. A importância da amamentação natural no desenvolvimento da face. Inst Paul Odontol. 1983;1(1):13-5.
7. Chedid SJ. Ortopedia e ortodontia para dentição decídua: atendimento integral ao desenvolvimento da oclusão infantil. São Paulo: Santos; 2012.
8. Pires SC, Giugliani ERJ, Caramez da Silva F. Influence of the duration of breastfeeding on quality of muscle function during mastication in preschoolers: a cohort study. BMC Public Health. 2012;12(1):934.
9. Gribel MN. Avaliação quantitativa e qualitativa do crescimento craniofacial em crianças até os seis anos de idade. Rev Dent Press. 1999;4(4):55-62.
10. Brecher EA, Lewis CW. Infant oral health. Pediatr Clin North Am. 2018;65(5):909-21.
11. Leung AK, Robson WL. Natal teeth: a review. J Natl Med Assoc. 2006;98(2):226-8.
12. Nemezio MA, Oliveira KMD, Romualdo PC, Queiroz AM, Paula-e-Silva FW, Silva RA et al. Association between fever and primary tooth eruption: a systematic review and meta-analysis. Int J Clin Pediatr Dent. 2017;10(3):293-8.
13. Maltz M, Tenuta LMA, Groisman S, Cury JA. Cariologia: conceitos básicos, diagnósticos e tratamento não restaurador. São Paulo: Artes Médicas; 2016.
14. SB Brasil 2010: pesquisa Nacional de Saúde Bucal: resultados principais. Brasília - DF: Ministério da Saúde: Secretaria de Atenção à Saúde: Secretaria de Vigilância em Saúde; 2014.
15. Pitts N, Baez R, Diaz-Guallory C et al. Early childhood caries: IAPD Bangkok Declaration. Int J Paediatr Dent. 2019;29:384-6.
16. Kramer PF, Feldens CA, Helena Ferreira S, Bervian J, Rodrigues PH, Peres MA. Exploring the impact of oral

diseases and disorders on quality of life of preschool children. Community Dent Oral Epidemiol. 2013;41(4):327-35.
17. Feldens CA, Rodrigues PH, de Anastácio G, Vítolo MR, Chaffee BW. Feeding frequency in infancy and dental caries in childhood: a prospective cohort study. Int Dent J. 2018;68(2):113-21.
18. Planas PP. Reabilitação neuroclusal. 2.ed. Rio de Janeiro: MEDSI; 1997.
19. Jaeggi T, Lussi A. Prevalence, incidence and distribution of erosion. In: Lussi A, Ganss C (orgs.). Monographs in Oral Science [Internet]. Basel: S. KARGER AG; 2014. p.55-73. Disponível em: https://www.karger.com/Article/FullText/360973; acessado em: 28 de fevereiro de 2021.
20. Schlueter N, Luka B. Erosive tooth wear – a review on global prevalence and on its prevalence in risk groups. Br Dent J. 2018;224(5):364-70.
21. Imfeld T. Dental erosion. Definition, classification and links. Eur J Oral Sci. 1996;104(2):151-5.
22. Moazzez R, Bartlett D. Intrinsic causes of erosion. In: Lussi A, Ganss C (orgs.). Monographs in Oral Science [Internet]. Basel: S. KARGER AG; 2014. p.180-96. Disponível em: https://www.karger.com/Article/FullText/360369; acessado em: 28 de fevereiro de 2021.
23. Murakami C, Oliveira LB, Sheiham A, Nahás Pires Corrêa MS, Haddad AE, Bönecker M. Risk indicators for erosive tooth wear in brazilian preschool children. Caries Res. 2011;45(2):121-9.
24. Tschammler C, Simon A, Brockmann K, Röbl M, Wiegand A. Erosive tooth wear and caries experience in children and adolescents with obesity. J Dent. 2019;83:77-86.
25. Chapple ILC, Mealey BL, Dyke TEV, Bartold PM, Dommisch H, Eickholz P et al. Periodontal health and gingival diseases and conditions on an intact and a reduced periodontium: Consensus report of workgroup 1 of the 2017 World Workshop on the Classification of Periodontal and Peri-Implant Diseases and Conditions. J Clin Periodontol. 2018;45(Suppl 20):S68-S77.
26. Löe H, Theilade E, Jensen S B. Experimental gingivitis in man. J Periodontol. 1965;36:177-87.
27. Maltz M. Prevenção das doenças cárie e periodontal. In: Toledo OA. Odontopediatria: fundamentos para a prática clínica. 2.ed. São Paulo: Premier; 1996.
28. Lobbezoo F, Ahlberg J, Glaros AG, Kato T, Koyano K, Lavigne GJ et al. Bruxism defined and graded: an international consensus. J Oral Rehabil. 2013;40(1):2-4.
29. Lobbezoo F, Soucy J-P, Montplaisir JY, Lavigne GJ. Striatal D2 receptor binding in sleep bruxism: a controlled study with iodine-123-iodobenzamide and single-photon-emission computed tomography. J Dent Res. 1996;75(10):1804-10.
30. Hublin C, Kaprio J, Partinen M, Koskenvuo M. Sleep bruxism based on self-report in a nationwide twin cohort. J Sleep Res. 1998;7(1):61-7.
31. Guo H, Wang T, Niu X, Wang H, Yang W, Qiu J et al. The risk factors related to bruxism in children - a systematic review and meta-analysis. Arch Oral Biol. 2018;86:18-34.
32. Guo H, Wang T, Li X, Ma Q, Niu X, Qiu J. What sleep behaviors are associated with bruxism in children? A systematic review and meta-analysis. Sleep Breath. 2017;21(4):1013-23.
33. Manfredini D, Restrepo C, Diaz-Serrano K, Winocur E, Lobbezoo F. Prevalence of sleep bruxism in children: a systematic review of the literature. J Oral Rehabil. 2013;40(8):631-42.
34. Carra MC, Huynh N, Lavigne G. Sleep Bruxism: A comprehensive overview for the dental clinician interested in sleep medicine. Dent Clin North Am. 2012;56(2):387-413.
35. Chisini LA, San Martin AS, Cademartori MG, Boscato N, Correa MB, Gottems ML. Interventions to reduce bruxism in children and adolescents: a systematic scoping review and critical reflection. Eur J Pediatr. 2020;179(2):177-89.
36. Ierardo G, Mazur M, Luzzi V, Calcagnile F, Ottolenghi L, Polimeni A. Treatments of sleep bruxism in children: a systematic review and meta-analysis. Cranio. 2021;39(1):58-64.
37. Cury JA, Tenuta LMA. Enamel remineralization: controlling the caries disease or treating early caries lesions? Braz Oral Res. 2009;23(suppl 1):23-30.
38. Tenuta LMA, Cury JA. Laboratory and human studies to estimate anticaries efficacy of fluoride toothpastes. In: van Loveren C (org.). Monographs in Oral Science [Internet]. Basel: S. KARGER AG; 2013. p.108-24. Disponível em: https://www.karger.com/Article/FullText/350479; acessado em: 9 de março de 2021.
39. de Oliveira KMH, Nemezio MA, Romualdo PC, da Silva RAB, de Paula E Silva FWG, Küchler EC. Dental flossing and proximal caries in the primary dentition: a systematic review. Oral Health Prev Dent. 2017;15(5):427-34.
40. Cury JA, Tenuta LMA. Evidence-based recommendation on toothpaste use. Braz Oral Res. 2014;28(spe):1-7.
41. de Oliveira BH, Santos APP, Nadanovsky P. Uso de dentifrícios fluoretados por pré-escolares: o que os pediatras precisam saber? Residência Pediátrica. 2012;2(2):12-9.
42. Duncan K, Mcnamara C, Ireland AJ, Sandy JR. Sucking habits in childhood and the effects on the primary dentition: findings of the Avon Longitudinal Study of Pregnancy and Childhood. Int J Paediatr Dent. 2008;18(3):178-88.
43. Ling HTB, Sum FHKMH, Zhang L, Yeung CPW, Li KY, Wong HM et al. The association between nutritive, non-nutritive sucking habits and primary dental occlusion. BMC Oral Health. 2018;18(1):145.
44. Warren JJ, Bishara SE, Steinbock KL, Yonezu T, Nowak AJ. Effects of oral habits' duration on dental characteristics in the primary dentition. J Am Dent Assoc. 2001;132:1685-93.
45. Ruiz DR. Primeira visita ao odontopediatra. Recomendações e atualização de condutas em pediatria. Sociedade de Pediatria de São Paulo. 2010;54:5-7.

CAPÍTULO 12

Como fazer um plano alimentar

Carlos Alberto Nogueira-de-Almeida
Elza Daniel de Mello

Introdução

Quando um paciente busca atendimento com um profissional de saúde, quase sempre ele tem a expectativa de receber algum tipo de orientação, seja a prescrição de um fármaco, uma sugestão de conduta ou um encaminhamento. Nesse contexto, todo paciente atendido pelo médico nutrólogo ou pelo nutricionista deveria receber algum tipo de orientação alimentar. Nem sempre, entretanto, será necessária a prescrição de uma "dieta". Em alguns casos, será sugerido algum ajuste, como a redução na ingestão de açúcar simples ou o aumento no consumo de frutas. Haverá, também, situações em que se fará necessária a exclusão de determinado alimento ou nutriente, como pode ocorrer com glúten ou proteína do leite de vaca. Em todos esses casos, o profissional está fazendo um planejamento alimentar. Entre os médicos nutrólogos, tem sido cada vez mais adotado o termo nutroterapia, que inclui uma série de condutas, direcionadas ao processo de alimentação e nutrição, e que encerra a consulta, depois de o diagnóstico ter sido obtido. O objetivo deste capítulo é discorrer especificamente sobre como se elabora, tecnicamente e de maneira genérica, uma prescrição individualizada, focada na alimentação, abordando-se a técnica para a elaboração de planejamento para o paciente saudável, uma vez que esse esqueleto servirá de base para as infinitas possibilidades nutroterápicas que se aplicam às situações de doença.

Antes de iniciar a elaboração do plano alimentar, é importante considerar algumas premissas:

- Quantas calorias são necessárias?
- Como as calorias serão distribuídas entre as refeições?
- Qual o hábito alimentar do paciente?
- A prescrição será feita por grupos de alimentos ou por alimentos?
- Será usado sistema informatizado para auxiliar a prescrição?

Definição do valor energético do plano

Para decidir quantas calorias deverão ser prescritas, existem dezenas de métodos, incluindo-se equações, tabelas, equipamentos etc. Seguramente, essa é uma das etapas mais importantes, porque um erro nessa definição poderá frustrar tentativas de emagrecimento, de ganho ponderal, de hipertrofia muscular ou, quando o objetivo do plano for apenas prescrever uma alimentação saudável, levar o paciente a se desnutrir ou a ganhar peso em excesso. Assim, sempre que possível, a melhor alternativa é optar pelos métodos mais precisos, especialmente a calorimetria. Esse é um exame que, até há pouco tempo, era extremamente caro e praticamente restrito aos ambientes universitários. Hoje, já existem aparelhos portáteis, de custo mais acessível, que podem ser usados dentro da própria clínica e que permitem a mensuração bastante precisa da taxa de metabolismo basal (TMB). Conforme discutido no Capítulo 4 (Avaliação nutrológica), a bioimpedanciometria pode também ser usada para essa finalidade. A partir da obtenção da TMB, é possível calcular a necessidade energética diária total do paciente, o que pode ser feito da seguinte forma:

A. Divide-se a TMB por 24 para se obter o gasto basal por hora.
B. Para cada hora em que o paciente permaneceu acordado, mas sem realizar atividade física relevante, entende-se que ele gastou apenas o valor relativo ao metabolismo basal.
C. Para cada hora em que esteve dormindo, entende-se que ele gastou o equivalente a 90% do metabolismo basal.
D. Para cada hora em que esteve em atividade física, entende-se que gastou o total calculado por meio do equivalente metabólico (MET) (Tabela 1).
E. É necessário, também, somar um valor chamado de ação dinâmico-específica dos alimentos (ADE), também chamada de efeito térmico dos alimentos, que se refere ao gasto energético do corpo para metabolizar os alimentos ingeridos e que equivale a cerca de 10% da TMB diária.

TABELA 1 Equivalente metabólico (MET)

MET é uma sigla para equivalente metabólico. O valor de 1 MET é definido como a energia gasta por uma pessoa de determinado peso quando está acordada e sentada sossegadamente. Da mesma forma, para cada atividade física existe um determinado valor de MET. Ao se multiplicar esse valor pelo peso, obtém-se o total de energia gasto em 1 hora dessa atividade. Seguem alguns exemplos de valores de MET		
Atividade leve (< 3,0 MET)	Atividade moderada (3,0 a 6,0 MET)	Atividade vigorosa (> 6,0 MET)
Caminhada (passeio): 2,0	Caminhada (rápida): 3,3	Caminhada muito rápida: 6,3
Trabalho sentado: 1,5	Caminhada muito rápida, sem correr: 5,0	*Jogging*: 8,0 a 10,0
Trabalho leve em pé: 2,0 a 2,5	Lavar carro: 3,0	Corrida: 11,5
Pescar sentado: 2,5	Treinar basquete: 4,5	Jogar basquete: 8,0
Tocar um instrumento: 2,0 a 2,5	Ciclismo no plano: 6,0	Jogar futebol: 7,0 a 10,0
	Dança leve: 3,0	Natação intensa: 8,0 a 11,0
	Dança intensa: 4,5	Jogar tênis individual: 8,0
	Natação normal: 6,0	Jogar vôlei: 8,0
	Tênis de mesa: 4,0	

Fonte: Haskell, 2007.[1]

Exemplo: adolescente de 12 anos, com 60 kg. Ele dorme 8 horas por dia, joga futebol 1 hora todos os dias, mantém-se 15 horas sem atividade física relevante e a calorimetria mostrou TMB de 1.560 calorias, portanto, 65 calorias/hora.

O cálculo de sua necessidade energética total seria:

- Gasto durante o sono: 8 × (65 – 10%) = 8 × 58,5 = 468 calorias.
- Gasto durante as 15 horas: 15 × 65 = 975 calorias.
- Gasto durante o futebol: 7 MET por hora × peso = 7 × 60 kg = 420 calorias.
- Gasto referente à ADE: 10% de 1.560 = 156 calorias.
- Valor total: 468 + 975 + 420 + 156 = 2.019 calorias por dia.

Sendo assim, uma prescrição nutroterápica para esse adolescente deveria conter em torno de 2.000 calorias por dia, a menos que seu objetivo fosse perder ou ganhar peso, já que, nessas circunstâncias, seria necessário, respectivamente, reduzir ou aumentar esse valor.

Pode-se observar que o valor da TMB utilizado nos cálculos acima foi obtido por meio da calorimetria. Entretanto, o mesmo raciocínio pode ser realizado quando ela é obtida por outros métodos, como equações, apresentadas no Quadro 1. Deve-se salientar que a TMB obtida por meio de equações matemáticas está sujeita a uma série de possíveis erros e, especialmente para os obesos, fornecem, quase sempre, valores superestimados.

Apesar de ser possível a realização da estimativa da necessidade energética por meio dos métodos baseados na TMB, na prática de consultório muitas vezes não se pode dispender o tempo necessário para sua realização. Por esse motivo, é cada mais aceito o uso de tabelas simplificadas, em que se pode fazer uma estimativa inicial bastante adequada e, nas consultas subsequentes, implementar eventuais ajustes que se fizerem necessários. Uma das tabelas mais usadas para esse fim está apresentada na Tabela 2. Por meio dela é possível obter, diretamente, a necessidade energética diária total estimada, de acordo com sexo, grau de atividade física e faixas de idade. Por fim, observa-se que, se no exemplo acima, em vez dos cálculos que levaram

QUADRO 1 Fórmulas usadas para cálculo da taxa metabólica basal (TMB)
Fórmula da OMS/FAO
Menores de 3 anos
Meninos: [60,9 x peso (kg)] – 54
Meninas: [61 x peso (kg)] – 51
3 a 10 anos
Meninos: {[95 x peso (kg)] + 2071}/4,186
Meninas: {[94 x peso (kg)] + 2088}/4,186
10 a 18 anos
Meninos: [16,6 x peso (kg)] + [77 x altura (cm)] + 572
Meninas: [7,4 x peso (kg)] + [482 x altura (cm)] + 217
Fórmula de Harris-Benedict
Indivíduos entre 15 e 74 anos
Homens: 66,437 + [5,0033 x altura (cm)] + [13,7516 x peso (kg)] – [6,755 x idade (anos)]
Mulheres: 655,0955 + [1,8496 x altura (cm)] + [9,5634 x peso (kg)] – [4,6756 x idade (anos)]

Fonte: Wahrlich, 2001.[2]

TABELA 2 Necessidade energética diária total de acordo com idade e sexo

		Nível de atividade física		
Grupo	Idade (anos)	Sedentário	Moderadamente ativo	Ativo
Crianças	2 a 3	1.000	1.000 a 1.400	1.000 a 1.400
Meninas	4 a 8 9 a 13 14 a 18	1.200 1.600 1.800	1.400 a 1.600 1.600 a 2.000 2.000	1.400 a 1.800 1.800 a 2.200 2.400
Meninos	4 a 8 9 a 13 14 a 18	1.400 1.800 2.200	1.400 a 1.600 1.800 a 2.200 2.400 a 2.800	1.600 a 2.000 2.000 a 2.600 2.800 a 3.200

Fonte: Dietary Guidelines for Americans, 2005.[3]

a um valor de 2.019 calorias por dia, tivesse sido utilizada a tabela, o valor sugerido ficaria entre 1.800 e 2.200 calorias por dia.

Distribuição calórica entre as refeições

Assim que se passa do sono para a vigília, o organismo eleva sua necessidade energética e, progressivamente, à medida que inicia suas atividades (levantar-se da cama, escovar os dentes, vestir-se, entre outras), passa a uma tendência de balanço energético negativo. Esse quadro, por sua vez, é rapidamente revertido com a ingestão alimentar que ocorre no café da manhã. Se a oferta for adequada, é provável que ela seja suficiente para garantir o equilíbrio até a próxima refeição e assim por diante, até o final do dia.

Durante a vida intrauterina, o feto recebe seus suprimentos continuamente, através da placenta. Após o nascimento, estabelece-se novo modelo, baseado inicialmente na plenitude gástrica, em que se intercalam períodos de consumo e de jejum. O sono do recém-nascido não acontece necessariamente à noite, mas sim distribuído no decorrer das 24 horas. Nessa fase, os intervalos costumam ser fixos, em geral em torno de 3 horas, e o total ingerido é praticamente o mesmo em toda mamada, ou seja, se o lactente mama oito vezes por dia, é provável que receba 1/8 de suas necessidades a cada vez. À medida que cresce, a criança passa a vivenciar novas rotinas, dormindo 8 ou mais horas consecutivas e se adaptando, cada vez mais, ao modelo de sua família. Geralmente, ao completar o primeiro ano, o padrão alimentar da criança é muito parecido com o do adulto, com a adoção de um regime de cinco ou seis refeições diárias.

Muito se tem estudado com o intuito de estabelecer qual a melhor distribuição das calorias ingeridas ao longo do dia. Pode-se dizer, com certeza, que esse padrão deve, sempre que possível, ser individualizado, já que as pessoas possuem diferentes modelos de atividade, intervalos entre as refeições, horas de sono, períodos de trabalho e estudo etc. De uma forma geral, divide-se percentualmente a oferta calórica da seguinte forma:

- Café da manhã: 15%
- Lanche da manhã: 10%
- Almoço: 30%
- Lanche da tarde: 10%
- Jantar: 30%
- Ceia: 5%

Café da manhã, almoço e jantar são consideradas as refeições principais; lanche da manhã, lanche da tarde e ceia configuram as intermediárias. Voltando ao exemplo acima, para o adolescente que deveria receber em torno de 2.000 calorias por dia, a distribuição ficaria assim:

- Café da manhã: 15% = 300 calorias
- Lanche da manhã: 10% = 200 calorias

- Almoço: 30% = 600 calorias
- Lanche da tarde: 10% = 200 calorias
- Jantar: 30% = 600 calorias
- Ceia: 5% = 100 calorias

Avaliação do hábito alimentar

Um dos aspectos mais importantes para garantir que o planejamento nutroterápico seja efetivamente seguido pela criança e/ou adolescente é a tentativa de aproximá-lo, tanto quanto possível, de sua alimentação habitual. Para isso, é preciso conhecê-la. Além da anamnese alimentar, pode-se utilizar algum inquérito, como o recordatório de 24 horas e o registro da alimentação habitual. Com esses instrumentos, é possível saber os horários habituais das refeições, quantidades ingeridas, aspectos culturais da família, preferências, rejeições etc. A técnica para os inquéritos alimentares está discutida em detalhes no Capítulo 4 (Avaliação nutrológica).

Prescrição por grupos ou por alimentos

Essa é uma das definições mais relevantes que se deve considerar para a nutroterapia, uma vez que apresenta implicações importantes para o prescritor e para o paciente.

Prescrever por alimentos significa que, a cada refeição, o profissional irá definir exatamente que alimentos serão consumidos e em que quantidade. Por exemplo:

ALMOÇO DA TERÇA-FEIRA
2 colheres de sopa de arroz branco
1 colher de sopa de feijão carioquinha
1 peito de frango médio
3 fatias de tomate
3 folhas de alface

Esse tipo de prescrição apresenta a grande vantagem de ser altamente preciso do ponto de vista nutricional. Por meio dela, é possível definir não apenas quantidades de macronutrientes como também de vitaminas e minerais. Por isso, deve ser a forma escolhida para as crianças com necessidades especiais, como aquelas internadas em terapia intensiva ou com doenças que necessitem de controle dietético rigoroso, como nefropatias ou doenças metabólicas. Por outro lado, para a prescrição ambulatorial, apresenta algumas desvantagens importantes, como o fato de não permitir escolhas à criança e de restringir o universo da alimentação aos produtos que foram definidos.

A outra opção é a prescrição por grupos de alimentos, que depende de algumas premissas simples, mas que, na prática, mostram-se altamente eficazes:

- Os alimentos podem ser agrupados de acordo com suas características e, dentro dos grupos, podem ser trocados livremente.
- Os alimentos são descritos sob a forma de "porção", que é a unidade de consumo e apresenta valor energético constante dentro do grupo.
- De acordo com a necessidade energética estimada individualmente, calcula-se o número de porções de cada grupo que devem ser consumidas em um dia.
- Os guias alimentares, como a Pirâmide da Sociedade Brasileira de Pediatria,[4] mostram o ponto de partida para a adequada distribuição dos grupos alimentares, de modo a se garantir a proporcionalidade entre os macronutrientes e a oferta suficiente de micronutrientes.
- Ao utilizar esse método, pode-se obter uma alimentação saudável, sem a necessidade de cálculos complexos.

Sendo assim, uma prescrição de almoço baseada em grupos de alimentos pode ser exemplificada como abaixo:

ALMOÇO
1 porção do grupo dos cereais, pães, tubérculos e raízes
1 porção do grupo dos feijões
1 porção do grupo das carnes
2 porções do grupo das verduras e legumes

Nesse caso, a família recebe não apenas a prescrição acima, mas também uma lista, onde encontrará, para cada grupo, os alimentos que o compõem e a quantidade correspondente a 1 porção. Observa-se que a orientação será a mesma para todos os "almoços", não sendo necessário definir-se o dia da semana, e a família poderá montar infinitas combinações, evitando a monotonia alimentar. Essa forma de nutroterapia, utilizada na maioria dos guias alimentares em todo o mundo, permite que, cumprindo as premissas básicas do planejamento, se possa obter uma alimentação saudável, completa e equilibrada. E a premissa mais importante está ligada à quantidade e à distribuição das porções, que devem atender às diferenças entre as faixas etárias. O Departamento de Nutrologia da Sociedade Brasileira de Pediatria sugere a distribuição mostrada na Tabela 3.[4]

O Quadro 2 mostra alguns componentes de cada grupo e suas respectivas medidas caseiras referentes a 1 porção. Mostra também quantas calorias são fornecidas em cada porção. Para obter uma lista mais completa, contendo a maioria dos alimentos habitualmente consumidos, consulte a tabela do artigo original de Philippi et al.,[5] que foi utilizada como base para a construção da pirâmide da Sociedade Brasileira de Pediatria.

De posse do número de porções de cada grupo indicadas para cada faixa etária e do valor calórico de cada porção, pode-se rapidamente montar um plano alimentar básico, que servirá de ponto de partida. O total de calorias fornecido (obtido somando-se todas as porções prescritas de cada grupo) deve ser agora comparado à necessidade energética diária que havia sido calculada. Caso estejam equivalentes, o plano estará pronto. Caso seja necessário, pode-se incluir ou (raramente) retirar uma ou mais porções, tomando-se o cuidado de sempre buscar preservar o equilíbrio. Para isso, sugere-se que, ao acrescentar calorias, 50% delas venham de grupos fontes de carboidratos (cereais, frutas etc.), os demais 50% venham dos grupos fontes de proteínas e lipídeos, que geralmente encontram-se associados (carnes, lácteos etc.). Essa divisão respeita a distribuição habitual de macronutrientes da dieta.

TABELA 3 Número de porções diárias recomendadas, de acordo com a faixa etária, por grupos de alimentos

Grupo alimentar	6 a 11 meses	1 a 3 anos	4 a 9 anos	10 a 20 anos
Cereais, pães, tubérculos e raízes	3	5	5	5 a 9
Verduras e legumes	3	3	3	4 a 5
Frutas	3	4	3	4 a 5
Leite, queijos e iogurtes	Leite materno	3	3	3
Carnes e ovos	2	2	2	1 a 2
Feijões	1	1	1	1
Óleos e gorduras	2	2	1	1 a 2
Açúcar e doces	0	1	1	1 a 2

Fonte: adaptada de SBP, 2018.[4]

QUADRO 2 Componentes dos grupos alimentares a quantidade referente a uma porção
Grupo dos cereais, pães, tubérculos e raízes (1 porção = 75 calorias)
Arroz branco cozido: 2 colheres de sopa Batata cozida: 1 + 1/2 colheres de servir ou 1 unidade pequena Macarrão: 2 colheres de sopa Pão francês: 1/2 unidade Pão de forma: 1 unidade Farinha de mandioca: 1 + 1/2 colheres de sopa
Grupo de verduras e legumes (1 porção = 8 calorias)
Legumes cozidos: 1 colher de sopa picados Legumes crus: 1 a 2 colheres de sopa Verdura: folhas cruas: 3 médias/6 pequenas Verdura: folhas cozidas/refogadas: 1 colher de sopa
Grupo das frutas (1 porção = 35 calorias)
Banana nanica: 1/2 unidade Mamão papaia: 1/2 unidade pequena Maçã média: 1/2 unidade Suco de laranja: 1/2 copo de requeijão Goiaba: 1/2 unidade pequena Laranja: 1 unidade pequena
Grupo das leguminosas (1 porção = 20 calorias)
Feijão cozido (grãos): 1 colheres de sopa Lentilha cozida: 1 colher de sopa rasa Ervilha cozida: 1 colher de sopa Grão de bico: 1 colher de sopa
Grupo das carnes e ovos (1 porção = 65 calorias)
Carne de boi cozida/refogada/grelhada: 2 colheres de sopa rasas ou 1/2 bife pequeno (35 g) Carne de frango cozida/grelhada: 1/2 sobrecoxa ou 1 filé pequeno (35 g) Carne de peixe cozida/grelhada/refogada: 1 posta pequena (65 g) Ovo cozido: 1 unidade Ovo frito: 1/2 unidade Bife de fígado: 1/2 bife pequeno (35 g)
Grupo dos leite e derivados (1 porção = 120 calorias)
Leite de vaca fluido: 200 mL Queijo prato: 2 fatias finas (30 g) Queijo mussarela: 2 fatias médias (40 g) Iogurte de polpa de frutas: 1 pote (120 g) Leite em pó integral: 2 colheres de sopa Queijo minas: 1 + 1/2 fatia média
Grupo do açúcar e dos doces (1 porção = 55 calorias)
Açúcar: 1 colher de sopa Doce caseiro: 1 colher de sopa (20 g) Geleia: 2 colheres de sobremesa
Grupo dos óleos e gorduras (1 porção = 37 calorias)
Manteiga ou creme vegetal: 1 colher de chá cheia (5 g) Óleo de soja: 1 colher de sopa rasa

Fonte: adaptada de SBP, 2018.[4]

Utilização de programa de computador

Da mesma forma como acontece com qualquer programa de computador, a prescrição informatizada do plano alimentar depende, fundamentalmente, do conhecimento das bases técnicas da nutroterapia. Em outras palavras, toda a metodologia discutida anteriormente precisa ser compreendida. A partir desse ponto, pode-se utilizar a informática para tornar o processo mais rápido, mais preciso e mais completo. Adicionalmente, um bom programa de computador acaba agregando várias outras funcionalidades, como a impressão de relatórios, o arquivamento de planos, o seguimento de dados sequencias etc., que tornam altamente interessante seu uso na rotina do profissional.

A Associação Brasileira de Nutrologia (Abran), em parceria com Powernet Tecnologia em Softwares, desenvolveu um programa para essa finalidade, atualmente na versão 3.0 (Nutro 3.0),[6,7] que é o único a trabalhar com grupos de alimentos (apesar de também permitir a prescrição por alimentos), além de apresentar uma série de outras funcionalidades que podem ser verificadas no site http://nutro30.com.br.

Referências bibliográficas

1. Haskell WL, Lee IM, Pate RR, Powell KE, Blair SN, Franklin BA et al. Physical activity and public health: updated recommendation for adults from the American College of Sports Medicine and the American Heart Association. Med Sci Sports Exerc. 2007;39:1423-34.
2. Wahrlich V, Anjos LA. Aspectos históricos e metodológicos da medição e estimativa da taxa metabólica basal: uma revisão da literatura. Cadernos de Saúde Pública. 2001;17(4):801-17, http://www.scielo.br/scielo.php?script=sci_arttext&pid=S0102-311X2001000400015&nrm=iso; acessado em: 25 de maio de 2021.
3. USA. Dietary Guidelines for Americans. Washington: Department of Health and Human Services; 2005.
4. SBP. Manual de Alimentação: orientações para alimentação do lactente ao adolescente, na escola, na gestante, na prevenção de doenças e segurança alimentar. 4.ed. Rio de Janeiro: Sociedade Brasileira de Pediatria; 2018.
5. Philippi ST, Cruz ATR, Colucci ACA. Pirâmide alimentar para crianças de 2 a 3 anos. Revista de Nutrição. 2003;16:5-19. Disponível em: http://www.scielo.br/scielo.php?script=sci_arttext&pid=S1415-52732003000100002&nrm=iso; acessado em: 25 de maio de 2021.
6. Murari MN, Nogueira-de-Almeida CA. Nutro 3.0. 3.0 ed. Jaú SP; 2021.
7. Nogueira-de-Almeida CA, Murari MN, editors. Nutro 3.0 e a importância da T.I. para o profissional de nutrição. Congresso Brasileiro de Nutrologia; 2017; São Paulo: ABRAN.

CAPÍTULO **13**

Psicologia da alimentação

Carla Cristina João Nogueira-de-Almeida

Introdução

Alimento é sinônimo de vida, e não à toa a alimentação é, desde sempre, primordial para a existência humana. Morre-se ao comer muito e, pelo contrário, morre-se pela inapetência. Entretanto, o fiel da balança, capaz de garantir o equilíbrio dessa equação, ainda é desconhecido na sua completude e de difícil implementação na rotina alimentar da maioria das famílias.

Não há como pensar e tratar obesidade, anorexia e bulimia nervosas, nem mesmo as chamadas dificuldades alimentares, sem considerar o fato de que todas são doenças de causas múltiplas e consequências diversas. Nesse paradigma atual a alimentação, então, deixa de ser apenas o suprimento de uma necessidade fisiológica, como função primordial, na medida em que se reconhece a existência de emoções associadas ao ato de comer. Sendo assim, fatores psicológicos e psicossociais crescem em importância e, por consequência, em estudo e busca de conhecimento que possibilite melhor compreensão e um tratamento infalível dessas doenças.

Falar sobre a psicologia da alimentação não é uma tarefa fácil, especialmente quando o que se pretende é colocar tantos conceitos e mecanismos psíquicos em poucas linhas. Nesse contexto, não é incomum relacionarmos sabores a determinadas lembranças, quer sejam de épocas, como a infância; de lugares, como os conhecidos em viagens; ou, até mesmo, a situações específicas, como um jantar em data especial. De igual forma, expressões como "comer para preencher o vazio" ou "para aplacar a raiva" são de uso cotidiano, sendo incorporadas pelas pessoas com o objetivo de tentar descrever algo que vai além da fome, como mecanismo fisiológico. Come-se pelos mais diferentes motivos: por prazer, por não suportar um desprazer ou, ainda, para agradar ou desagradar a si próprio ou a outra pessoa.

Também não podemos deixar de lado aspectos ambientais, culturais e sociais da alimentação, em um universo onde reuniões familiares, encontros com amigos e celebrações comemorativas são sempre sinônimos de mesa farta e variada.

Por todos esses aspectos, pode-se afirmar que o ato de se alimentar é, para o ser humano, uma experiência imensamente maior do que seria possível quantificar, quando limitada apenas aos conceitos de fome e saciedade. Por essa razão, no que concerne à alimentação, o ser humano, como ser biopsicossocial, precisa ser abordado como um todo para que não corra o risco de ser negligenciado em suas necessidades mais elementares que, frequentemente, não têm a ver com alimentação apenas.

Os primeiros meses de vida do bebê e sua influência na alimentação

Os cuidados referentes à amamentação do recém-nascido já são foco de atenção e estudo dos pediatras durante as consultas médicas de puericultura. Assim, zelar pelo adequado crescimento e desenvolvimento do lactente, bem como pelo bem-estar da mãe, não é tarefa nova para a medicina.

Por outro lado, cada vez mais cresce o interesse em aspectos mais obscuros da alimentação do lactente e a necessidade de encontrar respostas a perguntas como: por que uma criança é campeã de ganho de peso no consultório, enquanto outra se recusa a mamar? Isso desafia os profissionais e os pais, que migram do leite materno para diversas fórmulas infantis sem, aparentemente, nunca encontrar uma que satisfaça os gostos e exigências de um ser tão pequeno e indefeso.

A resposta a essas e outras tantas dúvidas talvez esteja nas primeiras experiências emocionais vivenciadas pelo lactente que, cumpre salientar, são de extrema relevância, uma vez que suas marcas estarão presentes por toda a vida. Dentro desse enfoque, muitas abordagens psicológicas propõem-se a estudar e a explicar, cada qual sob seu prisma, como se formam o psiquismo e os mecanismos utilizados pelos indivíduos que os levam a agir ou a reagir de uma determinada forma diante dos mais variados estímulos.

Algumas dessas abordagens, como a comportamental e a vertente psicanalítica freudiana, dão conta de que relações e fases experimentadas pelo indivíduo ao longo do desenvolvimento são responsáveis pela formação de padrões de comportamento ou de personalidade. Outras vertentes psicanalíticas, como as propostas por Klein, Winnicott e Bion, por sua vez, atribuem especial importância aos primeiros meses de vida do ser humano e sua relação com a mãe, mais especificamente em um mecanismo que denominam de função materna.

De forma geral, quando nos referimos à formação psíquica, podemos considerar que quatro componentes atuam ao mesmo tempo, em graus e proporções distintas. Estabelecem um interjogo que se retroalimenta e que dá um caráter dinâmico na formação da personalidade do indivíduo, em uma matemática cujo resultado não é exato e que irá conferir, a cada ser humano, o caráter de individualidade e a condição de ser único. Tais componentes são: fatores constitucionais, função materna, dupla mãe-bebê e tolerância à frustração.[1-6]

Fatores constitucionais

Não se pode negar que o homem é um ser histórico e que evolutivamente aprendeu mecanismos que lhe garantiram a existência e a perpetuação da espécie. Dentro da alimentação, um exemplo clássico de filogênese é a aceitação inata dos sabores doce e salgado, que foram aprendidos como alimentos próprios para o consumo, contrapondo-se aos sabores azedo de alimentos estragados e amargo associado a venenos.[7] Dentro da ontogênese, no desenvolvimento embrionário, o feto vai desenvolvendo a preferência pelos sabores dos alimentos ingeridos pela mãe durante a gestação.

Tais exemplos servem para referenciar o comportamento alimentar inato, mas, ao lado desses, muitos outros padrões podem ser citados oriundos dos mesmos mecanismos de desenvolvimento, como os que resultam na capacidade interna de tolerância inata, ou seja, aquilo que, a princípio, nasce com o indivíduo.

Na prática, o que se pretende nomear como fator constitucional seria algo que nos chama a atenção e nos leva a diferenciar, logo nos primeiros dias de vida, como características que parecem intrínsecas, por exemplo, um lactente calmo de outro que chora incessantemente, ou um que mama em intervalos curtos de outro que leva horas entre uma mamada e outra.

Função materna

Um aspecto de relevância ímpar é intitulado como função materna. Esse conceito é considerado eixo central das teorias psicanalíticas representadas por Klein, Winnicott e Bion. Mesmo com divergências existentes entre referidos autores, todos possuem um ponto de conexão, qual seja, a importância da figura da mãe, ou cuidador, como essencial para promover integração e desenvolvimento do lactente.

Atualmente, muito se tem discutido, não apenas no âmbito da psicologia, mas também da medicina, sobre os desconfortos que acometem o recém-nascido, desde o momento do parto, tanto que alguns estudiosos descrevem esse acontecimento como traumático para a criança. Sabe-se que, de início, os incômodos que acometem o lactente são puramente físicos e indistinguíveis entre si, o que equivale dizer que o mesmo choro pode expressar uma gama variável de estímulos sensoriais, tais como: calor, frio, intensidade da luz, incômodo ao toque da pele, entre outros. O fato é que, no início, esses desconfortos não são conhecidos, nem pelo lactente nem pela mãe.

É com o tempo e com a ajuda da chamada função materna, que ocorre por meio do acolhimento das demandas do lactente, que esses desconfortos vão, aos poucos, ganhando significados que migram do campo sensorial para o universo da abstração. São esses significados que proporcionarão, mais tarde, repertório capaz de definir outras modalidades de experiências emocionais. Em comparação grosseira, mas eficaz, pode-se dizer que esse processo acontece de modo semelhante ao de alfabetização. Assim, uma mãe tranquila, preparada e atenta aprende a reconhecer e diferenciar sutilezas no choro do seu filho a ponto de conseguir precisar se um determinado choro é de fome, frio, cólica ou necessidade de colo.

Em outras palavras, pode-se dizer que, à mãe, cabe a difícil tarefa de suportar e acolher as angústias do lactente, quaisquer que sejam, e, ainda, devolvê-las de forma menos indigesta. Na prática, nada mais é que afagar e acalmar a criança, enquanto procura suprir sua real necessidade, ora de fome, ora de frio ou calor, ora de atenção e assim por diante, transformando experiências sensoriais em experiências emocionais.

A importância de um acolhimento adequado, com a distinção entre uma e outra demanda, acaba sendo crucial, pois ajuda o lactente a diferenciar suas próprias necessidades não somente nos primeiros meses de existência, mas para toda a vida. Hoje em dia, não é incomum a associação, como já mencionado, de transtornos ou dificuldades alimentares a um empenho em lidar com as emoções. Da mesma forma, não é infrequente chegarem, nos consultórios de médicos e psicólogos, crianças que lidam com problemas de sono, frustrações, dificuldades na escola ou ansiedade da mesma maneira, ou seja, comendo excessivamente ou deixando de se alimentar.

É importante ressaltar que o termo "função" não existe por acaso e seu uso exige cautela para que não ocorram confusões futuras. Assim, a dita função materna pode ser exercida não só pela mãe, como ocorre na maioria das vezes, mas, também, por qualquer outra pessoa que assuma efetivamente os cuidados do lactente.

Dupla mãe-bebê

Um terceiro elemento a ser considerado em relação à formação da personalidade diz respeito às características individuais da dupla mãe-bebê. Assim, quando se fala em seres humanos, é preciso sempre lembrar que cada ser é único, com características individuais que os distinguem de todos os demais. Da mesma forma, seguindo raciocínio semelhante, cada dupla será única.

Entendendo isso dentro de um modelo matemático, é como se mãe, filho e mãe-filho (como dupla) fossem unidades em uma função cujos valores mudam em decorrência das variáveis individuais e daquelas estabelecidas pela dupla.

Nesse enfoque, em uma situação de dupla ideal, haveria uma mãe continente, capaz de absorver e simbolizar adequadamente as demandas do lactente e dar significado às suas experiências (função materna), e uma criança cujos fatores constitucionais de limiar de tolerância fossem mais altos. Não é preciso dizer que isso nem sempre é possível, por uma razão bastante simples de ser pensada: não vivemos situações ideais em todos os momentos das nossas vidas.

Na vida cotidiana, o que se observa são cuidadores que se desesperam diante do choro da criança e que procuram, de imediato, fazer uso de alguma tática capaz de cessá-lo rapidamente, utilizando-se, não raras vezes, da amamentação para isso. É interessante pensar que nem sempre o lactente se acalma por estar mamando, mas sim pelo colo e acolhimento que está tendo enquanto mama. Entretanto, como a mente do bebê nessa fase ainda é primitiva, a associação entre a comida e o aconchego já começa a se estabelecer.

Tolerância à frustração

Por fim, ainda resta discutir um quarto e último aspecto: a tolerância à frustração. Ao longo do crescimento e desenvolvimento da criança, é esperado que o lactente adquira maior grau de resiliência, que propiciará uma melhor condição de adaptação futura diante das mais variadas situações.

Aqui, de igual forma, a mãe ou o cuidador exercem papel fundamental, pois uma criança segura, que sabe que será acolhida e atendida em suas necessidades, aos poucos vai aprendendo a ser mais tranquila quando não é correspondida de imediato, aumentando seu grau de tolerância em relação às suas demandas, o que resultaria em uma personalidade menos impulsiva.

Quando o assunto é alimentação, a impulsividade se transforma em um dos grandes vilões, pois é difícil conter o impulso de ingerir alimentos, muitas vezes, ricos em açúcares e gorduras, como forma de compensação às frustrações diárias constantes. Existe, então, uma correlação estreita entre as primeiras relações e significações do recém-nascido com a questão da alimentação, principalmente no que se refere ao aprendizado de discriminação de emoções, e sua associação a respostas adequadas por parte dos pais ou cuidadores.

Por outro lado, apesar de ser esse um período importante, seria injusto e até reducionista encerrar a questão por aqui, já que, ao longo de toda sua existência, o ser humano continua incessantemente construindo e reconstruindo relações e experiências, desde que o ambiente assim o permita.

A alimentação sob o impacto dos fatores ambientais em pré-escolares e escolares

Um segundo período importante em relação à alimentação acontece durante a mudança do aleitamento exclusivo para o misto, com uso de fórmulas infantis, ou, ainda, na introdução da alimentação complementar. Essa fase de transição alimentar do lactente, que é a primeira desde seu nascimento, engloba dois aspectos de extrema relevância: um de fundo psicológico e outro de influência ambiental.

No que concerne aos aspectos psicológicos, a alimentação fora do seio irá impor à dupla mãe-bebê um distanciamento corporal e emocional antes nunca vivenciado. Será a primeira vez que outra pessoa poderá exercer a função de alimentar a criança, o que resultará em distanciamento não só concreto, mas também subjetivo. Para que isso ocorra tranquilamente, a condição de separação deve ser suportada por mãe e filho. Pela mãe, por meio da elaboração do luto pelo seu lugar de onipotência nos cuidados com o filho e da percepção de que seu bebê é capaz de sustentar-se nesse distanciamento. Pelo lactente, é necessário que já existam as primeiras instâncias psíquicas capazes de proporcionar o reconhecimento de si e do outro como seres distintos, para que, desse modo, sustente minimamente a separação do corpo materno sem entrar em estado de sofrimento psíquico disruptivo.[8,9]

Associado ao distanciamento corporal, há, ainda, nessa fase de transição alimentar, a aproximação com os fatores ditos ambientais, ou seja, os hábitos alimentares da família. Tanto a escolha dos alimentos quanto a forma de preparo acabam tendo identidade peculiar em cada lar, não apenas por questão de paladar e preferência, mas, também, por aspectos culturais e sociais. Assim, as crianças acabam aprendendo a consumir e/ou rejeitar, respeitadas as exceções, os mesmos alimentos consumidos pelos membros da família, por meio de instrumentos de identificação e imitação.

Embora essa pareça uma ideia simples, na prática, as famílias têm certa dificuldade de perceber que não conseguirão que os filhos tenham uma alimentação saudável se esse não for um hábito familiar. Tanto é assim que, no manejo de obesidade, por exemplo, os pacientes com maior adesão e, por consequência, êxito no tratamento são os que estão inseridos em famílias que também aderiram à reeducação alimentar.

O outro momento de grande modificação alimentar ocorre quando a criança entra na escola, pois será a primeira vez que a alimentação sofrerá interferência direta de um ambiente externo, muito diferente daquele habitual. Como consequência, novos hábitos podem surgir, desde experimentar novos sabores até mudanças de horário na rotina alimentar. Não são incomuns relatos de pais que dizem que seus filhos não comem nada na escola ou, pelo contrário, comem, com os amigos, frutas que sempre se recusaram a experimentar em casa.

Não resta dúvida de que fatores ambientais têm impacto importante quando o assunto é alimentação. Tanto é assim que, atualmente, já se utilizam termos como ambiente obesogênico, ou seja, aquele capaz de propiciar ou facilitar o surgimento ou manutenção da obesidade. Dito em outras palavras, ambientes em que a oferta de alimentos ricos em açúcares e gordura é grande, ao mesmo tempo que as possibilidades de gasto energético (atividade física) são escassas. Dessa forma, buscar reconhecer esses ambientes e aprender a atuar diante deles é uma tarefa crucial para os profissionais atuantes na área.

Aspectos psicológicos da alimentação na adolescência

A adolescência marca outro período de ruptura de padrões para o jovem e sua família. Dessa forma, ao lado das modificações físicas e hormonais, que são visíveis, as psíquicas se intensificam em grau e proporção. Nesse cenário, o adolescente enfrenta uma fase de angústia, sofrimento e, por vezes, um sentimento de não ser compreendido por seus pais. A dificuldade maior encontra fundamento no fato de não serem mais crianças (e são cobrados disso o tempo todo), mas, de igual forma, também não são adultos (do que também são sempre lembrados).

É consenso que a adolescência é uma fase de intensa identificação com o grupo e, ao mesmo tempo, de distanciamento dos pais. O adolescente precisa descobrir quem ele é, e as atitudes de afronta às imposições paternas acabam, em algumas situações, deflagrando graves desentendimentos, necessários à criação da sua individualidade. Dentro desse enfoque, uma característica marcante da adolescência acaba sendo a onipotência. O jovem sente que precisa conhecer e experimentar seus limites, e o faz, por vezes, de forma irresponsável, pois acredita que o mal que é capaz de acometer seus amigos nunca acontecerá a ele. Assim, riscos são assumidos sem a menor compreensão das consequências; a mistura de álcool e direção, tão própria dessa idade, acaba sendo um bom exemplo dessa onipotência.

Os pais, por sua vez, parecem não entender esse funcionamento dos filhos, entrando em um abismo de inconformismo e negação que, consequentemente, se traduz em dificuldade para lidar com eles. Assim, negam, inclusive, o fato de um dia terem sido adolescentes, ao criarem regras absurdas ou se constrangerem com situações semelhantes às que vivenciaram no passado, enquanto jovens.

Nessa fase, a alimentação também sofrerá mudanças, uma vez que será adaptada a angústias ou necessidades outras que não apenas se alimentar. Os adolescentes obesos, por exemplo, vivenciam duas experiências contraditórias, mas que se retroalimentam constantemente. Por um lado, enfrentam dificuldades em se aceitar e serem aceitos pelo grupo. São, quase sempre, vítimas de *bullying* e acabam sendo estigmatizados. Por outro lado, a baixa autoestima e as dificuldades em manter relações sociais e afetivas acabam por contribuir consideravelmente para o aumento das angústias e, consequentemente, para uma maior ingestão de alimentos. Assim, comem para dar conta de frustrações e outras questões que não podem ser pensadas ou resolvidas de outra forma.

Em outro extremo, padrões estéticos cada vez mais rígidos levam grande número de jovens, na maioria mulheres, a enfrentar outra gama de distúrbios relacionados à alimentação, como a anorexia e a bulimia nervosas. Sabe-se que ambas são doenças graves, que necessitam de intervenção precoce para prevenir intercorrências mais graves. Para mais detalhes, consultar os Capítulos 47 (Transtornos alimentares) e 46 (Anorexia nervosa).

Um aspecto positivo da adolescência é que os jovens acabam aprendendo a se responsabilizar por aquilo que ingerem, assumindo postura mais ativa na quantidade e qualidade dos alimentos. Outro ponto a favor é que, quando se sentem compreendidos e respeitados, os adolescentes respondem bem a pactos, o que aumenta o poder de vínculo do profissional e, em consequência, a adesão e o sucesso do tratamento. Esses dois pontos servirão de instrumentos importantes, que podem e devem ser usados no tratamento de adolescentes com distúrbios alimentares.

Outras interfaces psicológicas que interferem na alimentação

Tratou-se, até agora, da formação psíquica da criança e como ela interfere na sua relação com a alimentação e a percepção de fome e saciedade, bem como da mudança alimentar das crianças e adolescentes quando inseridos em ambientes sociais externos, com as intervenções que estes propiciam, respeitadas as características de cada faixa etária. Entretanto, esses aspectos não são os únicos. Muitas vezes os filhos usam a alimentação para manipular a família, que se vê refém de uma situação que não consegue modificar sem ajuda profissional. Isso se torna claro quando, por exemplo, aparecem no consultório pais desesperados porque seu filho come apenas dois ou três tipos de alimentos e eles não se sentem capazes de suprir a alimentação e nutrição adequadas da criança. Na contramão desse exemplo, em alguns casos a obesidade da criança serve para mantê-la no centro de cuidados da família, mobilizando todos ao redor para atender suas necessidades, que são bastante específicas.

A explicação para tudo isso é simples na sua forma e complexa no seu entendimento. É simples quando se leva em consideração que cada pessoa possui mecanismos de defesa e atuação que farão com que assuma determinado papel diante de seu grupo. É complexa quando se associam os mecanismos de duas ou mais pessoas e a forma como interagem, propiciando ou mantendo uma situação de inadequação no que diz respeito à alimentação.

Existem, porém, combinações ou situações catastróficas que, se identificadas, devem ser abordadas de forma individualizada, capaz de garantir uma maior probabilidade de êxito. Às vezes, o que separa o fracasso do sucesso é apenas um passo a mais. Pensando nisso, a tarefa passa a ser facilitar a identificação de determinados perfis, como os que se seguem.[10,11]

Mãe ansiosa + lactente voraz

Trata-se de combinação perigosa, sobretudo quando lidamos com a questão da obesidade, justamente pelo componente voracidade. Ressalta-se que não existe exemplo melhor capaz de materializar os conceitos que foram apresentados na abordagem da formação psíquica do lactente ainda nos primeiros meses de vida.

Nesse caso, os dois aspectos mencionados são de igual importância: a ansiedade da mãe, que dificulta ou a impede de exercer adequadamente a chamada função materna, e a voracidade do lactente, decorrente de fatores constitucionais e, muitas vezes, associada a baixa tolerância à frustração, oriunda dessa mesma impossibilidade da mãe de identificar e acolher as necessidades do filho. Isso resulta em uma condição desfavorável à dupla mãe-bebê.[12]

Vale lembrar, entretanto, que esse modelo pode ser transposto para qualquer idade. Dessa forma, todos os dias, encontram-se crianças, adolescentes e adultos vorazes e intolerantes à frustração, com dificuldade para encontrar contenção adequada para suas angústias.

Na prática, uma forma de lidar com casos como esses é tentar aliviar a angústia da mãe, reforçando os pontos de cuidado em que ela se mostra adequada, a fim de abrir espaço para a orientação naqueles em que se mostra inadequada. Não se deve fazer colocações que possam ser entendidas como críticas, já que isso só aumentaria a ansiedade e, por consequência, a incapacidade em lidar com a situação.

Pais negligentes

A negligência com os filhos está muito associada à figura materna, talvez porque, em nossa sociedade, ainda recaia sobre as mães a obrigação de cuidar e estar presente na rotina das crianças, principalmente nos primeiros anos de vida.

O fato é que, dentro dessa categoria, encontram-se aquelas mães completamente alheias aos cuidados dos filhos, pois quase sempre delegam a função a terceiros, que podem ser avós ou cuidadores, esquivando-se de quaisquer responsabilidades na criação, educação e cuidado da prole. Os motivos que as levam a tal conduta podem ser os mais variados, desde depressão (falta de condição psíquica para ser cuidadora) até mesmo medo ou narcisismo (casos em que o filho representa um estorvo para a vida materna, e a criança sempre acaba sendo deixada em segundo plano por uma "boa razão"). É bem verdade que o pai também é responsável pela criação e pela educação, o que equivale a dizer que ele é, no mínimo, conivente com a situação.

Na prática, nem sempre os genitores percebem que agem dessa forma. Quando são alertados a perceber suas atitudes e cobrados sobre sua responsabilidade, podem ser orientados no sentido de tornar seu afastamento algo que traga menos prejuízo aos filhos.

Nesse tópico em particular, o que se pretende não é tecer críticas ou discriminações quaisquer que sejam. O objetivo da abordagem é sempre no sentido de acolher pais e filhos para que todos possam viver em harmonia. Um casal que necessita ou prioriza o trabalho pode, ainda assim, cuidar bem de seu filho, orientando quem exerce o papel de cuidador, com o intuito de prezar pela saúde e bem-estar da criança, incluindo-se, aqui, a questão da alimentação. O ponto crucial é fazê-los perceber que a responsabilidade sobre os filhos é deles e de mais ninguém.

Competitividade

A competição entre pai e mãe com o filho é outro estereótipo bastante observado na prática clínica. Nota-se que isso ocorre tanto em relação à figura materna quanto à paterna, não existindo maior prevalência de um ou outro.

É fato que tornar-se pai e mãe, além de exigir disposição física, requer condição psíquica de abdicação.

Quando nos reportamos à menina, por exemplo, à medida que ela cresce e aflora, vai ganhando vitalidade e beleza, cujo ápice ocorre entre a adolescência e o início da idade adulta. A mãe, por sua vez, também sofre as ações do tempo, só que na contramão da filha. O conto de fadas da Branca de Neve é perfeito para ilustrar o que, em palavras, é difícil explicar. A madrasta deixa de ser a mais bela do reino, que agora tem uma nova linda princesa para ocupar esse lugar. E abdicar do trono não é tarefa das mais fáceis.

O mesmo exemplo pode se aplicar ao pai, respeitadas as diferenças de gênero, evidentemente. Seguindo a mesma linha de raciocínio, o filho se torna mais hábil, detentor da masculinidade plena, com suas habilidades e aptidões físicas no ápice, enquanto o pai experimenta, física e psiquicamente, o declínio dessas mesmas características.

O que ocorre, então, é um boicote dos genitores a tudo o que possa permitir esse crescimento dos filhos, dificultando, e muito, quaisquer tipos de abordagens médicas, nutricionais e psicológicas. É importante salientar que, assim como no caso da negligência, não existe consciência e intenção.

Na prática, nesses casos, deve-se agir no sentido de tirar mãe e filha, ou pai e filho, da mesma posição. Existe entre eles uma hierarquia e é isso que deve ser abordado. Competição só existe entre aqueles que se percebem iguais e disputam um mesmo espaço, e isso não pode caber em uma relação tão díspar.

Culpa pela ausência

É chamada de culpa pela ausência a situação em que os pais, por razões diversas, concretas ou abstratas, compensam seus filhos com comida. Nesse cenário, a criança até teve regras alimentares cumpridas ao longo do dia ou da semana, mas a chegada de um dos genitores tumultua e atrapalha toda a tentativa de se estabelecer uma alimentação saudável. Não é incomum pais que saem do trabalho e passam na padaria para levar roscas açucaradas ou pães recheados de todo tipo para a casa. Ou, mesmo, os que viajam e enchem a mala de chocolates e guloseimas que vão comprando conforme a ansiedade, a culpa ou a saudade vão aumentando.

Nos dois casos o resultado é catastrófico porque, se a intervenção for diária, não há como se pensar em uma rotina ou planejamento alimentar adequado, já que todo dia será dia de exceção. Se os pais tentarem estabelecer regras sobre o consumo dessas guloseimas na rotina alimentar, as brigas em torno da comida serão frequentes.

Na prática, deve-se procurar conscientizar os pais de que o mais adequado é colaborar com os filhos, estando ao lado deles, entendendo suas necessidades e comprometendo-se a ajudá-los. Ações que auxiliem os filhos a obter êxito na reeducação alimentar vão ajudar os pais, inclusive, a lidar com a própria culpa.

Simbiose

Outro estereótipo comum aos pais refere-se à simbiose. Aqui, o que une pai e mãe a filho ou filha é sempre uma característica comum mantida por ambos, como um pacto velado. No entanto, a semelhança que interessa é o ato de comer em si, que acaba originando ou mantendo o quadro de obesidade.

Assim, a relação mantém-se perfeita enquanto o referido pacto não for rompido por uma das partes. Nesse caso, se quem tentar quebrar o elo for a criança, ela sentirá dificuldade maior, pois, além de ter que passar por uma reeducação alimentar, terá que estabelecer uma nova forma de vínculo com o genitor, suportando seus ataques e boicotes constantes, ainda que de forma inconsciente.

Na prática, é importante procurar conscientizar o genitor sobre a necessidade de sua participação e colaboração na reeducação alimentar do filho, bem como lembrar-lhe que os benefícios podem ser de ambos. Não se obtendo êxito, o profissional deve buscar parceria com o outro genitor, a fim de que ele possa se unir ao filho, facilitando o distanciamento ou rompimento da simbiose.

Sistemas familiares obesogênicos

Nesse caso, o sistema familiar é comprometido quando o assunto é alimentação. Todos os membros possuem sobrepeso ou obesidade e a alimentação é sempre desregrada e hipercalórica.

Na prática, o que se observa nessas famílias é um tipo de interação que tem sempre a comida como pano de fundo. Tudo é motivo para comemorar e comer. Todas as oportunidades de lazer e passeios giram em torno da comida. E o prazer de estarem juntos só é obtido em longos almoços ou jantares, em verdadeiras orgias alimentares.

Associada a esse aspecto, ainda existe, nesses casos, a desvalorização da importância da prática de atividade física. Todos são sedentários e não se incomodam em serem assim. Em suma, o ambiente, como um todo, é altamente obesogênico.

Muitas vezes, o que leva esse tipo de família a buscar ajuda profissional é a necessidade de um dos membros isoladamente. Isso acontece quando, por exemplo, alguém da família tem uma doença associada ao quadro nutrológico e precisa mudar bruscamente sua alimentação. Nessa nova dinâmica familiar, duas situações opostas podem se configurar. Na primeira, toda a família acaba aderindo à reeducação e a ajuda mútua acaba por beneficiar não só o paciente, mas todos os outros membros.[10,13]

No outro extremo, encontram-se as famílias que passam pela mesma circunstância, só que, em vez de se unirem para um bem comum, adotam o caminho de apartar o familiar que precisa perder peso, enquanto os demais agem constantemente como "boicotadores" de sua alimentação. A linguagem utilizada é "você não pode". É senso comum que uma situação de reeducação alimentar pretendida, desejada, já é, por si só, bastante difícil. Mudar hábitos tão arraigados não é algo que seja possível de ser realizado rapidamente e sem perdas. Ter que fazer isso em associação a uma exigência por conta da saúde é ainda mais desagradável. Se somarmos a isso a falta de apoio da família, o processo torna-se ainda mais pesaroso e difícil.

Na prática, buscar o envolvimento de toda a família, mostrando os benefícios que podem alcançar e como um pode servir de incentivador e auxiliar do outro, é o melhor caminho.

Depressão

Nos últimos tempos, a palavra depressão tem ganhado peso e força dentro dos consultórios médicos e psicológicos. Nunca se usou tanto as palavras estresse, ansiedade e depressão. Entretanto, em passado não muito distante, essas doenças eram mais características do universo adulto. No entanto, infelizmente, nos tempos modernos, vem crescendo o número de crianças e adolescentes diagnosticados com esses transtornos.

O critério para diagnóstico da depressão, nesses casos, segue o mesmo padrão estabelecido para os adultos, uma vez que parece não restarem dúvidas de que os sintomas que emergem na criança são os mesmos observados em adolescentes e adultos.[14]

Por outro lado, comportamentos típicos da adolescência, como irritabilidade, isolamento e agressividade, podem ter como base a depressão. O que determina a necessidade de avaliação clínica e um diagnóstico preciso é o tempo de duração e a intensidade desses sintomas.

De qualquer forma, ao lado desses sinais, mais comuns, se é que podem ser assim chamados, pode existir, concomitantemente, perda ou ganho de peso. Assim, diante de uma criança ou um adolescente com sobrepeso/obesidade ou com dificuldades alimentares, a depressão deve ser sempre considerada.

Na prática, deve-se procurar, na história clínica do paciente, mudanças bruscas de comportamento ou que tenham um marco inicial bem delimitado, como a separação dos pais. Essas alteracões, por vezes, começam a ser mais bem identificadas na escola, com alteração de notas, comportamento ou de interesse social. Por fim, se a depressão for uma hipótese diagnóstica, o profissional deve encaminhar o paciente para uma avaliação específica que permita diagnóstico preciso e tratamento adequado ao caso.

Considerações finais

Todo o exposto tem como objetivo auxiliar profissionais da saúde que atuem com obesidade ou dificuldades alimentares a identificar situações que vão além do peso em si, mas que podem estar causando, ou mesmo contribuindo, para a manutenção do quadro. O limite de atuação desses profissionais, no entanto, deve observar sua habilidade para perceber e agir em tais situações, bem como observar se suas intervenções estão surtindo efeito. Caso contrário, o paciente ou os pais devem ser orientados a procurar ajuda psiquiátrica ou psicológica, sob pena de não se obter resultados satisfatórios do tratamento, postergando ou intensificando o sofrimento do paciente, seja ele criança ou adolescente.

Referências bibliográficas

1. Bion WR. Learning from experience. New York City: Jason Aronson; 1962.
2. Bion WR. Atenção e interpretação. 2.ed. Rio de Janeiro: Imago; 2006.
3. Klein M. Inveja e gratidão: e outros trabalhos 1946-1963. Rio de Janeiro: Imago; 1991.
4. Klein M. Amor, culpa e reparação: e outros trabalhos 1921-1945. Rio de Janeiro: Imago; 1996.
5. Winnicott DW. O brincar e a realidade. Rio de Janeiro: Imago; 1975.
6. Winnicott DW. A criança e seu mundo. São Paulo: LTC; 1982.
7. Reed DR, Knaapila A. Genetics of taste and smell: poisons and pleasures. Progress in Molecular Biology and Translational Science. 2010;94:213-40.
8. Araújo MFM, Beserra EP, Araújo TM, Chaves ES. Obesidade infantil: uma reflexão sobre dinâmica familiar numa visão etnográfica. Rev Rene. 2004;7(1).
9. Bender SC. Influência dos fatores ambientais na obesidade infantil. Santa Maria: Centro Universitário Franciscano; 2006.
10. Nogueira-de-Almeida CCJ, Mora PO, Oliveira VA, João CA, João CR, Riccio AC et al. Variables associated with family breakdown in healthy and obese/overweight adolescents. Rev Paul Pediatr. 2014;32(1):8.
11. Nogueira-de-Almeida CA, Nogueira-de-Almeida CCJ, Barreto RF, Oliveira VA, Ferrioli BH, João CA et al. Atuação interdisciplinar em obesidade infanto-juvenil: a experiência do CESNI. Int J Nutrology. 2008;1(1):7.
12. Zavaroni DML. Amamentação, sintomas e constituição psíquica. In: Viana TCL, I (ed.). Sintomas alimentares, cultura, corpo e obesidade: questões clínicas e de avaliação. Placebo; 2013.
13. Luiz AMAG, Gorayeb R, Liberatore Júnior RDR. Avaliação de depressão, problemas de comportamento e competência social em crianças obesas. Estudos de Psicologia (Campinas). 2010;27:41-8.
14. Cruvinel M, Borucho E. Sintomas de depressão infantil e ambiente familiar. Psicologia em Pesquisa. 2009;3:87-100.

CAPÍTULO **14**

Perfis parentais e sua aplicação em nutrologia

Carla Cristina João Nogueira-de-Almeida
Carlos Alberto Nogueira-de-Almeida
Elza Daniel de Mello

Introdução

Falar sobre alimentação e formação de hábitos alimentares na infância e adolescência é, principalmente, falar sobre a forma como esse comportamento se constitui ao longo dos anos e das experiências emocionais e psicossociais envolvidas no ato de comer, capazes de promover a formação desses hábitos alimentares ou, ainda, propiciar sua modificação. O Capítulo 13 (Psicologia da alimentação) aborda, de forma mais detalhada, as primeiras experiências alimentares do lactente e apresenta as fases de introdução da alimentação nas etapas de transição do aleitamento materno exclusivo para a alimentação mista, com a consequente aprendizagem social familiar e compartilhamento da alimentação introduzida pela família.

Atualmente existe a ideia de que algumas preferências alimentares surgem ainda na vida intrauterina, por exemplo, as preferências inatas pelo sabor doce, do líquido amniótico, ou ainda pela gama de sabores advindos dos alimentos ingeridos pela mãe/gestante.[1] Na fase seguinte, de amamentação exclusiva, a familiaridade com os variados paladares pode ser experimentada, pelo lactente, por meio das passagens e transferências ocorridas pelo leite materno.[2]

A família, representada pela mãe ou pais e cuidadores, desde o início, desempenha papel fundamental na modulação e formação dos padrões alimentares das crianças. Em um primeiro momento, agindo proativamente no processo de mediação entre as necessidades fisiológicas do lactente e a simbolização referente ao ato alimentar, no que se refere à satisfação biológica da fome, atentando-se aos mecanismos de saciedade da criança, expressos pela autorregulação inata.[3-5] Curiosamente, nesse contexto, o ser humano é a única espécie do reino animal que, apesar de ter considerada sua fome como intrínseca, não possui capacidade instintiva de buscar nutrientes essenciais para sua sobrevivência, necessitando de ajuda externa para se nutrir, desde o primórdio, passando, em um segundo momento, para a aprendizagem de comportamentos alimentares para sua nutrição.[6]

Decorrido o período inicial de aleitamento exclusivo, com a introdução da alimentação complementar, o regime oferecido aos filhos tende a seguir o padrão alimentar da família. Como muitas vezes não existe, na idade pré-escolar, interação psicossocial alimentar fora do âmbito familiar, são os pais que desempenharão papel fundamental como educadores nutricionais, ensinando seus filhos não só sobre quais tipos de alimentos comer, como também sobre as quantidades adequadas que devem ser ingeridas, regras gerais e intervalos entre as refeições. Dessa forma, os genitores possuem papel fundamental no desenvolvimento do comportamento alimentar dos seus filhos.[7] Tal papel se estende além do ato de oferecer e proporcionar a alimentação às crianças, pois sabe-se que pais que possuem alimentação saudável são facilitadores da aprendizagem de alimentação adequada aos filhos, pelo modelo que representam.[6] Uma boa forma de se educar os filhos é servir de exemplo a eles. Nesse particular, não basta apenas exigir que comam frutas, verduras e legumes se os próprios pais rechaçam esse tipo de alimento. Como crianças são sujeitos em processo de aprendizagem, vão aprender aquilo que observarem.

Na transição do aleitamento exclusivo para a alimentação mista e, em seguida, na idade pré-escolar, que vai dos 2 aos 6 anos, o contato e a observação de outras crianças e ambientes sociais são bastante reduzidos, com expressividade menor e pouca repercussão na formação dos hábitos e comportamentos alimentares, quando comparados ao ambiente familiar, onde a criança frequentemente faz suas refeições. Esse, sim, merece maior cuidado e consideração, pois o impacto na formação dos hábitos alimentares é de maior expressão.

Alguns autores sugerem que os primeiros seis anos de idade são os mais importantes para o desenvolvimento de bons hábitos alimentares, e a rotina adquirida entre o segundo e o terceiro anos de vida tende a se manter nos anos seguintes, moldando a relação da criança com a comida ao longo de toda a sua vida.[8]

Quanto às condições ambientais, igualmente relevantes, sabe-se que aspectos culturais e socioeconômicos ocupam espaço determinante para a alimentação, que vai desde a escolha por determinados tipos de alimentos próprios da região onde se vive até a informação sobre a forma de preparo e apresentação dos pratos que, de igual forma, são peculiares ao local, ou ainda a escolha por alimentos naturais ou industrializados.

Apesar disso, é a familiaridade com os alimentos o primeiro passo capaz de despertar o aprendizado e o reconhecimento futuro do sabor, bem como a consequente aceitação do alimento, em processo de exposição repetida capaz de estabelecer a formação do hábito alimentar.[5,7]

É importante salientar que a literatura entende por hábito todos os atos, usos e costumes que demarcam padrão de repetição de atividade, mais comumente chamado de comportamento. Transportado para o universo da nutrição, hábito ou comportamento alimentar compreenderia os alimentos ou tipo de alimentação que são consumidos rotineira e repetidamente no cotidiano.[7] Nos dias de hoje, por exemplo, existem famílias que possuem hábito, ou comportamento alimentar, de substituir o jantar tradicional por um lanche, cuja elaboração é mais fácil e rápida. Evidentemente, é a manutenção e a perpetuação do comportamento que considerar-se-á hábito, ao contrário daquilo que ocorre apenas de modo eventual, o que, nesse caso, será apenas exceção.

Sendo a familiaridade com o alimento fator importante para a formação do hábito alimentar infantil, torna-se necessária a repetição sistemática da apresentação do alimento à criança, que alguns autores consideram que deva ser entre 8 a 15 vezes, a fim de que possa vir a se tornar hábito ou, pelo contrário, ser considerado alimento indesejado pela criança.[7]

É importante considerar que hábito alimentar não deve ser entendido como sinônimo de preferência alimentar. Preferência refere-se a alimentos que o indivíduo mais gosta de consumir e que pode ou não fazer parte da sua rotina. A exceção a essa regra fica por conta das crianças em idade pré-escolar, pois, especificamente nessa fase, os hábitos alimentares acabam sendo marcados por preferências, ou seja, as crianças dessa idade comem apenas aquilo de que gostam, dentre os alimentos ofertados no seu ambiente.[7]

Entretanto, é evidente que o desenvolvimento do padrão alimentar envolve mecanismos mais complexos que a simples apresentação rotineira e repetida de alimentos. A constituição do comportamento, dessa forma, é resultante das interações entre processos biológicos, aspectos psicológicos e condições ambientais envolvidas no ato de comer.[9] Nesse sentido, o padrão comportamental da criança irá se desenvolver estruturado em três pilares, que envolvem a sugestão sensória do alimento, a consequência pós-ingestão e o contexto social,[7] mas sempre permeado por questões de ordem emocional.

Crianças em idade escolar passam por uma janela de mudança dos hábitos e comportamentos alimentares previamente adquiridos, fruto da interação social com outros indivíduos. Assim, novos hábitos referentes à escolha do tipo de alimento, diferentes horários de refeições ou outras mudanças podem surgir e dar ensejo a novas rotinas. Assim, após alguns dias de exposição a diferentes preferências, advindas de outras crianças, começa a existir a escolha de alimentos preferidos pelo grupo, em detrimento dos inicialmente escolhidos.[3,5]

Outra janela de oportunidade para mudanças alimentares mais acentuada surge na adolescência, quando o jovem passa a se responsabilizar por sua escolha de forma proativa. Aqui, não só a interferência do grupo vai ter papel fundamental para tais transformações, como também a forma como se percebe a alimentação sofrerá variações. Isso porque na adolescência começa a surgir a atribuição de significados emocionais aos alimentos que passam a ser classificados, por meio de critérios intrínsecos, como saudáveis ou não, naturais ou não, atraentes ou não, ou gostosos ou não.

Além disso, existe nessa faixa etária maior preocupação com o controle do peso corporal, em virtude das exigências culturais dos padrões estéticos tão em voga nos dias atuais. Como resultado, alguns aspectos positivos podem ser observados, pois os jovens passam a se responsabilizar pelo que comem, ao mesmo tempo que assumem postura mais ativa na intervenção da própria alimentação. Como aspecto negativo, os adolescentes acabam se envolvendo com mais facilidade em dietas, por vezes excessivamente restritivas ou inadequadas. Esse maior envolvimento, que sempre é mediado por aspectos internos do relacionamento familiar e mecanismos psíquicos dos mais diversos atuantes, pode resultar, por vezes, em dois grupos extremos de doenças alimentares: obesidade ou anorexia/bulimia nervosas. Ambos os quadros trazem prejuízos e sofrimento aos jovens, que por vezes são marginalizados em seus grupos. No caso da obesidade, do ponto de vista social, a estigmatização é uma grande dificuldade ainda muito presente em nossa sociedade, enfrentada por esses jovens, além, é claro, dos riscos de desenvolvimento das comorbidades relacionadas ao quadro. Com relação à anorexia nervosa, por sua vez, trata-se de doença psiquiátrica séria, com repercussões graves que podem causar relevantes prejuízos ao paciente e resultar em morte. Ver Capítulos 25 (Obesidade) e 46 (Anorexia nervosa).

O conjunto dos conhecimentos atuais revela a inexorável participação do ambiente familiar não só para a construção dos hábitos alimentares, mas também seu impacto no peso das crianças e nos distúrbios nutricionais porventura existentes. Por essa razão, buscar o entendimento de modelos familiares, no âmbito da parentalidade, bem como maneiras de atuar em uma abordagem familiar, por meio das práticas educativas parentais, configuram-se como instrumentos valiosos no tratamento de doenças associadas ao ato alimentar, como nos casos da obesidade ou das dificuldades alimentares.[10]

Por outro lado, as tentativas da psicologia em delimitar a atuação dos pais no desenvolvimento infantil, com o objetivo de identificar como as ações diretas dos genitores poderiam desencadear consequências nos filhos, com certo grau de previsibilidade, há muito tempo é estudada sem grande êxito. Essa dificuldade de estabelecer conexão de causa e efeito nessas relações não é difícil de ser entendida, quando se observam situações reais. Nesse sentido, muitos irmãos criados pelos mesmos pais, portanto no mesmo ambiente, às vezes crescem com personalidades completamente distintas, enquanto crianças educadas em lares diferentes podem apresentar personalidades semelhantes.[11]

Apesar da dificuldade mencionada, alguns pesquisadores conseguiram encontrar ligações convincentes entre o que se convencionou chamar de estilos parentais e os efeitos que esses estilos têm sobre as crianças, abrindo, assim, um novo campo de estudos e entendimentos sobre o tema.[11] Ainda na década de 1960, pesquisas começaram a ser conduzidas pela psicóloga Diana Baumrind, a partir da observação de que as maneiras de educar adotadas pelos pais talvez fossem capazes de determinar e influenciar significativamente a formação da personalidade e o estabelecimento de futuros padrões relacionais que se estenderiam até a vida adulta. Quatro dimensões da paternidade foram consideradas importantes e, portanto, correlacionadas: estratégias disciplinares, estilos de comunicação afetuosos e carinhosos, expectativas de maturidade, e controle.[12,13] Tais dimensões equalizavam variáveis de exigência e responsividade paternas na educação das crianças, integrando aspectos tanto comportamentais quanto afetivos envolvidos na criação dos filhos.

Algumas variáveis podem influenciar as características dos pais. Entre elas, as mais comuns são: qualidade da relação do casal, nível socioeconômico, nível de escolaridade, temperamento e personalidade, abuso de substâncias químicas, doenças psiquiátricas e/ou físicas, e as próprias experiências dos pais com seus genitores. Nesse último caso, cria-se um círculo vicioso, pois os filhos tendem a reproduzir, no futuro, o padrão de criação que obtiveram de seus pais, replicando o comportamento de geração em geração.

As observações de Baumrind, que posteriormente se transformaram em diversos artigos científicos sobre o tema, foram realizadas com crianças pré-escolares, considerando três grupos diferentes: 1) assertivas, autossuficientes, autocontroladas, flutuantes e afiliativas, 2) descontentes, retraídas e desconfiadas, e 3) que possuem pouco autocontrole ou autoconfiança e tendem a se afastar de novas experiências. Feita essa divisão, a pesquisadora procurou conhecer a maneira como essas crianças eram criadas por seus pais, correlacionando-a sempre com as quatro dimensões de paternidade supracitadas, capazes de equalizar exigência e responsividade.[13] De início, a autora classificou a maioria dos pais em três estilos diferentes: os responsivos (autoritativos), os controladores (autoritários) e os indulgentes (permissivos). Mais tarde, Baumrind, Maccoby e Martin acrescentaram um quarto estilo, que seria um desdobramento do estilo permissivo, chamado pelos autores de negligente (ausente), finalizando os quatros perfis parentais da forma como são conhecidos atualmente.[12-14]

A Tabela 1 mostra de forma simples a equalização desses perfis.[12-14]

Os estilos parentais criados por Baumrind e ampliados por Maccoby e Martin foram concebidos para abranger o domínio da paternidade geral.[15] Assim, referem-se às estratégias utilizadas pelos pais para socializar, controlar e/ou desenvolver valores e atitudes nos filhos.[16] Mais tarde, esses estilos foram replicados e adaptados por Hughes et al., focando a questão da parentalidade, de forma específica, no âmbito da alimentação infantil, considerando, evidentemente, as mesmas dimensões de mensuração já descritas de exigência e responsividade.[15]

Conhecer e entender a associação entre os estilos e as práticas alimentares parentais é tarefa extremamente relevante para profissionais atuantes na área da nutrologia, pois a literatura

TABELA 1 Equalização dos quatro estilos parentais

	Estilos parentais	
	Exigente	Não exigente
Responsável	Autoritativo	Indulgente
Não responsável	Autoritário	Negligente

Fonte: Baumrind, 1966,[12] 1967[13] e Maccoby, 1983.[14]

científica se movimenta no sentido de evidenciar correlações dessas variáveis com o estado nutricional das crianças e adolescentes.[15,17]

Perfis parentais nas práticas alimentares parentais

No domínio da alimentação, **exigência** refere-se a quanto os pais controlam a alimentação, por meio de práticas autoritárias que diminuem a capacidade da criança de responder à sua demanda energética e à quantidade da ingestão.[15] Os pais atuam em padrão de controle, definindo não só como será composta a refeição, mas quando (momento) e o quanto será consumido.

A **responsividade**, por sua vez, refere-se a como os pais incentivam a alimentação, sendo sensíveis às necessidades individuais de seus filhos, ensinando-os a se concentrarem em sinais internos de fome e saciedade.[15] Assim, apesar de os pais atuarem no controle de como será a refeição e quando (momento), não interferem na questão relativa a quanto será consumido, ou seja, respeitam a quantidade ingerida pela criança.

Pais autoritativos ou responsivos

Os pais com estilo autoritativo, também chamados de responsivos, são caracterizados por manter equivalência entre os graus de exigência e responsividade, que são mantidos sempre em altos níveis, conforme ilustrado na Figura 1.

Esses pais estabelecem limites e expectativas claros, formulando regras que são frequentemente enfatizadas, ao mesmo tempo que mantêm o monitoramento do comportamento dos filhos, corrigindo atitudes negativas e gratificando atitudes positivas. Favorecem o diálogo, encorajando a autonomia, mas exercem firme controle nos pontos de divergência. Na alimentação, dividem a responsabilidade com a criança, incentivando o comer saudável, por meio do uso de diálogos e elogios. São pais que geralmente possuem altas expectativas em relação ao comportamento dos filhos em termos de responsabilidade e maturidade, sem deixar de lado o afeto na interação, que faz com que busquem conhecer e atender às necessidades dos filhos, encorajando a tomada de decisões e proporcionando oportunidades para o desenvolvimento das habilidades. Nesse estilo, os pais determinam quando e o que a criança vai comer, sendo a quantidade determinada pela criança, que seguirá sua necessidade e demanda interna de fome e saciedade.[12-14,16,18]

Por sua vez, os filhos de pais autoritativos são constantemente associados a aspectos positivos. Assim, além de manterem melhor desempenho nos estudos, são capazes de fazer uso

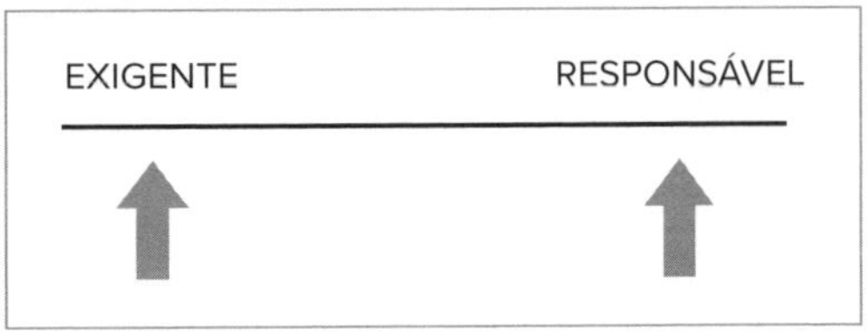

FIGURA 1 Representação esquemática do estilo autoritativo.

de estratégias adaptativas na solução de conflitos e possuem maior grau de otimismo. Por essa razão, são descritos como social e cognitivamente mais competentes.[19]

Pais autoritários ou controladores

Os pais com estilo autoritário, também chamados de controladores, resultam da combinação entre altos níveis de exigência e baixa responsividade, conforme ilustrado na Figura 2.

Esses pais são rígidos e autocráticos, fazendo uso de regras restritas, ignorando necessidades e comportamentos dos seus filhos. Enfatizam a obediência pelo uso de autoridade e força, com uso de mecanismos de punição, como forma de controle do comportamento. A opinião da criança é rechaçada, pois não valorizam o diálogo e a autonomia. Na alimentação, não agem de forma diferente, atuam exercendo pressão ou algum tipo de restrição alimentar, ignorando as necessidades e demandas dos seus filhos.[12-14,16,18]

Os filhos de pais autoritários comumente apresentam alto desempenho acadêmico, associado a poucos problemas de comportamento, mediados pelo medo de contrariarem os pais. Além disso, possuem pouca habilidade social, baixa autoestima e alto índice de depressão e ansiedade.[19]

Pais indulgentes ou permissivos

Os pais com estilo indulgente, também chamados de permissivos, atuam por meio da combinação entre baixa exigência e alta responsividade, conforme ilustrado na Figura 3.

Nesse grupo encontram-se os pais que não estabelecem regras nem limites para seus filhos, mas que, por outro lado, respondem de forma exagerada às necessidades da criança. São excessivamente tolerantes, conduzindo a relação com muito afeto e baixo controle. Raramente fazem exigências e, de igual forma, raras vezes aplicam punições. Na alimentação, tendem a seguir as determinações impostas pela criança, que é quem vai decidir quando, onde e o quanto deseja comer. Nesse estilo, os pais buscam inúmeras opções de preparações de alimentos, ignorando a autorregulação de fome e saciedade.[12-14,16,18]

Como consequência, os filhos de pais indulgentes possuem boa autoestima, maior imaturidade, baixa capacidade de autorregulação, pouco envolvimento escolar, alta agressividade e problemas de comportamento, que fazem com que apresentem baixa habilidade de reação a conflitos.[19]

Pais negligentes ou ausentes

Os pais com estilo negligente, também chamados de ausentes, refletem a combinação entre exigência e responsividade em níveis muito baixos, conforme ilustrado na Figura 4.

Esses pais não são afetivos nem exigentes, demonstrando pouco envolvimento com a tarefa de socialização da criança e, de igual forma, não se envolvem no monitoramento do comportamento de seus filhos. Respondem a pedi-

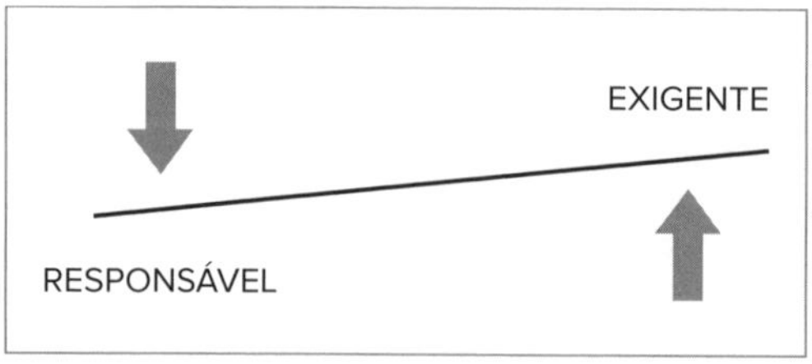

FIGURA 2 Representação esquemática do estilo autoritário.

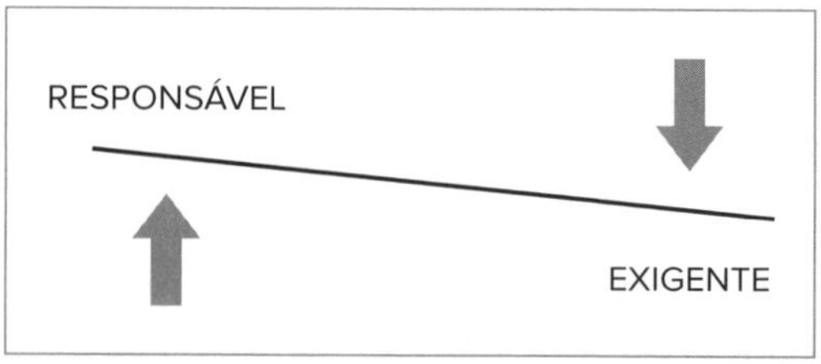

FIGURA 3 Representação esquemática do estilo indulgente.

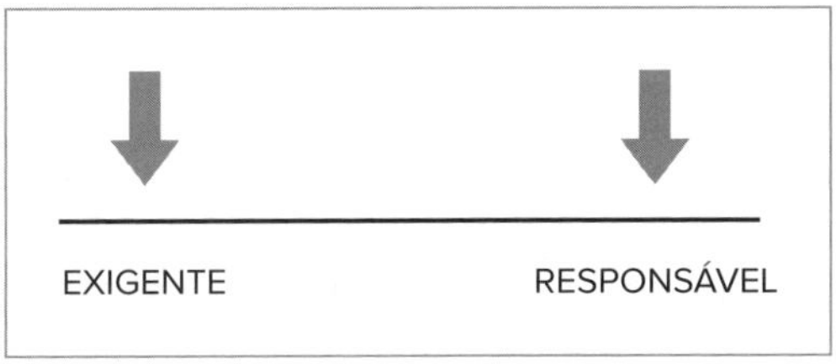

FIGURA 4 Representação esquemática do estilo negligente.

dos imediatamente, apenas para findá-los. Tendem a manter seus filhos a distância, suprindo somente suas necessidades básicas. Na alimentação, ignoram necessidades e comportamentos alimentares das crianças, mantendo-se alheios.[12-14,16,18]

Os filhos de pais negligentes, por sua vez, dentre os quatro estilos apresentados, são os que apresentam pior desempenho em todos os domínios. Possuem baixo rendimento escolar, menor competência social e cognitiva, problemas afetivos e comportamentais, além de serem mais propensos a baixa autoestima, sintomas depressivos e maior chance de estresse.[19]

A Tabela 2 apresenta as ações dos pais de cada estilo parental, dentro da prática alimentar das crianças.[18]

As práticas alimentares parentais incluem comportamentos como a restrição ao consumo de determinados alimentos ou à quantidade ingerida; ou a pressão para que a criança coma determinados tipos de alimentos considerados saudáveis; ou ainda o exercício de controle dessa alimentação, mesmo que discreto, promovido por meio de atitudes sutis, tais como: não comprar alimentos considerados não saudáveis e tentar agir como modelo, promovendo refeições saudáveis.[5,8]

Algumas estratégias adotadas pelos pais na alimentação da criança podem promover alterações dos graus de controle interno de fome e saciedade.[8] Sabe-se que esse mecanismo inato da criança seria, a princípio, suficiente para estabelecer uma equação equilibrada entre sua demanda e ingestão. Nessa linha de raciocínio, utilizando a teoria dos estilos parentais e suas respectivas práticas alimentares, parece que o melhor cenário poderia ser atribuído aos pais

TABELA 2 Ações dos pais de cada estilo parental e prática alimentar das crianças

Estilo parental	Prática alimentar parental
Autoritativo ou responsivo	▪ Estabelecem limites e expectativas claras. ▪ Usam diálogo racional e elogios para incentivar a alimentação saudável. ▪ Ensinam conceitos de alimentação. ▪ Exigem e encorajam seus filhos de forma sensível. ▪ Estruturam a alimentação da criança.
Autoritário ou controlador	▪ Pressão ou algum tipo de restrição na alimentação. ▪ Altos níveis de controle (não responsivo). ▪ Ignora as necessidades e comportamentos da criança. ▪ Encorajamento diretivo (obrigações, imposições, uso de recompensas e punições).
Indulgente ou permissivo	▪ Propõem poucos limites. ▪ Cedem às pressões facilmente. ▪ Refeições não estruturadas (a criança decide onde, quando e o que comer) – oferta de muitas opções de preparações. ▪ Ignoram a autorregulação da criança de fome e saciedade.
Negligente ou ausente	▪ Menor interação com a criança. ▪ Propõem poucos limites. ▪ Ignoram as necessidades e os comportamentos.

Fonte: adaptada de Fisberg, 2021.[18]

negligentes, que permitiriam aos filhos uma alimentação sem limites e sem intervenção, capaz de facilitar, ou ao menos não descompensar, essa autorregulação interna. Mas, na contramão dessa afirmação, alguma direção e controle dos pais parecem necessários para o desenvolvimento desse sistema, que exige criação e modulação de padrões alimentares saudáveis, pois é justamente o controle parental apropriado, exibido de maneira responsiva ao longo do tempo, que produz tal competência nas crianças.[15]

Ainda sobre esse vértice, a associação entre alimentação indulgente dos pais e o estado nutricional da criança sugere que estilos de alimentação permissiva produzem baixa competência na autorregulação.[15] Nesse sentido, especialmente diante de quadros de crianças que comem demais ou de menos, portanto suscetíveis à obesidade ou a dificuldades alimentares, o estabelecimento de regras de horários predefinidos para as refeições e lanches torna-se essencial para a percepção das sensações de fome e saciedade, permitindo que aprendam a se alimentar em resposta aos sinais de suas necessidades.[20]

No outro extremo, o controle exagerado, reproduzido por pais autoritários, parece estar associado à maior ingestão de alimentos de elevada palatabilidade, maior frequência da prática de dietas restritivas e maior prevalência de distúrbios alimentares, como obesidade.[8]

Evidentemente, considerando a individualidade dos genitores, deduz-se que cada um deles possui um tipo de estilo parental, que pode ser coincidente ou não. Na tentativa de encontrar um padrão, sugere-se que os pais costumam ser mais autoritários ou negligentes; enquanto as mães, mais autoritativas ou indulgentes.

Outra informação relevante é a de que a nossa sociedade, ainda baseada na maior responsabilidade das mães nos cuidados dos filhos no que diz respeito à alimentação, é quem em geral assume o comando dos afazeres da casa, cuidando diretamente ou orientando sobre a compra e o preparo dos alimentos. Na prática clínica, o importante é saber identificar quem é o responsável pela alimentação da criança e em qual perfil esse genitor se encaixa, com o intuito de promover uma abordagem diferenciada.

É importante salientar que os pais não afetam os filhos da mesma forma e no mesmo nível, sendo o grau de comprometimento de cada um modulado pelas diferenças individuais no que concerne à regulação das emoções.[16] Os mecanismos psíquicos internos são subjetivos e sempre servirão de mediadores para qualquer situação ambiental.

Em suma, os pais interferem, desde sempre, na criação e na perpetuação dos hábitos e práticas alimentares de seus filhos, quer seja como modelo de conduta a ser imitado, quer seja de acordo com a forma com que conduzem a sua criação e educação. Conhecer o perfil de parentalidade permite tratamento mais adequado e focado na realidade das crianças ou adolescentes, transformando-se em estratégia fundamental no âmbito do tratamento da obesidade ou das dificuldades alimentares. A seguir, serão discutidas algumas especificidades desses dois quadros em relação aos estilos parentais.

Perfis parentais na obesidade

Entre os distúrbios nutricionais infantis da atualidade, a obesidade é o mais prevalente, chegando a ser descrita por alguns autores como epidemia globalizada. As repercussões físicas, psíquicas e sociais nas crianças obesas são muitas e ressoam por toda a vida (ver Capítulo 25 – Obesidade).

Pais autoritativos ou responsivos

No que se refere às práticas alimentares, pais autoritativos associam-se aos melhores resultados na condução da orientação e cuidado de seus filhos em relação à alimentação. As crianças, educadas nesse modelo, recebem mais apoio e contam com maior envolvimento dos genitores, com estrutura e controles apropriados de alimentos de alta densidade calórica. Infelizmente, apenas um pequeno número de pais se enquadra nessa categoria, que reflete em comportamento alimentar adequado e saudável para os filhos.

Os pais autoritativos são capazes de exercer controle considerável sobre a alimentação dos filhos, permitindo que a criança participe ativamente do processo. Esse modelo se mostrou bem-sucedido, pois suas estratégias permitem o desenvolvimento da autorregulação a partir da orientação dos pais para o consumo de alimentos saudáveis.[15] Na prática, esse estilo parental trabalha para aumentar a familiaridade com os alimentos, por meio da exposição repetida e do modelo, facilitando a modulação do comportamento alimentar da criança por intermédio do exemplo dos pais.[18]

De igual forma, em uma situação de tratamento de sobrepeso ou obesidade infantil, os filhos de pais autoritativos são os que apresentam melhores resultados,[16,21] pois os genitores conseguem perceber que a responsabilidade sobre a alimentação e educação das crianças é deles, mas que deve ser feita com o envolvimento e entendimento dos filhos, sob pena de não se obter êxito no tratamento.

Nos consultórios, esses pais mostram-se atentos às orientações profissionais e tentam implementá-las. Via de regra, mudam a alimentação de toda a família, entendendo que devem servir como modelo, com a conscientização de que o benefício de uma alimentação saudável pode vir a ser de toda a família. Não ouvem as condutas médicas como críticas a eles, mas sim como guia para perceberem que alguma coisa que está em desacordo resultou no sobrepeso ou obesidade do filho e, dessa forma, estão ali para obterem ajuda especializada.

Como estão atentos aos filhos, reconhecem que a proposta de mudança de hábito alimentar é tarefa difícil, que requer esforço e tempo para ser concluída, proporcionando que a transição seja acolhedora e compreensiva às necessidades da criança.

Pais autoritários ou controladores

Muitos estudos relacionam sobrepeso e obesidade na infância e adolescência às práticas alimentares parentais do estilo autoritário, e alguns autores chegam a concluir que o risco de os filhos terem excesso de peso, nesse grupo de pais, chega a ser quase cinco vezes superior, quando comparados aos outros grupos.[16,22] Isso porque promovem altos níveis de restrição alimentar e pressão para comer, além de fazerem uso de níveis mais altos de punição física e de frequentemente usarem comandos confusos e inconsistentes.[15]

Nesse sentido, restringir, pressionar, subornar, ameaçar e usar os alimentos para controlar emoções negativas são práticas coercivas, bastante utilizadas por pais autoritários, mas que podem criar um ambiente estressante, provocando resultado contrário ao desejado.[18] Não por acaso, sobrepeso e obesidade são, por vezes, associados a crianças submetidas a restrição alimentar advinda de um alto controle da alimentação,[23] com a interposição de regras rígidas, não apenas de como e quando será a refeição, mas também de quanto a criança deve comer.[22]

Quanto à restrição, dois cenários servem de desfecho para a questão. Pode ser enquadrada como prática positiva, se a motivação para a restrição e a promoção de hábitos saudáveis forem exercidas considerando as perspectivas da criança. Por outro lado, quando a restrição é realizada com o objetivo de proibir alimento considerado não saudável, visando ao controle do peso da criança, seu efeito é inverso, provocando maior desejo pelo alimento proibido, tendência ao comer excessivo, entre outros desfechos negativos para os hábitos alimentares.[18] O controle excessivamente rígido acaba promovendo a preferência paradoxal das crianças por comidas hipercalóricas.[22]

Nesse sentido, ao restringirem o acesso dos filhos a produtos energeticamente densos, na tentativa de moldarem o comportamento das crianças, os pais podem, de modo inadvertido, incentivar o desejo por esse tipo de alimento. Da mesma forma, a preferência das crianças por comidas do tipo *snack* aumenta quando são utilizadas como prêmio por um comportamento positivo,[22] na forma clássica de acordo feito pelos pais quando dizem ao filho que se comerem toda verdura e fruta poderão ter algo "gostoso" de sobremesa.

Outro efeito colateral desse tipo de prática alimentar é que a determinação de como, quando e quanto a criança deve comer interfere diretamente em autorregulação e percepção de fome e saciedade, que passam a ser regidas por determinações externas e inadequadas.

Nos consultórios, pais autoritários sentem-se criticados pela correção e orientação na rotina alimentar, mas atribuem as falhas às próprias crianças. Na prática, transformam as informações recebidas em novas regras que deverão ser seguidas apenas pela criança. Por vezes, dirigem-se aos filhos perguntando se estão entendendo o que o profissional está dizendo, colocando-se à parte na questão.

O grande desafio para os profissionais atuantes na área é devolver a responsabilidade dos filhos aos pais, como sujeitos ativos, fazendo-os entender que o exemplo deve vir deles e que devem estar atentos às necessidades e dificuldades da criança, empenhando-se nos papéis de cuidadores e educadores que são.

Pais indulgentes ou permissivos

Se o excesso de exigência, por meio de práticas restritivas e coercitivas, já provou ser desastroso para as crianças, na questão alimentar, a responsividade por si só também parece não ser suficiente. A ideia de que um ambiente livre de exigências favorece a capacidade de autorregulação alimentar da criança está equivocada. As crianças necessitam de certo grau de expectativas e limites paternos, pois o incentivo e a orientação são instrumentos necessários para desenvolver autorregulação alimentar eficaz.[22]

Afeto e firmeza devem andar proporcionalmente lado a lado. Paralelamente ao estilo parental autoritário, os permissivos também estão relacionados de forma negativa com todas as práticas alimentares. Os filhos de pais permissivos, cujo ambiente propicia alta responsividade com menor grau de exigência, possuem risco de desenvolver excesso de peso duas vezes maior, em relação aos pais indulgentes e autoritativos.[22,24]

Nos consultórios, são bons pais, com boa intenção, mas que não percebem que suas ações, dirigidas na superproteção e suprimento excessivo das demandas dos filhos, acabam por dificultar, para a própria criança, a internalização de regras e de um sistema eficaz para lidar com limites, inclusive em relação à comida. Dar limite é dar amor e é isso que precisa ser entendido.

Pais negligentes ou ausentes

Tanto quanto os estilos parentais autoritários e indulgentes, filhos de pais negligentes também estão propensos ao desenvolvimento de sobrepeso ou obesidade. O diferencial, nesses casos, é que as práticas alimentares parentais não existem de forma clara. Os pais se limitam a atender os filhos, não por demanda das crianças, mas sim por necessidade deles de se desvencilhar da situação.

Nesse modelo, pautado na ausência dos pais, qualquer demanda dos genitores acaba se tornando mais importante e tempestiva que as necessidades dos filhos. Quase sempre, os cuidados são delegados a terceiros (avós, babás ou escola), sem que os pais se preocupem em saber ou conduzir como devem ser direcionados os cuidados com os filhos. Não conhecem as necessidades da criança e tampouco são capazes de ajudá-la a identificá-las, quanto mais saber atendê-las.

Nos consultórios, quase sempre trazem informações pobres e imprecisas sobre os hábitos alimentares dos filhos e tentam se esquivar de qualquer responsabilidade que possa recair sobre eles. De igual forma, quando o real cuidador não estiver presente na consulta, as orientações profissionais serão reproduzidas a ele de forma precária. O direcionamento, nesse caso, deve ser no sentido de ajudar os pais a perceberem seu papel e responsabilidade na condução dos cuidados dos filhos, mesmo quando feitos por outrem. Trabalhar é tarefa essencial nos dias de hoje, mas não deve servir de pretexto para isentar os pais de suas responsabilidades.

Perfis parentais na dificuldade alimentar

Dentro do que podemos conceituar como dificuldade alimentar na infância, três comportamentos alimentares são predominantes: seletividade alimentar (comer exigente), falta de apetite (anorexia infantil) e medo de se alimentar (fobia alimentar) (ver Capítulo 23 – Dificuldades alimentares). Como nos casos de sobrepeso e obesidade, identificar a interação entre o comportamento alimentar da criança e as práticas alimentares dos pais pode ser útil no desenvolvimento de uma estratégia terapêutica.[20,25]

Comedores seletivos ou exigentes rejeitam tipos específicos de alimentos, tanto familiares quanto desconhecidos, muitas vezes recusando mais alimentos do que aceitam. A estratégia eficaz para abordar o comportamento alimentar seletivo leve a moderado consiste na exposição frequente da criança a novos alimentos, pelo modelo dos pais com incentivo sutil e familiarização das crianças com os alimentos por meio do toque e da brincadeira,[20,25] ou seja, depende da atuação direta da família na condução para a modificação da rotina alimentar.

Crianças com pouco apetite, por sua vez, raramente demonstram desejo de comer e manifestam saciedade precoce. Respeitadas as ressalvas oriundas de quadros de doenças fisiológicas e da existência de autorregulação do mecanismo de fome e saciedade diminuída, a falta de apetite pode estar associada à negligência ou privação de comida. Assim, a ingestão crônica de quantidades insuficientes de alimentos pode levar à diminuição do apetite e, consequentemente, ao desinteresse da criança pelo ato de se alimentar.[20,25] Também aqui, o papel dos pais para a reversão do quadro é crucial, pois a estratégia para o aumento do apetite se concentra na ampliação dos ciclos de fome e saciedade.

Por último, crianças com fobia alimentar se recusam a comer por medo do desconforto, resultantes de evento anterior traumático relacionado à ingestão de alimento, mas não por falta de apetite. Assim, reduzir a ansiedade, na hora da alimentação, é fundamental para que as crianças superem o medo de comer. Estratégias de mudança do ambiente ou de utilização de utensílios alternativos de alimentação ajudam a diminuir associações negativas com experiências anteriores.[20,25] Entretanto, mais uma vez, a tarefa exigirá tempo e dedicação dos pais.

Assim, em todos os casos de dificuldade alimentar, a abordagem depende da intervenção direta e consistente dos pais, cujo esforço para a reversão do quadro é necessário e fundamental.

Pais autoritativos ou responsivos

Como nos casos de excesso de peso, também aqui o estilo de alimentação responsivo é considerado o modelo ideal de estilo parental, evidentemente por ser capaz de respeitar tanto a rejeição quanto a aceitação dos alimentos.[20, 25] Entretanto, dentro das dificuldades alimentares, apesar de os pais serem cuidadosos e atentos à criança, por vezes, estão envoltos em dificuldades ou desinformação com relação a como conduzir as refeições dos filhos.

Nos consultórios, pais autoritativos sabem apresentar com maior riqueza de detalhes as peculiaridades do caso, pois estão mais atentos e participativos da dinâmica alimentar dos filhos, direcionando o profissional para o correto diagnóstico e, consequentemente, para a formulação de proposta terapêutica mais eficaz. Dispostos a cuidar dos filhos, tendem a aceitar e tentar reproduzir as orientações, participando ativamente na modelagem de novos hábitos alimentares. Evidentemente, a resposta para os quadros de dificuldades alimentares tende a ser mais satisfatória quando o envolvimento familiar apresenta estilo responsivo.

Pais autoritários ou controladores

Pais autoritários, quando preocupados com o peso ou a quantidade de alimentos ingerida pela criança, acabam fazendo uso de controle e coerção no momento da refeição. Como resultado, propiciam um ambiente estressante e conflituoso durante a refeição, cujo efeito é inverso ao pretendido, ou seja, acabam reforçando associações negativas da criança com a alimentação.[20,25]

Situações em que a criança só pode levantar-se da mesa depois de comer são frequentemente relatadas e, por vezes, acabam se transformando em medo de experimentar novos alimentos, o que se justifica pela ameaça da agressão que poderá vir a sofrer caso não consiga ingeri-los. Diante da recusa da criança, e com o intuito de contornar as turbulências na hora da refeição, os pais acabam optando por alimentar a criança em momento separado, não possibilitando a ocasião de aprendizagem e observação do modelo dos pais, fato tão importante para o desenvolvimento dos hábitos alimentares.

Desgastante para a família, um momento de refeição conturbado gera conflitos para além da comida propriamente dita. Tanto assim que um estudo, que avaliou adolescentes com dificuldades alimentares na infância, concluiu que estes possuíam poucos déficits nutricionais, mas significativos problemas psicossociais decorrentes dos níveis de conflito em torno da alimentação.[25]

Nos consultórios, quando os pais estão extremamente ansiosos, pode ser útil inverter o foco da situação, redirecionando-os para se concentrarem em quando, onde e como oferecer alimentos, sem se preocuparem com a quantidade ingerida. Ao desviar a atenção da quantidade, é possível permitir que a criança se alimente em ambiente menos conflituoso, enquanto usufrui da observação do modelo familiar.[20,25]

Pais indulgentes ou permissivos

Pais permissivos, diante de filhos com dificuldades alimentares, tendem a tentar satisfazer as demandas das crianças, cedendo às mais estapafúrdias exigências alimentares destas. Esse comportamento até pode, inicialmente, resultar em algum sucesso, mas, em longo prazo, determina maior seletividade e/ou menor consumo de alimentos, prolongando ou exacerbando os problemas de alimentação.[25]

Tanto quanto descrito na obesidade, algum grau de exigência e regras bem claras são necessários para o desenvolvimento da criança, pois elas necessitam de expectativas e limites paternos, sempre mediados por incentivo e orientação, visando ao desenvolvimento de uma autorregulação alimentar eficaz.[22]

Nos consultórios, como são pais atentos e dispostos a cuidar de seus filhos, devem ser orientados com relação ao estabelecimento de regras e limites para as refeições, mantendo horários definidos, evitando preparações especiais e limitando a ingestão de suco e leite durante as refeições.

Pais negligentes ou ausentes

A relação entre pais e filhos nesse estilo parental encontra-se prejudicada pela pouca afetividade despendida pelos genitores à criança. Não existe, nesse perfil, estabelecimento de regras claras ou de responsividade que sejam capazes de delimitar a relação, que se torna empobrecida e, por vezes, inexistente.

Nos consultórios, intervenção ainda mais extensa pode ser necessária, uma vez que os pais pouco sabem ou se atêm às necessidades e ao quadro alimentar dos filhos. O estabelecimento de horários estruturados de refeição e o uso de alimentos apropriados para a idade deve ser considerado e orientado. Pode ser necessário, dependendo da gravidade do caso, contar com cuidadores externos (avós ou babás) para alimentar a criança, até que os pais sejam capazes de se envolver afetiva e efetivamente com a criança.[25]

Considerações finais

O limite de condução e encaminhamento do caso para outros especialistas, que possam ser necessários para a direção do caso, depende da segurança e da habilidade individual de cada profissional. Evidentemente, a abordagem multiprofissional, tanto nos casos de excesso de peso quanto nas dificuldades alimentares, seria um caminho terapêutico ideal, mas que nem sempre é possível. O envolvimento familiar é fundamental e imprescindível. Aos pais cabe o cuidado com seus filhos e isso é inconteste, pois sem o envolvimento familiar muito pouco se pode alcançar com o tratamento. Ainda assim, todas as dificuldades alimentares começam e terminam nas refeições em família e, justamente por isso, também podem ser resolvidas a partir delas. E uma regra final de ouro, que quase sempre é de extrema utilidade: lugar de criança comer é na mesa de refeições, junto a seus pais.

Referências bibliográficas

1. Reed DR, Knaapila A. Genetics of taste and smell: poisons and pleasures. Progress in Molecular Biology and Translational Science. 2010;94:213-40.
2. Del Ciampo LA, Ricco RG, Almeida CAN. Aleitamento materno: passagens e transferências mãe-filho. São Paulo: Atheneu; 2004.
3. Birch LL, Johnson SL, Andresen G, Peters JC, Schulte MC. The variability of young children's energy intake. New England Journal of Medicine. 1991;324(4):232-5.
4. de Matos Feijó F, Bertoluci MC, Reis C. Serotonina e controle hipotalâmico da fome: uma revisão. Revista da Associação Médica Brasileira. 2011;57(1):74-7.
5. Viana V, Lopes dos Santos P, Guimarães MJ. Comportamento e hábitos alimentares em crianças e jovens: uma revisão da literatura. Psicologia, Saúde e Doenças. 2008;9(2):209-31.
6. Huçalo AP, Ivatiuk AL. A relação entre práticas parentais e o comportamento alimentar em crianças. Revista PsicoFAE: Pluralidades em Saúde Mental. 2017; 6(2):113-28.
7. Ramos M, Stein LM. Desenvolvimento do comportamento alimentar infantil. Jornal de Pediatria. 2000; 76(Supl 3):S229-S237.
8. Leiras EMV. Comportamento alimentar da criança: a influência materna. Dissertação [Mestrado]. Viana do Castelo, Portugal: Instituto Politécnico de Viana do Castelo; 2015.
9. Quaioti TCB, Almeida SS. Determinantes psicobiológicos do comportamento alimentar: uma ênfase em fatores ambientais que contribuem para a obesidade. Psicologia USP. 2006;17(4):193-211.
10. Gonçalves LMCR. Escola e imigração na cidade: implicações da parentalidade em adolescentes de diferentes grupos étnicos. Tese [Doutorado]. Porto, Portugal: Universidade Aberta; 2009.
11. Cherry K. Parenting styles. The Four Styles of Parenting. 2012. Disponível em: Word on the Streets : Four Styles of Parenting; acessado em: 27 de maio de 2021.
12. Baumrind D. Effects of authoritative parental control on child behavior. Child Development. 1966:887-907.
13. Baumrind D, Black AE. Socialization practices associated with dimensions of competence in preschool boys and girls. Child Development. 1967:291-327.
14. Maccoby EE, Martin JA. Socialization in the context of the family: parent-child interaction. In: Mussen PH (eds.). Handbook of child psychology: formerly Carmichael's Manual of child psychology; 1983.
15. Hughes SO, Power TG, Fisher JO, Mueller S, Nicklas TA. Revisiting a neglected construct: parenting styles in a child-feeding context. Appetite. 2005;44(1):83-92.

16. Cassoni C. Estilos parentais e práticas educativas parentais: revisão sistemática e crítica da literatura. Dissertação [Mestrado]. Ribeirão Preto: Universidade de São Paulo; 2013.
17. Jennings KM, Loth KA, Tate AD, Miner MH, Berge JM. Application of latent profile analysis to define subgroups of parenting styles and food parenting practices. Appetite. 2019;139:8-18.
18. Fisberg M, Welfort VR, Maranhão H, Nogueira-de-Almeida CA. Dificuldades alimentares. In: SBP (ed.). Tratado de Pediatria. 5.ed (in press). Santana de Parnaíba: Manole; 2021.
19. Weber LND, Prado PM, Viezzer AP, Brandenburg OJ. Identificação de estilos parentais: o ponto de vista dos pais e dos filhos. Psicologia: Reflexão e Crítica. 2004;17:323-31.
20. Chatoor I. Quando seu filho não quer comer (ou come demais). Barueri: Manole; 2016.
21. Verduci E, Bronsky J, Embleton N, Gerasimidis K, Indrio F, Köglmeier J et al. Role of Dietary Factors, Food Habits and Lifestyle in Childhood Obesity Development: A Position Paper from the European Society for Paediatric Gastroenterology, Hepatology and Nutrition Committee on Nutrition. J Pediatr Gastroenterol Nutr. 2021;72(5):769-83.
22. Nunes LA. A influência dos estilos parentais na obesidade infantil. International Journal of Developmental and Educational Psychology: INFAD Revista de Psicología. 2011;1(1):37-46.
23. Hoerr SL, Hughes SO, Fisher JO, Nicklas TA, Liu Y, Shewchuk RM. Associations among parental feeding styles and children's food intake in families with limited incomes. International Journal of Behavioral Nutrition and Physical Activity. 2009;6(1):1-7.
24. Rhee KE, Lumeng JC, Appugliese DP, Kaciroti N, Bradley RH. Parenting styles and overweight status in first grade. Pediatrics. 2006;117(6):2047-54.
25. Milano K, Chatoor I, Kerzner B. A Functional approach to feeding difficulties in children. Current Gastroenterology Reports. 2019;21(10):1-8.

CAPÍTULO **15**

Orientação nutricional para a prática de atividade física e esportes

Carla Rêgo

Introdução

A prática de esportes durante a idade pediátrica apresenta benefícios inquestionáveis, resultantes da promoção da interação social, da autoestima e da saúde física, além de estar associada à persistência de um estilo de vida ativo.

Durante a infância, a prática esportiva reveste-se de objetivos prioritariamente lúdicos, e as características das modalidades esportivas praticadas não provocam problemas relativamente às necessidades nutricionais. No entanto, o adolescente praticante de esporte apresenta necessidades nutricionais únicas, dependendo das exigências do treino e da competição, acrescidas das necessidades inerentes ao crescimento e maturação.[1] Disso se depreende que a idade, o estágio pubertário, as características do exercício e a intensidade/frequência do treino são determinantes para o aconselhamento nutricional.

Enquanto para o adulto existem recomendações baseadas em evidência no que se refere à influência da alimentação no desempenho atlético,[2] torna-se extremamente difícil a definição de recomendações em relação à alimentação da criança e do adolescente praticantes de esporte. Tal fato se deve a três aspectos: 1) questões éticas inerentes à dificuldade em investigar nesse grupo etário; 2) a enorme variação intra e interindividual e na dependência do sexo que ocorre nessa idade; 3) a existência de diferentes intensidades de envolvimento esportivo.[3] Muito embora essas limitações devam ser levadas em conta, existem algumas recomendações e regras básicas que devem ser conhecidas.[3-5]

Necessidades nutricionais

A nutrição para o atleta é um fator condicionante da sua aptidão mas, também, da capacidade de recuperação e da suscetibilidade à ocorrência de lesões.[4-6] No caso particular da criança e do adolescente praticantes de esporte, uma dieta equilibrada e variada, contendo quantidades adequadas de macronutrientes (proteínas, hidratos de carbono e gordura), micronutrientes (vitaminas e minerais) e fluidos (água), é fundamental para o fornecimento adequado da energia necessária à otimização da performance esportiva, devendo garantir, simultaneamente, um adequado crescimento e maturação. É mandatória a monitorização do peso, da composição corporal, da velocidade de crescimento e da progressão da puberdade, marcadores que indicam a adequação da oferta energética relativamente ao gasto inerente ao crescimento e à intensidade do exercício. Em algumas circunstâncias, é importante ainda monitorizar alguns parâmetros analíticos (hemograma e metabolismo do ferro) e de saúde óssea (densidade e massa óssea), como se relatará oportunamente.

Necessidades energéticas

O cálculo e a manipulação das necessidades energéticas da criança, mais particularmente do adolescente, são complexos. É extremamente difícil definir, com precisão, as necessidades energéticas para crianças e adolescentes atletas, em virtude da variabilidade metabólica intra e interindivíduos, bem como das dificuldades metodológicas para estimar o gasto e a ingestão energéticos.[5,7,8] É importante garantir uma oferta adequada ao gasto energético, de forma a prevenir situações de desequilíbrio, por déficit ou excesso. Situações deficitárias comprometem o crescimento, a progressão da puberdade, o ciclo menstrual, a formação de massa muscular e aumentam a suscetibilidade à fadiga e à ocorrência de lesões; enquanto situações de excesso favorecem a ocorrência de obesidade.[5,7]

As *Recommended Energy Allowances* (RDA) apenas garantem o mínimo necessário para o crescimento e a manutenção das funções biológicas básicas.[8] Para o cálculo das necessidades energéticas de uma criança ou adolescente praticante de esporte deve-se considerar a energia necessária ao crescimento, muito embora a energia gasta, dependendo da atividade física, pareça ter um papel mais marcado no gasto energético total.[6] Disso se depreende que serão necessárias calorias extras durante o pico de aceleração de crescimento, mas, sobretudo, para repor a energia gasta após qualquer evento esportivo.[5-7] O método mais prático de cálculo da "disponibilidade energética" (energia disponível para o exercício após se ter considerado a necessária ao crescimento e maturação) consiste na quantificação da ingestão e posterior comparação com a energia gasta na dependência do exercício, recorrendo a indicadores objetivos da adequação ao suprimento energético, tais como o peso, a altura, a velocidade de crescimento e a composição corporal.[9] A referência (autorreportada) de fadiga, o atraso na puberdade, as alterações do ciclo menstrual e o comprometimento da formação de massa óssea são marcadores de inadequação energética por déficit.[5,7]

Necessidades em macronutrientes

Os macronutrientes (proteínas, hidratos de carbono e gorduras) fornecem a energia necessária ao crescimento e maturação mas, sobretudo, à atividade física e ao gasto inerente à prática esportiva. A adequada oferta em quantidade, qualidade e momento relativamente à prestação esportiva atribui a alguns macronutrientes (hidratos de carbono e proteína) particularidades importantes na otimização do desempenho esportivo e da recuperação após o esforço físico.

Proteínas

A idade pediátrica *de per si*, particularmente durante o período da adolescência, cursa com necessidades proteicas adicionais, dependendo do crescimento e desenvolvimento.[1,8,10] Efetivamente, a proteína desempenha funções de construção e reparação do músculo, da pele e dos fâneros, não sendo uma fonte energética de eleição em exercícios de moderada intensidade e/ou curta duração. No entanto, o aumento da frequência e da duração do exercício estão associados a um aumento das necessidades energéticas e de proteína, de forma a manter o nível glicêmico por meio da gliconeogênese hepática, bem como a síntese proteica aguda, que ocorre como resposta ao estímulo do treino.[3,11,12] Situações de inadequação energética, por déficit, em adolescentes esportistas, poderão resultar em comprometimento da disponibilidade da proteína da dieta para as suas funções primordiais (ativar a síntese proteica e fornecer o substrato para a reparação muscular), dependendo da sua utilização como substrato energético alternativo, comprometendo, em última instância, quer o crescimento quer a performance esportiva.[2,12]

É importante mencionar que não existe evidência científica específica sobre as recomendações acerca do suprimento proteico para crianças/adolescentes esportistas. As *Recommended Dietary Intake* (RDI) e as RDA são apenas ligeiramente mais elevadas que as do adulto (meninos: 0,94 a 0,99 g/kg/dia; meninas: 0,77 a 0,87 g/kg/dia *versus* adulto: ≈ 0,8 g/kg/dia), carecendo de evidência a existência de necessidades extras inerentes à atividade física regular e moderada/intensa.[9] Entretanto, a literatura demonstra que o padrão alimentar do adolescente atleta garante uma oferta proteica média superior às recomendações, suprindo as necessidades inerentes ao crescimento e maturação, acrescidas das exigências esportivas.[4,9,10] Também tem sido demonstrado que o balanço nitrogenado – indicador do *turnover* proteico corporal – é sustentadamente positivo em populações de adolescentes esportistas praticantes de várias modalidades, tendo em conta as ingestões proteicas diárias médias reportadas (entre 1,35 e 1,6 g/kg/dia), mesmo em períodos de aceleração da velocidade de crescimento.[9,10] Finalmente, estudos recentes demonstram que, tão importante quanto a qualidade da proteína e a adequação da relação aporte energético/aporte proteico, é o momento da sua ingestão, pois este é determinante para a maximização da resposta musculoesquelética ao exercício.[11,12] Efetivamente, o consumo de quantidades pequenas (≈ 20 g) de proteína magra de alta qualidade, durante ou após o exercício intenso, aumenta a síntese proteica aguda que, como mencionado previamente, ocorre em resposta ao estímulo do treino.[11,12]

Tendo em conta a escassa evidência científica específica relativamente às recomendações para esse grupo etário, podemos, pois, assumir que: a) o suprimento proteico total, desde que esteja garantido um adequado suprimento energético, não constitui matéria de preocupação no jovem atleta; b) devem seguir-se as recomendações existentes para o adulto atleta; c) devem ser promovidos hábitos alimentares que garantam a oferta regular de proteínas de elevada qualidade, em moderada quantidade ao longo do dia; d) deve-se atentar para o suprimento após um treino físico intenso;[3,4,12] e) o excesso de consumo proteico não apresenta vantagens, resultando em um aumento da oxidação dos aminoácidos e do risco de obesidade; f) modalidades esportivas que condicionam o controle do peso corporal e estejam associadas a restrições energéticas (ginástica, equitação, atletismo), bem como adolescentes praticantes de dietas vegetarianas ou veganas, são considerados grupos de risco, podendo existir comprometimento do crescimento, da maturação e da performance.[13]

São consideradas boas fontes de proteína as carnes magras e as aves, o peixe, os ovos, os laticínios, as leguminosas secas e as frutas secas.

Hidratos de carbono

Os hidratos de carbono (HC) são um importante nutriente para os atletas, pois fornecem a glicose, principal fonte energética para o trabalho muscular e cerebral. Os HC estão armazenados no nosso organismo sob a forma de reservas de glicogênio (hepático e muscular) e de glicose circulante, constituindo o glicogênio muscular a energia mais disponível para o exercício.[4,6,7] Paradoxalmente, as reservas de HC no organismo humano são escassas quando comparadas às exigências do programa de treinos de alguns adolescentes atletas, tornando-se, pois, importante a sua reposição regular.[14,15] A reposição das reservas orgânicas de HC é garantida por uma adequada ingestão diária total de HC (45 a 65% do valor energético total – VET), bem como pela adequação do momento do seu consumo, preferencialmente logo após um exercício intenso ou longo. Uma dieta regularmente rica em HC garante um aumento da taxa de oxidação dos HC exógenos para o fornecimento de energia, poupando o glicogênio muscular e mantendo estáveis as concentrações de glicose plasmática, particularmente nas fases finais de exercícios longos.[14,15] Paralelamente, admite-se que exista um efeito sobre o sistema nervoso central, com ponto de partida na estimulação dos receptores de HC orais, aumentando a motivação.[16] Disso se depreende que os HC da dieta retardam a fadiga e aumentam a performance em exercícios de resistência. É importante mencionar que não estão aconselhadas dietas com "sobrecarga em HC" em idade pediátrica.[7]

Tal como ocorre para as proteínas, as recomendações atualmente existentes relativamente às necessidades em HC reportam-se apenas ao adulto atleta.[2-4] No entanto, à luz da evidência atual, as características do metabolismo energético e o estádio maturativo não parecem influenciar as recomendações em relação aos HC da dieta da criança e do adolescente atletas em comparação com o adulto.[15-17] Em contrapartida, as características do exercício, tais como a duração, a intensidade e o tipo, bem como a massa corporal, são fatores determinantes para o cálculo dessas necessidades, que variarão ao longo da época e de acordo com o calendário de provas e serão diferentes de indivíduo para indivíduo.[15] Assim, o aporte em HC deverá ser regular, individualizado e calculado de forma a suprir as necessidades diárias, em função das características da atividade física, devendo dar-se atenção particular ao seu consumo durante e imediatamente após o exercício. Tal atitude visa a otimizar a prestação esportiva em esportes de resistência, reduzir a fadiga e acelerar a recuperação.[3,5]

São considerados boas fontes de HC: os cereais, os vegetais, as frutas, o leite e o iogurte.

Gorduras

A gordura é uma fonte energética com elevada densidade calórica (1 g = 9 kcal), mas de difícil utilização. Existem depósitos consideráveis de gordura corporal, sob a forma de tecido adiposo ou de triacilglicerol muscular, constituindo a reserva energética endógena mais importante do organismo humano, independentemente da idade. A gordura da dieta é importante na modulação da absorção das vitaminas lipossolúveis (A, D, E, K), no fornecimento de ácidos graxos essenciais, bem como de energia para o crescimento e maturação, na proteção de órgãos nobres e na indução da sensação de saciedade.

Poucos estudos quantificaram a ingestão de gordura ou avaliaram as necessidades em gordura em crianças/adolescentes praticantes de esporte.[6,7,18] Muito embora a gordura seja importante para o crescimento e maturação, a sua relação com a performance não é clara. A adaptação metabólica ao treino de resistência é caracterizada por aumento da oxidação dos ácidos graxos e menor utilização das reservas de HC.[18] A considerável dimensão da reserva orgânica (tecido adiposo) resulta na ausência de necessidade de repor as reservas de gordura por meio da alimentação, após um treino físico intenso, mesmo em indivíduos magros.[6,7] Entretanto, ainda não está demonstrada, em adolescentes, a possibilidade de se registrar uma "adaptação energética" das reservas de triacilglicerol muscular, em situações de depleção das reservas de HC.[11,18]

Tendo em conta o referido, as recomendações para o suprimento em gordura na dieta da criança e do adolescente atletas são sobreponíveis às recomendações para a população geral com mais de 3 anos (25 a 35% do VET com gordura saturada e ácidos graxos trans a não ultrapassar os 10% do VET), devendo encorajar-se o consumo de gordura insaturada (vegetal ou proveniente do peixe).[6,7] A literatura demonstra que a prática alimentar de atletas de várias modalidades atinge (e por vezes ultrapassa) um aporte de 30% do VET em gordura.[19] Caso se pretenda uma redução ponderal em um atleta com excesso de peso, deve-se reduzir o aporte em gordura e não em HC ou proteínas.

São considerados boas fontes de gordura: a carne magra, as aves, o peixe, as nozes, os laticínios, o azeite e o óleo de canola.

Água e outros líquidos

A água é um importante nutriente, desempenha papel determinante na performance do atleta e está entre os componentes majoritários do corpo humano, sendo responsável pela regulação térmica.[20] O exercício aumenta as perdas insensíveis (particularmente pela respiração e pelo suor) e, *de per si*, é responsável pela produção de calor, aumentando a temperatura corporal. A homeostasia térmica do corpo humano é obtida por meio da perda de calor, que ocorre pela evaporação (suor) e pela convecção (superfície cutânea). A liberação de calor pela evaporação do suor resulta em perdas consideráveis de fluidos e eletrólitos, sendo a temperatura e a umidade ambiental elevadas responsáveis por perdas maiores e, consequentemente, necessidades maiores de aporte de fluidos.[6,20] Além dos fatores ambientais, a perda de fluidos está na direta dependência da superfície corporal. Trabalhos recentes têm demonstrado que, apesar da menor capacidade de sudação e uma maior superfície corporal, crianças e pré-adolescentes não apresentam maior risco de choque térmico, provavelmente em decorrência da utilização de mecanismos termorreguladores diferentes dos do adulto, mas igualmente eficazes.[21] Posto isso, na ausência de recomendações específicas para a idade pediátrica e considerando ser similar o risco de desidratação e de golpe de calor entre crianças/adolescentes e adultos, depreende-se que as recomendações relativas à ingestão de líquidos sejam também similares.

É oportuno esclarecer que a sede é um sinal tardio de desidratação e que esta, mesmo leve, compromete o desempenho motor e cerebral, bem como aumenta o risco de lesão.[6,20] Deve-se, então, encorajar a ingestão moderada de líquidos antes e durante o exercício, e *ad libitum* após sua ocorrência. As crianças e adolescentes praticantes de esporte regular não devem beber bebidas esportivas (com adição de HC e eletrólitos), mas apenas água, quer pela perda de sódio no suor que é menor do que no adulto, quer pelo risco de obesidade.[22,23] Para atletas de competição, o uso dessas bebidas esportivas poderá ter vantagens, tendo sempre em conta que fatores ambientais (temperatura e umidade) e individuais (superfície corporal) condicionam as necessidades ao aumentar as perdas.[20] De uma forma geral, o atleta deve consumir 400 a 600 mL de água nas 2 a 3 horas anteriores ao exercício; 150 a 300 mL a cada 15 a 20 minutos de exercício, e, para exercícios com duração inferior a 60 minutos, basta a ingestão de água, enquanto para durações superiores ou ambientes desfavoráveis poderá, como mencionado, ser oferecida uma bebida esportiva com 6% de HC e 20 a 30 mEq/L de cloreto de sódio.[8,20] Na recuperação entre provas esportivas que ocorram com intervalos curtos de tempo, as bebidas esportivas ou o leite/iogurte fornecerão a energia, o HC, a proteína e o sódio adicional, que poderão ser importantes para a sustentabilidade da prestação esportiva. Após a atividade, o atleta deve beber o necessário para repor as perdas em fluidos, o que significa cerca de 1,5 L/kg de peso corporal perdido.[6] A ingestão de bebidas esportivas com sódio e HC, bem como o consumo de *snacks* após o exercício, poderão facilitar a reidratação ao estimular a sede e a retenção de fluidos.[6] É importante fazer a distinção entre bebidas esportivas e bebidas energéticas (cafeinadas), estas últimas com possível interesse na melhoria do desempenho metabólico e cognitivo no atleta adolescente, se consumidas imediatamente antes de uma prova/competição.[21]

Por fim, tendo em conta os conceitos gerais previamente referidos e a escassez de trabalhos sobre recomendações do suprimento em fluidos para crianças/adolescentes atletas, além do fato de que as existentes carecem de considerações em relação às características climáticas, do exercício e do próprio indivíduo (dimensão corporal e estádio maturativo), deve-se assumir que as recomendações para atletas de competição precisam ser programadas individualmente, considerando-se, para o seu cálculo, que não deve existir uma perda superior a 2 a 3% do peso corporal prévio.[4]

Micronutrientes

A dieta da criança e do adolescente praticantes de esporte regular deve ser equilibrada e variada, garantindo uma adequada oferta de vitaminas e minerais. Deve haver, no entanto, particular atenção relativa ao cálcio, à vitamina D e ao ferro.

O *cálcio* é o macromineral mais abundante no nosso organismo, fundamental para a saúde óssea e dentária, para a contração muscular, condução nervosa e atividade de múltiplas enzimas. A criança e o adolescente atletas devem consumir diariamente alimentos que garantam o cumprimento das recomendações relativas à sua ingestão (1.000 mg/dia dos 4 aos 8 anos; 1.300 mg/dia dos 9 aos 18 anos), não havendo motivo para suplementação.[8,9,24] São alimentos ricos em cálcio os laticínios (leite, iogurte e queijo) bem como alguns vegetais (brócolis, espinafre) e os cereais fortificados.

A *vitamina D* tem uma importante função na formação de massa óssea, na otimização da absorção e deposição óssea do cálcio, sendo ainda cofator de mais de 300 reações enzimáticas. A ingestão alimentar não ultrapassa os 10% das necessidades, sendo 90% da sua síntese de origem cutânea por meio da exposição solar. As recomendações sugerem 600 UI/dia dos 4 aos 18 anos de idade,[8,24,25] valor dificilmente atingido em algumas latitudes, na raça negra e em estilos de vida ou práticas esportivas em recintos fechados (esportes em locais fechados, dança, ginástica, patinação etc.), podendo nessas situações ocorrer déficit de vitamina D. Os alimentos ricos em vitamina D são os laticínios, os cogumelos, os peixes gordos e o ovo.

O *ferro*, importante componente da hemoglobina, é um macromineral fundamental para a boa oxigenação tecidual, sendo importante mencionar que a depleção das reservas de ferro, mesmo na ausência de anemia, compromete a performance esportiva. As necessidades em ferro são mais elevadas durante os períodos de aceleração de crescimento, tal como ocorre na adolescência, em consequência da considerável formação de massa muscular e do aumento do volume plasmático.[6] As necessidades em ferro são de 8 mg/dia dos 9 aos 13 anos e de 11 mg/dia e 15 mg/dia para meninos e meninas, respectivamente, dos 14 aos 18 anos.[8] A atleta feminina (por perda), os praticantes de dietas vegetarianas (por carência) e os corredores de distância (por destruição periférica) têm mais risco de ferropenia, pelo que se deve proceder a uma avaliação periódica do metabolismo do ferro. Os alimentos mais ricos em ferro são as carnes magras, os ovos, os cereais fortificados e as leguminosas secas.

Planificação das refeições: recomendações práticas

O horário e a composição das refeições, não apenas nos dias de treino, mas particularmente nos dias de prova, são determinantes para a otimização do rendimento, bem como da recuperação. O plano deve ser individualizado, baseado no conhecimento que cada atleta tem de si próprio, e não devem ser experimentados alimentos novos nos dias de competição.

Como regra geral pode-se dizer que uma refeição principal deve ocorrer até 3 horas antes da competição, de forma a garantir uma adequada digestão. Deve conter HC, proteína, pouca gordura e pouca fibra.[3-5] Quando o treino ou a prova ocorrem pela manhã, deve ser oferecido um *snack* ou uma refeição líquida (fruta fresca, uma taça de cereais com leite ou iogurte) cerca de 1 hora antes, e, depois da prova/treino, um café da manhã completo.[3-5] Durante o jogo podem ser consumidas bebidas esportivas, barras de granola ou frutas, de forma a repor as reservas energéticas. Finalmente, após o treino, é importante repor as reservas de glicogênio muscular nos primeiros 30 minutos e de novo 1 a 2 horas após, consumindo alimentos que incluam proteína e HC, tais como iogurte com fruta, pão com manteiga de amendoim e fruta ou uma bebida esportiva com fruta e queijo.[3-5] A hidratação deve ser fracionada antes e durante o esforço físico e *ad libitum* após, privilegiando o consumo de água.

Considerações finais

São escassas e pouco robustas as recomendações relativas à alimentação e à nutrição da criança e do adolescente esportistas. Muito embora se registrem diferenças metabólicas e na termorregulação entre um adolescente e um adulto atleta, o seu impacto nas recomendações não é claro. Uma alimentação equilibrada e variada é imprescindível para a otimização do crescimento e da maturação, mas também da aptidão física e de recuperação do adolescente praticante de esporte. Essa dieta deverá incluir 45 a 65% de HC, 10 a 30% de proteína e 25 a 35% de gordura, além de líquidos (preferencialmente água), que deverão ser ingeridos antes, durante e após o exercício. A dieta diária e nos dias de competição deve ser individualizada, levando-se em consideração o plano de treinos, bem como as características maturativas e do ambiente. O momento das refeições é importante para otimizar o desempenho, devendo as refeições principais ocorrer entre 2 e 3 horas antes do evento esportivo, os *snacks* 1 hora antes, e as refeições pós-treino (de recuperação) nos 30 minutos imediatos e depois até 1 a 2 horas após o exercício. Situações carenciais em micronutrientes poderão ocorrer em atletas vegetarianos ou em situações particulares (atleta feminina ou corredores de longa distância, no que se refere ao ferro), obrigando à sua monitorização. Não existe suporte científico para a suplementação exógena em atletas em idade pediátrica.

Referências bibliográficas

1. Sawyer SM, Afifi RA, Bearinger LH, Blakmore S-J, Dick B, Ezeh AC et al. Adolescence: a foundation for future health. The Lancet. 2012;379(9826):1630-40.
2. American Dietetic Association, Dietitians of Canada, American College of Sports Medicine, Rodriguez NR, Di Marco NM, Langley S. American College of Sports Medicine position stand. Nutrition and athletic performance. Med Sci Sports Exerc. 2009;41(3):709-31.
3. Desbrow B, McCormack J, Burke LM, Gregory RC, Fallon K, Hislop M et al. Sports Dietitians Australia Position Statement: Sports nutrition for the adolescent athlete. Int J Sport Nutr Exerc. 2014;24(5):570-84.
4. Jeukendrup A, Cronin L. Nutrition and elite young athletes. Med Sport Sci. 2011;56:47-58.
5. Purcell LK, Canadian Paediatric Society, Paediatric Sports and Exercise Medicine Section. Paediatric Chil Health. 2013;18(4):200-2.
6. Hoch AZ, Goossen K, Kretschmer T. Nutritional requirements of the child and teenage athlete. Phys Med Rehabil Clin N Am. 2008;19(2):373-98.
7. Meyer F, O`Connor, Shirreffs SM. International Association of Athletics Federatons. Nutrition for the young athlete. J Sports Sci. 2007;25(Suppl 1):S73-S82.
8. Institute of Medicine. 2011. Dietary Reference Intakes: Recommended Intakes for Individuals. Washington, DC, National Academy Press. Disponível em: https://www.nal.usda.gov/fnic/dietary-reference-intakes; acessado em: 20 de agosto de 2021.
9. Heaney S, O`Connor H, Gifford J, Naughton G. Comparison of strategies for assessing nutritional adequacy in elite female athletes`dietary intake. Int J Sport Nutr Exerc Metab. 2010;20(3):245-56.

10. Aerenhouts D, Deriemaeker P, Hebbelinck M, Clarys P. Energy and macronutrients intake in adolescents sprint athletes: a follow up study. J Sports Sci. 2011;29(1):73-82.
11. Hawley JA, Burke LM, Phillips SM, Spriet LL. Nutritional modulation of training-induced skeletal muscle adaptations. J Appl Physiol. 2011;110(3):834-45.
12. Phillips SM, Van Loon LJ. Dietary protein for athletes: from requirements to optimim adaptation. J Sport Sci. 2011;29(Suppl 1):S29-S38.
13. Fuhrman J, Ferreri DM. Fueling the vegetarian (vegan) athlete. Curr Sport Med Rep. 2010;9(4):233-41.
14. Jeukendrup A. Carbohydrate intake during exercise. Eur J Sport Sci. 2008;8:77-86.
15. Burke LM, Hawley JA, Wong SH, Jeukendrup AE. Carbohydrates for training and competition. J Sports Sci. 2011;29(Supl 1):S17-S27.
16. Jeukendrup AE, Chambers ES. Oral carbohydrate sensing and exercise performance. Curr Opinion Clin Nutr Metab Care. 2010;13:447-51.
17. Brandou F, Savy-Pacaux AM, Marie J, Brun JF, Mercier J. Comparison of the type of substrate oxidation during exercise between pre and post pubertal markedly obese boys. Int J Sports Med. 2006;27(5):407-14.
18. Shaw CS, Clark J, Wagenmakers AJ. The effect of exercise and nutrition on intramuscular fat metabolism and insulin sensitivity. Annu Rev Nutr. 2010;30:13-34.
19. Croll JK, Neumark-Sztainer D, Story M, Wall M, Perry C, Harnack L. Adolescents involved in weight-related and power team sports have better eating patterns and nutrient intakes than non-sport-involved adolescents. Am J Diet Assoc. 2006;196(5):709-17.
20. Rowland T. Fluid replacement requirements for child athletes. Sports Med. 2011;41(4):279-88.
21. Duchan E, Patel ND, Feucht C. Energy drinks: a review of use and safety for athletes. The Physician and Sports Medicine. 2010;38(2):171-9.
22. Falk B, Dotan R. Temperature regulation and elite young athletes. In: Armstrong N, McManus AM (ed). The elite young athlete. Med Sport Sci. Basel, Karger 2011;56:126-49.
23. Meyer F, Volterman KA, Timmons BW, Wilk B. Fluid balance and dehydratation in the young athlete: assessment considerations and effects on health and performance. Am J Lifstyle Med. 2012;6:489-500.
24. American Academy of Pediatrics, Committee on Nutrition and the Council on Sports Medicine and Fitness. Sports drinks and energy drinks for children and adolescents: are they appropriate? Pediatrics. 2011; 127(6):1182-9.
25. Institute of Medicine Dietary reference intakes for calcium and vitamin D. Consensus report, November 30, 2010. Disponível em: https://www.nap.edu/read/13050/chapter/1; acessado em: 20 de agosto de 2021.

CAPÍTULO **16**

Gestação e nutrologia pediátrica

Durval Ribas-Filho
Marina Verdi Schumacher

Introdução

A nutrição materna e sua relação com a saúde fetal são temas muito relevantes e que vêm ganhando atenção crescente nos últimos anos. Sabe-se que um estado nutrológico pré-gestacional e um ambiente intrauterino saudáveis contribuem de forma significativa para o desenvolvimento fetal adequado, além de auxiliarem na prevenção de certas enfermidades na fase adulta.[1]

Tanto a desnutrição materna como a obesidade são deletérias, sendo ambas as situações relacionadas a carências de micronutrientes e de componentes essenciais ao binômio mãe-feto.[1] A importância da variação de ganho de peso ao longo da gestação vem recebendo maior atenção recentemente, uma vez que a epidemia de obesidade em todo o mundo atinge também mulheres em idade fértil, acarretando consequências negativas tanto para a mãe quanto para o concepto.[2,3] Há evidências de que o ganho de peso excessivo durante a gravidez pode aumentar o risco de obesidade infantil e de intolerância materna à glicose, reduzir a duração do aleitamento materno, prejudicar o crescimento fetal e infantil, além de alterar o comportamento alimentar da criança em longo prazo.[3]

A gestação é um processo dinâmico, que acarreta modificações anatômicas, bioquímicas e hormonais evidenciadas desde a concepção até o período puerperal. Essas alterações são necessárias para a manutenção do corpo gravídico, para o adequado transporte de nutrientes ao feto e para a preparação da mulher para o período de lactação. Paralelamente, ocorrem mudanças importantes no sistema gastrointestinal da mãe, as quais podem acarretar náuseas, vômitos, alterações de hábito evacuatório, intolerâncias alimentares e redução da absorção de determinados nutrientes. Além disso, o metabolismo da glicose também se modifica, resultando em um estado fisiológico de redução da sensibilidade à insulina e tendência ao desenvolvimento de diabetes gestacional.[4]

Cada fase da gravidez apresenta necessidades nutricionais diferentes, tanto em termos de calorias como em quantidade de proteínas e micronutrientes. As recomendações de micronutrientes que sabidamente interferem na saúde fetal constituem também tema de importância e de pesquisas crescentes.[5] Além da relação já extensamente estudada entre oferta de ácido fólico e desenvolvimento neural do feto, evidências atuais fazem referência a diversas outras vitaminas e microelementos, como ferro, vitaminas A e D, zinco e cálcio.[6] O estudo sobre a importância da oferta de ácidos graxos no período gestacional e na primeira infância, mais especificamente do ácido docosa-hexaenoico (DHA), vem ganhando particular relevância em decorrência de sua relação com o desenvolvimento do sistema nervoso central da criança.[7,8]

Assim, este capítulo tem como objetivo fazer uma revisão das evidências atuais sobre tais aspectos nutrológicos gestacionais e sua relação com o desenvolvimento fetal e infantil.

Avaliação nutrológica pré-gestacional

O *status* nutrológico da futura gestante é um aspecto fundamental da preparação e planejamento da gravidez, uma vez que é sabida a existência de uma relação entre índice de massa corporal (IMC) e eventos gestacionais adversos.[9] Mulheres desnutridas e de baixo peso apresentam risco aumentado de morte materna, parto prematuro e recém-nascidos pequenos para a idade gestacional.[10] Não foi encontrada, no entanto, nenhuma relação entre baixo peso materno e risco de hipertensão arterial sistêmica, diabetes gestacional ou anomalias congênitas.[10] Por outro lado, obesidade pré-gestacional relaciona-se a desfechos deletérios como hipertensão arterial sistêmica, pré-eclâmpsia e diabetes melito.[3,11] Os eventos adversos perinatais associados com obesidade materna incluem macrossomia fetal, defeitos de fechamento de tubo neural, cardiopatias congênitas, gestação prolongada, complicações no parto, aumento no risco de infecção puerperal e maior dificuldade com a lactação.[3,11]

Além da questão do peso materno, a oferta de micronutrientes nessa fase também é alvo de estudos. Sabe-se que a deficiência de ferro no período pré-gestacional pode estar relacionada a maior mortalidade materna, e que a deficiência de outros nutrientes, como zinco, cálcio e vitaminas do complexo B, pode também estar associada a piores desfechos gestacionais.[5] A suplementação de ácido fólico nos meses que antecedem o início da gestação já é prática consagrada e baseada em evidências inquestionáveis, uma vez que esse componente constitui forte fator de proteção contra defeitos de fechamento de tubo neural.[12] Há estudos que combinaram a suplementação de ácido fólico e multivitamínicos, demonstrando benefícios também na redução de anomalias orofaciais, apesar de esses resultados ainda serem questionáveis.[9]

Além disso, é sabido que o estilo de vida da futura gestante tem também importância fundamental para os desfechos gestacionais e para o desenvolvimento intrauterino. Mulheres fisicamente ativas, não tabagistas, que não ingerem bebida alcoólica e que já mantinham uma alimentação saudável antes da gravidez têm maiores chances de desenvolver fetos saudáveis e com menores riscos de doenças metabólicas em longo prazo.[1]

Avaliação nutrológica gestacional

Avaliação e acompanhamento nutrológicos da gestante são essenciais para o planejamento de intervenções que sabidamente resultam em redução de riscos à saúde do binômio mãe-feto. Após o início da gravidez deve-se ter especial atenção à variação de ganho de peso ao longo da gestação, a possíveis intolerâncias ou repulsas alimentares, à quantidade de água ingerida, à possibilidade de carências de micronutrientes, além do rastreamento de diabetes gestacional.[13]

A necessidade energética diária deve ser baseada na idade materna, no nível de atividade física, na idade gestacional, no peso materno pré-gestacional e no número de fetos. A fome e a necessidade de calorias sabidamente aumentam ao longo da gravidez, sendo esse aumento mais intenso em caso de gestação múltipla, em especial na segunda metade da gestação.[14] Nesse período ocorre uma depleção mais rápida dos estoques de glicogênio, o que resulta em um aumento no metabolismo da gordura entre as refeições e durante o jejum noturno. O fluxo reduzido de glicose da mãe para o feto pode favorecer um crescimento fetal mais lento, menor tamanho ao nascimento, bem como maior risco de parto prematuro. Por essa razão, a dietoterapia deve ser individualizada e equilibrada em relação à proporção de macronutrientes, levando em consideração o volume energético total necessário para a gestante em questão, especialmente em gestações múltiplas.[14] Uma gestante sadia com gestação de feto único tem suas necessidades energéticas iniciais semelhantes ao estado pré-gravídico. Em mães com IMC dentro da faixa da normalidade, somente ao final da gestação é necessário um aumento na ingestão calórica diária para promoção do crescimento fetal. Referências internacionais mais atuais recomendam: aumento em 85 kcal/dia no primeiro trimestre, 285 kcal/dia no segundo trimestre, e 475 kcal/dia no terceiro. No entanto, uma vez que muitas vezes o nível de atividade física reduz consideravelmente nos últimos 3 meses de gestação, a ingestão calórica apenas 10% maior em relação ao estado pré-gestacional pode ser suficiente.[1]

Em relação à variação do ganho de peso gestacional, as referências amplamente adotadas do Instituto de Medicina (IOM) têm sido questionadas e não mais recomendadas para todas as gestantes.[15] Essas recomendações originalmente focaram prevenir a restrição de crescimento intrauterino, bem como fetos grandes para a idade gestacional, partos cirúrgicos e retenção de peso pós-parto. Em virtude da falta de estudos de intervenção controlados com mães obesas, diabéticas e hipertensas na ocasião em que tais recomendações foram publicadas, o ganho de peso recomendado pelo IOM não mais tem sido utilizado nesse grupo de gestantes, devendo o ganho de peso ser estipulado conforme o grau de obesidade (I, II ou III), bem como comorbidades associadas.[1]

Obesidade materna e suas consequências

Obesidade é o problema mais comum em obstetrícia que afeta tanto a mãe quanto o bebê. Existe um risco aumentado de diabetes gestacional e pré-eclâmpsia, além de maior possibilidade de síndrome metabólica em longo prazo nas mães que ganham peso de forma excessiva na gestação.[3] A criança, além dos riscos impostos pelas doenças maternas, também adquire, por consequência, uma maior predisposição à obesidade na infância e também na idade adulta, além das disfunções metabólicas relacionadas, como hipertensão arterial sistêmica e dislipidemia.[1] A influência da obesidade materna no apetite do recém-nascido relaciona-se a mecanismos do sistema hipotalâmico, que controla a saciedade. A obesidade materna favorece a hiperfagia no recém-nascido, ou seja, saciedade tardia, assim como a restrição calórica materna também determina alterações nos sinais termogênicos que podem se perpetuar na vida adulta, fenômeno este conhecido como programação metabólica.[16] Pesquisas recentes enfatizam que obesidade materna e diabetes gestacional durante a gravidez condicionam os sistemas celulares e orgânicos durante o início da vida da criança e interagem com fatores ambientais e de estilo de vida para definir o risco de doença cardiometabólica.[17] O Capítulo 17 aborda de forma mais detalhada a programação metabólica e epigenética.

O recém-nascido que nasce grande para a idade gestacional (GIG) apresenta risco significativamente aumentado de obesidade em outras fases da vida. O IMC materno aumentado correlaciona-se fortemente com o nascimento de um recém-nascido GIG.[3] Além disso, há um risco maior de perda fetal em mulheres com IMC > 25 kg/m^2, e maior incidência de anomalias congênitas em comparação a mães não obesas, tais como: espinha bífida, defeitos de tubo neural, encurtamento de membros, anomalias cardiovasculares e fenda palatina.[3]

A maior prevalência de obesidade nos últimos anos se associa a maior ganho de peso também após o parto. A retenção do peso adquirido ainda no 6º mês pós-parto, bem como o ganho de peso entre 6 e 18 meses após o nascimento da criança, relacionam-se com o peso materno até 7 anos após a gestação. Mães que ganham peso após o parto apresentam maiores riscos de complicações relacionadas à obesidade em gestações subsequentes.[3]

Diabetes gestacional

Atualmente, um número maior de mulheres vem sendo diagnosticado com diabetes gestacional durante a gravidez, e não necessariamente são gestantes com sobrepeso ou obesidade. Essa tendência preocupante implica riscos aumentados para o desenvolvimento de doenças cardiometabólicas em seus filhos, dentro do contexto epigenético.[17] Esses mecanismos são complexos e envolvem vários fatores moleculares, como o estabelecimento de estados de cromatina e metilação do ácido desoxirribonucleico (DNA) e ácido ribonucleico (RNA) não codificador. Estudos mostram que a metilação do DNA é o mais comum e também o mais pesquisado entre esses fatores epigenéticos.[17]

O metabolismo energético na gestação é afetado pelo crescimento fetal e pelas necessidades do organismo materno que se adapta à gravidez. A glicose é o principal substrato energético para o feto e, com o avanço da gravidez, um estado de resistência periférica à insulina desenvolve-se, mantendo concentrações plasmáticas que favorecem a difusão na placenta. Após a ingestão alimentar, os níveis glicêmicos permanecem elevados por períodos mais prolongados, caracterizando relativa intolerância à glicose.[4] O maior fator de risco individual para o desenvolvimento de diabetes gestacional é apresentar um IMC elevado antes da gravidez, e valores entre 23 e 25 kg/m^2 já são considerados de risco, mesmo que ainda dentro da faixa considerada normal.[11,18] Sabe-se que a hiperglicemia materna exerce efeitos teratogênicos, afetando o feto tanto em seu desenvolvimento estrutural quanto funcional. Além disso, evidências também sugerem que existe maior propensão ao desenvolvimento de obesidade e intolerância à glicose na fase adulta.[16]

Assim, é prática já estabelecida a realização de dosagens de glicemia de jejum em períodos específicos da gravidez, bem como a realização de teste oral de tolerância à glicose (TOTG) entre 24 e 28 semanas de gestação. Valores anormais do TOTG são glicemias iguais ou acima de 92 mg/dL, 180 mg/dL e 153 mg/dL, em jejum, após 1 e 2 horas da ingestão de 75 g de glicose, respectivamente.[19] Resultados alterados configuram gestação de risco, com necessidade de controles alimentar e glicêmico maternos frequentes, bem como de acompanhamento do crescimento, desenvolvimento e saúde do feto.[1]

Micronutrientes na gestação

A demanda por vitaminas e outros micronutrientes modifica-se na gestação. De forma geral, os níveis das vitaminas hidrossolúveis encontram-se reduzidos, e os das lipossolúveis, aumentados. Há necessidade maior de cálcio, magnésio, zinco, iodo, ferro, vitaminas A e B12, além do ácido fólico, já descrita anteriormente.[5] Há também evidências crescentes do benefício da suplementação de ácidos graxos essenciais para desenvolvimento neurológico fetal adequado.[7,8] Seguem recomendações dos micronutrientes mais importantes:

- **Vitamina A:** relacionada com visão, crescimento e função imune, a suplementação de vitamina A atualmente é indicada somente para gestantes com deficiências nutricionais durante o pré-natal. Parece haver uma menor incidência de mortalidade e baixo peso ao nascer com a suplementação, porém esta não é rotineiramente realizada para prevenção de tais situações. Tendo em vista o potencial efeito teratogênico da hipervitaminose A, recomenda-se dose máxima diária de 10.000 UI de vitamina A (3.000 g de retinol)/dia para mulheres que apresentam fatores de risco para carência desse nutriente.[5,20]

- **Zinco**: as necessidades de zinco encontram-se aumentadas na gravidez, e sua deficiência relaciona-se com abortamento espontâneo, crescimento intrauterino restrito, prematuridade, pré-eclâmpsia e anomalias congênitas. Gestantes que apresentam condições relacionadas com menor biodisponibilidade de zinco (tabagismo, uso de álcool, infecções, trauma) devem receber suplementação de 25 mg/dia. Os alimentos com maior concentração desse micronutriente são carnes, frutos do mar, leite e castanhas, porém a sua absorção pode ser prejudicada em dietas com grande ingestão de fibras e fitato.[5]
- **Cálcio:** as necessidades de cálcio da gestante são maiores, principalmente ao final do período gestacional, em razão do processo de ossificação do esqueleto fetal. Adicionalmente, uma baixa ingestão de cálcio parece estar relacionada a maior risco de hipertensão arterial na gestação, baixo peso fetal e trabalho de parto prematuro. O efeito protetor da suplementação de cálcio é mais evidente em mulheres com baixa ingestão já no início da gestação, e nas que apresentam fatores de risco para pré-eclâmpsia.[6] As doses recomendadas de cálcio situam-se em torno de 1,2 g/dia, podendo esta ser atingida somente com alimentação. Suplementação extra é recomendada por alguns autores a fim de preservar o equilíbrio de cálcio materno diante da demanda maior do feto, especialmente em mulheres que não conseguem atingir uma dose mínima diária de 1 g de cálcio por meio dos alimentos.[5]
- **Ferro:** as demandas por ferro também são elevadas na gestação, mais significativamente no segundo e terceiro trimestres. Há evidências de que a anemia ferropriva associa-se a parto prematuro e aumento da mortalidade materna decorrente de comprometimento cardíaco, hemorragias e deficiências no sistema imune.[6] A suplementação de ferro durante a gravidez atua como fator protetor e há evidências recentes que demonstram benefício em iniciar essa suplementação ainda no período pré-gestacional, juntamente com o ácido fólico.[9] Atualmente, recomenda-se suplementação com 60 mg de ferro por dia, a ser iniciada no segundo trimestre e mantida durante seis meses. Caso seja iniciada mais tardiamente, a dose recomendada passa a ser de 120 mg/dia.[5]
- **Vitamina D:** deficiência de vitamina D materna tem sido associada a raquitismo neonatal, bem como a desfechos indesejáveis na gestação como hipertensão gestacional, parto prematuro e crescimento fetal restrito. A suplementação materna de vitamina D demonstrou ter efeito protetor para pré-eclâmpsia, baixo peso de nascimento e prematuridade.[21] De forma geral, prevenir a deficiência de vitamina D na gestação é importante para manutenção da saúde óssea materna e também fetal, e deve ser feita rotineiramente durante toda a gestação.[5]
- **Iodo:** o iodo é outro micronutriente essencial, que desempenha um papel importante e crítico na síntese do hormônio tireoidiano, que é necessário para promover o crescimento e o desenvolvimento, especialmente nas primeiras semanas de vida embrionária.[5] Gestantes fazem parte de um grupo mais vulnerável a distúrbios de deficiência de iodo em virtude de sua necessidade aumentada durante o período ges-

tacional. A deficiência de iodo pode ter efeitos deletérios na mãe e no feto, como parto prematuro, aborto espontâneo, retardo mental, natimorto, anomalias congênitas, crescimento deficiente e problemas cognitivos do recém-nascido.[5] Apesar do progresso global na eliminação de deficiências de iodo, um grupo significativo de mulheres grávidas ainda apresenta deficiência desse micronutriente. Alguns estudos, envolvendo a suplementação de iodo em mulheres grávidas com deficiência leve, não mostraram efeito sobre o neurodesenvolvimento na idade de 5 aos 6 anos. Isso mostra que parece ser mais importante a orientação gestacional de uma maior ingestão de alimentos ricos em iodo do que diretamente a sua suplementação.[22,23] Considerando os principais determinantes socioambientais da deficiência de iodo, o monitoramento da fortificação do sal e a prescrição de suplementos contendo iodo pode ser uma estratégia necessária, assim como a melhoria da educação e orientação nutricional das gestantes.[22]

- **Ácidos graxos essenciais:** uma nutrição adequada é essencial ao desenvolvimento cerebral normal, especialmente durante o período gestacional e a primeira infância, fases cruciais de formação neuronal e desenvolvimentos cognitivo e motor. Diversos nutrientes são necessários durante o processo de neurodesenvolvimento, que ocorre em etapas distintas em cada área cerebral. Por exemplo, para a mielinização das fibras auditivas, que ocorre entre a 26ª semana de gestação e o primeiro ano de vida, ácidos-graxos essenciais como o DHA são fundamentais, resultando na hipótese de que a suplementação de DHA – tanto materna, durante o terceiro trimestre de gestação ou mesmo durante toda a gestação, quanto do lactente, durante seu primeiro ano de vida – pudesse beneficiar esse processo. Diversos estudos recentes têm testado essa hipótese, muitos deles demonstrando resultados positivos decorrentes da suplementação materna e infantil com DHA.[8]

A literatura internacional a respeito de potenciais benefícios da suplementação infantil de DHA vem se tornando extensa nos últimos anos. Sabe-se que os ácidos graxos ômega 3 são importantes para o ser humano, sendo grande o número de estudos sobre seus efeitos cardioprotetores. As pesquisas envolvendo suplementação infantil de ácido eicosapentaenoico (EPA) e de DHA, naturalmente encontrado em peixes de águas frias, são mais recentes. Assim, foi publicado o I Consenso da Associação Brasileira de Nutrologia sobre as recomendações de DHA durante a gestação, lactação e infância, que oferece as evidências mais atuais sobre o tema, além de salientar a importância e a necessidade de que seja realizado um número maior de estudos para questões ainda não tão claras sobre o assunto.[7] Atualmente, recomenda-se a suplementação de todas as gestantes com DHA no segundo e terceiro trimestres, sendo as doses variáveis entre 200 e 600 mg/dia, conforme a referência utilizada.[7]

Gestantes vegetarianas e veganas

Vegetarianismo e gestação é um tema ainda relativamente pouco explorado na literatura, porém de importância crescente diante do aumento no número de adeptos desse padrão alimentar em todo o mundo. Dentro do vegetarianismo, há linhas diversas de alimentação que diferem em relação ao consumo de produtos de origem animal, até a total ausência destes, ou seja, o veganismo. De acordo com a Associação Dietética Americana, uma dieta vegetariana bem planejada seria segura para todas as faixas etárias e condições fisiológicas, incluindo gravidez e lactação.[24]

Dietas que não contêm proteína animal são pobres em gordura saturada e colesterol, e mais ricas em folato, fibras, antioxidantes e carotenoides. No entanto, são também mais deficientes em micronutrientes essenciais à gestação como ferro, zinco, vitamina B12, vitamina D, ômega 3, cálcio e iodo. Assim, dietas ausentes em proteína/gordura animal seriam teoricamente benéficas para proteção contra hipertensão arterial sistêmica, diabetes gestacional e parto prematuro, porém esse efeito protetor é perdido quando há carência de micronutrientes importantes. Dietas pobres em proteína, vitamina B12 e D, cálcio, ferro e DHA aumentam o risco de baixo peso fetal, comprometimento neurológico e malformações. Além disso, durante a amamentação, a composição do leite materno muda de forma dinâmica e varia, especialmente, de acordo com o estado nutricional materno. Lactantes desnutridas do ponto de vista de vitaminas D e B12, cálcio e DHA podem gerar comprometimento neurológico permanente e baixa mineralização óssea em seus filhos.[24]

Assim, as evidências atuais sugerem que dietas vegetarianas e veganas podem ser seguras na gravidez e lactação, desde que a ingestão de nutrientes específicos essenciais ao desenvolvimento da criança seja otimizada e equivalente a uma dieta onívora. As razões para seguir uma dieta não onívora são diversas, incluindo religiosas e culturais, devendo essa escolha ser sempre definida antes da concepção, de modo a assegurar uma adequada saúde nutricional da futura gestante.

Gestação após cirurgia bariátrica

A cirurgia bariátrica é um procedimento cada vez mais frequente em nosso meio, diante da epidemia de obesidade, sendo atualmente disponibilizado pelo Sistema Único de Saúde após análise de critérios e condições clínicas do paciente. Mulheres bariátricas em geral têm uma melhora da fertilidade com a perda de peso, pela resolução de ciclos anovulatórios e maior equilíbrio do perfil hormonal promovidos pelo emagrecimento. No entanto, tanto os procedimentos restritivos (técnica de *Sleeve*) quanto os restritivo-disabsortivos (técnica de *bypass* gástrico), os dois mais amplamente realizados atualmente no Brasil, levam a carências nutricionais, muitas vezes graves.

As deficiências mais comuns da paciente pós-cirurgia bariátrica incluem ferro, cálcio, zinco, vitaminas B12 e vitamina D, os quais são todos micronutrientes essenciais para uma gestação saudável. Assim, é recomendado evitar a gravidez por pelo menos 1 a 2 anos após a cirurgia, bem como redobrar os cuidados em termos de suplementação de nutrientes de acordo com a técnica realizada e exames pré-concepção. Cabe lembrar que a criança apresentará um risco maior de obesidade após o nascimento, sendo importante o incentivo ao aleitamento materno e o acompanhamento do estado nutricional da criança em longo prazo.[5]

Considerações finais

A importância da nutrição materna para o adequado desenvolvimento fetal e infantil é inquestionável, tanto antes quanto durante a gestação e lactação. Nos últimos anos, houve um exponencial aumento de evidências, demonstrando não somente a influência da nutrição materna no desenvolvimento de doenças durante a gestação, como hipertensão arterial sistêmica e diabetes melito, mas também de doenças crônicas em longo prazo na criança. Não há dúvidas sobre o efeito deletério da obesidade materna, que pode gerar alterações genéticas fetais e levar a um risco maior de obesidade na infância e vida adulta. Segue sendo de suma importância a adequada suplementação de micronutrientes na gestação, com destaque mais recente para os ácidos graxos essenciais no desenvolvimento neurológico fetal.

Uma apropriada avaliação nutrológica da gestante deve também levar em consideração diferentes padrões de dieta, cada vez mais frequentes em nossa sociedade, a fim de otimizar a ingestão de nutrientes específicos quando necessários.

A Tabela 1 mostra, de forma resumida, os cuidados nutrológicos necessários na gestação.

TABELA 1 Cuidados nutrológicos recomendados para as gestantes

Nutrientes e cuidados	Recomendações	Atenção
Ácido fólico	400-600 mcg/dia	Iniciar no período pré-concepção e manter por pelo 12 semanas de gestação.
Zinco	11 mg/dia	Suplementação ainda não recomendada na gestação.
Cálcio	1 g/dia	Até 2 g/dia para gestantes em risco de hipertensão arterial gestacional.
Vitamina D	200 UI/dia	Doses maiores podem ser oferecidas em caso de deficiência. Suplementação ainda não recomendada na gestação.
Vitamina A	Até máximo de 10.000 UI/dia	Somente em áreas de carência de vitamina A.
Ferro	30-60 mg/dia	Possível benefício de suplementar juntamente com ácido fólico.
DHA	200-600 mg/dia	Atentar para procedência do óleo de peixe pelo risco de contaminação por mercúrio.
Variações de peso gestacional – feto único IMC até 18,5 IMC de 18,6-25 IMC de 25,1-30 IMC > 30	Ganho de no máximo: 12,5-18kg 11,5-16kg 7-11kg 5-9kg	Recomendações de ganho de peso têm sido questionadas, especialmente em mulheres com sobrepeso/obesidade pré-gestacional. Atentar para atualizações da referência de 2009.[15]
Alimentos não recomendados na gestação		Peixes com risco de contaminação por mercúrio (atum, salmão, arenque, cavala, cação), alimentos crus ou malcozidos (sushi, *carpaccio*, preparações com ovos crus).
Gestantes vegetarianas	Ferro, vitamina B12, zinco, cálcio	Atentar para carências destes micronutrientes, especialmente em mulheres veganas.
Gestantes bariátricas	Ferro, vitamina B12, zinco, cálcio, vitamina D	Atentar para carências destes micronutrientes, especialmente em mulheres submetidas à técnica de *bypass*.

DHA: ácido docosa-hexaenoico; IMC: índice de massa corporal.

Referências bibliográficas

1. Koletzko B, Godfrey KM, Poston L, Szajewska H, van Goudoever JB, de Waard M et al. Nutrition during pregnancy, lactation, and early childhood and its implications for maternal and long-term child health: the Early Nutrition Project recommendations. Ann Nutr Metab. 2019;74(2):93-106.

2. Downs DS, Savage JS, Rauff EL. Falling short of guidelines? Nutrition and Weight Gain Knowledge in Pregnancy. J Womens Health Care. 2014;3:184-97.
3. Catalano PM, Shankar K. Obesity and pregnancy: mechanisms of short term and long term adverse consequences for mother and child. BMJ. 2017;356.
4. Vianna SML. Nutrologia na gestação. In: Ribas D, Suen VM (eds.). Tratado de nutrologia. Barueri: Manole; 2013.
5. Mousa A, Naqasha A, Lim S. Macronutrient and micronutrient intake during pregnancy: an overview of recent evidence. Nutrients. 2019;11:443-63.
6. Keats EC, Haider BA, Tam E. Multiple-micronutrient supplementation for women during pregnancy. Cochrane Database of Systematic Reviews. 2019;3:1-126.
7. de Almeida CA, Filho DR, de Mello ED. I Consenso da Associação Brasileira de Nutrologia sobre recomendações de DHA durante gestação, lactação e infância. Disponível em: http://abran.org.br/para-profissionais; acessado em: 30 de abril de 2015.
8. Prado EL, Dewey KG. Nutrition and brain development in early life. Nutrition Reviews. 2014;72(4):267-84.
9. Dean SV, Lassi ZS, Imam AM. Preconception care: nutritional risks and interventions. Reprod Health. 2014;11:S3.
10. Black RE, Allen LH, Bhutta ZA, Caulfield LE, de Onis M, Ezzati M et al. Maternal and child undernutrition: global and regional exposures and health consequences. Lancet. 2008;371:243-60.
11. King JC. Maternal obesity, metabolism and pregnancy outcomes. Annu Rev Nutr. 2006;26:271-91.
12. Hall J, Solehdin F. Folic acid for the prevention of congenital anomalies. Europ J Pediatrics. 1998;157:445-50.
13. Kominiarek MA, Rajan P. Nutrition recommendations in pregnancy and lactation. Med Clin North Am. 2016;100(6):1199-215.
14. Luke B. Nutrition and multiple gestation. Semin Perinatol. 2005;29(5):349-54.
15. Rasmussen KM, Yaktine AL (eds). Weight gain during pregnancy: reexamining the guidelines. The National Academies Collection: Reports funded by National Institutes of Health. Washington (DC): National Academies Press (US); 2009.
16. Franks PW. Genetic and epigenetic catalysts in early-life programming of adult cardiometabolic disorders. Diabetes Metab Syndr Obes. 2014;7:575-86.
17. Franzago M, Fraticelli F, Stuppia L. Nutrigenetics, epigenetics and gestational diabetes: consequences in mother and child. Epigenetics. 2019;14(3):215-35.
18. Zhang C, Tobias KD, Chavarro JE, Bao W, Wang D, Ley SH et al. Adherence to healthy lifestyle and risk of gestational diabetes mellitus: prospective cohort study. BMJ. 2014;349:1-11.
19. Mission JF, Ohno MS, Cheng YW. Gestational diabetes screening with the new IADPSG guidelines: a cost-effectiveness analysis. Am J Obstet Gynecol. 2012;207(4):326.
20. International Vitamin A Consultive Group. Maternal nigh blindness: a new indicator of vitamin A deficiency. Washington: The Nutrition Foundation; 2002.
21. Harvey NC, Holroyd C, Ntani G, Javaid K, Cooper P, Moon R et al. Vitamin D supplementation in pregnancy: a systematic review. Health Technol Assess. 2014;18(45):1-190.
22. Amiri P, Hamzavi Zarghani N, Nazeri P, Ghofranipour F, Karimi M, Amouzegar A et al. Can an educational intervention improve iodine nutrition status in pregnant women? A randomized controlled trial. Thyroid. 2017;27(3):418-25.
23. Gowachirapant S, Jaiswal N, Melse-Boonstra A, Galetti V, Stinca S, Mackenzie I et al. Effect of iodine supplementation in pregnant women on child neurodevelopment: a randomised, double-blind, placebo-controlled trial. Lancet Diabetes Endocrinol. 2017;5(11): 853-63.
24. Sebastiani G, Barbero AH, Borrás-Novell C, Casanova MA, Aldecoa-Bilbao V, Andreu-Fernández C et al. The effects of vegetarian and vegan diet during pregnancy on the health of mothers and offspring. Nutrients. 2019;11:557.

CAPÍTULO **17**

Programação metabólica e epigenética

Carlos Alberto Nogueira-de-Almeida
Elza Daniel de Mello

Até recentemente, era bem sedimentado o conceito de que o material genético seria uma espécie de guia definitivo, que determinava todas as características de um indivíduo, desde a cor de seus olhos até sua propensão a doenças.[1] Mudanças nessa determinação gravada nos cromossomos somente seriam possíveis por meio de mutações. Esses eram eventos relativamente raros e com repercussões restritas às células derivadas daquela que havia sofrido o processo, com exceção das situações em que ela ocorria precocemente, no início do período embrionário, mas isso, muitas vezes, era incompatível com a vida.[2] Entretanto, ainda em 1933, Kermack et al., analisando dados históricos ingleses de mortalidade, mostraram que as condições ambientais durante a vida fetal e os primeiros meses de vida pareciam determinar, em certa medida, e independentemente da carga genética, a sobrevida das gerações futuras.[3] Naquele momento, esses autores já postulavam que a mortalidade infantil poderia ser reduzida atuando-se na saúde materna. Na década de 1960, Neel propôs a hipótese do genótipo poupador, que dizia que o ser humano, durante milhares de ano, havia se beneficiado da presença de um genoma voltado a poupar energia para os momentos de privação, o que ocorria frequentemente na história da humanidade.[4] Mas, segundo Neel, nos dias atuais, essa tendência poderia levar à obesidade e a doenças correlatas. Note-se que esse fenômeno dependia da ocorrência de mudanças no genoma, de mutações adaptativas, dentro do modelo darwiniano. Ravelli et al., em 1976, mostraram que filhos de mulheres expostas a escassez alimentar durante a "fome holandesa", ocorrida em razão do cerco da Holanda pela Alemanha na Segunda Guerra Mundial, geravam filhos com tendência à obesidade quando haviam se desnutrido no início da gestação; entretanto, o mesmo não ocorria quando a desnutrição materna acontecia no final da gravidez.[5] Como não poderia haver mudanças no material genético do feto, que permanecia com o mesmo genoma, mas com fenótipo distinto, postulou-se que poderiam ocorrer mudanças funcionais na expressão gênica.[5] Enfim, em 1987, Barker, com base em seus estudos na Inglaterra, envolvendo 5.634 homens nascidos entre 1911 e 1930, correlacionou insultos à saúde ocorridos no começo da vida a problemas cardiovasculares na adultícia e criou o modelo chamado de fenótipo poupador, em contraposição ao genótipo poupador de Neel.[6] Basicamente, o que Barker postulou foi que o material genético poderia ser reprogramado em fases precoces da vida, a fim de adaptar o ser em desenvolvimento às condições ambientais. A esse conjunto de novas possibilidades de expressão gênica, Alan Lucas denominou *Programming*, que chamamos em português de "Programação metabólica", que ele explica como o resultado de "modificações não estruturais do material genético, consequentes de insulto ou estímulo aplicado em um período crítico ou sensível, com potencial de ter efeitos duradouros ou persistentes sobre a estrutura ou a função de um organismo".[7] Charmandari et al. definiram também que o desenvolvimento e a gravidade das consequências do *Programming* dependiam da vulnerabilidade genética do indivíduo, da exposição a fatores ambientais adversos e do período de ocorrência dos eventos estressores.[8] Um aspecto fascinante desse modelo refere-se ao fato de que, de acordo com o conhecimento atual, o ser em formação é capaz, por meio de estímulos diversos, recebidos durante o período neonatal ou durante a amamentação, de prever o ambiente em que crescerá, adaptando sua expressão gênica a fim de sobreviver.[9] O fato é que, quando essa previsão se concretiza, tem-se uma criança adaptada: o feto que sofre desnutrição intrauterina e, posteriormente, cresce em condições nutricionais adversas, com restrição alimentar; ou o feto que se desenvolve em região com temperaturas extremamente baixas, adapta seu material genético para sobreviver de forma satisfatória nessas condições, após o nascimento. No entanto, muitas vezes ocorre discordância, o que leva a processos desadaptativos: o feto que sofre desnutrição intrauterina e, posteriormente, cresce em ambientes obesogênicos.[10]

Faltava explicar o mecanismo para essas mudanças funcionais. E a resposta veio da epigenética, que é definida como "todas as mudanças reversíveis e herdáveis no genoma funcional que não alteram a sequência de nucleotídeos do ácido desoxirribonucleico (DNA)".[11] É importante ressaltar que essas mudanças são reversíveis e herdáveis,[12] ou seja, é possível, durante períodos de elevada plasticidade, reverter as mudanças, mas, uma vez que elas persistam, além de influenciarem a saúde do indivíduo por toda sua vida, podem ser transmitidas à geração seguinte.[13] Isso aumenta muito a responsabilidade do profissional que atende a criança no começo da vida, porque condutas adequadas, nessa fase, podem evitar problemas para a criança e seus descendentes, entretanto, equívocos podem determinar a perpetuação de características indesejáveis.[14]

Há três mecanismos epigenéticos principais: a metilação, as mudanças espaciais nas histonas e a atuação dos ácidos ribonucleicos (RNA) não codificantes.[15] A metilação é um processo pelo qual radicais metil são adicionados a trechos específicos da molécula de DNA, alterando a expressão de determinado gene. As histonas são estruturas em volta das quais o DNA se organiza, e modificações em sua configuração espacial são capazes de controlar a transcrição. Por fim, os RNA não codificantes são pequenas fitas de nucleotídeos capazes de modular a expressão dos genes por meio do silenciamento transcricional ou pós-transcricional. A Figura 1 mostra esquematicamente esses mecanismos epigenéticos mais bem estudados.

A demonstração mais evidente de programação metabólica ocorre com a obesidade,[11] uma vez que fetos submetidos à subnutrição intrauterina conseguem se adaptar para sobreviver, mas, para isso, são reprogramados para serem conservadores de energia.[16] Após o nascimento, se a restrição alimentar cessa, o novo perfil fenotípico leva ao acúmulo excessivo de gordura.[17] Os estudos posteriores às demonstrações de Barker,[6,16,18] mostraram que não se tratava apenas de uma simples habilidade para conservar energia, mas de todo um conjunto de mudanças no perfil metabólico essenciais na fase intrauterina, mas inadequadas no meio externo.[19] Várias dessas mudanças acabavam repercutindo na vida adulta,[20] gerando diversos quadros, tais como maior pressão arterial, risco elevado de diabetes melito, dislipidemias, redução na densidade óssea, respostas inadequadas ao estresse, menor elasticidade arterial, mudanças em perfis de produção hormonal e,

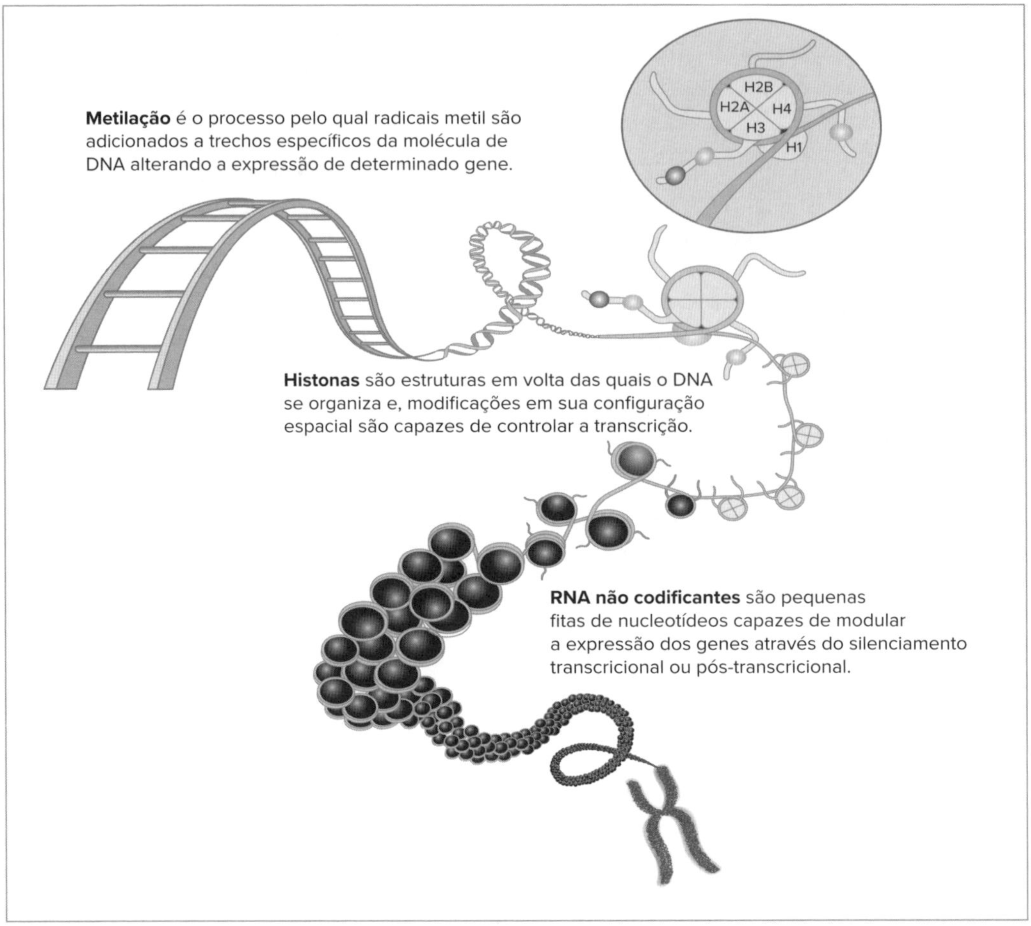

FIGURA 1 Mecanismos epigenéticos.

até mesmo, maior propensão a algumas doenças mentais.[21]

Observou-se, também, que não somente a subnutrição intrauterina poderia reprogramar os genes, mas vários outros agravos, nutricionais ou não, em períodos críticos, de elevada plasticidade, como ocorre no começo da vida.[2] Hoje se reconhece que muitos aspectos ligados à saúde da mãe podem, adicionalmente, interferir nessa programação.[22] Hofman et al.[23] propõem que o ambiente adverso, que leva ao insulto inicial capaz de fazer a programação metabólica, ocorre de forma diferente de acordo com a idade gestacional e/ou proporção do peso do nascimento para a idade gestacional de nascimento. Nas crianças a termo, mas com restrição de crescimento intrauterino, o agravo ocorreria na fase pré-natal; por outro lado, nos prematuros, aconteceria nos primeiros meses de vida. De fato, vários estudos têm mostrado que o perfil pós-natal de crescimento e ganho de peso acelerados observado em recém-nascidos prematuros, mas também em recém-nascidos a termo quando alimentados inadequadamente, leva à diminuição da sensibilidade à insulina, alterações de padrões de crescimento e aumento da adiposidade.[15]

O Brasil enfrenta de forma evidente um processo de transição nutricional. Ao mesmo tempo que a desnutrição energético-proteica tem apresentado queda em sua prevalência, o sobrepeso e a obesidade rapidamente se candidatam ao posto de maior problema nutricional do país. Dados da última Pesquisa de Orçamentos Familiares[24] mostram que, para as crianças com idades entre 5 e 9 anos, a prevalência de sobrepeso/obesidade saltou, entre 1989 e 2009, de 13,8% (meninos) e 10,4% (meninas) para 51,4 e 43,8%, respectivamente; e, entre os adolescentes, saltou de 20,8% (meninos) e 18,1% (meninas) para 27,6 e 23,4%, respectivamente. Para a criança, a obesidade representa, muitas vezes, o fator desencadeante para uma série de comorbidades que interferem na saúde atual e podem persistir até a vida adulta. Entre elas, destacam-se:[25] dislipidemias, resistência insulínica, problemas ortopédicos, hipertensão arterial, esteatose hepática, infarto do miocárdio e acidente vascular encefálico. Muitas vezes, a procura por explicações quando a obesidade já se encontra instalada é difícil e leva a resultados surpreendentes. Nogueira-de-Almeida et al.,[26] em artigo publicado em 2015, mostraram que, avaliando-se um corte transversal, a ingestão calórica e o padrão de prática de atividade física eram semelhantes quando crianças obesas eram comparadas a seus pares eutróficos. Sendo assim, parece que a busca pelos fatores causais precoces pode ser a chave para a melhor compreensão da atual epidemia de obesidade. Nesse sentido, o reconhecimento da programação metabólica, que pode ocorrer no começo da vida, é fundamental para que todas as medidas sejam tomadas, tanto do ponto de vista de saúde pública como no atendimento individual, para que a criança possa crescer em um ambiente adequado. Do ponto de vista nutricional, esse trabalho começa com a atuação do pediatra antes do nascimento, junto à gestante.[27] Depois, dentro da proposta da puericultura, inclusive nos programas de saúde da família,[28] passa pelo estímulo ao aleitamento materno e, enfim, se completa com a adequada orientação à mãe sobre fórmulas infantis, alimentação complementar, suplementação de micronutrientes e importância da prática de atividade física.

Referências bibliográficas

1. Hocher B. More than genes: the advanced fetal programming hypothesis. J Reprod Immunol. 2014;104-105:8-11.
2. Lane RH. Fetal programming, epigenetics, and adult onset disease. Clin Perinatol. 2014;41(4):815-31.
3. Kermack WO, McKendrick AG, McKinlay PL. Deathrates in Great Britain and Sweden. Some general regularities and their significance. The Lancet. 1934; 223(5770):698-703.
4. Neel JV. Diabetes mellitus: a "thrifty" genotype rendered detrimental by "progress"? Am J Hum Genet. 1962; 14(4):353-62. Disponível em: http://www.ncbi.nlm.nih.gov/pmc/articles/PMC1932342/; acessado em: 29 de maio de 2021.
5. Ravelli GP, Stein ZA, Susser MW. Obesity in young men after famine exposure in utero and early infancy. N Engl J Med. 1976;295(7):349-53.
6. Barker DJ, Winter PD, Osmond C, Margetts B, Simmonds SJ. Weight in infancy and death from ischaemic heart disease. Lancet. 1989;2(8663):577-80. Disponível em: http://www.thelancet.com/journals/lancet/article/PIIS0140-6736(89)90710-1/abstract; acessado em: 29 de maio de 2021.
7. Lucas A, Gore SM, Cole TJ, Bamford MF, Dossetor JF, Barr I et al. Multicentre trial on feeding low birthweight infants: effects of diet on early growth. Arch Dis Child. 1984;59(8):722-30.
8. Charmandari E, Tsigos C, Chrousos G. Endocrinology of the stress response. Annu Rev Physiol. 2005; 67:259-84.
9. Mathers JC. Early nutrition: impact on epigenetics. Forum Nutr. 2007;60:42-8.
10. Gluckman PD, Hanson MA. Living with the past: evolution, development, and patterns of disease. Science. 2004;305(5691):1733-6.
11. Desai M, Jellyman JK, Ross MG. Epigenomics, gestational programming and risk of metabolic syndrome. Int J Obes (Lond). 2015;39(4):633-41.
12. Aiken CE, Ozanne SE. Transgenerational developmental programming. Hum Reprod Update. 2014;20(1):63-75.
13. Kim JK, Samaranayake M, Pradhan S. Epigenetic mechanisms in mammals. Cell Mol Life Sci. 2009;66(4): 596-612.
14. Palmer DJ, Huang RC, Craig JM, Prescott SL. Nutritional influences on epigenetic programming: asthma, allergy, and obesity. Immunol Allergy Clin North Am. 2014;34(4):825-37.

15. Williams TC, Drake AJ. What a general paediatrician needs to know about early life programming. Arch Dis Child. 2015;100(11):1058-63.
16. Barker DJP, Eriksson JG, Forsén T, Osmond C. Fetal origins of adult disease: strength of effects and biological basis. Int J Epidemiol. 2002;31(6):1235-9.
17. Merkestein M, Cagampang FR, Sellayah D. Fetal programming of adipose tissue function: an evolutionary perspective. Mamm Genome. 2014;25(9-10):413-23.
18. Barker DJP, Osmond C, Kajantie E, Eriksson JG. Growth and chronic disease: findings in the Helsinki Birth Cohort. Ann Hum Biol. 2009;36(5):445-58.
19. Eriksson JG, Forsén T, Tuomilehto J, Jaddoe VWV, Osmond C, Barker DJP. Effects of size at birth and childhood growth on the insulin resistance syndrome in elderly individuals. Diabetologia. 2002;45(3):342-8.
20. Roszkowska R, Taranta-Janusz K, Wasilewska A. The role of early-life metabolic programming in the pathogenesis of lifestyle diseases. Dev Period Med. 2014; 18(4):477-82.
21. Silveira PP, Portella AK, Goldani MZ, Barbieri MA. Origens desenvolvimentistas da saúde e da doença (DOHaD). Jornal de Pediatria. 2007;83(6):494-504. Disponível em: http://www.scielo.br/scielo.php?script=sci_arttext&pid=S0021=75572007000800004-&nrm-iso; acessado em: 29 de maio de 2021.
22. Segovia SA, Vickers MH, Gray C, Reynolds CM. Maternal obesity, inflammation, and developmental programming. Biomed Res Int. 2014;2014:418975.
23. Hofman PL, Regan F, Jackson WE, Jefferies C, Knight DB, Robinson EM et al. Premature birth and later insulin resistance. N Engl J Med. 2004;351(21):2179-86.
24. IBGE. Pesquisa de orçamentos familiares 2008-2009 – Análise do consumo alimentar pessoal no Brasil. In: rendimento Cdte, editor. Rio de Janeiro: IBGE, 2011.
25. Han JC, Lawlor DA, Kimm SY. Childhood obesity. Lancet. 2010;375(9727):1737-48.
26. Nogueira-de-Almeida CA, Pires LAF, Miyasaka J, Bueno V, Khouri JMN, Ramos MLSR et al. Comparison of feeding habits and physical activity between eutrophic and overweight/obese children and adolescents: a cross sectional study. Rev Assoc Med Bras. 2015;61(3): 227-33.
27. Piccini RX, Facchini LA, Tomasi E, Thumé E, Silveira DSd, Siqueira FV et al. Efetividade da atenção pré-natal e de puericultura em unidades básicas de saúde do Sul e do Nordeste do Brasil. Revista Brasileira de Saúde Materno Infantil. 2007;7(1):75-82. Disponível em: http://www.scielo.br/scielo.php?script=sci_arttext&pid=S1519-38292007000100009&nrm=iso; acessado em: 29 de maio de 2021.
28. Del Ciampo LA, Ricco RG, Daneluzzi JC, Del Ciampo IRL, Ferraz IS, Almeida CAN. O Programa de Saúde da Família e a Puericultura. Ciência & Saúde Coletiva. 2006;11(3):739-43. Disponível em: http://www.scielo.br/scielo.php?script=sci_arttext&pid=S1413-81232006000300021&nrm=iso; acessado em: 29 de maio de 2021.

CAPÍTULO 18

Microbiota: *imprinting* e interface com os sistemas orgânicos

Renato Augusto Zorzo
Marise Helena Cardoso Tófoli

Introdução

Uma grande diversidade de microrganismos está presente no corpo humano, os quais estabelecem relação de simbiose com órgãos e sistemas. Grande parte dessa relação simbiótica ficou por muito tempo inexplorada. No entanto, com o advento de técnicas de sequenciamento de ácido desoxirribonucleico (DNA), *polimerase chain reaction* (PCR) e de cultivo de microrganismos anaeróbios, tornou-se possível isolá-los e cultivá-los. A partir de então, avanços no conhecimento de sua estrutura física, seu DNA, seus metabólitos e sua interface com as células humanas têm sido alcançados.[1]

Microbiota é o termo utilizado para o conjunto de microrganismos como bactérias, vírus, fungos e protozoários presentes em um nicho específico. O uso da terminologia microbiota é considerado mais apropriado que o anteriormente utilizado "flora", pois este remete ao reino dos vegetais.[1] Microbioma é o termo utilizado para o conjunto desses microrganismos e seus genes.[2]

A pele, a boca, a vagina, o trato respiratório superior e o trato digestório são colonizados por diferentes microbiotas com estruturas e funções específicas. Somente o trato digestório abriga mais de 2 trilhões de microrganismos, sendo em sua maioria bactérias.[1]

Estudos do Projeto do Microbioma Humano e do Metagenoma do Trato Intestinal Humano (MetaHIT) demonstram que a microbiota humana é composta principalmente por bactérias de quatro filos: *Firmicutes, Bacteroidetes, Actinobacteria* e *Proteobacteria*. Além desses, outros como: *Chlamydiae, Cyanobacteria, Deferribacteres, Deinococcus-Thermus, Fusobacteria, Spirochaetes, Verrucomicrobia*, TM7 e SR1 foram identificados. Existem mais de 1.000 a 1.500 espécies diferentes de microrganismos constituintes da microbiota e, entre estas, cada indivíduo possui em média 160 espécies diferentes. A microbiota é considerada única em cada indivíduo, pois a distribuição dos filos e suas diferentes cepas é bastante variável. Essa diferença ocorre mesmo entre gêmeos homozigotos, que dividem grande parte do potencial gênico, via de parto, alimentação e ambiente nos primeiros anos de vida e apresentam apenas cerca de 50% de semelhança em seu microbioma.[2]

Definir o que é eubiose, ou microbiota saudável, é muito complexo, porque a composição ideal da microbiota pode variar de acordo com cada organismo, considerando-se a idade e as condições de saúde presentes. O equilíbrio entre as cepas potencialmente patogênicas e as simbióticas, com um predomínio das simbióticas, constituem o que seria um parâmetro de microbiota ideal.[3] Alterações na diversidade e/ou na composição da microbiota com aumento de cepas potencialmente patogênicas e/ou diminuição de cepas simbióticas são chamadas de disbiose. Qualquer evento que favoreça a disbiose pode acarretar alterações imunológicas e favorecer o desenvolvimento de doenças não transmissíveis, como as alérgicas, metabólicas e inflamatórias.[1,4] Dessa forma, a colonização e a manutenção de uma microbiota saudável é fundamental para o equilíbrio de funções metabólicas e imunológicas.

Imprinting

A ideia de organismos complexos terem se desenvolvido ao longo da evolução com base na protocooperação não é nova. Um artigo publicado em 1967, pela bióloga evolucionista Lynn Sagan, sugeria que organelas intracelulares de extrema importância para o desenvolvimento das espécies eram, na verdade, bactérias invasoras que se adaptaram à célula "infectada", e por um mecanismo de vantagem evolutiva mútua, desenvolveram uma relação de simbiose. Um dos exemplos citados no artigo era a mitocôndria das células humanas.[5]

Esse sistema de cooperação mútua muito provavelmente foi um dos fatores de vantagem evolutiva responsáveis pela complexidade do organismo humano que conhecemos. Mas essa vantagem também deriva da capacidade que a espécie adquiriu em transmitir a microbiota simbionte para os seus descendentes. Essa transferência é iniciada nos primeiros momentos de vida extrauterina, por meio do fenômeno que ficou conhecido como *imprinting* da microbiota.[6]

Os primeiros momentos da vida extrauterina marcam o *imprinting*. Trata-se de um primeiro contato do corpo do recém-nascido com bactérias do corpo materno, as quais terão a função de formar a primeira base do que será a sua microbiota definitiva. Nos primeiros dois dias de vida, o intestino do recém-nascido será colonizado por bactérias anaeróbias facultativas dos gêneros *Staphylococcus*, *Enterococcus*, *Lactobacillus*, as quais terão a função de consumir o oxigênio ainda existente ali e favorecer a instalação de bactérias anaeróbias. Após uma semana de vida, lactentes amamentados começam a adquirir o predomínio de bactérias do gênero *Bifidobacterium*, com diminuição das *Enterobacteriaceae*. Nos primeiros meses de vida, o leite materno é o principal fator de colonização intestinal, pois além de fornecer os próprios microbiontes, também possui elementos que propiciam uma melhor colonização de espécies benéficas para o metabolismo. Entre esses fatores, podemos enumerar a lactose, os oligossacarídeos não digeríveis do leite humano (HMO), os nucleotídeos, os ácidos graxos, as citocinas, as imunoglobulinas, as células imunes, a lizosima e a lactoferrina. Em especial, os HMO têm a função de favorecer a proliferação dos gêneros *Bifidobacterium* e *Bacteroides*.[7,8]

Com a introdução alimentar, a quantidade de espécies e de população de microrganismos constituintes da microbiota cresce exponencialmente. O aumento da variabilidade e da quantidade populacional começa a acontecer não somente no intestino, mas em toda a topografia corporal. Juntamente com essa nova formatação, ocorre aumento proporcional do patrimônio genético dos microbiontes, o chamado microbioma. Esses seres e seus genes serão responsáveis por inúmeras atividades metabólicas em seus respectivos nichos, as quais alavancam a capacidade do próprio genoma humano. Um ambiente simbiótico é desenvolvido, de forma que por volta de três anos de idade a microbiota corporal está praticamente estabelecida em definitivo. A partir dessa idade, mudanças temporárias derivadas de infecções localizadas ou uso de antibióticos podem ocorrer, entretanto, o padrão anterior tende a ser posteriormente restaurado.[9,10]

Portanto, são os primeiros três anos de vida que determinam as espécies e o equilíbrio da microbiota, sendo esse intervalo considerado a janela de *imprinting*. Durante esse período, fatores como parto cesáreo, prematuridade, oferta de outros leites que não o materno, uso repetido de antibióticos e tipo de alimentação influenciam o *imprinting* para uma resultante mais ou menos saudável. Alimentos que contenham produtos químicos, como conservantes e estabilizantes, influenciam a proliferação de cepas inflamatórias, levando a um processo de disbiose. Por outro lado, a ingestão de alimentos mais naturais favorece o aumento de cepas mais saudáveis, possibilitando o equilíbrio ou eubiose.[9,11]

Um outro aspecto interessante do *imprinting* é o fato de que o recém-nascido, por ocasião do nascimento, não tem necessariamente um intestino totalmente estéril. Estudos com biópsias de placentas humanas, produtos de partos vaginais e cesáreos, mostraram crescimento de material genético de gênero *Bifidobacterium* e espécie *Lactobacillus rhamnosus*, sem diferença estatística relacionada ao tipo de parto, o que afasta a possibilidade de contaminação pelo canal vaginal.[12]

Muito ainda há que se caminhar nessa senda de conhecimento.

Interface da microbiota com o sistema imune

A microbiota suplementa a proteção do epitélio intestinal, produz substratos, vitaminas e nutrientes, e também atua na imunomodulação e na prevenção da colonização intestinal por patógenos. A microbiota saudável tem função protetora, ao competir por nutrientes e pelos sítios de adesão com os enteropatógenos. Além disso, ela auxilia a manutenção da camada de muco protetor sobre o epitélio colônico. Já no intestino delgado, onde a camada de muco é mais tênue, a microbiota facilita a defesa local, por meio da produção de proteínas antimicrobianas.[1]

Além disso, a microbiota auxilia a hidrólise de alguns lipídeos e proteínas, produz vitaminas e fornece nutrientes pela fermentação de carboidratos e de oligossacarídeos não digeríveis. A maioria dos metabólitos resultantes da fermentação bacteriana é de ácidos graxos de cadeia curta (AGCC). Entre estes, os mais estudados são o acetato, o propionato e o butirato, que são utilizados como fonte de energia pelos enterócitos, bem como na síntese de outras substâncias. Todo o conjunto de metabólitos produzidos pela microbiota é chamado de metaboloma, e suas funções e aplicações têm sido amplamente estudadas. Sabe-se que o metaboloma pode estimular o fluxo sanguíneo intestinal, interferir na diferenciação e maturação dos enterócitos, assim como auxiliar no fortalecimento da junção entre os enterócitos.[1,13] O metaboloma também influencia a produção de hormônios neuroendócrinos fundamentais para estimular o sistema nervoso mioentérico e atua na regulação do peristaltismo.[14]

Cerca de 70% da nossa microbiota estão concentrados no cólon, onde está presente nosso maior órgão linfoide: o sistema GALT (*gut-associated lymphoid tissue*). Grande parte do conhecimento da interação entre o sistema imune e o microbioma se dá por meio de estudos realizados em animais estéreis, metodologia conhecida como gnotobiologia. Esses estudos evidenciam que animais estéreis apresentam placas de Peyer e linfonodos mesentéricos em menor número e tamanho, bem como possuem diminuição no processo de maturação dos folículos linfoides e das células epiteliais intestinais, além de menor quantidade de células imunes na lâmina própria intestinal. Após o início da colonização intestinal, há aumento dos linfócitos intraepiteliais, da produção de imunoglobulinas nos centros germinativos, folículos e lâmina própria, com consequente aumento de imunoglobulinas séricas.[15,16]

As bactérias são identificadas pelo sistema imunológico por meio da interação entre estruturas chamadas padrões moleculares associados a patógenos (PMAP) presentes na superfície bacteriana, como lipopolissacarídeos, lipoproteínas, flagelinas e receptores de reconhecimento padrão (RRP) das células imunes (*toll-like receptors* [TLR], moléculas do complexo de histocompatibilidade da superfície epitelial e proteínas do citoplasma celular NOD-*like*). Nesse processo de reconhecimento, em indivíduos saudáveis, as células de Paneth produzem IgA e peptídeos antimicrobianos, com a intenção de conter a microbiota na luz intestinal e neutralizar os PMAP, com consequente redução da resposta pró-inflamatória.[17] As principais células responsáveis pela identificação microbiana são as células epiteliais intestinais, as células M e as células dendríticas, e, em virtude da sua interação, inicia-se uma cascata de sinalização intracelular com regulação dos genes inflamatórios, produção de citocinas e interferons, e, por conseguinte, acontece o recrutamento de linfócitos T e B para a formação do folículo linfoide isolado.[16,17]

No intestino delgado, especialmente no íleo, há maior concentração de células M, que possuem a capacidade de capturar antígenos solúveis e células apoptóticas, identificar bactérias da luz intestinal e transportá-las até a placa de Peyer para apresentá-las às células dendríticas, para então estimular a diferenciação dos linfócitos.[16,18]

As células dendríticas também possuem papel fundamental no reconhecimento da microbiota, pois, ao transpassar o epitélio intestinal, ou através de seus dendritos, podem reconhecer antígenos e apresentá-los às células T. Ademais, essas células são capazes de migrar até os linfonodos mesentéricos e interagir com as células B.[16]

Em condições de eubiose, os PMAP estimulam a secreção de citocinas linfopoietina estromal tímica, interleucina-33, interleucina-25 e fator de crescimento transformador beta (TGF-beta) que atuam na promoção da resposta tolerogênica nos macrófagos e nas células dendríticas. Consequentemente, ocorre a produção de TGF-beta e interleucina-10, que contribuem na manutenção do potencial inibitório da resposta inflamatória, estabelecendo, assim, o equilíbrio do sistema imune, sem hiperativação do sistema inflamatório ou alérgico. A eubiose contribui, dessa forma, com a competência do sistema imune em ser efetor quando necessário e apenas na medida necessária.[18]

Mesmo com a barreira mucosa e a presença de IgA secretora e de peptídeos antimicrobianos, alguns microrganismos conseguem atravessar o epitélio intestinal. Nessa situação, macrófagos da lâmina própria fazem a defesa ao impedir que a infecção se dissemine. A invasão do epitélio intestinal por enteropatógenos, a lesão da mucosa epitelial, ou, ainda, mudanças da microbiota resultam na produção de interleucinas pró-inflamatórias (IL-6, IL-1, IL-18, IL-23, IL-12) que induzem o desenvolvimento dos linfócitos CD4 Th1, Th2 e Th17.

Um bom exemplo da relação homeostática entre a microbiota e o sistema imune é o *Bacteroides fragilis*, membro da microbiota intestinal. Essa bactéria possui o polissacarídeo A (PSA) que promove a diferenciação dos linfócitos Treg com aumento de IL-10. O uso experimental de PSA teve efeito protetor no desenvolvimento de colite. No entanto, o *Bacteroides fragilis* pode causar sepse grave em pessoas imunocomprometidas.[17]

A interação entre o sistema imune e a microbiota pode ser influenciada por fatores externos, como o ambiente. Estudos comprovaram que condições inerentes à mãe, como estilo de vida, dieta, tabagismo, estresse, bem como sua microbiota, influenciam o tipo de resposta imune precoce do feto. Demonstrou-se que uma microbiota materna saudável produz AGCC, como o acetato, capazes de modular a diferenciação dos linfócitos T reguladores e reduzir a resposta Th2.[4] Outros estudos correlacionam maior resposta anti-inflamatória no sangue do cordão umbilical de fetos de mães expostas a ambientes com maior diversidade microbiana, como a zona rural.[19]

A importância do mecanismo de interação entre o microbioma e o sistema imune fica mais evidente ao analisar o aumento da frequência das doenças crônicas não transmissíveis, cardiovasculares, alérgicas, neurodegenerativas, metabólicas e inflamatórias, que têm em comum, no mecanismo fisiopatológico, o aumento das respostas pró-inflamatórias.[20] Soma-se a esse raciocínio a teoria da origem do desenvolvimento da saúde e da doença (DOHaD), que correlaciona fatores estressores do início da vida (déficits nutricionais, exposição a microrganismos) com as mudanças epigenéticas nos padrões de expressão gênica do indivíduo. A teoria DOHaD explica como os eventos resultantes no *imprinting* inadequado da microbiota podem ter papel fundamental na gênese das doenças, atualmente, mais prevalentes por meio da imunomodulação precoce.[21]

Interface da microbiota com o sistema nervoso central: o eixo cérebro-intestino

O eixo cérebro-intestino (Figura 1) é o conjunto de complexas vias neurais e gânglios, envolvendo os sistemas nervoso central (SNC), nervoso entérico (SNE) e nervoso autônomo (SNA), além de todo o sistema de comunicação envolvido, como as vias neurais aferentes e eferentes, bem como os sistemas imune e endócrino de comunicação intercelular. O objetivo desse eixo é integrar importantes centros cerebrais de controle cognitivo e emocional com os gânglios do SNE, possibilitando ampla regulação de vários mecanismos corporais, como sinalização intercelular, ativação imunológica, permeabilidade intestinal e sinalização neuroendócrina. O eixo hipotálamo-hipófise-suprarrenal é considerado o centro de controle da resposta e adaptação ao estresse de qualquer natureza.[22,23]

A microbiota intestinal funciona em íntimo contato com o SNE, influenciando seu desenvolvimento e funcionamento. Essas interações são complexas, podendo ser diretas ou indiretas, envolvendo sinalizações originadas em componentes e metabólitos da microbiota, ou produtos intermediários do metabolismo do hospedeiro, todos eles capazes de afetar a excitabilidade dos neurônios do SNE e mesmo a função motora do trato gastrointestinal (TGI). Diferentes cepas resultam em estímulos diferentes e específicos no TGI. Entre os produtos da microbiota, destacam-se os AGCC: butirato, propionato e acetato. Dentre esses três, o butirato exerce especial papel na sinalização metabólica e na comunicação das células do hospedeiro com a microbiota.[24]

O SNC também é alvo da influência da microbiota intestinal, tanto durante o desenvolvimento quanto no seu funcionamento relativo a vários fatores, inclusive o comportamento. Os AGCC, por exemplo, são capazes de estimular o SNA simpático e a secreção mucosa de serotonina, influenciando a memória e a capacidade de aprendizado.[23,24]

Um melhor entendimento do papel do eixo cérebro-intestino é a resposta ao estresse e sua relação com outras condições de morbidade mental, como ansiedade, depressão, atraso de desenvolvimento cognitivo e transtorno do espectro autista (TEA). Um estudo, envolvendo mais de 100.000 crianças, demonstrou que aquelas com diagnóstico de TEA tiveram maior prevalência de problemas intestinais relatados pela mãe, tais como constipação intestinal, diarreia, intolerância ou alergias alimentares, quando comparadas com crianças com desenvolvimento normal de 6 meses a 3 anos de idade. Embora a origem dessas interações não esteja totalmente elucidada, levanta-se o questionamento de que possa haver uma associação entre a disbiose relacionada aos problemas intestinais

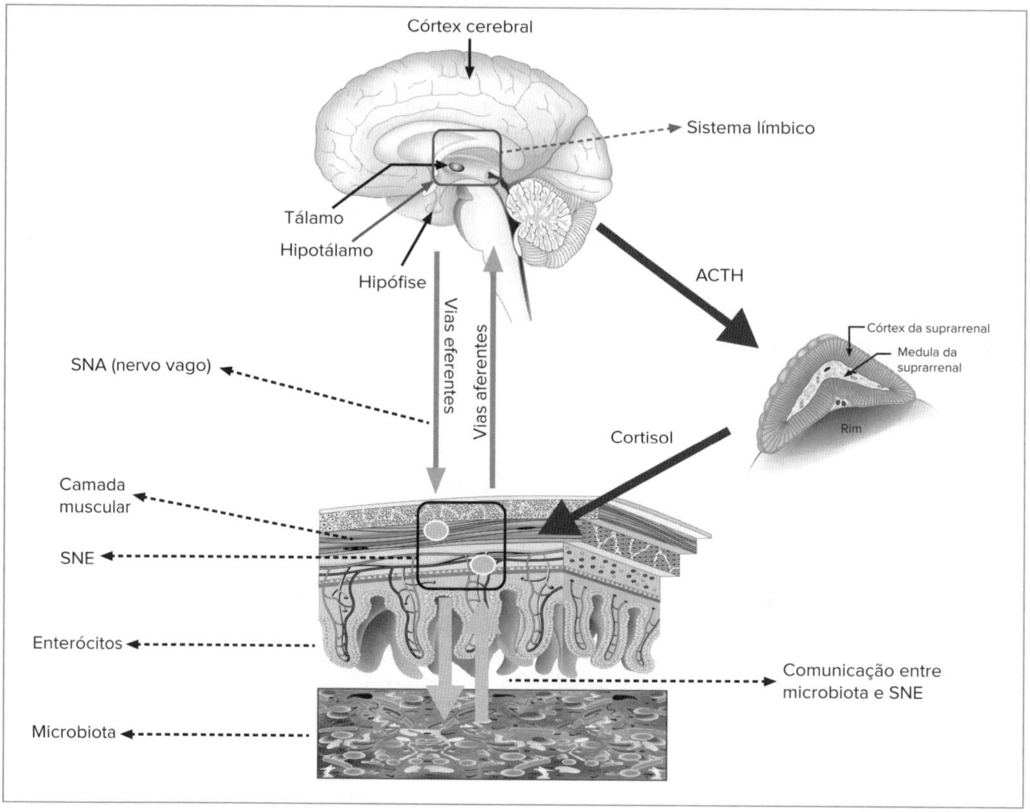

FIGURA 1 Anatomia do eixo cérebro-intestino.
SNA: sistema nervoso autônomo; SNE: sistema nervoso entérico; ACTH: hormônio adrenocorticotrófico.
Fonte: adaptada de Cryan, 2015.[40]

relatados e a deficiência no neurodesenvolvimento.[23,24]

Também na resposta ao estresse o impacto da microbiota tem sido estudado. Foi observado que modelos experimentais *germ-free* mudam seu comportamento de resposta exacerbada ao estresse para respostas normais, após serem colonizados com a microbiota adequada. Essa reversibilidade é dependente da idade do animal no momento da intervenção, posto que animais idosos não alteram seu *status* de resposta ao estresse após inoculação dos mesmos probióticos, mostrando que a plasticidade da regulação neural acontece somente na janela específica do *imprinting*. Essas observações abrem importantes horizontes não somente acerca do papel da microbiota no comportamento, mas também do impacto de uma possível intervenção terapêutica no controle do estresse e outras doenças relacionadas a ele.[23-25]

Assim como outras doenças não transmissíveis, o padrão de resposta orgânica ao estresse pode ser originado em eventos biológicos ocorridos nos primeiros anos de vida, de duas maneiras: ou por efeitos estocásticos ao longo dos anos de exposição, ou pela modificação do organismo quando o estímulo acontece em períodos sensíveis de adaptação ao meio. As experiências precoces de vida exercem forte influência no *imprinting* da microbiota e, por conseguinte, em vários aspectos do neurodesenvolvimento, inclusive no comportamento e em morbidades mentais. Assim como a microbiota está relacionada à resposta ao estresse, estímulos estressantes no início da vida influenciam o *imprinting*, fechando assim o ciclo de inter-relação entre esses sistemas.[24,26]

Uma forma mais clara de estudar a influência da microbiota no cérebro e no comportamento são as observações feitas em estudos com animais *germ-free*. Tais estudos apresentam evidências bastante persuasivas de que essa relação é importante, por exemplo, achados de que a presença da microbiota é necessária para o funcionamento adequado do sistema de resposta ao estresse, além de desenvolvimento adequado da capacidade de socialização e da cognição. A presença da microbiota também se mostra fundamental para a manutenção da homeostase do SNC, por meio da regulação e controle do sistema imune e da barreira hematoencefálica. Outras influências importantes da microbiota são a ação na neurogênese, sinapse e sinalização neurotrópica. Foi ainda observado que animais *germ-free* apresentam intensificação da resposta ao estresse, aumento de reatividade motora e diminuição do comportamento de ansiedade, quando comparados a animais com microbiota normal e com ausência de um tipo específico de espécie na microbiota. Os animais *germ-free* também apresentaram alterações de funcionamento do hipocampo e de habilidades como memória e aprendizado. Tais alterações foram associadas a anomalia de expressão de genes envolvidos com neurotransmissão em regiões cerebrais específicas de controle da ansiedade. Quando esses animais foram inoculados com uma única cepa (*Bifidobacterium infantis*), observou-se que a resposta ao estresse pôde ser normalizada. Esses achados mostram não só a fundamentação da íntima relação entre a microbiota e o funcionamento do SNC, mas também abre uma perspectiva de intervenção terapêutica em distúrbios mentais por meio da manipulação da microbiota.[27-29]

Há demonstrações também da influência da microbiota com a integridade das amígdalas cerebrais. Essa região está relacionada ao comportamento social, reação de medo e ansiedade, e tem sido foco de estudos sobre neurodesenvolvimento, TEA e ansiedade. Por fim, há também demonstrações da relação da microbiota saudável com o processo de neurogênese. Em ratos *germ-free*, a atividade de vias neurais relacionada às amígdalas está comprometida, de forma que essa interação explicaria alterações de comportamento social e de ansiedade. A microbiota também está envolvida na mielinização e plasticidade do córtex pré-frontal, que é a região cerebral envolvida em várias desordens psiquiátricas, como depressão, esquizofrenia e TEA.[29,30]

Com todas essas evidências, torna-se inegável afirmar que eventos precoces na vida, que comprometem a formação da microbiota saudável, podem estar relacionados à gênese de transtornos mentais na vida adulta do hospedeiro, como TEA, esquizofrenia, ansiedade e resposta exagerada ao estresse.[24]

Interface com o sistema gastrointestinal

Evidências científicas crescentes avaliam a relação entre as mudanças do metaboloma, que a disbiose causa, e o desenvolvimento de diversas doenças gastrointestinais, como doença inflamatória intestinal (DII), doença celíaca (DC), distúbios gastrointestinais funcionais (DGF) e alergia alimentar (AA).

Doença inflamatória intestinal

A DII ainda é considerada rara na infância, mas sua prevalência cresce rapidamente na faixa etária pediátrica e tem características de maior gravidade com lesões mais extensas que no adulto. A patogênese da DII é multifatorial e envolve aspectos genéticos, ambientais, da microbiota e do sistema imune. Mais de 230 polimorfismos genéticos estão envolvidos na predisposição ao desenvolvimento da DII. A grande maioria desses polimorfismos está relacionada com a disfunção da barreira da mucosa intestinal, que está diretamente ligada a maior interação entre a microbiota e o sistema imune, com consequente gatilho de respostas inflamatórias exacerbadas. Vários são os estudos que avaliam o papel da microbiota na DII, os quais observam a concentração de cepas específicas e de seus metabólitos. De maneira geral, a maioria desses trabalhos chega ao consenso de que há diminuição da diversidade da microbiota nos pacientes com DII e estes apresentam menor concentração de bactérias produtoras de butirato, um importante AGCC na manutenção da integridade da barreira mucosa e no estímulo ao sistema imune, ao induzir respostas anti-inflamatórias.[31] Ver mais sobre DII no Capítulo 41.

Doença celíaca

Assim como outras doenças crônicas não infecciosas e autoimunes, a prevalência da DC tem aumentado nos últimos anos. A DC é uma doença crônica autoimune com características sistêmicas e diversas apresentações clínicas, que pode se manifestar em qualquer fase da vida, em indivíduos geneticamente suscetíveis (portadores HLA DQ2 ou DQ8).[32] Sabe-se que apenas uma pequena porção de indivíduos geneticamente suscetíveis desenvolve DC, essa observação sugere que fatores ambientais e/ou inerentes ao indivíduo, como a microbiota, podem estar envolvidos no gatilho do desenvolvimento da doença.

Estudos de associação do genoma completo identificaram diversos *loci* não HLA de risco para DC, entre eles o gene *FUT2*. Esse gene codifica uma enzima que controla a expressão dos antígenos dos grupos sanguíneos A, B e O; e na mucosa intestinal esses antígenos atuam como sítios de ligação para algumas bactérias. Defeitos no *FUT2* estão associados a alterações na microbiota intestinal. Outra evidência sobre o papel da microbiota na patogênese da DC foi a "epidemia da doença celíaca" ocorrida na Suécia, onde mudanças de protocolos de introdução de glúten na infância tiveram consequentes modificações na microbiota e aumento da prevalência da doença.[33]

Vários ensaios demonstram que os pacientes com DC apresentam microbiota diversa, com diminuição marcada de *Faecalibacterium prausnitzii* e *Bifidobacterium longum*, importantes constituintes de uma microbiota saudável, com conhecido papel na manutenção da barreira intestinal saudável. No entanto, algumas mudanças na microbiota desses pacientes podem ser revertidas após um período de dieta de exclusão de glúten. Dessa forma, o conhecimento nessa área ainda é escasso e mais estudos são necessários para esclarecer quais cepas influenciam diretamente nas respostas imunes inatas, nas repostas específicas ao glúten, na barreira intestinal e no metabolismo do glúten.[33] Ver mais sobre DC no Capítulo 40.

Distúrbios gastrointestinais funcionais

Os DGF são caracterizados por um conjunto de sintomas crônicos ou recorrentes, idade-dependentes, que não podem ser explicados por alterações estruturais e/ou bioquímicas. Os DGF mais frequentes no lactente são: cólica do lactente, regurgitações, constipação intestinal e disquesia. Nas crianças maiores e adolescentes os mais frequentes são: dispepsia funcional, síndrome do intestino irritável (SII), dor abdominal funcional e constipação intestinal.[34]

Alterações na motilidade intestinal e aumento da sensibilidade visceral à dor são mecanismos conhecidos da fisiopatologia dos DGF. A motilidade intestinal alterada, com aceleração do tempo de trânsito intestinal, pode influenciar a colonização intestinal por diminuir a capacidade de adesão de algumas bactérias e também alterar a disposição das cepas ao longo do TGI.

Por outro lado, alterações na microbiota podem ter efeito na motilidade intestinal por meio da fermentação de carboidratos não digeríveis e da degradação dos sais biliares. Há, também, associação entre modificações na microbiota no início da vida e alterações de sensibilidade visceral em longo prazo.[35]

Além disso, outros fatores como aumento da permeabilidade intestinal e o eixo cérebro-intestino têm seus papéis evidenciados na fisiopatologia desses distúrbios. O aumento da permeabilidade intestinal secundário à disbiose e suas alterações metabólicas, com consequente estímulo ao sistema imune e aumento da expressão de citocinas inflamatórias, podem afetar os níveis de sensibilidade dolorosa, bem como induzir a inflamação local e sistêmica. O eixo cérebro-intestino, com suas características bidirecionais, tem recebido papel de destaque não somente na fisiopatologia das doenças funcionais, mas também em diversas doenças comportamentais e neurodegenerativas. Sabe-se que o SNC envia sinalizações que influenciam o SNE, determinando mudanças na motilidade intestinal. E as alterações na microbiota podem interferir na quantidade de células gliais intestinais fundamentais e, assim, influenciar no bom funcionamento do SNE.[35]

Ainda, a disbiose pode alterar a produção de neurotransmissores e de precursores neuroendócrinos importantes para regulação intestinal e também para o SNC, como a dopamina, o ácido gama-aminobutírico (GABA), a noradrenalina e o triptofano.[36]

Atualmente, diferentes padrões de microbiota têm sido associados a distúrbios funcionais específicos, por exemplo, nas cólicas do lactente e SII.

Alergia alimentar

As AA são reações adversas imunomediadas a alimentos. Essas reações podem ser IgE ou não IgE mediadas, com diferentes manifestações clínicas. Entre os mecanismos da fisiopatologia da AA ressaltam-se a resposta imune exacerbada, o aumento da permeabilidade da mucosa intestinal e ainda a quebra da barreira cutânea, o que possibilita maior exposição ao alérgeno, seja via gastrointestinal ou cutânea.[37]

A partir do conhecimento da íntima relação entre a microbiota e o sistema imune, diversos estudos avaliam a microbiota de pacientes com AA. Acredita-se que colonização intestinal precoce por bactérias potencialmente patogênicas como *C. difficile* e *S. Aureus* está relacionada ao desenvolvimento da AA. Estudos experimentais com animais "*germ-free*" demonstraram associação positiva da transferência da microbiota de pacientes com alergia à proteína do leite de vaca e a sensibilização e maior risco de desenvolver anafilaxia pela beta-lactoglobulina.[38]

Estuda-se, ainda, o papel do metaboloma nos mecanismos de tolerância primária aos alérgenos alimentares. Entre as múltiplas funções dos AGCC, estão a manutenção da integridade da mucosa intestinal – com fortalecimento das junções entre os enterócitos – e o estímulo à produção de muco, além da promoção da produção de citocinas protetivas, como a IL-10 e interferon-gama, que favorecem a maior diferenciação dos linfócitos em Treg, suprimindo a resposta Th2 e Th17. Esses efeitos foram evidenciados em humanos por meio da utilização de cepas produtoras de butirato em pacientes com alergia à proteína do leite de vaca com maior indução de tolerância.[38-39] Ver detalhes sobre Alergia alimentar no Capítulo 35.

Considerações finais

A microbiota intestinal sofre influências externas desde sua formação precoce, como experiências maternas ao longo da gestação, tipo de parto e uso de medicações. A microbiota faz interface com vários sistemas orgânicos, como os sistemas imune e gastrointestinal, e até mesmo o SNC. Tem interação íntima com o

SNE, que por sua vez exerce influência no SNC e nas vias neurais de comunicação entre esses dois extremos do eixo cérebro-intestino. Evidências sugerem que as alterações durante o *imprinting* da microbiota podem estar relacionadas a desfechos ruins de neurodesenvolvimento e imunidade, bem como desregulação no equilíbrio orgânico da inflamação.[24]

Os resultados positivos de estudos utilizando probióticos parecem apontar na direção de um caminho promissor no tratamento adjuvante de diversas doenças relacionadas à inflamação. Entretanto, mais pesquisas necessitam ser desenhadas a fim de atestar segurança e eficácia em longo prazo desse admirável mundo novo.[24]

Referências bibliográficas

1. Jandhyala SM, Talukdar R, Subramanyam C, Vuyyuru H, Sasikala M, Reddy DN. Role of the normal gut microbiota. World J Gastroenterol. 2015;21(29):8787-803.
2. Peterson J, Garges S, Giovanni M, McInnes P, Wang L, Schloss JA et al. The NIH Human Microbiome Project. Genome Res. 2009;19(12):2317-23.
3. Iebba V, Totino V, Gagliardi A, Santangelo F, Cacciotti F, Trancassini M et al. Eubiosis and dysbiosis: the two sides of the microbiota. New Microbiol. 2016; 39(1):1-12.
4. Logan AC, Jacka FN, Prescott SL. Immune-microbiota interactions: dysbiosis as a global health issue. Curr Allergy Asthma Rep. 2016;16(2):13.
5. Sagan L. On the origin of mitosing cells. J Theoret Biol. 1967;14(3):225-74.
6. Stilling RM, Bordenstein SR, Dinan TG, Cryan JF. Friends with social benefits: host-microbe interactions as a driver of brain evolution and development? Front Cell Infec Microb. 2014;4:147.
7. Perez PF, Doré J, Leclerc M, Levenez F, Benyacoub J, Serrant P et al. Bacterial imprinting of the neonatal immune system: lessons from maternal cells? Pediatrics. 2007;119(3):e724-32.
8. Scholtens PAMJ, Oozeer R, Martin R, Amor KB, Knol J. The early settlers: intestinal microbiology in early life. Ann Rev Food Sci Technol. 2012;3:425-47.
9. Wopereis H, Oozeer R, Knipping K, Belzer C, Knol J. The first thousand days – intestinal microbiology of early life: establishing a symbiosis. Pediatr Allergy Immunol. 2014;25(5):428-38.
10. The Human Microbiome Project Consortium. Structure, function and diversity of the healthy human microbiome. Nature. 2012;486(7402):207-14.
11. Filippo C, Cavalieri D, Paola M, Ramazzotti M, Poullet JB, Massart S et al. Impact of diet in shaping gut microbiota revealed by a comparative study in children from Europe and rural Africa. Proc Natl Acad Sci. 2010;107(33):14691-6.
12. Satokari R, Grönroos T, Laitinen K, Salminen S, Isolauri E. *Bifidobacterium* and *Lactobacillus* DNA in the human placenta. Lett Appl Microbiol. 2009;48(1):8-12.
13. Caicedo RA, Schanler RJ, Li N, Neu J. The developing intestinal ecosystem: implications for the neonate. Pediatr Res. 2005;58(4):625-8.
14. Indrio F, Riezzo G, Raimondi F, Mauro A, Francavilla R. Microbiota involvement in the gut-brain axis. J Pediatr Gastroenterol Nut. 2013;57:S11-S15.
15. Round JL, Mazmanian SK. The gut microbiota shapes intestinal immune responses during health and disease. Nat Rev Immunol. 2009;9(5):313-23. Erratum in: Nat Rev Immunol. 2009;9(8):600. PMID: 19343057; PMCID: PMC4095778.
16. Hakansson A, Molin G. Gut microbiota and inflammation. Nutrients. 2011;3(6):637-82.
17. Cerf-Bensussan N, Gaboriau-Routhiau V. The immune system and the gut microbiota: friends or foes? Nat Rev Immunol. 2010;10(10):735-44.
18. Maynard CL, Elson CO, Hatton RD, Weaver CT. Reciprocal interactions of the intestinal microbiota and immune system. Nature. 2012;489(7415):231-41.
19. Schaub B, Liu J, Höppler S, Schleich I, Huehn J, Olek S et al. Maternal farm exposure modulates neonatal immune mechanisms through regulatory T cells. J Allergy Clin Immunol. 2009;123(4):774-82.
20. Bach JF. The effect of infections on susceptibility to autoimmune and allergic diseases. N Engl J Med. 2002 Sep 19;347(12):911-20.
21. Heindel JJ, Balbus J, Birnbaum L, Brune-Drisse MN, Grandjean P, Gray K et al. Developmental origins of health and disease: integrating environmental influences. Endocrinology. 2015;156(10):3416-21.
22. Aidy S, Dinan TG, Cryan JF. Gut microbiota: the conductor in the orchestra of immune-neuroendocrine communication. Clin Ther. 2015;37(5):954-67.
23. Carabotti M, Scirocco A, Maselli MA, Severi C. The gut-brain axis: interactions between enteric microbiota, central and enteric nervous systems. Annals Gastroent. 2015;28(2):203-9.
24. Zorzo RA. Impacto do microbioma intestinal no eixo cérebro-intestino. Int J Nutrol. 2016;10(1):S298-305.
25. Bresnahan M, Hornig M, Schultz AF, Gunnes N, Hirtz D, Lie KK et al. Association of maternal report of infant and toddler gastrointestinal symptoms with autism: evidence from a prospective birth cohort. JAMA Psychiatry. 2015;72(5):466-74.

26. Shonkoff JP, Boyce WT, McEwen BS. Neuroscience, molecular biology, and the childhood roots of health disparities: building a new framework for health promotion and disease prevention. JAMA. 2009;301(21): 2252-9.
27. Luczynski P, Neufeld KAMV, Oriach CS, Clarke G, Dinan TG, Cryan JF. Growing up in a bubble: using germ-free animals to assess the influence of the gut microbiota on brain and behavior. Int J Neuropsychopharmacol. 2016:19(8):pyw020.
28. Heijtz RD, Wang S, Anuar F, Qian Y, Björkholm B, Samuelsson A et al. Normal gut microbiota modulates brain development and behavior. Proc Natl Acad Sci U S A. 2011;108(7):3047-52.
29. Stilling RM, Ryan FJ, Hoban AE, Shanahan F, Clarke G, Claesson MJ et al. Microbes & neurodevelopment – Absence of microbiota during early life increases activity-related transcriptional pathways in the amygdala. Brain Behav Immun. 2015;50:209-20.
30. Hoban AE, Stilling RM, Ryan FJ, Shanahan F, Dinan TG, Claesson MJ et al. Regulation of prefrontal cortex myelinization by the microbiota. Transl Psychiatry. 2016;6(4):e774.
31. Mentella MC, Scaldaferri F, Pizzoferrato M, Gasbarrini A, Miggiano GAD. Nutrition, IBD and gut microbiota: a review. Nutrients. 2020;12(4):944.
32. Valitutti F, Fasano A. Breaking down barriers: how understanding celiac disease pathogenesis informed the development of novel treatments. Dig Dis Sci. 2019;64(7):1748-58.
33. Verdu EF, Galipeau HJ, Jabri B. Novel players in coeliac disease pathogenesis: role of the gut microbiota. Nat Rev Gastroenterol Hepatol. 2015;12(9):497-506.
34. Benninga MA, Faure C, Hyman PE, St James Roberts I, Schechter NL, Nurko S. Childhood functional gastrointestinal disorders: neonate/toddler. Gastroenterology. 2016;S0016-5085(16):00182-7.
35. Shin A, Preidis GA, Shulman R, Kashyap PC. The gut microbiome in adult and pediatric functional gastrointestinal disorders. Clin Gastroenterol Hepatol. 2019;17(2):256-74.
36. Mu C, Yang Y, Zhu W. Gut microbiota: the brain peacekeeper. Front Microbiol. 2016;7:345.
37. Sicherer SH, Sampson HA. Food allergy: a review and update on epidemiology, pathogenesis, diagnosis, prevention, and management. J Allergy Clin Immunol. 2018;141(1):41-58.
38. Nance CL, Deniskin R, Diaz VC, Paul M, Anvari S, Anagnostou A. The role of the microbiome in food allergy: a review. Children (Basel). 2020;7(6):50.
39. Canani RB, Filippis F, Nocerino R, Paparo L, Scala C, Cosenza L et al. Gut microbiota composition and butyrate production in children affected by non-IgE-mediated cow's milk allergy. Sci Rep. 2018;8(1):12500.
40. Cryan J, Dinan T. Microbiota-gut-brain axis: from neurodevelopment to behavior. Neurotoxicology and Teratology. 2015;100(49):140.

Sucralose

A sucralose foi descoberta em 1976. Apesar de ser encontrada em pequena quantidade na natureza, ela é sintetizada, industrialmente, a partir da sacarose, por meio de um processo que substitui de forma seletiva três grupos hidrogênio-oxigênio da molécula de sacarose por três átomos de cloro. Apesar de sua origem, em razão de suas mudanças químicas, não é reconhecida nem metabolizada pelo organismo humano e também não fornece calorias. A maior parte da sucralose ingerida é eliminada nas fezes. A pequena porção absorvida é rapidamente removida da circulação pelo rim e excretada na urina. É solúvel em água, não perde seu poder edulcorante quando aquecida e é até 800 vezes mais doce que a sacarose. Sua segurança foi atestada quando a FDA revisou mais de 110 trabalhos científicos que verificaram possíveis efeitos tóxicos da sucralose, mas nenhum risco foi observado.[5,11] A IDA recomendada nos EUA é de 5 mg/kg e, na Europa, de 15 mg/kg.[8,9]

Estévia

Não é possível saber desde quando a planta estévia é usada com finalidade edulcorante, sendo provável que já fosse utilizada nas Américas antes do descobrimento. Entretanto, ela foi oficialmente descrita em 1887, sendo uma planta da qual são obtidos dois glicosídeos, rebaudiosídeo A e esteviosídeo, que têm poder edulcorante até 300 vezes superior à sacarose, não sendo prejudicado pelo aquecimento. A substância não é metabolizada, não fornece calorias e é totalmente eliminada na urina. A segurança dos glicosídeos purificados é reconhecida pelas agências reguladoras da Europa e dos EUA,[5,13] sendo a ingestão diária máxima recomendada, pela FAO/OMS, de 4 mg/kg p.c.[14] Contudo, para que possam ser utilizados como aditivo alimentar, é necessário que os glicosídeos componham, no mínimo, 95% do extrato, de acordo com determinação da OMS, uma vez que a segurança do extrato não purificado ainda não foi determinada.[14]

Ademais, estudos sugerem que, quando usados corretamente, com nível de pureza adequado e dentro da dose máxima recomendada, os glicosídeos de esteviol podem exercer efeitos anti-hiperglicemiante, anti-hipertensivo, anti-inflamatório, antitumorigênico, antidiarreico, diurético e imunomodulador.[15]

Xilitol

O xilitol é um poliálcool bastante estável utilizado como edulcorante em virtude do seu sabor doce e levemente refrescante, o que o torna útil, principalmente, em balas e gomas de mascar.[16] Essa substância é muito bem tolerada pelo organismo humano quando usada na dose de até 60 g diários, uma vez que, em excesso, pode provocar desconfortos gastrointestinais, especialmente flatulência, distensão e dor abdominais e diarreia. Além de seu poder edulcorante, o xilitol também é reconhecido por trazer benefícios à saúde bucal, por seu efeito anticariogênico, reduzindo a incidência e o crescimento de cáries, e contribuindo para a remineralização dos dentes.[16] Recomenda-se o uso na mesma proporção do açúcar, por ter poder adoçante semelhante, com a vantagem de fornecer apenas 2,4 kcal/g, ou seja, se usado na mesma quantidade da sacarose, pode reduzir o valor energético em até 40%. Não há quantidade máxima estabelecida para essa substância, podendo ser usada na quantidade desejada para obter seu efeito adoçante, segundo a FDA, desde que não apresente efeitos adversos gastrointestinais.

Ácido ciclâmico (ciclamato)

O ciclamato é produzido no Brasil desde 1977 e usado em medicamentos, adoçantes dietéticos, bebidas, geleias e outros produtos. Seu poder adoçante pode ser até 50 vezes maior do que a sacarose, com pouca diferença entre seus sais de cálcio, sódio e potássio, e não apresenta calorias. Apesar de ser proibido em alguns países, como os EUA, diversos estudos indicam que não há associação entre câncer e o consumo dessa substância; inclusive, em 1999, foi indicado como não carcinogênico para humanos pela Agência Internacional de Pesquisa sobre o Câncer. Atualmente, o ciclamato é aprovado em mais de 50 países e, no Brasil, foi estabelecida a IDA de 11 mg/kg p.c.[17]

Considerações gerais sobre segurança

A seguir, estão discutidos alguns aspectos relativos à segurança dos ENC, com base nas alegações mais frequentemente encontradas quando essa questão é abordada, tanto na imprensa leiga como no meio científico.

É muitas vezes alegado que os ENC confundem o metabolismo pelo fato de fornecerem ao sistema nervoso central (SNC) a percepção do sabor doce sem, contudo, carregar as calorias, provocando desequilíbrio na homeostase glicêmica. No entanto, em estudo publicado em 2014, Bryant et al. não encontraram qualquer evidência sobre esse efeito nem sobre a percepção da fome e da saciedade.[18]

Em termos conceituais, pelo fato de levarem sabor doce ao SNC sem incluir calorias, os ENC poderiam disparar mecanismo compensatório, provocando no organismo mais fome e tendência a compensar as calorias, com risco de obesidade por efeito rebote. Duran Agüero et al., em 2014, estudaram 571 escolares, dos quais 96,6% consumiam diariamente ENC, e não encontraram relação com obesidade.[19] O mesmo foi observado por Peters et al., em estudo prospectivo duplo-cego randomizado e controlado.[20] Adicionalmente, em metanálise publicada em 2014, Miller e Perez desmentem essa teoria e demonstram que, com base em estudos randomizados e controlados, a substituição do açúcar pelos ENC em dietas de emagrecimento resulta em perda de peso e aumenta a adesão a essas dietas.[21] Em artigo original de 2014, Sorensen et al. testaram a suplementação de bebidas adoçadas com sacarose e outras com ENC em um projeto de 10 semanas e verificaram que o peso corporal aumentou no grupo que usou sacarose e caiu no grupo que usou bebida adoçada com ENC.[22]

Por seu elevado poder de adoçar dezenas ou centenas de vezes superior à sacarose, criou-se a teoria de que os ENC poderiam hiperestimular o SNC. Em artigo publicado em 2015, Antenucci e Hayes testaram essa possibilidade e não encontraram embasamento científico para tal suposição.[23]

Sabe-se que a sacarose faz mal à saúde, mas seu uso há milhares de anos, seu valor comercial e o fato de seus malefícios serem bastante conhecidos e, talvez, mais facilmente controlados, faz com que ela sofra menos críticas dos profissionais de saúde e da mídia que os ENC.[3] Em 2010, Brown et al. publicaram extensa revisão sistemática abordando especificamente os efeitos metabólicos dos ENC em indivíduos entre 0 e 18 anos de idade e não encontraram qualquer evidência científica de efeitos metabólicos adversos.[11] Em 2014, Johnston e Foreyt rebateram diversas afirmações sobre eventuais malefícios dos ENC e concluíram que existem evidências científicas demonstrando os benefícios de seu consumo quando dentro de uma alimentação adequadamente planejada.[24] Em artigo de 2014, Drewnowski et al. demonstraram, inclusive, que, em adultos, o uso de ENC está associado a melhor qualidade alimentar e maior prática de atividade física.[25]

Há também diversos estudos que investigaram a relação dos edulcorantes com a microbiota. Revisão sistemática realizada em 2019 estudando os ENC sacarina, sucralose, aspartame e acessulfame-K concluiu que essas substâncias interferem direta e indiretamente na microbiota intestinal, sendo observado, na maioria dos artigos revisados, aumento da relação firmicutes/bacteroidetes e aumento da bactéria *Lactobacillaceae*, ambos benéficos à microbiota humana. Porém, a revisão destaca que são necessários mais estudos na área.[26]

Acerca da quantidade, há grande preocupação global com a possibilidade de o consumo de ENC estar excedendo os limites estabelecidos, podendo assim trazer prejuízos à saúde. Porém, a IDA recomendada para os consumidores está bem acima da quantidade normalmente consumida. Por exemplo, para atingir a IDA do aspartame, um indivíduo de 60 kg teria que consumir cerca de 60 sachês de 1 g de adoçante.[27] Também vale ressaltar que a maioria dos alimentos industrializados utiliza mais de um ENC em sua composição, evitando altas dosagens de uma única substância.[27] Mesmo assim, para investigar essa hipótese, pesquisadores analisaram o consumo de adoçantes em todos os continentes com base em pesquisas locais e globais, concluindo que o consumo de ENC, em sua maioria, está dentro do permitido e não representa motivo de preocupação. Acrescentam também que o consumo se excedeu em subgrupos específicos, como na população diabética, e que tal fato deve ser monitorado.[28]

Por fim, um consenso ibero-americano publicado em 2018, com apoio de 43 organizações internacionais e várias universidades e centros de pesquisa, que analisou aspectos de segurança, regulamentação e papéis nutricionais e dietéticos em preparações e bebidas, concluiu que os ENC são comprovadamente seguros, estando entre as substâncias mais estudadas e avaliadas por inúmeras instituições em diversos países e que podem ajudar na perda e manutenção de peso, no controle glicêmico e na saúde dentária.[29]

No Brasil, a Resolução RDC n. 18 define as situações em que o uso de ENC é permitido para a indústria de alimentos:

> Os edulcorantes somente devem ser utilizados nos alimentos em que se faz necessária a substituição parcial ou total do açúcar, a fim de atender o Regulamento Técnico que dispõe sobre as categorias de alimentos e bebidas a seguir: para controle de peso; para dietas com ingestão controlada de açúcares; para dietas com restrição de açúcares; com informação nutricional complementar, referente aos atributos "não contém açúcares", "sem adição de açúcares", "baixo em açúcares" ou "reduzido em açúcares" ou, ainda, referente aos atributos "baixo em valor energético" ou "reduzido em valor energético", quando é feita a substituição parcial.[4]

Nessa resolução, não há referência a quantidades para alimentos infantis. A Sociedade Brasileira de Pediatria recomenda o uso apenas em situações de doença (como diabetes melito) e contraindica seu uso como substituto habitual da sacarose, mesmo que para auxiliar no emagrecimento.[30] Essa não é a posição adotada pelos autores do presente capítulo, que reconhecem que os edulcorantes, nas doses adequadas e dentro de um planejamento nutricional, podem ser importantes coadjuvantes para a melhor adesão de pacientes pediátricos portadores de sobrepeso e obesidade às orientações alimentares específicas para esse quadro. Adicionalmente, nos dias atuais, a obesidade deve ser entendida como uma doença[31] e, dessa forma, seu tratamento exige medidas adequadas para essa condição. As doses diárias recomendadas no Brasil são baseadas em órgãos internacionais.[32]

O Institute of Medicine (IOM) dos EUA não recomenda o uso de ENC para crianças porque considera que isso pode estimular o uso de bebidas doces e, como consequência, reduzir o consumo de leite.[8] Nesse caso, é importante o entendimento de que não se trata de uma restrição ligada à segurança, mas sim a um posicionamento muito particular do IOM com foco na redução do consumo de refrigerantes e sucos adoçados e na busca pelo adequado consumo lácteo. A Academia Americana de Pediatria (AAP) também não recomenda o uso de ENC para crianças dentro de uma dieta saudável porque considera que seu uso, nessa faixa etária, ainda não foi adequadamente estudado.[8,32] Por outro lado, a Academia de Nutrição e Dietética dos EUA publicou posicionamento em 2012 afirmando que "os consumidores podem desfrutar com segurança uma gama de ENC, quando consumidos dentro de um plano de alimentação, para atingir metas de saúde ou por preferência pessoal".[33] Esse posicionamento é relevante porque coloca, inclusive, face à segurança reconhecida, que o uso pode ser feito por preferência pessoal. Já a FDA reconhece como seguro o uso de ENC por crianças e adolescentes e apresenta as quantidades diárias recomendadas.[8] De igual forma, os organismos regulatórios da Europa, com base no parecer do European Parliament and of the Council, têm a mesma postura.[9]

Em 2019, a AAP publicou uma revisão da literatura sobre o uso de ENC na população pediátrica. Entre as conclusões, destaca-se que a substituição do açúcar em alimentos e bebidas adoçadas pode reduzir o ganho de peso e até promover pequenas perdas de peso em crianças, porém o uso de ENC, isoladamente, não é capaz de promover perdas de peso significativas; e o efeito em longo prazo na perda de peso não foi estudado. Também conclui que não há contraindicação, no geral, para seu uso em crianças, com exceção de duas situações: uso de aspartame ou neotame em crianças portadoras de fenilcetonúria e uso em crianças abaixo de 2 anos de idade, por falta de estudos na área. Por fim, sugere também que não há evidências que suportem a associação entre o uso de ENC e hiperatividade na população infantil.[34]

A Tabela 1 mostra, em detalhes, o perfil de cada edulcorante, incluindo os calóricos e não calóricos, bem como as dosagens máximas recomendadas.[32]

Considerações finais

Sendo assim, os estudos científicos e o posicionamento dos órgãos internacionais indicam, para que se possa considerar seguro o uso de ENC para crianças e adolescentes, respeitar as doses recomendadas. Apesar de já ser reconhecida a possibilidade de seu uso inclusive por simples preferência em relação à sacarose, a tradicional prudência pediátrica sugere que se restrinja o uso aos casos definidos pelo profissional. A seguir, algumas circunstâncias em que o uso de ENC pode ser indicado:[33]

- Crianças e adolescentes diabéticos.
- Crianças e adolescentes com doenças que contraindiquem o uso de sacarose.
- Crianças e adolescentes que necessitem reduzir o valor calórico de sua alimentação; nesse caso, uma parte do sabor doce dos alimentos pode advir dos ENC.
- Crianças e adolescentes com hábitos alimentares arraigados e que incluam produtos de sabor doce que, mesmo não fazendo parte de uma dieta saudável, podem ter, na versão *light* (com ENC), uma opção de menor valor calórico, adequada para uso no período de transição para a alimentação ideal. Por exemplo: se um adolescente obeso de hábito ingere meio litro de refrigerante por dia, dificilmente concordará em passar esse uso para uma quantidade menor e, ainda, apenas uma ou duas vezes na semana. Nesse caso, a substituição para uma versão *light*, ao menos provisoriamente, poderá ser prescrita.
- Crianças e adolescentes com necessidade de restrição calórica, quando o profissional perceba a necessidade da inclusão de produtos adoçados como forma de melhorar a adesão ao plano alimentar proposto. Nesse caso, o que se busca não é somente trocar alimentos calóricos por não calóricos, mas sim usar produtos adoçados com ENC como indulgência. Por exemplo, ao agregar um sorvete *light* após as refeições, pode-se conseguir barganhar a inclusão de outros alimentos saudáveis na dieta.

TABELA 1 Características dos edulcorantes não calóricos

Edulcorante	Natural ou artificial	Derivação	Sabor	Poder adoçante	Utilização	Valor calórico	IDA (mg/kg de peso corporal/dia)	Cuidados
Sorbitol	Natural, poliol	Naturalmente presente em alguns frutos; também pode ser obtido a partir da glucose	Sabor doce e levemente refrescante	60% da doçura do açúcar	Estável em altas temperaturas; usado em conjunto com outros edulcorantes para dar brilho e viscosidade a certas receitas	2,6 kcal/g	Não estabelecido	Pode ocasionar alterações gastrointestinais quando consumido em excesso
Manitol	Natural, poliol	Presente em algas, árvores e cogumelos	Sabor doce e levemente refrescante	50% da doçura do açúcar	Estável em altas temperaturas; geralmente usado em balas, bebidas, biscoitos e chocolates associado ao sorbitol	2,4 kcal/g	50 a 150	Pode ocasionar alterações gastrointestinais quando consumido em excesso
Acessulfame de potássio	Artificial	Mistura de azoto e enxofre	Leve sabor residual amargo, tem doçura de fácil percepção	Adoça até 200 × mais que o açúcar	Estável em altas temperaturas; é muito utilizado em bebidas, chocolates, geleias, produtos lácteos, gomas de mascar e panificação	zero	9 a 15[32]	
Aspartame	Artificial	Éster de aspartil-fenilalanina	É o mais parecido com o açúcar	Adoça até 200 × mais que o açúcar	Não deve ir ao fogo pois perde seu poder adoçante; boa dissolução em líquidos quentes	4 kcal/g	40[32]	Contraindicado para fenilcetonúricos
Ácido ciclâmico (ciclamato)	Artificial	Mistura de azoto e enxofre	Possui sabor residual acre-doce ou doce-azedo	Adoça até 40 × mais que o açúcar	Estável em altas temperaturas	zero	11[32]	
Isomaltitol	Natural, poliol	Hidrólise do amido; também obtido a partir da glucose	Possui sabor idêntico ao do açúcar	Aproximadamente metade da intensidade do açúcar	Estável em altas temperaturas; confere volume, textura e doçura suave aos alimentos	2 kcal/g	Não estabelecido	Pode ocasionar alterações gastrointestinais quando consumido em excesso

(continua)

TABELA 1 Características dos edulcorantes não calóricos *(continuação)*

Edulcorante	Natural ou artificial	Derivação	Sabor	Poder adoçante	Utilização	Valor calórico	IDA (mg/kg de peso corporal/dia)	Cuidados
Sacarina	Artificial	Síntese de azoto e enxofre	Deixa um gosto residual doce-metálico	De 200 a 700 vezes mais doce que o açúcar	Estável em altas temperaturas	Zero	5[32]	
Sucralose	Artificial	Derivado clorado da sacarose	Parecido com o açúcar, não deixa gosto residual	Adoça de 600 a 800 × mais que o açúcar	Estável em altas temperaturas	Zero	15[32]	
Taumatina	Natural	Derivado de frutos		Adoça até 2.500 × mais que o açúcar	Não estável em altas temperaturas		Não estabelecido	
Glicosídeos de esteviol	Natural	Extraído de folhas de *Stevia rebaudiana*	Sabor residual semelhante ao alcaçuz	Adoça de 200 a 300 × mais que o açúcar	Estável em altas temperaturas; realça o sabor dos alimentos	Zero	4[14]	Somente permitido o consumo de extrato purificado com, no mínimo, 95% de glicosídeos
Neotame	Artificial	Derivado do aspartame	Sabor residual semelhante ao alcaçuz	De 7000 a 13.000 × mais doce que o açúcar	Estável em altas temperaturas	Zero	2	Contraindicado para fenilcetonúricos[34]
Maltitol	Natutal, poliol	Produzido a partir da hidrogenação da maltose	Sabor semelhante à sacarose	90% da doçura do açúcar	Estável em altas temperaturas	2,1 kcal/g	0,3	Pode ocasionar alterações gastrointestinais quando consumido em excesso
Lactitol	Natural, poliol	Produzido a partir da lactose	Sabor doce e limpo	40% da doçura do açúcar	Estável em altas temperaturas	2 kcal/g	Não estabelecido	Pode ocasionar alterações gastrointestinais quando consumido em excesso

(continua)

TABELA 1 Características dos edulcorantes não calóricos *(continuação)*

Edulcorante	Natural ou artificial	Derivação	Sabor	Poder adoçante	Utilização	Valor calórico	IDA (mg/kg de peso corporal/dia)	Cuidados
Xilitol	Natural, poliol	Obtido por meio da sacarificação da madeira ou hidrogenação da xilose	Sem sabor residual, produz leve frescor na boca	Mesma docura do açúcar	Estável em altas temperaturas; utilizado pelas indústrias na fabricação de produtos dietéticos e gomas de mascar	2,4 kcal/g	Não estabelecido	Pode ocasionar alterações gastrointestinais quando consumido em excesso
Eritritol	Natural, poliol	Proveniente de frutas e cogumelos	Não deixa sabor residual; usado como substituto do açúcar em alimentos industrializados	70% da doçura do açúcar	Estável em altas temperaturas	0,2 kcal/g	Não estabelecido	Pode ocasionar alterações gastrointestinais quando consumido em excesso
Advantame	Artificial	Derivado do aspartame	Pouquíssimo sabor residual similar ao aspartame	Até 47.000 × mais doce que o açúcar	Estável em altas temperaturas	3,85 kcal/g	Não estabelecido	Determinado como seguro para uso infantil[34]

IDA: ingestão diária aceitável.
Fonte: adaptada de Calorie Control Council[35] e O'Donnell.[36]

Referências bibliográficas

1. Reed DR, Knaapila A. Genetics of taste and smell: poisons and pleasures. Prog Mol Biol Transl Sci. 2010;94:213-40.
2. Ribeiro G, Santos O. Recompensa alimentar: mecanismos envolvidos e implicações para a obesidade. Revista Portuguesa de Endocrinologia, Diabetes e Metabolismo. 2013;8:82-8.
3. Barclay AW, Petocz P, McMillan-Price J, Flood VM, Prvan T, Mitchell P et al. Glycemic index, glycemic load, and chronic disease risk-a meta-analysis of observational studies. Am J Clin Nutr. 2008;87:627-37.
4. Anvisa. RDC número 18, de 24 de março de 2008. Dispõe sobre o Regulamento Técnico que autoriza o uso de aditivos edulcorantes em alimentos, com seus respectivos limites máximos.
5. Chattopadhyay S, Raychaudhuri U, Chakraborty R. Artificial sweeteners – a review. J Food Sci Technol. 2014;51:611-21.
6. Weihrauch MR, Diehl V. Artificial sweeteners – do they bear a carcinogenic risk? Ann Oncol. 2004;15:1460-5.
7. US Food and Drug Administration (FDA). Food additives and ingredients. Disponível em: www.fda.gov/food/ingredientspackaginglabeling/foodadditivesingredients; acessado em: 29 de maio de 2021.
8. Sylvetsky A, Rother KI, Brown R. Artificial sweetener use among children: epidemiology, recommendations, metabolic outcomes, and future directions. Pediatr Clin North Am. 2011;58:1467-80.
9. EPC. Directive 2003/115/EC of The European Parliament and of The Council of 22 December 2003. Amending Directive 94/35/EC on sweeteners for use in foodstuffs. England: European Parliament; 2003.
10. Anvisa. Informe técnico número 17, de 19 de janeiro de 2006. Atualizado em 19 de janeiro de 2012. Considerações sobre o uso do edulcorante aspartame em alimentos.
11. Brown RJ, de Banate MA, Rother KI. Artificial sweeteners: a systematic review of metabolic effects in youth. Int J Pediatr Obes. 2010;5:305-12.
12. Magnuson BA, Burdock GA, Doull J, Kroes RM, Marsh GM, Pariza MW et al. Aspartame: a safety evaluation based on current use levels, regulations, and toxicological and epidemiological studies. Crit Rev Toxicol. 2007;37:629-727.
13. Carakostas MC, Curry LL, Boileau AC, Brusick DJ. Overview: the history, technical function and safety of rebaudioside A, a naturally occurring steviol glycoside, for use in food and beverages. Food Chem Toxicol. 2008;46(Suppl 7):S1-S10.
14. Joint F (ed.). WHO Expert Committee on Feed Additives (JECFA)(2006). Toxicological evaluation of certain veterinary drug residues in food: monograph prepared by the 32nd meeting of the joint FAO/WHO Expert Committee on Food Additives.
15. Chatsudthipong V, Muanprasat C. Stevioside and related compounds: therapeutic benefits beyond sweetness. Pharmacology & Therapeutics. 2009;121:41-54.
16. Mussatto SI, Roberto IC. Xilitol: edulcorante com efeitos benéficos para a saúde humana. Revista Brasileira de Ciências Farmacêuticas. 2002;38:401-13.
17. Anvisa. Informe Técnico número 40, de 2 de junho de 2009, atualizado em 2012. Esclarecimentos sobre o uso do edulcorante ciclamato em alimentos, 2009.
18. Bryant CE, Wasse LK, Astbury N, Nandra G, McLaughlin JT. Non-nutritive sweeteners: no class effect on the glycaemic or appetite responses to ingested glucose. Eur J Clin Nutr. 2014;68:629-31.
19. Duran Agüero S, Oñate G, Haro Rivera P. Consumption of non-nutritive sweeteners and nutritional status in 10-16 year old students. Arch Argent Pediatr. 2014;112:207-14.
20. Peters JC, Wyatt HR, Foster GD, Pan Z, Wojtanowski AC, Vander Veur SS et al. The effects of water and non-nutritive sweetened beverages on weight loss during a 12-week weight loss treatment program. Obesity. 2014;22:1415-21.
21. Miller PE, Perez V. Low-calorie sweeteners and body weight and composition: a meta-analysis of randomized controlled trials and prospective cohort studies. Am J Clin Nutr. 2014;100:765-77.
22. Sorensen LB, Vasilaras TH, Astrup A, Raben A. Sucrose compared with artificial sweeteners: a clinical intervention study of effects on energy intake, appetite, and energy expenditure after 10 wk of supplementation in overweight subjects. Am J Clin Nutr. 2014;100:36-45.
23. Antenucci RG, Hayes JE. Nonnutritive sweeteners are not supernormal stimuli. Int J Obes (Lond). 2015; 39(2):254-9.
24. Johnston CA, Foreyt JP. Robust scientific evidence demonstrates benefits of artificial sweeteners. Trends Endocrinol Metab. 2014;25(1):1.
25. Drewnowski A, Rehm CD. Consumption of low-calorie sweeteners among U.S. adults is associated with higher Healthy Eating Index (HEI 2005) scores and more physical activity. Nutrients. 2014;6:4389-403.
26. Marin RC. Interação edulcorantes e microbiota: uma revisão sistemática. TCC [Graduação em Ciência e Tecnologia de Alimentos]. Universidade Federal de Mato Grosso, Cuiabá, 2019.
27. Associação Brasileira da Indústria de Alimentos para Fins Especiais e Congêneres (Abiad), com o apoio da Anvisa. Adoçantes: entenda melhor. Disponível em: cartilha_adoçante_avisa_web (abiad.org.br); acessado em: 29 de maio de 2021.
28. Martyn D, Darch M, Roberts A, Lee HY, Yaqiong Tian T, Kaburagi N et al. Low-/no-calorie sweeteners: a review of global intakes. Nutrients. 2018;10(3):357. Disponível em: https://www.mdpi.com/2072-6643/10/3/357; acessado em: 29 de maio de 2021.
29. Serra-Majem L, Raposo A, Aranceta-Bartrina J, Varela-Moreiras G, Logue C, Laviada H et al. Ibero–Ame-

rican consensus on low-and no-calorie sweeteners: Safety, nutritional aspects and benefits in food and beverages. Nutrients. 2018;10:818.

30. Leite CAC, Gazal CHA, de Mello ED, de Souza FIS, Oliveira FLC, Rocha HF et al. Anemia ferropriva em lactentes: revisão com foco em prevenção. Departamento Científico de Nutrologia–SBP; 2012. Disponível em: Documento_def_ferro200412.pdf (sbp.com.br); acessado em: 29 de maio de 2021.
31. Allison DB, Downey M, Atkinson RL, Billington CJ, Bray GA, Eckel RH et al. Obesity as a disease: a white paper on evidence and arguments commissioned by the Council of the Obesity Society. Obesity (Silver Spring). 2008;16:1161-77.
32. Sociedade Brasileira de Pediatria (SBP). Obesidade na infância e adolescência: Manual de Orientação. 2.ed. Rio de Janeiro: SBP; 2012.
33. Fitch C, Keim KS. Position of the Academy of Nutrition and Dietetics: use of nutritive and nonnutritive sweeteners. J Acad Nutr Diet. 2012;112:739-58.
34. Baker-Smith CM, de Ferranti SD, Cochran WJ. The use of nonnutritive sweeteners in children. Pediatrics. 2019;144(5):e20192765.
35. Calorie Control Council. Polióis. Disponível em: https://www.poliois.br.com; acessado em: 29 de maio de 2021.
36. O'Donnell K. Aspartame, Neotame and Advantame. Sweeteners and Sugar Alternatives in Food Technology. 2012;117-36.

CAPÍTULO **20**

Segurança alimentar

Maria Eduarda Nogueira-de-Almeida
Carlos Alberto Nogueira-de-Almeida
Elza Daniel de Mello

O que é segurança alimentar?

O conceito de segurança alimentar popularizou-se após a Segunda Guerra Mundial, principalmente com a fundação da Organização das Nações Unidas, em virtude da baixa disponibilidade de alimentos.[1]

Logo em seguida, com a Revolução Verde, houve um grande aumento de produtividade de alguns alimentos, o que se esperava que reduziria substancialmente a fome no mundo. Porém, em razão da falta de resultados, percebeu-se que o grande causador da fome não era a baixa produção de alimentos, mas sim a má distribuição entre a população mundial.[1] Além disso, a Revolução Verde se mostrou insustentável em longo prazo, pois trouxe consequências drásticas para o meio ambiente, como poluição, envenenamento dos recursos naturais, perda de biodiversidade, destruição dos solos e dos rios, desemprego, favelização de trabalhadores rurais, concentração de terras, entre outras.[2]

Assim, agregaram-se ao conceito de segurança alimentar as noções de segurança, qualidade e sustentabilidade dos alimentos, a partir da Conferência Internacional de Nutrição, realizada em 1992 pela Food and Agriculture Organization (FAO) e pela Organização Mundial da Saúde (OMS).[1]

Em 2006, o termo Segurança Alimentar e Nutricional foi definido pela Lei Orgânica de Segurança Alimentar e Nutricional (Losan) no Brasil como "realização do direito de todos ao acesso regular e permanente a alimentos de qualidade, em quantidade suficiente, sem comprometer o acesso a outras necessidades essenciais, tendo como base práticas alimentares promotoras de saúde que respeitem a diversidade cultural e que sejam ambiental, cultural, econômica e socialmente sustentáveis".[3] Tal definição está vigente até os dias de hoje e funciona como estratégia para garantir o direito humano à alimentação adequada, estabelecido pela Declaração Universal dos Direitos Humanos, ou seja, a questão da insegurança alimentar é extremamente complexa, pois não é medida apenas pela disponibilidade de alimentos, uma vez que envolve também qualidade e cultura da comida.[3]

Ressalta-se também que, uma vez que a alimentação é prioridade entre as famílias, é comum que estas usem toda ou a maior parte da renda na aquisição de alimentos, deixando de lado outras necessidades básicas, o que é outro cenário característico da insegurança alimentar. De acordo com os pesquisadores Radimer e Olson, há uma progressão da insegurança alimentar, sendo inicialmente manifestada como preocupação da família de que não conseguirão adquirir alimentos suficientes em um futuro próximo, seguido de piora da qualidade da alimentação, visando manter a quantidade necessária, redução da quantidade da alimentação para os adultos e, por fim, redução da quantidade também para as crianças.[4]

Para avaliar a prevalência de insegurança alimentar na população brasileira, surge a Escala Brasileira de Insegurança Alimentar (EBIA), um método psicométrico baseado na percepção e experiência com a fome (Quadro 1). A EBIA, que vem sendo usada em pesquisas populacionais no país desde 2004, conta com 14 perguntas relacionadas à percepção e à vivência de insegurança alimentar e fome no domicílio. A cada resposta positiva soma-se 1 ponto e, ao final, o domicílio é classificado nas faixas de segurança alimentar (0 ponto), insegurança alimentar leve (1-5 pontos em domicílios com menores de 18 anos ou 1-3 pontos em domicílios sem menores de 18 anos), insegurança alimentar moderada (6-9 pontos em domicílios com menores de 18 anos ou 4-5 pontos em domicílios sem menores de 18 anos) ou insegurança alimentar grave (10-14 pontos em domicílios com menores de 18 anos e 6-8 pontos em domicílios sem menores de 18 anos)[5] (Tabela 1).

É importante também definir soberania alimentar, que é o direito de cada nação de definir políticas a fim de garantir a segurança alimentar e nutricional de sua nação.[1]

Esse conceito favorece a valorização da biodiversidade local, da cultura da população, da produção agrícola local e do comércio internacional justo.[1]

Infelizmente, mesmo com as tecnologias e conhecimentos atuais, além dos movimentos sociais e de entidades, estima-se que, em 2019,

QUADRO 1 Escala EBIA

1. Nos últimos três meses, os moradores deste domicílio tiveram preocupação de que os alimentos acabassem antes de poderem comprar ou receber mais comida?
2. Nos últimos três meses, os alimentos acabaram antes que os moradores deste domicílio tivessem dinheiro para comprar mais comida?
3. Nos últimos três meses, os moradores deste domicílio ficaram sem dinheiro para ter uma alimentação saudável e variada?
4. Nos últimos três meses, os moradores deste domicílio comeram apenas alguns alimentos que ainda tinham porque o dinheiro acabou?
5. Nos últimos três meses, algum morador de 18 anos ou mais de idade deixou de fazer uma refeição porque não havia dinheiro para comprar comida?
6. Nos últimos três meses, algum morador de 18 anos ou mais de idade, alguma vez, comeu menos do que devia porque não havia dinheiro para comprar comida?
7. Nos últimos três meses, algum morador de 18 anos ou mais de idade, alguma vez, sentiu fome, mas não comeu, porque não havia dinheiro para comprar comida?
8. Nos últimos três meses, algum morador de 18 anos ou mais de idade, alguma vez, fez apenas uma refeição ao dia ou ficou um dia inteiro sem comer porque não havia dinheiro para comprar comida?
9. Nos últimos três meses, algum morador com menos de 18 anos de idade, alguma vez, deixou de ter uma alimentação saudável e variada porque não havia dinheiro para comprar comida?
10. Nos últimos três meses, algum morador com menos de 18 anos de idade, alguma vez, não comeu quantidade suficiente de comida porque não havia dinheiro para comprar comida?
11. Nos últimos três meses, alguma vez, foi diminuída a quantidade de alimentos das refeições de algum morador com menos de 18 anos de idade porque não havia dinheiro para comprar comida?
12. Nos últimos três meses, alguma vez, algum morador com menos de 18 anos de idade deixou de fazer alguma refeição porque não havia dinheiro para comprar comida?
13. Nos últimos três meses, alguma vez, algum morador com menos de 18 anos de idade sentiu fome, mas não comeu porque não havia dinheiro para comprar comida?
14. Nos últimos três meses, alguma vez, algum morador com menos de 18 anos de idade fez apenas uma refeição ao dia ou ficou sem comer por um dia inteiro porque não havia dinheiro para comprar comida?

Fonte: adaptado de Estudo Técnico n. 01/2014 Escala Brasileira de Insegurança Alimentar – EBIA: análise psicométrica de uma dimensão da Segurança Alimentar e Nutricional.[5]

TABELA 1 Pontos de corte segundo nível de segurança/insegurança

	Domicílios com menores de 18 anos	Domicílios sem menores de 18 anos
Segurança alimentar	0	0
Insegurança alimentar leve	1-5	1-3
Insegurança alimentar moderada	6-9	4-5
Insegurança alimentar grave	10-14	6-8

Fonte: adaptada de Estudo Técnico n. 01/2014 Escala Brasileira de Insegurança Alimentar – EBIA: análise psicométrica de uma dimensão da Segurança Alimentar e Nutricional.[5]

690 milhões de pessoas passaram fome no mundo,[6] seja por falta de oferta de alimentos, comum em países pobres, seja por falta de poder aquisitivo da população para comprá-los, como é o caso do Brasil.[7]

Dados do Instituto Brasileiro de Geografia e Estatística (IBGE), obtidos entre 2017 e 2018, e publicados em 2020, indicam que cerca de 10,3 milhões de brasileiros residentes em domicílios permanentes estão em insegurança alimentar (36,7% da população), e que 4,6% da população se encontra em estado de insegurança alimentar grave. Dentro dessa parcela da população, 41,5% reside na região Nordeste do Brasil e 2,6 milhões habitam área rural, o que corresponde a 40,1% da população rural brasileira.[8]

Programa Nacional de Segurança Alimentar e Nutricional (PNSAN)

O Programa Nacional de Segurança Alimentar e Nutricional (PNSAN) foi criado em 2010, visando garantir o direito humano à alimentação adequada (DHAA), a soberania alimentar e a segurança alimentar.

Para tal, foram traçados alguns objetivos, como identificação dos fatores que agravam a insegurança alimentar no Brasil, e criação de programas e ações para alcançar o DHAA, previsto no artigo 25 da Declaração Universal dos Direitos Humanos e no artigo 6º da Constituição Federal.[9]

Programa Nacional de Alimentação Escolar (PNAE)

Em 2018, o Brasil era o segundo país em número de beneficiados em programas de alimentação escolar.[10] Todos os dias, alunos de escolas públicas recebem refeições equilibradas, ricas em nutrientes e que abrangem todos os grupos alimentares. Muitas vezes, essas serão as únicas refeições que os alunos farão no dia.

A importância do Programa Nacional de Alimentação Escolar (PNAE) vai muito além de assistencialismo. Esse programa ajuda crianças e adolescentes a manter sua saúde, seu crescimento e seu desenvolvimento cognitivo, além de estimulá-los a frequentar e não abandonar as escolas.

Outro ponto importante é o apoio a pequenos agricultores e empreendedores, que favorece o desenvolvimento econômico social e local, concomitantemente à oferta de alimentos com qualidade e variedade a milhões de habitantes. Já é evidente que a boa alimentação na infância e o contato com vegetais e frutas desde o começo da vida estimula hábitos saudáveis no futuro e pode evitar o desenvolvimento de doenças crônicas.[11] De acordo com o artigo 14 da Lei n. 11.947, de 2009, 30% do valor repassado pelo PNAE para as creches e escolas deve ser investido em produtos de agricultura familiar. Também, a maior parte dos alimentos adquiridos deve representar os hábitos regionais e culturais.

Por outro lado, um dos aspectos que tem sido debatido atualmente refere-se à necessidade de adaptação da alimentação oferecida nas escolas ao cenário de aumento da prevalência de obesidade. Muitas crianças e adolescentes, que têm oferta de alimentos em casa, acabam recebendo excesso de calorias diárias. Esse é um grande desafio para as políticas públicas, uma vez que o Brasil vive a transição nutricional, que resulta na existência, no mesmo ambiente escolar, de indivíduos portadores de magreza, de obesidade e de fome oculta, dificultando sobremaneira a definição sobre qual seria a oferta mais adequada de alimentos.

Educação nutricional em escolas

Outro importante objetivo do PNAE é a educação alimentar e nutricional em escolas: deve haver inclusão de educação alimentar e nutricional como parte do currículo escolar, abordando alimentação, nutrição e hábitos saudáveis.[12]

Com isso, desde cedo, as crianças aprenderiam a se alimentar bem, em quantidade e qualidade suficientes, e formariam o paladar baseado em alimentos saudáveis.

Porém, faltam métodos realmente eficazes para a implementação desse projeto de ensino.[13] Ademais, a boa alimentação não é estimulada fora das creches e escolas, onde a criança se vê rodeada por alimentos de má qualidade nutricional, ricos em açúcar e gordura, extremamente chamativos, que "viciam" o paladar. Assim, muitas vezes as crianças tornam-se desinteressadas pela refeição oferecida nas escolas e se recusam a recebê-la.

Por esse e outros motivos, considera-se que a boa alimentação deve ser estimulada, também, em casa, evitando o consumo de alimentos ricos em açúcar adicionado e gordura e de bebidas adoçadas, valorizando sempre os ingredientes e alimentos naturais e comidas caseiras.

Referências bibliográficas

1. Leão MM, (org.). O direito humano à alimentação adequada e o Sistema Nacional de Segurança Alimentar e Nutricional. Brasília: ABRANDH; 2013.
2. Moreira RJ. Críticas ambientalistas à revolução verde. Estudos sociedade e agricultura. 2000;8(2):39-52.
3. Brasil. Lei Orgânica de Segurança Alimentar e Nutricional (Losan). Lei n. 11.346 de 15 de setembro de 2006. Cria o Sistema Nacional de *Segurança Alimentar* e *Nutricional*.
4. Radimer KL, Olson CM, Greene JC, Campbell CC, Habicht J-P. Understanding hunger and developing indicators to assess it in women and children. Journal of Nutrition Education. 1992;24:36S-44S.
5. Ministério do Desenvolvimento Social e Combate à Fome. Secretaria de Avaliação e Gestão da Informação. Escala Brasileira de Insegurança Alimentar - EBIA: análise psicométrica de uma dimensão da Segurança Alimentar e Nutricional. MDS, SAGI, 2014.
6. FAO, IFAD, Unicef, WFP and WHO. The State of Food Security and Nutrition in the World 2020. Transforming food systems for affordable healthy diets. Rome: FAO, IFAD,Unicef, WFP, WHO; 2020.
7. Belik W. Perspectivas para segurança alimentar e nutricional no Brasil. Saúde e Sociedade. 2003;12:12-20.
8. IBGE. Instituto Brasileiro de Geografia e Estatística. Síntese de indicadores sociais: uma análise das condições de vida da população brasileira. 2020. Disponível em: Síntese de Indicadores Sociais - SIS | IBGE; acessado em: 29 de maio de 2021.
9. CONSEA. Política Nacional de Segurança Alimentar e Nutricional - Proposições do Conselho Nacional de Segurança Alimentar e Nutricional para sua Elaboração. 2009.
10. Cesar JT, Valentim EdA, Almeida CCB, Schieferdecker MEM, Schmidt ST. Alimentação Escolar no Brasil e Estados Unidos: uma revisão integrativa. Ciência & Saúde Coletiva. 2018;23:991-1007.
11. Ferreira HGR, Alves RG, Mello SCRP. O Programa Nacional de Alimentação Escolar (PNAE): alimentação e aprendizagem. Revista da Seção Judiciária do Rio de Janeiro. 2019;22(44):90-113.
12. Brasil. Lei n. 11.947 de 16 de junho de 2009. Dispõe sobre o atendimento da alimentação escolar e do Programa Dinheiro Direto na Escola aos alunos da educação básica.
13. Ramos FP, Santos LAdS, Reis ABC. Educação alimentar e nutricional em escolares: uma revisão de literatura. Cadernos de Saúde Pública. 2013;29:2147-61. Disponível em: http://www.scielo.br/scielo.php?script=sci_arttext&pid=S0102=311-2013001100003X&nrm-iso; acessado em: 29 de maio de 2021.

CAPÍTULO 21

Rotulagem nutricional

Maria Eduarda Nogueira-de-Almeida
Lucas Mendonça da Rocha Oliveira
Carlos Alberto Nogueira-de-Almeida
Elza Daniel de Mello

Introdução

É essencial que o profissional saiba orientar seus pacientes a ler e entender os rótulos dos alimentos. Este capítulo resume as principais informações que podem ser extraídas e como usá-las no dia a dia.

Quais informações podem ser encontradas nos rótulos de alimentos embalados?

De acordo com a legislação vigente de rotulagem nutricional, elaborada pela Agência Nacional de Vigilância Sanitária (Anvisa), o rótulo de alimentos embalados deve estar sempre em língua portuguesa e apresentar a qualidade, a natureza e o tipo de alimento; nome e/ou marca do alimento; nome do fabricante ou produtor; sede da fábrica ou local de produção; número de registro do alimento; indicação do aditivo intencional empregado (se houver); número de identificação de partida e lote ou data de fabricação, se tratar-se de alimento perecível; e peso ou volume líquido.[1]

A informação nutricional é obrigatória em todo alimento e bebida produzidos, comercializados e embalados na ausência do cliente, exceto em alguns casos: a) águas minerais e outras águas destinadas ao consumo humano, b) gelo destinado ao consumo humano, c) bebidas alcoólicas (podem declarar apenas o valor energético), d) aditivos alimentares e coadjuvantes de tecnologia, e) especiarias, vinagres, sal, café, chás e ervas sem adição de outros ingredientes, f) alimentos preparados e embalados em restaurantes e estabelecimentos comerciais vendidos prontos para o consumo, g) produtos fracionados nos pontos de venda, h) frutas, vegetais e carnes *in natura* refrigerados ou congelados; i) produtos com embalagem menor que 100 cm^2 que não sejam para fins especiais ou apresentem declarações de propriedades nutricionais.[2]

Os rótulos também devem sempre mencionar destituição ou incorporação de algum ingrediente ou aditivo ao alimento, presença de lactose, de alergênicos,[3] de transgênicos[4] e presença ou não de glúten.

Como ler a tabela nutricional

A tabela nutricional deve seguir o padrão indicado pela Anvisa, apresentando obrigatoriamente a porção em gramas e em medida caseira, a quantidade de porções por embalagem, o valor energético, carboidratos, açúcares totais e adicionados,[5] proteínas, gorduras totais, saturadas e *trans*, fibra alimentar e sódio. Outros minerais e vitaminas devem ser indicados quando o rótulo declarar propriedades nutricionais ou fizer menção a esses componentes. Também podem ser declarados, não obrigatoriamente, se estiverem presentes em quantidades acima de 5% da Ingestão Diária Recomendada (IDR) ou *Recommended Dietary Allowance* (RDA) por porção.[2]

Além do número de porções por embalagem[5] e do valor energético por porção, a tabela deve mostrar a quantidade em gramas de cada componente na porção e em 100 g do alimento,[5] para que o consumidor seja capaz de comparar produtos.

A Declaração Simplificada de Nutrientes poderá ser usada quando o alimento não apresentar quantidades significativas de nutrientes de acordo com a Tabela 4 (mais adiante), substituindo pela afirmação "Não contém quantidade(s) significativa(s) de... (valor energético e ou nome(s) do(s) nutrientes(s))".[2]

No modelo de informação nutricional tradicionalmente utilizado (Tabela 1), a porção sugerida em gramas e em medidas caseiras vem no topo da tabela. A seguir, está descrito o valor calórico em kcal e kJ da porção sugerida e a porcentagem correspondente do total diário de calorias de referência que a porção representa. Os nutrientes vêm após, com a quantidade em gramas e a porcentagem correspondente do valor diário de referência.

Além da forma tradicional, as mesmas informações podem ser apresentadas em outros dois formatos: vertical com mais de uma coluna ou linear (Tabela 2 e Quadro 1).

TABELA 1 Modelo de informação nutricional tradicionalmente utilizado

INFORMAÇÃO NUTRICIONAL Porção ___ g ou mL (medida caseira)		
Quantidade por porção		% VD (*)
Valor energético	... kcal = ... kJ	
Carboidratos	g	
Proteínas	g	
Gorduras totais	g	
Gorduras saturadas	g	
Gorduras *trans*	g	(Não declarar)
Fibra alimentar	g	
Sódio	mg	

"Não contém quantidade significativa de ... (valor energético e ou o(s) nome(s) do(s) nutrientes(s))" (Esta frase pode ser empregada quando se utiliza a declaração nutricional simplificada.)
Fonte: adaptada de Resolução – RDC n. 360, de 23 de dezembro de 2003, Ministério da Saúde – Anvisa.[5]

TABELA 2 Modelo de informação nutricional com mais de uma coluna

	Quantidade por porção	% VD (*)	Quantidade por porção	% VD (*)
INFORMAÇÃO NUTRICIONAL Porção ___ g ou mL (medida caseira)	Valor energético ... kcal = ... kJ		Gorduras saturadas ... g	
	Carboidratos ... g		Gorduras *trans* ... g	(Não declarar)
	Proteínas ... g		Fibra alimentar ... g	
	Gorduras totais ... g		Sódio ... mg	

"Não contém quantidade significativa de ... (valor energético e ou o(s) nome(s) do(s) nutrientes(s))" (Esta frase pode ser empregada quando se utiliza a declaração nutricional simplificada.)
Fonte: adaptada de Resolução – RDC n. 360, de 23 de dezembro de 2003, Ministério da Saúde – Anvisa.[5]

QUADRO 1 Modelo de informação nutricional linear
Informação nutricional: Porção ____ g ou mL; (medida caseira) Valor energético ... kcal = ... kJ (... %VD); Carboidratos ... g (... %VD); Proteínas ... g (... %VD); Gorduras totais ... g (... %VD); Gorduras saturadas ... g (%VD); Gorduras *trans* ... g; Fibra alimentar ... g (%VD); Sódio ... mg (%VD). "Não contém quantidade significativa de ... (valor energético e ou o(s) nome(s) do(s) nutrientes(s))" (Esta frase pode ser empregada quando se utiliza a declaração nutricional simplificada.)

Fonte: adaptado de Resolução – RDC n. 360, de 23 de dezembro de 2003, Ministério da Saúde – Anvisa.[5]

As declarações de quantidade de nutriente por porção poderão ser indicadas como "zero" ou "0" ou "não contém" (Tabela 3).

As quantidades nutricionais dos alimentos poderão ser arredondadas de acordo com a Tabela 4.

TABELA 3 Declarações de quantidade de nutriente por porção

Constituintes	Quantidades não significativas	Condições das quantidades não significativas no produto	Forma de expressão dos valores não significativos
Valor energético	Menor ou igual a 4 kcal	Suplementos alimentares com quantidades não significativas na porção.	0
		Demais alimentos com quantidades não significativas por 100 g ou 100 mL e por porção. No caso dos alimentos que requerem preparo com adição de outros ingredientes, utilizar 100 g ou 100 mL do alimento pronto para o consumo, considerando o valor nutricional dos ingredientes adicionados, conforme instruções de preparo indicadas pelo fabricante no rótulo.	0
Carboidratos	Menor ou igual a 0,5 g	Suplementos alimentares: (1) com quantidades não significativas na porção; e (2) com quantidades não significativas de açúcares totais expressas como zero; e (3) sem outro carboidrato declarado com valor diferente de zero.	0
		Demais alimentos: (1) com quantidades não significativas por 100 g ou 100 mL e por porção; e (2) com quantidades não significativas de açúcares totais por 100 g ou 100 mL e por porção expressas como zero; e (3) sem outro carboidrato declarado com valor diferente de zero.	0
		No caso dos alimentos que requerem preparo com adição de outros ingredientes, utilizar 100 g ou 100 mL do alimento pronto para o consumo, considerando o valor nutricional dos ingredientes adicionados, conforme instruções de preparo indicadas pelo fabricante no rótulo.	

(continua)

TABELA 3 Declarações de quantidade de nutriente por porção *(continuação)*

Constituintes	Quantidades não significativas	Condições das quantidades não significativas no produto	Forma de expressão dos valores não significativos
Açúcares totais	Menor ou igual a 0,5 g	Suplementos alimentares: (1) com quantidades não significativas na porção; e (2) sem açúcares adicionados; e (3) sem outro açúcar declarado com valor diferente de zero.	0
		Demais alimentos: (1) com quantidades não significativas por 100 g ou 100 mL e por porção; e (2) sem açúcares adicionados; e (3) sem outro açúcar declarado com valor diferente de zero.	0
		No caso dos alimentos que requerem preparo com adição de outros ingredientes, utilizar 100 g ou 100 mL do alimento pronto para o consumo, considerando o valor nutricional dos ingredientes adicionados, conforme instruções de preparo indicadas pelo fabricante no rótulo.	
Açúcares adicionados	Sem açúcares adicionados	Produto atende aos critérios estabelecidos para o atributo nutricional sem adição de açúcares.	0
Lactose	Menor ou igual a 0,1 g	Suplementos alimentares: (1) com quantidades não significativas por porção do produto pronto para o consumo; e (2) com quantidades não significativas por 100 g ou 100 mL do produto tal como exposto à venda.	0
		Alimentos para fins especiais para dietas com restrição de lactose com quantidades não significativas por 100 g ou 100 mL do alimento pronto para o consumo.	0
		Demais alimentos com quantidades não significativas por 100 g ou 100 mL do alimento tal como exposto à venda. No caso dos alimentos que requerem preparo com adição de outros ingredientes, utilizar 100 g ou 100 mL do alimento pronto para o consumo, considerando o valor nutricional dos ingredientes adicionados, conforme instruções de preparo indicadas pelo fabricante no rótulo.	0
Proteínas	Menor ou igual a 0,5 g	Suplementos alimentares: (1) com quantidades não significativas na porção; e (2) sem aminoácido naturalmente presente nas proteínas declarado com valor diferente de zero.	0
		Demais alimentos: (1) com quantidades não significativas por 100 g ou 100 mL e por porção; e (2) sem aminoácido naturalmente presente nas proteínas declarado com valor diferente de zero.	0

(continua)

TABELA 3 Declarações de quantidade de nutriente por porção *(continuação)*

Constituintes	Quantidades não significativas	Condições das quantidades não significativas no produto	Forma de expressão dos valores não significativos
		No caso dos alimentos que requerem preparo com adição de outros ingredientes, utilizar 100 g ou 100 mL do alimento pronto para o consumo, considerando o valor nutricional dos ingredientes adicionados, conforme instruções de preparo indicadas pelo fabricante no rótulo.	
Gorduras totais	Menor ou igual a 0,5 g	Suplementos alimentares: (1) com quantidades não significativas por porção; e (2) com quantidades não significativas de gorduras saturadas expressas como zero; e (3) com quantidades não significativas de gorduras *trans* expressas como zero; e (4) sem outra gordura, incluindo colesterol, declarada com valor diferente de zero.	0
		Demais alimentos: (1) com quantidades não significativas por 100 g ou 100 mL e por porção; e (2) com quantidades não significativas de gorduras saturadas por 100 g ou 100 mL e por porção expressas como zero; e (3) com quantidades não significativas de gorduras *trans* por 100 g ou 100 mL e por porção expressas como zero; e (4) sem outra gordura, incluindo colesterol, declarada com valor diferente de zero.	0
		No caso dos alimentos que requerem preparo com adição de outros ingredientes, utilizar 100 g ou 100 mL do alimento pronto para o consumo, considerando o valor nutricional dos ingredientes adicionados, conforme instruções de preparo indicadas pelo fabricante no rótulo.	
Gorduras saturadas	Menor ou igual a 0,1 g	Suplementos alimentares com quantidades não significativas por porção.	0
		Demais alimentos com quantidades não significativas por 100 g ou 100 mL e por porção. No caso dos alimentos que requerem preparo com adição de outros ingredientes, utilizar 100 g ou 100 mL do alimento pronto para o consumo, considerando o valor nutricional dos ingredientes adicionados, conforme instruções de preparo indicadas pelo fabricante no rótulo.	0
Gorduras *trans*	Menor ou igual a 0,1 g	Suplementos alimentares com quantidades não significativas por porção.	0

(continua)

TABELA 3 Declarações de quantidade de nutriente por porção *(continuação)*

Constituintes	Quantidades não significativas	Condições das quantidades não significativas no produto	Forma de expressão dos valores não significativos
		Demais alimentos com quantidades não significativas por 100 g ou 100 mL e por porção. No caso dos alimentos que requerem preparo com adição de outros ingredientes, utilizar 100 g ou 100 mL do alimento pronto para o consumo, considerando o valor nutricional dos ingredientes adicionados, conforme instruções de preparo indicadas pelo fabricante no rótulo.	0
Colesterol	Menor ou igual a 5 mg	Suplementos alimentares com quantidades não significativas por porção.	0
		Demais alimentos com quantidades não significativas por 100 g ou 100 mL e por porção. No caso dos alimentos que requerem preparo com adição de outros ingredientes, utilizar 100 g ou 100 mL do alimento pronto para o consumo, considerando o valor nutricional dos ingredientes adicionados, conforme instruções de preparo indicadas pelo fabricante no rótulo.	0
Fibras alimentares	Menor ou igual a 0,5 g	Suplementos alimentares com quantidades não significativas por porção.	0
		Demais alimentos com quantidades não significativas por 100 g ou 100 mL e por porção. No caso dos alimentos que requerem preparo com adição de outros ingredientes, utilizar 100 g ou 100 mL do alimento pronto para o consumo, considerando o valor nutricional dos ingredientes adicionados, conforme instruções de preparo indicadas pelo fabricante no rótulo.	0
Sódio	Menor ou igual a 5 mg	Suplementos alimentares com quantidades não significativas por porção.	0
		Demais alimentos com quantidades não significativas por 100 g ou 100 mL e por porção. No caso dos alimentos que requerem preparo com adição de outros ingredientes, utilizar 100 g ou 100 mL do alimento pronto para o consumo, considerando o valor nutricional dos ingredientes adicionados, conforme instruções de preparo indicadas pelo fabricante no rótulo.	0

Fonte: adaptada de Instrução Normativa – IN n. 75, de 8 de outubro de 2020, Ministério da Saúde – Anvisa – Diretoria Colegiada.[6]

No modelo recentemente aprovado, o número de porções por embalagem vem acima da porção sugerida. A quantidade de cada nutriente deve ser indicada, não só em cada porção sugerida, mas também em cada 100 g do alimento, a fim de facilitar a comparação com outros produtos. A porcentagem do valor diário de referência continua sendo indicada para a porção sugerida[6] (Tabela 5).

TABELA 4 Arredondamento das quantidades nutricionais

Faixa das quantidades nutricionais	Regras para arredondamento das quantidades nutricionais	Forma de expressão das quantidades nutricionais
Valores maiores ou iguais a 10	Quando a primeira casa decimal for menor que 5, manter o número inteiro. Quando a primeira casa decimal for maior ou igual a 5, arredondar o número inteiro para cima em 1 unidade.	Declarar os valores em números inteiros.
Valores menores que 10 e maiores ou iguais a 1	Quando a segunda casa decimal for menor que 5, manter a primeira casa decimal inalterada. Quando a segunda casa decimal for maior ou igual a 5, arredondar a primeira casa decimal para cima em 1 unidade.	Quando a primeira casa decimal for 0, declarar os valores em números inteiros. Para os demais casos, declarar os valores com um dígito decimal.
Valores menores do que 1 expressos em gramas (g)	Quando a segunda casa decimal for menor que 5, manter a primeira casa decimal inalterada. Quando a segunda casa decimal for maior ou igual a 5, arredondar a primeira casa decimal para cima em 1 unidade.	Declarar os valores com um dígito decimal.
Valores menores do que 1 expressos em miligramas (mg) ou microgramas (mcg)	Quando a terceira casa decimal for menor que 5, manter a segunda casa decimal inalterada. Quando a terceira casa decimal for maior ou igual a 5, arredondar a segunda casa decimal para cima em 1 unidade.	Quando a segunda casa decimal for 0, declarar os valores com um dígito decimal. Para os demais casos, declarar os valores com dois dígitos decimais.

Fonte: adaptada de Instrução Normativa – IN n. 75, de 8 de outubro de 2020, Ministério da Saúde – Anvisa – Diretoria Colegiada.[6]

TABELA 5 Novo modelo de informação nutricional

INFORMAÇÃO NUTRICIONAL			
Porções por embalagem: 000 porções Porção: 000 g (medida caseira)			
	100 g	000 g	% VD*
Valor energético (kcal)			
Carboidratos totais (g)			
Açúcares totais (g)			
Açúcares adicionados (g)			
Proteínas (g)			
Gorduras totais (g)			
Gorduras saturadas (g)			
Gorduras *trans* (g)			
Fibra alimentar (g)			
Sódio (mg)			

*Percentual de valores diários fornecidos pela porção.
Fonte: adaptada de apresentação da Anvisa "Rotulagem nutricional, Propostas de RDC e IN".[7]

A porção indicada na embalagem deve seguir as tabelas de referência de porções de alimentos e bebidas embaladas.[2]

As mesmas regras de arredondamento e indicação de "não contém" se aplicam ao novo modelo.

Em 2020, uma nova regulamentação de rotulagem nutricional foi aprovada pela Anvisa, que deve entrar em vigor em até 24 meses após a data de aprovação, com o objetivo de auxiliar o consumidor em suas escolhas alimentares.[5,6]

Entre as novas normas aprovadas encontra-se a rotulagem nutricional frontal, que consiste em uma imagem indicando altos teores de um ou mais desses componentes: açúcar adicionado, gordura saturada e sódio. Tal imagem deve ser colocada na parte frontal superior da embalagem (Figura 1).[5,6]

A afirmação "alto em açúcar adicionado" deverá ser usada quando houver 15 g ou mais de açúcar adicionado por 100 g do alimento ou 7,5 g ou mais por 100 mL do alimento. "Alto em sódio" indica que há 600 mg ou mais de sódio por 100 g do alimento ou 300 mg ou mais por 100 mL. "Alto em gordura saturada" indica que há 6 g ou mais de gorduras saturadas por 100 g do alimento ou 3 g ou mais por 100 mL do alimento.[5]

Além dessa, outras mudanças importantes ocorreram no formato da tabela nutricional, que deve passar a incluir quantidade de porções por embalagem e gramas dos nutrientes por 100 g do alimento, que facilita a comparação entre produtos, além de dever apresentar quantidade de açúcares totais e açúcares adicionados. Também, a tabela nutricional deve ficar próxi-

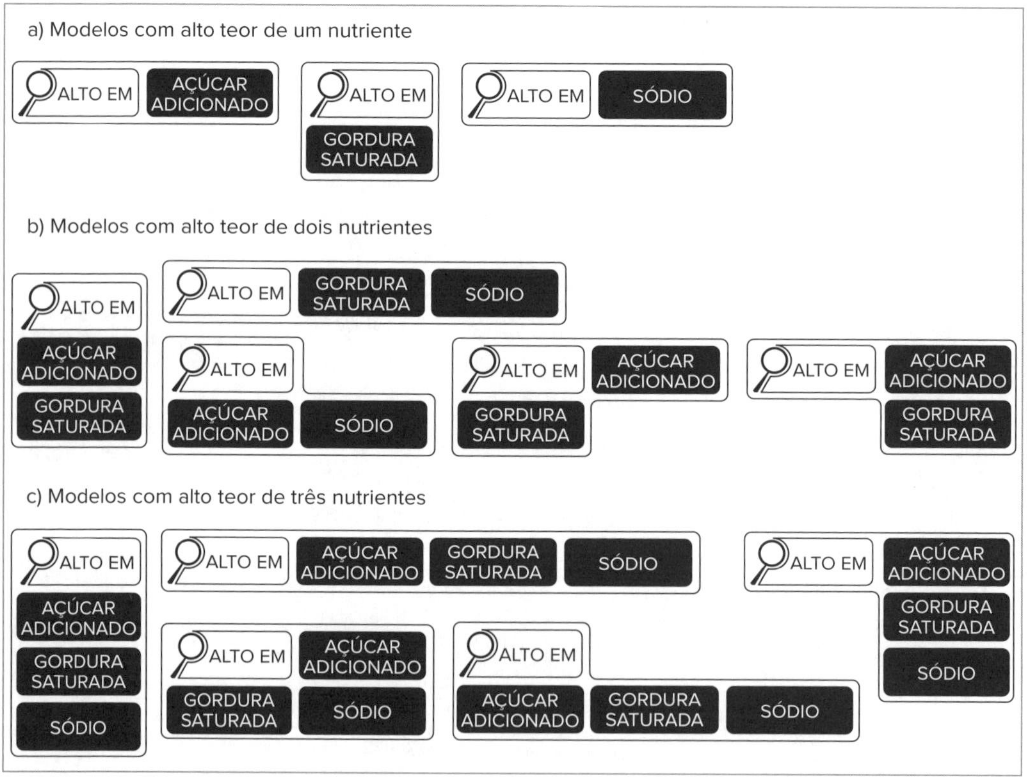

FIGURA 1 Rotulagem nutricional frontal.
Fonte: adaptada de apresentação da Anvisa "Rotulagem nutricional, Propostas de RDC e IN".[7]

ma à lista de ingredientes e ambos devem estar em parte legível da embalagem.[5]

Acerca das alegações nutricionais, fica proibido que um alimento indicado como alto em açúcar, gordura saturada ou sódio, conforme a rotulagem nutricional frontal, alegue que foi reduzido em algum desses nutrientes, comparado com versões anteriores ou outros produtos semelhantes.[5]

Atenção aos referenciais de ingestão diária

Sempre, na informação nutricional dos rótulos, é apresentado o "% VD" seguido de um asterisco, que indica a seguinte frase: % valores diários com base em uma dieta de 2.000 kcal ou 8.400 kJ. Os valores calóricos diários podem ser maiores ou menores, dependendo das necessidades energéticas do indivíduo.

A chamada porcentagem do valor diário tem função de indicar quanto das necessidades diárias desses nutrientes se encontra em uma porção do alimento. No entanto, a referência utilizada para indicar essa porcentagem baseia-se em uma dieta de 2.000 kcal, que pode ser mais ou menos do que a necessidade energética do consumidor. Em relação ao público infantil, os valores diários de referência são sempre inferiores aos indicados nos rótulos em geral, de modo que estes não devem ser considerados ao calcular a porção a ser oferecida à criança.

Apenas em alguns casos, quando o alimento é direcionado a um grupo populacional específico, o valor diário recomendado pode estar adequadamente indicado (Tabela 6).

Lista de ingredientes, nomes de açúcar, tipos de gordura e fibras alimentares

Outras informações importantes sobre a qualidade nutricional do alimento podem ser extraídas da lista de ingredientes.

TABELA 6 Valor diário recomendado de acordo com o grupo populacional

Constituintes	Unidades	0-6 meses	7-11 meses	1-3 anos	4-8 anos	9-18 anos	Maior que 19 anos	Gestantes	Lactantes
Valor energético	kcal	550	700	1.000	1.500	2.500	2.000	2.300	2.600
Carboidratos	g	60	95	150	225	375	300	345	360
Açúcares adicionados	g	–	–	25	35	60	50	55	65
Proteínas	g	9	11	25	35	60	50	55	65
Gorduras totais	g	30	27	33	50	80	65	75	85
Gorduras saturadas	g	–	–	11	16	27	20	25	28
Gorduras *trans*	g	–	–	1	1,5	2,5	2	2,5	2,5
Gorduras monoinsaturadas	g	–	–	11	16	27	20	25	28
Gorduras poli-insaturadas	g	–	–	11	16	27	20	25	28
Ômega 6	g	–	–	9	13	22	18	20	23
Ômega 3	mg	–	–	2.000	3.000	5.000	4.000	5.000	5.000

(continua)

TABELA 6 Valor diário recomendado de acordo com o grupo populacional *(continuação)*

Constituintes	Unidades	0-6 meses	7-11 meses	1-3 anos	4-8 anos	9-18 anos	Maior que 19 anos	Gestantes	Lactantes
Colesterol	mg	–	–	300	300	300	300	300	300
Fibras alimentares	g	–	–	19	25	38	25	28	29
Sódio	mg	120	370	1.000	2.000	2.000	2.000	2.000	2.000
Vitamina A	mg de RAE	400	500	300	400	900	800	770	1.300
Vitamina D	mg	10	10	15	15	15	15	15	15
Vitamina E	mg	4	5	6	7	15	15	15	15
Vitamina K	mg	2	2,5	30	55	75	120	90	90
Vitamina C	mg	40	50	15	25	75	100	85	120
Tiamina	mg	0,2	0,3	0,5	0,6	1,2	1,2	1,4	1,4
Riboflavina	mg	0,3	0,4	0,5	0,6	1,3	1,2	1,4	1,6
Niacina	mg de NE	2	4	6	8	16	15	18	17
Vitamina B6	mg	0,1	0,3	0,5	0,6	1,3	1,3	1,9	2
Biotina	mg	5	6	8	12	25	30	30	35
Ácido fólico	mg de DFE	65	80	150	200	400	400	600	500
Ácido pantotênico	mg	1,7	1,8	2	3	5	5	6	7
Vitamina B12	mg	0,4	0,5	0,9	1,2	2,4	2,4	2,6	2,8
Cálcio	mg	200	260	700	1.000	1.300	1.000	1.300	1.300
Cloreto	mg	180	570	1.500	1.900	2.300	2.300	2.300	2.300
Cobre	mg	200	220	340	440	890	900	1.000	1.300
Cromo	mg	0,2	5,5	11	15	35	35	30	45
Ferro	mg	0,27	11	7	10	15	14	27	10
Flúor	mg	0,01	0,5	0,7	1	3	4	3	3
Fósforo	mg	100	275	460	500	1.250	700	1.250	1.250
Iodo	mg	110	130	90	90	150	150	220	290
Magnésio	mg	30	75	80	130	410	420	400	360
Manganês	mg	0,003	0,6	1,2	1,5	2,2	3	2	2,6
Molibdênio	mg	2	3	17	22	43	45	5	50
Potássio	mg	400	700	3.000	3.500	3.500	3.500	3.500	3.500
Selênio	mg	15	20	20	30	55	60	60	70
Zinco	mg	2	3	3	5	11	11	12	13
Colina	mg	125	150	200	250	550	550	450	550

Fonte: adaptada de Instrução Normativa – IN n. 75, de 8 de outubro de 2020, Ministério da Saúde – Anvisa – Diretoria Colegiada.[6]

Os ingredientes devem ser colocados sempre em ordem decrescente de quantidade, ou seja, o primeiro ingrediente é sempre o que está presente em maior quantidade e assim sucessivamente. Com isso, podemos identificar, principalmente, quão artificial é o produto e se foi acrescido de grandes quantidades de açúcar. Sobre o açúcar, muitas vezes esse ingrediente passa desapercebido pelos consumidores na leitura dos rótulos, uma vez que pode ser indicado por diversos nomes, em sua maioria desconhecidos pelo público leigo. Por isso, é importante alertar os responsáveis e/ou pacientes em relação aos "nomes do açúcar", que são carboidratos de absorção rápida, como: mel, xarope de malte, xarope de milho, açúcar invertido, melaço de cana, sacarose, glicose, glucose de milho, frutose, maltose, dextrose, maltodextrina, entre outros.

Outro ponto que deve chamar a atenção do consumidor no rótulo dos alimentos é a gordura. Obrigatoriamente, a tabela nutricional deve indicar, além da quantidade de gorduras totais, quanto o alimento fornece de gorduras saturadas e gorduras *trans*. As gorduras saturadas devem ser consumidas na dieta em pequenas quantidades, buscando não ultrapassar a recomendação de menos de 10% do valor energético total diário. Já gorduras *trans* são extremamente nocivas à saúde, representando importante risco à saúde cardiovascular, e não devem ser consumidas, apesar de estarem presentes em alimentos como margarinas, sorvetes, bolos, pratos congelados, entre outros. Inclusive, em 2019, a Anvisa aprovou um conjunto de regras visando limitar o uso de gorduras *trans* em alimentos e, até 2023, bani-las da alimentação dos brasileiros. Tais normas entrarão em vigor a partir de julho de 2021, impactando o setor industrial.[8]

Em relação às fibras, o consumidor deve se atentar aos produtos "falsos saudáveis", geralmente mais caros que os produtos comuns, como algumas barras de cereal e bolachas integrais, que salientam ter na composição alto teor de fibras alimentares, quando, na realidade, são ricos em açúcar adicionado, farinha de trigo, gorduras e sódio. Recomenda-se, sempre, buscar informação na tabela nutricional. Não existe uma regra sobre "quanto" de fibra deve conter um alimento para que seja considerado saudável. Habitualmente consideram-se barras de cereal como boas fontes de fibra, no entanto, a maioria delas possui zero, 0,5 ou 1 grama de fibras em 25 gramas do produto.

Entendendo o conceito de alimento "fonte de" e "rico em"

"Fonte de" e "rico em" são duas expressões usadas largamente nas rotulagens nutricionais. Ambos os termos se referem às quantidades mínimas de um determinado nutriente que devem estar presentes em uma preparação.

A diferença entre os termos está na quantidade desse determinado nutriente. Na prática, o alimento rico possui maior quantidade do nutriente específico que o alimento fonte. E essa quantidade depende do tipo de nutriente avaliado, idade e sexo do indivíduo.

A Ingestão Dietética de Referência ou *Dietary References Intake* (DRI), desenvolvida pelo Institute of Medicine da National Academy of Sciences dos Estados Unidos e pelo Health Canada, refere-se à ingestão de nutrientes ao longo do tempo por indivíduos aparentemente saudáveis e é usada como referência para avaliar e planejar as dietas.[9]

Entre as DRI, há um grupo de valores de referência: Ingestão Diária Recomendada (IDR) ou *Recommended Dietary Allowance* (RDA), que é o nível de ingestão dietética diária suficiente para atender às necessidades de um nutriente em praticamente todos os indivíduos saudáveis de um determinado grupo de mesmo sexo e estágio de vida e é tomado como valores de referência para a classificação do alimento fonte e alimento rico.[9]

A Resolução da Diretoria Colegiada da Agência Nacional de Vigilância Sanitária, RDC n. 54 de 2012[10] dispõe sobre o regulamento técnico sobre informação nutricional complementar e apresenta as especificações para cada nutriente. Os atributos rico e fonte são dados para os seguintes nutrientes: ácidos graxos ômega 3, ômega 6 e ômega 9, proteínas, fibra alimentar, vitaminas e minerais. A Tabela 7 reúne as especificações encontradas nesse documento.

TABELA 7 Definição de preparações em relação a ser "fonte" ou "rico" de ácidos graxos ômega 3, ômega 6 e ômega 9, proteínas, fibra alimentar, vitaminas e minerais

Nutriente	Atributo	Condição	
Ômega 3	Fonte	Mínimo de 300 mg de ácido alfa-linolênico ou mínimo de 40 mg da soma de EPA e DHA.	Por 100 g ou 100 mL da preparação, ou por porção.
	Alto conteúdo	Mínimo de 600 mg de ácido alfa-linolênico ou mínimo de 80 mg da soma de EPA e DHA.	
Ômega 6	Fonte	Mínimo de 1,5 g de ácido linoleico, pelo menos 45% dos ácidos graxos presentes no alimento correspondem ao ácido graxo linoleico; e a energia proveniente do ácido graxo linoleico é superior a 20% do VET do alimento.	Por 100 g ou 100 mL da preparação, ou por porção.
	Alto conteúdo	Mínimo de 3 g de ácido linoleico, pelo menos 45% dos ácidos graxos presentes no alimento correspondem ao ácido graxo linoleico; e a energia proveniente do ácido graxo linoleico é superior a 20% do VET do alimento.	
Ômega 9	Fonte	Mínimo de 2 g de ácido oleico, pelo menos 45% dos ácidos graxos presentes no alimento correspondem ao ácido graxo oleico; e a energia proveniente do ácido graxo oleico é superior a 20% do VET do alimento.	Por 100 g ou 100 mL da preparação, ou por porção.
	Alto conteúdo	Mínimo de 4 g de ácido oleico; e pelo menos 45% dos ácidos graxos presentes no produto correspondem ao ácido graxo oleico; e a energia proveniente do ácido graxo oleico é superior a 20% do VET do alimento.	
Proteínas	Fonte	Mínimo de 6 g de proteínas e as quantidades de aminoácidos essenciais do alimento atendem às condições estabelecidas nessa mesma resolução.	Por 100 g ou 100 mL da preparação, ou por porção.
	Alto conteúdo	Mínimo de 12 g de proteínas e as quantidades de aminoácidos essenciais do alimento atendem às condições estabelecidas nessa mesma resolução.	
Fibra alimentar	Fonte	Mínimo de 3 g de fibra.	Por 100 g ou 100 mL da preparação.
		Mínimo de 2,5 g de fibra.	Por porção.
	Alto conteúdo	Mínimo de 6 g de fibra.	Por 100 g ou 100 mL da preparação.
		Mínimo de 5 g de fibra.	Por porção.
Vitaminas e minerais	Fonte	Mínimo de 15% da IDR.	Por 100 g ou 100 mL da preparação, ou por porção.
	Alto conteúdo	Mínimo de 30% da IDR.	Por 100 g ou 100 mL da preparação, ou por porção.

EPA: ácido eicosapentaenoico; DHA: ácido docosa-hexaenoico; VET: valor energético total; IDR: Ingestão Diária Recomendada.

Fonte: Tabela de especificações para alimento fonte e rico. Adaptada de RDC n. 54 de 2012.[10]

Já em relação aos valores de Ingestão Diária Recomendada (IDR) de nutrientes e vitaminas e minerais, a RDC n. 269 de 2005[11] utiliza, além das DRI do Institute of Medicine, os valores de recomendação de acordo com a Organização Mundial da Saúde (OMS), para adultos e crianças. As Tabelas 8 e 9 apresentam esses valores.

Exemplificando:

Considere-se o produto alimentar com vitaminas e minerais destinado ao público infantojuvenil, com os seguintes dizeres no rótulo e tabela nutricional:

"Rico em ferro e vitamina C"

Informação nutricional	Quantidade por porção (27 g)	%VD
Ferro	5,7 mg	41
Vitamina C	30 mg	67

% Valores diários com base em uma dieta de 2.000 kcal ou 8.400 kJ.

TABELA 8 Valores de Ingestão Diária Recomendada para adultos

Nutriente	Unidade	Valor
Proteína	g	50
Vitamina A	micrograma RE	600
Vitamina D	micrograma	5
Vitamina C	mg	45
Vitamina E	mg	10
Tiamina	mg	1,2
Riboflavina	mg	1,3
Niacina	mg	16
Vitamina B6	mg	1,3
Ácido fólico	micrograma	240
Vitamina B12	micrograma	2,4
Biotina	micrograma	30
Ácido pantotênico	mg	5
Vitamina K	micrograma	65
Colina	mg	550
Cálcio	mg	1.000
Ferro	mg	14
Magnésio	mg	260
Zinco	mg	7
Iodo	micrograma	130
Fósforo	mg	700
Flúor	mg	4
Cobre	micrograma	900
Selênio	micrograma	34
Molibdênio	micrograma	45
Cromo	micrograma	35
Manganês	mg	2,3

Fonte: adaptada de RDC n. 269 de 2005.[11]

TABELA 9 Valores de Ingestão Diária Recomendada para lactentes e crianças

Nutriente	Unidade	Lactente		Crianças		
		0-6 meses	7-11 meses	1-3 anos (12-36 meses)	4-6 anos (37 meses a 6 anos)	7-10 anos
Proteína	g	9,1	11	13	19	34
Vitamina A	micrograma RE	375	400	400	450	500
Vitamina D	micrograma	5	5	5	5	5
Vitamina C	mg	25	30	30	30	35
Vitamina E	mg	2,7	2,7	5	5	7
Tiamina	mg	0,2	0,3	0,5	0,6	0,9
Riboflavina	mg	0,3	0,4	0,5	0,6	0,9
Niacina	mg	2	4	6	8	12
Vitamina B6	mg	0,1	0,1	0,5	0,5	1,0
Ácido fólico	micrograma	48	48	95	118	177
Vitamina B12	micrograma	0,4	0,5	0,9	1,2	1,8
Biotina	micrograma	5	6	8	12	20
Ácido pantotênico	mg	1,7	1,8	2	3	4
Vitamina K	micrograma	5	10	15	20	25
Colina	mg	125	150	200	250	250
Cálcio	mg	300	400	500	600	700
Ferro	mg	0,27	9	6	6	9
Magnésio	mg	36	53	60	73	100
Zinco	mg	2,8	4,1	4,1	5,1	5,6
Iodo	micrograma	90	135	75	110	110
Fósforo	mg	100	275	460	500	1.250
Flúor	mg	0,01	0,5	0,7	1	2
Cobre	micrograma	200	220	340	440	440
Selênio	micrograma	6	10	17	21	21
Molibdênio	micrograma	2	3	17	22	22
Cromo	micrograma	0,2	5,5	11	15	15
Manganês	mg	0,003	0,6	1,2	1,5	1,5

Fonte: adaptada de RDC n. 269 de 2005.[11]

De acordo com a RDC n. 269 de 2005, a ingestão diária recomendada de ferro é 14 mg para adultos (Tabela 8). Assim, para se verificar se o alimento é, de fato, rico em ferro, pode-se proceder do seguinte modo:

- Para ser rico o alimento deve possuir no mínimo 30% da IDR em 100g do alimento.
- Valor mínimo necessário para ser rico em ferro:

30% × 14 mg = 4,2 mg de ferro em 100 g do produto.

- Quanto de ferro há em 100 g do produto?

Esse valor pode ser determinado por regra de três simples:

5,7 mg ferro – 27 g produto

X mg ferro – 100 g produto

X = 21 mg de ferro

- Portanto, 100 g do produto contém 21 mg de ferro.

Como 21 mg de ferro é muito maior que 4,2 mg de ferro, ou seja, maior que 30% da IDR, pode-se assumir que o alimento é, de fato, rico em ferro.

No entanto, algumas observações importantes são necessárias. Essas recomendações variam de acordo com a idade e o sexo. E não há uma rotulagem destinada especificamente ao público infantojuvenil, considerando suas necessidades específicas, visto que a tabela nutricional é baseada sempre para uma dieta com 2.000 kcal.

Considerando a tabela de IDR para crianças, a recomendação de ferro na faixa etária compreendida entre 7 a 10 anos é 9 mg/dia. Para o alimento ser considerado rico deve possuir no mínimo 30% da recomendação. Assim, 30% de 9 mg correspondem a 2,7 mg. Em 100 g do produto citado há 21 mg de ferro. Então, de fato, para essa faixa etária o alimento é, ainda, considerado rico nesse micronutriente.

Note, no entanto, que em relação aos valores diários de referência (VD), este é tomado para o indivíduo adulto. Nesse exemplo, podemos ainda salientar que 14 mg de ferro compreendem 41% da IDR de ferro para um indivíduo adulto e 63% para uma criança de 7 a 10 anos de idade.

Assim, é importante entender e orientar sobre os atributos fonte e rico e os valores diários apresentados. E que há diversos aspectos importantes a serem considerados quando se trata da rotulagem nutricional em produtos destinados especialmente ao público infantil.

Referências bibliográficas

1. Brasil. Decreto-lei número 968, (1969). Dispõe sobre o exercício da supervisão ministerial relativamente às entidades incumbidas da fiscalização do exercício de profissões liberais.
2. Anvisa. Rotulagem Nutricional Obrigatória: Manual de Orientação às Indústrias de Alimentos. Segunda Versão Atualizada. 2005.
3. Ministério da Saúde. Anvisa. Resolução da Diretoria Colegiada número 26, de 2 de julho de 2015. Dispõe sobre os requisitos para rotulagem obrigatória dos principais alimentos que causam alergias alimentares.
4. Brasil. Decreto número 4.680, de 28 de abril de 2003. Regulamenta o direito à informação, assegurado pela Lei n. 8.078, de 11 de setembro de 1990, quanto aos alimentos e ingredientes alimentares destinados ao consumo humano ou animal que contenham ou sejam produzidos a partir de organismos geneticamente modificados, sem prejuízo do cumprimento das demais normas aplicáveis.
5. Agência Nacional de Vigilância Sanitária G-GdA. Relatório de consolidação das Consultas Públicas números 707 e 708/2019; 2020.
6. Anvisa MdS. Resolução da Diretoria Colegiada - RDC número 429, de 8 de outubro de 2020. DOU número 195, de 9 de outubro de 2020.
7. Agência Nacional de Vigilância Sanitária (Anvisa). Rotulagem Nutricional de Alimentos, apresentação de slides. Propostas de RDC e IN; 2020.
8. Resolução - RDC número 332. Diário Oficial da União: Ministério da Saúde/Anvisa; 23 de dezembro de 2019.
9. International Life Sciences Institute (ILSI) do Brasil. Uso e aplicações das "dietary reference intakes" DRIs. São Paulo: ILSI/SBAN; 2001.
10. Agência Nacional de Vigilância Sanitária (Anvisa). RDC número 54 de 12 de novembro de 2012. Dispõe sobre o Regulamento Técnico sobre Informação Nutricional Complementar.
11. Agência Nacional de Vigilância Sanitária (Anvisa). RDC número 269 de 22 de setembro de 2005. Regulamento Técnico sobre Rotulagem Nutricional de Alimentos Embalados.

CAPÍTULO **22**

Dieta vegetariana

Maria Eduarda Nogueira-de-Almeida
Carlos Alberto Nogueira-de-Almeida
Paula Daniel de Mello
Elza Daniel de Mello

Introdução

A dieta vegetariana é caracterizada pela exclusão de carnes bovinas e suínas, de aves, de peixes e de outros animais da alimentação, podendo ou não excluir também ovos, leites e seus derivados. Pode-se classificar a dieta vegetariana de forma mais atual e ampla nos seguintes tipos:[1-3]

- **Ovolactovegetariano:** inclui ovos, leites e derivados.
- **Ovovegetariano:** inclui apenas ovos.
- **Lactovegetariano:** inclui apenas leites e derivados.
- **Pescovegetariano:** inclui apenas peixes.
- **Vegetariano flexível**: às vezes ingere pequena porção de carne e peixe.
- **Vegetariano estrito:** não inclui nenhum derivado animal.
- **Vegetariano cru:** não inclui produtos de origem animal, algumas plantas, nem alimentos cozidos.
- **Vegano:** vai além da alimentação, pois não inclui derivado animal na alimentação ou em produtos, como cosméticos e roupas, nem em atividades recreativas.

A classificação mencionada é muito citada na literatura e é útil para padronização, entretanto, na prática, é fundamental perguntar à família e/ou paciente por que está adotando esse tipo de dieta, pois, mais importante que classificá-lo será orientá-lo em sua escolha. A opção por uma dieta vegetariana pode estar relacionada com princípios éticos, religiosos, preferência alimentar, busca por uma vida mais saudável ou mesmo pela sustentabilidade do planeta. Seja qual for a razão, o indivíduo deve sempre buscar orientação profissional para não prejudicar sua saúde e qualidade de vida. O profissional, por sua vez, deve se atentar a fatores da dieta como, principalmente, oferta de aminoácidos essenciais, ácidos graxos essenciais, ferro, vitamina B12, vitamina D, zinco e cálcio.[2,4]

Essa observação, de que é importante que o indivíduo que deseja seguir dieta vegana procure um profissional de saúde, é completamente verdadeira, assim como a necessidade de que esse profissional também seja habilitado para tal. Bettinelli et al. avaliaram o conhecimento sobre aspectos da dieta vegana em profissionais da saúde na Itália e concluíram que o conhecimento sobre os nutrientes estava correto em 20% dos casos, enquanto as respostas corretas às questões que avaliaram o conhecimento dos riscos e benefícios da dieta vegetariana e da adoção de uma dieta vegetariana ao longo do ciclo de vida foram dadas por 45% e 39,4% dos participantes, respectivamente.[5]

Existem preocupações sobre dietas vegetarianas e veganas na infância, especialmente pela falta de estudos atuais em grande escala. O estudo de Weder et al. (*VeChi Diet Study*) examinou a ingestão de energia e macronutrientes, bem como a antropometria de 430 crianças vegetarianas, veganas e onívoras de 1 a 3 anos de idade na Alemanha. A ingestão alimentar média e a antropometria foram comparadas entre os grupos usando Ancova, e não foram encontradas diferenças significativas na ingestão de energia ou densidade e antropometria entre os grupos de estudo. Crianças onívoras tiveram maior ingestão mediana ajustada de proteína, gordura e açúcares adicionados, enquanto as veganas tiveram maior ingestão ajustada de carboidratos e fibras. Portanto, dietas vegetarianas e veganas na primeira infância podem fornecer a mesma quantidade de energia e macronutrientes, levando a um crescimento normal em comparação com crianças onívoras. Embora a maioria das sociedades científicas não recomende uma dieta vegana para lactentes, crianças ou adolescentes (bem como para mulheres grávidas e lactantes), tem sido evidenciado que, quando elas são bem planejadas, podem ser apropriadas para todos os estágios do ciclo de vida.[6]

Embora se presuma que a prevalência de crianças em dietas vegetarianas esteja aumentando nos países industrializados, ainda não existem dados representativos disponíveis. Em geral, as dietas vegetarianas são consideradas saudáveis; no entanto, há dúvidas se as especificações dietéticas exigidas durante a primeira infância, infância e adolescência podem ser atendidas. Schürmann et al., em revisão sistemática, tinham por objetivo avaliar estudos sobre a ingestão alimentar e o estado nutricional ou de saúde de lactentes, crianças e adolescentes vegetarianos. No entanto, em virtude da heterogeneidade dos estudos selecionados, das pequenas amostras, do viés para as classes sociais mais altas e da escassez de estudos recentes, não foi possível concluir sobre os benefícios ou riscos para a saúde das dietas vegetarianas atuais, no campo nutricional, em países industrializados.[3]

Sabaté e Wien sugerem que, ao adotar uma dieta vegetariana na infância e adolescência, podem-se reduzir diversos efeitos adversos à saúde na idade adulta, como obesidade.[7] No entanto, os fatores de risco, juntamente com os hábitos alimentares, seguem até a idade adulta. Crianças com menos fatores de risco cardiometabólico apresentam menor prevalência de risco aterosclerótico mais tarde na vida. Foi demonstrado que as dietas à base de plantas reduzem substancialmente os fatores de risco de doença cardiovascular, morbidade e mortalidade em adultos e também oferecem benefícios de sustentabilidade planetária (Tabela 1). Se aplicados a crianças, eles podem oferecer benefícios cardiometabólicos à saúde por meio da redução do risco de doença cardiovascular desde o início da vida, uma estratégia que demonstrou trazer as reduções mais favoráveis de mortalidade por doença cardiovascular e aumento na expectativa de vida.[8]

Sabe-se que o tecido adiposo é um órgão endócrino altamente ativo que secreta muitas adipocinas pró-inflamatórias e anti-inflamatórias. Ambroszkiewicz et al. avaliaram o perfil de adipocina sérica em crianças pré-púberes vegetarianas e onívoras e constataram taxas significativamente maiores de adipocinas anti-inflamatórias para pró-inflamatórias em vegetarianos em comparação com onívoros. Esse achado pode indicar que uma dieta vegetariana bem planejada pode afetar de modo benéfico o perfil da adipocina e o estado inflamatório expresso pelas proporções de adipocinas anti-inflamatórias e pró-inflamatórias em crianças pré-púberes.[9]

No entanto, ainda são necessários mais estudos para realmente concluir que uma dieta vegetariana diminui a ocorrência de doenças crônicas não transmissíveis.[8-10]

TABELA 1 Fatores de risco e fatores protetores (advindos das dietas veganas e vegetarianas) para doenças cardiovasculares

Dietas veganas e vegetarianas	Incidência de doenças cardiovasculares
Menor	**Menor**
Densidade energética	Gordura corporal
Gordura saturada e total	Colesterol sérico
Colesterol	Pressão arterial
Ferro heme	Glicemia
Maior	Resistência insulínica
Fibra	Risco de diabetes melito
Proteína vegetal	Proteína C-reativa
Fitoquímicos	
Ácidos graxos monoinsaturados e poli-insaturados	

Fonte: adaptada de Desmond, 2018.[8]

Nos países ocidentais, as dietas vegetarianas estão associadas com menor consumo de energia, ácidos graxos saturados e proteína animal e maior consumo de fibras e fitoquímicos, em comparação com dietas onívoras. Ainda não foi totalmente esclarecido se os benefícios de saúde correspondentes em vegetarianos superam os riscos de deficiências nutricionais. Deve-se salientar que os vegetarianos geralmente têm um nível socioeconômico mais elevado, seguem um estilo de vida mais consciente da saúde com maior prática de atividade física e evitam fumar com mais frequência do que os não vegetarianos. As necessidades nutricionais de crianças e adolescentes em crescimento geralmente podem ser atendidas por meio de uma dieta equilibrada à base de vegetais; no entanto, em razão de suas maiores necessidades de nutrientes por quilograma de peso corporal, as crianças vegetarianas têm um risco maior de desenvolver deficiências de nutrientes do que os adultos. Com uma dieta vegetariana, a ingestão média de alguns nutrientes, como o ácido docosa-hexaenoico de ácido graxo ômega 3 (DHA), é mais baixa do que em onívoros ou naqueles que ingerem peixes. Para outros nutrientes, como ferro e zinco, a biodisponibilidade de alimentos vegetais é reduzida quando a ingestão de fitatos e fibras é alta; assim, a prevalência de deficiência de ferro pode ser aumentada, apesar da alta ingestão de vitamina C. Além disso, a vitamina B12 só é encontrada em alimentos de origem animal – ela deve ser suplementada em pessoas de todas as faixas etárias que seguem uma dieta vegana estrita sem consumir produtos de origem animal.[2]

Dieta vegetariana – cuidados nutricionais

Em crianças, é importante a indicação de uma dieta balanceada que garanta seu crescimento e desenvolvimento, bem como a prevenção de deficiências de micronutrientes, às quais as crianças são mais suscetíveis.

Dito isso, de acordo com a Associação Dietética Americana, a Academia Americana de Pediatria, a Sociedade Canadense de Pediatria[11] e a Sociedade Brasileira de Pediatria,[1] a alimentação vegetariana pode ser adotada em qualquer estágio de vida, inclusive por crianças e adolescentes, quando bem planejada e balanceada. A Tabela 2 mostra as necessidades nutricionais dos principais nutrientes impactados pelo vegetarianismo, e as Tabelas 3 e 4, os nutrientes que podem estar deficitários de acordo com o tipo de dieta vegetariana.

TABELA 2 Necessidades nutricionais dos principais nutrientes impactados pelo vegetarianismo

	Faixa etária								
		0-6 meses	7-12 meses	1-3 anos	4-8 anos	9-13 anos (sexo masculino)	9-13 anos (sexo feminino)	14-18 anos (sexo masculino)	14-18 anos (sexo feminino)
Recomendação de ingestão diária de nutrientes para crianças (AI ou RDA)	Ômega 6 (g)	4,4	4,6	7	10	12	10	16	11
	Ômega 3 (g)	0,5	0,5	0,7	0,9	1,2	1,0	1,6	1,1
	Ferro (mg)	0,27	11	7	10	8	8	11	15
	Zinco (mg)	2	3	3	5	8	8	11	9
	Vitamina D (mcg)	5	5	5	5	5	5	5	5
	Vitamina B12 (mcg)	0,4	0,5	0,9	1,2	1,8	1,8	2,4	2,4
	Cálcio (mg)	210	270	500	800	1.300	1.300	1.300	1.300
	Vitamina A (mcg)	400	500	300	400	600	600	900	700

Fonte: adaptada do documento Dietary reference intakes: aplicabilidade das tabelas em estudos nutricionais.[12]

TABELA 3 Características da dieta vegetariana

Tipo de dieta	Grupos de alimentos excluídos	Nutrientes menos ingeridos
Ovolactovegetariano	Carne e peixe e seus produtos	▪ *Carne:* vitamina B12, proteína animal, ferro, zinco (ótima biodisponibilidade) ▪ *Peixe:* iodo, ácido docosa-hexaenoico
Lactovegetariano	Carne, peixe e seus produtos, e ovos	▪ *Carne:* vitamina B12, proteína animal, ferro, zinco (ótima biodisponibilidade) ▪ *Peixe:* iodo, ácido docosa-hexaenoico ▪ *Ovos:* proteína animal, vitaminas A e D
Ovovegetariano	Carne, peixe e seus produtos, e leite e seus produtos	▪ *Carne:* vitamina B12, proteína animal, ferro, zinco (ótima biodisponibilidade) ▪ *Peixe:* iodo, ácido docosa-hexaenoico ▪ *Leite:* proteína animal, cálcio, iodo, vitaminas B12, B2, A e D
Pescovegetariano	Carnes e seus produtos, e leite e seus produtos	▪ *Carne:* vitamina B12, proteína animal, ferro, zinco (ótima biodisponibilidade) ▪ *Leite:* proteína animal, cálcio, iodo, vitaminas B12, B2, A e D ▪ *Ovos:* proteína animal, vitaminas A e D
Flexível (habitualmente vegetariano)	Produtos de carne e peixe (ingere esporadicamente pequenas porções)	▪ *Carne:* vitamina B12, proteína animal, ferro, zinco (ótima biodisponibilidade) ▪ *Leite:* proteína animal, cálcio, iodo, vitaminas B12, B2, A e D ▪ *Ovos:* proteína animal, vitaminas A e D ▪ *Peixe:* iodo, ácido docosa-hexaenoico ▪ Vitamina B12

(continua)

TABELA 3 Características da dieta vegetariana *(continuação)*

Tipo de dieta	Grupos de alimentos excluídos	Nutrientes menos ingeridos
Vegetariano	Todos os produtos de origem animal (carne, peixe, ovo, leite, mel)	▪ *Carne:* vitamina B12, proteína animal, ferro, zinco (ótima biodisponibilidade) ▪ *Leite:* proteína animal, cálcio, iodo, vitaminas B12, B2, A e D ▪ *Ovos:* proteína animal, vitaminas A e D ▪ *Peixe:* iodo, ácido docosa-hexaenoico ▪ Vitamina B12
Vegetariano cru	Todos os produtos de origem animal, algumas plantas, alimentos cozidos	▪ *Carne:* vitamina B12, proteína animal, ferro, zinco (ótima biodisponibilidade) ▪ *Leite:* proteína animal, cálcio, iodo, vitaminas B12, B2, A e D ▪ *Ovos:* proteína animal, vitaminas A e D ▪ *Peixe:* iodo, ácido docosa-hexaenoico ▪ Vitamina B12, calorias e gorduras

Fonte: adaptada de Rudloff, 2019.[2]

TABELA 4 Nutrientes que se tornam deficientes de acordo com o tipo de dieta vegetariana

Nutriente	Lacto-ovo	Lacto	Ovo	Vegana
Ferro	X	X	X	X
Zinco	X	X	X	X
Cálcio			X	X
Vitamina B12			X	X
Vitamina B2				X
Vitamina D	X	X	X	X
Vitamina A				X
Ácido docosa-hexaenoico	X	X	X	X
Proteína	X	X	X	X

Fonte: adaptada de Fewtrell, 2017.[13]

Rudloff et al. salientaram alguns conceitos em relação à adoção de dieta vegetariana sobre os quais é importante refletir:[2]

- Uma dieta onívora balanceada com amplo consumo de alimentos vegetais e ingestão moderada de carne, peixe e produtos lácteos é a dieta recomendada para crianças, porque as necessidades nutricionais são mais fáceis de serem atingidas.
- As dietas restritivas estão associadas a um risco aumentado de deficiência de nutrientes: quanto mais rigorosa a dieta, maior o risco.
- Uma dieta ovolactovegetariana balanceada, como parte de um estilo de vida saudável durante a primeira infância, infância e adolescência, pode atender às necessidades nutricionais, apoiar o crescimento normal e o desenvolvimento adequado à idade. No entanto, atenção especial deve ser dada para garantir maior ingestão de ferro, a fim de compensar a menor biodisponibilidade de ferro nas outras proteínas animais que não a carne bovina ou similares.
- Uma dieta vegana (sem qualquer alimento de origem animal), por um longo período de tempo, leva regularmente à deficiência

de vitamina B12, se a dieta não for adequadamente complementada. Deve-se prestar atenção à ingestão e ao estado de ferro, zinco, iodo, DHA, cálcio, proteínas e calorias para prevenir complicações clínicas graves, como déficit de crescimento, anemia ou dano neurológico.

- A vitamina B12 não é apenas essencial para crianças e adolescentes com dietas veganas, como também é crítica durante a gravidez e a amamentação. Vitamina B12 insuficiente pode resultar em sintomas graves de deficiência em lactentes e crianças pequenas. Gestantes e lactantes com dietas veganas devem tomar vitamina B12 por meio de suplementos orais para atender às necessidades nutricionais do feto e do lactente.
- A nutrição e a dieta devem fazer parte dos cuidados e prevenção pediátricos. Os médicos pediatras e nutrólogos, assim como profissionais de saúde, que cuidam de crianças com dietas vegetarianas ou restritivas devem monitorar o desenvolvimento físico e a ingestão alimentar. Em certos casos, podem ser necessários exames laboratoriais para avaliar o estado nutricional. Alimentos adicionais, bem como suplementos, devem ser recomendados no caso de ingestão inadequada de nutrientes ou deficiências nutricionais.

A seguir, será salientado cada macro ou micronutriente a que se deve atentar cuidadosamente na implementação de uma dieta vegetariana em pediatria.

Proteína animal

A proteína vegetal está presente principalmente em leguminosas e oleaginosas, seguidas por grãos e cereais e, em quantidades mínimas, em frutas e hortaliças. É possível adquirir toda a necessidade diária de proteínas de fontes vegetais, entretanto, isso é sempre mais difícil, uma vez que são proteínas de menor digestibilidade e menor qualidade nutricional, o que resulta em eficiência 10 a 20% menor em relação à proteína animal. Além disso, sofrem ação de fatores antinutricionais, como taninos e fitatos presentes no vegetal consumido, e podem comprometer a obtenção de aminoácidos essenciais, principalmente de cisteína, triptofano e metionina.[4]

No entanto, a combinação de diferentes fontes de proteína vegetal, principalmente o conjunto leguminosa + cereal, é capaz de fornecer todos os aminoácidos essenciais em boas quantidades, por isso a importância do estímulo ao consumo do tradicional "arroz e feijão" do brasileiro para os pacientes vegetarianos.[4]

Ovolactovegetarianos, ovovegetarianos e lactovegetarianos têm menos dificuldade em consumir quantidades adequadas de proteína, se comparados a indivíduos vegetarianos estritos e veganos.

Há, inclusive, autores que sugerem aumento da quantidade de proteína ingerida na alimentação vegetariana, de 30 a 35% até os 2 anos de idade, 20 a 30% entre 2 e 6 anos e 15 a 20% acima dos 6 anos, como forma de compensar os menores aproveitamento e digestibilidade.[4]

É importante saber aconselhar famílias vegetarianas, qual fórmula à base de proteína vegetal utilizar, na ausência do leite materno. Fórmulas de soja podem ser adequadas para a maioria dos lactentes. Como atualmente constituídos, bebidas à base de arroz, coco, cânhamo, semente de linho e "leites" de caju são substitutos inadequados para o leite materno. Eles têm perfis de nutrientes inadequados para atender às necessidades de proteína, cálcio e vitamina D, em particular. Leite de ervilha, e, possivelmente, leite de aveia, podem ser alternativas razoáveis, dependendo da composição nutricional específica do produto, incluindo o conteúdo de calorias, proteínas, vitaminas e minerais e a biodisponibilidade de nutrientes fortificados. As famílias devem ser orientadas quanto a esses produtos e receber apoio na revisão das informações disponíveis sobre a composição dos nutrientes. Quando um leite baseado em plantas é usado como uma bebida ocasional, e não a fonte primária de leite na dieta de uma criança, a composição nutricional provavelmente não é motivo de preocupação. O uso de leite baseado em plantas de forma limitada no plano de dieta será amplamente orientado pelas preferências culturais e de sabor da criança e da família e pela consideração dos custos. Nos casos em que alternativas de leite baseado em plantas são usadas como fonte primária de leite em crianças, deve-se recomendar a adoção de uma dieta cuidadosamente planejada que também inclua fontes dietéticas alternativas de proteína, cálcio, ferro e vitaminas B12 e D (Tabela 5).[14]

Ferro

O ferro é importante no transporte sanguíneo de oxigênio, como cofator enzimático e na formação de proteínas. A falta de ferro pode causar fraqueza, cansaço, debilidade, irritabilidade, cefaleia, perda de apetite, déficit de desenvolvimento e hipóxia tecidual.[15]

O ferro nos alimentos está presente em duas formas: ferro heme (Fe^{2+}) e ferro não heme (Fe^{3+}). O ferro heme está presente em alimentos de origem animal, apresenta maior biodisponibilidade, sendo cerca de 25% absorvido no intestino delgado, e não é afetado por outros componentes da dieta. Já alimentos de origem vegetal, como verduras, legumes e leguminosas, contêm o ferro não heme, cuja absorção é em torno de 5% e sofre interferência de outros compostos da dieta, como fibras, fitatos, taninos, sais de cálcio e fósforo.[15]

A vitamina C, por aumentar a absorção de ferro, pode ser aliada na prevenção de sua deficiência, assim como o remolho de leguminosas, que reduz substancialmente o teor de fitatos.[15]

A Sociedade Brasileira de Pediatria também recomenda a suplementação de ferro para todas as crianças até 2 anos, com exceção de crianças não prematuras nascidas com peso adequado e em uso de, pelo menos, 500 mL de fórmula infantil diariamente.[15] No caso do lactente, em dieta vegetariana, talvez deva-se considerar aumento da recomendação para 3 mg/kg/dia, uma vez que não estará recebendo na alimentação complementar as 70 a 100 g de carne por dia.

Na revisão sistemática de Schürmann et al., foi dada muita atenção aos estudos que avaliaram o perfil de ferro na criança com dieta vegetariana, já que a deficiência de ferro é a deficiência de micronutriente mais comum em todo o mundo e a carne é uma fonte importante de ferro altamente disponível e que, além disso,

TABELA 5 Comparação nutricional entre leite de vaca e bebidas à base de plantas

240 mL	Leite de vaca	Amêndoa	Caju	Coco	Linhaça	Aveia	Ervilha	Arroz	Soja
Calorias (kcal)	150	30-100	25-80	45-90	55	130	115	110	90
Proteínas (g)	8	1-5	0-1	0-1	0	4	8	1	6
Gordura (g)	8	3	2-3,5	5	2,5	2,5	5	2,5	3,5
Carboidrato (g)	13	9-22	1-20	8-13	9	24	11	20	15
Açúcar (g)	12	7-20	0-18	0-9	9	19	10	13	9
Cálcio (mg)	300	300	100-450	100-450	300	350	450	300	400
Vitamina D (UI)	120	110	125	125	100	120	150	120	120

Fonte: adaptada de Merritt, 2020.[14]

promove a biodisponibilidade de ferro de outras fontes. Alguns estudos relataram ingestão de ferro semelhante ou até maior em crianças e adolescentes vegetarianos do que em seus controles. No entanto, uma vez que a biodisponibilidade do ferro de alimentos vegetais é menor do que a da carne, uma ingestão maior pode não refletir um melhor *status* de ferro. Foi encontrada deficiência de ferro em mais da metade dos vegetarianos, e outros estudos indicaram biomarcadores mais baixos ou semelhantes do estado de ferro em vegetarianos em comparação com grupos onívoros. Apenas um estudo, embora com amostra pequena, examinou o *status* do ferro de lactentes lactovegetarianos que receberam alimentação complementar com ou sem carne. Embora as necessidades de ferro sejam altas nessa faixa etária, lactentes alimentados com comida vegetariana mostraram um *status* de ferro semelhante ao do grupo de controle onívoro, medido por hemoglobina, hematócrito ou ferritina.[3]

Pawlak e Bell realizaram uma revisão da literatura objetivando somente o *status* de ferro em crianças vegetarianas. Sete dos treze estudos avaliados observaram prevalência de deficiência de ferro separadamente para vegetarianos e não vegetarianos. Cinco de sete mostraram uma prevalência maior de deficiência de ferro entre os participantes vegetarianos, enquanto os outros dois mostraram uma prevalência maior de deficiência de ferro entre os não vegetarianos. Foi encontrada uma ampla faixa de prevalência de deficiência de ferro, de 4,3% dos participantes vegetarianos em um estudo a 73% com ferritina < 10 mcg/L em outro estudo. Os dados de hemoglobina mostraram variações quase tão amplas, de 0% das crianças com valores de hemoglobina menores que 11 g/dL a 47,5% com valores de hemoglobina abaixo do 3º percentil. A prevalência de deficiência de ferro entre crianças vegetarianas variou consideravelmente de um estudo para outro. A ampla variação na prevalência de níveis inadequados de ferro foi consistente para estudos de países industrializados e em desenvolvimento. O significado fisiológico do baixo nível de ferro entre vegetarianos relatado em alguns estudos é desconhecido. E consideraram que o nível de ferro entre vegetarianos é provavelmente o resultado de vários fatores: a) a maior parte do ferro consumido pelos vegetarianos está em sua forma menos biodisponível, o ferro não heme; b) os alimentos vegetais contêm potentes inibidores da absorção de ferro, incluindo fitatos, oxalatos e compostos fenólicos; c) embora a ingestão de ferro entre vegetarianos seja frequentemente maior do que entre não vegetarianos, as necessidades de ferro para vegetarianos são cerca de 1,8 vez maior em comparação com não vegetarianos. Embora a vitamina C aumente a absorção de ferro, a ingestão relativamente alta de vitamina C entre vegetarianos não garante um nível adequado de ferro. Seria prudente para os vegetarianos utilizar produtos enriquecidos com ferro. Eles também podem se beneficiar do uso periódico de suplementos de ferro.[16]

Vitamina B12

A vitamina B12 é um nutriente crítico em potencial, porque é encontrada originalmente apenas em carnes e produtos animais.[3,5]

Apesar de ser uma vitamina hidrossolúvel, cerca de 2.000 mcg podem ser armazenados no fígado, porém essa reserva dura apenas alguns anos, sendo insuficiente para suprir as necessidades por um longo período de vida. A biodisponibilidade de absorção no intestino delgado varia entre 10 e 60%, sendo maior quando essa vitamina é ingerida em pequenas quantidades e de forma fracionada.[17]

Na deficiência de vitamina B12, pode ocorrer anemia megaloblástica, elevação dos níveis de homocisteína (fator de risco à saúde cardiovascular), fraqueza, prejuízo de raciocínio, irritabilidade e desmielinização. Sabe-se, também, que a alta ingestão de ácido fólico pode mascarar os sintomas da deficiência de B12. Assim, a investigação pode ser feita por meio dos níveis de homocisteína, ácido metilmalônico e holotranscobalamina II.[17]

A American Dietetic Association e a Dietitians of Canada recomendam suplementação ou uso de alimentos fortificados com vitamina B12 para todos os vegetarianos, bem como o consumo adequado de laticínios e ovos quando incluídos na dieta.[18] Recomenda-se, em geral, que todos os vegetarianos, independentemente do tipo de dieta vegetariana, devem ser rastreados para deficiência de vitamina B12.[3]

As mães vegetarianas produzem leite pobre em vitamina B12, portanto, seus filhos devem receber suplementação para prevenir deficiências.[3,19,20]

A maioria dos lactentes tem suprimento suficiente, desde que a própria mãe não seja deficiente. Os sintomas e sinais de deficiência de vitamina B12 aparecem entre as idades de 2 a 12 meses e incluem vômitos, letargia, deficiência de crescimento, irritabilidade, hipotonia e parada ou regressão das habilidades de desenvolvimento. Outros achados comuns incluem palidez, glossite, vômitos, diarreia e icterícia. Os sintomas neurológicos podem afetar o sistema nervoso central e, em casos graves, embora raros, causam atrofia cerebral.[21,22]

Kocaoglu et al. relatam o caso de uma criança de 12 meses, que foi internada com sintomas neurológicos e, na realidade, o diagnóstico final era deficiência de vitamina B12.[22]

Há necessidade de considerar também a deficiência de vitamina B12 em lactentes com anemia grave, mesmo que seus parâmetros hematológicos não indiquem anemia perniciosa (anemia megaloblástica com alto volume corpuscular médio e características morfológicas típicas, como hiperlobulação dos núcleos dos granulócitos), porque a presença concomitante de deficiência substancial de ferro pode modificar as características da anemia. Em casos avançados, podem ocorrer neutropenia e trombocitopenia, simulando anemia aplástica ou leucemia.[19,22]

Zinco

O zinco é extremamente importante para o funcionamento de várias enzimas, no desenvolvimento de células imunológicas, na estrutura do material genético, entre outras funções. Assim, sua deficiência pode causar problemas de crescimento e de desenvolvimento sexual, anemia, imunodeficiência, lesões de pele e oculares, prejuízo no paladar e problemas de cicatrização.[15]

Nos alimentos, o zinco está presente em carnes bovina, suína, de frango, de peixe e de frutos do mar, além de ovos, cereais integrais, sementes, oleaginosas, leguminosas e alimentos fortificados.

A absorção de zinco é favorecida por proteínas de origem animal, lactose e ácido cítrico; e é dificultada, principalmente, por taninos, oxalatos, fitatos, fibras alimentares. Com isso, a alimentação vegetariana estrita, pobre em proteína animal e lactose, e rica em taninos, oxalatos, fitatos e fibras, pode prejudicar a absorção desse nutriente, o que faz com que a necessidade diária de zinco para esse regime alimentar seja até 50% maior.[15]

Cálcio

O cálcio é o mineral mais abundante no organismo humano, desempenhando papel de formação de ossos e dentes, ativação de enzimas, contração da musculatura, coagulação sanguínea e transmissão de impulsos nervosos. A deficiência desse nutriente pode causar falhas na mineralização e remineralização ósseas, osteoporose, aumento da pressão arterial e tetania. Além disso, a deficiência de cálcio, principalmente na adolescência, pode comprometer a formação de massa óssea.[1]

Em geral, a deficiência de cálcio é incomum em lactovegetarianos, mas pode acometer vegetarianos estritos, já que as principais fontes de cálcio são leites e derivados. Fontes vegetais de cálcio, como feijão, couve e brócolis, apesar de fornecerem boas quantidades do nutriente, podem não ser suficientes, especialmente em ciclos da vida de maior demanda, uma vez que também são ricas em oxalatos e fitatos, que prejudicam sua absorção. Nesse caso, o ideal é buscar alimentos enriquecidos ou optar por suplementação, preferencialmente entre as refeições.[15] Além de oxalatos e fitatos, cafeína e excesso de lipídeos e fósforo podem reduzir a absorção de cálcio, enquanto pH ácido no intestino delgado (comum quando há ingestão concomitante de lactose), carboidratos e nível sérico adequado de vitamina D são capazes de aumentar essa absorção.[15]

O aleitamento materno nos primeiros 6 meses de vida é capaz de garantir a oferta adequada de cálcio para a criança, uma vez que o teor de cálcio do leite materno não é afetado pela alimentação da mãe, mas, com o início da alimentação complementar, é indicado que a criança receba suplementação de cálcio entre as refeições, para melhor absorção. Quando o aleitamento materno não é possível, pode-se fazer uso de fórmulas infantis à base de proteínas vegetais, como de arroz e soja, que sejam enriquecidas com cálcio. Contudo, não se recomenda o uso de extratos vegetais que não sejam formulados especificamente para lactentes, de acordo com as recomendações do Codex (Tabela 4).[1,14]

Iodo

Em contraste com o ferro, o iodo é negligenciado como um nutriente "crítico" nos estudos que avaliam aspectos nutricionais das dietas vegetarianas, embora seja essencial para o desenvolvimento físico e neurológico ideal em lactentes, crianças e adolescentes. Sal iodado culinário, peixes marinhos e laticínios são importantes fontes de iodo. A análise da excreção urinária de iodo de 24 horas é um marcador válido do *status* de iodo. Em um estudo finlandês com adultos, todos os veganos (n = 20), mas também 91% do grupo de controle não vegetariano (n = 17) tiveram concentrações de iodo em urinas menores do que o limite da Organização Mundial da Saúde para leve deficiência de iodo (< 100 mcg/L urina), indicando que o risco de comprometimento do *status* de iodo não é específico para dietas veganas, mas também comum na população em geral.[3]

Gordura

As dietas vegetariana e vegana podem ser mais pobres em gorduras totais e gordura saturada. A gordura saturada é muito presente em alimentos de origem animal e, apesar de não dever ser consumida em excesso, desempenha no organismo funções importantes de auxiliar a produção de hormônios sexuais, manutenção de membranas celulares, controle térmico, proteção mecânica e armazenamento de vitaminas lipossolúveis. Quando os lipídeos não são consumidos em quantidades suficientes, há a possibilidade de síntese pelo organismo a partir de carboidratos e aminoácidos. Além disso, há fontes vegetais de gordura saturada, como óleo de coco e óleo de palma, que podem ser utilizados em detrimento de alimentos de origem animal.[4]

Em relação aos ácidos graxos insaturados, ômega 6 e ômega 3, é importante que sejam consumidos por meio da alimentação, já que não podem ser sintetizados pelo organismo. O ácido graxo ômega 6 pode ser facilmente obtido por meio de óleos vegetais, como de milho, girassol e soja, e oleaginosas. Os ômega 3 podem também ser consumidos em fontes vegetais, como linhaça ou óleos de linhaça, de canola e de girassol, apesar de, nesses alimentos, estar presente na forma de ácido alfa-linolênico

(ALA), um precursor de ácido eicosapentaenoico (EPA) e DHA que deve ser convertido no organismo para desempenhar seu papel. DHA pré-fabricado é obtido principalmente pelo consumo de peixes, sobretudo os de água salgada, fria e profunda, como salmão, sardinha, atum e bacalhau.

A importância dos ácidos graxos poli-insaturados na infância é advinda de sua atividade no desenvolvimento cerebral, otimizando a transmissão de impulsos nervosos e a mielinização, essenciais no desenvolvimento cognitivo. Também são importantes para o desenvolvimento da retina e na saúde cardiovascular, em razão da ação anti-inflamatória e de aumento de lipoproteínas de alta densidade. Para desempenharem adequadamente suas funções, esses ácidos graxos devem ser consumidos em proporção de, no máximo, 10:1, respectivamente ômega 6 e ômega 3, uma vez que o excesso de ômega 6 gera risco à saúde cardiovascular, por seu potencial pró-inflamatório, e pode comprometer a conversão de EPA e DHA.[23]

Estudos sugerem que veganos e vegetarianos possuem níveis plasmáticos menores de EPA e DHA, o que seria consequência da baixa conversão de ALA obtido de fontes vegetais. Por isso, recomenda-se maior ingestão de fontes vegetais de ômega 3, a fim de compensar a baixa conversão, ou utilização de suplementos à base de DHA fabricado por algas e óleos de peixe.[24] Na gestação e na lactação, a criança pode obter quantidade adequada de ácidos graxos poli-insaturados se a alimentação da mãe for rica nesses componentes.[23]

Vitamina D

A vitamina D desempenha importantes papéis de modulação do sistema imune, expressão gênica e regulação da concentração de cálcio e fósforo sanguíneos. Além disso, atua na regulação da pressão arterial, da secreção de insulina e de hormônios tireoidianos, do transporte de cálcio através da placenta e da concentração de cálcio no leite materno. A deficiência desse nutriente causa raquitismo em crianças, problemas de mineralização óssea e suscetibilidade a fraturas e hipocalcemia.

A vitamina D está diretamente relacionada com a exposição solar. No entanto, o estilo de vida moderno, muitas vezes, prejudica essa exposição por falta de tempo e espaços abertos. Especificamente em dietas veganas, a ingestão de vitamina D pode ser consideravelmente menor, uma vez que esse nutriente está presente em alimentos de origem animal, principalmente leite e derivados, mas também na gema de ovos e em peixes gordurosos. Em casos de baixa exposição solar e baixa ingestão de vitamina D em alimentos, é recomendável uso de suplementação.[3] A Sociedade Brasileira de Pediatria recomenda que toda criança, da primeira semana de vida até 1 ano de idade, receba suplementação de 400 UI de vitamina D por dia; e, de 1 a 2 anos, 600 UI e exposição solar regular.[25] A suplementação de vitamina D é recomendada não apenas para lactentes, mas também para grupos de risco de crianças e adolescentes em alguns países europeus, independentemente de serem vegetarianos ou onívoros, e parece que os pais de veganos estão cientes da necessidade de dar suplementos.[3]

Vitamina A

A vitamina A atua na formação e crescimento dos tecidos, na construção óssea, no desenvolvimento embrionário, na diferenciação das células do sistema imune, na formação de glicoproteínas e como componente do ciclo visual. Sua deficiência causa problemas na visão, hiperqueratose folicular, prejuízo na imunidade e problemas de crescimento.[26]

Nos alimentos de origem animal, a vitamina A está presente na forma de retinol, um composto de alta biodisponibilidade. Já em alimentos de origem vegetal, podem-se encontrar os carotenoides, que são precursores da vitamina A que devem ser hidrolisados a retinal e convertidos em retinol para serem utilizados pelo organismo. Esses compostos, presentes em vegetais e frutas alaranjados e vegetais verde-escuros, podem ser convertidos em vitamina A em pequenas quantidades e, por serem compostos lipossolúveis, dependem da ingestão concomitante de lipídeos para serem absorvidos.[26]

Fibras

As fibras possuem inúmeros efeitos positivos no organismo, como melhora da saúde intestinal, aprimoramento da resposta glicêmica, benefícios à saúde cardiovascular, imunomodulação, função prebiótica, gerenciamento de peso, entre outras. As dietas vegetarianas costumam ser ricas em fibras em decorrência da alta ingestão de cereais, leguminosas, frutas e verduras. No entanto, o consumo em excesso de fibras pode comprometer a ingestão energética, por aumentar o volume das refeições e conferir maior saciedade, além de prejudicar a absorção de alguns nutrientes, como cálcio, ferro, magnésio e zinco.[27]

A Sociedade Brasileira de Pediatria recomenda ingestão de 0,5 g/kg/dia de fibras totais ou de acordo com a fórmula: gramas de fibras (até 25 g) = idade + 5.[11]

Distúrbios alimentares

O profissional também deve se atentar à possibilidade de a mudança de hábito alimentar repentina estar mascarando distúrbios alimentares, em decorrência das medidas de restrição alimentar radicais adotadas no estilo de vida vegetariano que, quando não devidamente planejadas, podem resultar em redução abrupta da ingestão energética. Adicionalmente, alguns pacientes podem usar o vegetarianismo para mascarar e esconder da família distúrbios alimentares. Mais detalhes podem ser encontrados nos Capítulos 46 (Anorexia nervosa) e 47 (Transtornos alimentares).

Considerações finais

As dietas vegetarianas, em virtude do seu teor favorável de nutrientes e nutrientes essenciais, têm demonstrado proteção contra a obesidade na infância e adolescência, bem como contra doenças relacionadas à obesidade que podem ocorrer mais tarde na vida. Expor as crianças a uma grande variedade de alimentos vegetais pode promover hábitos alimentares saudáveis mais tarde na vida. Vários guias de comida vegetariana foram propostos para vegetarianos adultos desde 1997, mas até agora nenhum especificamente para vegetarianos com idade entre 6 meses e 17 anos. Sendo assim, Baroni et al. elaboraram o *Vegetal Júnior Planner*, um Guia de Alimentação Vegetariana específico para o planejamento alimentar em pediatria.[28]

Embora por mais de trinta anos saibamos que dietas vegetarianas bem planejadas, incluindo veganas, são nutricionalmente adequadas e promovem um crescimento regular desde os primeiros anos de desenvolvimento humano, alguns pesquisadores ainda desencorajam os pais a criar filhos vegetarianos. Isso pode ser, pelo menos parcialmente, explicado pelo fato de que estudos iniciais englobavam crianças com padrões vegetarianos muito restritivos sem suplementação, o que, por certo, pode comprometer o desenvolvimento e o crescimento adequados das crianças. As dietas obtidas por meio do *Vegetal Júnior Planner* atendem a todos os critérios que definem uma dieta vegetariana como "bem planejada" e, portanto, são adequadas para promover o crescimento saudável e regular. Esses critérios são: a) incluir uma grande variedade de alimentos vegetais, como grãos, legumes e seus derivados, nozes e sementes, vegetais e frutas; b) produtos lácteos e ovos são considerados opcionais; c) escolher cuidadosamente as gorduras vegetais, consumindo boas fontes de ácidos graxos ômega 3, como sementes de linhaça e chia, e nozes; d) incluir fontes confiáveis de cálcio e prestar atenção aos *status* da vitamina B12 e da vitamina D.[28,29]

Embora, teoricamente, uma dieta vegana possa atender às necessidades de nutrientes quando a mãe e o lactente seguem os conselhos médicos e dietéticos com relação à suplementação, os riscos de não seguir os conselhos são graves, incluindo danos cognitivos irreversíveis por deficiência de vitamina B12 e morte. Se um lactente for desmamado para uma dieta vegana, isso deve ser feito sob supervisão médica regular e dietética especializada e as mães devem receber e seguir aconselhamento nutricional. As mães que estão consumindo uma dieta vegana precisam garantir um suprimento adequado de nutrientes, especialmente de vitaminas B12, B2, A e D, durante a gravidez e a lactação, seja com alimentos fortificados ou suplementos. É necessária atenção cuidadosa para fornecer vitamina B12 suficiente ao lactente (0,4 mg/dia desde o nascimento, 0,5 mg/dia a partir de 6 meses) e vitamina D, além de ferro, zinco, folato, ácidos graxos ômega 3 (especialmente DHA), proteína e cálcio, bem como para garantir densidade de energia adequada da dieta.[13]

As dietas veganas em crianças precisam ser planejadas de forma adequada para que possam atender com segurança aos requisitos de crescimento e desenvolvimento das crianças. Diretrizes de planejamento de refeições adequadas e realistas não devem ser difíceis de alcançar, graças ao crescente número e disponibilidade de alimentos veganos naturais e fortificados, que podem ajudar as crianças a atenderem a todas as suas necessidades nutricionais. Para garantir um suprimento adequado de nutrientes essenciais, as famílias e os profissionais de saúde precisam de ferramentas de planejamento de refeições precisas, confiáveis e fáceis de usar. Menal-Puey et al. fornecem um sistema de abordagem prática para o planejamento de refeições, baseado na mesma metodologia de troca alimentar já publicada em adultos. As porções diárias de cada grupo de troca de alimentos foram calculadas para que o menu resultante fornecesse pelo menos 90% das Ingestão Dietética de Referência de proteínas, ferro, zinco, cálcio e ácidos graxos ômega 3 para cada faixa etária, sexo e nível de atividade física. Essas dietas não fornecem vitamina B12 e vitamina D suficientes. Essa ferramenta pode ser usada para planejar dietas veganas saudáveis e balanceadas para crianças e adolescentes.[30]

Existem vários guias brasileiros para o planejamento de uma dieta vegetariana adequada, tais como "Alimentação vegetariana para crianças e adolescentes – Guia alimentar para a família",[31] "Alimentação vegetariana em idade escolar"[32], "Linhas de orientação para uma alimentação vegetariana saudável"[33] e "Alimentação para bebês e crianças vegetarianas até dois anos de idade".[34]

Referências bibliográficas

1. Vegetarianismo na infância e adolescência. In: Nogueira-de-Almeida CA GJ, Barretto JR, Fisberg M, Moretzsohn MA, Ricco RC, da Silva VR (eds.). SBP; 2017.
2. Rudloff S, Bührer C, Jochum F, Kauth T, Kersting M, Körner A et al. Vegetarian diets in childhood and adolescence. Molecular and Cellular Pediatrics. 2019;6(1).
3. Schürmann S, Kersting M, Alexy U. Vegetarian diets in children: a systematic review. Eur J Nutr. 2017; 56(5):1797-817.
4. Messina V, Mangels AR. Considerations in planning vegan diets: children. J Am Diet Assoc. 2001;101(6): 661-9.
5. Bettinelli ME, Bezze E, Morasca L, Plevani L, Sorrentino G, Morniroli D et al. Knowledge of Health Professionals Regarding Vegetarian Diets from Pregnancy to Adolescence: An Observational Study. Nutrients. 2019;11(5).
6. Weder S, Hoffmann M, Becker K, Alexy U, Keller M. Energy, Macronutrient Intake, and Anthropometrics of Vegetarian, Vegan, and Omnivorous Children (1–3 Years) in Germany (VeChi Diet Study). Nutrients. 2019;11(4).
7. Sabaté J, Wien M. Vegetarian diets and childhood obesity prevention. Am J Clin Nutr. 2010;91(5):1525s-1529s.
8. Desmond MA, Sobiecki J, Fewtrell M, Wells JCK. Plant-based diets for children as a means of improving adult cardiometabolic health. Nutr Rev. 2018;76(4):260-73.

9. Ambroszkiewicz J, Chełchowska M, Rowicka G, Klemarczyk W, Strucińska M, Gajewska J. Anti-Inflammatory and Pro-Inflammatory Adipokine Profiles in Children on Vegetarian and Omnivorous Diets. Nutrients. 2018;10(9):1241.
10. Appleby PN, Key TJ. The long-term health of vegetarians and vegans. Proc Nutr Soc. 2016;75(3):287-93.
11. Amit M. Vegetarian diets in children and adolescents. Paediatrics & Child Health. 2010;15(5):303-14.
12. Padovani RM, Amaya-Farfán J, Colugnati FAB, Domene SMÁ. Dietary reference intakes: aplicabilidade das tabelas em estudos nutricionais. Revista de Nutrição. 2006;19(6):741-60.
13. Fewtrell M, Bronsky J, Campoy C, Domellöf M, Embleton N, Fidler Mis N et al. Complementary Feeding: A Position Paper by the European Society for Paediatric Gastroenterology, Hepatology, and Nutrition (ESPGHAN) Committee on Nutrition. J Pediatr Gastroenterol Nutr. 2017;64(1):119-32.
14. Merritt RJ, Fleet SE, Fifi A, Jump C, Schwartz S, Sentongo T et al. North American Society for Pediatric Gastroenterology, Hepatology, and Nutrition Position Paper: Plant-based Milks. J Pediatr Gastroenterol Nutr. 2020;71(2):276-81.
15. Departamento Científico de Nutrologia. Sociedade Brasielira de Pediatria. Vegetarianismo na infância e adolescência. Rio de Janeiro: SBP; 2017.
16. Pawlak R, Bell K. Iron Status of Vegetarian Children: a review of literature. Ann Nutr Metab. 2017;70(2):88-99.
17. Herrmann W, Geisel J. Vegetarian lifestyle and monitoring of vitamin B-12 status. Clinica Chimica Acta. 2002;326(1-2):47-59.
18. American Dietetic Association, Dietitians of Canada. Position of the American Dietetic Association and Dietitians of Canada: Vegetarian diets. J Am Diet Assoc. 2003;103(6):748-65.
19. Guez S, Chiarelli G, Menni F, Salera S, Principi N, Esposito S. Severe vitamin B12 deficiency in an exclusively breastfed 5-month-old Italian infant born to a mother receiving multivitamin supplementation during pregnancy. BMC Pediatr. 2012;12:85.
20. Herbert V. Staging vitamin B-12 (cobalamin) status in vegetarians. Am J Clin Nutr. 1994;59(5 Suppl):1213s-1222s.
21. Bousselamti A, El Hasbaoui B, Echahdi H, Krouile Y. Psychomotor regression due to vitamin B12 deficiency. Pan Afr Med J. 2018;30:152.
22. Kocaoglu C, Akin F, Caksen H, Böke SB, Arslan S, Aygün S. Cerebral atrophy in a vitamin B12-deficient infant of a vegetarian mother. J Health Popul Nutr. 2014;32(2):367-71.
23. Who and Fao Joint Consultation: Fats and Oils in Human Nutrition. Nutrition Reviews. 1995;53(7):202-5.
24. Rosell MS, Lloyd-Wright Z, Appleby PN, Sanders TA, Allen NE, Key TJ. Long-chain n-3 polyunsaturated fatty acids in plasma in British meat-eating, vegetarian, and vegan men. Am J Clin Nutr. 2005;82(2):327-34.
25. Sociedade Brasileira de Pediatria (SBP). Guia Prático de Atualização. Departamento Científico de Endocrinologia. Hipovitaminose D em pediatria: recomendações para o diagnóstico, tratamento e prevenção. 2016. Disponível em: https://www.sbp.com.br/fileadmin/user_upload/2016/12/Endcrino-Hipovitaminose-D.pdf; acessado em: 30 de julho de 2021.
26. Hodge C, Taylor C. Vitamin A Deficiency. StatPearls. Treasure Island (FL): StatPearls Publishing Copyright © 2021, StatPearls Publishing LLC. 2021. Disponível em: https://www.ncbi.nlm.nih.gov/books/NBK567744/; acessado em: 30 de julho de 2021.
27. Schneeman BO, Tinker LF. Dietary fiber. Pediatr Clin North Am. 1995;42(4):825-38.
28. Baroni L, Goggi S, Battino M. Planning Well-Balanced Vegetarian Diets in Infants, Children, and Adolescents: The VegPlate Junior. J Acad Nutr Diet. 2019;119(7):1067-74.
29. Baroni L, Goggi S, Battaglino R, Berveglieri M, Fasan I, Filippin D et al. Vegan Nutrition for Mothers and Children: Practical Tools for Healthcare Providers. Nutrients. 2018;11(1):5.
30. Menal-Puey S, Martínez-Biarge M, Marques-Lopes I. Developing a Food Exchange System for Meal Planning in Vegan Children and Adolescents. Nutrients. 2018;11(1):43.
31. Sociedade Vegetariana Brasileira (SVB). Alimentação vegetariana para crianças e adolescentes – Guia alimentar para a família 2020. Disponível em: https://svb.org.br/images/SVB-guia-infantil_2020-web.pdf; acessado em: 30 de julho de 2021.
32. Pinho JP, Silva SCG, Borges C, Santos CT, Santos A, Guerra A et al. Alimentação vegetariana em idade escolar. Portugal 2016. Disponível em: https://nutrimento.pt/activeapp/wp-content/uploads/2016/04/Alimentação-Vegetariana-em-Idade-Escolar-.pdf; acessado em: 30 de julho de 2021.
33. Silva SC, Pinho JP, Borges C, Santos CT, Santos A, Graça P. Linhas de orientação para uma alimentação vegetariana saudável. Portugal 2015. Disponível em: https://repositorio-aberto.up.pt/bitstream/10216/80821/3/44969.pdf; acessado em: 30 de julho de 2021.
34. Vieira A, Slywitch E, Almeida FL, Harger J, Iglesias T, Navolar TS. Alimentação para bebês e crianças vegetarianas - até 2 anos de idade: Sociedade Vegetariana Brasileira; 2018. Disponível em: https://svb.org.br/images/livros/alimentacao-para-bebes-vegetarianos.pdf; acessado em: 30 de julho de 2021.

CAPÍTULO **23**

Dificuldades alimentares

Mauro Fisberg
Priscila Maximino
Carlos Alberto Nogueira-de-Almeida
Elza Daniel de Mello

Conceitos e definição

Dificuldade alimentar é um conceito amplo, do tipo "guarda-chuva", que engloba uma série de quadros que são, ao mesmo tempo, distintos, mas frequentemente sobrepostos. O apetite limitado, a recusa alimentar ou o desinteresse pelos alimentos são comportamentos típicos e comuns na infância.[1,2] Essas características podem transcorrer de forma relativamente natural, com alguns pequenos ajustes familiares, ou ser acompanhadas por birras, exigências à mesa, refeições intermináveis, agitação excessiva, distração, excesso de negociações e chantagens.[3] As dificuldades alimentares apresentam, ainda, a característica de serem distúrbios duradouros, que começam nos primeiros meses de vida e persistem durante anos,[4-6] causando ansiedade e preocupação para os adultos responsáveis.[7,8]

Entre 20 e 60% dos pais relatam que seus filhos não se alimentam bem, e as queixas variam entre: "o meu filho é muito seletivo, come muito pouco, não experimenta novos alimentos e come muitas guloseimas".[9,10] Independentemente da origem da queixa (que pode ser por interpretação equivocada dos pais), os pais procuram resolver a situação recorrendo a estratégias que muitas vezes envolvem métodos coercitivos e comprometem a interação com seus filhos, agravando ainda mais a dificuldade alimentar.

Estima-se que de 25 a 40% dos lactentes e crianças saudáveis apresentam algum sintoma de problema alimentar. Entre crianças com doenças gastrointestinais e problemas de desenvolvimento, como prematuridade e baixo peso ao nascer, a prevalência oscila entre 33 e 80%. Em um estudo realizado pela agência IPSOS Health Care,[11] foram entrevistadas 984 mães, 51% delas afirmavam que os filhos apresentavam dificuldades alimentares, 47% mencionaram que a criança não comia a quantidade oferecida, 43% relataram que a criança não tinha interesse pelo alimento e 40% destacaram que a criança comia sempre os mesmos tipos de alimento. Independentemente de idade, sexo, etnia e condições econômicas, levantamentos científicos mostram que o problema acomete de 8 a 50% das crianças, dependendo dos critérios diagnósticos utilizados.[7] Estudo recente mostra que, em uma amostra representativa de mães com problemas alimentares, aproximadamente metade das crianças apresentam dificuldades na alimentação.[12]

Fisiopatologia

As dificuldades alimentares podem prejudicar o desenvolvimento infantil inicial e têm sido relacionadas com prejuízos posteriores, como falhas no desenvolvimento cognitivo, problemas comportamentais, desordens de ansiedade e outros problemas relativos à alimentação na própria infância ou mesmo na adolescência e no início da vida adulta.[13,14]

Inicialmente o termo "*failure to thrive*" (FTT) era utilizado para o diagnóstico de todas as desordens alimentares. A primeira distinção foi feita entre FTT orgânica, quando é consequência de causa médica, e não orgânica, relacionada com privação materna ou psicopatologia parental. Uma terceira categoria foi definida posteriormente para descrever alterações de crescimento relacionadas tanto a fatores orgânicos como ambientais. O conceito da criança que não ganha peso passou a ser muito criticado, pois estava claro para os especialistas que nem toda criança que tem problemas alimentares apresenta alterações de crescimento, resultando no consenso de que FTT representava um sintoma e não uma enfermidade.[13] Para atender à necessidade de um critério diagnóstico mais adequado para os problemas alimentares, Kerzner et al.[9,10] propuseram a seguinte classificação:

- **Interpretação equivocada dos pais:** refere-se à situação em que os pais acreditam que a criança come pouco, mas, na verdade, sua alimentação está de acordo com suas necessidades. A avaliação clínica, os exames laboratoriais e o estado nutricional, em geral, estão dentro da normalidade. Os inquéritos alimentares habitualmente revelam ingestão calórica adequada, com macronutrientes bem distribuídos e boa oferta de micronutrientes. Não é incomum, nesses casos, identificar crianças com sobrepeso ou até mesmo obesidade, levando ao extremo o equívoco na interpretação dos pais.
- **Criança agitada com pouco apetite**: crianças agitadas apresentam, em sua maioria, baixo apetite ou recusa alimentar, em razão de estarem mais interessadas nos estímulos do ambiente (brincar e relacionar-se com pessoas) do que propriamente na alimentação. Ao manifestarem fome, saciam-se rapidamente e se "desligam" da refeição após poucas garfadas, sendo difícil mantê-las à mesa. Este perfil é o que mais frequentemente pode levar ao comprometimento nutricional e à deficiência de macro e micronutrientes. Em geral, crianças muito agitadas podem ser confundidas com portadoras de transtorno de déficit de atenção e hiperatividade ou outros diagnósticos e devem ser diferenciadas clinicamente, sobretudo se associadas a transtornos de atenção, problemas motores ou degenerativos. No entanto, a maior parte dessas crianças é somente muito ativa, alerta, curiosa e tem pouco interesse pela alimentação. A falta de controle familiar e percepção familiar sobre o problema são condições frequentemente associadas a essa dificuldade alimentar.
- **Criança emocionalmente comprometida ou negligenciada**: inclui crianças com quadro de apatia ou problemas de vínculo com a mãe e/ou a família, fazendo com que a apatia reflita no desinteresse pela comida e pelo processo de se alimentar. Atualmente a terceirização excessiva de cuidados, a escolarização precoce ou a delegação a cuidadores não adequados têm levado a maiores riscos para a alimentação de crianças mais suscetíveis.
- **Presença de doença orgânica:** ocorre em virtude da presença de alguma doença orgânica de base, que pode atuar como fator desencadeante. A diminuição do apetite é uma condição frequente de qualquer afecção clínica, sendo usualmente um sintoma que pode persistir até depois da cura. É importante diferenciar condições passageiras e de rápida resolução como aftas, estomatites e queilites, das sistêmicas que podem ser agudas ou

crônicas. Doenças gastrointestinais, neurológicas, psicomotoras e cardíacas podem ocasionar grande diminuição do apetite. Algumas situações podem ser de difícil diagnóstico inicial, demandando anamnese e exames clínicos detalhados e, algumas vezes, investigação apropriada.

Ingestão altamente seletiva e fobia alimentar

O termo "*picky eating*" ou "seletividade alimentar" é um dos mais frequentes utilizados, referindo-se à situação em que a criança apresenta recusa total ou parcial a determinado(s) tipo(s) de alimento(s) em razão de caracteristicas como cheiro, sabor, textura, aparência ou consistência. Outros aspectos sensoriais costumam estar envolvidos, como baixa tolerância a ruídos ou sujeira e desconforto em manipular produtos de determinadas consistências, como massas de modelar ou cera, pisar em areia e sentir o toque de determinados tecidos ou materiais.

A dificuldade pode ser leve, com aversão a poucos alimentos ou grupos específicos, como as frutas ou as verduras, ou ser mais extensa. A criança mostra-se, com frequência, muito contrariada, reagindo de forma negativa e hostil, quando exposta forçosamente aos alimentos que não tolera.[7,15,16]

A seletividade pode se expressar de maneira mais radical com seleção de uma única forma de preparação, marca comercial ou local de ingestão da refeição, preferências muito intensas, apego excessivo à maneira como os alimentos são arrumados no prato e/ou demorar muito tempo para fazer a refeição. Além disso, podem apresentar extrema resistência em experimentar alimentos novos (neofobia alimentar), restrições amplas, preferência marcante por líquidos, que são de mais fácil aceitação, incluindo leite e derivados, sucos, alimentos liquefeitos e papas.[8]

Esses comportamentos, além de interferir nas relações familiares, causando conflitos entre pai, mãe e filhos,[17,18] limitam as atividades sociais e aumentam o risco de alterações de crescimento, deficiências de vitaminas e minerais, infecções de repetição, perda exagerada de peso, problemas no aprendizado, ou mesmo obesidade.[15,18]

Em geral ocorre em crianças que sofreram algum tipo de trauma relacionado ao sistema digestório. São exemplos: procedimentos invasivos, intubação, sondagem, acidentes como engasgo, asfixia, sufocação ou outras situações que tenham causado grande desconforto (como vômitos, que aparecem especialmente ao serem alimentadas de maneira forçada).

Choro que interfere na alimentação

Quadro específico do lactente nos primeiros meses de vida, que apresenta choro difícil de ser controlado, o que faz com que a mãe tente alimentá-lo constantemente, acreditando que a causa do choro é fome. Refere-se, na maioria das vezes, à presença de cólica intensa que usualmente tem curta duração (em média três meses) e por isso não se considera como quadro de dificuldade alimentar clássico. É necessário descartar outras causas de choro intenso e repetitivo como constipação intestinal, refluxo gastroesofágico e/ou alergias alimentares, mesmo na fase da chamada "cólica fisiológica".

Embora os estudos científicos sobre dificuldades alimentares sejam escassos e difíceis de serem comparados,[14] acredita-se que crianças com essa enfermidade têm prejuízos em crescimento[8,19] e consequências psicossociais e cognitivas.[13] É evidente a necessidade de se investigar melhor o tema, com o objetivo de identificar, entender e tratar os casos de forma preventiva. A abordagem deve ser realizada por profissionais com diferentes formações como: médico nutrólogo, pediatra, nutricionista, fonoaudiólogo, psicólogo, terapeuta ocupacional, que, atuando em conjunto, fornecem contribuições específicas de sua área de atuação para que o tratamento atinja todas as áreas necessárias.

Mais recentemente, o grupo de Kerzner et al.[20] publicou uma nova classificação, que teve como mudança mais expressiva a inclusão dos perfis parentais, modulando o diagnóstico específico da criança com o comportamento dos pais, de forma a se construírem estratégias de tratamento mais eficazes, que abordassem todos os envolvidos na gênese e manutenção do problema. Tendo como base os estudos de Hughes et al.,[21] os estilos de comportamentos parentais referentes à alimentação de crianças são organizados em quatro categorias:

1. Pais controladores/autoritários: tentam controlar o que a criança come; restringem a comida; pressionam a comer; subornam em troca de recompensas e ignoram os sinais de fome da criança.
2. Pais negligentes/indiferentes: abandonam as responsabilidades de alimentação; não colocam limites e ignoram os sinais de fome ou necessidades emocionais da criança.
3. Pais responsivos/confiáveis: guiam a alimentação da criança; colocam limites; falam sobre a comida de maneira positiva e respondem aos sinais de fome da criança.
4. Pais indulgentes/permissivos: não colocam limites; alimentam a criança com o que, quando e onde for solicitado; fazem refeições especiais e ignoram os sinais de fome da criança.

No Capítulo 14 – Perfis parentais e sua aplicação em nutrologia, há mais informações sobre esse tópico.

Manejo nutrológico

O manejo nutrológico do Centro de Dificuldades Alimentares do Instituto PENSI – Hospital Infantil Sabará em São Paulo, usado como modelo no presente capítulo, é iniciado com a avaliação e aplicação da anamnese detalhada que envolve os seguintes itens:

A. Queixa e duração do problema.
B. História clínica da situação atual, com investigação da queixa principal e dos problemas secundários.
C. Investigação da história alimentar e de antecedentes gestacionais e parto.
D. Avaliação do desenvolvimento psicomotor, qualidade e higiene do sono e dinâmica de vida atual em domicílio e escolar, quando pertinente.
E. Investigação sobre antecedentes patológicos e ambientais, doenças pregressas respiratórias, gastrointestinais, vômitos, diarreias crônicas, náusea, sangramento intestinal, dor abdominal e tosse crônica.

Após a avaliação minuciosa da história clínica, deve ser realizado o exame físico detalhado, englobando aferição da pressão arterial, avaliação do estágio puberal e antropometria completa para a triagem de indícios de possíveis carências ou excessos nutricionais. Com base na anamnese e exame físico, pode ser necessário solicitar exames laboratoriais, a fim de ajudar no diagnóstico de uma causa orgânica (anticorpo antitransglutaminase IgA para diagnóstico de doença celíaca, bem como hemograma e ferritina para avaliação de anemia e/ou deficiência de ferro em uma criança que não ingere carnes, por exemplo).

A complexidade biopsicossocial de alguns casos quase sempre implicará a necessidade de abordagem interdisciplinar.[22] Entretanto, ao menos no início (mas frequentemente por tempo prolongado) é fundamental que as necessidades nutricionais da criança sejam atendidas, até que as demais medidas surtam efeito, recorrendo-se à suplementação quando a ingestão de alimentos não for capaz de suprir as necessidades para o desenvolvimento adequado. Paralelamente, a adesão da família às condutas propostas pela equipe somente será adequada se seus membros tiverem a necessária tranquilidade para aguardar os resultados. Para que essa segurança seja obtida, muitas vezes é preciso dar garantias à família de que a criança não está correndo riscos.[23]

Experiências clínicas sobre o efeito da suplementação alimentar no crescimento de crianças com baixo apetite e seletividade, ou cujo padrão alimentar era monótono e com inadequações de micronutrientes, demonstraram melhoria do estado geral de saúde.[24] Geralmente, a indicação do uso desses compostos é nas refeições intermediárias (lanches manhã/tarde ou ceia).[12,24-26]

Estudos de intervenção com diferentes produtos, como estimulantes de apetite, vitaminas e minerais, não mostram resultados eficientes na resolução do problema. No entanto, o uso de suplementos com adequado conteúdo energético e balanço na composição de vitaminas e minerais mostram resultados na manutenção do estado nutricional e melhora do quadro de carências vitamínicas específicas, permitindo o uso de técnicas de reeducação alimentar e nutricional.[27,28] Em estudo clássico, Alarcon et al.[25] buscaram corrigir possíveis deficiências originadas de seletividade alimentar e observar, prospectivamente, como essa intervenção se comparava a um grupo de controle não sujeito a ela. Para isso, acompanharam 92 crianças com idades entre 36 e 60 meses com seletividade alimentar e peso para estatura abaixo do percentil 25. Esses autores randomizaram dois grupos de pacientes; um deles recebeu orientação nutricional associada à oferta de suplemento nutricional e o outro apenas orientação nutricional. Verificaram que o grupo suplementado apresentou menos infecções de vias aéreas superiores que o grupo não suplementado (p = 0,027), além de melhor recuperação do peso (p = 0,001). De igual forma, em 2015, Huynh et al.[29] mostraram que o adequado tratamento de crianças com dificuldades alimentares é capaz de reduzir o número de dias de doença.

Dessa forma, muitos serviços têm optado por utilizar suplementos alimentares de forma mais ampla do que no passado.[30] A oferta de um certo número de calorias (geralmente em torno de 400 calorias/dia) por meio de um produto isocalórico (1 caloria/mL), balanceado e completo, é capaz de, ao mesmo tempo, agir como um seguro nutricional para a criança e tranquilizar a família. Essa estratégia atende o equilíbrio nutricional em relação à quantidade, qualidade e variedade. Obviamente, sempre que o profissional ou a equipe puderem realizar cálculos que levem à exata quantidade a repor, deve-se preferir essa opção. Entretanto, como muitas vezes isso não é possível, o uso pode perfeitamente ser feito de forma menos rígida, por meio da avaliação do equilíbrio nutricional, iniciando-se com certa quantidade, que o seguimento clínico, antropométrico, psicológico e laboratorial mostrará se está adequada ou se deve ser corrigida. Em geral, os estudos conduzidos com suplementação utilizam duas doses diárias de 200 mL,[27,29] o que parece ser uma dosagem inicial bastante razoável e com possibilidade de redução ou ampliação de acordo com a evolução.

A criança com comportamento alimentar seletivo tende à baixa aceitação de frutas e hortaliças e, em casos de dificuldade alimentar de duração moderada a grave, podem se expor ao risco de carência subclínica. Como recurso preventivo, a utilização de suplemento oral demonstra ser medida eficaz para atender as exigências nutricionais, visto que o acréscimo no percentual de ingestão de calorias, proteína, vitaminas e minerais melhora o estado nutricional e diminui a possibilidade de deficiência de nutrientes.[12,31,32]

A conduta nos casos de seletividade consiste na análise e na discussão de todos os dados coletados durante a anamnese, tanto clínica quanto nutricional, para a definição de prioridades de cada caso. Estudos sugerem que a suplementação associada à terapia médico-nutricional pode ser eficaz na recuperação da falta de apetite, modificando as condições iniciais de acompanhamento da criança, e que a intervenção precoce pode prevenir a alteração nutricional assim como o rompimento familiar.[12,31,32]

Recentemente, foi publicado um consenso brasileiro sobre a suplementação de crianças com dificuldades alimentares.[33] As recomendações desse documento são de que os suplementos de nutrição completa isocalóricos (suplementos completos) podem ser usados para o tratamento, podendo ser indicados prioritariamente nos seguintes casos:

A. Quando os inquéritos alimentares demonstrarem ingestão calórica-nutricional insuficiente.
B. Sempre que peso, estatura e/ou índice de massa corporal estiverem abaixo do recomendado ou desacelerando de acordo com a curva de crescimento da criança.
C. Sempre que estiverem presentes agravos à saúde a fim de oferecer segurança nutricional para a recuperação.
D. Quando o tempo para a reeducação alimentar for muito longo, expondo a criança a risco nutricional até que seja implementada.
E. Face à presença de pais excessivamente ansiosos e incapazes de implementar as medidas educativas, com o objetivo de assegurar nutrição adequada enquanto os pais possam ser também preparados.
F. Quando houver casos semelhantes na família que evoluíram mal sem a suplementação.
G. Sempre que for detectada doença de base (orgânica ou psíquica) a ser tratada, mas for necessário tempo longo para esse tratamento.
H. Quando a criança estiver em uso de medicamentos que sabidamente reduzem o apetite.
I. Em casos de seletividade alimentar ampla por muito tempo, abrangendo macro e micronutrientes.

Adicionalmente, o consenso também recomenda que:[33]

A. Polivitamínicos não têm indicação para o tratamento das dificuldades alimentares.
B. Vitaminas isoladamente podem ser utilizadas para crianças que apresentem deficiências específicas plasmáticas ou de ingestão comprovadas.
C. Poliminerais não têm indicação para o tratamento das dificuldades alimentares.
D. Minerais específicos isoladamente podem ser utilizados para crianças que apresentem deficiências específicas plasmáticas ou de ingestão comprovadas.
E. Suplementos modulares podem ser utilizados quando houver deficiência isolada comprovada na ingestão de um macronutriente específico ou prejuízo no estado nutricional da criança de acordo com a idade.
F. Suplementos hipercalóricos podem ser usados desde que apresentem composição semelhante aos suplementos completos isocalóricos, apenas com a característica particular de apresentarem densidade energética elevada, o que pode ser indicado para crianças com dificuldade na ingestão do volume habitualmente prescrito.

Ressalte-se a importância da implementação, sempre que possível, do atendimento da criança com dificuldade alimentar por uma equipe multiprofissional, conforme demonstrado por Maximino et al.,[34] que propõem um atendimento com foco em multiavaliação, incluindo-se avaliação médica, nutricional e fonoaudiológica, possibilitando a anamnese completa que identifica causas e consequências, além de desordens clínicas, orgânicas, nutricionais ou motoras orais da criança. Mesmo que não se tenha disponibilidade de todos os profissionais envolvidos, é importante que o profissional que avaliar essa criança individualmente considere todos esses aspectos.

O uso de orexígenos/estimulantes do apetite e suplementos orais tem o seu nicho e sua utilidade quando associado ao aconselhamento, de modo que a utilização deve ser criteriosa e refletir o entendimento do fator etiológico e não apenas servir como um apoio na substituição de uma adequada anamnese e diagnóstico.[35-40] Em relação aos medicamentos com efeito orexígeno, os princípios ativos dos mais utilizados são: ácido gama-aminobutírico (GABA); vitaminas do complexo B (tiamina ou vitamina B1, riboflavina ou vitamina B2, piridoxina ou vitamina B6 e cianocobalamina ou vitamina B12); cloridrato de L-lisina; buclizina (cloridrato de buclizina) e ciproeptadina (cloridrato de ciproeptadina).[35-41]

Concomitantemente, devem ser realizadas as orientações comportamentais para a família, objetivando a gestão do problema.

Entre as temáticas mais comuns de orientações comportamentais às famílias, incluem-se:

- A família deve adotar uma resposta neutra diante de recusas ou preferências alimentares.
- Atitudes, exemplos positivos relacionados aos alimentos.
- Iniciar pelos alimentos de que a criança gosta e gradativamente acrescentar novos.
- Incentivar a comer quanto, e se, quiser comer e nunca forçar nem chantagear.
- Preservar a capacidade inata de autorregulação energética.
- Sentar-se à mesa com a família.
- Iniciar incentivando o lactente a pinçar alimentos e interagir.
- Posicionar a criança sentada corretamente.
- Estimular a autonomia.
- Não incentivar demais.
- Não recompensar.
- Aceitar comportamentos normais para a faixa etária.
- Ter atitude neutra durante as refeições.

O manejo nutrológico deve ser constante e duradouro, realizando de forma seriada a avaliação nutricional, de acordo com diagnóstico e gravidade do quadro para verificar crescimento, desenvolvimento e possíveis ajustes nutricionais. Observa-se também que, ao longo do tempo de acompanhamento médico, o vínculo com a família é fortalecido, facilitando o sucesso no tratamento, pois há confiança mútua e, portanto, adesão às orientações.

Referências bibliográficas

1. Resende MA, Pereira DA, Marins SS. Cuidados na alimentação de crianças em instituições de educação infantil. Família, Saúde e Desenvolvimento. 2007; 8(1):32-41.
2. Skinner JD, Carruth BR, Bounds W, Ziegler PJ. Children's food preferences: a longitudinal analysis. Journal of the American Dietetic Association. 2002;102:1638-47.
3. Dovey TM, Staples PA, Gibson EL, Halford JC. Food neophobia and 'picky/fussy'eating in children: a review. Appetite. 2008;50:181-93.
4. Fisberg M. Editorial: feeding difficulties in children and adolescents. Frontiers in Pediatrics. 2018;6:105.
5. Jacobi C, Schmitz G, Agras WS. Is picky eating an eating disorder? International Journal of Eating Disorders. 2008;41:626-34.
6. Östberg M, Hagelin E. Feeding and sleeping problems in infancy – a follow-up at early school age. Child: Care, Health and Development. 2011;37:11-25.
7. Mascola AJ, Bryson SW, Agras WS. Picky eating during childhood: a longitudinal study to age 11 years. Eating Behaviors. 2010;11:253-7.
8. Wright CM, Parkinson KN, Shipton D, Drewett RF. How do toddler eating problems relate to their eating behavior, food preferences, and growth? Pediatrics. 2007;120:e1069-75.
9. Kerzner B. Clinical investigation of feeding difficulties in young children: a practical approach. Clinical Pediatrics. 2009;48:960-5.
10. Kerzner B, Milano K, MacLean WC, Berall G, Stuart S, Chatoor I. A practical approach to classifying and managing feeding difficulties. Pediatrics. 2015;135:344-53.

11. Lazzeri T. Crianças versus comida. Revista Época. 30 de abril de 2012. p.7.
12. Fisberg M, Tosatti AM, Abreu CL. A criança que não come - abordagem pediátrico-comportamental. Blucher Medical Proceedings. 2014;1:176-89.
13. Chatoor I. Diagnosis and treatment of feeding disorders in infants, toddlers, and young children. Washington DC: Zero to three; 2009.
14. Nogueira-de-Almeida CA, de Mello ED, Maranhão ES, Vieira MC, Barros R, Fisberg M et al. Dificuldades alimentares na infância: revisão da literatura com foco nas repercussões à saúde. Pediatria Moderna. 2012;48:9.
15. Fisberg M, Maximino P. Guia descomplicado da alimentação infantil. São Paulo: Abril; 2012.
16. Jaballas E, Clark-Ott D, Clasen C, Stolfi A, Urban M. Parents' perceptions of their children's weight, eating habits, and physical activities at home and at school. Journal of Pediatric Health Care. 2011;25:294-301.
17. Jacobi C, Agras WS, Bryson S, Hammer LD. Behavioral validation, precursors, and concomitants of picky eating in childhood. Journal of the American Academy of Child and Adolescent Psychiatry. 2003;42:76-84.
18. Jansen PW, Roza SJ, Jaddoe VW, Mackenbach JD, Raat H, Hofman A et al. Children's eating behavior, feeding practices of parents and weight problems in early childhood: results from the population-based Generation R Study. International Journal of Behavioral Nutrition and Physical Activity. 2012;9:1-11.
19. Dubois L, Farmer A, Girard M, Peterson K, Tatone--Tokuda F. Problem eating behaviors related to social factors and body weight in preschool children: a longitudinal study. The International Journal of Behavioral Nutrition and Physical Activity. 2007;4:9.
20. Kerzner B, Milano K, MacLean WC, Jr., Berall G, Stuart S, Chatoor I. A practical approach to classifying and managing feeding difficulties. Pediatrics. 2015;135:344-53.
21. Hughes SO, Power TG, Fisher JO, Mueller S, Nicklas TA. Revisiting a neglected construct: parenting styles in a child-feeding context. Appetite. 2005;44:83-92.
22. Maximino P, Machado RHV, Junqueira P, Ciari M, Tosatti AM, Ramos CC et al. How to monitor children with feeding difficulties in a multidisciplinary scope?: Multidisciplinary care protocol for children and adolescents. Journal of Human Growth and Development. 2016;26(3):331-40. Disponível em: http://pepsic.bvsalud.org/scielo.php?script=sci_arttext&pid=S0104-12822016000300007&nrm=iso; acessado em: 31 de maio de 2021.
23. Chatoor I. When Your Child Won't Eat Or Eats Too Much: A Parents' Guide for the Prevention and Treatment of Feeding Problems in Young Children. Bloomington IN: iUniverse; 2012.
24. Yackobovitch-Gavan M, Lebenthal Y, Lazar L, Shalitin S, Demol S, Tenenbaum A et al. Effect of nutritional supplementation on growth in short and lean prepubertal children after 1 year of intervention. The Journal of pediatrics. 2016;179:154-9. Disponível em: https://www.jpeds.com/article/S0022-3476(16)30883-6/fulltext; acessado em: 31 de maio de 2021.
25. Alarcon PA, Lin L-H, Noche M, Hernandez VC, Cimafranca L, Lam W et al. Effect of oral supplementation on catch-up growth in picky eaters. Clinical Pediatrics. 2003;42:209-17.
26. Siviero AA, Anti SMA, Bandeira CRS, Russeff MM, Fisberg M. Intervenção e orientação nutricional no acompanhamento de crianças desnutridas em creches de São Paulo. Revista Paulista de Pediatria. 1997;15(1):7-13.
27. Fisberg M, Maulén-Radován I, Tormo R, Carrasco M, Giner C, Martin F et al. Effect of oral nutritional supplementation with or without synbiotics on sickness and catch-up growth in preschool children. International Pediatrics. 2002;17:216-22.
28. Siviero AA, Anti SMA, Bandeira CRS, Russeff MM, Fisberg M. Intervenção e orientação nutricional no acompanhamento de crianças desnutridas em creches de São Paulo. Rev Paul Pediatr. 1997;15:7.
29. Huynh DT, Estorninos E, Capeding RZ, Oliver JS, Low YL, Rosales FJ. Longitudinal growth and health outcomes in nutritionally at-risk children who received long-term nutritional intervention. J Hum Nutr Diet. 2015;28:623-35.
30. Fisberg M, Maximino P. Dificuldades alimentares. In: Nogueira-de-Almeida CA, Mello ED (eds.). Nutrologia pediátrica: prática baseada em evidências. Barueri: Manole; 2016.
31. Ong C, Phuah KY, Salazar E, How CH. Managing the 'picky eater' dilemma. Singapore Med J. 2014;55:184-89.
32. Akram DS, Bharmal FY, Hussain T. PediaSure in the treatment of severe malnutrition in Pakistani children. J Pak Med Assoc. 2000;50:377-80.
33. Nogueira-de-Almeida C, de Mello E, Filho D, Maximino P, Fisberg M. Consenso da Associação Brasileira de Nutrologia sobre o uso de suplementos alimentares para crianças com dificuldades alimentares. International Journal of Nutrology. 2018;11:S4-S15.
34. Maximino P, Machado RHV, Junqueira P, Ciari M, Tosatti AM, Ramos CC et al. Como acompanhar a criança com dificuldade alimentar em escopo multidisciplinar?: protocolo de atendimento multiprofissional na infância e adolescência-estudo piloto. Journal of Human Growth and Development. 2016;26:331-40.
35. Saleh J, Yang M, Hashim S. Ingestive behavior and composition of weight change during cyproheptadine administration. International Journal of Obesity. 1979;3:213-21.
36. Prelusky D, Rotter B, Thompson B, Trenholm H. Effect of the appetite stimulant cyproheptadine on deoxynivalenol-induced reductions in feed consumption and weight gain in the mouse. Journal of Environmental Science & Health Part B. 1997;32:429-48.

37. Orthen-Gambill N. Antihistaminic drugs increase feeding, while histidine suppresses feeding in rats. Pharmacology Biochemistry and Behavior. 1988;31:81-6.
38. Kachani AT, Abreu CLM, Lisboa SBH, Fisberg M. Seletividade alimentar da criança. Pediatria. 2005;27:48-60.
39. Coura C, Soli A, Bezerra L. Enasios com a buclizina em associação a aminoácidos essenciasis e vitaminas do complexo B (Buclivit) no tratamento da inapetência infantil. Hospital (RJ). 1968;74:939-46.
40. Alaya GQ. Efectos de los medicamentos en el apetito. Trastornos de la Conducta Alimentaria. 2011;1437-60.
41. Higa J, Micelli I, Astolfi E. Buclizine as an appetite stimulant. Clinical, experimental and toxicological studies. Prensa Med Argent. 1969;56:1129-33.

CAPÍTULO **24**

Desnutrição energético-proteica

Silvana Gomes Benzecry
Ivan Savioli Ferraz

Conceito

De acordo com a Organização Mundial da Saúde (OMS), a desnutrição pode ser definida como "a deficiência, excesso ou desequilíbrio na ingestão de energia e/ou nutrientes por um indivíduo"; esse termo engloba dois grandes grupos de condições: a subnutrição (*undernutrition*) – incluindo aqui, além da desnutrição energético-proteica, a deficiência de micronutrientes – e o excesso de peso (sobrepeso e obesidade). Segundo a OMS, enquanto 41 milhões de crianças menores de 5 anos de idade estão com excesso de peso, mais de 200 milhões delas estão subnutridas ao redor do mundo.[1]

Neste capítulo vamos nos ater à desnutrição energético-proteica (DEP). A DEP ocorre em decorrência do desequilíbrio entre o suprimento de energia e de nutrientes e a demanda do organismo para garantir sua manutenção, crescimento e funções metabólicas. A origem da DEP pode ser primária, quando não há outra doença associada (relacionada à insegurança alimentar), ou secundária, quando há uma doença relacionada (em virtude de baixa ou inadequada ingestão alimentar, alteração na absorção, aumento das necessidades nutricionais e/ou maior perda de nutrientes).[2-5] A DEP pode ser classificada como aguda, quando a sua duração é menor que 3 meses e, nesses casos, observa-se o emagrecimento do indivíduo acometido (*wasting*); quando a duração da DEP é maior do que 3 meses, ela é chamada de crônica e, nesses casos, observa-se a parada de crescimento (*stunting*).[5]

Em 2012, a World Health Assembly Resolution aprovou um plano de implementação global sobre saúde materna, nutrição de lactentes e crianças pré-escolares que especificava seis metas nutricionais globais para 2025. Essa política tem como uma das metas a redução de 40% no número de crianças menores de 5 anos que estão com alteração no comprimento (*stunting*).[3,6]

Quanto à gravidade, existem as formas moderada e grave. Esta baseia-se em critérios clínicos e laboratoriais e é dividida em: marasmo, kwashiorkor e kwashiorkor-marasmático.[2-4,7,8]

Fisiopatologia

O conhecimento da fisiopatologia da DEP é fundamental para a orientação da terapia nutrológica. A criança com DEP está em um delicado equilíbrio homeostático, limítrofe ao colapso endócrino-metabólico. A intrínseca relação das vias de utilização energética promove mudanças intensas em múltiplos sistemas: endócrino, imune, nervoso central, gastrointestinal, cardiovascular e renal. A escassez de nutrientes, nas DEP moderada e grave, determina hipoglicemia, lipólise, glicólise, glicogenólise e neoglicogênese. Essas alterações ocorrem em razão das modificações nos eixos da insulina, com diminuição da produção e aumento da resistência periférica pela ação dos contrarreguladores (hormônio do crescimento, adrenalina e corticosteroides). Além disso, há redução do metabolismo, com alterações na via tireoidiana de aproveitamento de iodo e conversão hormonal, a fim de reduzir o gasto de O_2 e conservar energia. A redução na oferta de fosfatos energéticos promove alterações nas bombas iônicas de membrana celular, determinando sódio corporal elevado, hiponatremia, hipopotassemia e hipercalcemia e maior tendência a edema intracelular.[2,9,10]

Dependendo da época de aparecimento e do grau da DEP, alterações morfofuncionais do sistema nervoso central (SNC) são esperadas, afetando tanto a substância cinzenta como a branca.[11] De forma marcante, as alterações gastrointestinais, que ocorrem em intensidade variada, envolvem insuficiência pancreática, supercrescimento bacteriano, atrofia de mucosa com redução da capacidade absortiva do organismo e hipolactasia. A disbiose observada em crianças com DEP pode ser uma das responsáveis pelo achado de elevadas concentrações de citocinas pró-inflamatórias, tais como o fator de necrose tumoral e as interleucinas 1, 6 e 12,[12,13] o que compromete ainda mais o balanço nutritivo-energético. A Tabela 1 resume as principais alterações que compõem a fisiopatologia da DEP.[9,13]

A fisiopatologia do edema do desnutrido é multifatorial. Algumas das causas são: a falência da bomba de sódio e potássio que determina edema celular; o aumento da permeabilidade vascular pela hipoalbuminemia secundária à menor síntese e pelo aumento de citocinas pró-inflamatórias e do estresse oxidativo.[9,14]

A desnutrição grave deve ser diferenciada em três formas de síndromes clínicas de apresentação com parâmetros clínicos bem distintos:[2,4,8]

- **Kwashiorkor:** caracteriza-se por alterações de pele (lesões hipercrômicas, hipocrômicas ou descamativas) e de cabelos (textura, coloração, facilidade de soltar do couro cabeludo), hepatomegalia esteatótica, ascite, face de lua com hipertrofia da bola de Bichat, edema de membros inferiores e/ou anasarca, e apatia. O edema geralmente é bilateral e simétrico, começa nos pés (edema 1+), progride para os pés e as mãos baixas (edema 2+) e, em casos graves, pode envolver a face (edema 3+).
- **Marasmo:** apresenta-se com emagrecimento acentuado, baixa atividade, irritabilidade, atrofia muscular e subcutânea, desaparecimento da bola de Bichat (último depósito de gordura a ser consumido, localizado na região malar), o que favorece o aspecto envelhecido (fácies senil ou simiesca), com costelas visíveis e região glútea atrófica. O abdome pode estar globoso e raramente com hepatomegalia.
- **Kwashiorkor-marasmático:** quadro clínico com características de ambas as síndromes anteriores.

Diagnóstico

A obtenção da história clínica, com especial atenção ao estado de saúde atual, à alimentação e aos antecedentes mórbidos da criança, constitui-se no primeiro passo para o diagnóstico. O exame clínico deve buscar sinais característicos de subnutrição (ver Capítulo 4 – Avaliação nutrológica). Em seguida, etapa fundamental para o diagnóstico é a avaliação antropométrica. De posse de peso e estatura, calculam-se os escores z de peso para idade, estatura para idade e índice de massa corporal (IMC) para a idade. Valores abaixo de -2 escores z para qual-

TABELA 1 Órgãos/sistemas com fisiologia anormal na criança desnutrida

Órgão ou sistema afetado	Mudança na fisiologia	Consequência
Cardiovascular	A força de contração do coração, o volume sistólico e o débito cardíaco são reduzidos.	Qualquer aumento no volume sanguíneo (p. ex., após grande volume de alimentos, terapia intravenosa ou oral, ou dieta rica em sal) pode determinar sobrecarga cardíaca e risco de morte.
Gastrointestinal	A produção de ácido gástrico e a motilidade são reduzidas, o que permite a invasão bacteriana da barreira ácida. As deficiências de potássio e de magnésio podem agravar a dismotilidade e, em casos graves, determinar íleo adinâmico. Achatamento das vilosidades intestinais. Mau funcionamento das vias biliares e diminuição da secreção pancreática.	Supercrescimento bacteriano no intestino delgado com comprometimento de absorção. A atrofia vilositária pode determinar má absorção dos macronutrientes e também se associar com aumento da permeabilidade intestinal com consequente translocação bacteriana.
Fígado	A gliconeogênese e a síntese de todas as proteínas séricas, incluindo complemento e fatores de coagulação, estão reduzidos. Presença de esteatose hepática.	Risco aumentado de hipoglicemia, disfunção imune, coagulopatia e alteração das funções hepáticas.
Sistema imune	Todos os aspectos de imunidade são diminuídos, como a imunidade celular e a secreção de IgA. A fagocitose é prejudicada e gânglios linfáticos, tonsilas e timo são atrofiados.	Supressão imune. Sinais típicos de infecção, como febre, podem estar ausentes.
Geniturinário	A filtração glomerular é reduzida, assim como a excreção de sódio. A capacidade de o rim excretar o excesso de ácido, água, sódio e fósforo é gravemente afetada.	A dieta rica em sal e o grande volume de alimentos ou fluidos podem facilmente levar à expansão plasmática, que pode culminar em uma insuficiência cardíaca aguda.
Transporte iônico celular	A bomba de sódio-potássio é gravemente deprimida, levando ao acúmulo intracelular de sódio e à perda de potássio do corpo. Apesar de o nível sérico de sódio poder estar baixo, o sódio total corporal está alto.	Com o tratamento, o sódio é exportado de dentro das células para o compartimento extracelular, que é acompanhado pela expansão do volume sanguíneo. Terapia com fluidos (oral ou intravenosa) e grandes volumes de alimentação ou dieta rica em sódio durante esse período podem levar a criança à insuficiência cardíaca aguda.
Pele, músculos, glândulas exócrinas	A pele e a gordura subcutânea são atrofiadas, o que leva à perda de dobras e aos olhos afundados. Algumas glândulas exócrinas, incluindo sudoríferas, lacrimais (lágrimas), salivares e pancreáticas estão também atrofiadas.	Alguns sinais de desidratação (diminuição do turgor cutâneo, mucosa oral ressecada, ausência de lágrimas, olhos afundados) não são confiáveis na criança gravemente desnutrida. Pela perda muscular, podem ocorrer movimentos débeis de tronco e membros.
Cérebro	Atrofia cerebral.	Atraso da fala e do desenvolvimento global.

Fonte: adaptada de Antwi, 2011[9] e Bhutta, 2017.[13]

quer dos três indicadores são indicativos de comprometimento nutricional. A queda nos escores z de peso para idade e de IMC para idade indica comprometimento agudo, recente, e consumo das reservas corporais. Quando a estatura está comprometida, pode-se supor que o processo de subnutrição seja prolongado, a ponto de comprometer o crescimento físico. Quando todos estão baixos, considera-se a existência de agravo nutricional crônico e em evolução.[2,3] Em relação a crianças de 6 meses a 5 anos de idade, a OMS orienta que indivíduos com escores z entre -2 e -3 do índice peso/estatura (comprimento) sejam classificados como portadores de DEP moderada; crianças com escores z < -3 devem ser classificadas como portadoras de DEP grave.[14,15] Uma outra forma de abordar o estado nutricional de uma criança com idades entre 1 e 5 anos com suspeita de DEP seria a obtenção da medida da circunferência braquial; valores < 115 mm indicariam risco elevado da presença de DEP grave.[16]

Ao exame físico, ainda, pode-se encontrar emagrecimento intenso visível, alteração dos cabelos (mais secos, finos, alteração da pigmentação, tons de marrom/vermelho; falta de brilho; às vezes alopecia, hipo ou hiperpigmentação, manchas ásperas (hiperqueratose), estomatite angular e glossite com perda de papilas; diminuição do músculo na região glútea e perda de gordura subcutânea.[2,3]

Manejo nutrológico

Os objetivos do tratamento da DEP grave são: prevenir a mortalidade em curto prazo e alcançar recuperação nutricional sustentada para reduzir a suscetibilidade a infecções, que podem ameaçar a vida, e estimular o desenvolvimento neurocognitivo.[13] Inicialmente, deve-se avaliar a presença de complicações clínicas que justifiquem internação hospitalar, como hipoglicemia, desidratação, hipotermia, anemia grave e sinais de infeção.

O Ministério da Saúde, à semelhança da OMS, apresenta os dez passos para o manejo do desnutrido grave hospitalizado:[14,17-20]

1. Tratar e prevenir a hipoglicemia.
2. Tratar e prevenir a hipotermia.
3. Tratar a desidratação e o choque séptico.
4. Corrigir os distúrbios hidroeletrolíticos.
5. Tratar infecção.
6. Corrigir as deficiências de micronutrientes.
7. Reiniciar a alimentação cautelosamente.
8. Reconstruir os tecidos perdidos (fase de reabilitação ou de crescimento rápido).
9. Afetividade, estimulação, recreação e cuidado.
10. Preparar para a alta e o acompanhamento após a alta.

Quando esses passos são implementados, observa-se diminuição da mortalidade. Isso talvez se deva a: realimentação precoce, mas cautelosa; oferta adequada de eletrólitos, vitaminas e minerais; recomendação restrita de reidratação endovenosa; e uso precoce de antibióticos para tratar infecções ocultas.

Quanto ao manejo, pode-se didaticamente dividir em (Figura 1):[17]

Primeira fase: estabilização (tratar os problemas que ocasionem risco de morte, corrigir as deficiências nutricionais específicas, reverter anormalidades metabólicas e iniciar a alimentação). Após a estabilização hemodinâmica, hidroeletrolítica e acidobásica (suporte metabólico), inicia-se a alimentação.

Deve-se fornecer, nesse momento, no máximo 100 kcal/kg/dia (iniciando com taxa metabólica basal acrescida de fator de estresse que varia de 10 a 30%), e esse aporte deve ser gradual, fornecendo de 50 a 60 kcal/kg/dia no primeiro dia e aumentando de acordo com a avaliação clínica e laboratorial da criança. Se ocorrer diminuição de sódio, potássio, magnésio e fósforo, que pode indicar síndrome de realimentação (SR), deve-se fazer a progressão calórica de forma mais lenta. A SR é uma condição observada em indivíduos que iniciam processo de reabilitação nutricional após longo período de privação alimentar. É caracterizada por estado anabólico com picos de insulinemia, hipoglicemia, distúrbios hidroeletrolíticos (hipopotassemia, hipomagnesemia e hipofosfatemia) e letargia, chegando, nos casos mais graves, à insuficiência cardíaca e respiratória e, até mesmo, morte. Em virtude do risco de surgimento dessa síndrome, a realimentação de pacientes com DEP grave deve ser realizada de forma parcimoniosa.[21] Como o desnutrido não tolera grandes volumes, nesse momento a oferta hídrica deve ser de 130 mL/kg/dia. O valor calórico total deve contemplar 1 a 1,5 g de proteína/kg/dia. A dieta deve ser com baixa osmolaridade (< 280 mOsmol/L), menor teor de lactose (< 13 g/L) e de sódio. Nessa fase, não se objetiva a recuperação do estado nutricional, mas sim a sua conservação e a estabilização clínico-metabólica.[22,23] Também é importante atentar-se à reposição de vitaminas, especialmente a A.

Segunda fase: reabilitação (ofertar alimentação em maior quantidade, visando recuperar grande parte do peso perdido; estimular emocional e fisicamente, orientar os pais e/ou cuidadores e preparar para alta). Devem ser ofertadas 1,5 vez a recomendação para os nutrientes (oferta calórica 150 kcal/kg/dia, hídrica 150 a 200 mL/kg/dia, proteica 3 a 4 g/kg/dia) e dieta com menor teor de lactose. Nesta pode-se utilizar preparado artesanal sugerido pela OMS, contendo 100 kcal e 2,9 g de proteína para cada 100 mL, fórmula infantil com menor conteúdo de lactose ou dieta enteral polimérica pediátrica isenta de lactose para crianças com idade inferior a 1 ano (1 kcal/mL). Para ajuste da densidade energética de fórmulas infantis (0,7 kcal/mL) podem ser utilizados módulos de polímeros de glicose (em torno de 3%) e/ou lipídeos (óleos vegetais 2 a 3%). Esse procedimento permite que a dieta oferecida apresente maior densidade energética, mas compromete o fornecimento de minerais e micronutrientes. É importante a prescrição de multivitamínicos (1,5 vez a recomendação para crianças saudáveis), e de zinco, cobre e ferro.

Terceira fase: o acompanhamento (ambulatorial para prevenir recaída) pode ser realizado em hospitais-dia ou ambulatórios e tem por objetivos prosseguir na orientação, monitoração do crescimento (vigilância dos indicadores de peso por estatura e estatura por idade) e desenvolvimento da criança, especialmente da relação estatura para a idade, bem como intensificar o trabalho da equipe multiprofissional.[22,23]

Em relação ao uso de antibióticos endovenosos, podem ser indicados nas seguintes condições: crianças hospitalizadas com DEP grave que cursam com complicações (choque séptico, hipoglicemia, hipotermia, piodermites, infecções do trato respiratório ou urinário) ou que se apresentam letárgicas, ou com grande acometimento do estado geral, pois parece reduzir a mortalidade. Em relação às crianças hospitalizadas com DEP grave, mas sem complicações, orienta-se administrar antibióticos por via oral. Finalmente, para as crianças com DEP grave, mas que não necessitam de hospitalização, a prescrição de antibióticos por via oral é controversa, na ausência de foco definido de infecção.[13,24]

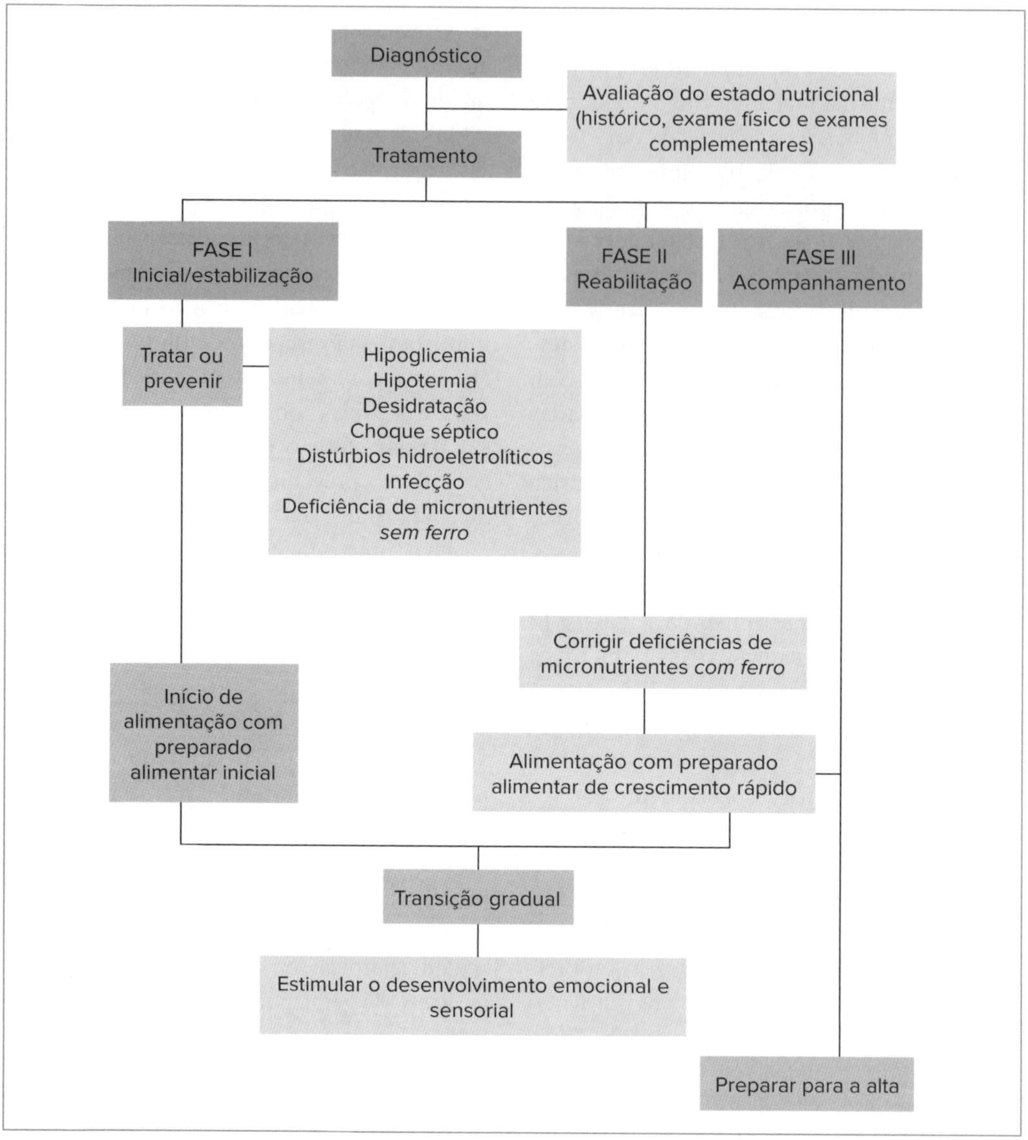

FIGURA 1 Esquema de procedimento para diagnóstico e tratamento hospitalar da criança com desnutrição grave.

Fonte: adaptada de Ministério da Saúde, 2005.[17]

Referências bibliográficas

1. World Health Organization. What is malnutrition?; publicação de 15 de abril de 2020. Disponível em: https://www.who.int/news-room/q-a-detail/malnutrition; acessado em: 31 de maio de 2021.
2. Alberda C, Graf A, McCargar L. Malnutrition: etiology, consequences, and assessment of a patient at risk. Best practice & research Clinical gastroenterology. 2006;20(3):419-39.
3. Tiwari R, Ausman LM, Agho KE. Determinants of stunting and severe stunting among under-fives: evidence from the 2011 Nepal Demographic and Health Survey. BMC Pediatrics. 2014;14:239.
4. Waterlow JC. Classification and definition of protein-energy malnutrition. Monograph series World Health Organization. 1976;(62):530-55.

5. Mehta NM, Corkins MR, Lyman B, Malone A, Goday PS, Carney LN et al. Defining pediatric malnutrition: a paradigm shift toward etiology-related definitions. J Parenter Enteral Nutr. 2013;37(4):460-81.
6. de Onis M, Dewey KG, Borghi E, Onyango AW, Blossner M, Daelmans B et al. The World Health Organization's global target for reducing childhood stunting by 2025: rationale and proposed actions. Maternal & Child Nutrition. 2013;9(Suppl 2):6-26.
7. Trehan I, Manary MJ. Management of severe acute malnutrition in low-income and middle-income countries. Arch Dis Child. 2015;100(3):283-7.
8. Dipasquale V, Cucinotta U, Romano C. Acute malnutrition in children: pathophysiology, clinical effects and treatment. Nutrients. 2020;12(8):2413.
9. Antwi A. Assessment and management of severe malnutrition in children. West African Journal of Medicine. 2011;30(1):11-8.
10. Girma T, Kaestel P, Molgaard C, Michaelsen KF, Hother AL, Friis H. Predictors of oedema among children hospitalized with severe acute malnutrition in Jimma University Hospital, Ethiopia: a cross sectional study. BMC Pediatrics. 2013;13:204.
11. Gunston GD, Burkimsher D, Malan H, Sive AA. Reversible cerebral shrinkage in kwashiorkor: an MRI study. Arch Dis Child. 1992;67:1030-2.
12. Walson JL, Berkley JA. The impact of malnutrition on childhood infections. Curr Opin Infect Dis. 2018;31: 231-6.
13. Bhutta ZA, Berkley JA, Bandsma RHJ, Kerac M, Trehan I, Briend A. Severe childhood malnutrition. Nat Rev Dis Primers. 2017;3:17067.
14. Singh K, Badgaiyan N, Ranjan A, Dixit HO, Kaushik A, Kushwaha KP et al. Management of children with severe acute malnutrition: experience of Nutrition Rehabilitation Centers in Uttar Pradesh, India. Indian pediatrics. 2014;51(1):21-5.
15. World Health Organization/United Nations Children's Fund. WHO child growth standards and the identification of severe acute malnutrition in infants and children. A Joint Statement by the World Health Organization and the United Nations Children's Fund; 2009.
16. World Health Organization. Management of severe malnutrition: a manual for physicians and other senior health workers; 1999.
17. Brasil. Ministério da Saúde. Secretaria de Atenção à Saúde. Coordenação Geral da Política de Alimentação e Nutrição. Manual de atendimento da criança com desnutrição grave em nível hospitalar / Ministério da Saúde, Secretaria de Atenção à Saúde, Coordenação Geral da Política de Alimentação e Nutrição. Brasília: Ministério da Saúde; 2005. 144 p. (Série A. Normas e Manuais Técnicos).
18. Chang CY, Trehan I, Wang RJ, Thakwalakwa C, Maleta K, Deitchler M et al. Children successfully treated for moderate acute malnutrition remain at risk for malnutrition and death in the subsequent year after recovery. The Journal of Nutrition. 2013;143(2):215-20.
19. Mogeni P, Twahir H, Bandika V, Mwalekwa L, Thitiri J, Ngari M et al. Diagnostic performance of visible severe wasting for identifying severe acute malnutrition in children admitted to hospital in Kenya. Bull World Health Organ. 2011;89(12):900-6.
20. Ramirez Prada D, Delgado G, Hidalgo Patino CA, Perez-Navero J, Gil Campos M. Using of WHO guidelines for the management of severe malnutrition to cases of marasmus and kwashiorkor in a Colombia children's hospital. Nutrición Hospitalaria. 2011;26(5): 977-83.
21. Silva JSV, Seres DS, Sabino K, Adams SC, Berdahl GJ, Citty SW et al. ASPEN Consensus recommendations for refeeding syndrome. Nutr Clin Pract. 2020; 35(2):178-95.
22. Golden MH. Oedematous malnutrition. British Medical Bulletin. 1998;54(2):433-44.
23. Golden MH. The development of concepts of malnutrition. The Journal of nutrition. 2002;132(7):2117s-22s.
24. WHO. Guideline: Updates on the management of severe acute malnutrition in infants and children. Geneva: World Health Organization; 2013.

CAPÍTULO 25

Obesidade

Carlos Alberto Nogueira-de-Almeida
Elza Daniel de Mello

Introdução

A obesidade pode ser considerada, atualmente, como um dos principais problemas de saúde pública em todo o mundo, em virtude da sua prevalência elevada e crescente, e, também, pelo fato de interferir na saúde de praticamente todo o organismo. Do ponto de vista epidemiológico, os dados nacionais mais recentes[1] mostram que, na faixa etária entre 5 e 9 anos de idade, somando-se sobrepeso e obesidade, 51,4% dos meninos e 43,8% das meninas são acometidos. E, na faixa entre 10 e 19 anos, essa taxa atinge 27,6% dos adolescentes do sexo masculino e 23,4 do sexo feminino. Entretanto, esses dados refletem a situação do país nos anos de 2008 a 2009, uma vez que, após esse levantamento, não foram publicados novos dados de abrangência nacional. Em 2019, foi publicado o "Atlas da obesidade infantil no Brasil",[2] com dados de crianças acompanhadas na atenção primária derivados do Sistema de Vigilância Alimentar e Nutricional. Segundo esse documento, as prevalências de sobrepeso e obesidade são, respectivamente, de 11 e 7,9% em menores de 2 anos; 7,8 e 6,5% entre 2 e 4 anos; 16,1 e 13,2% entre 5 e 9 anos. Dada a tendência, nos últimos 35 anos, de aumento anual,[1] é provável que, hoje, essa prevalência seja ainda maior. Metanálise publicada em 2015,[3] com dados referentes a 21 estudos e 18.463 sujeitos com idades entre 2 e 19 anos, estimou prevalência nacional de obesidade (percentil de índice de massa corporal [IMC] maior que 95) de 14,1%, contudo, analisando-se os estudos utilizados, pode-se verificar que as prevalências variaram entre 3,79 e 34,65%. Sendo assim, pode-se dizer que os profissionais que trabalham com nutrição infantojuvenil devem ter, na obesidade, uma de suas maiores prioridades de estudo e aprimoramento. No presente capítulo, serão abordadas, especialmente, as questões clínicas da obesidade na infância e na adolescência.

Diagnóstico da obesidade

O diagnóstico da obesidade é realizado, basicamente, de maneira clínica. De forma simplificada, é preciso ter a certeza de que o paciente possui excesso de gordura, que não é a mesma coisa que excesso de peso. Sendo assim, do ponto de vista individual, a avaliação da composição corporal é mais importante que a do peso. A Tabela 1 mostra os valores de porcentagem de gordura habitualmente utilizados para diagnóstico.[4]

Na prática, em geral, são utilizados o IMC associado a algum método que comprove, frente ao excesso de massa corpórea, que se trata, efetivamente, de gordura. Em relação ao IMC,

TABELA 1 Porcentagem de gordura para crianças e adolescentes

Classificação	Porcentagem de gordura	
	Masculino	Feminino
Muito baixo	8-9	7-11
Baixo	10-12	12-17
Ideal	13-20	18-25
Moderadamente alto	21-24	26-29
Alto	25-30	30-38
Muito alto	31-42	39-43

Fonte: adaptada de Hattori, 1987.[4]

os pontos de corte utilizados estão mostrados na Tabela 2.[5] O detalhamento sobre a antropometria está apresentado no Capítulo 4 (Avaliação do estado nutrológico).

O aumento do IMC é o indicador usualmente usado como triagem inicial. O passo seguinte é avaliar se o excesso observado se trata efetivamente de tecido adiposo. É importante incluir na avaliação a medida da circunferência abdominal (CA). Apesar de não ser adequado, por meio dessa mensuração, fazer inferências sobre a composição corporal, é possível estimar se há excesso de adiposidade abdominal, o que é altamente relevante, levando-se em conta que o acúmulo de gordura nessa região tem implicações importantes para a saúde. Comorbidades como resistência periférica à insulina (RPI), hipertensão arterial sistêmica (HAS), aterosclerose e dislipidemia apresentam forte relação com a quantidade de gordura abdominal.[6] O local de medida da CA é o ponto médio entre a última costela fixa (décima) e a borda superior da crista ilíaca. Os pontos de corte mais aceitos para essa medida estão mostrados na Tabela 3.[7] Valores acima do

TABELA 2 Pontos de corte de índice de massa corporal

	Escore z menores de 5 anos	Escore z maiores de 5 anos	Percentil – todas as idades
Sobrepeso	Entre +2 e +3	Entre +1 e +2	Entre 85 e 95
Obesidade	> +3	> +2	> 95

Fonte: Ministério da Saúde do Brasil, 2015.[4]

TABELA 3 Pontos de corte, em centímetros, para medida da circunferência abdominal

IDADE	Meninos brancos	Meninas brancas	Meninos negros	Meninas negras
5	59	57	56	56
6	61	60	60	59
7	61	64	61	67
8	75	73	67	65
9	77	73	74	78
10	88	75	79	79
11	90	83	79	87
12	89	83	87	84
13	95	94	87	81
14	99	96	85	92
15	99	88	81	85
16	97	93	91	90
17	90	86	101	105

Fonte: adaptada de Freedman, 1999.[7]

ponto de corte são indicativos de adiposidade abdominal elevada e a criança deve ser considerada de maior risco.

Classificação da obesidade

Uma das grandes verdades a respeito da obesidade infantil é o fato de não se tratar de uma doença única, mas de ser a expressão final de uma série de diferentes quadros patológicos que resultam em acúmulo excessivo de gordura corporal. Adicionalmente, diversas situações podem levar à obesidade, contribuir para sua manutenção ou elevar sua morbidade. Um aspecto que aumenta muito a chance de se conseguir um tratamento individualizado e, portanto, mais eficaz, é conseguir diferenciar os aspectos etiológicos e clínicos da obesidade em cada paciente atendido.[8,9]

A classificação adotada neste livro foi proposta por Nogueira-de-Almeida et al. em 2004[8] e depois revisada em 2018;[10] está resumida na Figura 1.

Excesso de adiposidade corporal

A primeira etapa de classificação da criança passa pela confirmação de que, efetivamente, trata-se de excesso de peso. É importante valorizar, também, indivíduos com sobrepeso, uma vez que as comorbidades já aparecem nessa fase,[11] e nunca deixar de avaliar a composição corporal.[12]

Sobrepeso/obesidade com resistência periférica à insulina

O aumento do IMC correlaciona-se fortemente com o agravamento da RPI[13] e, apesar

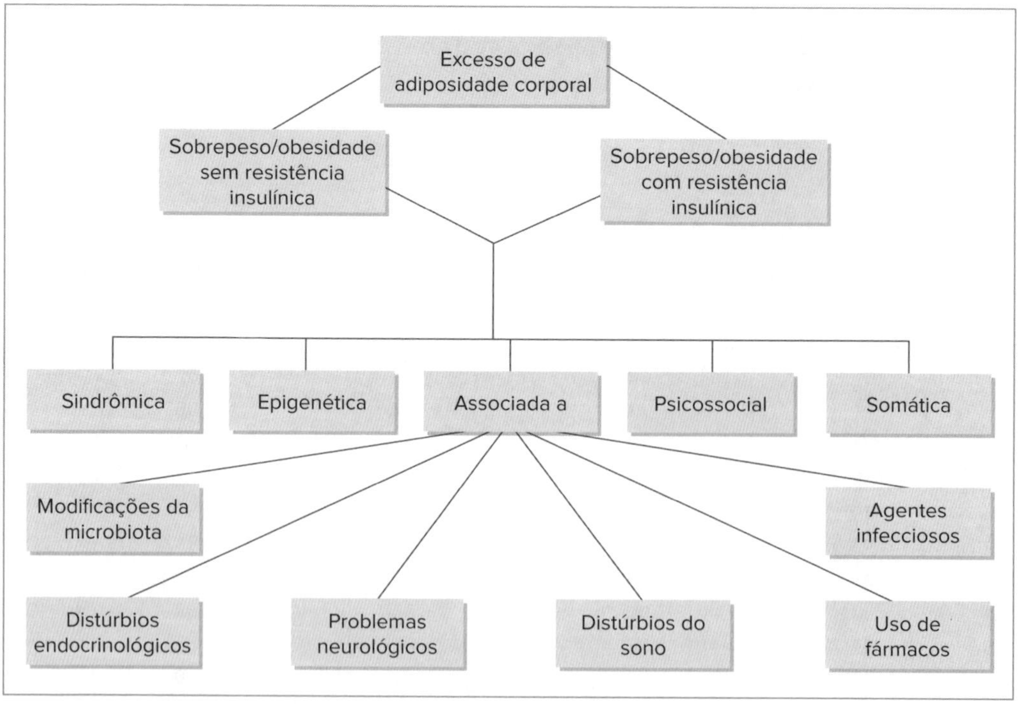

FIGURA 1 Classificação da obesidade.
Fonte: Nogueira-de-Almeida, 2004[8] e 2018.[10]

da dificuldade em diagnosticar essa condição na infância,[14] especialmente do ponto de vista clínico, dois parâmetros podem ser usados:[15] a determinação da insulinemia de jejum e o cálculo de *homeostasis model assessment* (HOMA-IR). Em ambos os casos, a informação obtida será semelhante, uma vez que, na faixa etária pediátrica, a glicemia apresenta pouca variação e o HOMA-IR leva em conta, justamente, insulinemia e glicemia.[14] Ainda não foram definidos valores de corte internacionais em relação à insulinemia de jejum e HOMA-IR para a faixa etária pediátrica. Desde a publicação de Ten e Maclaren,[16] o valor de 15 microU/mL tem sido usado, mas ainda sem validação. Outros pontos de corte, como 12, 27 e 30, também já foram sugeridos.[17]

Durante a puberdade, ocorrem eventos que se assemelham a uma "resistência insulínica fisiológica".[18-20] Sendo assim, seria imperativo que os pontos de corte fossem definidos respeitando-se a variação biológica desse indicador. Recentemente, Cuartero et al.[21] propuseram o uso do percentil 90 baseado em levantamento que incluiu 372 indivíduos com idades entre um mês e 18 anos, no qual observaram variação importante desses indicadores em relação ao estadiamento puberal, idade e sexo. Apesar de bastante adequada, do ponto de vista técnico, a utilização prática para estudos populacionais esbarra na dificuldade da avaliação dos critérios de Tanner de todos os pacientes envolvidos e, para o clínico, nem sempre é possível examinar mamas e genitais para se fazer o adequado estadiamento.

Estudo anterior,[22] conduzido apenas com escolares e adolescentes eutróficos, mostrou que a insulinemia de jejum varia de maneira significativa entre as idades propostas, de forma a pressupor a necessidade de uma curva, com valores ascendentes até os 13 aos 15 anos de idade, com posterior queda, tanto para meninos como para meninas. Sendo assim, de acordo com recente publicação de nosso grupo,[23] sugere-se que a insulinemia de jejum seja o critério utilizado na prática clínica para definição de RPI, com os pontos de corte mostrados no Quadro 1.[23,24]

QUADRO 1 Pontos de corte para insulinemia de jejum
▪ 7-8,9 anos: 7,92 microU/mL (meninos) e 6,70 microU/mL (meninas).
▪ 9-10,9 anos: 8,69 microU/mL (meninos) e 11,99 microU/mL (meninas).
▪ 11-12,9 anos: 12,18 microU/mL (meninos) e 13,26 microU/mL (meninas).
▪ 13-14,9 anos: 13,74 microU/m/L (meninos) e 14,85 microU/mL (meninas).
▪ 15-17,9 anos: 10,27 microU/mL (meninos) e 13,13 microU/mL (meninas).

Fonte: Nogueira-de-Almeida, 2018[22] e 2020.[23]

Mais importante que o simples diagnóstico da RPI, justifica-se sua categorização como primeira etapa, dadas as consequências para a saúde da criança e do adolescente, que nem sempre estão correlacionadas à gravidade do excesso de peso, e surgem, muitas vezes, de forma precoce, mesmo nos casos mais leves.[25]

O exame físico revela predominância de adiposidade nas regiões abdominal e cervical posterior, estatura elevada e *acantose nigricans*.[9] A maioria das comorbidades é mais prevalente ou grave na presença de RPI.[26] Podem-se destacar: diabetes melito, dislipidemia, HAS, síndrome dos ovários policísticos, doença hepática gordurosa, aceleração da puberdade e estrias.[26] Por fim, é importante destacar o efeito "círculo vicioso", uma vez que a obesidade precipita e agrava a RPI; a qual, por sua vez, em decorrência, possivelmente, da hiperinsulinemia, leva a processo anabólico, com aumento do apetite e da adipogênese.[27] Este último aspecto pode ser, inclusive, demonstrado por um ensaio clínico recente que utilizou como intervenção única a prescrição de metformina (que atua reduzindo a RPI) para crianças obesas, obtendo-se emagrecimento, mesmo na ausência de outras medidas, como dieta ou aumento da prática de atividade física.[28] Em decorrência das maiores complexidade e gravidade dessa forma de apresentação da obesidade, o tratamento é sempre mais difícil e demorado.

Sobrepeso/obesidade sem resistência periférica à insulina

Nesses casos, apesar de quase sempre presentes, as comorbidades são menos frequentes e de menor gravidade, e crianças com escores z de IMC maiores tendem a apresentar mais problemas associados.[29] Por outro lado, nesse grupo, encontram-se muitas crianças que, excetuando-se o excesso de peso, parecem absolutamente normais. Muitos desses pacientes têm melhor adesão ao tratamento convencional, respondendo de forma mais rápida às medidas terapêuticas.

Obesidade sindrômica

Sabe-se que a obesidade, de maneira geral, apresenta forte componente genético, e muitos autores consideram que se trata de uma doença de etiologia poligênica clássica, em que o fenótipo final será a resultante da combinação entre diversos genes.[30,31]

Já foram, por exemplo, identificados genes envolvidos em baixa taxa de metabolismo basal, baixo efeito termogênico dos alimentos, baixo grau de oxidação das reservas gordurosas, altos níveis de atividade da lipase lipoproteica, baixos graus de mobilização lipídica, inadequada regulação central de fome/saciedade, baixo grau oxidativo da musculatura esquelética, entre outros.[30,31]

Por outro lado, a obesidade pode aparecer também como resultado de diversas doenças genéticas mais específicas, em que apenas um defeito encontrado é suficiente para predispor à adiposidade excessiva. O exemplo mais clássico é a mutação no gene OB que leva à deficiência na produção de leptina, principal hormônio responsável pelo controle do balanço energético. Trata-se de quadro bastante raro, mas dramático, na medida em que a obesidade resultante é extremamente grave.[32] Deve-se citar também o gene FTO, já bastante estudado, em que indivíduos com determinadas variantes apresentam quadro de obesidade clássica.[33]

Outras síndromes genéticas cursam com obesidade,[34] tais como: síndrome de Prader-Willi, Bardet-Biedl, Alström, WAGR, Cohen, Börjeson-Forssman-Lehmann, Beckwith-Wiedemann e Down. Observa-se associação com malformações congênitas (leves ou graves), dismorfias faciais, distúrbios de crescimento (hiper ou hipocrescimento), atraso de desenvolvimento neuropsicomotor, deficiência mental, história familiar sugestiva, lembrando que a ausência de casos familiares não afasta o fator genético e a consanguinidade.[35]

A história de excesso de peso pode ser neonatal (em que devem ser avaliadas as síndromes de hipercrescimento) ou aparecer com o avançar da idade.[35] No exame físico, encontram-se malformações leves e/ou graves, dismorfias faciais, baixa ou alta estatura e alterações neurológicas.[35]

No caso específico da síndrome de Prader-Willi,[34,36] encontram-se hipotonia e dificuldades de alimentação no primeiro ano de vida e, posteriormente, aparecem hipogonadismo, retardo mental, redução na velocidade de crescimento e hiperfagia intensa.[36] O controle da obesidade pode ser difícil, quando a hiperfagia de origem central está presente, como na síndrome de Prader-Willi, ou a hipotonia, no caso da síndrome de Down, que reduz o gasto calórico basal.[37] Além disso, a deficiência mental pode atuar como um fator que interfere no controle da dieta.[37] Na maioria das vezes, a doença de base não pode ser tratada e a abordagem da obesidade deve ser feita por educação do paciente e da família, restrição dietética, aumento da prática de exercícios físicos e, eventualmente, medicamentos que, em geral, têm pouca efetividade.

Obesidade epigenética

Programação metabólica é definida como o resultado de "modificações não estruturais do material genético, consequentes de insulto ou estímulo aplicado em um período crítico ou sensível, com potencial de efeito duradouro ou persistente sobre a estrutura ou a função de um organismo".[38] A demonstração mais evidente de programação metabólica ocorre com a obesidade,[39] uma vez que fetos submetidos à subnutrição intrauterina conseguem se adaptar para sobreviver, mas, para isso, são reprogramados para serem conservadores de energia.[40] Após o nascimento, se a restrição alimentar cessa, o novo perfil fenotípico leva ao acúmulo excessivo de gordura.[41] Os detalhes sobre programação metabólica e epigenética estão discutidos em detalhes no Capítulo 17 (Programação metabólica e epigenética).

Obesidade associada a modificações de microbiota

A microbiota intestinal pode afetar o peso corporal. Esse aspecto é muito estudado em animais e acredita-se que o mecanismo seja semelhante nos seres humanos, ou seja, efeitos sobre o metabolismo energético, grau de inflamação e alteração da permeabilidade intestinal.[42,43] Recentemente, vários pesquisadores têm sugerido que existe relação entre as bactérias residentes no trato intestinal e o potencial de ganho de peso. Estudos em animais sugerem que a administração de antibióticos no início da vida predispõe à obesidade mais tarde,[44] e já existem estudos observacionais em humanos que apoiam essa possibilidade.[45-48] Gerber et al.,[49] avaliando mais de 142.000 crianças, encontraram associação persistente, progressiva e reversível entre o uso de antibióticos e subsequentes alterações do IMC. Portanto, este é mais um motivo para o uso racional de antibióticos em pediatria: prevenir alteração de flora infantil e o desenvolvimento de obesidade. Também são encontrados estudos em modelos animais que sugerem que modificações induzidas na microbiota intestinal podem ser responsáveis por alguma perda de peso e melhorias na sensibilidade à insulina, especialmente após a cirurgia de *bypass* gástrico.[50] Ainda não está claro se esses mecanismos são relevantes para a gênese da obesidade e mesmo sua epidemia em humanos. Obviamente, não se trata de indicar ou supervalorizar as cirurgias, mas sim de chamar a atenção para o sucesso de pesquisas com probióticos e mesmo transplantes de fezes, já usados para o manejo da obesidade. Outras pesquisas em animais sugerem que certas misturas de bactérias residentes induzem o desenvolvimento de gordura marrom,[51] e já foi demonstrado que, dependendo do perfil da microbiota, pode ocorrer recuperação de calorias da fibra dietética por meio de fermentação em ácidos graxos de cadeia curta.[52]

Obesidade associada a distúrbios endocrinológicos

Trata-se de quadro de obesidade associado a doenças do sistema endócrino, como hipotireoidismo, hipercortisolismo, pseudo-hipoparatireoidismo, deficiência de hormônio de crescimento e síndrome dos ovários policísticos (SOP). Muitas vezes não é possível definir relação de causa-efeito e ambas as situações são diagnosticadas no mesmo momento.[53] De qualquer forma, mesmo que não possa ser considerado como fator etiológico, o distúrbio endocrinológico deverá ser adequadamente abordado para que não se configure como elemento perpetuador da obesidade.[53]

O quadro clínico depende da doença de base e um dos principais achados é a baixa estatura, comum à maior parte das doenças endocrinológicas que cursam com obesidade.[54] É importante lembrar que, muitas vezes, a própria obesidade aparece como o primeiro sintoma que leva a família a procurar ajuda. Nesses casos, é de extrema importância que o clínico esteja atento à história, levando em consideração uma série de sintomas que podem revelar a doença de base. A SOP é doença exclusiva de meninas e ocasiona hirsutismo, distúrbios menstruais, acne e alopecia,[55] sendo frequente a ocorrência de hiperinsulinismo e RPI.[56]

Nos casos de hipotireoidismo, podem-se encontrar mixedema, atraso da idade óssea, letargia, pele seca, bradicardia e bradipneia.[57] O hipercortisolismo leva a hirsutismo, fácies cushingoide, distribuição centrípeta da adiposidade, estrias, acne, pletora, osteoporose e exacerbação de caracteres masculinos.[58] O pseudo-hipoparatireoidismo cursa com resistência à ação do paratormônio, anomalias dentárias, pele seca, unhas quebradiças e tetanias.[59] A deficiência de hormônio do crescimento expressa-se basicamente por significativa baixa estatura e redução na velocidade de crescimento.[60]

A etapa primordial do tratamento é o controle da doença de base, com reposição hormonal nos casos de hipotireoidismo e deficiência de hormônio do crescimento. O controle do hipercortisolismo depende da etilogia, podendo ser cirúrgico nos casos dos adenomas. A SOP necessita de tratamento apropriado que permita a ovulação adequada e, nos casos em que há concomitância de RPI, a metformina tem sido utilizada com resultados satisfatórios.[61]

A relação entre hormônios e obesidade é bastante complexa. Muitas doenças genéticas (tais como a deficiência congênita de leptina) apresentam interface hormonal evidente. De igual forma, é provável que muitas crianças obesas apresentem defeitos de produção ou de sinalização de hormônios ainda não estudados por completo, mas sabidamente ligados aos processos de fome, saciedade e balanço energético, tais como grelina, peptídeo YY (PYY), pró-ópio-melanocortina (POMC), transcrito regulado por cocaína e anfetamina (CART), neuropeptídeo Y (NPY), peptídeo relacionado ao gene agouti (AgRP), hormônio concentrador de melanina (MCH), orexina, galanina, ácido gama-aminobutírico (GABA), entre outros.[54] À medida que distúrbios endocrinológicos específicos desses hormônios forem descobertos, é possível que, dentro da classificação proposta, passem a figurar no presente tópico. Entretanto, até a presente data, isso ainda não é possível.

Obesidade associada a problemas neurológicos

A obesidade de origem hipotalâmica é doença rara em seres humanos. Ocorre quando existe lesão na região ventromedial ou paraventricular do hipotálamo ou na amígdala cerebral. Essas regiões do cérebro são responsáveis pela integração de informações metabólicas sobre reservas de nutrientes com impulsos sensoriais aferentes sobre a disponibilidade de alimentos. Quando ocorre lesão podem causar alterações metabólicas, como hiperfagia, hiperinsulinemia, prejuízo da termogênese dos alimentos, além de desordens funcionais no sistema nervoso autônomo; esses aspectos estão associados com a gênese de obesidade. Essa condição pode ser causada por trauma, tumor, doença inflamatória, cirurgia de fossa posterior ou aumento da pressão intracraniana.[62]

Em pediatria essa condição pode ser observada especialmente em pacientes com craniofaringioma, um tumor embrionário localizado na região do hipotálamo/hipófise, que causa danos ao hipotálamo em decorrência do próprio tumor ou pelo tratamento (excisão cirúrgica e radioterapia). É uma neoplasia de natureza benigna, pouco frequente, responsável por 1 a 3% de todos os tumores intracranianos.

Outras causas também podem determinar obesidade hipotalâmica,[62] tais como: tumores (epitelioma, angiossarcoma, colesteatoma, pinealoma, greminoma, endotelioma, ependimoma, glioma, meningioma, macroadenoma hipofisário, teratoma, metástases); inflamação (sarcoidose, tuberculose, aracnoidite, histiocitose X, encefalites); síndromes genéticas (síndrome de Prader-Willi, síndrome de Bardet-Biedl); traumatismo craniano; neurocirurgia; radioterapia craniana; aneurisma cerebral; drogas psicotrópicas.

O mecanismo proposto para a obesidade hipotalâmica tem sido descrito como um desequilíbrio da ação de hormônios orexígenos e anorexígenos, decorrentes dos fatores anteriormente mencionados, que levam à sinalização hipotalâmica disfuncional da homeostase energética. Embora alguns estudos tenham demonstrado que estratégias terapêuticas não farmacológicas, como dieta e prática de atividade física, estejam associadas com melhora na composição corporal e retardo no ganho de peso, ainda são necessários mais estudos para estabelecer a terapia mais adequada para esses indivíduos.[63]

Obesidade associada a distúrbios do sono

Há algum tempo já é reconhecida a importante influência do sono na gênese e na manutenção da obesidade. Revisão sistemática de 25 estudos publicados entre 2006 e 2011, envolvendo crianças e adolescentes entre 0 e 19 anos de idade, verificou que 100% dos estudos mostravam associação estatisticamente significativa entre curta duração do sono e obesidade.[64] Acredita-se que problemas de sono possam estar relacionados à obesidade desde o início da vida.[65] Vários fatores são reconhecidos como causadores desse efeito, como: aumento da fome, da oportunidade de comer, dos hormônios ligados ao estresse e da produção de grelina; termorregulação prejudicada e maior fadiga.[65]

É bastante difícil estabelecer a quantidade de sono ideal para uma criança, já que existe grande variação individual. Por outro lado, sabe-se que o peso abdominal da criança obesa exerce, na posição horizontal, forte pressão sobre o diafragma, que é o principal músculo respiratório, fazendo com que ele diminua sua capacidade de trabalho. Esse fato leva a dificuldade respiratória importante, com períodos curtos de completa parada na respiração, conhecidos como apneia. As apneias, apesar de sutis, fazem a criança acordar dezenas de vezes no decorrer da noite, dificultando o aprofundamento do sono e determinando irritabilidade e sonolência diurna.[66]

Sendo assim, fica claro que a relação entre sono e obesidade ocorre por um círculo vicioso, em que os dois quadros se retroalimentam, tornando o tratamento ainda mais difícil, uma vez que os mecanismos desse processo ainda não são totalmente conhecidos.[67]

Obesidade associada ao uso de fármacos

É um quadro desencadeado e/ou mantido pela utilização de fármacos orexígenos, agravando a RPI, aumentando a deposição de gordura e/ou reduzindo o metabolismo basal. Em geral, a anamnese revela a relação entre o uso do fármaco e o surgimento ou o agravamento da obesidade.

Os fármacos habitualmente envolvidos são: corticoides, antipsicóticos (valproato de sódio, clozapina, olanzapina, risperidona, quetiapina, clorpromazina), antidepressivos (amitriptilina, imipramina, nortriptilina), anti-histamínicos, estabilizadores do humor (carbonato de lítio, ácido valproico e carbamazepina), anticonvulsivantes (gabapentina, carbamazepina), alguns antineoplásicos, insulina, secretagogos de insulina, anti-hipertensivos (propranolol, clonidina) e contraceptivos.[54,68-71]

No exame físico podem-se observar sinais relativos à doença que levou à utilização do fármaco ou sinais causados pelo próprio medicamento. A suspensão ou substituição da droga está sempre indicada, apesar de não ser sempre possível. Em alguns casos, tem-se sugerido a associação de outros fármacos que antagonizem o efeito obesogênico, como o uso de topiramato ou metformina nos pacientes em tratamento de esquizofrenia ou outras doenças psiquiátricas.[68,70,72]

Obesidade associada a agentes infecciosos

Alguns agentes infecciosos já foram associados com a obesidade, especialmente o adenovírus. Estudos em humanos, incluindo um pequeno ensaio em gêmeos, mostrou associação entre anticorpos para o adenovírus 36 e a presença de obesidade em adultos,[73,74] mas essa associação não foi confirmada em outras pesquisas.[75,76] Possíveis explicações para as observações em humanos incluem uma verdadeira associação causal, a vulnerabilidade à infecção por adenovírus ou a presença de fatores de confusão não medidos.

Em estudo transversal de 124 escolares e adolescentes com idade entre 8 e 18 anos,[77] os anticorpos para o subgrupo D do adenovírus 36 foram encontradas em 19 indivíduos. Quinze (78%) dos 19 indivíduos soropositivos eram obesos (IMC $\geq$ percentil 95) e a presença desses anticorpos foi significativamente mais frequente entre indivíduos obesos que entre os não obesos (22 *versus* 7%). Entre as crianças obesas, aquelas que eram soropositivas tinham maiores peso, IMC, CA e relação cintura-altura quando comparadas com as soronegativas. Embora esses resultados sugiram possível ligação entre o adenovírus 36 e a obesidade, ainda não foi definitivamente estabelecida uma relação causal, mas apenas associação.

Obesidade psicossocial

A obesidade nesses casos está associada ao aumento da ingestão de alimentos diante de estados emocionais diversos. A fim de tentar explicar esse fato, primeiramente, é preciso pontuar a importância da alimentação durante a infância, bem como a relação entre mãe/cuidador e a criança. Ao nascer, mais do que ser alimentado fisicamente e, por consequência, ter suas necessidades nutricionais satisfeitas, a criança necessita receber afeto, atenção e cuidado, o que favorecerá o estabelecimento do vínculo entre mãe/cuidador e criança, suprindo assim suas necessidades emocionais. À medida que esse vínculo vai se construindo de maneira inadequada ou conflituosa, a criança pode se tornar mais vulnerável ao desenvolvimento de doenças, entre elas a obesidade. Nesse caso, pode ocorrer, por exemplo, superalimentação por parte da mãe/cuidador em função da sua dificuldade em distinguir a fome da criança de outras necessidades. Assim, em vez de oferecer atenção, afeto, carinho, cuidado e acolhimento necessários ao filho, são disponibilizados alimentos como tentativa de suprimir o desconforto da criança. Esta aprende então que, diante de conflitos e dificuldades, o alimento minimiza o sofrimento emocional.[78,79]

A teoria do apego de Bowlby[80] oferece suporte à hipótese anteriormente destacada, na medida em que aponta que todo ser humano busca a proximidade de pessoas significativas diante de situações de ameaça ou de necessidades diversas. Ao se aproximar dessas pessoas e obter o cuidado e o afeto necessários, o indivíduo tenderia a se sentir mais seguro. Ao contrário, quando não há disponibilidade dessas figuras significativas ou quando estas não são capazes de oferecer o suporte necessário ou adequado, podem ocorrer dificuldades em lidar com tais situações de ameaça, insegurança e necessidade, predispondo o indivíduo ao desenvolvimento de doenças como a obesidade. Nesse caso, o alimento é utilizado como forma de minimizar os conflitos emocionais.

Com base nessa teoria, destaca-se a importância de figuras representativas para a criança, podendo ser os pais ou os cuidadores. Nos dias de hoje, com as mudanças que estão sendo vivenciadas na família, além do tradicional papel da mãe, o pai tem surgido como pessoa significativa nos cuidados com os filhos, alcançando lugar de destaque na conformação familiar, colocando-se como figura emocionalmente disponível, sensível e que promove segurança, favorecendo o aprendizado de estratégias de autorregulação emocional e de respostas adequadas aos problemas psicológicos, contribuindo para minimizar os riscos da obesidade psicossocial.[81]

Apesar de ser reconhecida a importância da proximidade de pessoas significativas, como anteriormente salientado, existem características psíquicas individuais de cada pessoa que, quando associadas às dos pais ou cuidadores, emanam alguns estereótipos comumente encontrados na prática clínica. Essas combinações acabam servindo ao propósito de favorecer ou agravar o quadro da obesidade, tanto na infância quanto na adolescência. Para mais detalhes, ver Capítulo 13 – Psicologia da alimentação.

Obesidade somática

Trata-se de quadro eminentemente ligado ao balanço energético, em que o excesso de tecido adiposo deve-se ao consumo aumentado de calorias frente ao gasto energético.[82] Na anamnese, percebe-se história de consumo alimentar excessivo e/ou de sedentarismo. Observam-se os maus hábitos alimentares, como uso excessivo de óleo, açúcar e sal no preparo dos alimentos, ausência de horários para as refeições e simultaneidade de alimentação com outras atividades como assistir à televisão, passeios e reuniões sociais.

O inquérito alimentar quase sempre revela consumo calórico excessivo, e a avaliação da prática de atividade física em geral indica sinais de comportamento eminentemente sedentário.

Ocorre, quase sempre, a partir de um momento bem determinado, sendo comum observar fator desencadeante por meio do qual o balanço energético passou a ser positivo.

Ao exame físico, a criança apresenta aspecto saudável, não se encontrando outros sinais além do panículo adiposo aumentado que, em geral, está bem distribuído ou mais concentrado no abdome. Raramente estão presentes estrias. A pressão arterial tende a ser normal ou pouco elevada. A estatura é pouco elevada ou segue o canal familiar. O perfil lipídico encontra-se quase sempre dentro da normalidade, podendo-se observar, nos casos mais graves, pequenos aumentos nos valores de colesterol ou triglicerídeos, que rapidamente respondem à dietoterapia. A RPI é frequente apenas nos casos mais graves, com boa resposta ao emagrecimento.

O tratamento é clássico, com associação de dieta hipocalórica, reeducação alimentar e aumento da prática de atividade física, uma vez que, na faixa etária pediátrica, as opções farmacológicas para a obesidade somática são praticamente inexistentes.[83]

Comorbidades

Na avaliação clínica da criança obesa, é extremamente importante que o profissional esteja atento às possíveis comorbidades presentes. As mais importantes e seus métodos de detecção estão listados a seguir.[9]

Resistência periférica à insulina

A RPI é a alteração metabólica mais comum relacionada à obesidade infantil.[10] E, considerando-se que esse distúrbio é o ponto de partida para várias outras comorbidades, como HAS, dislipidemia, esteatose hepática e aterosclerose, sua abordagem é fundamental e prioritária. O que caracteriza a RPI é o declínio na habilidade da insulina de estimular o uso da glicose pelos músculos e tecido adiposo e, adicionalmente, de suprimir a produção hepática de glicose. Além disso, a RPI também interfere no metabolismo de proteínas e lipídeos, na função endotelial e na expressão gênica. No Capítulo 26 (Síndrome metabólica), estão discutidos em detalhes o diagnóstico e o tratamento da RPI em pediatria.

Dislipidemia

Dislipidemias são alterações patológicas das lipoproteínas circulantes. Na obesidade infantojuvenil, encontram-se frequentemente hipercolesterolemias, hipertrigliceridemias, redução do colesterol com lipoproteínas de alta densidade (HDL-c) e elevação do colesterol com lipoproteínas de baixa densidade (LDL-c).[84] Essas alterações mais comumente ocorrem quando existe RPI. Sabe-se que as dislipidemias são precursoras relevantes da aterosclerose, de modo que precisam ser precoce e adequadamente detectadas e tratadas para que se tente evitar a formação das placas ateroscleróticas e sua evolução para doença cardiovascular. Os valores de referência para lipídeos séricos em crianças e adolescentes[85] estão mostrados na Tabela 4. No Capítulo 27 (Dislipidemia) esse tema está abordado de forma mais detalhada.

Hipertensão arterial sistêmica

A HAS é uma comorbidade frequentemente presente em crianças e adolescentes obesas, especialmente naquelas portadoras de RPI. O tecido adiposo tem papel fundamental na gênese da HAS[86] e um dos mecanismos que explica essa relação é a maior produção de adipocitocinas pró-inflamatórias nos indivíduos obesos, resultando em um estado inflamatório crônico.[87] Nos rins, a obesidade aumenta a reabsorção de sódio e prejudica a pressão natriurética, à medida que ativa o sistema renina-angiotensina, além de alterar a dinâmica de forças dentro do parênquima renal. Níveis anormalmente elevados de atividade de renina, angiotensinogênio, angiotensina II e aldosterona têm sido demonstrados em pacientes obesos, apesar da expansão de volume e da retenção de sódio detectadas nesses pacientes.[88] Também são observadas, nos casos crônicos, alterações na estrutura renal, levando a prejuízos funcionais no néfron que culminam na ocorrência de HAS.[89] No sistema nervoso central, a obesidade aumenta a atividade do sistema nervoso simpático, por meio do hiperestímulo dos receptores periféricos alfa-1 e beta-adrenérgicos.[90] Os ácidos graxos livres produzidos na alimentação do obeso aumentam a sensibilidade alfa-adrenérgica dos vasos, levando à sua hipertonia. Adicionalmente, a sensibilidade dos barorreceptores está prejudicada na obesidade.[90] O tecido adiposo do paciente obeso produz adipocinas pró-inflamatórias, como leptina, fator de necrose tumoral alfa, resistina e interleucina-6, além de espécies reativas de oxigênio, favorecendo a disfunção endotelial e prejudi-

TABELA 4 Valores de referência para lipídeos na infância e na adolescência

Variáveis lipídicas	Valores em mg/dL		
	Desejáveis	Limítrofes	Elevados
Colesterol total	< 150	150-169	≥ 170
LDL-c	< 100	100-129	≥ 130
HDL-c	≥ 45	–	–
Triglicerídeos	< 100	100-129	≥ 130

LDL-c: colesterol com lipoproteínas de baixa densidade; HDL-c: colesterol com lipoproteínas de alta densidade.
Fonte: adaptada de Xavier et al., 2013.[85]

cando os rins[90] e, adicionalmente, produzindo quantidades reduzidas de adiponectina.[88] Além disso, a RPI, presente na maioria dos obesos, reduz a produção de óxido nítrico, que tem efeito vasodilatador.[88]

Uma grande preocupação é o subdiagnóstico da HAS, já que muitas vezes o profissional não afere a pressão arterial, não utiliza os manguitos de acordo com a faixa etária e utiliza como referência pontos de corte de adultos. É importante salientar que, mesmo a criança ou o adolescente sendo obesos, deve-se excluir outras causas de HAS, como enfermidades renais ou cardiopulmonares. Quando não tratada, a HAS leva a uma série de consequências, imediatas e tardias, como modificações da geometria cardíaca, nefropatias, alterações visuais, cefaleia e espessamento da camada íntima de artérias.[91] Para diagnosticar a HAS deve-se ter cuidado na aferição. Recentemente, a American Academy of Pediatrics (AAP)[92] sugeriu pontos de corte simplificados, tentando facilitar a triagem inicial (Tabela 5). É importante salientar que essa referência não deve ser usada para diagnóstico de HAS, mas apenas para triagem dos pacientes em maior risco de se encontrarem hipertensos. Para a avaliação que vise ao diagnóstico, devem-se utilizar as tabelas completas, que fazem a correção dos valores pressóricos para idade, gênero e percentil de estatura e que também estão disponíveis no documento de Flynn et al.[92]

TABELA 5 Valores de referência para pressão arterial na infância e adolescência

Idade, em anos	PA, mmHg			
	Meninos		Meninas	
	PAS	PAD	PAS	PAD
1	98	52	98	54
2	100	55	101	58
3	101	58	102	60
4	102	60	103	62
5	103	63	104	64
6	105	66	105	67
7	106	68	106	68
8	107	69	107	69
9	107	70	108	71
10	108	72	109	72
11	110	74	111	74
12	113	75	114	75
≥ 13	120	80	120	80

PAD: pressão arterial diastólica; PAS: pressão arterial sistólica.
Fonte: Flynn, 2017.[92]

Problemas ortopédicos

Muitos são os comprometimentos ortopédicos possíveis de serem encontrados, e eles dependem fundamentalmente da duração e da gravidade do excesso de peso. Mais frequentemente as pernas são acometidas, havendo sobrecarga dos quadris e joelhos, que podem apresentar consequências graves e deformidades bastante visíveis. Entre elas, destacam-se os joelhos valgos, caracterizados por coxas muito juntas até o joelho e pernas que vão se separando cada vez mais até os pés. Os pés planos ou “pés chatos” e a fascite plantar são também muito comuns, provavelmente em virtude do excesso de peso que se apoia sobre eles. As crianças e adolescentes obesos com frequência sentem dores, que podem ser leves ou intensas, principalmente nos joelhos e nos pés, quando caminham e quando praticam atividade física. Conhecer esse fato é fundamental para que se possa entender a enorme dificuldade que alguns deles apresentam quando solicitados a fazer exercícios.

Problemas dermatológicos

Uma das alterações mais comuns na pele é o escurecimento de algumas regiões, como a parte de trás do pescoço, a axila e as articulações dos dedos. Essa mudança de cor é conhecida como *acantose nigricans*, e muitas pessoas, inclusive as próprias mães, confundem com falta de higiene. Na verdade, o aparecimento desse problema indica que provavelmente está havendo hiperinsulinismo.

As estrias são a principal alteração dermatológica que leva a família a procurar o dermatologista antes do nutrólogo. Elas aparecem, principalmente, quando ocorre ganho de peso importante em período curto; apesar de haver tendências individuais diferentes, a presença de estrias quase sempre revela que a obesidade está progredindo com rapidez.

As dermatites constituem outra alteração comum, aparecem geralmente em áreas de contato entre partes do corpo pouco ventiladas, como a face interna das coxas e virilhas e as dobras de tecido gorduroso do abdome e das mamas. Elas acontecem porque a pele vai sofrendo atrito constante e torna-se frágil e descamante. Esses fatos, associados à falta de ventilação e de iluminação pela luz solar, levam à contaminação por fungos, agravando o quadro. Muitas vezes, associam-se também bactérias, originando processos infecciosos mais graves e dolorosos.

Esteatose hepática

Também chamada de "doença hepática gordurosa não alcoólica", caracteriza-se por infiltração hepática de gordura que, ao longo dos anos, pode evoluir para atividade inflamatória, necrose, fibrose avançada e cirrose. Pode também ocorrer evolução para carcinoma hepático.[93]

A fisiopatologia da esteatose hepática está ligada à disponibilidade e mobilização de ácidos graxos livres com aumento de sua síntese hepática e esterificação em triglicerídeos. Ocorre também diminuição de transporte de triglicerídeos no fígado e desvio de lipólise em favor da lipogênese.[94]

Deve-se considerar essa enfermidade em uma criança ou adolescente obesos, especialmente naqueles com RPI, quando houver hepatomegalia e aumento da ecogenicidade à ultrassonografia. Também deve-se suspeitar do quadro quando, em dosagens repetidas, for observada elevação (duas a três vezes acima do ponto de corte) das aminotransferases. Para confirmação definitiva é necessária biópsia hepática.[93]

Maturação sexual

Uma das características mais marcantes da obesidade na infância é a aceleração da maturação como um todo. Esse evento parece ocorrer mais naquelas crianças com forte tendência familiar para o excesso de peso. O que geralmente se observa é o aparecimento precoce dos caracteres sexuais secundários (como engrossamento da voz e aparecimento de pelos nos meninos, e menarca e aumento das mamas nas meninas) associado ao aumento, também precoce, do crescimento estatural. É importante lembrar que o início e o final do período de crescimento rápido que se observam no adolescente são determinados justamente pela maturação sexual. A não ser nos casos muito graves, esses eventos estão apenas um pouco antecipados na criança obesa, mas não comprometem o amadurecimento como um todo, ficando o problema mais ligado aos desconfortos de ordem psicológica gerados pela precocidade. Em termos de estatura, por exemplo, quase sempre o tamanho final vai ser aquele que a genética da família determina. Existem, contudo, os casos de crianças muito obesas em que a obesidade começou muito precocemente, levando a estatura final a ser baixa porque, ao mesmo tempo que o crescimento foi acelerado, a parada do crescimento, determinada pela maturação sexual, também foi antecipada.

Outro fato relevante é a presença de ginecomastia, que é o aumento das mamas nos meninos. Existem doenças genéticas e hormonais que podem levar à formação de mamas verdadeiras, mas, no caso da obesidade, quase sempre o que ocorre é apenas o depósito de tecido gorduroso nessa região, às vezes chamado de lipomastia. Mesmo assim, para a criança e, especialmente, para o adolescente, não importa a causa, mas sim o desconforto que esse problema causa, então é preciso estar sempre atento a ele, lembrando sempre que o tratamento da obesidade deve reduzir o tamanho da mama.

Por fim, é relevante comentar sobre a questão do tamanho do pênis. O que acontece é que o local em que o pênis está localizado (púbis) é um dos sítios preferenciais de acúmulo de tecido gorduroso. Dessa forma, a gordura acumulada nessa região acaba "escondendo" porções consideráveis da base do pênis, fazendo com que ele pareça bem menor do que é na verdade. Da mesma maneira que acontece em relação às mamas, essa explicação pouco ajuda o adolescente porque ele não deixará de sentir vergonha por isso. Caberá ao profissional demonstrar que, na verdade, está ocorrendo apenas a exposição parcial da estrutura peniana e que o emagrecimento deverá reverter esse processo.

Síndrome dos ovários policísticos

A SOP é uma doença ovariana caracterizada por anovulação e hiperandrogenismo.[95] Atualmente, tem sido considerada como a manifestação ovariana da RPI, acreditando-se que o hiperinsulinismo age de maneira sinérgica com o hormônio luteinizante no ovário, levando à produção excessiva de andrógenos e reduzindo os níveis séricos da globulina carreadora dos hormônios sexuais.[96]

Deve-se considerar a possibilidade de SOP quando ocorre irregularidade menstrual e sinais de ação androgênica, tais como hirsutismo, acne e alopecia. O achado de cistos ovarianos não é obrigatório, mas, quando presente, confirma o diagnóstico, e a definição sonográfica é a presença de 12 ou mais folículos de 2 a 9 mm em cada um dos ovários por toda sua extensão e/ou volume ovariano aumentado (> 10 mL) de pelo menos um dos ovários.[97]

Aspectos psicossociais

Esses aspectos estão amplamente descritos no Capítulo 13 (Psicologia da alimentação).

Tratamento

Nutroterapia

Se uma criança ou adolescente está engordando, a primeira conclusão obrigatória é que seu consumo energético é superior à sua necessidade. Por esse motivo, ainda que sempre valha muito a pena melhorar a qualidade da alimentação, em relação ao seu equilíbrio de macro e micronutrientes, a restrição calórica é fundamental. Logicamente, quando se fala em restrição, há muitas formas de fazê-lo: desde apenas restringir excessos que podem estar presentes até a diminuição efetiva do consumo. Quando se propõe a redução calórica para uma criança ou adolescente, é sempre importante o cuidado para não prejudicar o crescimento físico e não provocar deficiência de micronutrientes, de modo que os cálculos devem ser cuidadosos e adaptados à faixa etária.[98]

A decisão, sempre muito debatida, entre prescrever efetivamente uma dieta ou apenas fazer orientações de cunho qualitativo, depende de dois aspectos: a escolha do profissional, em relação à técnica em que tem mais habilidade, e as caraterísticas do paciente. Sem dúvida, em muitos casos, apenas uma orientação qualitativa pode ser suficiente. Isso ocorre quando, durante a anamnese, são detectados erros alimentares grosseiros. Exemplos dessa situação: consumo excessivo de refrigerantes ou sucos adoçados; uso frequente de *fast-foods*; abuso de doces e frituras. Nesses casos, a "simples" restrição de um ou mais alimentos ou grupos alimentares costuma ser bastante eficaz. Por outro lado, é muito comum que crianças e adolescentes cronicamente obesos não possuam, como reza o senso comum, alimentação ruim, do ponto de vista qualitativo. Com frequência, observa-se que são crianças que comem de tudo, mas de forma excessiva. Nessa circunstância, torna-se imperativo ajudar a família a trabalhar com quantidades, ou seja, é necessário montar um planejamento dietético. É relativamente consensual que, para cumprir esse objetivo, o ideal é a utilização de planejamento por grupos de alimentos, ou seja, a prescrição, por exemplo, de: "uma porção do grupo dos lacticínios" e não "1 copo de leite". Isso porque a prescrição por grupos permite a livre escolha do alimento dentro do grupo e, paralelamente, acaba por se traduzir em reeducação alimentar efetiva, na medida em que mostra, na prática, como fazer as melhores escolhas e como definir quantidades. A prescrição pode ser feita manualmente, utilizando-se os guias alimentares, ou por meio de *softwares* já disponíveis para esse fim, como é o caso do *software* Nutro 3.0 desenvolvido pela Associação Brasileira de Nutrologia em parceria com a *Powernet* Tecnologia em *Software*.[99] No Capítulo 12 (Como fazer um plano alimentar) está descrita essa técnica para nutroterapia.[98]

Alimentos *diet* e *light*

Primeiramente, cabem as definições:

- Alimentos *diet*: são produtos formulados ou processados para fins especiais, nos quais se realizam modificações no conteúdo de um nutriente a fim de atender às necessidades nutricionais de indivíduos em condições metabólicas e fisiológicas específicas, como diabéticos e hipertensos.
- Alimentos *light*: o termo *light* é sinônimo de "reduzido". Assim, para ser usado no rótulo de algum alimento, deve ser reduzido em determinado nutriente. Um alimento pode ser reduzido ou *light* em valor energético, açúcares, gorduras totais, gorduras saturadas, colesterol e sódio. Entre outros critérios, para um alimento ser considerado reduzido ou *light* em valor energético ou algum nutriente, é necessária a redução de, no mínimo, 25% no valor energético ou no conteúdo do nutriente objeto da alegação em relação ao alimento de referência ou convencional. Assim, o termo *light* é usado pelas empresas quando elas desejam destacar que um alimento de consumo geral foi reduzido em valor energético ou em algum nutriente em comparação a outro.

No caso da obesidade, a princípio, os produtos *diet* não teriam indicação, ainda que alguns deles possam apresentar teor calórico reduzido e comportarem-se como *lights*.

Em relação aos produtos *light*, aqueles que apresentam redução calórica em relação ao tradicional, podem ser usados no sentido de auxiliar na diminuição da ingestão energética diária, dentro de um planejamento alimentar cuidadosamente elaborado. Entretanto, devem ser consumidos na mesma quantidade do original. Isso é importante porque alguns produtos na versão *light* têm menos sabor ou são mais "aguados", fazendo com que a quantidade utilizada seja maior, anulando os efeitos da presença de menos calorias. Por exemplo, se um requeijão *light* apresenta 30% menos calorias, mas a quantidade usada for 30% maior, perde-se a vantagem. Outro aspecto a ser considerado é que muitos alimentos nessa categoria contêm edulcorantes não calóricos no lugar do açúcar e deve-se ter atenção para que o total de consumo diário desses aditivos não ultrapasse o máximo recomendado (ver Capítulo 19 – Edulcorantes).

Prática de atividade física

Independentemente dos inequívocos benefícios da prática de atividade física para a saúde, dentro da ideia de se promover balanço energético negativo, é altamente desejável que a prescrição médica, visando ao emagrecimento, inclua a incorporação do exercício. Aqui também vale o mesmo raciocínio discutido no item anterior: não é o caso de se fazer orientações genéricas, como na situação em que se está buscando apenas os aspectos preventivos, mas sim de entender essa prática como uma prescrição. Assim, já existe consenso internacional de que, para promover perda de peso, são necessários 90 minutos diários de prática de atividade física moderada a intensa, incluindo exercícios aeróbicos e de resistência óssea e muscular, pelo menos cinco vezes por semana.

O American College of Sports Medicine recomenda a prescrição de programas de, no mínimo, 30 minutos de condicionamento físico sob intensidade suficiente para gastar aproximadamente 300 kcal/sessão, três vezes na semana, como forma de tratamento da obesidade, particularmente quando combinado com a modificação dos hábitos alimentares.[100]

De acordo com padrões estabelecidos a partir da avaliação de sujeitos eutróficos, os diferentes tipos de atividades físicas foram agrupados em três níveis de intensidade: leve, moderado e vigoroso ou intenso. Essa classificação baseia-se em um ou mais dos seguintes marcadores: metabolismo basal, frequência cardíaca e consumo máximo de oxigênio.[101,102] A literatura disponibiliza limitadas informações quanto ao esforço despendido e a tolerância de adolescentes com excesso de peso para a realização de atividades com diferentes níveis de intensidade. Além disso, para essa população específica costumam-se adotar os padrões referenciados para a população sem excesso de peso. Entretanto, atividades físicas classificadas como "leves" para pessoas sem excesso de peso podem demandar maior esforço para aquelas com excesso. Nesse contexto, a prescrição de atividades para crianças obesas configura-se como um problema, já que o parâmetro disponível pode subestimar a intensidade da atividade para o obeso.[103,104]

Não se sabe qual a quantidade de exercício que essa população suporta de maneira segura, visto que apresenta muitas complicações metabólicas e articulares em função do seu excesso de peso. Assim, a prescrição deve ser, inicialmente, mais relacionada com o tempo de atividade do que com a intensidade.[105]

Farmacoterapia

Basicamente, pode-se dividir as possibilidades de farmacoterapia em dois grandes grupos: medicamentos com ação indireta sobre a obesidade e medicamentos antiobesidade. No primeiro, encontram-se principalmente aqueles de ação psicológica. Crianças e adolescentes portadores de problemas psíquicos, como depressão e ansiedade, podem, como sintoma paralelo, apresentar alteração do comportamento alimentar, tanto para mais como para menos. Nesses casos, os inibidores seletivos da recaptação de serotonina podem ser indicados e, logicamente, o ideal seria o acompanhamento simultâneo do paciente com o nutrólogo e o psiquiatra. Ainda dentro das psicopatias, existem aquelas ligadas diretamente à ingestão alimentar excessiva, como a síndrome do comer noturno, o *bindge eating* e as compulsões alimentares verdadeiras. Também nesses casos, a farmacoterapia psiquiátrica estará indicada, em geral com medicamentos mais potentes e doses mais elevadas.[98]

Em relação aos fármacos antiobesidade propriamente ditos, para adultos, quatro grupos podem ser destacados: os agonistas do peptídeo glucagon-*like* 1 (GLP1), os catecolaminérgicos (anfepramona, femproporex, mazindol, fentermina), a sibutramina e o orlistate.[98] Para os catecolaminérgicos, existe muito pouca evidência científica que embase seu uso, mesmo em situações de exceção, para crianças e adolescentes. Sua ação está ligada à redução da fome e ao aumento do gasto energético por ação basicamente adrenérgica e dopaminérgica. A sibutramina já foi bastante estudada, tendo sua eficácia e segurança já reconhecida a partir dos 14 anos de idade em diversos estudos científicos, respeitadas as contraindicações.[106,107] Ela atua promovendo inibição da recaptação de serotonina, dopamina e noradrenalina no núcleo ventromedial do hipotálamo, levando à saciedade precoce e ao aumento discreto do gasto energético. No Brasil é liberada apenas para indivíduos com mais de 18 anos de idade. Em relação ao orlistate, ele atua inibindo parcialmente a ação da lipase pancreática, promovendo redução de 30% na absorção da gordura ingerida.[107] Apesar do uso restrito a adultos no Brasil, ele é liberado em diversos países para crianças a partir dos 12 anos de idade, já que sua ação é basicamente luminal, desde que feita a suplementação com vitaminas lipossolúveis que podem ser perdidas com a gordura eliminada nas fezes.[108] Desde o ano de 2020, para adolescentes com idade superior a 12 anos, foi aprovado no Brasil o uso da liraglutida. Esse fármaco é um agonista do GLP1 que apresenta diversas ações farmacológicas ligadas à obesidade, mas fundamentalmente promove redução da fome e aumento da saciedade.[109] Seu uso é feito por aplicação subcutânea, uma vez ao dia, através de caneta aplicadora que acompanha o produto. A dose de tratamento é de 3 mg/dia, entretanto, doses mais baixas são usadas inicialmente a fim de evitar efeitos adversos, escalonando-se a dosagem por meio de aumentos semanais até que as 3 mg sejam atingidas. Os efeitos adversos mais comuns são ligados ao trato digestório, especialmente náusea e vômitos, que costumam surgir no início e sempre que a dose é aumentada.

O topiramato é um fármaco utilizado principalmente no tratamento de epilepsia. Contudo, foi observado que os pacientes que o utilizavam apresentavam, como efeito colateral, perda de peso (em decorrência da perda de apetite ou mesmo da fissura por carboidratos). Em virtude disso, começou-se a estudar essa droga como adjuvante no tratamento da obesidade grave, especialmente nos casos de compulsão. No entanto, em pediatria, ao prescrever para obesidade, deve-se sempre considerar que o fármaco não é aprovado para essa finalidade e que, geralmente, determina lentidão ao aprendizado.[28]

A metformina, frequentemente usada para crianças obesas com RPI, será amplamente abordada no Capítulo 26 (Síndrome metabólica).

Tratamento das comorbidades

Paralelamente ao tratamento da obesidade em si, aproximadamente metade das crianças obesas necessita também de manejo das comorbidades. Especificamente em relação aos distúrbios metabólicos, a opção pela utilização de fármacos deve ser bastante cuidadosa já que, de forma geral, o próprio emagrecimento provoca importante melhora. O uso da metformina está discutido no Capítulo 26 (Síndrome metabólica). Dislipidemia e HAS, quando ligadas à obesidade e não a doenças primárias (como as dislipidemias familiares, por exemplo), raramente necessitam de farmacoterapia e apresentam boa resposta ao emagrecimento e ao aumento da prática de atividade física. O manejo das dislipidemias está detalhado no Capítulo 27 (Dislipidemia).

Suporte social

De forma geral, pode-se dizer que praticamente toda criança e adolescente obesos estão inseridos em um ambiente familiar, que pode se reduzir aos pais ou incluir irmãos, tios e avós. O fato é que, para que se obtenha sucesso no tratamento, todos os membros desse ambiente devem estar envolvidos no processo. Se houver apenas uma pessoa que atue como "sabotador", certamente a obtenção de um bom resultado será muito dificultada. Uma boa estratégia é abordar cada componente do núcleo familiar com duas propostas de ajuda à criança: *"o que você faz e não deverá mais fazer"*, por exemplo, encher os armários da casa com doces e salgadinhos, e *"o que você não faz e deverá fazer"*, por exemplo, propiciar à criança momentos para prática de atividades físicas.[98]

Suporte psicológico

Pode-se dizer que toda criança obesa necessita de suporte psicológico para que consiga ter sucesso no tratamento. Isso não significa dizer que todas necessitarão de psicoterapia. O próprio médico nutrólogo pode se capacitar para compreender e abordar algumas questões mais básicas, que certamente surgirão no decurso do processo. A compreensão dos perfis mais clássicos, como a dificuldade na imposição de limites pelos pais, os processos simbióticos, as competições intrafamiliares, a falta de vínculo e, até mesmo, a negligência, é fundamental para a adequada condução do caso. Ainda mais importante é a capacitação para a identificação precoce daqueles casos que ultrapassam a alçada do médico e necessitam de abordagem especializada, pelo psicólogo ou, até mesmo, pelo psiquiatra.[98] Esses aspectos estão discutidos no Capítulo 13 (Psicologia da alimentação).

Observação

O presente capítulo inclui trechos reproduzidos de forma adaptada do artigo científico publicado na *Revista Medicina* (Ribeirão Preto), ISSN 2176-7262, v. 51, n. 2, 2018, pelos autores Nogueira-de-Almeida CA, de Mello ED, de Almeida Ribeiro GAN, de Nogueira-de-Almeida CCJN, Falcão MC. A utilização desses trechos foi formalmente autorizada pela revista.

Referências bibliográficas

1. IBGE. Pesquisa de orçamentos familiares 2008-2009. In: rendimento Cdte, editor. Rio de Janeiro: IBGE; 2011.
2. Brasil. Atlas da Obesidade Infantil no Brasil. Brasília: Ministério da Saúde; 2019.
3. Aiello AM, Marques de Mello L, Souza Nunes M, Soares da Silva A, Nunes A. Prevalence of obesity in children and adolescents in Brazil: a meta-analysis of cross-sectional studies. Curr Pediatr Rev. 2015;11:36-42.
4. Hattori K, Becque MD, Katch VL, Rocchini AP, Boileau RA, Slaughter MH et al. Fat patterning of adolescents. Ann Hum Biol. 1987;14(1):23-8. Disponível em: http://www.ncbi.nlm.nih.gov/pubmed/3592609; acessado em: 01 de junho de 2021.
5. Brasil. Marco de referência da vigilância alimentar e nutricional na atenção básica. Portal da Saúde. Brasília DF: Ministério da Saúde; 2015. Disponível em: http://bvsms.saude.gov.br/publicacoes/marco_referencia_vigilancia_alimentar.pdf; acessado em: 01 de junho de 2021.
6. Nogueira-de-Almeida CA, Pinho AP, Ricco RG, Elias CP. Abdominal circumference as an indicator of clinical and laboratory parameters associated with obesity in children and adolescents: comparison between two reference tables. J Pediatr (Rio J). 2007;83(2):181-5.
7. Freedman DS, Dietz WH, Srinivasan SR, Berenson GS. The relation of overweight to cardiovascular risk factors among children and adolescents: the Bogalusa Heart Study. Pediatrics. 1999;103(6 Pt 1):1175-82. Disponível em: http://www.ncbi.nlm.nih.gov/pubmed/10353925; acessado em: 01 de juho de 2021.
8. Nogueira-de-Almeida CA, Baptista MEC, de Almeida GAN, de Faria Ferraz VE. Obesidade infanto-juvenil: uma proposta de classificação clínica. Pediatria (São Paulo). 2004;26(4):257-67.
9. Han JC, Lawlor DA, Kimm SY. Childhood obesity. Lancet. 2010;375(9727):1737-48.
10. Nogueira-de-Almeida CA, de Mell ED, de Almeida Ribeiro GAN, de Almeida CCJN, Falcão MC. Classificação da obesidade infantil. Medicina (Ribeirão Preto Online). 2018;51(2):138-52.
11. Ricco RC, Ricco RG, Nogueira-de-Almeida CA, Ramos APP. Comparative study of risk factors among children and adolescents with an anthropometric diagnosis of overweight or obesity. Rev Paul Pediatr. 2010;28:320-5.
12. Nogueira-de-Almeida CA, Mello E. Avaliação do estado nutrológico. In: Nogueira-de-Almeida CA, Mello E (eds.). Nutrologia pediátrica: prática baseada em evidências. Barueri: Manole; 2016.
13. Nogueira-de-Almeida CA, Mello ED. Correlation of body mass index Z-scores with glucose and lipid profiles among overweight and obese children and adolescents. J Pediatr (Rio J). 2018;94(3):308-12.
14. Romualdo MC, Nobrega FJ, Escrivao MA. Insulin resistance in obese children and adolescents. J Pediatr (Rio J). 2014;90:600-7.
15. Nogueira-de-Almeida CA, Pinho AP, Ricco RG, Pepato MT, Brunetti IL. Determination of glycemia and

insulinemia and the homeostasis model assessment (HOMA) in schoolchildren and adolescents with normal body mass index. J Pediatr (Rio J). 2008; 84:136-40.
16. Ten S, Maclaren N. Insulin resistance syndrome in children. J Clin Endocrinol Metab. 2004;89(6):2526-39.
17. Brasil AR. Crianças e adolescentes com sobrepeso ou obesidade: avaliação da reação infalmatória através da dosagem de proteína C-reativa ultra sensível e prevalência de síndrome metabólica [dissertação]. Belo Horizonte: UFMG; 2006.
18. Cook S, Weitzman M, Auinger P, Nguyen M, Dietz WH. Prevalence of a metabolic syndrome phenotype in adolescents: findings from the third National Health and Nutrition Examination Survey, 1988-1994. Arch Pediatr Adolesc Med. 2003;157:821-7.
19. Moran A, Jacobs DR Jr, Steinberger J, Hong CP, Prineas R, Luepker R et al. Insulin resistance during puberty: results from clamp studies in 357 children. Diabetes. 1999;48(10):2039-44. Disponível em: https://www.ncbi.nlm.nih.gov/pubmed/10512371; acessado em: 01 de junho de 2021.
20. Sinaiko AR, Steinberger J, Moran A, Prineas RJ, Vessby B, Basu S et al. Relation of body mass index and insulin resistance to cardiovascular risk factors, inflammatory factors, and oxidative stress during adolescence. Circulation. 2005;111:1985-91.
21. Cuartero BG, Lacalle CG, Lobo CJ, Vergaz AG, Rey CC, Villar MJA et al. Índice HOMA y QUICKI, insulina y peptido C en niños sanos. Puntos de corte de riesgo cardiovascular. An Pediatr (Barc). 2007;66:481-90.
22. Nogueira-de-Almeida CA, Pinho AP, Ricco RG, Pepato MT, Brunetti IL. Determination of glycemia and insulinemia and the homeostasis model assessment (HOMA) in schoolchildren and adolescents with normal body mass index. J Pediatr (Rio J). 2008;84:136-40.
23. Nogueira-de-Almeida CA, de Mello ED. Different criteria for the definition of insulin resistance and its relation with dyslipidemia in overweight and obese children and adolescents. Pediatr Gastroenterol Hepatol Nutr. 2018;21:59-67.
24. Nogueira-de-Almeida CA. Metabolic syndrome definition in adolescents should incorporate insulin resistance. Ann Pediatr Endocrinol Metab. 2020;25:287-8.
25. Pinho AP, Brunetti IL, Pepato MT, Nogueira-de-Almeida CA. Síndrome metabólica em adolescentes do sexo feminino com sobrepeso e obesidade. Rev Paul Pediatr. 2012;30(1):51-6. Disponível em: http://www.scielo.br/scielo.php?script=sci_arttext&pid=S0103-05822012000100008&nrm=iso; acessado em: 01 de junho de 2021.
26. Carlone A, Venditti C, Cipolloni L, Zampetti S, Spoletini M, Capizzi M et al. Childhhood obesity, insulin resistance and increased cardiovascular risk. Recenti Prog Med. 2012;103:369-72.
27. Wood P. Insulin resistance: a vicious circle of excess fat. Diabetes in control. 2007, 2016. Disponível em: http://www.diabetesincontrol.com/insulin-resistance--a-vicious-circle-of-excess-fat/; acessado em: 01 de junho de 2021.
28. Kendall D, Vail A, Amin R, Barrett T, Dimitri P, Ivison F et al. Metformin in obese children and adolescents: the MOCA trial. J Clin Endocrinol Metab. 2013;98:322-9.
29. Li L, Perez A, Wu LT, Ranjit N, Brown HS, Kelder SH. Cardiometabolic risk factors among severely obese children and adolescents in the United States, 1999-2012. Child Obes. 2016;12:12-9.
30. Bouchard C. Gene-environment interactions in the etiology of obesity: defining the fundamentals. Obesity (Silver Spring). 2008;16(Suppl 3):S5-S10.
31. Agurs-Collins T, Bouchard C. Gene-nutrition and gene-physical activity interactions in the etiology of obesity. Introduction. Obesity (Silver Spring). 2008;16(Suppl 3):S2-4.
32. Wabitsch M, Funcke JB, Lennerz B, Kuhnle-Krahl U, Lahr G, Debatin KM et al. Biologically inactive leptin and early-onset extreme obesity. N Engl J Med. 2015;372:48-54.
33. Loos RJ, Bouchard C. FTO: the first gene contributing to common forms of human obesity. Obes Rev. 2008;9:246-50.
34. Chung WK. An overview of mongenic and syndromic obesities in humans. Pediatr Blood Cancer. 2012;58:122-8.
35. Milani D, Cerutti M, Pezzani L, Maffei P, Milan G, Esposito S. Syndromic obesity: clinical implications of a correct diagnosis. Ital J Pediatr. 2014;40(1):33.
36. Lindgren AC, Barkeling B, Hagg A, Ritzen EM, Marcus C, Rossner S. Eating behavior in Prader-Willi syndrome, normal weight, and obese control groups. J Pediatr. 2000;137(1):50-5.
37. Foerste T, Sabin M, Reid S, Reddihough D. Understanding the causes of obesity in children with trisomy 21: hyperphagia vs physical inactivity. J Intellect Disabil Res. 2016;60:856-64.
38. Lucas A, Gore SM, Cole TJ, Bamford MF, Dossetor JF, Barr I et al. Multicentre trial on feeding low birthweight infants: effects of diet on early growth. Arch Dis Child. 1984;59:722-30.
39. Desai M, Jellyman JK, Ross MG. Epigenomics, gestational programming and risk of metabolic syndrome. Int J Obes (Lond). 2015;39:633-41.
40. Barker DJ, Eriksson JG, Forsen T, Osmond C. Fetal origins of adult disease: strength of effects and biological basis. Int J Epidemiol. 2002;31:1235-9.
41. Merkestein M, Cagampang FR, Sellayah D. Fetal programming of adipose tissue function: an evolutionary perspective. Mamm Genome. 2014;25:413-23.
42. Murphy EF, Clarke SF, Marques TM, Hill C, Stanton C, Ross RP et al. Antimicrobials: strategies for targeting obesity and metabolic health? Gut Microbes. 2013;4:48-53.

43. Tremaroli V, Backhed F. Functional interactions between the gut microbiota and host metabolism. Nature. 2012;489:242-9. Disponível em: http://dx.doi.org/10.1038/nature11552; acessado em: 01 de junho de 2021.
44. Jess T. Microbiota, antibiotics, and obesity. N Engl J Med. 2014;371:2526-8.
45. Ajslev TA, Andersen CS, Gamborg M, Sorensen TI, Jess T. Childhood overweight after establishment of the gut microbiota: the role of delivery mode, pre-pregnancy weight and early administration of antibiotics. Int J Obes (Lond). 2011;35:522-9.
46. Saari A, Virta LJ, Sankilampi U, Dunkel L, Saxen H. Antibiotic exposure in infancy and risk of being overweight in the first 24 months of life. Pediatrics. 2015;135:617-26.
47. Dogra S, Sakwinska O, Soh SE, Ngom-Bru C, Brück WM, Berger B et al. Dynamics of infant gut microbiota are influenced by delivery mode and gestational duration and are associated with subsequent adiposity. mBio. 2015;6(1):e02419-14.
48. Schwartz BS, Pollak J, Bailey-Davis L, Hirsch AG, Cosgrove SE, Nau C et al. Antibiotic use and childhood body mass index trajectory. Int J Obes (Lond). 2016;40:615-21.
49. Gerber JS, Bryan M, Ross RK, Daymont C, Parks EP, Localio AR et al. Antibiotic exposure during the first 6 months of life and weight gain during childhood. JAMA. 2016;315:1258-65.
50. Cho YM. A gut feeling to cure diabetes: potential mechanisms of diabetes remission after bariatric surgery. Diabetes Metab J. 2014;38:406-15.
51. Suarez-Zamorano N, Fabbiano S, Chevalier C, Stojanovic O, Colin DJ, Stevanovic A et al. Microbiota depletion promotes browning of white adipose tissue and reduces obesity. Nat Med. 2015;21:1497-1501.
52. Turnbaugh PJ, Ley RE, Mahowald MA, Magrini V, Mardis ER, Gordon JI. An obesity-associated gut microbiome with increased capacity for energy harvest. Nature. 2006;444:1027-31.
53. Smith SR. The endocrinology of obesity. Endocrinol Metab Clin North Am. 1996;25(4):921-42. Disponível em: http://dx.doi.org/10.1016/S0889-8529(05)70362-5; acessado em: 01 de junho de 2021.
54. Han JC, Lawlor DA, Kimm SYS. Childhood obesity. The Lancet. 2010;375(9727):1737-48.
55. Lizneva D, Suturina L, Walker W, Brakta S, Gavrilova-Jordan L, Azziz R. Criteria, prevalence, and phenotypes of polycystic ovary syndrome. Fertil Steril. 2016;106:6-15.
56. Nezi M, Christopoulos P, Paltoglou G, Gryparis A, Bakoulas V, Deligeoroglou E et al. Focus on BMI and subclinical hypothyroidism in adolescent girls first examined for amenorrhea or oligomenorrhea. The emerging role of polycystic ovary syndrome. J Pediatr Endocrinol Metab. 2016;29:693-702.
57. Emokpae MA, Adeleke SI, Uwumarongie HO. Subclinical hypothyroidism in childhood obesity and its correlation with lipoproteins. Afr J Med Med Sci. 2011;40(4):361-5. Disponível em: https://www.ncbi.nlm.nih.gov/pubmed/22783686; acessado em: 01 de junho de 2021.
58. Min L. Functional hypercortisolism, visceral obesity, and metabolic syndrome. Endocr Pract. 2016;22(4):506-8.
59. Germain-Lee EL. Short stature, obesity, and growth hormone deficiency in pseudohypoparathyroidism type 1a. Pediatr Endocrinol Rev. 2006;3(Suppl 2):318-27. Disponível em: https://www.ncbi.nlm.nih.gov/pubmed/16675931; acessado em: 01 de junho de 2021.
60. Berryman DE, Glad CA, List EO, Johannsson G. The GH/IGF-1 axis in obesity: pathophysiology and therapeutic considerations. Nat Rev Endocrinol. 2013;9:346-56.
61. Sinai Talaulikar V, Tang T, Yasmin E. Role of metformin in women's health: review of its current place in clinical practice and emerging indications for future. Obstet Gynecol Surv. 2016;71:307-17.
62. Hochberg I, Hochberg Z. Expanding the definition of hypothalamic obesity. Obes Rev. 2010;11:709-21.
63. Hochberg I, Hochberg Z. Hypothalamic obesity. Endocr Dev. 2010;17:185-96.
64. Liu J, Zhang A, Li L. Sleep duration and overweight/obesity in children: review and implications for pediatric nursing. J Spec Pediatr Nurs. 2012;17:193-204.
65. Woo Baidal JA, Locks LM, Cheng ER, Blake-Lamb TL, Perkins ME, Taveras EM. Risk factors for childhood obesity in the first 1,000 days: a systematic review. Am J Prev Med. 2016;50:761-79.
66. Nogueira-de-Almeida CA, Mello E. Obesidade. In: Nogueira-de-Almeida CA, Mello E (eds.). Nutrologia pediátrica: prática baseada em evidências. Barueri: Manole; 2016.
67. Vargas PA. The link between inadequate sleep and obesity in young adults. Curr Obes Rep. 2016;5:38-50.
68. Cooper SJ, Reynolds GP, Barnes T, England E, Haddad PM, Heald A et al. BAP guidelines on the management of weight gain, metabolic disturbances and cardiovascular risk associated with psychosis and antipsychotic drug treatment. J Psychopharmacol. 2016;30:717-48.
69. Reekie J, Hosking SP, Prakash C, Kao KT, Juonala M, Sabin MA. The effect of antidepressants and antipsychotics on weight gain in children and adolescents. Obes Rev. 2015;16:566-80.
70. Tek C, Chwastiak L. Metformin for weight loss in schizophrenia: safe but not a panacea. Evid Based Ment Health. 2014;17:51-2.
71. Malone M. Medications associated with weight gain. Ann Pharmacother. 2005;39:2046-55.
72. Choi YJ. Efficacy of adjunctive treatments added to olanzapine or clozapine for weight control in patients with schizophrenia: a systematic review and meta-a-

nalysis. The Scientific World Journal. 2015;2015: 970730.
73. Whigham LD, Israel BA, Atkinson RL. Adipogenic potential of multiple human adenoviruses in vivo and in vitro in animals. Am J Physiol Regul Integr Comp Physiol. 2006;290:R190-4.
74. Atkinson RL, Dhurandhar NV, Allison DB, Bowen RL, Israel BA, Albu JB et al. Human adenovirus-36 is associated with increased body weight and paradoxical reduction of serum lipids. Int J Obes (Lond). 2005;29:281-6.
75. Broderick MP, Hansen CJ, Irvine M, Metzgar D, Campbell K, Baker C et al. Adenovirus 36 seropositivity is strongly associated with race and gender, but not obesity, among US military personnel. Int J Obes (Lond). 2010;34:302-8.
76. Goossens VJ, deJager SA, Grauls GE, Gielen M, Vlietinck RF, Derom CA et al. Lack of evidence for the role of human adenovirus-36 in obesity in a European cohort. Obesity (Silver Spring). 2011;19:220-1.
77. Gabbert C, Donohue M, Arnold J, Schwimmer JB. Adenovirus 36 and obesity in children and adolescents. Pediatrics. 2010;126:721-6.
78. Nguyen-Rodriguez ST, Unger JB, Spruijt-Metz D. Psychological determinants of emotional eating in adolescence. Eat Disord. 2009;17:211-24.
79. Graziano PA, Calkins SD, Keane SP. Toddler self-regulation skills predict risk for pediatric obesity. Int J Obes (Lond). 2010;34:633-41.
80. Bowlby J. Apego e perda: apego, a natureza do vínculo. 2.ed. São Paulo: Martins Fontes; 1990.
81. Anderson SE, Whitaker RC. Attachment security and obesity in US preschool-aged children. Arch Pediatr Adolesc Med. 2011;165:235-42.
82. Campbell MK. Biological, environmental, and social influences on childhood obesity. Pediatr Res. 2016;79:205-11.
83. Kelly AS, Fox CK, Rudser KD, Gross AC, Ryder JR. Pediatric obesity pharmacotherapy: current state of the field, review of the literature and clinical trial considerations. Int J Obes (Lond). 2016;40:1043-50.
84. Tenenbaum A, Klempfner R, Fisman EZ. Hypertriglyceridemia: a too long unfairly neglected major cardiovascular risk factor. Cardiovasc Diabetol. 2014;13:159.
85. Xavier HT, Izar MC, Faria Neto JR, Assad MH, Rocha VZ, Sposito AC et al. V Diretriz Brasileira de Dislipidemias e Prevenção da Aterosclerose. Arquivos Brasileiros de Cardiologia. 2013;101:1-20. Disponível em: http://www.scielo.br/scielo.php?script=sci_arttext&pid=S0066-782X2013004100001&nrm=iso; acessado em: 01 de junho de 2021.
86. Brady TM. Obesity-related hypertension in children. Frontiers in Pediatrics. 2017;5:197.
87. Burgos PFM, Costa W, Bombig MTN, Bianco HT. A obesidade como fator de risco para a hipertensão. Rev Bras Hipert. 2014;21(2):68-74. Disponível em: https://bvsalud.org/biblioref/2018/03/881409/rbh-v21n2_68-74.pdf; acessado em: 01 de junho de 2021.
88. Antza C, Stabouli S, Natsis M, Doundoulakis I, Kotsis V. Obesity-induced hypertension: new insights. Curr Pharm Des. 2017;23:4620-5.
89. Aronow WS. Association of obesity with hypertension. Annals of translational medicine. 2017;5:350.
90. Leggio M, Lombardi M, Caldarone E, Severi P, D'Emidio S, Armeni M et al. The relationship between obesity and hypertension: an updated comprehensive overview on vicious twins. Hypertens Res. 2017;40:947-63.
91. Caixe SHB, Benedeti ACGS, Garcia J, Martins WP, Mauad Filho F, Del Ciampo LA et al. Evaluation of Echocardiography as a Marker of Cardiovascular Risk in Obese Children and Adolescents. Int J Clin Pediatr. 2014;3(3):72-8. Disponível em: http://dx.doi.org/10.14740/ijcp164w; acessado em: 01 de junho de 2021.
92. Flynn JT, Kaelber DC, Baker-Smith CM, Blowey D, Carroll AE, Daniels SR et al. Clinical practice guideline for screening and management of high blood pressure in children and adolescents. Pediatrics. 2017; 140(3):e20171904.
93. Duarte MASM, Silva GAP. Esteatose hepática em crianças e adolescentes obesos. Jornal de Pediatria. 2011;87(2):150-6. Disponível em: http://www.scielo.br/scielo.php?script=sci_arttext&pid=S0021-75572011000200011&nrm=iso; acessado em: 01 de junho de 2021.
94. Lira ARF, Oliveira FLC, Escrivão MAMS, Colugnati FAB, Taddei JAAC. Esteatose hepática em uma população escolar de adolescentes com sobrepeso e obesidade. Jornal de Pediatria. 2010;86(1):45-52. Disponível em: http://www.scielo.br/scielo.php?script=sci_arttext&pid=S0021-75572010000100009&nrm=iso; acessado em: 01 de junho de 2021.
95. Fernandes JBF, Soares GM, Martins WP, Sá MFSd, Ferriani RA, Reis RM et al. Obesidade e alteração da estrutura arterial em mulheres jovens com síndrome dos ovários micropolicísticos. Revista Brasileira de Ginecologia e Obstetrícia. 2009;31(7):342-8. Disponível em: http://www.scielo.br/scielo.php?script=sci_arttext&pid=S0100-72032009000700004&nrm=iso; acessado em: 01 de junho de 2021.
96. Korhonen S, Hippelainen M, Niskanen L, Vanhala M, Saarikoski S. Relationship of the metabolic syndrome and obesity to polycystic ovary syndrome: a controlled, population-based study. Am J Obstet Gynecol. 2001;184:289-96.
97. Azziz R, Carmina E, Dewailly D, Diamanti-Kandarakis E, Escobar-Morreale HF, Futterweit W et al. The androgen excess and PCOS Society criteria for the polycystic ovary syndrome: the complete task force report. Fertil Steril. 2009;91:456-88.
98. Nogueira-De-Almeida CA. Tratamento da obesidade na infância e adolescência. Rev Med Minas Gerais. 2011;21(3 Suppl.1):44-7.

99. Software PTe. Nutro 3.0 2015. Disponível em: http://nutro.nutroped.com.br/; acessado em: 04 de agosto de 2021.
100. Bar-Or O. Physical activity and physical training in childhood obesity. J Sports Med Phys Fitness. 1993;33:323-9. Disponível em: http://www.ncbi.nlm.nih.gov/pubmed/8035580; acessado em: 01 de junho de 2021.
101. Furtado E, Simão R, Lemos A. Análise do consumo de oxigênio, frequência cardíaca e dispêndio energético, durante as aulas do Jump Fit. Revista Brasileira de Medicina do Esporte. 2004;10(5):371-5. Disponível em: http://www.scielo.br/scielo.php?script=sci_arttext&pid=S1517-86922004000500004&nrm=iso; acessado em: 01 de junho de 2021.
102. Lopes VP, Maia JAR, Oliveira MMC, Seabra A, Garganta R. Caracterização da atividade física habitual em adolescentes de ambos os sexos através de acelerometria e pedometria. Revista Paulista de Educação Física. 2003;17(1):51-63.
103. da Rocha EE, Alves VG, Silva MH, Chiesa CA, da Fonseca RB. Can measured resting energy expenditure be estimated by formulae in daily clinical nutrition practice? Curr Opin Clin Nutr Metab Care. 2005;8(3):319-28. Disponível em: http://www.ncbi.nlm.nih.gov/pubmed/15809536; acessado em: 01 de junho de 2021.
104. Kaplan AS, Zemel BS, Neiswender KM, Stallings VA. Resting energy expenditure in clinical pediatrics: measured versus prediction equations. J Pediatr. 1995; 127(2):200-5. Disponível em: http://www.ncbi.nlm.nih.gov/pubmed/7636642; acessado em: 01 de junho de 2021.
105. Prado WL, Siegfried A, Damaso AR, Carnier J, Piano A, Siegfried W. Effects of long-term multidisciplinary inpatient therapy on body composition of severely obese adolescents. J Pediatr (Rio J). 2009;85:243-8.
106. Crocker MK, Yanovski JA. Pediatric obesity: etiology and treatment. Pediatr Clin North Am. 2011;58(5):1217-40.
107. Sherafat-Kazemzadeh R, Yanovski SZ, Yanovski JA. Pharmacotherapy for childhood obesity: present and future prospects. Int J Obes (Lond). 2013;37:1-15.
108. Spruijt-Metz D. Etiology, treatment and prevention of obesity in childhood and adolescence: a decade in review. J Res Adolesc. 2011;21:129-52.
109. Kelly AS, Auerbach P, Barrientos-Perez M, Gies I, Hale PM, Marcus C et al. A randomized, controlled trial of liraglutide for adolescents with obesity. N Engl J Med. 2020;382:2117-28.

CAPÍTULO 26

Síndrome metabólica

Carlos Alberto Nogueira-de-Almeida
Elza Daniel de Mello

Introdução

Em 2020, foi publicado o primeiro consenso brasileiro para diagnóstico da síndrome metabólica (SM) em crianças e adolescentes.[1] No presente capítulo, estão discutidos aspectos gerais do quadro e, ao final, está apresentado o critério brasileiro.

A SM, ainda que sem esse nome, foi descrita pela primeira vez por Reaven, em 1988.[2] Ele percebeu que havia uma série de quadros patológicos que, muitas vezes, apareciam associados. Mais tarde, postulou que a resistência periférica à insulina (RPI) fosse a origem comum desses quadros.[3] Em homenagem à sua importante descoberta, o quadro foi inicialmente chamado de síndrome de Reaven. Mais tarde, ganhou outros nomes, como síndrome X, síndrome X metabólica, síndrome plurimetabólica, entre outros. Atualmente, chamamos de SM.

É muito interessante notar que, em artigo de 2005,[4] denominado "*The Metabolic Syndrome: Requiescast in Pace*", Reaven determina a "morte" da síndrome que ele mesmo havia criado. Sua justificativa era de que as formas de diagnóstico do quadro haviam se tornado uma panaceia de critérios, organizados como se fossem um teste diagnóstico, que afastavam o clínico da essência de sua proposta original. Reaven argumenta que seu objetivo maior sempre foi alertar os profissionais que alguns quadros, habitualmente considerados como doenças distintas, tais como dislipidemia, hipertensão arterial sistêmica (HAS), obesidade abdominal, poderiam ter uma origem comum. E, mais importante que isso, era fundamental que, frente à detecção de um deles, os outros fossem pesquisados.[4]

Na faixa etária pediátrica, é justamente essa essência que deve ser considerada, sobretudo pelo fato de não existir um critério globalmente aceito para o diagnóstico da SM.[5] O mais importante é que o profissional, frente a uma criança obesa, por exemplo, pesquise a dislipidemia; ou quando detectar HAS, não deixe de verificar se não existe, simultaneamente, RPI. De fato, o mais importante é o conhecimento de que esses quadros costumam aparecer associados e, quando isso ocorre, os riscos à saúde são maiores. Em estudos de seguimento, já foi demonstrado que portadores de SM na infância têm maiores chances de morte prematura na idade adulta.[6] Por isso o diagnóstico precoce e preciso é importante.

Classificação da International Diabetes Federation

Apesar de não haver consenso, a classificação mais divulgada de SM é aquela proposta pela International Diabetes Federation (IDF)[7] e que se encontra resumida na Tabela 1. Segundo essa entidade, a definição parte do escalonamento em três faixas etárias:

- Entre 6 e 10 anos: sugere atenção especial às crianças com circunferência abdominal acima do percentil 90, mas não define critérios para diagnóstico de SM.
- Entre 10 e 16 anos: diagnóstico firmado com a presença de aumento na circunferência abdominal definido pelo percentil 90 (ver tabela no Capítulo 14) e pelo menos mais dois critérios (Tabela 1).
- Acima de 16 anos: mesmo critério definido para adultos, baseado na presença de aumento da circunferência abdominal, usando os pontos de corte fixos de 90 cm para homens e 80 cm para mulheres, e pelo menos mais dois critérios (Tabela 1).

Essa classificação apresenta alguns problemas relevantes:[8]

A. Não leva em conta a RPI, mas apenas a glicemia, que raramente se altera na faixa etária pediátrica;[9] atualmente, acredita-se que algum tipo de avaliação da RPI deve ser feita para que o diagnóstico seja adequado.[10]
B. Utiliza pontos de corte diferentes daqueles internacionalmente aceitos, sem considerar recomendações já bem aceitas no meio científico, como as tabelas de pressão arterial e de lipídeos em que os valores são corrigidos por faixas etárias e sexo.
C. Não inclui crianças pequenas e não diferencia adolescentes maiores de adultos.

Por essa ausência de consenso para diagnóstico SM, Reuter et al. estudaram a concordância entre diferentes critérios em adolescentes do Sul do Brasil. A SM foi avaliada por três critérios diferentes: Cook (2003), Ferranti (2004) e International Diabetes Federation – IDF (2007), e a concordância entre os critérios foi avaliada pelo índice Kappa. Foi demonstrada

TABELA 1 Critérios da International Diabetes Federation para síndrome metabólica na infância e adolescência

Critérios/ componentes	6 a 10 anos	10 a 16 anos	Mais de 16 anos
Definição de adiposidade	CA ≥ percentil 90°	CA ≥ percentil 90°	CA ≥ 90 cm (homens) ou ≥ 80 cm (mulheres)
Metabolismo glicêmico	Sem valores definidos para diagnóstico de SM	Glicemia de jejum ≥ 100 mg/dL	Glicemia de jejum ≥ 100 mg/dL
Dislipidemia	Sem valores definidos para diagnóstico de SM	Triglicerídeos ≥ 150 mg/dL ou em uso de hipolipemiante	Triglicerídeos ≥ 150 mg/dL ou HDL ≥ 40 (homens) ou ≥ 50 (mulheres) mg/dL ou em uso de hipolipemiante
Hipertensão arterial	Sem valores definidos para diagnóstico de SM	PA ≥ 130 ou 85 mmHg ou em uso de anti-hipertensivo	PA ≥ 130 ou 85 mmHg ou em uso de anti-hipertensivo

CA: circunferência abdominal; HDL: lipoproteína de alta densidade (colesterol); PA: pressão arterial; SM: síndrome metabólica.

Fonte: adaptada de Pergher, 2010[8] e Zimmet, 2007.[7]

concordância regular (Ferranti – IDF: Kappa 0,382; p < 0,001) e moderada (Cook – Ferranti: Kappa 0,542; p < 0 ,001; Cook – IDF: Kappa 0,532; p < 0,001) entre os critérios. A pressão arterial elevada foi a condição mais frequente em todos os critérios, e as menos frequentes foram os níveis de glicemia (Cook e Ferranti) e colesterol de lipoproteína de alta densidade.[11]

Esse mesmo grupo de pesquisa realizou um estudo com o objetivo estabelecer pontos de corte para um escore de risco metabólico contínuo (cMetS) em adolescentes do Sul do Brasil. O cMetS foi calculado pela soma do escore Z dos seguintes parâmetros: circunferência da cintura, pressão arterial sistólica, glicose, colesterol de lipoproteína de alta densidade, triglicerídeos e aptidão cardiorrespiratória. Foi concluído que o uso do cMetS é válido para adolescentes e pode detectar uma proporção maior de escolares com risco metabólico, em comparação aos critérios atuais para diagnóstico de SM. Além disso, pode diagnosticar SM em crianças menores de 10 anos de idade. No entanto, não é um critério prático para uso rotineiro em consultório.[12]

Componentes individuais

Do ponto de vista do clínico, mais importante que escolher um critério é reconhecer os quadros patológicos habitualmente associados à RPI, utilizando os pontos de corte corretos, e tratá-los adequadamente. A seguir, estão descritos, separadamente, cada um desses quadros, bem como a forma de conduzir o tratamento dos componentes da SM.

Obesidade

Existe um círculo vicioso entre a obesidade e a RPI, sendo reconhecido que a adiposidade excessiva é um dos fatores que contribui para o surgimento e a manutenção da RPI.[13] Assim, o emagrecimento é uma das formas mais eficientes de se tratar a SM. O quadro clínico de obesidade e seu tratamento estão descritos no Capítulo 25 – Obesidade.

Circunferência abdominal

A tabela (disponível no Capítulo 25 – Obesidade) para definição de aumento da circunferência abdominal mais aceita deriva do trabalho de Freedman[14] que, com base nos dados do *Bogalusa Heart Study*, determinou o ponto de corte referente ao percentil 90 como o mais adequado. A redução da circunferência abdominal é fundamental para melhorar o quadro de RPI, uma vez que a adiposidade presente nessa região, especialmente seu componente visceral, leva à oferta de grandes quantidades de ácidos graxos livres para a circulação. Esses ácidos graxos livres competem com a glicose como fonte de energia nos tecidos muscular e adiposo, levando a prejuízo na oxidação da glicose e aumento na RPI, tanto nos músculos como no fígado.[15] Adicionalmente, o aumento de ácidos graxos livres circulantes já foi relacionado, em adultos, com disfunção endotelial, elevação da pressão arterial e disfunção da célula beta pancreática.[15] A combinação de dieta e prática de atividade física (discutida no Capítulo 25 – Obesidade) é a estratégia mais eficiente para o adequado tratamento.

Recentemente, foi publicada tabela derivada do estudo populacional americano NHANES III e o ponto de corte foi definido como o percentil 97 para idade e sexo.[16] Os pontos de corte sugeridos por essa referência estão mostrados mais adiante nas Tabelas 3 e 4.

Dislipidemia

Crianças obesas apresentam, como uma de suas comorbidades mais frequentes, alterações no metabolismo das lipoproteínas. Esse é um aspecto que pode ser considerado grave, uma vez que, tanto quanto nos adultos, o surgimento e a progressão da aterosclerose estão intimamente ligados às dislipidemias. Sendo assim, o início ainda na infância, conforme observado nas crianças com SM, faz com que o surgimento das doenças vasculares (infarto do miocárdico, acidente vascular encefálico, HAS) possa ocorrer em fases precoces da adultícia.[17,18] A American Heart Association sugeriu os valores de lipídeos que são hoje aceitos para definição da dislipidemia. A tabela está disponível no Capítulo 25 – Obesidade. O tratamento está detalhado no Capítulo 27 – Dislipidemia.

Hipertensão arterial sistêmica

A HAS, antes considerada doença de adultos, hoje tem aparecido cada vez mais cedo, decorrente, em grande parte, do aumento da prevalência de obesidade infantil. Crianças hipertensas estão sujeitas aos mesmos riscos observados nos adultos, especialmente aqueles ligados às lesões endoteliais e às da microcirculação.[19-21] O primeiro passo é sempre o diagnóstico adequado. A definição de HAS na infância, usando-se o critério mais aceito, é um pouco complicada. Deve-se considerar o sexo, a idade e o percentil de estatura para encontrar, na tabela, os valores de pressão arterial diastólica e sistólica, acima dos quais se deve considerar a criança ou o adolescente como hipertensos. Obviamente, pressupõe-se que as medidas sejam executadas segundo os mais rigorosos critérios de aferição.

Recentemente, a American Academy of Pediatrics (AAP)[22] sugeriu pontos de corte simplificados, com a função de auxiliar na triagem inicial do quadro. Esses valores não servem para dar o diagnóstico, mas sim para selecionar aqueles casos que merecem avaliação mais detalhada.[22] A tabela está disponível no Capítulo 25 – Obesidade.

Uma vez confirmada a HAS, é preciso avaliar sua origem. Existem outras causas para o quadro que não sejam a obesidade, e elas podem estar presentes de forma isolada ou como agravantes. Deve-se pesquisar, de acordo com a faixa etária:[23] a) recém-nascidos: trombose de artéria renal, estenose de artéria renal, trombose venosa renal, anormalidades renais congênitas, coarctação da aorta, displasia broncopulmonar, persistência do canal arterial, hemorragia intraventricular; b) primeiro ano de vida: coarctação da aorta, doença renovascular, doença do parênquima renal; c) de 1 a 6 anos de idade: doença do parênquima renal, doença renovascular, coarctação da aorta, HAS essencial, causas endócrinas; d) de 6 a 12 anos de idade: doença do parênquima renal, doença renovascular, HAS essencial, coarctação da aorta, causas endócrinas, iatrogenia; e) de 12 a 18 anos de idade (HAS essencial, iatrogenia, doença do parênquima renal, doença renovascular, causas endócrinas, coarctação da aorta).

O tratamento descrito nas VI Diretrizes Brasileiras de Hipertensão[24] pode ser resumido da seguinte forma: o objetivo é atingir valores de pressão arterial sistólica e diastólica abaixo do percentil 95 para sexo, altura e faixa etária na HAS sem complicações e, abaixo do percentil 90, face à presença de comorbidades. O tratamento não medicamentoso deve ser recomendado a partir do percentil 90 de pressão arterial sistólica ou diastólica, correspondente à HAS limítrofe. Ele consiste em: emagrecimento, prática de atividade física aeróbica (30 a 60 minutos por dia, com moderada intensidade, evitando-se esportes competitivos) e dieta saudável, com teor de sódio adequado para a idade.[25] O emprego de medicamentos anti-hipertensivos deve ser considerado para os que não respondem ao tratamento conservador, para os casos com evidência de lesão em órgãos-alvo e quando existem fatores de risco associados.[24] A Tabela 2 mostra os medicamentos que podem ser utilizados com as respectivas doses.

TABELA 2 Medicamentos orais mais utilizados para o tratamento da hipertensão arterial crônica pediátrica

Medicamento	Dose inicial (mg/kg/dose)	Dose máxima (mg/kg/dia)	Intervalo (horas)
Amlodipina (6 a 17 anos)	2,5 mg/dia	5 mg/dia	24
Nifedipina XL	0,25 a 0,5	3 (máx.: 120 mg/dia)	12 a 24
Captropril (Criança) (Neonato)	 0,3 a 0,5 0,03 a 0,15	 6 2	 8 8 a 24
Enalapril	0,08	0,6	12 a 24
Losartana	0,7 (máx.: 50 mg/dia)	1,4 (máx.: 100 mg/dia)	24
Propranolol	1 a 2	4 (máx.: 640 mg/dia)	8 a 12
Atenolol	0,5 a 1	2 (máx.: 100 mg/dia)	12 a 24
Furosemida	0,5 a 2	6	4 a 12
Hidroclorotiazida	1	3 (máx.: 50 mg/dia)	12
Triamterene	1 a 2	3 a 4 (máx.: 300 mg/dia)	12
Espironolactona	1	3,3 (máx.: 100 mg/dia)	6 a 12
Clonidina (≥ 12 anos)	0,2 mg/dia	2,4 mg/dia	12
Prazosina	0,05 a 0,1	0,5	8
Hidralazina	0,75	7,5 (máx.: 200 mg/dia)	6
Minoxidil (< 12 anos) (≥ 12 anos)	 0,2 5 mg/dia	 50 mg/dia 100 mg/dia	 6 a 8

Fonte: Koch, 2005.[25]

Resistência periférica à insulina

Não existe um critério internacionalmente aceito para definição da RPI na infância e adolescência. Estudos têm sido conduzidos no sentido de definir os indicadores adequados e os pontos de corte para a determinação da RPI, mediante o uso, ainda que controverso, de HOMA-IR (*Homeostasis Model Assessment – insulin resistance*) ou de insulinemia de jejum, uma vez que a execução do *clamp test* (*hyperinsulinemic-euglycemic clamp test*), tido como padrão-ouro para avaliação de sensibilidade à insulina, não é factível na prática clínica, em virtude da sua complexidade técnica, principalmente na faixa etária pediátrica.[9,26-31] O HOMA-IR requer apenas uma amostra de glicemia e insulinemia obtida em jejum[32] e procura demonstrar a relação entre a capacidade pancreática de produção de insulina e sua condição de manter adequados os níveis glicêmicos. Pelo fato de que, na faixa etária pediátrica, raramente ocorre variação significativa da glicemia, alguns autores sugerem que a insulinemia de jejum pode ser usada, de forma isolada, para se avaliar a RPI em crianças.[28,33] Existem, entretanto, várias limitações quanto ao uso desses marcadores de RPI, tais como a necessidade de se estabelecer um ponto de corte relacionado a algum risco associado, o que geralmente é obtido mediante estudos longitudinais e de longo prazo[34] e a variabilidade significativa dos valores de insulinemia de jejum durante a infância e a adolescência.[9,29,35-37]

Os pontos de corte de insulina e HOMA propostos por Cuartero et al.[35] estão mostrados no Quadro 1, e os propostos por Nogueira-de-Almeida et al.,[9] no Quadro 2.

QUADRO 1 Pontos de corte de insulinemia e *Homeostasis Model Assessment – insulin resistance* (HOMA-IR)
Insulinemia
Tanner 1 (1 a 12 meses): 5,58 mcU/mL (meninos) e 4,05 mcU/mL (meninas)
Tanner 1 (13 a 36 meses): 5,42 mcU/mL (meninos) e 4,99 mcU/mL (meninas)
Tanner 1 (37 a 96 meses): 8,80 mcU/mL (meninos) e 10,92 mcU/mL (meninas)
Tanner 1 (97 a 160 meses): 9,82 mcU/mL (meninos) e 14,16 mcU/mL (meninas)
Tanner 2: 11,07 mcU/mL (meninos) e 17,39 mcU/mL (meninas)
Tanner 3: 14,47 mcU/mL (meninos) e 18,41 mcU/mL (meninas)
Tanner 4: 17,32 mcU/mL (meninos) e 20,49 mcU/mL (meninas)
HOMA-IR
Tanner 1 (1 a 12 meses): 1,43 (meninos) e 0,77 (meninas)
Tanner 1 (13 a 36 meses): 1,10 (meninos) e 1,05 (meninas)
Tanner 1 (37 a 96 meses): 2,01 (meninos) e 2,37 (meninas)
Tanner 1 (97 a 160 meses): 1,98 (meninos) e 3,13 (meninas)
Tanner 2: 2,66 (meninos) e 3,72 (meninas)
Tanner 3: 3,41 (meninos) e 5,05 (meninas)
Tanner 4: 3,69 (meninos) e 5,08 (meninas)

Fonte: Cuartero, 2007.[35]

QUADRO 2 Pontos de corte de insulinemia e *Homeostasis Model Assessment – insulin resistance* (HOMA-IR)
Insulinemia
7 a 8,9 anos: 7,92 mcU/mL (meninos) e 6,70 mcU/mL (meninas)
9 a 10,9 anos: 8,69 mcU/mL (meninos) e 11,99 mcU/mL (meninas)
11 a 12,9 anos: 12,18 mcU/mL (meninos) e 13,26 mcU/mL (meninas)
13 a 14,9 anos: 13,74 mcU/mL (meninos) e 14,85 mcU/mL (meninas)
15 a 17,9 anos: 10,27 mcU/mL (meninos) e 13,13 mcU/mL (meninas)
HOMA-IR
7 a 8,9 anos: 1,76 (meninos) e 1,39 (meninas)
9 a 10,9 anos: 1,97 (meninos) e 2,62 (meninas)
11 a 12,9 anos: 2,65 (meninos) e 3,02 (meninas)
13 a 14,9 anos: 3,21 (meninos) e 3,46 (meninas)
15 a 17,9 anos: 2,39 (meninos) e 2,89 (meninas)

Fonte: Nogueira-de-Almeida, 2008.[9]

O tratamento passa pelo emagrecimento, que quebra o círculo vicioso entre a obesidade e a RPI, e a realização de atividade física regular, que aumenta o consumo muscular de glicose e melhora a sensibilidade periférica à insulina.[38] Entretanto, muitas vezes, a RPI precisa ser tratada com o uso de metformina, uma vez que o hiperinsulinismo pode dificultar o emagrecimento por acentuar a fome e facilitar a deposição de gordura.[13] Em geral, sugere-se que se tente reduzir a RPI incialmente apenas com o emagrecimento e o aumento da atividade física, mas, após um período inicial, ocorrendo a perda de peso e persistindo a elevação da insulinemia, a medicação pode ser indicada.[39] Apesar de não existir dose padronizada, sugere-se o início com 500 mg/dia, ajustando-se posteriormente essa dose, caso necessário, até 2 g/dia.

Doença gordurosa hepática não alcoólica

Para que esse quadro se manifeste, é necessário existir predisposição genética. Caracteriza-se por infiltração progressiva de gordura no tecido hepático que pode persistir por longos anos. Em cerca de 20% dos casos, ocorre evolução para esteato-hepatite e, em 2% dos casos, pode ocorrer cirrose hepática. Clinicamente, pode ser encontrada apenas hepatomegalia. A confirmação diagnóstica se dá por biópsia hepática. A ultrassonografia pode sugerir a presença de infiltrados gordurosos, mas é um exame dependente do examinador.[40] Laboratorialmente, pode ser encontrada alteração na razão entre as enzimas aminotransferase de aspartato (AST) e a aminotransferase de alanina (ALT), que, quando menor que 1, sugere que essa enfermidade esteja presente, diferenciando-a da esteato-hepatite alcoólica, em que essa razão costuma ser maior que 2.[41] O tratamento passa pelo emagrecimento, agregando-se dieta e prática de atividade física, conforme descrito no Capítulo 25 – Obesidade. O controle da RPI e da dislipidemia, mesmo que de forma farmacológica, é extremamente importante para a reversão das lesões hepáticas, que pode ser conseguida nas fases iniciais do processo. Ainda é discutível a prescrição de metformina para manejo da esteatose hepática em um indivíduo obeso.[42] O consumo dietético de vitaminas com potencial antioxidante (A, E e C) e de ácidos graxos poli-insaturados de cadeia longa deve ser estimulado,[43] mas não existe, no momento, suficiente grau de evidência científica que suporte a suplementação farmacológica.

Critério brasileiro da Associação Brasileira de Nutrologia (Abran)[1]

A maior parte das propostas de SM para a faixa etária pediátrica inclui:[44]

- Indicadores de excesso de adiposidade corporal.
- Indicadores de alteração do perfil lipídico.
- Indicadores de alteração do perfil glicêmico.
- Indicadores de alteração na pressão arterial.

A fim de manter essa padronização, o critério proposto pela Abran também propõe o uso de indicadores que apontem para essa mesma direção, mas que sejam mais adequados à fisiopatologia da SM em idade pediátrica e mais simples de serem usados pelo clínico. Sendo assim, recomenda-se o uso dos seguintes indicadores:

- Excesso de adiposidade corporal: circunferência abdominal aumentada.
- Alteração do perfil lipídico: triglicerídeos elevados e/ou lipoproteína de alta densidade (HDL) baixa.
- Alteração do perfil glicêmico: glicemia elevada e/ou insulinemia elevada.
- Indicadores de alteração na pressão arterial: pressão arterial sistólica elevada e/ou pressão arterial diastólica elevada.

Será considerado como portador de SM o adolescente ou a criança com 7 anos de idade ou mais que apresentar valores alterados em pelo menos 3 dos 4 critérios citados, conforme aceito pela maioria dos autores.[45] Sendo assim, para que o diagnóstico seja confirmado, é necessário que o indivíduo apresente indicação de que possui alguma alteração em 3 dos 4 critérios, se houver mais de um valor alterado dentro do mesmo grupo não será somado. Considere-se como exemplo uma criança que apresenta triglicerídeos elevados e HDL baixo; nesse caso ela deve ser classificada como portadora de alteração no perfil lipídico e terá preenchido apenas um critério, mesmo possuindo dois indicadores alterados, por serem ambos do mesmo grupo. Deve-se salientar que, conforme consenso entre os autores, a RPI, por ser o fator disparador de todo o processo, deveria ser considerada como critério fundamental e *sine qua non* para o diagnóstico. Entretanto, em virtude das limitações do uso da insulinemia como método diagnóstico e da impossibilidade do uso geral de métodos de maior complexidade (como o Clamp), optou-se por considerar esse critério como um dos possíveis, mas não como obrigatório. A proposta da criação de critérios para a definição de SM na criança e adolescência é facilitar para o médico pediatra e de demais áreas a visualização de que o paciente com esses critérios para SM deverá ser acompanhado de perto e receber intervenção precoce com mudança do estilo de vida e, eventualmente, tratamento medicamentoso, evitando-se, assim, complicações na vida adulta. Entretanto, apesar de o diagnóstico de SM ser considerado com 3 dos 4 critérios citados, a partir do momento que a criança tenha pelo menos um dos critérios, ela deve ser considerada como grupo de risco para a síndrome e deve ser monitorada de perto.

Indicador de excesso de adiposidade

Recomenda-se o uso da circunferência abdominal, e valores acima do ponto de corte devem ser considerados elevados. A tabela de referência utilizada foi aquela derivada do estudo populacional americano NHANES III e o ponto de corte foi definido como o percentil 97 para idade e sexo.[12]

Indicadores de alterações no perfil lipídico

Recomenda-se que valores de triglicerídeos elevados ou de HDL baixos devem ser considerados alterados. A tabela de referência utilizada foi aquela da Atualização da Diretriz Brasileira de Dislipidemias e Prevenção da Aterosclerose publicada em 2017.[22]

Indicadores de alterações no perfil glicêmico

Em idade pediátrica, as alterações no perfil glicêmico frequentemente aparecem sob a forma de hiperinsulinismo,[45] ainda que, mais raramente, a hiperglicemia possa estar presente. Recomenda-se que valores de glicemia ou de insulinemia elevados devem ser considerados alterados. A glicemia é considerada elevada quando acima do ponto de corte sugerido pelas Diretrizes da Sociedade Brasileira de Diabetes, publicadas em 2015. A insulinemia é considerada elevada quando acima de dois desvios-padrão para idade e sexo, em relação à média de crianças e adolescentes eutróficos, conforme definidos por Nogueira-de-Almeida et al.[46,47]

Indicador de alteração na pressão arterial

Recomenda-se que valores de pressão arterial sistólica ou diastólica elevados devem ser considerados alterados. O ponto de corte foi definido com base nos valores de triagem para idade e sexo sugeridos pela Academia Americana de Pediatria em 2017.[48]

As Tabelas 3 e 4 mostram os pontos de corte consolidados para cada um dos indicadores, respectivamente, para meninos e meninas.

TABELA 3 Pontos de corte consolidados para os indicadores de síndrome metabólica para meninos

Idade (anos)	Adiposidade	Perfil glicêmico		Perfil lipídico		Pressão arterial	
	CA (cm)	GLICEMIA (mg/dL)	INSULINA (UI/mL)	HDL (mg/dL)	TG (mg/dL)	PAS (mmHg)	PAD (mmHg)
	Maior que	Maior que	Maior que	Menor que	Maior que	Maior que	Maior que
7-8	72,3	100	7,92	45	85	106	68
8-9	77,0	100	7,92	45	85	107	69
9-10	81,9	100	8,69	45	85	107	70
10-11	86,9	100	8,69	45	100	108	72
11-12	91,7	100	12,18	45	100	110	74
12-13	96,1	100	12,18	45	100	113	75
13-14	100,0	100	13,74	45	100	120	80
14-15	103,2	100	13,74	45	100	120	80
15-16	106,0	100	10,27	45	100	120	80
16-17	108,3	100	10,27	45	100	120	80
17-18	110,3	100	10,27	45	100	120	80

CA: circunferência abdominal; GLICEMIA: glicemia de jejum; INSULINA: insulinemia de jejum; HDL: lipoproteína de alta densidade sem jejum para coleta; TG: triglicerídeos sem jejum para coleta; PAS: pressão arterial sistólica; PAD: pressão arterial diastólica.
Fonte: Nogueira-de-Almeida, 2020.[1]

TABELA 4 Pontos de corte consolidados para os indicadores de síndrome metabólica para meninas

Idade (anos)	Adiposidade	Perfil glicêmico		Perfil lipídico		Pressão arterial	
	CA (cm)	GLICEMIA (mg/dL)	INSULINA (UI/mL)	HDL (mg/dL)	TG (mg/dL)	PAS (mmHg)	PAD (mmHg)
	Maior que	Maior que	Maior que	Menor que	Maior que	Maior que	Maior que
7-8	73,4	100	6,70	45	85	106	68
8-9	77,7	100	6,70	45	85	107	69
9-10	82,0	100	11,99	45	85	108	71
10-11	86,3	100	11,99	45	100	109	72
11-12	90,5	100	13,26	45	100	111	74
12-13	94,5	100	13,26	45	100	114	75
13-14	98,2	100	14,85	45	100	120	80
14-15	101,8	100	14,85	45	100	120	80
15-16	105,0	100	13,13	45	100	120	80
16-17	108,1	100	13,13	45	100	120	80
17-18	110,9	100	13,13	45	100	120	80

CA: circunferência abdominal; GLICEMIA: glicemia de jejum; INSULINA: insulinemia de jejum; HDL: lipoproteína de alta densidade sem jejum para coleta; TG: triglicerídeos sem jejum para coleta, PAS: pressão arterial sistólica; PAD: pressão arterial diastólica.
Fonte: Nogueira-de-Almeida, 2020.[1]

Referências bibliográficas

1. Nogueira-de-Almeida CA, Hirose TS, Zorzo RA, Vilanova KCM, Ribas-Filho D. Critério da Associação Brasileira de Nutrologia para diagnóstico e tratamento da síndrome metabólica em crianças e adolescentes. International Journal of Nutrology. 2020;13(03):54-68.
2. Reaven GM. Banting lecture 1988. Role of insulin resistance in human disease. Diabetes. 1988;37(12):1595-1607.
3. Reaven GM. Role of insulin resistance in human disease (syndrome X): an expanded definition. Annu Rev Med. 1993;44:121-31.
4. Reaven GM. The metabolic syndrome: requiescat in pace. Clin Chem. 2005;51(6):931-8.
5. Chen W, Berenson GS. Metabolic syndrome: definition and prevalence in children. JPediatr (Rio J). 2007; 83(1):1-2.
6. Franks PW, Hanson RL, Knowler WC, Sievers ML, Bennett PH, Looker HC. Childhood obesity, other cardiovascular risk factors, and premature death. The New England Journal of Medicine. 2010;362(6):485-93.
7. Zimmet P, Alberti KG, Kaufman F, Tajima N, Silink M, Arslanian S et al. The metabolic syndrome in children and adolescents - an IDF consensus report. Pediatr Diabetes. 2007;8(5):299-306.
8. Pergher RNQ, Melo MEd, Halpern A, Mancini MC. O diagnóstico de síndrome metabólica é aplicável às crianças? Jornal de Pediatria. 2010;86:101-8.
9. Nogueira-de-Almeida CA, Pinho AP, Ricco RG, Pepato MT, Brunetti IL. Determination of glycemia and insulinemia and the homeostasis model assessment (HOMA) in schoolchildren and adolescents with normal body mass index. J Pediatr (Rio J). 2008;84(2):136-40.
10. Nogueira-de-Almeida CA. Metabolic syndrome definition in adolescents should incorporate insulin resistance. Ann Pediatr Endocrinol Metab. 2020;25(4):287-8.
11. Reuter CP, Burgos MS, Barbian CD, Renner JDP, Franke SIR, de Mello ED. Comparison between different criteria for metabolic syndrome in schoolchildren from southern Brazil. European Journal of Pediatrics. 2018;177(10):1471-7.
12. Reuter CP, Andersen LB, de Moura Valim AR, Reuter ÉM, Borfe L, Renner JDP et al. Cutoff points for continuous metabolic risk score in adolescents from southern Brazil. American Journal of Human Biology. 2019;31(2):e23211.
13. Wood P. Insulin resistance: a vicious circle of excess fat. Diabetes in Control. 2007. Disponível em: http://www.diabetesincontrol.com/insulin-resistance-a-vicious-circle-of-excess-fat/; acessado em: 5 de agosto de 2021.
14. Freedman DS, Dietz WH, Srinivasan SR, Berenson GS. The relation of overweight to cardiovascular risk factors among children and adolescents: the Bogalusa Heart Study. Pediatrics. 1999;103(6 Pt 1):1175-82.
15. Frohnert BI, Jacobs DR Jr, Steinberger J, Moran A, Steffen LM, Sinaiko AR. Relation between serum free fatty acids and adiposity, insulin resistance, and cardiovascular risk factors from adolescence to adulthood. Diabetes. 2013;62(9):3163-9.
16. Sharma AK, Metzger DL, Daymont C, Hadjiyannakis S, Rodd CJ. LMS tables for waist-circumference and waist-height ratio Z-scores in children aged 5-19 y in NHANES III: association with cardio-metabolic risks. Pediatr Res. 2015;78(6):723-9.
17. Berenson GS, Srinivasan SR, Bao W, Newman WP III, Tracy RE, Wattigney WA. Association between multiple cardiovascular risk factors and atherosclerosis in children and young adults. The Bogalusa Heart Study. N Engl J Med. 1998;338(23):1650-6.
18. Berenson GS, Srinivasan SR, Nicklas TA. Atherosclerosis: a nutritional disease of childhood. Am J Cardiol. 1998;82(10B):22T-29T.
19. Nogueira-de-Almeida CA, Benedeti ACGS, Garcia J, Caixe SH. Correlation between ultrasonographic measures of the abdominal adiposity and indicators of obesity in normal and overweight/obesity children. The FASEB Journal. 2016;30(1 Supplement):1165.4.
20. Nogueira-de-Almeida CA, Caixe SH, Benedeti ACGS, Garcia J. Echocardiography evaluation as a marker of cardiovascular risk on obese children and adolescents. The FASEB Journal. 2016;30(1 Supplement):126.1.
21. Nogueira-de-Almeida CA, Garcia J, Caixe SH, Benedeti ACGS. Ultrasonographic assessment of the common carotid intima-media complex in normal weight children and in overweight/obese children. The FASEB Journal. 2016;30(1 Supplement):1165.1163.
22. Flynn JT, Kaelber DC, Baker-Smith CM, Blowey D, Carroll AE, Daniels SR et al. Clinical practice guideline for screening and management of high blood pressure in children and adolescents. Pediatrics. 2017; 140(3):e20171904.
23. Salgado CMC, Carvalhaes JTA. Hipertensão arterial na infância. J Pediatr (Rio J). 2003;79(Supl. 1):S115- S124.
24. Sociedade Brasileira de Cardiologia/Sociedade Brasileira de Hipertensão/Sociedade Brasileria de Nefrologia.VI Diretrizes Brasileiras de Hipertensão. Arquivos Brasileiros de Cardiologia. 2010;95(1 supl. 1):1-51.
25. Koch VH. Aspectos diagnósticos e terapêuticos atuais da hipertensão arterial na criança e no adolescente com ênfase no Fourth Report on the Diagnosis, Evaluation, and Treatment of High Blood Pressure in Children and Adolescents. J Bras Nefrol. 2005;27(2):9.
26. Harrell JS, Jessup A, Greene N. Changing our future: obesity and the metabolic syndrome in children and adolescents. J CardiovascNurs. 2006;21(4):322-30.
27. Keskin M, Kurtoglu S, Kendirci M, Atabek ME, Yazici C. Homeostasis model assessment is more reliable than the fasting glucose/insulin ratio and quantitative insulin sensitivity check index for assessing insulin resistance among obese children and adolescents. Pediatrics. 2005;115(4):e500-e503.

28. Mieldazis SF, Azzalis LA, Junqueira VB, Souza FI, Sarni RO, Fonseca FL. Hyperinsulinism assessment in a sample of prepubescent children. J Pediatr (Rio J). 2010;86(3):245-9.
29. Moran A, Jacobs DR Jr, Steinberger J, Hong CP, Prineas R, Luepker R et al. Insulin resistance during puberty: results from clamp studies in 357 children. Diabetes. 1999;48(10):2039-44.
30. Pastucha D, Filipcikova R, Horakova D, Radova L, Marinov Z, Malincikova J et al. The incidence of metabolic syndrome in obese Czech children: the importance of early detection of insulin resistance using homeostatic indexes HOMA-IR and QUICKI. Physiol Res. 2013;62(3):277-83.
31. Ten S, Maclaren N. Insulin resistance syndrome in children. J Clin Endocrinol Metab. 2004;89(6):2526-39.
32. Sinaiko A. Obesity, insulin resistance and the metabolic syndrome. J Pediatr (Rio J). 2007;83(1):3-4.
33. Weiss R, Dziura J, Burgert TS, Tamborlane WV, Taksali SE, Yeckel CW et al. Obesity and the metabolic syndrome in children and adolescents. N Engl J Med. 2004;350(23):2362-74.
34. Must A, Jacques PF, Dallal GE, Bajema CJ, Dietz WH. Long-term morbidity and mortality of overweight adolescents. A follow-up of the Harvard Growth Study of 1922 to 1935. N Engl J Med. 1992;327(19):1350-5.
35. Cuartero BG, Lacalle CG, Lobo CJ, Vergaz AG, Rey CC, Villar MJA et al. Indice HOMA y QUICKI, insulina y peptido C en niños sanos. Puntos de corte de riesgo cardiovascular. An Pediatr (Barc). 2007; 66(5):481-90.
36. Jeffery AN, Metcalf BS, Hosking J, Streeter AJ, Voss LD, Wilkin TJ. Age before stage: insulin resistance rises before the onset of puberty: a 9-year longitudinal study (EarlyBird 26). Diabetes Care. 2012;35(3):536-41.
37. Moran A, Jacobs DR Jr, Steinberger J, Steffen LM, Pankow JS, Hong CP et al. Changes in insulin resistance and cardiovascular risk during adolescence: establishment of differential risk in males and females. Circulation. 2008;117(18):2361-8.
38. Expert Panel on Integrated Guidelines for Cardiovascular Health and Risk Reduction in Children and Adolescents: Summary Report. Pediatrics. 2011;128(Suppl 5):S213-56.
39. Luong DQ, Oster R, Ashraf AP. Metformin treatment improves weight and dyslipidemia in children with metabolic syndrome. J Pediatr Endocrinol Metab. 2015;28(5-6):649-55.
40. Sociedade Brasileira de Pediatria (SBP). Obesidade na infância e adolescência: Manual de Orientação. 3.ed. Rio de Janeiro: SBP; 2018.
41. Zamin Jr I, Mattos AA, Perin C, Ramos GZ. A importância do índice AST/ALT no diagnóstico da esteatohepatite não-alcoólica. Arquivos de Gastroenterologia. 2002;39(1):22-6.
42. Yilmaz Y, Younossi ZM. Obesity-associated nonalcoholic fatty liver disease. Clinics in Liver Disease. 2014;18(1):19-31.
43. Loomba R, Sirlin CB, Schwimmer JB, Lavine JE. Advances in pediatric nonalcoholic fatty liver disease. Hepatology. 2009;50(4):1282-93.
44. Olza J, Gil-Campos M, Leis R, Bueno G, Aguilera CM, Valle M et al. Presence of the metabolic syndrome in obese children at prepubertal age. Annals of Nutrition and Metabolism. 2011;58(4):343-50.
45. Ahrens W, Moreno LA, Mårild S, Molnár D, Siani A, De Henauw S et al. Metabolic syndrome in young children: definitions and results of the IDEFICS study. International Journal of Obesity. 2014;38(S2):S4-S14.
46. de Almeida CAN, Pinho AP, Ricco RG, Pepato MT, Brunetti IL. Determination of glycemia and insulinemia and the homeostasis model assessment (HOMA) in schoolchildren and adolescents with normal body mass index. Jornal de pediatria. 2008;84(2):136-40.
47. Nogueira-de-Almeida CA, de Mello ED. Different criteria for the definition of insulin resistance and its relation with dyslipidemia in overweight and obese children and adolescents. Pediatr Gastroenterol Hepatol Nutr. 2018;21(1):59-67.
48. Flynn JT, Kaelber DC, Baker-Smith CM, Blowey D, Carroll AE, Daniels SR et al. Clinical practice guideline for screening and management of high blood pressure in children and adolescents. Pediatrics. 2017; 140(3):e20171904.

CAPÍTULO 27

Dislipidemia

Patricia Piccoli de Mello
Carlos Alberto Nogueira-de-Almeida
Elza Daniel de Mello
Paula Daniel de Mello

Introdução

A dislipidemia é um distúrbio metabólico caracterizado por concentrações anormais de lipídeos ou lipoproteínas no sangue, sendo determinada por fatores genéticos, comportamentais e ambientais. Pode ser um distúrbio de origem primária, sendo a hipercolesterolemia familiar o diagnóstico de doença hereditária mais frequente nessa população;[1] ou de origem secundária, conforme mostrado na Tabela 1. Nas últimas décadas, com a epidemia da obesidade infantojuvenil, estudos epidemiológicos demonstram aumento do desenvolvimento de comorbidades e maior risco para doenças crônicas não transmissíveis (DCNT) ainda na infância. Assim, tem-se um aumento da dislipidemia secundária à obesidade nessa população.[1-3]

TABELA 1 Causas de dislipidemia

Dislipidemia primária	Dislipidemia secundária
Hipercolesterolemia familiar	Exógena ▪ Uso de corticosteroides, betabloqueadores, isotretinoína, alguns anticoncepcionais orais, quiomioterápicos e antirretrovirais ▪ Consumo de álcool
Defeito familiar apolipoproteína B	Endócrino-metabólicas ▪ Hipotireoidismo, hipopituitarismo, diabetes melito 1 e 2, lipodistrofia, porfiria
Hiperlipidemia combinada familiar	Renal ▪ Doença renal crônica, síndrome hemolítico-urêmica, síndrome nefrótica
Hipercolesterolemia poligênica	Hepática ▪ Colestase, cirrose biliar, síndrome de Alagille
Hipertrigliceridemia familiar	Inflamatória ▪ Lúpus eritematoso sistêmico, artrite idiopática juvenil
Hipoalfalipoproteinemia familiar	Doenças de depósito ▪ Doenças de Gaucher, Tay-Sachs juvenil, Niemann-Pick
Disbetalipoproteinemia	Outras ▪ Doença de Kawasaki, anorexia nervosa, hipercalcemia idiopática, síndromes de Klinefelter e de Werner

Fonte: Jacobson et al., 2015[10] e Expert Panel on Integrated Guidelines for Cardiovascular Health and Risk Reduction, 2011.[23]

A prevalência de dislipidemia em crianças e adolescentes varia no mundo todo entre 30 e 40%.[4] Um estudo americano demonstrou que aproximadamente 1 em cada 5 pacientes, entre 8 e 17 anos de idade, apresenta alteração do perfil lipídico; e 1 em cada 10 tem resultados limítrofes.[5] No Brasil, o estudo *Erica* observou prevalência de dislipidemia em adolescentes entre 3,5 e 46% e, recentemente, Gomes et al. encontraram 67% de alteração no perfil lipídico de pacientes até 19 anos de idade.[6,7]

Essa alta prevalência merece atenção especial, pois já se sabe que a dislipidemia é um dos fatores de risco de doença cardiovascular mais bem estabelecidos e de maior impacto na progressão para a aterosclerose na idade adulta,[4,8] e fatores de risco presentes na infância e adolescência provavelmente persistirão até a idade adulta. Resultados do estudo *Bogalusa* demonstraram que aproximadamente 50% das crianças com colesterol total (CT) acima do percentil 75 da curva de referência mantiveram valores elevados 10 a 15 anos mais tarde.[9] E, ainda, verificou-se que níveis mais altos e mais baixos de lipoproteínas de densidade baixa (LDL-colesterol) presentes durante a infância apresentaram risco elevado de se manterem assim à medida que as crianças se tornaram adultos.[10]

Dessa forma, conclui-se que níveis elevados de CT em crianças associam-se diretamente a maior risco de eventos cardiovasculares e à maior prevalência de doença arterial coronariana (DAC) na maturidade, sendo essa relação evidente em pacientes pediátricos com hipercolesterolemia familiar.[4,10]

Colesterol

O colesterol é o esteroide mais comum no corpo humano, ocorrendo em forma livre ou combinado com ácidos graxos ou proteínas. Ele pode ser consumido em fontes dietéticas (colesterol exógeno), sendo absorvido lentamente pelo trato gastrointestinal e transportado pelos quilomícrons, sofrendo ação das lipases lipoproteica e hepática durante o metabolismo digestivo. No entanto, todo o colesterol que circula nos vasos na forma de lipoproteínas é produzido pelo fígado (colesterol endógeno).

As lipoproteínas permitem a solubilização e o transporte de lipídeos, que são substâncias hidrofóbicas. Elas são divididas, de acordo com sua composição, em quilomícrons, lipoproteínas de densidade muito baixa (VLDL-colesterol), LDL-colesterol, lipoproteínas de densidade intermediária (IDL-colesterol) e lipoproteínas de alta densidade (HDL-colesterol). Assim, o metabolismo das lipoproteínas envolve o transporte de colesterol exógeno, endógeno e o transporte reverso do colesterol (processo pelo qual o colesterol excedente é removido dos tecidos para o fígado).

O colesterol e o desenvolvimento infantil

Os primeiros 1.000 dias, como é conhecida a época que vai da concepção ao final do segundo ano de vida, exercem importância vital na programação da saúde e da doença nas múltiplas fases de vida dos indivíduos. Estudos observacionais indicam que lactentes que ingerem exclusivamente leite materno, rico em gorduras saturadas, apresentam níveis elevados de CT no início da vida. Entretanto, na idade adulta, desenvolvem melhor regulação hepática do metabolismo de lipoproteínas. Dessa forma, as crianças alimentadas com leite materno desenvolvem posteriormente perfil lipídico mais favorável, quando comparadas a crianças que receberam fórmulas infantis.[11,12]

Os níveis de lipídeos e lipoproteínas séricos sofrem mudanças durante o crescimento e o desenvolvimento, havendo duas fases de aumento expressivo de seus níveis: até o segundo ano de vida e durante a maturação sexual (caindo durante a adolescência).[10] Lipídeos e lipoproteínas séricos são superiores nas crianças e nos adolescentes do sexo feminino, sendo essa diferença ainda mais expressiva durante a adolescência.[13]

Estudo recente demonstrou que, por meio da dosagem de esteróis não colesterol no sangue, crianças de 1 a 10 anos de idade apresentam absorção intestinal do colesterol superior em relação à síntese endógena.[14] Esse achado demonstra a importância da dieta como ferramenta de redução do CT nesse grupo etário, principalmente no cenário atual, em que se observa elevada e crescente prevalência de sobrepeso e obesidade.

A dislipidemia, relacionada com a obesidade, é caracterizada principalmente por aumento dos níveis de triglicerídeos (TG) e LDL-colesterol e queda dos níveis de HDL-colesterol.[2,15] Essas alterações lipídicas parecem estar intimamente associadas à resistência periférica à insulina (RPI), na qual a diminuição da ação da insulina age sobre a lipase lipoproteica, promovendo menor captação de glicose e aumento da liberação de ácidos graxos livres (AGL) e glicerol.[16] A produção de TG encontra-se aumentada na população pediátrica obesa e com RPI, em razão do excesso de aporte de AGL e carboidratos originários da dieta consumida, bem como provenientes da liberação dos ácidos graxos presentes no tecido adiposo aumentado dessa população.[3,16] Um estudo estimou em 10% a prevalência de VLDL-colesterol em crianças com RPI em comparação a 1% daquelas sem RPI.[17]

O aumento de LDL-colesterol, TG e VLDL-colesterol, a redução do HDL-colesterol e ainda a presença da apolipoproteína B-100 constituem perfil lipídico bastante aterogênico, predispondo à formação de estrias e placas ateromatosas.[1,3,18]

Colesterol e doença arterial coronariana

A principal implicação patológica das dislipidemias é a DAC, que é a manifestação clínica do desenvolvimento lento e gradual de placas ateroscleróticas e pode ter como desfecho a ocorrência de eventos cardiovasculares. Atualmente, a DAC é uma das principais causas de morbimortalidade em adultos, sendo o CT elevado o responsável por um terço das doenças isquêmicas.[10] Evidências de estudos com a população adulta mostram que o HDL-colesterol é um preditor independente de eventos cardiovasculares, sendo suportado por dados da população pediátrica.[10] Ainda, a hipertrigliceridemia é considerada fator de risco independente para o desenvolvimento de DAC.[3,19]

A aterosclerose é considerada doença progressiva de etiologia multifatorial, e o fator de maior influência na aceleração da progressão da aterosclerose é a dislipidemia. Ocorrem alterações como o acúmulo de lipídeos nas paredes das artérias, a disfunção endotelial e a ativação dos sistemas inflamatório e imunológico.[3] Essas alterações são potencializadas pela obesidade, em decorrência do sinergismo dos fatores de risco compartilhados, estando diretamente relacionadas com o grau de obesidade.[15]

Nas últimas décadas, pesquisadores descobriram que o processo aterosclerótico começa já na fase intrauterina e progride lentamente até a vida adulta, por meio da formação de placas lipídicas, ou ateromas, que se depositam na camada médio-intimal da parede arterial, podendo, assim, progressivamente, obstruir a luz dos vasos sanguíneos, em especial quando acontecem fenômenos tromboembólicos associados.[1,4] A correlação entre níveis de lipídeos na população pediátrica e a presença de lesões ateroscleróticas em necrópsias já foi demonstrada previamente; e está bem estabelecido que células gordurosas estão presentes na aorta e nas coronárias de indivíduos, e a maior progressão das estrias gordurosas para placas fibrosas ocorre a partir dos 15 anos de idade.[20,21]

Entretanto, estudos mais recentes mostraram que pode haver a regressão da aterosclerose em crianças mais facilmente que nos adultos, pois suas lesões são menos complexas e fixas, além de apresentarem menor perfil inflamatório. Assim, a infância e a adolescência são as fases de maior potencialidade para prevenção e tratamento da aterosclerose.[4,20]

Rastreamento e diagnóstico de dislipidemia

A indicação de rastreamento para a dislipidemia é justificada pela identificação precoce das alterações no perfil lipídico na infância e adolescência. Essa triagem tem o potencial de melhorar a saúde da população pediátrica em curto e longo prazos, pois, de uma forma mais imediata, identifica as crianças que necessitam tratamento farmacológico e acompanhamento especializado. Além disso, pode determinar a adesão a hábitos saudáveis e mudanças de estilo de vida nas famílias afetadas, com potencial de prevenção de aterosclerose na idade adulta.[8,10] A prevenção de eventos cardiovasculares fatais em jovens, mediante estratégias terapêuticas apropriadas, já está bem definida na população com diagnóstico de hipercolesterolemia familiar.[10]

A triagem universal é recomendada para todas as crianças entre 9 e 11 anos de idade, com repetição entre 17 e 21 anos, pela dosagem do perfil lipídico sem necessidade de jejum, pois ele não interfere na concentração do CT e do HDL-colesterol.[3,4,8,22,23] Nas crianças maiores de 2 anos de idade, deve-se realizar rastreamento seletivo, com dosagem de perfil lipídico em jejum, apenas se houver história familiar precoce para aterosclerose, sinais clínicos sugestivos de dislipidemias primárias graves ou presença de fatores de risco específicos (Tabela 2).[4,11]

Os fatores de risco são:

A. História familiar positiva para: eventos cardiovasculares precoces (infarto agudo do miocárdio), angina, angioplastia/*stent*/*bypass* coronariano e morte súbita em homens < 55 anos e mulheres < 65 anos), dislipidemia e história familiar desconhecida.
B. Diabetes melito, insuficiência renal, transplantes cardíaco ou renal, doença de Kawasaki com aneurisma, sobrepeso ou obesida-

TABELA 2 Sugestão de triagem de dislipidemia conforme a faixa etária

Idade	Perfil lipídico	Critério	Grau de evidência
Nascimento-2 anos	Não é recomendável	Não é recomendável	–
2-8 anos	CT, LDL-colesterol, HDL-colesterol e TG em jejum	NÃO FAZER TRIAGEM DE ROTINA Apenas se houver presença de fatores de risco	B Recomendado
9-11 anos	CT e HDL-colesterol sem jejum	Universal	B Fortemente recomendado
12-16 anos	CT, LDL-colesterol, HDL-colesterol e TG em jejum	NÃO FAZER TRIAGEM DE ROTINA Apenas se houver presença de fatores de risco	B Fortemente recomendado
17-21 anos	CT e HDL-colesterol sem jejum	Universal	B Recomendado

CT: colesterol total; LDL-colesterol: lipoproteínas de baixa densidade; HDL-colesterol: lipoproteínas de alta densidade; TG: triglicerídeos.
Fonte: adaptada de Valaiyapathi et al., 2017,[3] Precoma et al., 2019,[4] Jacobson et al., 2015.[10]

de, hipertensão arterial sistêmica, tabagismo ativo e passivo.

C. Doença inflamatória intestinal, lúpus eritematoso sistêmico, artrite idiopática juvenil, infecção pelo vírus da imunodeficiência humana, síndrome nefrótica, história de pancreatite aguda e presença de xantomas ou xantelasmas ao exame físico.[3,4,10]

No entanto, a triagem seletiva, apenas das crianças que têm história familiar de evento cardiovascular prematuro e/ou dislipidemia, pode deixar de diagnosticar 30 a 60% de crianças com dislipidemia.[8]

O diagnóstico da dislipidemia em crianças e adolescentes é realizado por meio de exame bioquímico para determinação do perfil lipídico, com valores de referência conforme Tabela 3. Entretanto, o LDL-colesterol pode ser avaliado por método indireto, pela fórmula de Friedewald (LDL = CT - HDL - [TG/5]), lembrando que, se a dosagem de TG for superior a 400 mg/dL, não é possível realizar essa equação por imprecisão do valor calculado para LDL.[3,24] E, recentemente, Martin et al. sugeriram outra fórmula para estimar os valores de LDL-colesterol (LDL = CT - HDL - TG/x), onde x seria um fator ajustável que representaria a proporção média de TG/não HDL-colesterol, variando de 3,1 a 11,9, conforme matriz de 180 células predeterminadas.[25]

Se após a coleta de perfil lipídico os valores forem considerados limítrofes ou elevados, deve-se repetir a dosagem sérica no mesmo laboratório, com intervalo de 2 a 12 semanas para confirmação do diagnóstico.[26] Recomenda-se reforçar para os pacientes e seus familiares a necessidade de seguir adequadamente as orientações para a coleta de sangue (não praticar exercício físico no dia anterior à coleta e manter dieta habitual).[3,4] Em 2017, a atualização da Diretriz Brasileira de Dislipidemias orientou a não obrigatoriedade do jejum para a realização de CT e HDL-colesterol, desde que o laboratório informe no laudo as diferentes situações, sem jejum ou com jejum de 12 horas, conforme orientação médica.[27]

Como regra, uma vez verificada a ocorrência de dislipidemia na população pediátrica, deve-se avaliar a possibilidade de que seja primária ou secundária. E, quando há tendência à hiperlipidemia hereditária, recomenda-se a triagem lipídica para os familiares de 1° grau da criança ou adolescente.

TABELA 3 Valores de referência para perfil lipídico em crianças e adolescentes

Lipídeos	Desejáveis em jejum (mg/dL)	Desejáveis sem jejum (mg/dL)	Limítrofes (mg/dL)	Alterados (mg/dL)
Colesterol total	< 170	< 170	170-199	≥ 200
LDL-colesterol	< 110	< 110	110-129	≥ 130
HDL-colesterol	> 45	> 45	40-45	< 40
Triglicerídeos				
▪ Abaixo 10 anos	< 75	< 85	75-99	≥ 100
▪ Acima 10 anos	< 90	< 100	90-129	≥ 130
Não HDL-colesterol	< 120	< 120	120-144	≥ 145

LDL-colesterol: lipoproteína de baixa densidade; HDL-colesterol: lipoproteína de alta densidade.
Fonte: adaptada de Genovesi et al., 2019,[1] Radaelli et al., 2017,[3] Precoma et al., 2019,[4] Jacobson et al., 2015,[10] Expert Panel, 2011,[23] Rhee et al., 2019[26] e Faludi et al., 2017.[27]

Tratamento

A importância de diagnosticar corretamente a criança com dislipidemia é iniciar precocemente as modificações no estilo de vida e, eventualmente, a farmacoterapia, pois, quanto mais cedo for iniciada a intervenção, melhores serão os resultados na diminuição das taxas de doença cardiovascular (DCV) e morbimortalidade no futuro. A adoção de hábitos alimentares saudáveis na infância tem influência em longo prazo no consumo de alimentos na vida adulta.[2] Um estudo demonstrou que aproximadamente 25% das crianças acima de 10 anos de idade, que receberam medicamento, e 75% das que não foram tratadas farmacologicamente, ainda apresentavam concentrações anormais de LDL-colesterol.[28] Esses dados sugerem que muitas crianças não estão recebendo tratamento adequado para controle da dislipidemia.

É recomendado iniciar o tratamento com orientações de mudança no estilo de vida de todos os pacientes acometidos por dislipidemia e de seus familiares, estimulando uma dieta saudável e a prática de atividade física regular.[26,28] Essas medidas terapêuticas não farmacológicas devem ser mantidas por pelo menos seis meses, até nova reavaliação clínica e laboratorial.[3,26]

A decisão de iniciar o tratamento farmacológico deve ser restrita às crianças consideradas de alto risco e àquelas com presença de fatores de risco cardiovasculares que se relacionam com a gravidade da dislipidemia. Sugere-se o acompanhamento desses pacientes por equipe multidisciplinar especializada.

Etapa 1 – Terapia não farmacológica

Tratamento nutrológico

Recomenda-se iniciar com o tratamento não farmacológico para todos os pacientes com perfil lipídico limítrofe e para aqueles com diagnóstico de dislipidemia, assim como nos pacientes obesos ou com sobrepeso com LDL--colesterol elevado (mas abaixo de 160 mg/dL) e sem a presença de outros fatores de risco.

O tratamento nutrológico visa à alteração dos hábitos alimentares, com a finalidade de se adotar dieta saudável e adequada para o paciente com dislipidemia. Devem-se reavaliar os pacientes em tratamento não farmacológico após 6 a 12 meses do início das modificações de estilo de vida, reforçando as orientações prévias e realizando novo controle laboratorial.

Atenção especial deve ser dada para as orientações nutricionais, que visam à prevenção da aterosclerose desde a infância com grau de recomendação IIa (nível de evidência C):[3,4,29]

- Leite materno exclusivo até 6 meses e complementado até 2 anos de idade.
- Ingestão calórica adequada à idade.
- Estimular a ingestão de frutas, legumes e verduras diariamente.
- Aumentar o consumo de carboidratos complexos.
- Evitar o consumo elevado de açúcar (idealmente menos de 5% do total de calorias diárias).
- Diminuir a quantidade de óleos vegetais de origem tropical (óleo de coco e de dendê) e de frituras na rotina alimentar.
- Evitar ao máximo a ingestão de gorduras *trans*.
- Sempre que possível, trocar alimentos processados e ultraprocessados por alimentos *in natura* ou minimamente processados.
- Evitar o consumo de café, enlatados, embutidos, bebidas açucaradas, balas, salgadinhos e outras guloseimas.
- Utilizar o sal com moderação (1,2 a 1,5 g/dia de sal para as crianças até a idade pré--escolar e até 2 g/dia nos escolares e adolescentes).
- Realizar rodízio no consumo de origem animal e vegetal (retirando toda a gordura aparente das carnes).

- Estimular o consumo de peixes ricos em ômega 3 (salmão, truta, cavala, arenque, atum e sardinha).
- Ingestão frequente de água durante todo o dia.
- Consumir leite e derivados com baixo teor de gordura (preferencialmente semidesnatados).
- Limitar o consumo de sucos, mesmo que naturais e sem açúcar de adição (a partir de 1 ano de idade, e no máximo 120 mL, 180 mL e 240 mL para lactentes, pré-escolares e escolares, respectivamente).

Calorias

Inicialmente, deve-se avaliar a quantidade de calorias consumidas na dieta para que não aconteça comprometimento de crescimento e desenvolvimento. Para crianças e adolescentes obesos, recomenda-se iniciar com redução das calorias ingeridas habitualmente.[10,26] Novos ajustes na dieta devem ser realizados de acordo com a velocidade da perda de peso.

Macronutrientes

A primeira opção de dieta deve ser com baixos teores de gordura saturada e colesterol, orientando-se a quantificação do valor energético total (VET) diário, com máximo de 25 a 30% do total de calorias provenientes de lipídeos, até 7 a 10% de gorduras saturadas, até 10% de gorduras monoinsaturadas, máximo de 200 mg de colesterol e reforçando-se a orientação de não consumir gordura *trans*.[2-4,10] O restante do VET deve ser distribuído entre proteínas (10 a 20%) e carboidratos (50 a 60%).[4] Ensaios clínicos indicam que a ingestão de dieta com baixo teor de gordura pode ser seguramente recomendada para a população pediátrica, sem alterações em crescimento ou desenvolvimento púbere em um período de 3 a 10 anos.[30,31] Especificamente para pacientes com hipertrigliceridemia, deve-se orientar a redução do consumo de açúcar, a substituição de carboidrato simples por complexo e o consumo, idealmente 2 a 3 vezes na semana, de alimentos fontes de ácidos graxos ômega 3.[4,10]

Fibras

Elas correspondem a diversos compostos resistentes à ação digestiva das enzimas, sendo encontradas fibras solúveis (pectinas, gomas, mucilagem e polissacarídeos de armazenagem) e insolúveis (celulose, hemicelulose e lignina) naturalmente nos alimentos na forma como são consumidos. Apresentam como características: diminuir tempo de trânsito intestinal, aumentar o bolo fecal e reduzir níveis plasmáticos de glicose, insulina e de LDL-colesterol (por meio da adsorção dos sais biliares e carreamento para as fezes).[10] A quantidade ideal de fibras a serem consumidas diariamente na faixa etária pediátrica é obtida pela fórmula: quantidade de fibras (em gramas) = idade (em anos) + 5.[4] Não se deve ultrapassar o valor de 25 g/dia, e 50% do total deve ser em forma de fibra solúvel. A Tabela 4 mostra os teores de fibras de alguns alimentos. Esse objetivo é atingido se forem ingeridas cinco porções de frutas, verduras e legumes por dia ou, caso isso não possa ser alcançado, por meio da reposição de fibras como suplemento alimentar.[32] As fibras solúveis à base de *Psyllium* podem ser prescritas associadas a uma dieta baixa em gordura (6 g/dia para crianças de 2 aos 12 anos e 12 g/dia para crianças acima de 12 anos).

Fitoesteroides

São substâncias naturais, derivadas do colesterol, de fraca atividade hormonal (fitosterina, saponinas, fotoestrógeno), encontradas em óleos vegetais, frutas, vegetais, leguminosas, cereais, castanhas, sementes e em alimentos enriquecidos (margarinas, sucos, iogurtes e cereais). O consumo de até 2 g/dia de fitoesteroides está associado com a redução dos níveis de LDL-colesterol (inibição da absorção intestinal de colesterol) e com o aumento dos níveis de HDL-

-colesterol.[10,34] Entretanto, o uso de fitoesteroides não demonstrou redução de eventos secundários, como incidência de DAC.[35] Mesmo assim, recomenda-se o consumo diário de 1,6 g de fitoesterol para crianças e adolescentes obesos com dislipidemia; caso essa quantidade não seja atingida pela alimentação, incluindo-se os alimentos fortificados, recomenda-se a suplementação.[36]

TABELA 4 Conteúdo de fibra alimentar em porções comuns

Alimento	Total de fibra por porção	Fibra solúvel por porção	Fibra insolúvel por porção	Porção
Vegetais, cozidos				
Aspargos	2,8	1,7	1,1	½ xícara
Beterraba, crua somente	1,8	0,8	1,0	½ xícara
Brócolis	2,4	1,2	1,2	½ xícara
Milho, enlatado	1,6	0,2	1,4	½ xícara
Cenoura, fatiada	2,0	1,1	0,9	½ xícara
Vagem	2,0	0,7	1,8	½ xícara
Couve	2,5	0,7	1,8	½ xícara
Quiabo, congelado	4,1	1,0	3,1	½ xícara
Ervilhas, congeladas	4,3	1,3	3,0	½ xícara
Batata-doce, crua somente	4,0	1,8	2,2	½ xícara
Espinafre	1,6	0,5	1,1	½ xícara
Molho de tomate	1,7	0,8	0,9	½ xícara
Nabo	4,8	1,7	3,1	½ xícara
Vegetais crus				
Repolho-vermelho	1,5	0,6	0,9	1 xícara
Cenoura	2,3	1,1	1,2	1,7 ½, ao longo
Aipo	1,7	0,1	1,0	1 xícara, picado
Pepino	0,5	0,2	0,3	1 xícara
Alface	0,5	0,1	0,4	1 xícara
Cogumelos	0,8	0,1	0,7	1 xícara, picados
Cebola	1,7	0,9	0,8	1 xícara, picada
Pimentão verde	1,7	0,7	1,0	1 xícara, picado
Tomate, fresco	1,0	0,1	0,9	1 médio
Maçã, com casca	2,8	1,0	1,8	1 pequena
Molho de maçã	2,0	0,7	1,3	½ xícara
Damasco, seco	2,0	1,1	0,9	7 metades
Damasco, fresco com casca	3,5	1,8	1,7	4 unidades
Banana, fresca	1,1	0,3	0,8	½ pequena
Mirtilo, fresco	1,4	0,3	1,1	¾ xícara
Cereja preta, fresca	1,3	0,6	0,7	12 grandes
Figo, seco	3,0	1,4	1,6	1 ½

(continua)

TABELA 4 Conteúdo de fibra alimentar em porções comuns *(continuação)*

Alimento	Total de fibra por porção	Fibra solúvel por porção	Fibra insolúvel por porção	Porção
Toranja, fresca	1,6	1,1	0,5	½ média
Uva, fresca com casca	0,5	0,2	0,3	15 pequenas
Kiwi, fresco	1,7	0,7	1,0	1 grande
Manga	2,9	1,7	1,2	½ pequena
Melão	1,1	0,3	0,8	1 copo, picado
Laranja	2,9	1,8	1,1	1 pequena
Pêssego, fresco com casca	2,0	1,0	1,0	1 médio
Pera, fresca com casca	2,9	1,1	1,8	½ grande
Ameixa vermelha, fresca	2,4	1,1	1,3	2 médias
Ameixa seca	1,7	1,0	0,7	3 médias
Uva-passa seca	0,4	0,2	0,2	3 colheres sopa
Morangos, frescos	2,8	1,1	1,7	1 ¼ xícara
Melancia	0,6	0,4	0,2	1 ¼ xícara, cubos
Legumes (cozidos)				
Feijão-preto	6,1	2,4	3,7	½ xícara
Lentilha	5,2	0,6	4,6	½ xícara
Feijão	4,3	1,1	3,2	½ xícara
Feijão-branco	6,5	2,2	4,3	½ xícara
Massa, arroz, grãos				
Cevada, cozida	3,0	0,8	2,2	½ xícara
Milho de pipoca	2,0	0,1	1,9	3 xícaras
Arroz branco, cozido	0,8	Traço	0,8	½ xícara
Espaguete branco, cozido	0,9	0,4	0,5	½ xícara
Espaguete de trigo, cozido	2,7	0,6	2,1	½ xícara
Farelo de trigo	12,3	1,0	11,3	½ xícara
Gérmen de trigo	3,9	0,7	3,2	3 colheres sopa
Pães e bolachas				
Pão de centeio	2,7	1,2	1,5	1 fatia
Pão branco	0,6	0,3	0,3	1 fatia
Pão integral	1,5	0,3	1,2	1 fatia
Nozes e sementes				
Amêndoas	0,6	0,1	0,5	6 unidades
Linhaça	3,3	1,1	2,2	1 colher sopa
Pasta de amendoim	1,0	0,3	0,7	1 colher sopa
Amendoim torrado	0,6	0,2	0,4	10 unidades
Sementes de gergelim	0,5	0,2	0,3	1 colher sopa
Nozes	0,3	0,1	0,2	2 unidades

Fonte: adaptada de Tabela Taco.[33]

Estímulo à prática de atividade física

Outro aspecto para a modificação do estilo de vida é a prática de atividade física (PAF), que pode ser definida como qualquer movimento corporal que causa aumento nas frequências cardíaca e respiratória, resultando em gasto energético. O exercício físico, por sua vez, consiste em PAF planejada, estruturada e repetitiva.[4] Sabe-se que ela é considerada fator protetor independente na prevenção primária da DAC desde a infância e um dos fatores determinantes na diminuição do risco de DAC no adulto.[4,37] O efeito da PAF sobre a dislipidemia nas crianças está longe de ser completamente entendido, pois existem dados conflitantes sobre o efeito ser ou não mediado pela queda de peso induzida pelo gasto energético.[38-40] Entretanto, pesquisas que avaliam programas de intervenção para aumento da PAF na população pediátrica apontam que a PAF, moderada a intensa por 30 a 60 minutos/dia, pode ajudar a melhorar a taxa de *clearance* de TG plasmático, reduzindo os níveis séricos e também aumentando a produção de HDL-colesterol.[3,4,10,41]

No Brasil, estudo demonstrou prevalência de sedentarismo em 54,3% dos adolescentes, chegando a 70,7% quando avaliados apenas os do sexo feminino.[7] Dessa forma, recomenda-se, para todas as faixas etárias, a redução das atividades sedentárias (orientação de que crianças e adolescentes permaneçam, no máximo, 2 horas/dia em atividade de tela como televisão, celular, *tablet*, videojogo, computador).[4,42-44] As recomendações para a PAF, conforme Organização Mundial da Saúde (OMS) e estudos mais recentes com grau de recomendação IIa, nível de evidência B, são as seguintes:[4,42-44]

- Crianças e adolescentes entre 5 e 17 anos de idade devem praticar pelo menos 60 minutos/dia de atividade física moderada a vigorosa (maiores tempos acumulados promovem benefícios adicionais na saúde).
- A maior parte do exercício físico diário deve ser aeróbica.
- Atividades de força muscular devem ser incorporadas pelo menos três vezes na semana.
- Crianças entre 3 e 5 anos de idade devem realizar pelo menos 3 horas/dia de atividade física leve a vigorosa.

Etapa 2 – Tratamento farmacológico

Recomenda-se o início do tratamento medicamentoso para:

- Pacientes com LDL-colesterol entre 130 e 189 mg/dL + fator de risco.
- Crianças e adolescentes obesos ou com sobrepeso: ver tópico "Dislipidemia associada à obesidade" ao final deste capítulo.
- + LDL-colesterol entre 160 e 190 mg/dL + ≥ 1 fator de risco adicional à obesidade;
- Paciente com LDL-colesterol ≥ 190 mg/dL, com TG ≥ 500 mg/dL e com diagnóstico de dislipidemia primária grave.[26,36]

São fatores de risco:[45]

- História familiar de doença arterial coronariana prematura; ou dois ou mais destes itens:
  - HDL < 35 mg/dL.
  - Tabagismo.
  - Hipertensão arterial.
  - Obesidade.
  - Diabetes melito.

As características, doses e efeitos de cada droga hipolipemiante estão descritos na Tabela 5.

As estatinas são as drogas de primeira escolha para se iniciar o tratamento na infância e adolescência, sendo aprovadas pela Food and Drugs Administration (FDA). Em 2019, uma

TABELA 5 Características gerais das drogas hipolipemiantes usadas no tratamento da dislipidemia

Classe	Mecanismo de ação	Dose	Efeito esperado	Efeitos adversos
Estatinas	↓ síntese endógena de colesterol por inibição HGM-CoA redutase ↑ atividade de receptores de LDL-colesterol no fígado	Sinvastatina: 5-40 mg/dia Atorvastatina: 5-20 mg/dia Rosuvastatina: 5-20 mg/dia Pravastatina: 10-40 mg/dia Lovastatina: 10-40mg/dia	↓ 20-55% LDL-colesterol ↓ 5-10% TG ↑ 5-10% HDL-colesterol	Cefaleia, distúrbios gastrointestinais, elevação de transaminases, elevação de creatinoquinase, mialgia, miopatia, miosite e rabdomiólise Risco de desenvolver diabetes melito tipo 2 em adolescentes Contraindicado durante a gestação por potencial efeito aterogênico
Inibidores da absorção do colesterol	Inibidor específico da absorção do colesterol, agindo sobre a borda estriada do enterócito	Ezetimiba: 10 mg/dia A partir dos 4 anos de idade	↓ 17-20% LDL-colesterol	↑ síntese de colesterol
Sequestradores de ácidos biliares (resinas)	Agem no intestino se ligando aos ácidos biliares e evitando sua reabsorção, promovendo excreção e remoção do ciclo do colesterol Não há absorção sistêmica	Colestiramina: Menores de 10 anos: 2-4 g/dia Maiores de 10 anos: 2-8 g/dia Colestipol: 2,5-12 g/dia	↓ 13-20% LDL-colesterol	Náusea, dor abdominal, hipertrigliceridemia e alteração na absorção de vitaminas lipossolúveis e ácido fólico
Fibratos	↓ síntese de VLDL--colesterol	Benzafibrato: 200-600 mg/dia Fenofibrato: 40-200 mg/dia	↓ 40-50% TG ↑ níveis HDL-colesterol efeito variável sobre os níveis de LDL--colesterol	Distúrbios gastrointestinais, miopatia, elevação de transaminases e da creatinoquinase Contraindicado o uso para pacientes com insuficiência renal crônica e colelitíase
Niacina	↓ síntese hepática de LDL-colesterol, ↓ secreção de VLDL-colesterol	100 mg até 1 g/dia	↓ 5-25% LDL-colesterol ↓ 5-40% TG ↑ 10-40% HDL-colesterol	Rubor facial, dor abdominal, vômitos, diarreia, insuficiência hepática, cefaleia, elevação de transaminases, miopatia, intolerância à glicose e hiperuricemia
Ômega 3	EPA e DHA melhoram a função endotelial	2-4 g/dia	↓ 20-50% TG	–

HGM-CoA redutase: 3-hidroxi-3-metil-glutaril coenzima A redutase; VLDL-colesterol: lipoproteínas de densidade muito baixa; LDL-colesterol: lipoproteínas de densidade baixa; HDL-colesterol: lipoproteínas de densidade alta; TG: triglicerídeos; EPA: ácido eicosapentaenoico; DHA: docosa-hexaenoico.
Fonte: adaptada de Valaiyapathi, 2017[3] e Precoma, 2019.[4]

metanálise da Cochrane avaliou a segurança das estatinas na população pediátrica, não identificando quaisquer efeitos adversos clinicamente significativos, como alteração na maturação sexual, no crescimento e no desenvolvimento neurológico, concluindo que esses medicamentos são seguros no tratamento em médio prazo.[46-48] Em 2020, um estudo demonstrou que o início da terapia com estatinas em pacientes com hipercolesterolemia familiar retardou a progressão da espessura da íntima-média da carótida e reduziu o risco de DCV na maturidade.[49] A recomendação atual é a de que, independentemente da idade, crianças com dislipidemia familiar que se enquadrarem nos critérios para farmacoterapia iniciem imediatamente o tratamento.[50] Entretanto, faltam dados adequados para avaliação do risco de as crianças e adolescentes com dislipidemia secundária em uso de estatina desenvolverem DCV na idade adulta.

As características, doses e efeitos de cada estatina estão descritos na Tabela 6. Para o acompanhamento da farmacoterapia, exames laboratoriais (creatinina quinase, alanina transferase, aspartame aminotransferase e perfil lipídico) devem ser repetidos 4 a 8 semanas após o início da medicação para verificar a eficácia da medicação e ausência de efeitos adversos. Após, se normais, solicitar exames a cada seis meses para saber em qual etapa o sujeito se encontra e orientar o tratamento.

Para os casos mais complexos de dislipidemias, que não responderam adequadamente ao uso de estatinas (mesmo em doses elevadas), pode-se associar uma segunda droga hipolipemiante. Entretanto, o risco de desenvolver efeitos adversos é maior.

Uma nova classe de drogas hipolipemiantes pode se tornar no futuro uma opção para os casos particularmente resistentes aos tratamentos já descritos e os que não atingiam a meta de redução de LDL-colesterol. Trata-se dos inibidores da pró-proteína *convertase subtilisina/kexina* tipo 9 (PCSK9), que promovem maior captação de LDL-colesterol por seus respectivos receptores, reduzindo, assim, os níveis de LDL-colesterol. O evolocumabe é liberado pelo FDA para uso a partir dos 12 anos, mas é um tratamento com alto custo financeiro.[51]

Nos casos de hipertrigliceridemia, especificamente, recomenda-se prescrição da classe dos fibratos para os pacientes maiores de 12 anos de idade que não aderiram ao tratamento não farmacológico, que não obtiveram melhora após realizadas mudanças no estilo de vida ou que mantêm concentrações acima de 500 mg/dL.[4,16,26,52] Estudos demonstraram redução de até 39% no TG sérico com uso de 3 g de ômega 3, com 2.000 mg de ácido eicosapentaenoico (EPA) e 1.000 mg de docosa-hexaenoico (DHA).[19,53] Entretanto, indica-se, com baixo nível de evidência, a suplementação de ômega 3 para crianças e adolescentes com hipertrigliceridemia.[19,23,54] Para crianças com hipertrigliceridemia acima de 1.000 mg/dL e queixa de dor abdominal, recomenda-se hospitalização e prescrição de dieta livre de gordura por 72 horas por risco aumentado de pancreatite.[16] Além disso, nos casos ainda mais graves (TG > 2.000 mg/dL), deve-se discutir a possibilidade de NPO (*Nil Per Os*), prescrição de insulina e realização de plasmaférese.[3,16]

Dislipidemia associada à obesidade

Para as crianças e adolescentes com sobrepeso ou obesidade, um consenso recentemente publicado definiu critérios específicos:[36]

1. Toda criança e adolescente com sobrepeso ou obesidade deve ter seu perfil lipídico avaliado a partir dos 2 anos de idade. Se houver resultado alterado, a dosagem deve ser repetida em 4 semanas a fim de eliminar a possibilidade de erro laboratorial.
2. Pacientes obesos ou com sobrepeso com LDL-colesterol abaixo de 160 mg/dL devem

TABELA 6 Orientação para prescrição de estatinas

Estatina	Dose	Uso	Reação adversa	Contraindicação
Sinvastatina	< 10 anos: iniciar com 5 mg à noite, aumentar para 10 mg após 4 semanas e aumentar novamente para 20 mg após 4 semanas ≥ 10 anos: iniciar com 10 mg à noite, aumentar para 20 mg após 6 semanas e aumentar novamente para 40 mg após 6 semanas Máximo: 40 mg/dia	Agente hipolipemiante; via oral; uso preferencial à noite; efeito máximo após 2 semanas de uso	Fibrilação atrial, edema, vertigem, cefaleia, eczema, dor abdominal, constipação, dispepsia, náusea, elevação de transaminases, mialgia, elevação de CPK, broncoespasmo Dose ajustada para função renal	Alergia a componentes da sinvastatina, hepatopatia, elevação persistente de transaminases, gestação e lactação, medicamentos inibidores de CYP3A4*, uso concomitante de ciclosporina
Lovastatina	> 10 anos: 10-40 mg 1 vez/dia	Agente hipolipemiante; via oral; preferencialmente à noite	Cefaleia, tontura, *rash* cutâneo, dor abdominal, constipação, diarreia, dispepsia, flatulência, náusea, cãibras, mialgia, fraqueza, elevação de CPK	Alergia a componentes da lovastatina, hepatopatia, elevação persistente de transaminases, gestação, lactação, medicamentos inibidores de CYP3A4*
Atorvastatina	≥ 8 anos: iniciar com 5-10 mg/dia e aumentar para 20 mg/dia em 4-12 semanas Máximo: 20 mg/dia	Agente hipolipemiante; via oral.	Insônia, diarreia, dispepsia, náusea, infecção do trato urinário, elevação de transaminases, artralgia, espasmo muscular, dor musculoesquelética, mialgia, nasofaringite	Alergia a componentes da atorvastatina, hepatopatia, elevação persistente de transaminases, gestação, lactação
Pravastatina	8-13 anos: 10-20 mg 1 vez/dia 14-18 anos: 10-40 mg 1 vez/dia	Agente hipolipemiante; via oral. Opção para crianças com vírus da imunodeficiência humana	Dor no peito, tontura, fadiga, cefaleia, *rash* cutâneo, diarreia, pirose, náusea, vômito, elevação de transaminases, mialgia, tosse, sintomas gripais	Alergia a componentes da pravastatina, hepatopatia, elevação persistente de transaminases, gestação, lactação
Rosuvastatina	≥ 8 anos: 5-20 mg 1 vez/dia, aumento a cada 4 semanas Máximo: 20 mg/dia	Agente hipolipemiante; via oral	Tontura, cefaleia, diabetes melito, dor abdominal, constipação, náusea, elevação de alanina aminotransferase, artralgia, elevação de CPK, mialgia e fraqueza	Alergia a componentes da rosuvastatina, hepatopatia, elevação persistente de transaminases, gestação, lactação, presença de fator de risco para rabdomiólise, hipotireoidismo, alcoolismo

CPK: creatinofosfoquinase; *: claritromicina, eritromicina, itraconazol, cetoconazol, voriconazol.
Fonte: os autores, com base na bibliografia consultada.[1-4,10,19,22,26,28-30,35-39,45,46,48,50-53]

ser tratados por meio de medidas nutrológicas e de estímulo à PAF.
3. Pacientes obesos ou com sobrepeso e LDL-colesterol com valores entre 160 e 190 mg/dL devem ser tratados por meio de medidas nutrológicas e de estímulo à PAF. Esse tratamento deve ser associado à farmacoterapia para as crianças com mais de 8 anos de idade quando estiver presente pelo menos um fator de risco adicional à obesidade (parentes de primeiro grau com DAC prematura, HDL-colesterol < 35 mg/dL, tabagismo, hipertensão arterial sistêmica ou diabetes melito).
4. Pacientes obesos ou com sobrepeso com LDL-colesterol acima de 190 mg/dL e idade maior que 8 anos devem ser tratados por meio de medidas nutrológicas e de estímulo à PAF e farmacoterapia.
5. A medicação de escolha é a sinvastatina na dose inicial de 10 mg/dia. Em caso de intolerância ou de insucesso, outras medicações podem ser usadas como substitutas ou associadas.
6. Pacientes em uso de farmacoterapia devem ser reavaliados clínica e laboratorialmente a cada três meses, a fim de se verificar a presença de indicadores de prejuízos à saúde derivados do fármaco. Essa reavaliação visa também a embasar a decisão sobre a necessidade de continuidade da farmacoterapia ou sua suspensão. A medicação deve ser suspensa quando o paciente apresentar LDL-colesterol abaixo de 160 mg/dL. Nesse caso, o paciente deve ser mantido na Etapa 1 enquanto o lipidograma não estiver normalizado.

Referências bibliográficas

1. Genovesi S, Giussani M, Orlando A, Battaglino MG, Nava E, Parati G. Prevention of cardiovascular diseases in children and adolescents. High Blood Press Cardiovasc Prev. 2019;26(3):191-7.
2. Radaelli G, Sausen G, Cesa CC, Portal VL, Pellanda LC. Secondary dyslipidemia in obese children – is there evidence for pharmacological treatment? Arq Bras Cardiol. 2018;111(3):356-61.
3. Valaiyapathi B, Sunil B, Ashraf AP. Approach to hypertriglyceridemia in the pediatric population. Pediatr Rev. 2017;38(9):424-34.
4. Precoma DB, Oliveira GMM, Simao AF, Dutra OP, Coelho OR, Izar MCO et al. Updated Cardiovascular Prevention Guideline of the Brazilian Society of Cardiology - 2019. Arq Bras Cardiol. 2019;113(4):787-891.
5. Kit BK, Kuklina E, Carroll MD, Ostchega Y, Freedman DS, Ogden CL. Prevalence of and trends in dyslipidemia and blood pressure among US children and adolescents, 1999-2012. JAMA Pediatr. 2015;169(3): 272-9.
6. Gomes EIL, Zago VHS, Faria EC. Evaluation of lipid profiles of children and youth from basic health units in Campinas, SP, Brazil: a cross-sectional laboratory study. Arq Bras Cardiol. 2020;114(1):47-56.
7. Faria Neto JR, Bento VF, Baena CP, Olandoski M, Goncalves LG, Abreu Gde A et al. ERICA: prevalence of dyslipidemia in Brazilian adolescents. Rev Saude Publica. 2016;50(Suppl 1):10s.
8. Smith AJ, Turner EL, Kinra S. Universal cholesterol screening in childhood: a systematic review. Acad Pediatr. 2016;16(8):716-25.
9. Bao W, Srinivasan SR, Wattigney WA, Bao W, Berenson GS. Usefulness of childhood low-density lipoprotein cholesterol level in predicting adult dyslipidemia and other cardiovascular risks. The Bogalusa Heart Study. Arch Intern Med. 1996;156(12):1315-20.
10. Jacobson TA, Maki KC, Orringer CE, Jones PH, Kris-Etherton P, Sikand G et al. National lipid association recommendations for patient-centered management of dyslipidemia: Part 2. J Clin Lipidol. 2015;9(6 Suppl):S1-122.e1.
11. Dietz WH. Breastfeeding may help prevent childhood overweight. Jama. 2001;285(19):2506-7.
12. Roberts SB. Prevention of hypertension in adulthood by breastfeeding? Lancet. 2001;357(9254):406-7.
13. Giuliano ICB, Coutinho MSSA, Freitas SFT, Pires MMS, Zunino JN, Ribeiro RQC. Lípides séricos em crianças e adolescentes de Florianópolis, SC: Estudo Floripa saudável 2040. Arquivos Brasileiros de Cardiologia. 2005;85(2):85-91.
14. Gylling H, Korhonen M, Mutanen A, Nissinen MJ, Pakarinen M, Simonen P. Serum non-cholesterol sterols and cholesterol metabolism in childhood and adolescence. Atherosclerosis. 2018;278:91-96.
15. Bendor CD, Bardugo A, Pinhas-Hamiel O, Afek A, Twig G. Cardiovascular morbidity, diabetes and cancer risk among children and adolescents with severe obesity. Cardiovasc Diabetol. 2020;19(1):79.
16. Sunil B, Ashraf AP. Dyslipidemia in pediatric type 2 diabetes mellitus. Curr Diab Rep. 2020;20(10):53.

17. Stan S, Levy E, Delvin EE, Hanley JA, Lamarche B, O'Loughlin J et al. Distribution of LDL particle size in a population-based sample of children and adolescents and relationship with other cardiovascular risk factors. Clin Chem. 2005;51(7):1192-200.
18. Nogueira-de-Almeida CA, Pires LA, dos Santos RG. Comparação de indicadores de perfis glicêmico e lipídico entre crianças e adolescentes obesos egressos de serviço público ou privado da cidade de Ribeirão Preto (SP). Medicina (Ribeirão Preto Online). 2016;49(6):504-10.
19. Del-Rio-Navarro BE, Miranda-Lora AL, Huang F, Hall-Mondragon MS, Leija-Martinez JJ. Effect of supplementation with omega-3 fatty acids on hypertriglyceridemia in pediatric patients with obesity. J Pediatr Endocrinol Metab. 2019;32(8):811-9.
20. Gidding SS, Rana JS, Prendergast C, McGill H, Carr JJ, Liu K et al. Pathobiological Determinants of atherosclerosis in youth (PDAY) risk score in young adults predicts coronary artery and abdominal aorta calcium in middle age: The CARDIA Study. Circulation. 2016;133(2):139-46.
21. Tracy RE, Newman WP 3rd, Wattigney WA, Berenson GS. Risk factors and atherosclerosis in youth autopsy findings of the Bogalusa Heart Study. Am J Med Sci. 1995;310(Suppl 1):S37-41.
22. Greenland P, Alpert JS, Beller GA, Benjamin EJ, Budoff MJ, Fayad ZA et al. 2010 ACCF/AHA guideline for assessment of cardiovascular risk in asymptomatic adults: a report of the American College of Cardiology Foundation/American Heart Association Task Force on Practice Guidelines. Circulation. 2010;122(25):e584-636.
23. Expert Panel on Integrated Guidelines for Cardiovascular Health and Risk Reduction in Children and Adolescents: Summary Report. Pediatrics. 2011;128(Suppl 5):S213-56.
24. Friedewald WT, Levy RI, Fredrickson DS. Estimation of the concentration of low-density lipoprotein cholesterol in plasma, without use of the preparative ultracentrifuge. Clin Chem. 1972;18(6):499-502.
25. Martin SS, Blaha MJ, Elshazly MB, Toth PP, Kwiterovich PO, Blumenthal RS et al. Comparison of a novel method vs the Friedewald equation for estimating low-density lipoprotein cholesterol levels from the standard lipid profile. JAMA. 2013;310(19):2061-8.
26. Rhee EJ, Kim HC, Kim JH, Lee EY, Kim BJ, Kim EM et al. 2018 Guidelines for the management of dyslipidemia. Korean J Intern Med. 2019;34(4):723-71.
27. Faludi AA, Izar MCO, Saraiva JFK, Chacra APM, Bianco HT, Afiune AN et al. Arq Bras Cardiol. 2017;109(2 Supl 1):1-76.
28. Ramaswami U, Humphries SE. Management of familial hypercholesterolaemia in childhood. Curr Opin Pediatr. 2020;32(5):633-40.
29. SBP. Sociedade Brasileira de Pediatria. Departamento Científico de Nutrologia. Manual de alimentação: orientações para alimentação do lactente ao adolescente, na escola, na gestante, na prevenção de doenças e segurança alimentar. 4.ed. São Paulo; 2018.
30. Zappalla FR, Gidding SS. Lipid management in children. Endocrinol Metab Clin North Am. 2009; 38(1):171-83.
31. Olson RE. Is it wise to restrict fat in the diets of children? J Am Diet Assoc. 2000;100(1):28-32.
32. Piccoli de Mello P, Eifer DA, Daniel de Mello E. Use of fibers in childhood constipation treatment: systematic review with meta-analysis. J Pediatr (Rio J). 2018;94(5):460-70.
33. Universidade Estadual de Campinas (Unicamp). Núcleo de Estudos e Pesquisas em Alimentação (Nepa). Tabela brasileira de composição de alimentos – Taco, versão 1. Campinas: Nepa/Unicamp; 2004.
34. Jakulj L, Vissers MN, Rodenburg J, Wiegman A, Trip MD, Kastelein JJP. Plant stanols do not restore endothelial function in pre-pubertal children with familial hypercholesterolemia despite reduction of low-density lipoprotein cholesterol levels. The Journal of Pediatrics.148(4):495-500.
35. Malhotra A, Shafiq N, Arora A, Singh M, Kumar R, Malhotra S. Dietary interventions (plant sterols, stanols, omega-3 fatty acids, soy protein and dietary fibers) for familial hypercholesterolaemia. Cochrane Database Syst Rev. 2014;2014(6):CD001918.
36. Nogueira-de-Almeida CA, de Mello ED, de Mello PP, de Mello PD, Zorzo RA, Filho DR. Consenso da Associação Brasileira de Nutrologia sobre manejo da dislipidemia secundária à obesidade infantojuvenil. International Journal of Nutrology. 2020;10(04):161-78.
37. Xavier HT, Izar MC, Faria Neto JR, Assad MH, Rocha VZ, Sposito AC et al. V Diretriz Brasileira de Dislipidemias e Prevenção da Aterosclerose. Arq Bras Cardiol. 2013;101(4):22.
38. National Cholesterol Education Program (NCEP): highlights of the report of the Expert Panel on Blood Cholesterol Levels in Children and Adolescents. Pediatrics. 1992;89(3):495-501.
39. Executive Summary of The Third Report of The National Cholesterol Education Program (NCEP) Expert Panel on Detection, Evaluation, And Treatment of High Blood Cholesterol In Adults (Adult Treatment Panel III). Jama. 2001;285(19):2486-97.
40. Boreham C, Twisk J, Murray L, Savage M, Strain JJ, Cran G. Fitness, fatness, and coronary heart disease risk in adolescents: the Northern Ireland Young Hearts Project. Med Sci Sports Exerc. 2001;33(2):270-4.
41. Pacifico L, Anania C, Martino F, Poggiogalle E, Chiarelli F, Arca M et al. Management of metabolic syndrome in children and adolescents. Nutr Metab Cardiovasc Dis. 2011;21(6):455-66.
42. de Mello ED, Nogueira-de-Almeida CA. Manejo da obesidade infantojuvenil. International Journal of Nutrology. 2017;10(1):322-4.

43. Sociedade Brasileira de Pediatria (SBP). Obesidade na infância e adolescência – Manual de Orientação. São Paulo; 2018.
44. Piercy KL, Troiano RP, Ballard RM, Carlson SA, Fulton JE, Galuska DA et al. The Physical Activity Guidelines for Americans. JAMA. 2018;320(19):2020-8.
45. Back GIC, Caramelli B, Pellanda L, Duncan B, Mattos S, Fonseca FH. I guidelines of prevention of atherosclerosis in childhood and adolescence. Arq Bras Cardiol. 2005;85(Suppl 6):4-36.
46. Vuorio A, Kuoppala J, Kovanen PT, Humphries SE, Tonstad S, Wiegman A et al. Statins for children with familial hypercholesterolemia. Cochrane Database Syst Rev. 2019;2019(11).
47. Braamskamp MJ, Kusters DM, Wiegman A, Avis HJ, Wijburg FA, Kastelein JJ et al. Gonadal steroids, gonadotropins and DHEAS in young adults with familial hypercholesterolemia who had initiated statin therapy in childhood. Atherosclerosis. 2015;241(2):427-32.
48. Kusters DM, Avis HJ, de Groot E, Wijburg FA, Kastelein JJ, Wiegman A et al. Ten-year follow-up after initiation of statin therapy in children with familial hypercholesterolemia. JAMA. 2014;312(10):1055-7.
49. Luirink IK, Wiegman A, Kusters DM, Hof MH, Groothoff JW, de Groot E et al. 20-Year Follow-up of Statins in Children with Familial Hypercholesterolemia. N Engl J Med. 2019;381(16):1547-56.
50. Ferrari F, Martins VM, Rocha VZ, Santos RD. Advances with lipid-lowering drugs for pediatric patients with familial hypercholesterolemia. Expert Opin Pharmacother. 2021;22(4):483-95.
51. Achimastos A, Alexandrides T, Alexopoulos D, Athyros V, Bargiota A, Bilianou E et al. Expert consensus on the rational clinical use of proprotein convertase subtilisin/kexin type 9 (PCSK9) inhibitors. Hormones (Athens). 2016;15(1):8-14.
52. Kennedy MJ, Jellerson KD, Snow MZ, Zacchetti ML. Challenges in the pharmacologic management of obesity and secondary dyslipidemia in children and adolescents. Paediatr Drugs. 2013;15(5):335-42.
53. Juarez-Lopez C, Klunder-Klunder M, Madrigal-Azcarate A, Flores-Huerta S. Omega-3 polyunsaturated fatty acids reduce insulin resistance and triglycerides in obese children and adolescents. Pediatr Diabetes. 2013;14(5):377-83.
54. Stone NJ, Robinson JG, Lichtenstein AH, Bairey Merz CN, Blum CB, Eckel RH et al. 2013 ACC/AHA guideline on the treatment of blood cholesterol to reduce atherosclerotic cardiovascular risk in adults: a report of the American College of Cardiology/American Heart Association Task Force on Practice Guidelines. Circulation. 2014;129(25 Suppl 2):S1-45.

CAPÍTULO 28

Distúrbios de crescimento

Carlos Alberto Nogueira-de-Almeida
Elza Daniel de Mello

Introdução

É costume dizer que o que caracteriza a pediatria é o fato de ela ser a "medicina do ser humano em crescimento". De fato, não há como se pensar em crianças e adolescentes sem considerar esse aspecto. Paralelamente, o crescimento adequado depende significativamente da nutrição, de modo que ele deve ser entendido como um processo de caráter concreto, mensurável, que, em última análise, caracteriza-se pela incorporação constante ao organismo dos nutrientes recebidos.[1] A Organização Mundial da Saúde (OMS) sugere que, frente a uma criança com estatura baixa, o primeiro diagnóstico a se pensar seja a desnutrição energético-proteica crônica, especialmente para os países em desenvolvimento, onde sua prevalência é usada como indicador geral de qualidade de vida.[2] O nome habitualmente encontrado para esse processo em língua inglesa e que tem tradução difícil para o português é *stunting*.[3] Por outro lado, em países desenvolvidos, essa possibilidade é menos provável e outras causas devem ser prioritariamente consideradas.[4]

Um dos motivos mais frequentes de procura pelo consultório de nutrologia pediátrica é a percepção, pelos pais, de que a criança não está crescendo corretamente e o reconhecimento da possibilidade de que a causa possa ser a alimentação. Tecnicamente, considera-se que uma criança apresenta baixa estatura quando o escore z de sua estatura para a idade é inferior a –2.[5] Adicionalmente, deve-se, também, colocar em situação de risco aquelas que não seguem um canal de crescimento esperado, de acordo com a genética de sua família, ou que apresentam queda na curva de estatura, ainda que o escore z esteja acima de –2.

No Brasil, segundo os dados da Pesquisa de Orçamentos Familiares,[6] publicada em 2010 e referente aos anos de 2008 a 2009, a prevalência de crianças pequenas, definida como escores z de estatura para idade menor que –2, era de 6,3 e 5,7% entre 0 e 5 anos de idade, respectivamente, para meninos e meninas; e de 7,2 e 6,3% entre 5 e 9 anos de idade, também respectivamente para meninos e meninas. Entre crianças menores de cinco anos de idade, provenientes de famílias beneficiadas pelo "Bolsa Família", essa prevalência em 2011 era de 14,5%.[7]

Quando uma criança é submetida à subnutrição e passa a viver sob balanço energético negativo, ou seja, consome menos calorias que sua necessidade, o primeiro indicador a sofrer modificação é o peso. Por esse motivo é que, ao observar escores z baixos ou decrescentes do peso ou do índice de massa corporal para a idade, considera-se que está ocorrendo subnutrição aguda. Se o processo não se resolve e torna-se duradouro, a tendência do organismo passa a ser poupar energia, e uma das formas de fazer isso é reduzir ou, até mesmo, interromper, o crescimento físico.[8] Assim, para que se considere a nutrição como causa de baixa estatura, é preciso que o quadro seja de duração longa.[9] Entretanto, mesmo nessa circunstância, frente à criança individualmente considerada, é preciso que sejam descartadas outras possibilidades, que podem ser a causa única ou, até mesmo, estarem associadas ao quadro nutricional.[10]

Alguns aspectos são importantes na consulta de um paciente com essa queixa: altura, peso, velocidade de crescimento, altura dos pais e dos irmãos, peso de nascimento, características da gestação e idade gestacional ao nascimento, histórico de baixa estatura e época de estirão dos pais, antecedentes infecciosos, neurológicos e cirúrgicos, consanguinidade parental, desenvolvimento neuropsicomotor e desempenho escolar, desenvolvimento dentário, avaliação da ingestão habitual, exame físico visando às características dismórficas, estadiamento puberal e aspectos nutrológicos.

O crescimento humano estatural pode ser dividido em três fases: lactente, infância e adolescência. O lactente tem crescimento linear inicial rápido, de aproximadamente 25 cm nos primeiros 12 meses de vida. É uma continuação do padrão de crescimento fetal. No entanto, a velocidade de crescimento apresenta redução. A nutrição é a maior responsável pelo crescimento nessa idade. Na infância (até 3 anos de idade) a influência da nutrição é menor, sendo o crescimento mais relacionado com questões hormonais. Nesse período, a velocidade de crescimento varia entre 4 e 8 cm/ano. Na puberdade, o padrão de crescimento varia muito e difere entre os sexos, além da época em que ocorre o pico de velocidade, que é maior nos meninos (10 cm/ano) que nas meninas (8 cm/ano).

A velocidade de crescimento não deve ser avaliada em intervalo menor que 4 meses. Ela é obtida dividindo-se a diferença em altura (cm) pela diferença em intervalo (anos) do espaço de tempo estudado. Existem tabelas de velocidade de crescimento que sempre devem ser incorporadas pelo nutrólogo na avaliação de pacientes com queixa de baixa estatura (Tabela 1). Valores abaixo do percentil 3 (equivalentes aproximadamente à média menos dois desvios-padrão) devem ser interpretados como sinal de alerta.

TABELA 1 Velocidade de crescimento

Idade		Masculino (cm/ano)		Feminino (cm/ano)	
(ano)	(mês)	Percentil 50	Desvio-padrão	Percentil 50	Desvio-padrão
0	2	40		36	
0	4	30		26	
0	6	18	2,4	19	2,4
0	10	14,5	2,3	15,9	2,3
1	1	12,3	2,0	13,5	2,0
1	4	11,1	1,0	11,8	1,9
1	6	9,9	1,1	10,6	1,1
1	10	9,1	1,7	9,6	1,7
2	3	8,6	1,5	8,7	1,5
2	9	8,0	1,4	8,1	1,4

(continua)

TABELA 1 Velocidade de crescimento *(continuação)*

Idade		Masculino (cm/ano)		Feminino (cm/ano)	
(ano)	(mês)	Percentil 50	Desvio-padrão	Percentil 50	Desvio-padrão
3	3	7,6	1,3	7,7	1,3
3	9	7,2	1,2	7,2	1,2
4	3	6,8	1,1	6,8	1,1
4	9	6,6	1,1	6,6	1,1
5	3	6,4	1,0	6,4	1,0
5	9	6,2	1,0	6,2	1,0
6	3	6,0	0,9	6,0	0,9
6	9	5,8	0,9	5,8	0,9
7	3	5,7	0,8	5,7	0,8
7	9	5,6	0,8	5,6	0,1
8	3	5,5	0,8	5,5	0,8
8	9	5,4	0,8	5,5	0,8
9	3	5,3	0,7	5,5	0,8
9	9	5,2	0,7	5,4	0,8
10	3	5,1	0,7	5,5	0,9
10	9	5,0	0,7	5,9	1,0
11	3	5,0	0,7	7,2	1,0
11	9	5,0	0,7	8,3	1,1
12	3	5,0	0,8	8,2	1,1
12	9	5,6	1,0	6,6	1,1
13	3	4,5	1,1	4,5	1,0
13	6	8,7	1,1	3,7	1,0
13	9	9,3	1,2	2,9	0,9
14	0	9,5	1,2		
14	3	9,2	1,2	1,9	0,8
14	6	8,2	1,2		
14	9	7,0	1,2	1,1	0,6
15	3	4,7	1,1		
15	9	3,2	1,0		
16	3	2,1	0,8		
16	9	1,2	0,6		

Fonte: Tanner, 1986.[16]

A avaliação da maturidade esquelética habitualmente é determinada a partir de uma radiografia do punho esquerdo (idade óssea), e o método mais comum de interpretação é o de Greulich & Pyle, que utiliza um gráfico comparativo.

O crescimento está sujeito, durante toda a infância, à interferência de numerosos fatores que estão a todo momento controlando, fisiologicamente, ou perturbando, patologicamente, a evolução do processo. O mesmo grupo de fatores pode, em momentos diferentes, atuar de maneiras diversas, como ocorre, por exemplo, com os fatores ambientais que podem favorecer, mediante um meio saudável, a máxima expressão do potencial genético ou, por outro lado, por meio de uma vida cercada de más condições sanitárias ou psicossociais, levar ao prejuízo do crescimento.[1] A seguir estão descritas resumidamente as causas mais frequentes de baixa estatura de origem não nutricional, a fim de que o diagnóstico diferencial possa ser feito.

A Tabela 2 mostra de forma resumida as principais causas de baixa estatura.[11]

Baixa estatura de causas endocrinológicas

Várias doenças podem cursar com baixa estatura e, nesses casos, existe um quadro de base a ser tratado.[12] Distúrbios endocrinológicos, tais como as doenças hipofisárias primárias

TABELA 2 Principais causas de baixa estatura

	Características	Avaliação	Tratamento	Idade óssea	Velocidade de crescimento
Variantes normais de crescimento					
Baixa estatura familiar	Pais baixos, geralmente abaixo do 10º percentil. Altura adulta baixa para a população, mas dentro da faixa prevista pela altura dos pais.	História clínica, exame físico e idade óssea.	Nenhum. Monitorar o crescimento.	Normal	Normal ou baixa. Por exemplo, dos 6 anos até a puberdade: Meninas: cerca de 4-5 cm/ano. Meninos: cerca de 3,5-4,5 cm/ano.
Atraso constitucional de crescimento e puberdade	Altura normal para a idade óssea, mas não para a idade cronológica. Frequentemente, história familiar de atraso no crescimento e/ou puberdade. Altura adulta geralmente normal.	História clínica, exame físico e idade óssea. Estar alerta para a possibilidade de doença sistêmica subjacente. Triagem laboratorial se a velocidade de crescimento for lenta.	Nenhum. Monitorar o crescimento. +/– tratamento com esteroides sexuais durante a puberdade.	Atrasada	Lenta durante os primeiros 3-5 anos de idade; normal durante a infância; o surto de crescimento puberal é atrasado, mas prolongado, muitas vezes resultando em altura adulta normal.
Recém-nascidos pequenos para a idade gestacional com *catch-up* de crescimento	A maioria dos recém-nascidos pequenos para a idade gestacional apresentam *catch-up* de crescimento até os 2 anos de idade; o restante tem crescimento de recuperação mais lento ou ausente que pode ser considerado patológico.	História clínica, exame físico e a idade óssea. Para recém-nascidos prematuros, ajustar a altura para a idade gestacional até 1 ano de idade cronológica.	Monitorar o crescimento para distingui-los dos 10% de recém-nascidos pequenos para a idade gestacional que não apresentam *catch-up* de crescimento.	Normal	Normal

Fonte: Richmond, 2021.[11]

ligadas à produção do hormônio de crescimento, e os quadros secundários à disfunção hipotalâmica ou à resistência periférica nos órgãos-alvo, são fatores causais possíveis. Também podem estar envolvidos outros mediadores, como as somatomedinas e os hormônios tireoidianos, adrenais, sexuais e pancreáticos.[13] A velocidade de crescimento é, em geral, bastante reduzida.

Baixa estatura ligada à prematuridade

É comum que crianças nascidas prematuras apresentem crescimento mais lento no início da vida, mas espera-se que a recuperação, ainda que lenta, ocorra de forma progressiva durante a infância.[14] Eventualmente, a chegada no canal familiar pode acontecer apenas durante a adolescência.[15] A presença simultânea de prematuridade e baixo peso ao nascer tende a agravar esse problema.[14] Entretanto, é importante considerar que alguns indivíduos podem nunca conseguir a completa normalização de seu crescimento, mesmo com todo o cuidado nutricional, e alguns adultos apresentam estatura inferior ao seu potencial genético por terem nascido prematuramente.[15]

Baixa estatura familiar

O maior determinante da estatura final de uma pessoa é sua genética. Os demais fatores podem atuar como limitantes. Por esse motivo, é sempre necessário, frente à queixa de baixo crescimento, verificar qual a expectativa determinada pela hereditariedade. Para o nutrólogo, essa avaliação pode ser feita de forma simplificada e deve ter o caráter de triagem, ou seja, ela permitirá apenas descartar a influência genética a fim de que se possa tomar a decisão de interferir na alimentação da criança ou adolescente. O ponto de partida é realizar a medição da estatura dos pais. Em seguida, utilizando equações simples,[16] mostradas no Quadro 1, é possível obter uma estatura-alvo e uma faixa em que deverá estar alocada a estatura final, aquela que é atingida quando o crescimento cessa. Ao colocar em um gráfico de escores z os pontos referentes a essa medida, pode-se, retroativamente, desenhar uma faixa que é chamada de "canal familiar de crescimento". Sempre que a criança estiver crescendo dentro desse canal, é provável que sua estatura esteja dentro do esperado para a sua carga genética. Em razão do fato desse canal ser muito amplo, caso a criança se posicione abaixo da estatura-alvo, ainda que dentro do canal familiar, é sempre interessante revisar se existe algum aspecto nutrológico a ser considerado e calcular a velocidade de crescimento que, nos casos de baixa estatura familiar, costuma ser normal.

QUADRO 1 Equações para a determinação da estatura final
Meninos
$\frac{\text{Estatura do pai + (estatura da mãe + 13)}}{2} \pm 10$
Meninas
$\frac{\text{Estatura da mãe + (estatura do pai - 13)}}{2} \pm 9$

A título de exemplo, vejamos a seguinte situação: menino, 12 anos, estatura atual 130 cm, mãe medindo 171 cm e pai 176 cm. De acordo com a equação mostrada no Quadro 1, pode-se calcular:

176 + (171+ 13) / 2 = 180 cm ± 10. Sendo assim, estatura-alvo = 180 cm, limite superior = 190 cm, e limite inferior = 170 cm.

A Figura 1 mostra os dois pontos referentes aos limites superior e inferior, colocados no gráfico na idade de 19 anos, a faixa traçada retroativamente e o ponto da estatura atual. Pode-se verificar que, nesse caso, o menino do exemplo apresenta baixa estatura: o ponto correspondente à sua estatura está abaixo da linha do escore z de –2. Adicionalmente, está abaixo

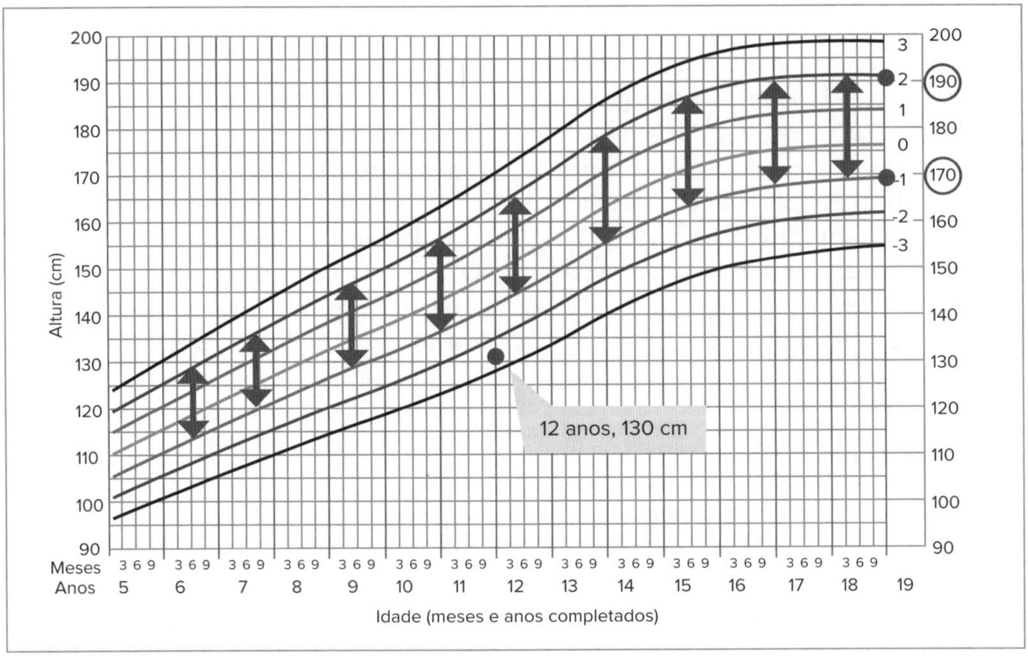

FIGURA 1 Baixa estatura abaixo do canal familiar. Altura por idade em meninos – dos 5 aos 19 anos (escores z).

Fonte: adaptada de WHO, 2007.

do canal familiar esperado e, portanto, apresenta uma baixa estatura que não pode ser diagnosticada como de origem familiar, hereditária e deve ser investigada para que se avaliem outras possibilidades.

Baixa estatura constitucional

O período da puberdade é um momento em que ocorre grande variabilidade em relação aos eventos que o caracterizam. Aspectos como momento de início, duração, sequência de mudanças corporais, entre outros, raramente seguem padrão constante, sendo muito diferentes entre adolescentes de mesma faixa etária. De forma muito simplificada, pode-se dizer que existem três tipos de indivíduos absolutamente normais, mas com diferentes comportamentos dentro da variação biológica natural:[13]

- Maturadores médios: aqueles em que a puberdade começa no momento mais comum e tem duração habitual.
- Maturadores precoces: aqueles em que a puberdade começa precocemente.
- Maturadores tardios: aqueles em que a puberdade começa mais tardiamente. Nesses casos, é comum que ela também seja mais lenta e apresente duração total maior.

Para a questão da baixa estatura interessam, especialmente, os maturadores tardios, porque são crianças que sempre cresceram bem, mas, ao atingirem a adolescência, fase em que começaria a puberdade, ocorre retardo desse início. Observa-se que os sinais puberais clássicos não aparecem (mudança de voz, crescimento de pelos e mamas etc.) e o estirão de crescimento não começa, ao contrário do que está ocorrendo com os outros indivíduos de mesma idade, gerando angústia no adolescente e em sua família. A Figura 2 mostra como seria uma curva de crescimento de um maturador tardio. Uma forma bastante simples de fazer essa avaliação é por meio do raio X de idade óssea. Quando se trata de maturação tardia, o raio X mostrará idade óssea atrasada em até dois anos. Uma idade óssea compatível com a cronológica praticamente afasta o diagnóstico; por outro lado, um atraso superior a dois anos deve levantar a suspeita de quadros mais graves, endocrinológicos ou genéticos.

A Tabela 3 mostra o diagnóstico diferencial de baixa estatura familiar e baixo crescimento constitucional.[11]

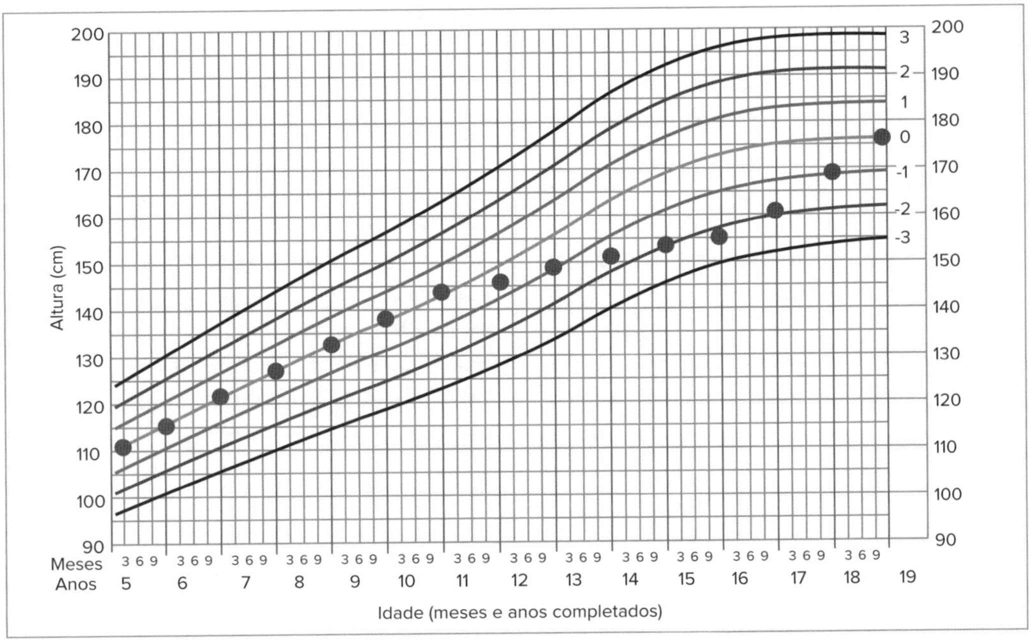

FIGURA 2 Maturador tardio. Altura por idade em meninos – dos 5 aos 19 anos (escores z).
Fonte: adaptada de WHO, 2007.

TABELA 3 Diagnóstico diferencial de baixa estatura familiar e baixo crescimento constitucional

Característica	Baixa estatura familiar	Atraso constitucional
Estatura dos pais	Baixa (1 ou ambos)	Média
Puberdade dos pais	Momento usual	Frequentemente atrasado
Comprimento de nascimento	Normal ou baixo	Normal
Crescimento (0-2 anos)	Normal	Lento até a metade da infância
Crescimento (2 anos até a puberdade)	Normal	Lento
Idade óssea	Normal	Atrasada
Puberdade	Normal	Atrasada
Taxa de crescimento puberal	Baixa-normal	Estirão de crescimento atrasado, taxa ligeiramente diminuída
Altura idade adulta	Baixa	Normal

Fonte: Richmond, 2021.[11]

Baixa estatura de origem nutrológica

Para confirmar esse quadro é preciso descartar as outras causas, em especial aquelas elencadas anteriormente. Além disso, é necessário realizar inquérito alimentar detalhado, a fim de verificar se existe consumo nutricional insuficiente, quantitativo e/ou qualitativo. O exame clínico também pode indicar a possibilidade de deficiências específicas. Por fim, exames laboratoriais poderão ser necessários para confirmação diagnóstica. Podem-se listar as principais causas que levam ao quadro, tanto de forma primária quanto secundária:[17]

- Fome crônica: essa é a possibilidade mais relevante para áreas onde existem condições socioeconômicas desfavoráveis. A baixa ingestão de macro e micronutrientes, em virtude da incapacidade de adquirir alimentos, leva o organismo a poupar a energia destinada ao crescimento a fim de preservar as funções vitais. No Brasil, apesar da melhoria das condições econômicas dos últimos anos, ainda persistem áreas em que a pobreza extrema, às vezes associada a condições climáticas desfavoráveis, leva à fome crônica.[18-22]
- Aumento das necessidades energéticas: febre, infecções, inflamações, *catch-up*, hiperatividade do sistema nervoso simpático.
- Aumento das perdas energéticas: diálise, enteropatias perdedoras de proteína, vômitos, diarreias crônicas.
- Má absorção: edema ou hipóxia intestinal, parasitoses extensas, doença celíaca, doenças inflamatórias intestinais.
- Redução da ingestão energética sem privação ambiental da oferta de alimentos: restrições dietéticas voluntárias ou compulsórias, saciedade precoce, anorexia mediada por citocinas.
- Anorexia nervosa.
- Dificuldades alimentares: seletividade extrema, fobias, autismo.[23]
- Dor.
- Obstrução intestinal.
- Deficiência de vitaminas D, A, E, K, B12 e de folato.
- Anemia ferropriva e deficiência de ferro.
- Deficiência de zinco.

O tratamento depende fundamentalmente da origem. Nos casos de fome crônica, a conduta social se impõe no sentido de garantir a oferta nutricional adequada às populações de risco.[9] Frente à presença de subnutrição aguda, a recuperação nutricional deve ser conduzida conforme discutido no Capítulo 24 (Desnutrição energético-proteica). No caso das doenças que levam ao balanço energético negativo, a prioridade é o tratamento da causa de base, mas, frequentemente, face à cronicidade ou à impossibilidade de tratamento de alguns quadros, será preciso realizar suplementação ampla.[3] Quando são detectadas deficiências específicas, como anemia ferropriva ou hipovitaminoses, pode-se fazer a suplementação pontual do nutriente envolvido até a recuperação do estado nutricional e retomada do processo de crescimento (ver Capítulos 29, 30 e 31 – Anemia ferropriva, Deficiência de minerais e Deficiência de vitaminas).

Catch-up

Sempre que uma criança apresenta deflexão para baixo em sua curva de crescimento e, após a resolução do quadro que originou essa queda, volta à curva original, diz-se que ela fez um *catch-up*. Para o peso, esse é um evento obtido de forma mais fácil, bastando que ocorra recuperação nutricional. Por outro lado, o *catch-up* estatural é mais difícil de ser atingido. Muitas vezes, após uma privação nutricional de longa duração, a perda de estatura pode não ser totalmente recuperada, originando o que às vezes tem se chamado de "cicatriz nutricional", ou seja, uma estatura final que ficará abaixo do potencial genético, por conta da desnutrição.[24] Quanto mais rápida e mais efetiva a intervenção nutricional, maiores as chances de que se consiga obter o *catch-up* estatural completo.[1]

Estatura elevada

Também deve ser considerado um distúrbio de crescimento quando uma criança ou adolescente apresenta-se com estatura acima da esperada. Doenças genéticas e endocrinológicas devem sempre ser consideradas, buscando-se verificar os critérios diagnósticos específicos. Entretanto, é importante lembrar que a obesidade é um fator reconhecido de aceleração puberal. Sendo assim, em crianças obesas, a leptina produzida pelo tecido adiposo, que nesse caso é excessivo, sinaliza precocemente para o sistema nervoso central que a puberdade pode ser iniciada. Por esse motivo, essas crianças vivenciam aceleração importante da velocidade de crescimento e passam a apresentar estatura elevada. Felizmente, de forma geral, esse processo é apenas um deslocamento dos eventos para mais cedo, mas a estatura final é aquela determinada pelo canal familiar. Entretanto, pode acontecer de a criança e a família se mostrarem bastante incomodados, uma vez que, durante um certo período, a estatura destoará do grupo, podendo levar a conflitos psicossociais.

Referências bibliográficas

1. Nogueira-de-Almeida CA, Del Ciampo LA, Ricco RG, Crott GC. Crescimento físico. In: Figueira F, Ricco RG, Del Ciampo LA, Almeida CAN. Puericultura princípios e práticas: atenção integral à saúde da criança e do adolescente. 2.ed. São Paulo: Atheneu; 2008.
2. Onis M, Branca F. Childhood stunting: a global perspective. Matern Child Nutr. 2016;12(Suppl 1):12-26.
3. Prentice AM. Growth faltering: underweight and stunting. Nestle Nutr Inst Workshop Ser. 2020;95:33-40.
4. Mwangome MK, Nabwera HM, Prentice AM. Stunting of growth in developing countries. World Rev Nutr Diet. 2019;120:193-210.
5. Ismail H, Ness K. Evaluation of short stature in children. Pediatr Ann. 2013;42:217-22.
6. IBGE. Pesquisa de orçamentos familiares 2008-2009. In: rendimento Cdte, editor. Rio de Janeiro: IBGE; 2011.
7. Brasil. Módulo gerador de relatórios do SISVAN Web. Estado Nutricional dos Indivíduos Acompanhados. Secretaria de Atenção à Saúde. Departamento de Atenção Básica. Coordenação-Geral de Alimentação e Nutrição. Brasília: Ministério da Saúde; 2011.
8. Nogueira-de-Almeida CA, Ricco RG, Nogueira MPC, Del Ciampo LA, Mucillo G. Comparison of four anthropometric methods of nutritional assessment and evaluation of the agreement between two reference populations. Journal of Tropical Pediatrics. 1999;45:345-50.
9. Prentice AM. Stunting in developing countries. World Rev Nutr Diet. 2018;117:165-75.
10. Nogueira-de-Almeida CA, Ricco RG. Avaliação do estado nutricional com ênfase à antropometria. Pediatria (São Paulo). 1998;20:385-98.
11. Richmond EJ, Rogol AD. Causes of short stature: UpToDate; 2021 Disponível em: https://www.uptodate.com/contents/causes-of-short-stature; acessado em: 05 de junho de 2021.
12. Lifshitz F. Nutrition and growth. J Clin Res Pediatr Endocrinol. 2009;1:157-63.
13. Nogueira-de-Almeida CA, Ricco RG, Del Ciampo LA. Crescimento físico. In: Ricco RG, Del Ciampo LA, Nogueira-de-Almeida CA (eds.). Puericultura: princípios e práticas. Rio de Janeiro: Atheneu; 2008.
14. Euser A, De Wit C, Finken M, Rijken M, Wit J. Growth of preterm born children. Hormone Research in Paediatrics. 2008;70:319-28.
15. Cardoso-Demartini AA, Bagatin AC, Silva RPGVC, Boguszewski MCS. Crescimento de crianças nascidas prematuras. Arquivos Brasileiros de Endocrinologia & Metabologia. 2011;55:534-40. Disponível em: http://www.scielo.br/scielo.php?script=sci_arttext&pid=S0004-27302011000800006&nrm=iso; acessado em: 05 de junho de 2021.
16. Tanner JM. The use and abuse of growth standards. In: Falkner FT, Tanner JM (ed.). Human Growth: a comprehensive tratise. 2.ed. New York: Plenum Publishing; 1986.
17. Kyle UG, Shekerdemian LS, Coss-Bu JA. Growth failure and nutrition considerations in chronic childhood wasting diseases. Nutr Clin Pract. 2015;30:227-38.
18. Jardim-Botelho A, Brooker S, Geiger SM, Fleming F, Lopes ACS, Diemert DJ et al. Age patterns in undernutrition and helminth infection in a rural area of Brazil: associations with ascariasis and hookworm. Tropical Medicine & International Health: TM & IH. 2008;13:458-67.

19. Almeida CAN, Almeida CCJN, João CA, João CR. Custo da alimentação no Brasil: avaliação e implicações. International Journal of Nutrology. 2008;1:53-6.
20. Nogueira-de-Almeida CA, Ricco RG, Ciampo LA, Nogueira MPC, Ricco R. Determinação da influência da escolaridade dos pais no estado nutricional de crianças. Pediatr Mod. 1999;35:707-8, 711-2.
21. Horta BL, Santos RV, Welch JR, Cardoso AM, dos Santos JV, Assis AMO et al. Nutritional status of indigenous children: findings from the First National Survey of Indigenous People's Health and Nutrition in Brazil. International Journal for Equity in Health. 2013;12:23.
22. Correia LL, Silva AC, Campos JS, Andrade FMO, Machado MMT, Lindsay AC et al. Prevalence and determinants of child undernutrition and stunting in semiarid region of Brazil. Revista de Saúde Pública. 2014;48:19-28.
23. de Almeida CAN, de Mello ED, de Sousa Maranhão H, Vieira MC, Barros R, Fisberg M. Dificuldades alimentares na infância: revisão da literatura com foco nas repercussões à saúde. Pediatr Mod. 2012;48(9):340-8.
24. Yackobovitch-Gavan M, Fisch Shvalb N, Bhutta ZA. Malnutrition and catch-up growth during childhood and puperty. World Rev Nutr Diet. 2019;120:158-80.

CAPÍTULO **29**

Anemia ferropriva

Joel Alves Lamounier
Flávio Diniz Capanema
Daniela Silva Rocha
Jose Eduardo Dutra de Oliveira

Conceito

A anemia, condição adversa comum a vários tipos de doenças, caracteriza-se pela redução no número de eritrócitos (células vermelhas) e consequente incapacidade de transporte de oxigênio pelo sangue, não permitindo que o organismo afetado possa suprir plenamente suas demandas fisiológicas. Do ponto de vista laboratorial, é caracterizada por redução na concentração sérica de hemoglobina, sendo definida como concentração de hemoglobina inferior a dois desvios-padrão abaixo da referência para idade e sexo.[1] Define-se como deficiência de ferro, ou ferropenia, o estado no qual a quantidade de ferro no organismo é insuficiente para manter as funções fisiológicas normais dos tecidos, resultado do balanço negativo entre a quantidade de ferro biologicamente disponível e a necessidade orgânica. A anemia por deficiência de ferro, ou ferropriva, é o último estágio dessa carência e tem caráter insidioso e progressivo.[2]

A deficiência de ferro apresenta-se como a carência nutricional de maior prevalência em todo o mundo. Estima-se que 600 milhões de crianças em idade pré-escolar e escolar sejam portadoras de anemia e que ao menos a metade desses casos seja atribuída à deficiência de ferro. Essa população é particularmente vulnerável a sequelas comportamentais e cognitivas, devendo ser considerada sério problema de saúde pública a ser enfrentado, sobretudo em regiões economicamente desfavorecidas.[2,3]

No Brasil, um estudo de revisão sistemática abrangendo 53 artigos e um total de 20.952 crianças provenientes de diferentes regiões brasileiras apontou prevalência média de anemia de 53% em menores de 5 anos, com maiores taxas nas regiões Norte e Centro-Oeste.[4] Metanálise apresentada no 6º Congresso Mundial de Gastroenterologia Pediátrica, Hepatologia e Nutrição em 2021, que incluiu 135 estudos publicados entre 2007 e 2020, estimou a prevalência de 33% de anemia em crianças brasileiras saudáveis e menores de 7 anos de idade.[5]

Fisiopatologia

No organismo, cerca de 80% do ferro total está presente na hemoglobina, além da mioglobina e das enzimas intracelulares (forma orgânica), desempenhando importantes funções fisiológicas. Os 20% restantes constituem o ferro de armazenamento (inorgânico), ocorrendo na forma de ferritina e hemossiderina.[6] O duodeno é o principal responsável pela absorção do ferro, na dependência do seu estado corporal. O ferro heme, presente nos alimentos de fonte animal, é absorvido intacto. Em segui-

Avaliação da deficiência de ferro circulante

O ferro sérico, que apresenta grande variação diurna, está baixo tanto na deficiência de ferro quanto na inflamação e não deve ser usado para o diagnóstico da deficiência de ferro. A capacidade total de ligação do ferro (CTLF) aumenta na deficiência de ferro, mas, ao mesmo tempo, sofre interferência dos processos inflamatórios, que causam sua diminuição. O índice de saturação da transferrina (IST) deriva da relação entre ferro sérico e capacidade total de ligação do ferro. Na ferropenia ocorrem simultaneamente diminuição do ferro sérico e aumento da capacidade total de ligação do ferro, com IST abaixo de 12%. É importante ressaltar que o uso desse índice tem sofrido críticas por diferentes autores, pois apresenta duas fontes de erro laboratorial possíveis, seja nas dosagens do ferro sérico ou na CTLF. Além disso, os resultados flutuam no decorrer do dia, sofrem influência da deficiência de vitamina A e podem, ainda, ser influenciados por processos inflamatórios recentes e apresentar resultados elevados em crianças desnutridas.[6,13,14]

Avaliação da deficiência nas reservas de ferro

A ferritina sérica e a hemoglobina são exames capazes de determinar o estado corporal de ferro. A dosagem de ferritina é feita no soro, servindo como estimativa da reserva de ferro solúvel no interior da célula. Considera-se a insuficiência de ferro quando os níveis de ferritina estão abaixo de 30 mcg/L; e a deficiência, abaixo de 12 mcg/L. O teste somente deve ser realizado em indivíduos que tenham se mantido saudáveis nas últimas duas semanas, pois a ferritina também é uma proteína de fase aguda que se eleva na inflamação, infecção, doença hepática e malignidade.[12-14,16] A Tabela 1 mostra como devem estar os níveis séricos dos principais marcadores de deficiência de ferro e anemia.[10]

Manejo nutrológico

Orientação alimentar

O padrão alimentar próprio e a alta necessidade de ferro são os principais responsáveis pela maior vulnerabilidade dos lactentes em relação à anemia ferropriva. Em geral, nota-se maior necessidade de ferro, associada ao consumo insuficiente e à baixa biodisponibilidade de ferro na dieta. Contribuem para a vulnerabilidade as práticas alimentares inadequadas: uso de leite de vaca integral no primeiro ano, introdução precoce de alimentos sólidos e tardia de boas fontes de ferro heme, além das perdas sanguíneas do mineral.[6,9,10]

A biodisponibilidade do ferro pode ser afetada pela concentração de ferro, fatores dietéticos, forma química de ferro, interação do ferro com outros nutrientes e características

TABELA 1 Alterações nos marcadores do estado corporal de ferro nos estágios da deficiência de ferro

	Depleção de estoques	Eritropoese deficiente	Anemia ferropriva
Hemoglobina	Normal	Normal	↓
VCM	Normal	Normal	↓
HCM	Normal	Normal	↓
RDW	Normal	Normal	↑
Ferritina	↓	↓	↓
CTLF	Normal	↑	↑

CTLF: capacidade total de ligação do ferro; HCM: hemoglobina corpuscular média; RDW: índice de anisocitose; VCM: volume corpuscular médio; ↑: níveis altos; ↓: níveis baixos.
Fonte: SBP, 2018.[17]

individuais. O aleitamento materno exclusivo até os 6 meses e complementar até 2 anos de idade ou mais é medida altamente recomendada.[10] O ferro heme, de maior biodisponibilidade, é encontrado em maiores quantidades em carnes e vísceras, devendo ser introduzido a partir do 6º mês de vida, na quantidade de 50 a 70 g por refeição, ao início da introdução da alimentação complementar. Alimentos de origem vegetal (não heme), embora contenham ferro, sofrem influências de outros componentes da dieta, apresentando menor absorção.[9,10]

Substâncias facilitadoras, como o ácido ascórbico e o ácido cítrico, melhoram a biodisponibilidade do ferro e seu consumo deve ser estimulado. O efeito facilitador do ácido ascórbico supera o efeito negativo dos fitatos, polifenóis, cálcio e proteínas. Em dietas vegetarianas, o ácido ascórbico é o principal estimulador da absorção do ferro e, por isso, seu consumo deve ser estimulado. A vitamina A e o betacaroteno formam um complexo com o ferro, mantendo-o solúvel na luz intestinal, além de diminuir o efeito inibitório dos fitatos e polifenóis.[6,9,10] Com relação aos inibidores, os fitatos, presentes principalmente em cereais não refinados e leguminosas, exercem efeito negativo na absorção do ferro. Os polifenóis, encontrados em vegetais, frutas, alguns cereais e legumes, café, vinhos, chocolates e chás, têm ação quelante do ferro na luz intestinal. Por isso, deve-se evitar o consumo de café ou chás duas horas após a ingestão de alimentos ricos em ferro. O cálcio compromete a absorção tanto do ferro não heme quanto heme, inibindo a captação de ferro pelos enterócitos. Algumas proteínas, como a caseína do leite de vaca e a proteína da soja, também inibem a absorção do ferro.[6,9,10]

Suplementação profilática

O Brasil tem políticas públicas para a suplementação do ferro desde 2005 (Programa Nacional de Suplementação de Ferro – PNSF), atingindo crianças de 6 a 24 meses de idade, gestantes e lactantes até o terceiro mês pós-parto com suplementação profilática com sulfato ferroso via oral. Segundo o programa, crianças entre 6 e 24 meses, ou a partir do desmame, devem ser suplementadas com sulfato ferroso na dosagem de 1 mg/kg/dia (Ministério da Saúde, 2013). Já a Sociedade Brasileira de Pediatria orienta a profilaxia com dose de 1 mg de ferro elementar/kg/dia a partir dos 3 ou 6 meses (dependendo da presença de fatores de risco) até os 24 meses de idade, conforme a Tabela 2 e a Figura 2.[10]

TABELA 2 Recomendação de suplementação medicamentosa profilática de ferro em lactentes

Lactentes SEM fator de risco	
Situação	Recomendação
Recém-nascidos a termo, peso adequado para a idade gestacional, em aleitamento materno exclusivo até o 6º mês	1 mg/kg/dia de ferro elementar, iniciando aos 180 dias de vida até o 24º mês de vida
Lactentes COM fator de risco	
Situação	Recomendação
Recém-nascidos a termo, peso adequado para a idade gestacional, em aleitamento materno exclusivo até o 6º mês	1 mg/kg/dia de ferro elementar, iniciando aos 90 dias até o 24º mês de vida
Recém-nascidos a termo, peso adequado para a idade gestacional, independentemente do tipo de alimentação	1 mg/kg/dia de ferro elementar, iniciando aos 90 dias até o 24º mês de vida

(continua)

TABELA 2 Recomendação de suplementação medicamentosa profilática de ferro em lactentes *(continuação)*

Lactentes COM fator de risco	
Situação	Recomendação
Recém-nascidos a termo com peso inferior a 2.500 g	2 mg/kg/dia de ferro elementar, iniciando aos 30 dias de vida, durante um ano. Após este prazo, 1 mg/kg/dia por mais um ano
Recém-nascidos prematuros com peso superior a 1.500 g	2 mg/kg/dia de ferro elementar, iniciando aos 30 dias de vida, durante um ano. Após este prazo, 1 mg/kg/dia por mais um ano
Recém-nascidos prematuros com peso entre 1.500 e 1.000 g	3 mg/kg/dia de ferro elementar, iniciando aos 30 dias de vida, durante um ano. Após este prazo, 1 mg/kg/dia por mais um ano
Recém-nascidos prematuros com peso inferior a 1.000 g	4 mg/kg/dia de ferro elementar, iniciando aos 30 dias de vida, durante um ano. Após este prazo, 1 mg/kg/dia por mais um ano
Recém-nascidos prematuros que receberam mais de 100 mL de concentrado de hemácias durante a internação	Devem ser avaliados individualmente pois podem não necessitar de suplementação de ferro com 30 dias de vida, mas sim posteriormente

Fonte: SBP, 2021.[10]

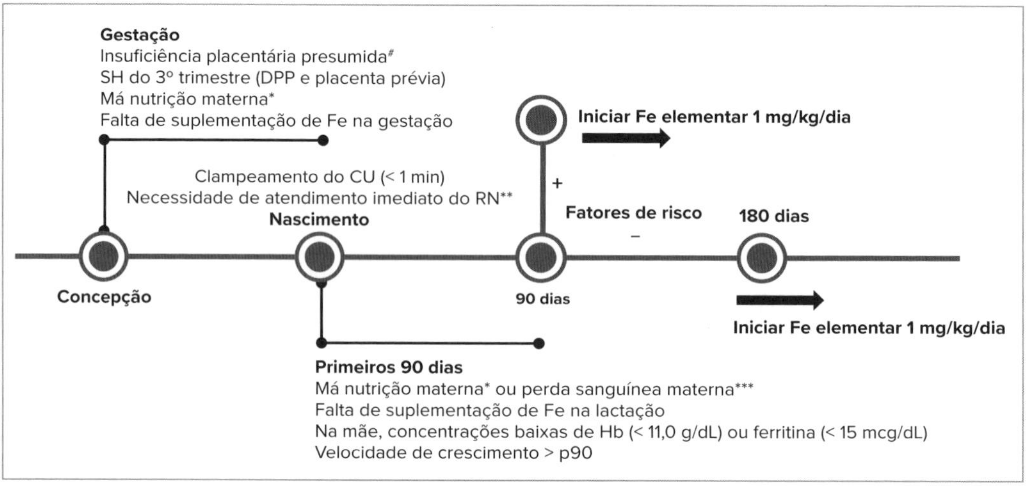

FIGURA 2 Idade de início de suplementação de ferro medicamentoso para lactentes em amamentação exclusiva, nascidos a termo e com peso adequado (≥ 2.500 g), de acordo com a presença ou ausência de fatores de risco.

Doença hipertensiva específica da gestação, tabagismo ou anormalidades vasculares.

* Má nutrição materna (anemia, desnutrição, obesidade, baixo consumo de alimentos-fonte de ferro).

** Na ausência de informação precisa, o clampeamento precoce e a necessidade de atendimento imediato podem ser considerados se Apgar 1 min ≤ 5.

*** Perda sanguínea materna (sangramento uterino disfuncional ou perda sanguínea secundária a doenças); SH: síndrome hemorrágica; DPP: descolamento prematuro da placenta; CU: cordão umbilical.

Fonte: SBP, 2021.[10]

Fórmulas infantis *versus* leite de vaca

Na impossibilidade do leite materno, deve-se recomendar o uso da fórmula infantil. O leite de vaca integral é contraindicado para consumo no 1º ano de vida, uma vez que a biodisponibidade do ferro é baixa, além de determinar micro-hemorragias intestinais.[17]

Tratamento medicamentoso

O tratamento está indicado para portadores da deficiência de ferro com ou sem anemia, no intuito de recuperar os níveis de hemoglobina e, também, alcançar a reposição dos estoques de ferro corporal. Aliada à reorientação nutricional para oferta de alimentos de maior biodisponibilidade, a terapêutica de ferro oral deverá ser feita na dose de 3 a 5 mg/kg/dia de ferro elementar, por oito semanas no mínimo, devendo ser continuada em até seis meses, visando à reposição dos estoques de ferro (ferritina sérica maior que 30 mcg/dL).[10]

Outro importante aspecto a se destacar diz respeito à elevação mínima esperada de 1,0 g/dL na hemoglobina 30 dias após o início da reposição com ferro, sendo considerado um critério laboratorial de resposta ao tratamento.[14]

Em muitos casos, o esquema de tratamento diário tem efetividade limitada por causa da longa duração do tratamento, falhas de cobertura ou na distribuição do medicamento, intolerância e efeitos colaterais atribuídos ao ferro, como náuseas, flatulência, diarreia e dentes escurecidos. Tais fatores podem limitar a adesão ao tratamento. Diante disso, a OMS recomenda, como medida alternativa de saúde pública, a utilização do esquema terapêutico intermitente em dose única semanal, objetivando promover melhoria no estado do ferro corporal e reduzir o risco de anemia em pré-escolares e escolares, em localidades onde a prevalência de anemia for maior ou igual a 20%, como mostra a Tabela 3. No entanto, o nível de evidência para a suplementação intermitente, quando comparada ao esquema diário, foi considerado baixo em relação a anemia, concentração de hemoglobina e ferritina, e muito baixo para a deficiência de ferro sem anemia.[18]

Fortificação de alimentos com ferro

Em locais com elevada prevalência da anemia ferropriva, medidas de controle de caráter individual tendem a ser pouco efetivas, e a fortificação de alimentos com ferro tem sido considerada, pela OMS, o método mais eficiente.[2] Vários tipos de alimentos têm sido utilizados e a medida caracteriza-se por ser de baixo custo, independentemente da vontade e decisão individuais e de grande alcance populacional. No Brasil, o Ministério da Saúde determinou como

TABELA 3 Recomendação para suplementação medicamentosa intermitente de ferro para crianças em idade pré-escolar e escolar

População-alvo	Pré-escolares (24-59 meses)	Escolares (5-12 anos)
Composição	25 mg de ferro elemento	25 mg de ferro elemento
Fórmulas	Gotas/xaropes	Comprimidos/cápsulas
Frequência	Suplemento único por semana	
Duração e intervalo entre os períodos de suplementação	3 meses de suplementação seguidos de 3 meses de não suplementação, após os quais o esquema deve ser recomeçado. Se possível, a suplementação intermitente deve ser dada ao longo do calendário escolar anual	
Localidades	Áreas com prevalência de anemia maior ou igual a 20% em crianças pré-escolares ou escolares	

Fonte: WHO, 2011.[1]

obrigatória a adição de ferro e ácido fólico às farinhas de milho e trigo, com o objetivo de prevenir e reduzir as carências nutricionais por esses micronutrientes.[19]

Uma alternativa viável consiste na adição de ferro à água potável, capaz de prevenir a deficiência e anemia secundárias à ferropenia. Além de ser uma medida de baixo custo e grande benefício, pode atingir facilmente grande parte da população, de todas as camadas sociais. A água fortificada pode também ser utilizada na preparação de alimentos, o que contribui ainda mais para aumentar a ingestão de ferro.[21] Estudos nacionais têm demonstrado o efeito positivo da fortificação da água para consumo na redução da anemia em crianças.[20,21]

Utilização de sachês com múltiplos micronutrientes

Esse tipo de fortificação alimentar, praticado em ambiente doméstico, se apresenta como medida fortemente recomendada pela OMS, com base em evidências de que a adição de sachês com micronutrientes durante o preparo de alimentos semissólidos para o consumo, seja em casa ou em ambientes onde se façam refeições, possibilita aumentar o ferro corporal e reduzir a anemia em crianças entre 6 e 23 meses de idade.[22]

Referências bibliográficas

1. WHO. Haemoglobin concentrations for the diagnosis of anaemia and assessment of se-verity. Vitamin and mineral nutrition information system. Geneva: World Health Organization; 2011. Disponível em: http://www.who.int/vmnis/indicators/haemoglobin.pdf; acessado em: 05 de junho de 2021.
2. WHO/UNICEF/UNU. Iron deficiency anaemia. Assessment, prevention and control: a guide for programme managers. Geneva: World Health Organization; 2001. Disponível em: http://www.who.int/nutrition/publications/en/ida_assessment_prevention_control.pdf; acessado em: 05 de junho de 2021.
3. WHO/CDC. Worldwide prevalence of anaemia 1993-2005: WHO global database on anaemia. Geneva: World Health Organization; 2008. Disponível em: http://whqlibdoc.who.int/publications/2008/ 9789241596657_eng.pdf; acessado em: 05 de junho de 2021.
4. Jordão RE, Bernardi JLD, Barros Filho AA. Prevalência de anemia ferropriva no Brasil: uma revisão sistemática. Rev Paul Pediatr. 2009;27(1):90-8.
5. Nogueira-de-Almeida CA, Ued FDV, Ciampo LAD, Martinez EZ, Ferraz IS, Contini AA et al. Prevalence of childhood anemia in Brazil: a systematic review and meta-analysis. 6th World Congress of Pediatric Gastroenterology, Hepatology and Nutrition (WCPGHAN 2021).
6. Yip R, Dallman PR. Hierro. In: Ziegler EE, Filer Jr LJ. Conocimientos actuales sobre nutrición. Washington DC: International Life Sciences Institute/Organización Panamericana de La Salud; 1998.
7. Theil EC. Iron homeostasis and nutritional iron deficiency. J Nutr. 2011;141(4):724S-8S.
8. Ganz T, Nemeth E. Hepcidin and disorders of iron metabolism. Annu Rev Med. 2011;18(62):347-60.
9. Capanema FD, Lamounier JA, Norton RC, Jácome AAA, Rodrigues DA, Coutinho RL et al. Anemia ferropriva na infância: novas estratégias de prevenção, intervenção e tratamento. Rev Med Minas Gerais. 2003;13(4 Supl.2):S30-4.
10. Sociedade Brasileira de Pediatria. Departamento Científico de Nutrologia. Consenso sobre anemia ferropriva: atualização: destaques 2021. Disponível em: https://www.sbp.com.br/imprensa/detalhe/nid/consenso-sobre-anemia-ferropriva-atualizacao-destaques-2021/; acessado em: 30 de agosto de 2021.
11. Capanema FD, Cerqueira Filho LC, Drumond CA, Norton RC, Lamounier JA. Acurácia do exame clínico na determinação de anemia em crianças. Rev Med Minas Gerais. 2011;21(4-Supl.1):S6-S11.
12. WHO/CDC. Assessing the iron status of populations. Geneva: World Health Organization; 2004. Disponível em: http://www.who.int/nutrition/publications/micronutrients/anaemia_iron_deficiency/9789241596107/en/; acessado em: 05 de junho de 2021.
13. Pasricha SR, Flecknoe-Brown SC, Allen KJ, Gibson PR, McMahon LP, Olynyk JK et al. Diagnosis and management of iron deficiency anaemia: a clinical update. Med J Aust. 2010;193(9):525-32.
14. Baker RD, Greer FR. Diagnosis and prevention of iron deficiency and iron-deficiency anemia in infants and young children (0-3 years of age). Pediatrics. 2010; 126(5):1040-50.
15. Chouliaras GL, Premetis E, Tsiftis G, Drosatou P, Papassotiriou I, Stamou-Lakatou A et al. Serum transferrin receptors: distribution and diagnostic performance in pre-school children. Blood Cells Mol Dis. 2009;43(2):163-8.

16. Wang W, Knovich MA, Coffman LG, Torti FM, Torti SV. Serum ferritin: past, present and future. Biochim Biophys Acta. 2010;1800(8):760-9.
17. Sociedade Brasileira de Pediatria – Departamento de Nutrologia. Manual de Alimentação: orientações para alimentação do lactente ao adolescente, na escola, na gestante, na prevenção de doenças e segurança alimentar/Sociedade Brasileira de Pediatria. Departamento Científico de Nutrologia. 4.ed. São Paulo: SBP; 2018. Disponível em: https://www.sbp.com.br/img/ma-nuais/manual_alim_dc_nutrologia.pdf; acessado em: 05 de junho de 2021.
18. WHO. Guideline: intermittent iron supplementation in preschool and school-age children. Geneva: World Health Organization; 2011. Disponível em: http://www.who.int/ nutrition/publications/micronutrients/guidelines/guideline_iron_supplementation_children/en/; acessado em: 05 de junho de 2021.
19. Lamounier JA, Capanema FD, Rocha DS, Dutra-de-Oliveira JE, Silva MC, Nogueira-de-Almeida CA. Iron fortification strategies for the control of childhood anemia in Brazil. J Trop Pediatr. 2010;56(6):448-51.
20. Rocha DS, Capanema FD, Netto MP, Nogueira-de-Almeida CA, Franceschini SC, Lamounier JA. Effectiveness of fortification of drinking water with iron and vitamin C in the reduction of anemia and improvemet of nutritional status in children attending day-care centers in Belo Horizonte, Brazil. Food Nutr Bull. 2011;32(4):340-6.
21. Nogueira-de-Almeida CA, Mello ED, Ramos AP, João CA, João CR, Dutra-de-Oliveira JE. Assessment of drinking water fortification with iron plus ascorbic Acid or ascorbic Acid alone in daycare centers as a strategy to control iron-deficiency anemia and iron deficiency: a randomized blind clinical study. J Trop Pediatr. 2014;60(1):40-6.
22. WHO. Guideline: Use of multiple micronutrient powders for home fortification of foods consumed by infants and children 6-23 months of age. Geneva: World Health Organization, 2011. Disponível em: http://apps.who.int/iris/bitstream/10665/44651/1/9789241502047_eng.pdf; acessado em: 05 de junho de 2021.

CAPÍTULO **30**

Deficiência de minerais

Carlos Alberto Nogueira-de-Almeida
Elza Daniel de Mello
Ivan Savioli Ferraz
Luiz Antonio Del Ciampo
Fábio da Veiga Ued
Ane Cristina Fayão Almeida
Mauro Fisberg

Introdução

Os minerais são substâncias fartamente encontradas na natureza sob variadas formas. Muitos desempenham importantes funções orgânicas, sendo considerados nutrientes e constituindo cerca de 4% do peso corporal. Os minerais de maior importância para o homem, além do ferro, são: cálcio, fósforo, magnésio, sódio, cloro, potássio, enxofre, zinco, iodo, selênio, cobre, manganês, flúor, cromo, molibdênio e cobalto. As deficiências desses nutrientes têm consequências para o organismo, podendo, entre outras repercussões, comprometer o crescimento e o desenvolvimento saudáveis, em especial durante os primeiros 24 meses de vida. Neste capítulo serão abordadas as características dos principais minerais para a saúde humana e as respectivas opções de tratamento em casos de deficiência.

Ferro

Por sua relevância na saúde pública em todo o mundo, a deficiência de ferro merece um capítulo à parte. Para mais informações, consultar o Capítulo 29 – Anemia ferropriva.

Zinco

O zinco é um mineral com diversas funções no organismo humano, participando da síntese e degradação dos carboidratos, lipídeos, proteínas e ácidos nucleicos, bem como do funcionamento adequado do metabolismo – crescimento e sistema imunológico – e de outros micronutrientes. Estabiliza a estrutura molecular dos componentes celulares, contribuindo para sua integridade, tem papel na transcrição do polinucleotídeo e no processo de expressão gênica.[1] As enzimas zinco-dependentes que participam da síntese ou da degradação de ácidos nucleicos expressam o efeito dessa deficiência no crescimento e reparo celulares, uma vez que distúrbios na replicação celular e diferenciação ocorrem na deficiência do mineral. As enzimas zinco-dependentes também estão envolvidas na síntese do colágeno e na ativação da timulina (hormônio tímico), assim como participam na mediação do sistema imune, especialmente em linfócitos tímico-dependentes (células T).[2] Outras funções incluem a reprodução, visão, paladar e cognição. O zinco ainda participa da mineralização óssea.

O zinco é absorvido por todo o intestino delgado, principalmente no duodeno e nas principais porções do jejuno e íleo, por meio de transporte ativo e passivo ou de transporte mediado por carreadores localizados na borda "em escova" dos enterócitos, considerando que sua absorção aumenta rapidamente quando o teor de zinco dietético é baixo. Da mesma forma, quando há um aumento na ingestão dietética de zinco, a porcentagem que é absorvida diminui. Logo, a quantidade de zinco absorvida é variável, dependendo da demanda do organismo.

Acredita-se que apenas 20 a 40% do zinco da dieta sejam absorvíveis. A absorção do zinco é diminuída pela presença de diversos fatores dietéticos, principalmente pelos fitatos. Esse é um problema de grande importância nos países da América Latina e outros em desenvolvimento, tendo em vista que suas dietas típicas costumam ser à base de alimentos de origem vegetal, com alto conteúdo de fitatos. É comum o consumo elevado de leguminosas (feijões) e cereais, principalmente milho e trigo, enquanto o consumo de alimentos de origem animal, os quais têm alto conteúdo de zinco, é mais difícil em virtude do seu elevado custo.[3]

A deficiência de zinco não vinha merecendo a devida atenção como uma carência nutricional específica de relevância em saúde pública, quando comparada com as deficiências de ferro, vitamina A e iodo. No entanto, nesta última década, passou a obter cada vez mais uma posição de destaque no panorama da epidemiologia nutricional, sendo distribuída mundialmente, com prevalência maior em regiões onde as proteínas alimentares são principalmente de origem vegetal.[4] O Brasil enquadra-se em um nível de risco médio; uma parcela de 20,3% da população apresenta risco de ingestões inadequadas do mineral e 10,5% das crianças têm crescimento deficitário, o que é usado como indicador populacional de deficiência de zinco.

Cozzolino e Michelazzo[5] realizaram um estudo para avaliar o estado nutricional relativo ao zinco de crianças pré-púberes, com 108 crianças, com idade entre 9 e 13 anos, nos estágios 1 e 2 de maturação sexual para ambos os sexos, em três momentos diferentes, com intervalo aproximado de quatro meses cada. Foi verificado que 25% dos escolares do ensino particular e 36,5% dos escolares do ensino público consumiram zinco abaixo do recomendado. Na fase seguinte do estudo, que foi na época do inverno, 40,5% dos escolares da rede particulares e 44% dos escolares da rede pública consumiram zinco abaixo do recomendado. No final da investigação, 40% dos escolares, tanto da rede particular como da rede pública, estavam consumindo uma dieta deficiente em zinco.

Outro estudo, desta vez conduzido por Pereira et al.,[6] que teve por objetivo verificar as concentrações dos minerais, potássio, cálcio, ferro, cobre e zinco na dieta e no sangue de 252 adolescentes de ambos os sexos, entre 12 e 19 anos de idade da rede estadual de ensino de Niterói (RJ), verificou que cerca da metade (40% para meninos e 50% para meninas) apresentou ingestão de zinco abaixo da ingestão diária recomendada.

Em documento de 2010, a agência europeia European Food Safety Authority (EFSA)[7] revisou a literatura científica a fim de avaliar a pertinência de alegações a respeito do benefício do zinco, que está descrito no Quadro 1.

Outro papel nutricional relevante do zinco refere-se à sua atuação na percepção de sabor e cheiro. Isso acontece pelo fato de ele ser componente da enzima salivar anidrase carbônica, que atua estimulando a diferenciação de células sensoriais ligadas à capacidade do ser humano de perceber gostos e odores.[8] Sabe-se que, especialmente para as crianças, a manutenção dessa capacidade é fundamental para preservar o interesse pelos alimentos, mesmo nas fases em que, habitualmente, elas se apresentam mais seletivas

QUADRO 1 Alegações dos benefícios do zinco à saúde humana
▪ Auxilia na manutenção da pele normal, em virtude de sua participação no metabolismo do colágeno.
▪ Participa da síntese de ácido desoxirribonucleico (DNA) e divisão celular, tendo, assim, implicação em diversos processos que dependem de crescimento tecidual, como epitélios, unhas, cabelos, pelos, pele, mucosas etc.
▪ Mantém adequados os níveis de testosterona.
▪ Atua no crescimento normal do ser humano.
▪ Contribui para o metabolismo geral dos macronutrientes pelo fato de ser elemento ou cofator de numerosas enzimas ligadas ao metabolismo de proteínas, carboidratos e lipídeos, bem como dos ácidos nucleicos, tais como: álcool desidrogenase, superóxido dismutase, DNA polimerase, ácido ribonucleico polimerase, fosfatase alcalina e carboxipeptidase. Além de estar envolvido em várias etapas da síntese proteica, atua ainda em hormônios como insulina, gustina e timulina, influenciando vários processos e etapas metabólicas.

e neofóbicas. De fato, a suplementação de zinco tem sido utilizada com sucesso para aumentar a ingestão calórica em crianças com anorexia.[9]

Os dados anteriormente expostos mostram que a ingestão de zinco na população brasileira é inadequada, corroborando os achados da última pesquisa nacional que mostrou que, para indivíduos maiores de 10 anos de idade, 18,2 a 38,4% apresentam ingestão abaixo das recomendações. Sendo assim, é possível supor que estejamos sujeitos a agravos no metabolismo dos macronutrientes, especialmente das proteínas, e também a prejuízos nas percepções de sabor e cheiro, sendo adequada a utilização de produtos fortificados com esse mineral, sobretudo aqueles voltados ao público infantil, por se tratar de fase com maiores taxas de crescimento e de atividade metabólica.[4]

As principais fontes alimentares de zinco são ostras, carnes bovina, de frango e peixe, fígado, gérmen de trigo, grãos integrais, castanhas, cereais, legumes e tubérculos. A toxicidade pelo zinco é rara, somente quando a ingestão for maior que 100 a 300 mg/dia. Nessa eventualidade poderá causar alterações na absorção do cobre, anemia, neutropenia, comprometimento da função imune, redução nos níveis de lipoproteínas de colesterol de alta densidade, além de provocar distúrbios gastrointestinais como náuseas, vômitos, gosto metálico e dores abdominais.[10]

O zinco é um dos antioxidantes dietéticos. É sabido que ele é essencial para muitos componentes do sistema imune, que inclui a função fagocitária, a imunidade celular e humoral, bem como as células *natural killer*. Tem-se postulado que o estresse oxidativo desempenha um papel importante na patogênese da asma, portanto, o menor consumo de antioxidantes dietéticos, como o zinco, está positivamente correlacionado com o risco de ocorrência da asma e sibilos recorrentes. Ainda, alguns pesquisadores comentam que a deficiência de zinco pode desestruturar o equilíbrio entre as células auxiliares T tipo 1 e 2, o que provoca um aumento da inflamação e eosinofilia, o mesmo mecanismo detectado na hipersensibilidade das vias aéreas alérgicas.[2]

A reatividade brônquica e os sintomas alérgicos mais comuns são mais frequentes em indivíduos com baixa ingestão de zinco. Estudos demonstraram que a deficiência desse mineral aumentou a inflamação do trato respiratório, ocasionando hipersensibilidade brônquica.[11]

Na faixa etária pediátrica, a ingestão materna adequada de zinco durante a gravidez está associada à redução da ocorrência de sibilos e asma na infância. Além disso, pesquisadores observaram baixos níveis séricos de zinco em crianças asmáticas.

Uysalol et al. avaliaram crianças entre 3 e 24 meses em Istambul, e 43,8% apresentavam mais de três crises de sibilância recorrente. Foi observado que os níveis séricos de zinco foram significativamente menores em crianças com sibilos recorrentes em comparação com crianças saudáveis.[12] Outros estudos também verificaram resultados semelhantes em crianças.[13-15]

Em trabalho publicado por Cozzolino e Michelazzo,[5] demonstrou-se que os idosos foram os indivíduos que apresentaram menor ingestão (média de 3,5 mg/dia) e menores concentrações séricas de zinco (média de 68 mcg/dL) comparados com os adultos que apresentaram um consumo médio de 9,3 mg/dia e uma média das concentrações séricas de 78 mcg/dL.

Já para a faixa etária pediátrica, a média de consumo entre crianças de 3 a 7 anos de idade variou de 4,4 a 6,0 mg/dia (ingestão diária recomendada = 5,0 mg), e 48% das crianças obesas avaliadas apresentaram concentrações séricas de zinco diminuídas.

Apesar de não existir um padrão-ouro de diagnóstico e das limitações conhecidas pelo fato de o zinco ser um mineral eminentemente intracelular, pode-se usar a dosagem de zinco sérico para investigação clínica. Nesse caso, valores abaixo de 70 mcg/dL são indicativos de deficiência. O tratamento é feito utilizando-se 2 mg/kg/dia de zinco elementar, preferencialmente pelo uso de zinco quelado, com um máximo de 20 mg/dia, por tempo suficiente para atingir níveis séricos adequados. Crianças desnutridas devem também receber 2 mg/kg/dia de zinco elementar (máximo de 20 mg/dia) até que atinjam escore z de índice de massa corporal maior que –2. Durante episódios de diarreia aguda, deve-se usar, durante 14 dias, suplementação de zinco, sendo 20 mg/dia para crianças maiores de 6 meses de idade e 10 mg/dia para menores de 6 meses.

Magnésio

O magnésio é o segundo cátion intracelular em maior concentração no organismo, após o potássio.[16] Atua como cofator em reações enzimáticas relacionadas com a síntese de DNA e de proteínas, bem como com a transferência, armazenamento e transporte de energia. Sua deficiência pode cursar com cãibras, fraqueza muscular, convulsões, apatia, delírio, arritmia cardíaca, hipocalcemia e hipocalemia.[16] A suplementação de magnésio ou a infusão intravenosa podem ser benéficas em algumas doenças cardíacas, diabetes melito e asma.[17,18]

O magnésio faz parte da clorofila, pigmento verde das plantas, portanto, as maiores fontes são os vegetais folhosos, seguidos por legumes, frutos do mar, nozes, cereais e derivados do leite. Em geral, os alimentos que fornecem fibras são ricos em magnésio. Alguns tipos de processamento, por exemplo, o refinamento da farinha, pode remover até 80% do micronutriente. A água também contém magnésio, mas a concentração varia de acordo com a fonte (0,1 a 18 mg/L).[19] O consumo insuficiente desse micronutriente pode ser atribuído a pouca variedade de alimentos e a baixa qualidade nutricional da dieta habitual.

Ter uma alimentação balanceada, rica em frutas e legumes, é suficiente para suprir os 80 a 410 mg de magnésio necessários pelo organismo diariamente, na faixa etária pediátrica. A deficiência crônica de magnésio pode ser encontrada em doenças como síndrome de má absorção, fibrose cística, diarreia crônica, desnutrição proteico-calórica e nefropatias. A suplementação oral de magnésio quelado na dose de 300 mg/dia, durante 8 semanas, mostrou-se capaz de melhorar os parâmetros espirométricos, manuvacuométricos e clínicos em escolares e adolescentes com fibrose cística.[20]

Cálcio

O cálcio, entre todos os minerais, é o que se encontra em maiores concentrações no organismo. Quase a totalidade do cálcio orgânico está nos ossos e dentes, que funcionam como reservatório corporal. Do cálcio circulante, uma pequena porção ionizada é responsável por inúmeros processos metabólicos, incluindo a excitabilidade neuromuscular e cardíaca, bem como a coagulação sanguínea.[21]

A vitamina D, o paratormônio, a calcitonina e o receptor sensor de cálcio (RSC) constituem o sistema regulador das concentrações de cálcio. A vitamina D atua, principalmente, aumentando a absorção intestinal de cálcio e fósforo e reduzindo a excreção renal de ambos. O paratormônio, secretado em resposta à queda do cálcio plasmático, é responsável por aumentar a reabsorção óssea e a absorção intestinal, além de reduzir a excreção renal do íon. A calcitonina, hormônio produzido pela glândula tireoide, contrapõe as ações do paratormônio, diminuindo a reabsorção óssea e aumentando a excreção renal em resposta ao aumento do cálcio sérico.[21]

As concentrações plasmáticas de cálcio devem ser mantidas entre 7 e 11 mg/dL no recém-nascido e entre 8,8 e 11 mg/dL nas demais idades. Mas cabe salientar que uma concentração sérica normal não exclui uma boa ingestão e/ou reserva corporal de cálcio, pois o osso pode estar sendo consumido. A ingestão e/ou absorção de cálcio deficientes, por tempo prolongado, pode ocasionar raquitismo. A deficiência do mineral resulta, sobretudo, da ingestão ou absorção inadequadas ou de perdas renais excessivas. As principais fontes alimentares são leites e derivados, os quais devem constituir a base da alimentação de lactentes. Deve-se apenas evitar a introdução do leite de vaca e derivados antes de 1 ano de vida,[21] período no qual as fontes lácteas serão o leite materno, preferencialmente, ou as fórmulas infantis.

Além do estímulo ao aumento da ingestão de alimentos ricos em cálcio, a reposição desse mineral é realizada pela administração por via oral de suplementos. O carbonato de cálcio (que possui 40% de seu peso em cálcio elementar) e o citrato de cálcio (21% de seu peso em cálcio elementar) são os mais usados.[22] O citrato de cálcio possui algumas vantagens em relação ao carbonato: pode ser oferecido em qualquer horário do dia (isto é, não necessita ser administrado junto ou imediatamente após as refeições), produz menos constipação intestinal e possui melhor absorção em pacientes com acloridria e/ou em uso de medicamentos que diminuem a produção de ácido pelo estômago.[22] O máximo a ser suplementado é 500 mg por dose, e o limite superior tolerado é de 2.500 mg/dia, para maiores de 1 ano. A Tabela 1 traz as recomendações de ingestão de cálcio na faixa etária pediátrica.

TABELA 1 Referências para a ingestão diária de cálcio por crianças e adolescentes

Faixa etária	AI	EAR	RDA	UL
Lactentes:				
0 a < 6 meses	200 mg	–	–	1.000 mg
≥ 6-12 meses	260 mg	–	–	1.500 mg
Crianças:				
1-3 anos	–	500 mg	700 mg	2.500 mg
4-8 anos	–	800 mg	1.000 mg	2.500 mg
Adolescentes:				
Meninos/meninas:				
9-13 anos:	–	1.100 mg	1.300 mg	3.000 mg
14-18 anos:	–	1.100 mg	1.300 mg	3.000 mg

AI (*adequate intake*): ingestão adequada; EAR (*estimated average requirement*): necessidade média estimada; RDA (*recommended dietary allowance*): ingestão dietética recomendada; UL (*tolerable upper intake level*): limite de ingestão máxima tolerável.
Fonte: Institute of Medicine (IOM), 2011.[22]

Fósforo

O fósforo compõe, com o cálcio, a matriz mineral dos ossos e dentes e é parte das moléculas de adenosina trifosfato (ATP), adenosina difosfato, glicose-6-fosfato desidrogenase, creatina-fosfato e 2-3 difosfoglicerato. É, portanto, fundamental à estrutura óssea e à produção de energia.[19] A homeostase de fósforo, assim como a do cálcio, é dependente de vitamina D e do paratormônio. As concentrações séricas variam com a idade, sendo maiores em lactentes até 12 meses de idade (3,5 a 9,5 mg/dL) e menores nos adolescentes e adultos (2,7 a 4,7 mg/dL).

Entre os alimentos ricos em fósforo destacam-se as fontes proteicas, como carnes e laticínios, além de cereais, sementes e oleaginosas. Os alimentos processados também são fontes de fósforo por conterem sais de fosfato adicionados como conservantes.[19] Entretanto, estes últimos não devem fazer parte da alimentação cotidiana de lactentes, em virtude do teor elevado de sódio e gordura.

Além do estímulo ao aumento da ingestão de alimentos ricos em fósforo, a reposição desse mineral se dá por meio da administração por via oral de sais de fosfato (fosfato de cálcio e/ou fosfato de sódio). Em casos de ocorrência de hipofosfatemia em decorrência de uma enfermidade de base (p. ex., hiperparatireoidismo ou deficiência de vitamina D), essa condição deverá ser abordada de forma adequada para que a suplementação de fósforo/fosfato seja efetiva. A suplementação oral de fosfato está indicada na hipofosfatemia crônica com depleção moderada de fósforo, podendo ser iniciada na dose de 30 mg/kg/dia, dividida em três a quatro tomadas. Essa dose geralmente é suficiente para manter o fosfato sérico acima de 3,5 mg/dL, desde que o mecanismo causador do distúrbio também esteja sendo tratado de forma eficaz.[23] A Tabela 2 traz as recomendações de ingestão de fósforo na faixa etária pediátrica.

Potássio

O potássio é encontrado em maiores concentrações no espaço intracelular, exercendo funções na regulação desse meio. Atua, também, na excitabilidade neuromuscular e em reações enzimáticas das células, como a síntese de glicogênio e de proteínas. Sua deficiência ocorre quando as concentrações séricas são inferiores a 3,5 mEq/L e se manifesta por fenômenos neuromusculares (fraqueza, paralisias), cardiovasculares (insuficiência cardíaca, anormalidades eletrocardiográficas), renais, metabólicos e gastrointestinais.[19]

As quantidades de ingestão adequada nos primeiros anos de vida são 0,4 g/dia (do nascimento aos 6 meses), 0,86 g/dia (7 a 12 meses), e 2,0 g/dia (1 a 3 anos).[25] As principais fontes alimentares de potássio são banana, abacate,

TABELA 2 Referências para a ingestão diária de fósforo por crianças e adolescentes

Faixa etária	AI	EAR	RDA	UL
0 a < 6 meses	100 mg	–	–	–
≥ 6-12 meses	275 mg	–	–	–
1-3 anos	–	380 mg	460 mg	3.000 mg
4-8 anos	–	405 mg	500 mg	3.000 mg
9-18 anos	–	1.055 mg£	1.250 mg£	4.000 mg¥

AI (*adequate intake*): ingestão adequada; EAR (*estimated average requirement*): necessidade média estimada; RDA (*recommended dietary allowance*): ingestão dietética recomendada; UL (*tolerable upper intake level*): limite de ingestão máxima tolerável; £incluindo gestantes e lactantes entre 14-18 anos de idade; ¥UL para gestantes entre 14-18 anos de idade é de 3.500 mg/dia, e o de lactantes, 4.000 mg/dia.
Fonte: Institute of Medicine (IOM), 1997.[24]

ameixa, laranja, caju, mamão, beterraba, leguminosas, leite e derivados, entre outras. Tais alimentos devem compor uma alimentação diversificada nos 2 primeiros anos de vida.

Deficiências agudas de potássio podem ser encontradas em doenças gastrointestinais acompanhadas por desidratação que, de acordo com a intensidade das perdas, requer tratamento endovenoso. A depleção crônica de potássio pode ser verificada em quadros de desnutrição proteico-calórica quando, além das orientações nutricionais, pode ser administrado potássio por via oral. Para o tratamento da hipocalemia em pacientes pediátricos com idade entre o nascimento e 16 anos, deve-se suplementar por via oral 2 a 5 mEq/kg/dia de cloreto de potássio (KCl) em doses divididas; não deve exceder 1 mEq/kg ou 20 mEq em dose única;[26] se os déficits forem graves ou as perdas contínuas forem grandes, considerar a terapia intravenosa. A dose diária total não deve exceder 100 mEq (1 mEq de KCl equivale a 74,548 mg de KCl).

Iodo

O corpo humano contém aproximadamente 15 a 20 mg de iodo, dos quais 70 a 80% estão concentrados na glândula tireoide.[19] O iodo é componente essencial dos hormônios produzidos pela tireoide, como a tiroxina (T4) e a tri-iodotironina (T3), sendo fundamental para o funcionamento dessa glândula.

A ingestão inadequada de iodo, em neonatos e lactentes, está associada ao surgimento de bócio, hipotireoidismo, função mental diminuída e retardo do desenvolvimento físico.[27] Os valores da ingestão dietética de referência nos primeiros anos de vida são 110 mcg/dia (0 a 6 meses), 130 mcg/dia (7 a 12 meses), e 90 mcg/dia (1 a 3 anos).[28]

A alimentação é a fonte mais importante de iodo. Algas marinhas e peixes de água salgada são as principais fontes,[19,27] entretanto, são alimentos pouco consumidos pela população, especialmente nos primeiros anos de vida. O sal iodado também é uma fonte alimentar e fornece a maior parte do iodo consumido pela população. Contudo, não deve ser indicada a adição de sal no preparo da alimentação complementar de lactentes.[28] Antes de 1 ano de idade, a ingestão de iodo será suprida por meio do leite materno ou fórmulas infantis e do consumo de peixes. Até o sexto mês de vida, o leite materno é capaz de suprir as necessidades diárias da criança. Os peixes devem ser introduzidos na alimentação a partir dos 6 meses,[29] pelo menos duas vezes na semana.

A suplementação de iodo tem sido recomendada na gravidez e na lactação no intuito de prevenir anomalias congênitas, visto que a recomendação de ingestão diária de iodo é maior nessa fase (250 mg/dia *versus* 150 mg/dia para mulheres não grávidas e não lactantes). Nesses casos, recomenda-se suplementação via oral na dose de 150 a 250 mcg/dia de iodo sob a forma de iodeto de potássio (KI) ou iodato de potássio (KIO3), de maneira a garantir que se atinjam os níveis recomendados de iodo.[30]

Cobre

O papel biológico do cobre é primariamente catalítico por constituir as cuproenzimas que atuam como oxidases. O cobre também é parte da hemoglobina, da ceruloplasmina e de outras proteínas que contêm ferro. Tem função na mielinização e na pigmentação da pele, na integridade dos vasos sanguíneos, na eliminação de radicais livres, no desenvolvimento do sistema imune, na síntese de neurotransmissores e na formação do colágeno.[14,19]

As principais fontes alimentares são: crustáceos, oleaginosas, sementes, fígado e leguminosas. Entre os alimentos de concentração intermediária estão tomates, bananas, uvas, batatas e a maioria das carnes bovinas. Os leites e derivados, de modo geral, são fontes pobres em cobre, assim como frangos, peixes e vegetais.

Geralmente a alimentação equilibrada oferece as quantidades diárias suficientes para o organismo, sendo a deficiência de cobre uma condição clínica considerada rara, ocorrendo com mais frequência na infância entre lactentes em nutrição parenteral (sem suplementação adequada do mineral), ou com transtornos gastrointestinais.[14,19] Se necessária, a suplementação de cobre para crianças desnutridas crônicas pode ser de 0,2 mg/kg/dia.[31]

Selênio

O selênio é um mineral que apresenta papel antioxidante por constituir enzimas denominadas selenoproteínas, como a glutationa peroxidase (GPx), participando também da produção de hormônios tireoidianos, da neutralização de metais pesados e xenobióticos, e do sistema imune. Sua importância biológica contribui para a redução do estresse oxidativo e do risco de doenças crônicas não transmissíveis, assim como do aumento da efetividade das células imunológicas.[14,32] O aleitamento materno durante os primeiros meses de vida e, a partir do segundo semestre, uma alimentação balanceada, geralmente são suficientes para garantir a ingestão das necessidades diárias de selênio que variam de acordo com a faixa etária, sendo de 15 mcg/dia para crianças entre 1 e 4 anos de idade, 20 mcg/dia entre 4 e 7 anos, 30 mcg/dia entre 7 e 10 anos, 45 mcg/dia entre 10 e 13 anos.

A concentração de selênio no solo determina, em grande medida, sua presença nos alimentos. Brócolis, repolho-branco, lentilhas, alho, cebola, carnes de gado, peixe, frango e ovos são as principais fontes dietéticas desse mineral, devendo compor a alimentação saudável de lactentes. No Brasil existe uma espécie de castanha, denominada castanha-do-brasil, consumida especialmente em algumas regiões, muito rica em selênio.

Observação: o texto do presente capítulo foi escrito originalmente para o documento "Micronutrientes nos primeiros 6 anos de vida – Série de Publicações ILSI Brasil", da Força-Tarefa de Nutrição da Criança, Volume 9, 2019. Está aqui reproduzido com modificações e acréscimos, mantendo-se os autores originais e tendo-se obtido autorização do ILSI Brasil.

Referências bibliográficas

1. MacDonald RS. The role of zinc in growth and cell proliferation. The Journal of nutrition. 2000;130(5S Suppl):1500S-8S.
2. Honscheid A, Rink L, Haase H. T-lymphocytes: a target for stimulatory and inhibitory effects of zinc ions. Endocr Metab Immune Disord Drug Targets. 2009;9(2):132-44.
3. Prasad AS. Discovery of human zinc deficiency: its impact on human health and disease. Advances in nutrition. 2013;4(2):176-90.
4. Cominetti CC, Cozzolino SMF. Aspectos fisiológicos e epidemiológicos da deficiência em zinco. In: Ramalho A (eds.). Diagnóstico, tratamento e prevenção da fome oculta. São Paulo: Atheneu; 2008.
5. Cozzolino SMF, Michelazzo FB. Avaliação do consumo alimentar e do estado nutricional em relação ao zinco de jovens na faixa escolar no município de São João da Boa Vista, SP. São Paulo: ILSI Brasil; 2008.
6. Pereira RCV, Carmo MGT, Jesuas EFO. Avaliação de minerais na dieta e no sangue de adolescentes de escolas públicas de Niterói – RJ. São Paulo: ILSI Brasil; 2008.
7. EFSA Panel on Dietetic Products Nutrition and Allergies (NDA). Scientific Opinion on the substantiation of health claims related to zinc and maintenance of normal skin (ID 293), DNA synthesis and cell division (ID 293), contribution to normal protein synthesis (ID 293, 4293), maintenance of normal serum testosterone concentrations (ID 301), "normal growth" (ID 303), reduction of tiredness and fatigue (ID 304), contribution to normal carbohydrate metabolism (ID 382), maintenance of normal hair (ID 412), maintenance of normal nails (ID 412) and contribution to normal macronutrient metabolism (ID 2890) pursuant to Article 13(1) of Regulation (EC) No 1924/2006. EFSA Journal. 2010;8(10):1819.
8. Lyckholm L, Heddinger SP, Parker G, Coyne PJ, Ramakrishnan V, Smith TJ et al. A randomized, placebo controlled trial of oral zinc for chemotherapy-related taste and smell disorders. Journal of pain & palliative care pharmacotherapy. 2012;26(2):111-4.
9. Khademian M, Farhangpajouh N, Shahsanaee A, Bahreynian M, Mirshamsi M, Kelishadi R. Effects of zinc supplementation on subscales of anorexia in children: a randomized controlled trial. Pakistan journal of medical sciences. 2014;30(6):1213-7.

10. Liu E, Pimpin L, Shulkin M, Kranz S, Duggan C, Mozaffarian D et al. Effect of zinc supplementation on growth outcomes in children under 5 years of age. Nutrients. 2018;10(3):377.
11. Zalewski PD. Zinc metabolism in the airway: basic mechanisms and drug targets. Curr Opin Pharmacol. 2006;6(3):237-43.
12. Uysalol M, Uysalol EP, Yilmaz Y, Parlakgul G, Ozden TA, Ertem HV et al. Serum level of vitamin D and trace elements in children with recurrent wheezing: a cross-sectional study. BMC Pediatr. 2014;14:270.
13. Baltussen R, Knai CC, Sharan M. Iron fortification and iron supplementation are cost-effective interventions to reduce iron deficiency in four subregions of the world. The Journal of Nutrition. 2004;134(10):2678-84.
14. Pavelková M, Vysloužil J, Kubová K, Vetchý D. Biological role of copper as an essential trace element in the human organism. Čes Slov Farm. 2018;67:143-53.
15. Tahan F, Karakukcu C. Zinc status in infantile wheezing. Pediatr Pulmonol. 2006;41(7):630-4.
16. de Baaij JH, Hoenderop JG, Bindels RJ. Magnesium in man: implications for health and disease. Physiol Rev. 2015;95(1):1-46.
17. Ohn M, Jacobe S. Magnesium should be given to all children presenting to hospital with acute severe asthma. Paediatr Respir Rev. 2014;15(4):319-21.
18. Vormann J. Magnesium: nutrition and homoeostasis. AIMS Public Health. 2016;3:329-40.
19. Cozzolino SM, Cominetti C. Bases bioquímicas e fisiologica da nutrição: nas diferentes fases da vida, na saúde e na doença. Barueri: Manole; 2013.
20. Amaral CG. Magnésio oral em escolares e adolescentes com fibrose cística: estudo randomizado, duplo-cego, controlado com placebo e cruzado [tese]. Belo Horizonte: Universidade Federal de Minas Gerais; 2012.
21. Schaafsma G. Bioavailability of calcium and magnesium. Eur J Clin Nutr. 1997;51(Suppl 1):S13-6.
22. Institute of Medicine. Dietary reference intakes for calcium and vitamin D. Washington, DC: National Academies Press; 2011.
23. Silva ACS, Pinheiro SVB, Souto MFO. Distúrbios de cálcio e fósforo na infância. Rev Med Minas Gerais. 2006;16(1):26-37.
24. Institute of Medicine. Dietary reference intakes for calcium, phosphorus, magnesium, vitamin D, and fluoride. Washington, DC: National Academies Press; 1997.
25. Institute of Medicine. Dietary reference intakes for sodium and potassium. Washington, DC: National Academies Press; 2019.
26. Clinical Practice Guidelines. Hypokalaemia. The Royal Children's Hospital Melbourne. Last updated april, 2019. Disponível em: https://www.rch.org.au/clinicalguide/guideline_index/Hypokalaemia/#this-guideline-has-been-adapted-for-statewide-use-with-the-suppo; acessado em: 18 de fevereiro de 2021.
27. Velasco I, Bath SC, Rayman MP. Iodine as essential nutrient during the first 1000 days of life. Nutrients. 2018;10(3):290.
28. Institute of Medicine. Dietary reference intakes for vitamin A, vitamin K, arsenic, boron, chromium, copper, iodine, iron, manganese, molybdenum, nickel, silicon, vanadium, and zinc. Washington, DC: National Academies Press; 2002.
29. Sociedade Brasileira de Pediatria (SBP). Departamento de Nutrologia. Manual de alimentação: da infância à adolescência. São Paulo: SBP; 2018.
30. Fonseca LMS. Suplementação de iodo na gravidez e na lactação [dissertação]. Coimbra: Universidade de Coimbra; 2014.
31. Oliveira AF, Oliveira FLC, Juliano Y, Ancona-Lopez F. Evolução nutricional de crianças hospitalizadas e sob acompanhamento nutricional. Rev. Nutr. 2005;18(3): 341-8.
32. Kipp AP, Strohm D, Brigelius-Flohé R, Schomburg L, Bechthold A, Leschik-Bonnet E et al. Revised reference values for selenium intake. Journal of Trace Elements in Medicine and Biology. 2015;32:195-99.

CAPÍTULO **31**

Deficiência de vitaminas

Ana Paula Aragão
Maria Marlene de Souza Pires
Marileise dos Santos Obelar
Mônica Lisboa Chang Wayhs
Renata Acelina Jayme Pires Perlin

Introdução

Vitaminas são compostos orgânicos considerados micronutrientes essenciais que, em geral, são adquiridas de fontes alimentares exógenas pela incapacidade do organismo humano de sintetizá-las. Desempenham uma variedade de funções no corpo, estando entre as mais importantes suas funções como cofatores de enzimas. A vitamina D constitui uma exceção, pois o organismo é capaz de sintetizá-la, desde que exposto de forma regular à luz solar. As vitaminas são classificadas em dois grupos, de acordo com a solubilidade: lipossolúveis (vitaminas A, D, E, K) e hidrossolúveis (vitaminas do complexo B e vitamina C).[1] Apesar de não ser oficialmente considerada uma vitamina, a colina é uma amina quaternária associada ao grupo das vitaminas do complexo B, e é considerada um nutriente essencial.[2,3]

Vários fatores podem determinar e influenciar as necessidades dietéticas específicas de cada micronutriente, bem como a absorção mínima dessas vitaminas no intestino delgado pode modular a abundância e a diversidade da microbiota intestinal, no entanto mais estudos são necessários para concluir esses efeitos.[4] Nutrientes dietéticos, como vitaminas, podem regular os processos fisiológicos e patológicos, por meio de seu impacto direto no epigenoma. A vitamina A atua como um importante regulador dos mecanismos epigenéticos. As vitaminas do complexo B, incluindo biotina, niacina e ácido pantotênico, também participam da modulação de vários epigenomas. Além disso, a vitamina C demonstrou modular tanto a metilação do ácido desoxirribonucleico (DNA) quanto as modificações das histonas. Da mesma forma, a vitamina D influencia várias modificações epigenéticas do DNA e da histona, controlando os mecanismos reguladores. Apesar da informação de que as vitaminas podem modular o epigenoma, os mecanismos detalhados das regulações epigenéticas, mediadas pela vitamina, não foram totalmente explorados, e, portanto, estudos mais detalhados são necessários para decifrar seu papel no epigenoma no processo saúde doença.[4]

No cotidiano do pediatra, é frequente a solicitação da prescrição de vitaminas, minerais e suplementos nutricionais por parte dos pais. A indicação ou não de vitaminas é um desafio permanente, que requer atualização constante para sua prescrição, diante de dúvidas de pais e pacientes sobre os riscos/benefícios, segurança, eficácia e dosagem correta.[5-7] O Institute of Medicine (IOM) e o *Dietary reference intakes* (DRI) apresentam quatro valores de referência, baseados em nutrientes, que são usados para avaliar e planejar a dieta de pessoas saudáveis:[8]

- Necessidade média estimada: o nível médio de ingestão diária de nutrientes, que é suficiente para atender às necessidades de metade da população saudável de uma determinada idade e sexo.
- *Recommended dietary allowance* (RDA): o nível médio de ingestão diária de nutrientes, que é suficiente para atender às necessidades de quase todos (97 a 98%) os indivíduos saudáveis de uma determinada idade e sexo.
- Ingestão adequada: o nível de ingestão média diária recomendada, com base na ingestão estimada de pessoas aparentemente saudáveis; ingestão adequada é usada quando a RDA não pode ser determinada.
- Nível de ingestão superior tolerável (UL): o nível de ingestão média diária de nutrientes mais alto que é improvável que apresente um risco de efeitos adversos para quase toda a população geral.

Neste capítulo, revisaram-se 13 vitaminas e a colina (Figura 1), concentrando-se em possíveis cenários clínicos que podem ser indicativos de deficiência nutricional.

Incluíram-se informações das diretrizes de especialistas em nutrição, várias sociedades médicas, Organização Mundial da Saúde (OMS), Academia Americana de Pediatria e Sociedade Brasileira de Pediatria:[5,7]

1. Funções biológicas das vitaminas e seu papel na prevenção de doenças.
2. Prevalência da deficiência.
3. Sinais e sintomas clínicos de deficiências de vitaminas.
4. O papel dos dados laboratoriais bioquímicos e de imagem no diagnóstico.
5. Fatores de risco para o desenvolvimento de deficiências vitamínicas.
6. Estratégias de tratamento.
7. Prevenção englobando a importância do papel dos alimentos naturais, alimentos fortificados e suplementos em atender à RDA, e as principais fontes e biodisponibilidade.

Deficiência das vitaminas lipossolúveis

Deficiência de vitamina A

A vitamina A é uma vitamina lipossolúvel essencial para o adequado funcionamento do sistema visual, crescimento, desenvolvimento, expressão gênica, embriogênese, manutenção da integridade celular epitelial, função imune, defesa antioxidante, prevenção da prematuridade e reprodução.[9-11] Apresenta-se em diferentes formas, como a vitamina A pré-formada de origem animal, incluindo o retinol, o ácido retinoico e o retinal, sendo consideradas retinoides; e os compostos de provitamina A, denominadas carotenoides, incluindo o licopeno, a luteína e o betacaroteno, obtidos de fontes vegetais.

A vitamina A tem um papel importante no sistema imunológico, estando envolvida na imunidade inata e adaptativa, celular e humoral. O seu papel no sistema imunológico inclui a manutenção da função de barreira da pele, o revestimento celular do trato gastrointestinal, respiratório e geniturinário. Atua ainda aumentando a atividade fagocítica dos macrófagos e neutrófilos, na expressão de diversas citocinas [fator de crescimento transformador-beta, fator de necrose tumoral-alfa, interferon-gama, interleucinas (IL) 1, IL-2, IL-4, IL-6, IL-10, moléculas de adesão (ICAM-1)], e como auxiliar na produção de linfócitos B, T e células *natural killer*.[11-13] A vitamina A atua ainda modulando indiretamente a homeostase sistêmica do ferro, agindo na expressão da hepcidina e da eritropoietina.[11-14]

A OMS estima que aproximadamente 190 milhões de crianças em idade pré-escolar apresentam deficiência de vitamina A, e a maioria

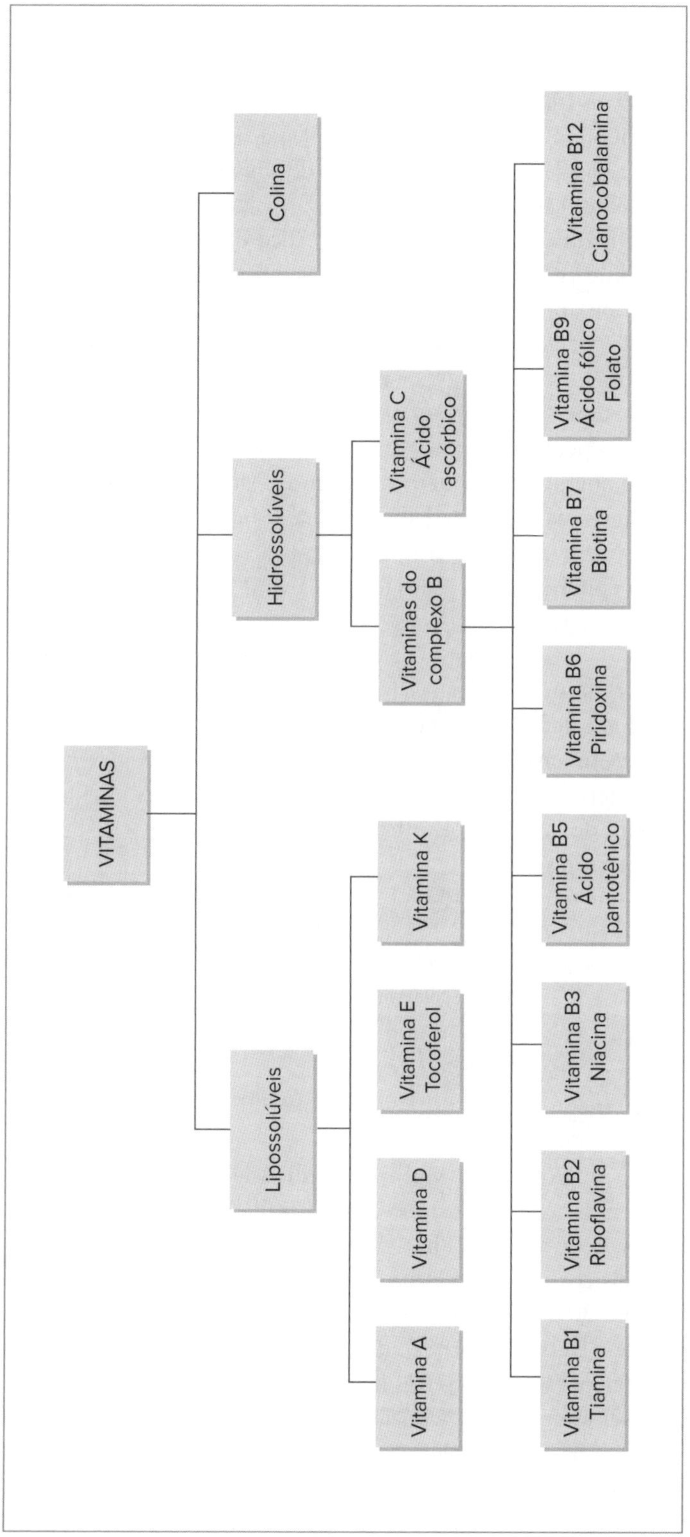

FIGURA 1 Vitaminas lipossolúveis, hidrossolúveis e colina.

Fonte: elaborada pelos autores.

está localizada nas regiões da África e Sudoeste da Ásia.[15] No Brasil, 17,4% das crianças e 12,3% das mulheres apresentavam níveis inadequados de vitamina A, principalmente nas regiões Sudeste (21,6%) e Nordeste (19%).[16]

Os sinais e sintomas clínicos oculares são os indicadores de maior fidedignidade no diagnóstico dessa carência. A deficiência de vitamina A ocasiona diversas doenças oculares, desde a xerose conjuntival a lesões de córnea classificadas no espectro da xeroftalmia. Iniciadas pela xerose conjuntival com metaplasia escamosa queratinizante, seguidas pela perda de células caliciformes e acúmulos de queratina (manchas de Bitot), que são características, evoluindo para a doença corneana propriamente dita, que pode variar de uma epiteliopatia leve a uma queratomalácia fulminante, resultando em cegueira.[17]

Além dos sintomas oculares, diversas condições clínicas podem estar associadas à deficiência de vitamina A, como: comprometimento imunológico, estresse oxidativo, alterações de paladar e olfato, comprometimento da homeostase do ferro sérico e da hematopoiese, alteração na composição do microbioma intestinal, prematuridade, redução na secreção noturna de hormônio do crescimento e atraso puberal.[10]

A dosagem de retinol sérico é o dado laboratorial mais utilizado para a confirmação diagnóstica. Níveis séricos inferiores a 20 mcg/dL (0,70 mcmol/L) são considerados deficiência de vitamina A, e níveis inferiores a 10 mcg/dL (0,35 mcmol/L), definidos como deficiência grave.[9,11] Entretanto, o valor da dosagem de retinol sérico é limitado, pois os níveis costumam se manter estáveis até os estoques hepáticos estarem praticamente depletados. Dessa forma, níveis séricos de retinol inferiores a 30 mcg/dL (1,05 mcmol/L) podem ser considerados como uma deficiência subclínica em pré-escolares, gestantes e puérperas – por serem considerados grupos de maior risco.[11]

São fatores de risco para deficiência de vitamina A: lactentes prematuros, pelo baixo estoque hepático ocasionado pelo nascimento precoce; lactentes e pré-escolares, em especial aqueles cujas mães eram deficientes durante a lactação; síndromes disabsortivas como atresia biliar, insuficiência pancreática; desnutrição; pessoas em risco social e insegurança alimentar.[18]

A baixa ingestão de alimentos fontes ou enriquecidos com vitamina A aumenta o risco de deficiência, e a deficiência de zinco, por sua vez, agrava esse risco, podendo dificultar a absorção (diminuindo a secreção biliar de fosfolípides no lúmen intestinal) e diminuindo a síntese da proteína de ligação ao retinol (RBP), proteína de transporte intravascular da vitamina A aos tecidos alvo.[19]

As estratégias terapêuticas visam ao tratamento da deficiência de vitamina A, sendo indicadas na xeroftalmia três doses (primeiro dia, segundo dia e após 14 a 28 dias), no sarampo (duas doses em dias consecutivos), e em lactentes e crianças gravemente desnutridas (em dose única) (Tabela 1).[9,11]

TABELA 1 Esquema para administração de vitamina A em crianças

Idade	Dose
Nascimento-5 meses	50.000 UI
6-11 meses	100.000 UI
Acima de 12 meses	200.000 UI

Fonte: adaptada de SBP, 2007.[11]

Mulheres em idade reprodutiva (13 a 49 anos), em caso de cegueira noturna ou manchas de Bitot, devem ser tratadas com 10.000 UI de vitamina A ao dia ou 25.000 UI por semana, por pelo menos três meses. Em caso de lesão corneal, devem seguir o tratamento habitual com três megadoses.[18]

Os pacientes com deficiência de zinco devem suplementar esse mineral concomitantemente, favorecendo dessa forma a correção da hipovitaminose A.[9,19]

Para prevenção da deficiência, é importante estimular a ingestão de alimentos naturalmente ricos em vitamina A, tanto na forma de ésteres de retinila (vitamina A pré-formada), como o fígado, gema de ovo, leite e produtos lácteos, quanto na forma de carotenoides (provitamina A) como os óleos de dendê e buriti, além de frutas e hortaliças de cor amarelo-alaranjada (cenoura, caqui, abóbora, manga, mamão) e verde-escura (espinafre, agrião, couve, almeirão, rúcula).[11] Em relação à biodisponibilidade, aproximadamente 70 a 90% da vitamina A pré-formada (de origem animal) é absorvida, utilizada ou armazenada. Por outro lado, a absorção dos carotenoides da provitamina A na dieta (origem vegetal) pode variar de 35 a 88%, utilizando inicialmente outra via metabólica, resultando em menor eficiência de bioconversão. Nota-se uma biodisponibilidade maior nas frutas amarelo-alaranjadas em comparação aos vegetais verde-escuros, e quando ingeridos com ácidos graxos monoinsaturados e poli-insaturados ômega 3.

O Programa Nacional de Suplementação de Vitamina A foi instituído oficialmente pelo Ministério da Saúde em 2005, com o objetivo de reduzir e controlar a mortalidade e a morbidade em crianças de 6 a 59 meses de idade. A partir de 2012, o programa foi expandido para todas as crianças nessa faixa etária residentes nas regiões Norte e Nordeste e em diversos municípios considerados de maior risco das regiões Centro-Oeste, Sul e Sudeste, além dos distritos sanitários indígenas, sendo indicada a suplementação rotineira por via oral de acordo com o esquema descrito na Tabela 2.[16]

TABELA 2 Esquema de administração de vitamina A em crianças

Idade	Dose	Frequência
6-11 meses	100.000 UI	1 dose
12-59 meses	200.000 UI	Semestralmente

Fonte: adaptada de Ministério da Saúde – Brasil, 2005.[16]

Deficiência de vitamina D

A vitamina D é um pró-hormônio (secosteroides), com efeitos endócrinos, parácrinos e autócrinos. A função mais conhecida da vitamina D é relacionada à saúde óssea, participando do metabolismo de cálcio e fósforo. A vitamina D é uma vitamina solúvel em gordura que existe em duas formas:[20]

- Vitamina D2 ou ergocalciferol, proveniente das plantas e fungos, onde é formada pela irradiação do ergosterol e absorvida da dieta pela absorção no duodeno e jejuno.
- Vitamina D3 ou colecalciferol, proveniente de fontes animais (por exemplo, peixes gordurosos e vísceras) e também sintetizada na pele pela ação fotoquímica dos raios ultravioleta B (UVB) nos queratinócitos e fibroblastos, ao converter o 7-deidrocolesterol em pré-vitamina D3 e depois em colecalciferol.

Posteriormente, o colecalciferol e ergocalciferol são transportados para o fígado, onde são hidroxilados no carbono 25 para formar calcidiol (25-OH-vitamina D2 e 25-OH-vitamina D3), que é a forma de depósito da vitamina D. Do ponto de vista nutricional, ambas as formas são metabolizadas de maneira semelhante. Na etapa seguinte, o calcidiol é transportado para os rins, onde ocorre nova hidroxilação pela ação da enzima 1-alfa-hidroxilase, formando o calcitriol (1,25-OH-vitamina D), que é a forma metabolicamente ativa da vitamina D.[7,21-24]

Ao nascer, as crianças têm uma quantidade limitada de reservas de vitamina D, refletindo a transferência pela placenta durante a gravidez. Após o nascimento, a vitamina D pode ser obtida pela criança por meio do leite materno, pela alimentação, pela exposição solar e por suplementos. Uma forma eficaz de obtenção da vitamina D é através da pele do ser humano,

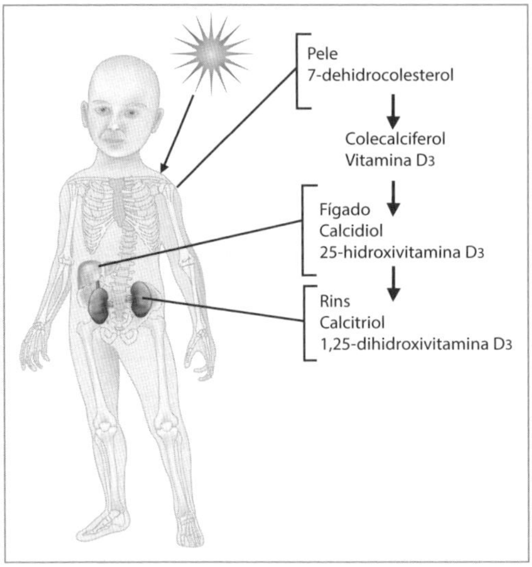

FIGURA 2 Metabolismo da vitamina D.
Fonte: elaborada pelos autores.

quando exposto à radiação solar UVB. No entanto, em latitudes superiores a 37 graus norte ou sul, a radiação beta é muito baixa para permitir a produção de vitamina D durante o final do outono até o início da primavera. Além disso, a pigmentação de melanina da pele absorve a radiação beta e, portanto, limita a capacidade de produzir vitamina D para pessoas com pele mais escura. As sociedades de dermatologia e oncologia alertam sobre o risco de câncer de pele, aconselhando os pais a limitar a exposição de seus filhos à radiação solar UVB, colocando chapéus, roupas, protetores solares, entre outros, evitando a exposição direta à luz solar. Isso significa que, embora a vitamina D possa ser produzida na pele em algumas regiões e estações, a exposição limitada das crianças ao sol torna essa fonte mínima. Portanto, as principais fontes de vitamina D para as crianças e adolescentes incluem a vitamina D obtida da mãe durante a gravidez e após o nascimento por meio de dieta e suplementos.[7,23,24]

Em relação a sua atuação na prevenção de doenças, pesquisas têm mostrado a presença de receptores da vitamina D em várias células de nosso organismo, responsáveis por várias outras funções da vitamina D, como no metabolismo da glicose, imunidade, controle da pressão arterial, musculatura vascular, esquelética e cardíaca. Estudos experimentais demonstraram que a deficiência da vitamina D compromete o desenvolvimento do sistema nervoso central e dos rins.[7,25]

Estudos epidemiológicos têm constatado que uma parcela significativa da população mundial, independentemente de idade, etnia e localização geográfica, apresenta baixos níveis séricos de vitamina D. Alguns países chegam a apresentar taxas de deficiência de vitamina D superiores a 50%, como observado no Brasil, Dinamarca e Alemanha. Esses dados podem variar com a idade, com níveis mais baixos na infância e nos idosos, e também etnia em diferentes regiões.[24]

Em lactentes, a deficiência da vitamina D pode causar o raquitismo, que é a deficiente mineralização da placa de crescimento e matriz osteoide, comprometendo a osteogênese normal. Os lactentes podem desenvolver o raquitismo nutricional, caracterizado clinicamente por proeminência da junção costocondral, o chamado rosário raquítico e anormalidades cranianas, como o amolecimento do *calvarium* (*craniotabes*), achatamento dos ossos parietais e bossa frontal, a chamada fronte olímpica, alargamento das epífises (punhos e tornozelos), rosário raquítico, deformidade torácica, falência do crescimento, atraso no desenvolvimento motor, palidez, sudorese, irritabilidade, atraso no fechamento das fontanelas, *genuvarum*/valgo, convulsões hipocalcêmicas, insuficiência cardíaca hipocalcêmica, hipotonia, espasmo carpopedal, hipoplasia do esmalte dentário, atraso na dentição e dor óssea. Pode causar também a osteomalácia, que é o defeito da mineralização fora da placa de crescimento.[7,24,26]

O raquitismo pode ser diagnosticado por alterações laboratoriais e radiológicas. São alterações laboratoriais: redução do fósforo sérico e aumento do paratormônio e da fosfatase alcalina. Inicialmente o nível sérico de cálcio pode estar normal, com redução nos casos graves (Tabela 3).[27]

O calcidiol sérico [25-(OH)-D] é considerado o melhor marcador para avaliar o estado nutricional da vitamina D e reflete de forma confiável as frações dos metabólitos da vitamina D. Valores abaixo de 30 ng/mL de concentração sérica/plasmática de 25-(OH)-D são considerados deficiência de vitamina D pela maioria dos autores, e valores entre 20 a 30 ng/mL são indicativos de insuficiência.[26] Se o nível da 25-OH-vitamina D for inferior a 20 ng/mL, deve-se investigar a possibilidade de raquitismo, solicitando-se a dosagem de cálcio, fósforo, magnésio, fosfatase alcalina, proteínas totais e frações, e paratormônio.[7,24] Os achados radiológicos são mais bem visualizados na placa de crescimento dos ossos que crescem rapidamente. Nos membros superiores, a ulna distal é o sítio que melhor demonstra os primeiros sinais de diminuição da mineralização; metáfises acima e abaixo dos joelhos são os locais mais frequentemente acometidos nas extremidades inferiores. A radiografia de membros demonstrará o alargamento das epífises (em taça) e linhas de Milkman-Looser (zonas densas e claras, transversais, ao longo da diáfise). Na radiografia de tórax observa-se o rosário raquítico. As deformidades dos ossos longos tipicamente estão presentes; e, em raquitismos graves, podem ser encontradas fraturas patológicas e pseudofraturas de Looser, que são linhas radioluscentes de 2 a 5 mm de largura com bordas escleróticas, perpendiculares à camada cortical óssea.[7,24]

Algumas situações são consideradas de risco para deficiência da vitamina D: pele escura, baixa ou ausência de exposição solar, não suplementação durante a gestação, aleitamento materno exclusivo prolongado e sem suplementação, alto consumo de alimentos ricos em fitatos, obesidade, hepatopatias, má absorção intestinal, nefropatia crônica e o uso de drogas que interferem no metabolismo da vitamina D (fenobarbital, fenitoína, carbamazepina, valproato, rifampicina, isoniazida e corticoides). Nessas situações, deve-se fazer a dosagem do calcidiol.[7]

Grupos de risco para deficiência de vitamina D, incluindo alto risco,[24] são as doenças crônicas (especialmente renal, cardíaca e hepática); doenças gastrointestinais (incluindo a doença de Crohn e síndromes de má absorção); pacientes oncológicos; mulheres grávidas e lactantes, adolescentes, crianças; exposição ou eficácia de UVB reduzida; doenças respiratórias (incluindo doença pulmonar obstrutiva crônica, asma, e fibrose cística).[24]

Com base na recomendação do Institute of Medicine (EUA), o Departamento Científico de Nutrologia da Sociedade Brasileira de Pediatria recomenda a suplementação profilática de 400 UI/dia a partir da primeira semana de vida até os 12 meses, e de 600 UI/dia entre 12 e 24 meses de idade, inclusive para as crianças em aleitamento materno exclusivo, indepen-

TABELA 3 Alterações laboratoriais no raquitismo carencial

	Cálcio	Fósforo	Fosfatase alcalina	PTH	Calcidiol
Leve	N / ↓	N / ↓	↑	↑	↓
Moderado	N / ↓	↓	↑↑	↑↑	↓↓
Grave	↓↓	↓↓	↑↑↑	↑↑↑	↓↓↓

TH: paratormônio; N: normal; ↑ aumentado; ↓ diminuído.
Fonte: adaptada de Misra, 2008.[27]

dentemente da região do país. Em relação às crianças que fazem uso de fórmula infantil, há que avaliar se esta atende às dosagens requeridas *versus* consumo. Habitualmente 1 L de fórmula infantil contém 400 UI de vitamina D.[7,26]

O tratamento da deficiência de vitamina D deverá ser feito da seguinte forma:[7,21,26]

- 1 a 12 meses: 2.000 UI/dia por 12 semanas, após manutenção de 400 UI/dia.
- 1 a 12 anos: 3.000-6.000 UI/dia por 12 semanas, após manutenção de 600 UI/dia.
- > 12 anos: 6.000 UI/dia ou 50.000 UI/semana por 12 semanas, após manutenção de 600 UI/dia.

Após um mês do início do tratamento devem ser dosados cálcio, fósforo e magnésio; e após três meses, cálcio, fósforo, magnésio, fosfatase alcalina, 25-OH-D, paratormônio, cálcio urinário/creatinina e radiografia dos membros (caso alteradas ao diagnóstico). Importante lembrar que há risco de intoxicação com doses superiores a 10.000 UI/dia, devendo-se respeitar a dose máxima diária preconizada pelas DRI (UL – *upper level*). A intoxicação manifesta-se com hipercalcemia, hiperfosfatemia e hipercalciúria, com risco do desenvolvimento de nefrocalcinose e nefrolitíase, quando nível sérico do calcidiol superior a 250 mmol/L.[21-26]

A prevenção da hipovitaminose D, em pediatria, tem início nos primeiros mil dias, tendo a dieta um papel importante, com a escolha de alimentos naturais, alimentos fortificados e suplementos capazes de atender às RDA. Somado a esses, a qualidade de vida, com exposição solar e atividade física. São alimentos ricos em vitamina D: óleo de fígado de bacalhau, gema de ovo, atum, sardinha, salmão selvagem, queijo fortificado, cogumelos, ostra e leite fortificado. A biodisponibilidade é pequena, ratificando a importância de priorizar a qualidade de vida com prática de atividade física e exposição solar de forma saudável.[7,21,28-30]

Deficiência de vitamina E

Vitamina E é o termo utilizado para designar quatro tipos de tocoferóis (alfa-, beta-, gama-, delta-tocoferol) e quatro tocotrienóis (alfa-, beta-, gama-, delta-tocotrienol) encontrados nos alimentos.[31,32] Essas formas possuem atividade antioxidante, contudo somente a alfa-tocoferol atende às necessidades humanas de vitamina E.[31] É uma vitamina lipossolúvel com ações antioxidantes, que previne a oxidação dos ácidos graxos poli-insaturados (Pufa) na membrana celular, e faz manutenção da estrutura da função neurológica normal.[31,33]

A absorção e a metabolização dos tocoferóis e dos tocotrienóis ocorrem pela mesma via. A absorção ocorre junto às gorduras provenientes da dieta, e atinge tecidos periféricos como pele, músculo, tecido adiposo e medula óssea, através do sistema linfático. A alfa-tocoferol é protegida pela proteína de transferência de alfa-tocoferol (alfa-TTP) no fígado, portanto menos metabolizada.[32]

Por ser lipossolúvel, a vitamina E requer lipídeos para sua absorção no trato gastrointestinal. Consequentemente, a diminuição de vitamina E sérica ocorre mais frequentemente em pacientes com má absorção de gorduras (prematuros, fibrose cística, crianças com muito baixo peso ao nascer, doença de Crohn, *bypass* gástrico, doença hepática, doença pancreática ou/e abetalipoproteinemia).[34]

Os níveis sérios normais de vitamina E variam entre 23 e 46 mcmol/L. São considerados excessivos níveis ≥ 80 mcmol/L. Entretanto, a vitamina E circula no sangue ligada a lipoproteínas, por isso a avaliação precisa do valor sérico dessa vitamina deve ser levada em consideração. Deve-se usar a relação de vitamina E e lipídeos totais, que tem uma sensibilidade de 95% e uma especificidade de 99% para detectar deficiência de vitamina E. As proporções normais de alfa-tocoferol e para o total de lipídeos são superiores a 0,6 mg de alfa-tocoferol por grama de lipídeo total em crianças.[35]

Os primeiros relatos de deficiência de vitamina E começaram a aparecer na década de 1960, juntamente com a descrição das síndromes de má absorção de gorduras.[36] Geralmente a deficiência de vitamina E é resultado da dificuldade na absorção dessa vitamina, e não de diminuição da ingestão. As principais manifestações da deficiência de vitamina E são neuropatia periférica progressiva, ataxia, fraqueza muscular, retinite pigmentosa, infertilidade e demência.[37]

A desordem genética na alta-TTP está relacionada a uma síndrome chamada de "*ataxia with vitamin E deficiency* - AVED", que cursa com neuropatia periférica semelhantes à ataxia de Friedreich.[33,34] As principais manifestações são ataxia cerebelar, perda dos reflexos tendinosos profundos, disartria e sinal de Babinski. Embora seja uma desordem rara, o diagnóstico precoce é essencial para o tratamento eficaz. A suplementação de altas doses de vitamina E, em torno de 800 mg/dia, ajuda a prevenir a progressão grave da doença e pode reverter alguns dos sintomas neurológicos.[33]

As principais fontes de vitamina E são os óleos vegetais, carnes, vegetais e peixes.[31,33] Nozes, gergelim, amêndoas, óleos de soja, girassol, milho, algodão e palma e gérmen de trigo contêm altas quantidade de vitamina E (aproximadamente 50 mg de vitamina E/100 g de óleo).[31,38]

Deficiência de vitamina K

A vitamina K é um grupo de compostos lipossolúveis com participação na coagulação e na saúde óssea e cardiovascular. As formas bioativas são a vitamina K1 (filoquinona), encontrada nos vegetais, e a vitamina K2 (menaquinonas), que é produzida pelas bactérias da flora intestinal.[39,40] A vitamina K atua como cofator da enzima gama-glutamilcarboxilase, que age nas proteínas dependentes da vitamina K, convertendo o ácido glutâmico em resíduos do ácido glutâmico ligados ao cálcio (gama carboxiglutamil – Gla). Essas proteínas dependentes da vitamina K são divididas em hepáticas e extra-hepáticas. As hepáticas são relacionadas à coagulação sanguínea, regulando os fatores de coagulação II, VII, IX e X, e as proteínas anticoagulantes C, S e Z. As proteínas dependentes da vitamina K extra-hepáticas estão relacionadas à saúde óssea e cardiovascular, com envolvimento em várias funções biológicas, como homeostase óssea, calcificação ectópica, diferenciação e proliferação celular, inflamação e transdução de sinais.[41]

A deficiência da vitamina K é rara em adultos, dada a grande variedade de fontes dietéticas. Os recém-nascidos são particularmente atingidos, em decorrência da baixa transferência placentária, baixos níveis no leite materno e de uma flora intestinal ainda em formação. Dentre os recém-nascidos que não recebem suplementação da vitamina K, estima-se que 6 a 12% são considerados de risco, e 0,25 a 1,7% apresentam deficiência. A deficiência tardia, que ocorre entre 2 semanas e 6 meses após o nascimento, afeta 4,4 a 72 para cada 100 mil nativivos. Em países sem suplementação rotineira da vitamina K ao nascimento, a prevalência da doença hemorrágica do recém-nascido, pela deficiência da vitamina K, é de 1:7.000, 1:4.000 e 1:8.000, para doença precoce, clássica e tardia, respectivamente.[42]

A principal manifestação da deficiência da vitamina K é a tendência ao sangramento ou a processos hemorrágicos decorrentes do comprometimento dos fatores de coagulação. A doença hemorrágica do recém-nascido, causada pela deficiência da vitamina K, é classificada pela idade, do aparecimento em precoce (< 24 horas de vida), clássica (entre 1 e 7 dias de vida) e tardia (> 7 dias e < 6 meses de vida), ou pela etiologia, em idiopática ou secundária. Entre os recém-nascidos, a manifestação mais comum é a hemorragia intracraniana. Hemorragia gastrointestinal ou de pele são as manifestações tardias mais comuns.[43] Além das alterações da coagulação, a deficiência da vitamina K está relacionada a doenças cardiovasculares e renais crônicas, osteoartrite, artrite reumatoide, osteoporose, câncer, demência e outras enfermidades relacionadas a calcificação patológica e inflamação. Em decorrência de praticamente não apresentar efeitos colaterais ou toxicidade, algumas ações benéficas da vitamina K vêm se destacando, com ação antioxidante, anti-inflamatória, promotora da cognição, inibidora do crescimento tumoral e regulação dos genes osteoblásticos.[41]

O diagnóstico da deficiência da vitamina K é suspeito pelo aumento do tempo da tromboplastina parcial ativada, tempo de protrombina e índice internacional normatizado (INR), com valores quatro vezes acima do normal, associados a contagem plaquetária e nível de fibrinogênio normais, sendo confirmado pela normalização do tempo de protrombina cerca de 30 minutos após a administração da vitamina K. Pode ser confirmado também pelo aumento das proteínas induzidas pela ausência da vitamina K ou por seus antagonistas, conhecidas como PIVKA. A dosagem do PIVKA-II é um marcador precoce, sendo seu aumento detectado antes do aparecimento das complicações hemorrágicas. Apesar de tecnicamente complicado, em decorrência de sua baixa concentração, é possível fazer a dosagem sérica da vitamina K, com valores de referência para adultos entre 0,15 e 1,55 mcg/L.[39,43,44]

São fatores de risco para deficiência da vitamina K: uso de anticoagulantes, enfermidades que cursam com má absorção de gorduras (doença celíaca, doença inflamatória intestinal, ressecções intestinais, sobrecrescimento bacteriano, hepatopatias, colestase, doenças pancreáticas, fibrose cística), uso de antibióticos (reduzem a produção da vitamina K pela flora intestinal, p. ex., cefalosporinas), uso de medicamentos que alteram a absorção das gorduras como anticonvulsivantes (carbamazepina, fenitoina e barbitúricos) e medicamentos usados no tratamento da tuberculose (isoniazida e rifampicina). Os recém-nascidos filhos de mães com enfermidades que cursam com má absorção de gorduras, que usam anticonvulsivantes, anticoagulantes antagonistas da vitamina K, antibióticos ou que não receberam vitamina K profilática, apresentam maior risco de deficiência da vitamina K.[41,43]

Lactentes com deficiência da vitamina K com distúrbio hemorrágico sem risco de vida devem receber a vitamina K por via endovenosa, recomendando-se uma dose única de 250 a 300 mcg/kg. Para lactentes com até 6 meses de vida, geralmente uma dose única de 1 a 2 mg é suficiente. Casos graves devem ser manejados com hemoderivados, como plasma fresco (10 a 15 mL/kg) ou concentrado de complexo protrombínico (50 a 100 unidades/kg), não sendo indicada a administração da vitamina K. Importante ressaltar que, não sendo possível um acesso venoso, a vitamina K pode ser administrada por via subcutânea, mas não deve ser administrada por via intramuscular na presença de coagulopatia. A dose para o tratamento da deficiência de vitamina K secundária à má absorção varia entre 0,3 e 15 mg/dia, e ser for inefetiva, deve ser considerada a reposição por via intramuscular ou endovenosa.[39,43] A monitorização da administração da vitamina K é feita pela dosagem do tempo de protrombina e do INR.[40]

A melhor prevenção da doença hemorrágica do recém-nascido por deficiência da vitamina K é a administração intramuscular de 0,5 a 1 mg de vitamina K em dose única ao nascimento. Outra possibilidade é a suplementação por via oral, mas pode ser menos efetiva do que a via intramuscular em pacientes com má absorção ou alterações do metabolismo da vitamina K que ainda não foram diagnosticadas. A vitamina K oral pode ser prescrita na dose de 2 mg ao nascer, com 4 a 6 dias e entre 4 e 6 semanas; ou 2 mg ao nascer seguido de 1 mg por semana por 3 meses. A via oral não deve ser prescrita para recém-nascidos prematuros, ou com colestase, má absorção ou para aqueles cuja mãe fez uso de medicamentos que interferem no metabolismo da vitamina K.[39,41,42]

A vitamina K1 é encontrada principalmente nos vegetais com folhas verde-escuras (couve, brócolis, espinafre, algas, alface, repolho, couve de Bruxelas), óleos vegetais (soja, girassol, oliva e canola) e algumas frutas. A vitamina K2 é encontrada em alimentos de origem animal (carnes, gema de ovos, laticínios ricos em gordura, como queijos "duros"), alimentos fermentados (natô), e é formada pela conversão da vitamina K1 pelas bactérias da flora intestinal, originando várias formas das menaquinonas. Em relação à vitamina K1, as menaquinonas são mais hidrofóbicas e têm meia-vida maior. Apesar de a vitamina K1 ser a principal fonte dietética da vitamina K, sua absorção na forma de alimentos é pobre. A biodisponibilidade da filoquinona na forma pura é maior. A presença de lipídeos na dieta tende a melhorar a absorção da vitamina K1. A forma sintética da vitamina K, conhecida como menadiona, interfere na glutationa, é tóxica e não pode ser utilizada para o tratamento da deficiência da vitamina K.[40]

Deficiência de vitaminas hidrossolúveis

Deficiência de vitamina C

A vitamina C é obtida por meio de uma dieta rica em frutas e vegetais.[45] Atua como importante antioxidante e desempenha funções essenciais no organismo humano e na prevenção de doenças.[46] A vitamina C participa de diversos processos relacionados à síntese de colágeno, de hormônios (adrenalina/noradrenalina e hormônios peptídeos) e de carnitina; e na transcrição gênica, além de possuir a capacidade de reduzir íons férricos em ferrosos (aumentando a absorção de ferro).[47]

A manutenção do *pool* de vitamina C depende da ingestão dietética, da absorção adequada e da recaptação renal da vitamina.[46] A concentração de vitamina C sanguínea e tecidual é controlada por meio de transportadores específicos de vitamina C dependentes de sódio. Os diferentes tecidos e órgãos têm necessidades variadas de vitamina C, e os que têm concentração mais elevadas são o cérebro, a adrenal e a glândula pituitária.[46]

Em recente revisão do *status* global de vitamina C, foi evidenciada uma alta prevalência da deficiência dessa vitamina, particularmente em países de baixa e média renda e em alguns subgrupos específicos de alta renda.[46] Vários aspectos de saúde podem interferir no *status* de vitamina C, como peso corporal, idade, sexo, gestação e lactação, variantes genéticas, tabagismo, e doenças cardiovasculares e oncológicas.[46,48]

A ingestão diária de 100 a 200 mg de vitamina C manterá a concentração sérica em um estado adequado, ou seja, 50 a 75 mcmol/L. Os sintomas da deficiência da vitamina C aparecem quando a concentração está abaixo de 23 mcmol/L. Entretanto, a avaliação da concentração plasmática da vitamina C apresenta uma série de limitações, visto que a estabilidade do ácido ascórbico é afetada pela luz, temperatura, pH, presença de oxigênio e íons metálicos.[47]

Os principais sintomas dessa hipovitaminose são letargia, fadiga e alterações do humor (irritabilidade e depressão, p. ex.).[46]

A deficiência grave de vitamina C é chamada de escorbuto. O escorbuto se desenvolve quando a reserva de vitamina C está abaixo de 11 mcmol/L.[45,46] As principais manifestações do escorbuto são fraqueza muscular, edema, sangramento gengival, perda dentária, petéquias, equimoses espontâneas, mialgia, perda de peso, irritabilidade e dispneia. O escorbuto pode ser potencialmente fatal, no caso de hemorragias cerebral e miocárdica, ou pneumonia.[47] O tratamento do escorbuto poderá ser feito com a suplementação oral ou parenteral 500 mg/dia de vitamina C.[49]

A ingestão ideal de vitamina C, ou seja, 200 mg/dia, pode ser alcançada com cinco porções de frutas e verduras frescos, desde que uma ou duas sejam de alimentos ricos em vitamina C.[46] As principais fontes de vitamina C são laranja, frutas cítricas, kiwi, morangos, goiaba, *cranberries*, manga, melão, tomate, espinafre, acelga, aspargos e couve-de-bruxelas.[45,46] Alimentos como grãos (arroz, trigo, cuscuz, milho), algumas raízes e tubérculos, carne (exceto fígado), ovos e laticínios possuem pequena quantidade de vitamina C. Importante ressaltar que a vitamina C possuiu labilidade ao calor, ou seja, pode ser destruída pelo cozimento.[46]

As estratégias para diminuir a hipovitaminose C poderiam incluir a educação da população sobre a ingestão de frutas e verduras, a diminuição de impostos sobre a venda de frutas e verduras, assim como o incentivo local à produção desses alimentos.[46]

Deficiência de vitamina B1 (tiamina)

A tiamina é um nutriente essencial, que tem papel fundamental no metabolismo humano. As principais fontes alimentares são carnes, leguminosas, cereais integrais, semente de girassol e vegetais. Nos alimentos de origem vegetal está presente em sua forma livre, e, nos de origem animal, mais de 95% é encontrada na forma fosforilada, biologicamente ativa, o pirofosfato de tiamina (TPP), também conhecido como difosfato de tiamina (TDP).[50,51]

A absorção de vitamina B1 ocorre principalmente no jejuno proximal. A tiamina fosforilada liberada a partir da digestão proteica é hidrolisada a tiamina livre, que, quando em concentrações maiores que 1 mcM, entra no enterócito por difusão passiva, enquanto, em níveis mais baixos, é transportada via sistema transportador de tiamina 1 (THTR1), dependente da produção de trifosfato de adenosina (ATP). A dieta modula a expressão de um segundo carreador, o THR2, que é estimulado na deficiência da vitamina. Existe, ainda, outro transportador de TPP, que foi mais recentemente descrito. A microbiota intestinal sintetiza quantidades consideráveis de tiamina na forma de TPP, que também contribui para a homeostase da tiamina no organismo. Sua captação é regulada por esse transportador molecular específico de alta afinidade, sistema SLC44A4, presente nos colonócitos.[51-53]

A vitamina B1 atua como importante cofator de várias enzimas, principalmente mitocondriais, que estão relacionadas aos metabolismos oxidativo, energético e antioxidante e à biossíntese de ácidos nucleicos. A deficiência de tiamina compromete particularmente os sistemas nervoso e cardiovascular. Pode ser causada por ingestão inadequada, má absorção ou mutações patogênicas em genes, que codificam enzimas ou transportadores envolvidos no metabolismo da tiamina.[50-53] A Tabela 4 mostra distúrbios genéticos do metabolismo da tiamina.[53]

O cérebro, fortemente dependente da produção de ATP mitocondrial, é altamente vulnerável à deficiência da tiamina. O comprometimento da produção de energia e da despolarização neuronal desencadeiam toxicidade mediada pelo glutamato e neurodegeneração. Há alteração das funções cerebrais relacionadas à utilização de glicose, aos neurotransmissores e ao estresse oxidativo, levando à acidose lática, redução do pH, inflamação e disfunção da barreira hematoencefálica, com consequente alteração do fluxo sanguíneo, perda neuronal e eventos neurodegenerativos.[50]

O diagnóstico depende da clínica e deve ser confirmado pela avaliação laboratorial. Entretanto, em decorrência da possibilidade de dano neurológico irreversível, recomenda-se iniciar o tratamento, mesmo sem a confirmação labo-

TABELA 4 Distúrbios genéticos do metabolismo da tiamina

Doença	Transportador/ enzima	Período de início/clínica	Abordagem terapêutica
Síndrome de Rogers (anemia megaloblástica responsiva a tiamina)	THTR1	Neonatal a adolescência Anemia megaloblástica, diabetes melito, surdez, atrofia óptica, cardiopatia congênita, baixa estatura	Tiamina: 50-100 mg/dia
Doença dos gânglios basais responsiva a tiamina e biotina	THTR2	Neonatal a adolescência, usualmente 3-10 anos Encefalopatia episódica associada a doença febril, convulsões, oftalmoplegia, disfagia, marcha atáxica, lesões nos gânglios basais bilaterais	▪ Tiamina: 100-900 mg/dia ▪ Biotina: 5-10 mg/dia
Microcefalia letal *Amish*	Transportador mitocondrial TPP	Neonatal Encefalopatia episódica associada acidose lática e acidúria alfacetoglutárica, microcefalia, convulsões, atraso do desenvolvimento neuropsicomotor	▪ Fenobarbital ▪ Dieta com elevado teor de gordura
Síndrome da disfunção do metabolismo da tiamina 5 (tipo encefalopatia episódica)	Tiamina fosfoquinase 1	Primeira infância Encefalopatia episódica com níveis elevados de lactato sérico e liquórico, disfunção neurológica progressiva desencadeada por infecções, função cognitiva geralmente preservada, atraso do desenvolvimento	Tiamina: 100-200 a 500 mg/dia

Fonte: adaptada de Dhir, 2019.[53]

ratorial, avaliando a resolução dos sinais e sintomas.[51]

O pediatra deve dar atenção especial a determinados grupos de pacientes que apresentam grande vulnerabilidade e têm maior risco de deficiência de tiamina. São fatores de risco: desnutrição, sepse, queimadura, disfagia moderada a grave, anorexia nervosa, insuficiência cardíaca ou acidose láctica inexplicadas, distúrbio neurológico incapacitante, ou em paciente com história de alcoolismo, nutrição parenteral prolongada, cirurgia bariátrica, longos períodos de jejum, inanição, ingestão alimentar precária, devido a muito baixa condição socioeconômica ou secundária a doença consumptiva grave como Aids, câncer ou tuberculose.[51]

A deficiência de tiamina e níveis baixos de tiamina são característicos da síndrome de realimentação, uma complicação com alterações de eletrólitos e fluidos que pode ser potencialmente fatal. Essa síndrome pode ocorrer na fase inicial da terapia nutrológica, quando há reversão abrupta do catabolismo ao anabolismo com a oferta de carboidratos ou administração de glicose, uma vez que a oxidação de glicose é um processo dependente de tiamina.[51] A Academia Americana de Nutrição Parenteral e Enteral desenvolveu um consenso estabelecendo diretrizes para atualizar e uniformizar critérios para identificação do paciente pediátrico de risco de desenvolver síndrome de realimentação, salientando sua prevenção e tratamento.[54] O manejo preconiza a administração de tiamina 2 mg/kg até o máximo de 100 a 200 mg/dia, antes de começar a alimentação ou de iniciar fluidos que contenham glicose em pacientes de alto risco, mantendo a reposição por 5 a 7 dias ou mais, se grave inanição, sinais de deficiência de tiamina, alcoolismo crônico ou outras doenças de alto risco para deficiência.[54]

Uma das apresentações clínicas precoces da deficiência de tiamina são o beribéri neurológico ou seco, caracterizado por hiper-reflexia, neuropatia periférica e/ou polineurite com ou sem parestesias, fraqueza muscular e/ou dor nas extremidades, marcha atáxica e convulsões. A outra seria o beribéri úmido, caracterizado por insuficiência cardíaca, edema dos membros inferiores, taquicardia ou bradicardia, acidose láctica, dispneia, hipertrofia e dilatação cardíacas, desconforto respiratório e hipertensão arterial. Podem ocorrer ainda sintomas gastrointestinais, como retardo do esvaziamento gástrico, náuseas, vômitos, constipação, e dilatação jejunal ou megacólon.[51]

Como sintoma tardio ocorre a encefalopatia de Wernicke, caracterizada por polineuropatia, ataxia, alterações oculares (oftalmoplegia e nistagmo), confusão mental e perda de memória recente, que quando associada com psicose e/ou alucinações, é conhecida como síndrome de Wernicke-Korsakoff.[51]

Nos países em desenvolvimento, lactentes amamentados por mães tiamina-deficientes ou que recebem alimentos deficientes em tiamina apresentam sintomas agudos e de início rápido, tendo como principais manifestações recusa alimentar, vômitos de repetição, diarreia, irritabilidade e letargia, sem alterações neurológicas. Podem evoluir com taquipneia, convulsões, ataxia, paralisia, disfunção e falência cardíacas. As crianças que sobrevivem à encefalopatia de Wernicke poderão apresentar deficiências do neurodesenvolvimento, epilepsia grave, comprometimento da linguagem, deficiências intelectuais ou perda de função motora.[53]

A identificação precisa e o tratamento oportuno das desordens da deficiência de tiamina são necessários para prevenir efeitos adversos permanentes e graves. Entretanto, a apresentação clínica de forma inespecífica, amplamente variada, e a falta de consenso na definição dos casos constituem um desafio para o pediatra. Portanto, um elevado grau de suspeita e pronto tratamento é recomendado em populações de alto risco. A via de administração é determinada pela gravidade clínica e pela viabilidade de administração:[55]

- *Casos graves de deficiência de tiamina infantil*: manifestam-se com insuficiência cardíaca grave, convulsões ou coma, e devem ser tratados com doses de tiamina de 25 a 50 mg endovenoso imediatamente, seguido de 10 mg intramuscular diariamente durante 10 dias, depois: 3 a 5 mg/dia oral por 6 semanas ou intramuscular por 2 mg; ou 10 a 50 mg/dia via oral, seguido de 5 a 10 mg/dia via oral durante 1 mês.[55]
- *Encefalopatia de Wernicke*: 200 mg de tiamina 3 vezes ao dia, preferencialmente endovenoso.[56]
- *Lactentes e crianças com falência cardíaca devido a deficiência de tiamina*: 25 mg endovenoso e 25 mg intramuscular, após 25 mg diariamente até que a criança possa comer, seguido por 10 mg oral por 2 a 3 semanas. Tratar a mãe simultaneamente com 100 mg, 2 vezes ao dia, por 1 mês, até que a mãe possa se alimentar.[57]
- *Casos de deficiência leve, incluindo mães lactantes com risco de baixa ingestão*: 10 mg/dia via oral por 1 semana, seguido de 3 a 5 mg, via oral, diariamente por 6 semanas.[55]

Déficits no neurodesenvolvimento são encontrados, mesmo em crianças assintomáticas, com deficiência de tiamina subclínica. Estratégias de prevenção, com políticas econômicas, educacionais e de saúde, que garantam a disponibilidade de alimentos-fonte, a suplementação ou a fortificação de alimentos com tiamina, nos grupos populacionais de risco, devem ser consideradas.[55]

A tiamina pode ser aferida no soro ou no plasma, entretanto essa determinação tem baixa especificidade e sensibilidade, pois apenas 10% da tiamina total é encontrada no plasma. Seu nível sérico pode estar aumentado nos pacientes com lesão hepática aguda e diminuído em pacientes com sepse, após cirurgia coronariana, trauma e diálise.[51]

A deficiência de tiamina se refere ao estado do indivíduo que tem quantidade abaixo do normal, nível de tiamina difosfato (ThDP) ou função alterada da tiamina, coeficiente de atividade da transquetolase eritrocitária (EKT). A dosagem da atividade da transquetolase eritrocitária aumenta nos quadros de deficiência de tiamina. Sua interpretação é expressa em percentual em comparação a um controle, sendo classificada da seguinte forma:[51]

- Níveis acima de 25%: alto risco para deficiência.
- Níveis entre 16 e 25%: moderado risco para deficiência.
- Níveis iguais ou abaixo de 15%: estado adequado da tiamina.

Níveis séricos da transquetolase abaixo de 120 nmol/L também indicam deficiência, e entre 120 e 150 nmol/L sugerem estado marginal de tiamina.[51]

Níveis sanguíneos de tiamina difosfato entre 70 e 180 nmol/L são considerados normais em indivíduos saudáveis.[51,55] É importante ressaltar que o magnésio é um cofator essencial para o metabolismo do TPP, portanto seus níveis séricos devem ser monitorados e, se alterados, corrigidos.[51]

A DRI varia conforme a faixa etária pediátrica. Para lactentes, a recomendação obedece à ingestão adequada (AI), porque não há dados para estimativa da RDA. As recomendações diárias de tiamina, conforme a idade, segundo o Instituto de Medicina (EUA), são:[58]

- 0 a 6 meses: 0,2 mg/dia.
- 7 a 12 meses: 0,3 mg/dia.
- 1 a 3 anos 0,5 mg/dia.
- 4 a 8 anos 0,6 mg/dia.
- Meninos e meninas de 9 a 13 anos: 0,9 mg/dia.
- De 14 a 18 anos: 1,2 e 1 mg/dia, respectivamente.
- Gestantes e lactantes de 14 a 18 anos: 1,4 mg/dia.

Deficiência de vitamina B2 (riboflavina)

A riboflavina ou vitamina B2 é uma vitamina hidrossolúvel e estável ao calor, que auxilia na metabolização dos lipídeos, proteínas e carboidratos em glicose para fonte de energia. Esses efeitos ocorrem com a transformação da riboflavina em duas coenzimas: o mononucleotídeo de flavina (FMN) e o dinucleotídeo de flavina e adenina (FAD), ambas participando dos processos mitocondriais de oxirredução celular e transporte de elétrons.[59-61] Está envolvida no metabolismo do folato, das vitaminas B12 e B6 e de outras vitaminas, sendo um determinante da homocisteína plasmática em certos genótipos.[62] Funciona ainda como um antioxidante para o funcionamento adequado dos sistemas imunológico e nervoso, na manutenção da integridade de mucosas, pele e olhos, e auxiliando no desempenho físico e na reprodução.[59]

A deficiência de riboflavina é uma das deficiências vitamínicas mais comuns em países em desenvolvimento, principalmente em populações com dietas pobres em alimentos ricos nessa vitamina, como leite e carnes. Vários estudos populacionais sobre o estado da vitamina B2 relatam a insuficiência de riboflavina em crianças e adultos jovens, especialmente em mulheres jovens. Pesquisa nacional realizada no Reino Unido, investigando o *status* bioquímico da riboflavina em crianças, revelou que 59% dos meninos do estudo entre 4 e 6 anos de idade, e 95% das meninas participantes entre 15 e 18 anos de idade, tinham uma ingestão insuficiente de vitamina B2 com um risco crescente de desenvolver deficiência. Apesar de os estudos epidemiológicos serem antigos, estima-se que a deficiência possa estar aumentando, pela mudança do padrão alimentar, associado ao aumento do estímulo à prática de atividade física.[61]

Os sintomas clínicos da deficiência de riboflavina aparecem apenas após vários meses de ingestão insuficiente e variam de leves (como odinofagia, queda de cabelos e dermatite) a graves (como glossite, anemia e neuropatia sensorial periférica).[63] A deficiência de riboflavina pode estar relacionada ainda a malformações fetais, como fendas labial e palatina, carcinogênese e vascularização corneana.[64]

Os níveis sanguíneos e a excreção urinária não são marcadores sensíveis da deficiência de riboflavina. A excreção urinária aumenta com o consumo regular de riboflavina, e, se a excreção urinária for inferior a 40 mcg/dia, indica um baixo consumo, sendo um preditivo de deficiência.[59,60] O método mais confiável na avaliação do *status* da vitamina B2 é a estimulação da glutationa redutase eritrocitária dependente de dinucleótido de flavina e adenina (FAD). Os resultados são expressos como o coeficiente de ativação (coeficiente de ativação da glutationa redutase eritrocitária – Egrac), sendo que, quanto maior for o coeficiente de ativação, pior é o *status* da riboflavina. Quando o coeficiente de atividade enzimática é 1,4 ou superior, indica deficiência de riboflavina.[59,64]

Longos períodos de privação alimentar e/ou estresse fisiológico e/ou patológico aumentam o risco de deficiência, sendo mais comum em alguns grupos como: idosos, alcoólatras, veganos, atletas de alta *performance*, mulheres grávidas ou lactantes, pacientes em diálise ou má absorção intestinal, desnutrição e em alguns erros inatos do metabolismo, como na síndrome de Brown-Vialetto-Van Laere (BVVL).[60,63] Recém-nascidos que necessitem de fototerapia para tratamento da hiperbilirrubinemia estão em risco de deficiência pela degradação da riboflavina pela luz. Algumas medicações podem interferir na absorção da riboflavina, como os anticolinérgicos, anticonvulsivantes, fenotiazínicos, anticoncepcionais e a fenitoína, aumentando o risco de deficiência.[59]

Na deficiência de riboflavina, a suplementação diária de 2 a 4 mg por 8 semanas mostra-se efetiva, demonstrando melhora progressiva nos índices hematimétricos normalmente comprometidos.[61] A suplementação está bem estabelecida em alguns erros inatos do metabolismo, como na deficiência múltipla de acil-CoA desidrogenases (100 a 300 mg/dia) e nas deficiências de transportador da riboflavina (10 a 80 mg/kg/dia). No caso de recém-nascidos em fototerapia, uma dose oral diária profilática de riboflavina (0,3 mg) por 3 dias seria suficiente para prevenir o desenvolvimento dessa deficiência.[59,65]

São excelentes fontes de riboflavina: leite, produtos lácteos, ovos, carnes (especialmente miúdos) e peixes gordurosos. Os cereais integrais, feijões e certas frutas e vegetais, especialmente vegetais verde-escuros, também contêm concentrações razoavelmente altas.[64] Em relação à biodisponibilidade, com exceção dos produtos lácteos, carnes e ovos (que apresentam um grande percentual de riboflavina livre, de absorção direta), a maioria dos alimentos possui uma pequena quantidade de riboflavina livre, estando na forma de FAD e mononucleótido de flavina (FMN) ligada a proteínas. Para absorção é necessária a conversão do FAD e do FMN em riboflavina livre, catalisada por enzimas chamadas fosfatases na borda em escova dos enterócitos.[60,64]

O intestino humano é exposto a duas fontes de riboflavina, a fonte alimentar, que é absorvida no intestino delgado, e outra fonte, fornecida pela microflora normal do intestino grosso, que é absorvida pelo cólon. A riboflavina produzida pelas bactérias intestinais apresenta uma quantidade considerável da forma livre (absorvível), contribuindo para a manutenção dos níveis dessa vitamina, para a nutrição celular e a saúde dos colonócitos locais.[63]

Deficiência de vitamina B3 (niacina)

A niacina (vitamina B3) é uma vitamina hidrossolúvel, pertencente ao grupo de vitaminas do complexo B. Sua ingestão dietética diária é fundamental, já que sua síntese em humanos é insuficiente para suprir as demandas metabólicas. O termo niacina é usado para designar tanto a nicotinamida quanto o ácido nicotínico. O ácido nicotínico tem como um dos precursores o triptofano, que é um aminoácido essencial, cuja ingestão diária é obrigatória.

A nicotinamida e o ácido nicotínico são rapidamente absorvidos nas mucosas no estômago e do intestino delgado.[66] A nicotinamida é a forma predominante no sangue e seus estoques naturais têm meia-vida curta, sendo, portanto, suscetíveis ao esgotamento nutricional.[67]

A niacina é essencial na forma das coenzimas NAD+/NADH e NADP+/NADPH, e pode funcionar como um doador de elétrons nas fases anabólicas ou um receptador de elétrons em reações catabólicas nas reações de oxirredução, fundamentais no metabolismo dos lipídeos, aminoácidos e carboidratos.[66]

A deficiência de niacina é conhecida como pelagra. Os quadros de pelagra apareceram em populações com consumo aumentado de milho, pois esse grão possui pequena quantidade de triptofano, o aminoácido precursor da niacina,[68] contudo hoje é rara nos países desenvolvidos. A fortificação das farinhas e cereais com 1 a 50 mg/200 kcal por porção já é realizada na maioria dos países.[68] O quadro clássico da pelagra é caracterizado por dermatite, diarreia e demência e alto risco de óbito.[66-68] Outras manifestações que podem estar presentes na pelagra são ataxia, glossite, neuropatia, estomatites e vaginites.[67] A pelagra é mais comum em pacientes com risco para desnutrição, como em portadores de Aids, anorexia nervosa, consumo de álcool e em pessoas que vivem em extrema pobreza.[67] Outros sinais mais comuns de deficiência de niacina são apatia, perda de memória, humor deprimido e alteração na mucosa lingual.[68]

As necessidades dietéticas de niacina são baseadas na RDA e variam conforme o sexo, idade e estado fisiológico. A RDA é de 6 a 18 equivalentes de niacina (EN) por dia (1 EN = 1 mg de niacina ou 60 mg de triptofano). Para que não apresente efeitos adversos, a dose máxima recomendada pelo Instituto de Medicina (EUA) para a população adulta em geral, é de 35 EN ao dia. Quando usada em megadose (> 1 g/dia), pode causar efeitos colaterais como cefaleia, rubor facial, fadiga, e alterações gastrointestinais e hepáticas.[66]

A avaliação do estado bioquímico de niacina é comumente realizada pela medida da excreção urinária nucleotídeos de piridina maiores (N1-metilniacinamida e 2-piridona), geralmente em coleta de urina de 24 horas. Como a concentração plasmática de niacina e de seus metabólitos é baixa, não é recomendada a dosagem sérica para avaliação do estado bioquímico dessa vitamina.[66]

A niacina é encontrada tanto nos alimentos de origem vegetal como animal. As principais fontes são carnes, cereais leguminosas, nozes, peixes e sementes. Vale ressaltar que os alimentos ricos em triptofano também são fontes diretas de niacina.[66,68]

Deficiência de vitamina B5 (ácido pantotênico)

O ácido pantotênico é o precursor da coenzima A (CoA), necessária em várias reações bioquímicas relacionadas ao crescimento celular, metabolismo intermediário e síntese de neurotransmissores.[58,69,70] O ácido pantotênico atua também na cicatrização e na produção de citocinas anti-inflamatórias.[71]

A deficiência do ácido pantotênico é rara, visto que é encontrado em vários alimentos de origem vegetal ou animal. Quando ocorre, geralmente é concomitante à deficiência de outros nutrientes, como na desnutrição grave. São sintomas da deficiência do ácido pantotênico: fadiga, cefaleia, distúrbios de personalidade, cãibras musculares, parestesia, dor abdominal, náuseas, incoordenação muscular, mal-estar e dormência.[69] As manifestações constatadas em estudos experimentais mostram inibição da síntese do grupo heme, causando anemia, redução da atividade da citocromo oxidase, com consequente aceleração do envelhecimento celular, hipertrofia do córtex adrenal seguido por hemorragia e necrose, convulsões e hiperglicemia.[58,70]

O estado bioquímico do ácido pantotênico é comumente avaliado com a medida dos níveis de ácido pantotênico urinário, sanguíneo, plasmático ou eritrocitário. Valores normais de ácido pantotênico no sangue total são de 1,57 a 2,66 mmol/L. O D-pantotenato sintético encontra-se disponível como sais de cálcio ou sódio para uso, mas a forma derivada de álcool, o pantenol, que é convertido no organismo humano em ácido pantotênico, é a mais usualmente utilizada em suplementações vitamínicas por causa de sua maior estabilidade.[58]

São fontes ricas em ácido pantotênico: geleia real, vísceras animais, gema do ovo, amendoim e fava, e menores quantidades estão presentes em carnes magras, leite, batatas e vegetais de folhas verdes. Alimentos altamente processados, como cereais refinados, carnes com adição de gordura e produtos industrializados de frutas, têm concentrações muito baixas. O ácido pantotênico também é produzido pelas bactérias do cólon.[58,70,71]

A suplementação oral do ácido pantotênico deve sempre ser junto de alimentos, e a dose recomendada varia de acordo com a idade:[69]

- Crianças < 6 meses: 1,6 mg/dia; 7 a 12 meses: 1,8 mg/dia; 1 a 3 anos: 2 mg/dia; 4 a 8 anos: 3 mg/dia; 9 a 13 anos: 4 mg/dia; 14 a 18 anos: 5 mg/dia.
- Mulheres e homens > 19 anos: 5 mg/dia.
- Gestantes: 6 mg/dia.
- Lactantes: 7 mg/dia.

Apesar de ser considerada uma medicação segura, doses altas (> 10 mg/dia) podem causar diarreia e dor abdominal. Mesmo em doses adequadas, alguns efeitos adversos podem ser observados: dor muscular, dor articular, odinofagia, cefaleia, fraqueza, tontura, náusea, dor abdominal, constipação, sintomas semelhantes a gripe, infecção urinária, reações de hipersensibilidade, pancreatite, icterícia, rabdomiólise, miopatia e aumentos da enzima creatinofosfoquinase (CPK). Alguns antibióticos interagem com o ácido pantotênico, não sendo recomendado o uso concomitante com azitromicina, claritromicina, eritromicina e roxitromicina.[69]

Deficiência de vitamina B6 (piridoxina)

A vitamina B6 compreende um grupo de componentes metabolicamente interconversíveis, que são representados, em sua forma livre, por piridoxina (um álcool), piridoxal (um aldeído) e piridoxamina (uma amina), e nas respectivas formas 5-fosforiladas, por piridoxina fosfato (PNP), piridoxal fosfato (PLP) e piridoxamina fosfato (PMP).[58,72]

A PLP é a forma biologicamente ativa e a mais conhecida, que atua como cofator enzimático em uma grande variedade de reações bioquímicas. A PLP facilita a transferência de grupos amino e exerce papel fundamental na produção de aminoácidos não essenciais. As enzimas dependentes de PLP não estão apenas envolvidas na síntese, interconversão e degradação de aminoácidos, mas também desempenham papel-chave no metabolismo de neurotransmissores, unidades de carbono, aminas biogênicas, compostos tetrapirrólicos, aminoaçúcares, modulação da expressão gênica receptor esteroide mediada e regulação da função imune. O papel das enzimas dependentes de B6 é particularmente importante no metabolismo cerebral, uma vez que atuam na síntese de vários neurotransmissores.[58,72]

A PLP facilita a conversão do aminoácido triptofano em niacina, e a descarboxilação do aminoácido precursor para gerar serotonina, taurina, adrenalina, noradrenalina, histamina e ácido gama-aminobutírico. Tem ação também na via de transulfuração da homocisteína em cisteína. A PLP atua em conjunto com a cistationa betassintetase para converter a homocisteína em cistationina. No metabolismo dos carboidratos, a PLP tem sua função na produção de glucose 1-fosfato a partir do glicogênio, enquanto, no metabolismo lipídico, ela age na produção de carnitina e fosfolipídeos. Finalmente, é ela que catalisa a formação de gama-aminolevulinato necessário para a síntese do heme.[73]

A vitamina B6 pode ser sintetizada pelos *Bacteroidetes*, que compõem a microbiota intestinal humana, e está envolvida em muitas reações biológicas associadas à resposta imune. Em estudo clínico, a deficiência de B6 causou atrofia dos órgãos linfoides, acentuada redução do número de linfócitos e comprometeu a resposta de produção de anticorpos e de IL-2. Estudos adicionais demonstraram que a vitamina B6 promove o crescimento de *Bacteroides*, modulando a resposta imune do hospedeiro ou interferindo na expressão de fatores relacionados à virulência de patógeno.[74]

A deficiência de vitamina B6 é inicialmente evidenciada pela diminuição plasmática dos níveis de PLP e pela baixa quantidade do metabólito ácido 4-piridóxico, excretado na urina. Se a deficiência persistir, ocorre dermatite seborreica e diminuição da síntese dos neurotransmissores, resultando em depressão, confusão mental e padrões de ondas cerebrais anormais, demonstrados em eletroencefalograma. Particularmente em lactentes, pode determinar convulsões. A deficiência de vitamina B6 ocasiona supressão das respostas imune celular e humoral mediadas, possivelmente devido a intervenção na produção de unidades de carbono necessárias para a síntese do ácido nucleico. Há também inibição da síntese do grupo heme, causando anemia hipocrômica e microcítica. A deficiência de vitamina B6 tem sido implicada no desenvolvimento de doença arterial coronariana, papel possivelmente relacionado ao comprometimento do metabolismo da homocisteína.[58,72]

A deficiência de vitamina B6 é bastante rara, pois está presente na maioria das fontes alimentares como vegetais, carnes, leguminosas e oleaginosas.[58]

As recomendações de ingestão diária de vitamina B6 são:

- Lactentes (AI): 0 a 6 meses: 0,1 mg/dia; 7 a 12 meses: 0,3 mg/dia.
- Crianças maiores (RDA): 1 a 3 anos: 0,5 mg/dia; e 4 a 8 anos: 0,6 mg/dia; meninos e meninas de 9 a 13 anos: 1 mg/dia; 14 a 18 anos: 1,3 mg/dia para meninos e 1,2 mg/dia para meninas.
- Gestantes e lactantes de 14 a 18 anos: 1,9 e 2 mg/dia, respectivamente.[58]

Entre as principais causas genéticas de deficiência de PLP estão o comprometimento da função das enzimas piridoxal quinase (PLK) e da 5-fosfato oxidase (PNPOx).

Apresentações clínicas relacionadas a mutações patogênicas herdadas: encefalopatia neonatal epiléptica, convulsões, autismo, síndrome de Down, esquizofrenia, doença poliglandular autoimune, doença de Parkinson, doença de Alzheimer, epilepsia, déficit de atenção e hiperatividade e dificuldades de aprendizagem.

Manifestações associadas ao mecanismo induzido por drogas: sintomas como perda de consciência, convulsões, insônias, cefaleia, nervosismo, agitação, tremores e alucinações. Vários medicamentos e substâncias naturais são antagonistas da ação da vitamina B6. Algumas classes de substâncias inibem a atividade da PLK, causando convulsões, cefaleia, agitação, perda de consciência, paralisia e morte. Os efeitos adversos causados por esses compostos podem ser aliviados com a administração de vitamina B6. Exemplos: cafeína, teobromina, teofilina, lamotrigina, isoniazida, levodopa, cicloserina e D-penicilamina. As drogas que têm ação inibidora podem ser divididas em três grupos:

1. Inclui teofilina e progabida, inibe a PLK usando piridoxal (PL) ou piridoxamina (PM) como substrato e, assim, suas drogas podem ser consideradas inibidores verdadeiros, já que não formam complexos covalentes com piridoxal ou PLP.
2. Inclui cicloserina, dopamina, isoniazida e glicinato de tianfenicol, reage com PL ou PLP para formar complexos covalentes, que, segundo alguns estudos cinéticos, inibem a PLK.
3. Consiste na levodopa e na D-penicilamina, inibe a PLK usando a PL como substrato, formando derivados químicos com PL ou PLP, embora esses compostos não pareçam ter efeito inibitório direto na PLK.

A deficiência de vitamina B6 é mais comumente observada em idosos, alcoólatras, indivíduos que utilizam drogas que interagem com a vitamina B6 e indivíduos com desordens metabólicas hereditárias. O comprometimento resultante relacionado a condições genéticas mostra respostas quando são utilizadas doses elevadas de vitamina B6.[58,72]

Em crianças suspeitas de epilepsia metabólica, não responsivas ao tratamento com anticonvulsivantes, o pediatra deve lembrar que pode estar diante de uma condição grave, potencialmente tratável, que, se diagnosticada e tratada precocemente, pode prevenir descompensação metabólica e melhorar favoravelmente o desfecho clínico. Várias desordens metabólicas hereditárias levam a deficiência de PLP, deficiência funcional de vitamina B6, e se manifestam como epilepsia responsiva a B6. Entre elas está a deficiência de alfa-aminoadípico semialdeído desidrogenase (antiquitina), que ocorre pela mutação no gene *ALDH7A1*. A antiquitina atua no catabolismo da lisina, que, acumulada, leva à depleção de 5-piridoxal fosfato com consequente ativação de mecanismo epileptogênico (o PLP é um cofator essencial envolvido em mais de 140 processos intracelulares neurais).

A deficiência *ALDH7A1* é uma desordem autossômica recessiva que causa epilepsia piridoxina-dependente. A clínica caracteriza-se por encefalopatia epilética, com apresentação de crises convulsivas de variados tipos, que iniciam no período neonatal ou nos primeiros meses de vida. Quadros epiléticos mais leves também foram relatados, com início mais tardio. Outras manifestações clínicas de pacientes com deficiência de *ALDH7A1* incluem movimentos fetais anormais, sinais de encefalopatia hipóxico-isquêmica, distonia, reflexo de Moro exacerbado, irritabilidade, incapacidade intelectual, estresse respiratório, distensão abdominal, vômitos biliosos, hepatomegalia, hipotermia, choque e acidose. O teste terapêutico com administração endovenosa de 30 mg/kg/dia de piridoxina é uma etapa importante para o diagnóstico. É importante que seja realizado em unidade de terapia intensiva, pois podem ser necessárias medidas de ressuscitação cardiorrespiratória, uma vez que esses pacientes podem apresentar apneia grave, hipotensão ou coma. O controle das crises, na maioria dos pacientes, é rápido, mas alguns recém-nascidos podem apresentar resposta ambígua ou mais tardia. Assim, é importante administrar a B6 durante três dias consecutivos, analisando os biomarcadores e verificando o sequenciamento genético. Nos pacientes responsivos, a piridoxina deve ser mantida via oral ou enteral durante longo período, na dose de 15 a 30 mg/kg/dia.[75,76]

Deficiência de vitamina B7 (biotina)

A biotina (vitamina H ou vitamina B7) atua como uma coenzima essencial para cinco carboxilases: piruvatocarboxilase, 3-metilcrotonil-CoA carboxilase, propionil-CoA carboxilase e coenzima para acetil-CoA carboxilases 1 e 2. Essas carboxilases auxiliam em vários processos químicos na célula, incluindo gliconeogênese, metabolismo de aminoácidos e síntese de ácidos graxos.[77]

A deficiência sintomática de biotina adquirida é uma ocorrência rara, enquanto a decorrente da deficiência de biotinidase é estimada entre 1:40.000 e 1:60.000 nascidos vivos no mundo, chegando a 1:9.000 nascidos vivos no Brasil.[78,79]

As anormalidades clínicas da deficiência de biotina são decorrentes de alterações na síntese e na oxidação dos ácidos graxos, e na degradação dos aminoácidos de cadeia ramificada.[80] Os sintomas incluem alopecia, dermatite periorificial eritemato-escamosa semelhante à da deficiência de zinco, conjuntivite, função imunológica prejudicada, levando a maior suscetibilidade a infecções virais e fúngicas. O comprometimento neurológico pode manifestar-se com hipotonia, convulsões, ataxia, parestesias e atraso no desenvolvimento em crianças, além de sintomatologia psiquiátrica, como depressão e alucinações. Outras apresentações de deficiência de biotina grave e prolongada incluem perda de audição, atrofia óptica, acidose lática, hiperamonemia leve e acidúria orgânica.[77,81]

Os testes de diagnóstico para deficiência de biotina são a dosagem do ácido 3-hidroxi-isovalérico (3-HIA) urinário e o *status* da propionil-CoA carboxilase linfocitária. A atividade diminuída da betametilcrotonil-CoA carboxilase, pela deficiência de biotina, desvia o catabolismo para vias alternativas, causando o aumento nos níveis de 3-HIA que é excretado na urina (valores acima de 195 mcmol/24 horas confirmam a deficiência).[77,81] Atrofia cerebral, ventriculomegalia, espaços extracerebrais alargados, derrames subdurais, calcificações do gânglio basal e hiperintensidades T2 são achados nos exames de imagem em pacientes com deficiência total de biotinidase não tratados.[82]

A deficiência de biotina pode ocorrer nas seguintes situações: nutrição parenteral total sem suplementação de biotina; consumo de grandes quantidades de clara de ovo cruas, pela ingestão da avidina (proteína que impede sua absorção intestinal); desnutrição energética-proteica grave em crianças; desordens metabólicas hereditárias (deficiência de biotinidase); síndrome do intestino curto; hemodiálise crônica; administração prolongada de alguns fármacos: antiepilépticos (carbamazepina, fenitoína, fenobarbital), isotretinoína (para tratamento de acne) e antibióticos.[77,83]

O tratamento é realizado com doses de 5 a 20 mg ao dia de biotina, independentemente da etiologia da deficiência, devendo ser tratada durante toda a vida na deficiência da biotinidase. O uso de anticonvulsivantes concomitante ao tratamento deve ser monitorado pelo risco de aumentar a necessidade de biotina.[77,82]

Os alimentos que contêm maiores níveis de biotina incluem carnes, ovos, peixes, sementes, nozes, frutas (abacate, banana) e certos vegetais (como a batata-doce).

No ano de 2001, o Ministério da Saúde publicou criou o Programa Nacional de Triagem Neonatal e os Serviços de Referência em Triagem Neonatal em cada estado. A quarta fase, implantada em 2012, incluiu na triagem neonatal a pesquisa da deficiência de biotinidase, buscando o diagnóstico e o tratamento precoce, evitando dessa forma o surgimento de complicações.[78]

Deficiência de vitamina B9 (folato)

O folato, também conhecido como vitamina B9, é um termo genérico que se refere a um grupo de compostos hidrossolúveis essencial para a biossíntese do DNA. O folato é convertido em ácido tetra-hidrofólico (THF), composto que participa em várias reações de transferência ou metilação que são importantes para a síntese das bases nitrogenadas do DNA e do ácido ribonucleico (RNA), além da maturação das hemácias. O ácido fólico é a forma sintética do folato, apresenta maior biodisponibilidade, sendo usado para fortificação de alimentos e como medicamento.[84-86]

A deficiência de folato causa anemia macrocítica e megaloblástica, glossite, estomatite, úlceras orais e manifestações neuropsiquiátricas, como depressão, irritabilidade, insônia, fadiga, psicose e declínio cognitivo.[85] Em gestantes, a deficiência de folato pode causar aborto, e é responsável por defeitos do tubo neural, sendo o período de maior vulnerabilidade a quarta semana de gestação.

Níveis séricos de folato abaixo de 2 ng/mL confirmam a deficiência, enquanto níveis acima de 4 ng/mL são considerados normais. Níveis entre 2 e 4 ng/mL são considerados intermediários, sendo necessária a dosagem do ácido metilmalônico, homocisteína e vitamina B12 para diferenciar da deficiência de vitamina B12 e confirmar a deficiência de folato. Na deficiência de folato, a homocisteína estará elevada, e estarão normais a vitamina B12 e o ácido metilmalônico.[85] O esfregaço do sangue periférico revela hemácias macrocíticas e células polimorfonucleares hipersegmentadas.

São fatores de risco para a deficiência do folato: alcoolismo, má absorção intestinal, anemia hemolítica, gestação, drogas antiepilépticas (gabapentina, fenitoína, carbamazepina, valproato e primidona) e outros medicamentos (metotrexato, sulfassalazina, trimetroprim).[84]

Para o tratamento da deficiência de folato deve ser administrado, por via oral, 1 a 5 mg de ácido fólico ao dia. Pacientes que não podem receber ou não toleram medicamentos por via oral podem usar o ácido fólico por via endovenosa, subcutânea ou intramuscular. O ácido folínico (leucovorin) é a forma reduzida do folato, e é utilizado para prevenção da toxicidade do metotrexato.[85]

As reservas corporais do folato são baixas, localizadas principalmente no fígado e nos rins. O folato não é sintetizado pelo organismo humano, devendo ser ingerido regularmente. São alimentos fonte de folato: vegetais com folhas verde-escuras (espinafre, brócolis, couve, alface), frutas cítricas, carnes, leite e ovos.[84] Além do aporte pela alimentação, a microbiota intestinal também exerce um importante papel, sendo responsável pela biossíntese de folato. Um dos microrganismos responsáveis por essa produção é o *Lactobacillus reuteri*.[87]

Para prevenção dos defeitos do tubo neural, toda mulher em idade fértil deve tomar 400 a 800 mcg de ácido fólico ao dia. Se uma gestação estiver sendo planejada, a suplementação idealmente deve ser iniciada 5 a 6 meses antes da concepção, que é o tempo necessário para se atingir o nível corporal para redução do risco. Além da redução do risco dos defeitos do tubo neural, a suplementação de ácido fólico também reduz o risco de parto prematuro e cardiopatias congênitas.[84,88,89] A suplementação com 1 mg de ácido fólico ao dia pode prevenir a deficiência de folato em pacientes considerados de risco, como desnutridos, alcoólatras, pós-cirurgia bariátrica, anemia hemolítica crônica e outras condições de alto *turnover* celular.[85]

Além da prevenção dos defeitos do tubo neural, tratamento da anemia megaloblástica e do vitiligo, a suplementação com ácido fólico está relacionada à prevenção de neoplasias, colite ulcerativa e doenças cardiovasculares. Este último efeito está relacionado à capacidade de reduzir os níveis de homocisteína, e é potencializado quando associado à vitamina B12. A hiper-homocisteinemia (homocisteína sérica > 15 mcmoles/L) é considerada um fator de risco independente para doença cardiovascular, e esses pacientes podem se beneficiar da suplementação com 0,5 a 5 mg ao dia de ácido fólico.[86,87]

Em 2002 foi adotada no Brasil o enriquecimento das farinhas de trigo e milho com ferro e ácido fólico pela RDC n. 344/2002, com impacto importante na redução dos defeitos do tubo neural.[90] Em 2017, foi publicada a RDC Anvisa n. 150/2017, estabelecendo os limites mínimo e máximo de fortificação, entre 140 e 220 mcg de ácido fólico para cada 100 g de farinha.

Deficiência de vitamina B12 (cobalamina)

A vitamina B12 desempenha um papel fundamental na síntese de DNA, reações de metilação e manutenção da estabilidade genômica. É cofator da metionina-sintetase, responsável pela conversão do 5-metiltetraidrofolato a tetraidrofolato, forma ativa do ácido fólico, via remetilação da homocisteína a metionina. Essa enzima também é necessária para a produção de S-adenosilmetionina, envolvida em inúmeras reações de metilação no organismo, importante doador metil para a síntese de neurotransmissores e a manutenção da integridade celular. A inadequada disponibilidade desse nutriente essencial compromete negativamente o desenvolvimento cerebral e o crescimento durante a gestação e o período pós-natal, com prejuízos à mielinização, sinaptogênese e síntese de neurotransmissores, podendo causar potenciais efeitos neurais, que variam de danos à função cognitiva a atrofia cerebral. Outra importante função é sua atuação como cofator na conversão de metilmalonil-CoA a succinil-CoA.[58,91,92]

Ao longo da vida, os períodos relacionados ao crescimento rápido são os de maior risco para o desenvolvimento da deficiência de cobalamina. Gestantes, lactantes, lactentes, crianças e adolescentes apresentam maiores demandas, tornando-se mais suscetíveis às alterações no estado de vitamina B12. Fatores socioeconômicos, hábitos alimentares e práticas religiosas, culturais e de higiene também estão associados ao risco de deficiência. O comprometimento do *status* de vitamina B12 materno, amamentação prolongada e uma baixa ingestão de alimentos de origem animal, após o início da alimentação complementar, estão entre os principais fatores de risco para essa deficiência no lactente, sendo comum a deficiência de ingestão na dieta materna. Os países pobres, onde parte considerável da população tem escassez da disponibilidade de alimentos, são os mais comprometidos. Alimentos de origem animal, como carnes, ovos e leite, são as fontes naturais de vitamina B12. As concentrações encontradas no leite humano variam entre 150 e 700 pmol/L, valores relatados desde > 600 pmol/L nos EUA até abaixo de 100 pmol/L, na Índia e na Guatemala. A maioria das fórmulas infantis disponíveis é enriquecida, atingindo concentrações de B12 de 800 a 1.200 pmol/L.[92]

O Quadro 1 destaca os principais fatores maternos relacionados ao risco de causar deficiência de cobalamina no lactente.[92]

A vitamina B12 é liberada no estômago, a partir da ação da pepsina ativada pelo ácido clorídrico sobre as proteínas alimentares; liga-se à haptocorrina (proteína R), produzida pela

QUADRO 1 Fatores de risco maternos para deficiência de vitamina B12 em recém-nascidos e lactentes recebendo leite materno exclusivo (mães que têm elevada probabilidade de apresentar deficiência de vitamina B12)

- Ingestão muito pobre de alimentos, insegurança alimentar.
- Dieta restritiva por motivos culturais ou religiosos.
- Histórico de submissão à cirurgia de trato gastrointestinal: *bypass* gástrico, gastrectomia ou ressecção ileal.
- Anemia perniciosa não diagnosticada.
- Doenças autoimunes como diabetes melito tipo 1, vitiligo ou doenças da tireoide, que aumentam o risco de desenvolver gastrite autoimune.
- Presença de má absorção intestinal.
- Uso crônico de inibidores da acidez gástrica.
- Desnutrição grave.

Fonte: adaptado de Allen, 2018.[92]

saliva, que a protege durante sua passagem através do meio ácido no estômago. No duodeno, sob pH alcalino, é liberada da haptocorrina, que é digerida pelas proteases pancreáticas, e transferida ao fator intrínseco (FI), produzido pelas células parietais do estômago, formando um complexo FI-B12. Esse complexo é absorvido no íleo terminal, após o reconhecimento por receptor específico, cálcio-dependente, constituído de cubilina e proteína associada ao receptor. O defeito genético na absorção de vitamina B12 mediada pela proteína associada ao receptor-cubilina é condição autossômica recessiva, subjacente a anemia megaloblástica, conhecida como doença de Imerslund-Gräsbeck. Dentro do enterócito, o complexo é dissociado no lisossomo, liberando a vitamina B12. A vitamina livre é então metabolizada a suas formas ativas de cofator, para uso dentro do enterócito, ou é liberada na circulação portal, ligada às proteínas plasmáticas, transcobalamina e haptocorrina. Apesar de encontrar-se ligada à maior proporção de B12 no sangue, cerca de 80%, o exato papel da haptocorrina ainda não foi completamente esclarecido. A transcobalamina tem alta seletividade pela vitamina B12 e forma um complexo chamado holotranscobalamina, que é a forma biologicamente ativa circulante da B12, que a transporta aos tecidos. A vitamina B12 é secretada na bile e reabsorvida no íleo, mantendo-se armazenada no fígado. As reservas corporais da cobalamina demoram a se esgotar em indivíduos com função intestinal normal.[58,92]

As causas mais frequentes da deficiência de B12 encontram-se na Tabela 5.

TABELA 5 Causas da deficiência de vitamina B12

Redução da ingestão	Desnutrição, dieta vegetariana ou vegana, abuso de álcool, dieta restritiva (fenilcetonúria), idosos (> 75 anos)
Comprometimento da biodisponibilidade	Gastrectomia parcial ou total, gastrite atrófica autoimune ou outras gastrites
Comprometimento da absorção intestinal	Supercrescimento bacteriano, giardíase, teníase, ressecção ileal, doença de Crohn
Distúrbios genéticos da deficiência de B12	Defeito do receptor do fator intrínseco, síndrome Imerslund-Gräsbeck, anemia perniciosa juvenil deficiência congênita do fator intrínseco, mutação da cobalamina (*C-G-1* gene), deficiência de transcobalamina (TC), acidemia metilmalônica, homocistinúria, acidemia metilmalônica combinada a homocistinúria
Necessidades aumentadas	Anemia hemolítica; infecção pelo vírus da imunodeficiência humana
Drogas	Metformina, toxicidade do óxido nítrico, inibidores de bomba de próton, uso prolongado de bloqueadores de receptores H_2

Fonte: adaptada de Allen, 2018.[92]

Os efeitos da deficiência de vitamina B12 são principalmente hematológicos e no sistema nervoso. A deficiência da vitamina em nível de sistema nervoso leva à desmielinização de neurônios periféricos e centrais. Caracteriza uma mieloneuropatia que compromete mais os neurônios suscetíveis, sensoriais do cordão espinhal, responsáveis pela condutividade da vibração e posição, mas pode afetar também os neurônios motores. As manifestações neurológicas podem preceder o aparecimento das hematológicas, ou mesmo ocorrer na ausência delas.

Os lactentes que apresentam deficiência ou *status* de vitamina B12 comprometido manifestam comumente dificuldades alimentares, vômitos e/ou regurgitações, constipação, apatia, irritabilidade, falência de crescimento, microcefalia, atraso do desenvolvimento, perda dos reflexos profundos, hipotonia, tremores, mioclonias, espasmos musculares e crises convulsivas. Por outro lado, em crianças maiores e adolescentes, as apresentações clínicas mais relacionadas são baixo peso, baixa estatura, déficit de atenção, dificuldades no aprendizado e no relacionamento social, transtornos comportamentais, baixo rendimento escolar, comprometimento do desenvolvimento mental, deficiência intelectual, transtornos neuropsiquiátricos, perda da memória curta, distúrbios do movimento, dificuldades na marcha, ataxia, sintomas neurológicos leves com exame hematológico normal, parestesias, anemia macrocítica, fraqueza, fadiga, palidez, anorexia, e glossite.[92,93]

Não há exame laboratorial específico, considerado padrão-ouro, para avaliação da deficiência de vitamina B12. Apesar de a dosagem sérica dos níveis da vitamina ser um teste de primeira linha comumente solicitado, tem baixa sensibilidade. Os intervalos de referência são método-dependentes, não existindo pontos de corte universais. Geralmente valores bem abaixo do limite inferior referenciado são indicativos de provável deficiência, enquanto valores bem acima desse limite indicam possível *status* de suficiência de B12. É importante destacar que pacientes que têm anticorpos antifator intrínseco podem apresentar níveis normais da vitamina. Os níveis de cobalamina também são influenciados pela concentração de duas proteínas transportadoras. Níveis elevados de haptocorrina estão associados a doenças hepáticas, doenças mieloproliferativas e outras neoplasias, situações em que os valores de vitamina B12 sérica podem estar elevados. O ponto de corte sugerido para definir deficiência de vitamina B12 é < 148 pmol/L (200 pg/mL). Entretanto, valores entre 148 e 221 pmol/L, limítrofes baixos, podem excluir indivíduos que apresentem deficiência subclínica. Além disso, entre pacientes previamente gastrectomizados ou com anemia perniciosa que apresentaram recaída hematológica precoce, 95% apresentavam níveis elevados de ácido metilmalônico e/ou de homocisteína, enquanto os níveis de cobalamina estavam abaixo do normal em apenas 69% dos casos. O mesmo foi verificado em pessoas que tinham desordens neurológicas, sem alterações hematológicas, responsivas à administração de B12, que tinham elevação de ácido metilmalônico e homocisteína, apesar de níveis normais de vitamina B12. Portanto, não é suficiente medir apenas os níveis séricos da vitamina B12 para diagnosticar sua deficiência. É recomendado que, com resultados de valores normais, especialmente os que se apresentam em uma faixa de variação normal baixa, entre 148 e 221 pmol/L, seja associada avaliação com outros testes de segunda linha, como dosagem de ácido metilmalônico e/ou homocisteína e/ou holotranscobalamina, para que o diagnóstico seja mais confiável. Esses biomarcadores funcionais refletem alterações precoces no *status* de vitamina B12 tecidual. Assim, a deficiência funcional de cobalamina é definida por níveis circulantes elevados de ácido metilmalônico e/ou homocisteína, mesmo que os níveis séricos da vitamina B12 encontrem-se dentro de valores normais de referência. O ácido metilmalônico é um marcador mais sensível e específico que a homocisteína para avaliação do *status* da vitamina B12, porque a homocisteína também se acumula na falta de outros nutrientes como folato e vitamina B6. Os valores de referência para o ácido metilmalônico estão entre 0,04 e 0,37 mcmol/L, considerando-se < 0,27 mcmol /L como *status* de repleção de B12, e > 0,37 mcmol/L o ponto de corte para deficiência da vitamina subclínica, se isoladamente, excetuando-se se houver presença de insuficiência renal.[58,59,94]

As alterações hematológicas incluem anemia, macrocitose, leucopenia, trombocitopenia e hipersegmentação dos neutrófilos. Na presença de anemia megaloblástica, considerar a interação de nutrientes e solicitar a avaliação do *status* de ferro e de folato. A contagem de reticulócitos é um método útil para avaliar a resposta hematológica ao tratamento, porque já se mostra aumentada 48 horas após a administração de vitamina B12.[92,93]

A RDA para prover *status* normal de vitamina B12 é baseada na quantidade necessária para manter normais o estado hematológico e os valores de vitamina B12 sérica, considerando-se também que sua absorção de fontes naturais alimentares é ao redor de 50%. As recomendações para ingestão diária de vitamina B12 em pediatria, conforme a idade, segundo o Instituto de Medicina (EUA), são:

- Lactentes (AI): 0 a 6 meses: 0,4 mcg/dia; 7 a 12 meses: 0,5 mcg/dia.
- Crianças e adolescentes (RDA): 1 a 3 anos: 0,9 mcg/dia; 4 a 8 anos: 1,2 mcg/dia; 9 a 13 anos: 1,8 mcg/dia; 14 a 18 anos: 2,4 mcg/dia.
- Gestantes e lactantes de 14 a 18 anos: 2,6 e 2,8 mcg/dia, respectivamente.[58]

O papel dos nutrientes no microbioma intestinal tem sido estudado. A suplementação de vitamina B12 mostrou, em estudos experimentais, melhorar a colonização da flora intestinal. Além disso, todas as fusobactérias, e mais de 90% dos *Bacteroidetes*, são capazes de produzir B12 por biossíntese.[74]

Há vários protocolos terapêuticos para deficiência de vitamina B12. O tratamento usual é a administração de cianocobalamina ou hidroxicobalamina, via intramuscular, 1.000 mcg. O paciente é seguido com a monitorização dos níveis séricos, recebendo doses semanais até sua normalização, e conforme a etiologia. Após 1 semana aumentam os reticulócitos; o ácido metilmalônico e a homocisteína começam a reduzir dentro de 1 semana, e aproximadamente após 2 meses inicia a reposição da reserva hepática. Os sintomas neurológicos geralmente melhoram em 1 semana e resolvem-se em 6 a 12 semanas, exceto se houver retardo no início do tratamento, demora maior que 6 meses, o que pode levar a dano neurológico irreversível. Um estudo avaliou dois protocolos de tratamento em crianças com deficiência de vitamina B12, maioria devido a ingestão inadequada. Um grupo recebeu 1.000 mcg via intramuscular, em dias alternados na primeira semana, seguida com a mesma dose semanal por mais 3 semanas, comparando a administração sublingual diária de 1.000 mcg/dia, durante 7 dias, seguida por dias alternados, a mesma dose, mais 3 semanas. Os níveis séricos normalizaram em todos os pacientes após 4 semanas, atingindo níveis mais elevados os pacientes que receberam o tratamento intramuscular. Ao final de 1 mês de tratamento, a melhora da anemia foi maior no grupo que usou intramuscular (46,4%), em relação ao grupo que tratou sublingual (30,4%).[95]

Deficiência de colina

A colina é um nutriente essencial para a vida humana. É uma amina quaternária associada ao grupo das vitaminas do complexo B.[2,3] São várias as suas funções relacionadas ao metabolismo celular e ao crescimento, como neurotransmissão, síntese de membranas, transporte lipídico e metabolismo do carbono.[96] A colina é precursora da síntese da acetilcolina, importante para a neutrotransmissão, e da fosfatidilcolina, que representa o fosfolipídeo mais abundante no corpo humano. No intestino grosso, a colina é metabolizada pela microbiota intestinal em trimetilamina. No fígado, a trimetilamina é metabolizada em N-óxido-trimetilamina. A colina também pode ser oxidada em betaína, que participa na remetilação da homocisteína em metionina. Por sua vez, a metionina está envolvida em várias reações de metilação, imprescindível para a regulação epigenética da expressão do gene.[96-99] O aumento da trimetilamina é associado ao maior risco de doenças cardiovascular e renal, eventos trombóticos, aterosclerose e câncer colorretal; o nível baixo é associado a esteato-hepatite não alcoólica. A quantidade de trimetilamina produzida dependerá da composição da microbiota intestinal, sendo associada a maior atividade de membros dos filos *Firmicutes* e *Proteobacteria*. Ou seja, os níveis de trimetilamina e N-óxido-trimetilamina estão associados a uma flora com mais *Firmicutes* e menos *Bacteroidetes*. O padrão dietético com maior consumo de proteína animal, gorduras saturadas e baixo teor de fibras está associado ao predomínio de *Bacteroidetes* na flora intestinal.[97]

A deficiência de colina está associada a defeitos congênitos (tubo neural, cardiopatias, hipospádias, fenda palatina), alterações do desenvolvimento neuropsicomotor e da cognição, esteatose hepática, doenças cardiovasculares e câncer.[96] Recém-nascidos prematuros possuem maior risco da deficiência de colina, comprometendo o ganho de massa magra e os desenvolvimentos pulmonar e cognitivo, sendo recomendado maior aporte de colina nessa fase.[99-101]

A colina pode ser encontrada nos alimentos na forma hidrossolúvel (colina, fosfocolina e glicerofosfocolina) ou na forma lipossolúvel (fosfatidilcolina e esfingomielina).[96] O leite materno apresenta concentrações de colina que aumentam do colostro até 2 semanas após o nascimento, com uma concentração que se mantém estável até os 6 meses. Entretanto, há indícios de que a ingestão materna de colina influencia em sua concentração no leite materno, devendo o pediatra estar atento para a alimentação materna durante a lactação. As fórmulas infantis são suplementadas com colina, sendo a recomendação mínima de 7 mg/100 kcal e máxima entre 30 e 50 mg/100 kcal. A concentração de colina é maior em alimentos de origem animal, como fígado, ovos, leite, carne de gado, peixe, carne suína e frangos, na forma de fosfatidilcolina e esfingomielina. A ingestão recomendada de colina é baseada na AI para a colina total, que abrange todos os compostos dietéticos que contêm colina, por exemplo: fosfatidilcolina, esfingomielina, betaína, glicerofosfocolina, fosfocolina.[96,97,102]

Considerações finais

Nos países industrializados, as principais síndromes de deficiência de vitaminas praticamente desapareceram, permanecendo nos países em desenvolvimento. Hoje eles são superados por déficits marginais, caracterizados por reservas insuficientes de vitaminas para manter o *status* fisiológico normal.[1,6] Esses *status* atingem populações como lactentes, gestantes, alcoólatras e idosos, e podem ter efeitos adversos de longo prazo na saúde. Essa suposição decorre da análise de estudos que mostram um aumento na incidência de várias doenças, como câncer e enfermidades cardiovasculares, oculares e osteoarticulares em indivíduos com baixo *status* vitamínico.[1] Embora as relações causais sejam difíceis de estabelecer, um enorme espaço para a saúde pública parece estar aberto para as vitaminas, substituindo a noção de ingestão mínima, indispensável para prevenir sinais de deficiência, por aquela que garante saúde ótima a médio e longo prazo. No entanto, o caráter paradoxal dos resultados obtidos em vários estudos randomizados deve levar a cautela no uso de suplementos vitamínicos para prevenir doenças crônicas. Embora o campo de pesquisa ainda esteja em fase inicial, estudos sistemáticos e detalhados podem descobrir o papel dessas vitaminas nas modificações epigenéticas em condições normais e patológicas.[4]

Referências bibliográficas

1. Diab L, Krebs NF. Vitamin excess and deficiency. Pediatr Rev. 2018;39(4):161-79.
2. Hollenbeck CB. An introduction to the nutrition and metabolism of choline. Cent Nerv Syst Agents Med Chem. 2012;12(2):100-13.
3. Moretti A, Paoletta M, Liguori S, Bertone M, Toro G, Iolascon G. Choline: an essential nutrient for skeletal muscle. Nutrients. 2020;12(7):1-11.
4. Nur SM, Rath S, Ahmad V, Ahmad A, Ateeq B, Khan MI. Nutritive vitamins as epidrugs. Crit Rev Food Sci Nutr [Internet]. 2021;61(1):1-13.
5. Shehade KD, Lamdan R, Aharoni D, Yeshayahu Y. What can you C in a limping child? Scurvy in an otherwise healthy picky eater. Nutrition. 2021;82:111019.
6. Hamishehkar H, Ranjdoost F, Asgharian P, Mahmoodpoor A, Sanaie S. Vitamins, are they safe? Adv Pharm Bull. 2016;6(4):467-77.
7. Sarni ROS, Escrivão MAMS, Leite CACL, Melo ED, Oliveira FLC, Gurmini J et al. Deficiência de vitamina D em crianças e adolescentes: documento científico do Departamento de Nutrologia da SBP. Rio de Janeiro: Sociedade Brasileira de Pediatria; 2014.
8. Dietary reference intakes for thiamin, riboflavin, niacin, vitamin B6, folate, vitamin B12, pantothenic acid, biotin, and choline. Washington: National Academies; 1998. Disponível em: http://www.nap.edu/catalog/6015; acessado em: 16 de agosto de 2021.
9. Hewett JL. Vitamin A deficiency. Clin Exp Optom. 1994;77(2):76-7.
10. Wiseman EM, Dadon SBE, Reifen R. The vicious cycle of vitamin A deficiency: a review. Crit Rev Food Sci Nutr. 2017;57(17):3703-14.
11. Sociedade Brasileira de Pediatria. Deficiência de Vitamina A – Departamento Científico de Nutrologia da Sociedade Brasileira de Pediatria; 2007.
12. Awasthi S, Awasthi A. Role of vitamin A in child health and nutrition. Clin Epidemiol Glob Heal. 2020;8(4): 1039-42.
13. Stevens SL. Fat-Soluble Vitamins. Nurs Clin North Am. 2021;56(1):33-45.
14. Cunha MSB, Siqueira EMA, Trindade LS, Arruda SF. Vitamin A deficiency modulates iron metabolism via ineffective erythropoiesis. J Nutr Biochem. 2014;25(10):1035-44.
15. OMS. Guideline: Vitamin A supplementation in infants and children 6-59 months of age. World Health Organization; 2011.
16. Ministério da Saúde. Manual de Condutas Gerais do Programa Nacional de Suplementação de Vitamina A. Man Condutas Gerais do Programa Nac Supl Vitam A. 2013;34. Disponível em: https://bvsms.saude.gov.br/bvs/publicacoes/manual_condutas_suplementacao_vitamina_a.pdf; acessado em: 16 de agosto de 2021.
17. Lata S, Bafna RK, Asif MI, Sachan A. Bilateral liquefactive corneal necrosis: a rare and devastating complication of vitamin A deficiency in the adult. BMJ Case Rep. 2021;14(2):12-5.
18. Tanumihardjo SA, Russell RM, Stephensen CB, Gannon BM, Craft NE, Haskell MJ et al. Biomarkers of nutrition for development (BOND): vitamin A review. J Nutr. 2016;146(9):1816S-48S.
19. Rahman MM, Wahed MA, Fuchs GJ, Baqui AH, Alvarez JO. Synergistic effect of zinc and vitamin A on the biochemical indexes of vitamin A nutrition in children. Am J Clin Nutr. 2002;75(1):92-8.
20. Levine MA. Diagnosis and management of vitamin D dependent rickets. Front Pediatr. 2020;8:315.
21. Alves CAD, Cargnin KRN, Paula LCP, Garcia LS, Collet-Solberg PF, Liberatore Jr RDR et al. Hipovitaminose D em pediatria: recomendações para o diagnóstico, tratamento e prevenção. Sociedade Brasileira Pediatria. 2016;1(1):1-11.
22. Schoor N, Lips P. Global Overview of vitamin D status. Endocrinol Metab Clin North Am. 2017;46(4): 845-70.
23. Weiler HA. Vitamin D supplementation for infants. Geneve: Word Health Organization; 2017.
24. Amrein K, Scherkl M, Hoffmann M, Neuwersch-Sommeregger S, Köstenberger M, Berisha AT et al. Vitamin D deficiency 2.0: an update on the current status worldwide. Eur J Clin Nutr. 2020;74(11):1498-513.
25. Bellan M, Andreoli L, Mele C, Sainaghi PP, Rigamonti C, Piantoni S et al. Pathophysiological role and therapeutic implications of vitamin D in autoimmunity: focus on chronic autoimmune diseases. Nutrients. 2020;12(3):1-30.
26. Chanchlani R, Nemer P, Sinha R, Nemer L, Krishnappa V, Sochett E et al. An overview of rickets in children. Kidney Int Rep. 2020;5(7):980-90.
27. Misra M, Pacaud D, Petryk A, Collett-Solberg PF, Kappy M. Vitamin D deficiency in children and its manage-

ment: review of current knowledge and recommendations. Pediatrics. 2008;122(2):398-417.
28. Zhang Y, Wang T, Hu X, Chen G. Vitamin A and diabetes. J Med Food. 2020;24(8):775-85.
29. Lourenço BH, Silva LLS, Fawzi WW, Cardoso MA. Vitamin D sufficiency in young Brazilian children: associated factors and relationship with vitamin A corrected for inflammatory status. Public Health Nutr. 2020;23(7):1226-35.
30. Moon RJ, Curtis EM, Cooper C, Davies JH, Harvey NC. Vitamin D supplementation: are multivitamins sufficient? Arch Dis Child. 2020;105(8):791-3.
31. Lee GY, Han SN. The role of vitamin E in immunity. Nutrients. 2018;10(11):1-18.
32. Abraham A, Kattoor AJ, Saldeen T, Mehta JL. Vitamin E and its anticancer effects. Crit Rev Food Sci Nutr. 2019;59(17):2831-8.
33. Elkamil A, Johansen KK, Aasly J. Ataxia with vitamin E deficiency in Norway. J Mov Disord. 2015;8(1):33-6.
34. Azzi A. Many tocopherols, one vitamin E. Mol Aspects Med. 2018;61:92-103.
35. Barker B. Vitamin E supplementation in people with cystic fibrosis: summary of a Cochrane review. Explore. 2021;17(2):181.
36. Niki E, Traber MG. A history of vitamin E. Ann Nutr Metab. 2012;61(3):207-12.
37. Dror DK, Allen LH. Vitamin E deficiency in developing countries. Food Nutr Bull. 2011;32(2):124-43.
38. Jiang Q. Natural forms of vitamin E: metabolism, antioxidant, and anti-inflammatory activities and their role in disease prevention and therapy. Free Radic Biol Med. 2014;72:76-90.
39. Eden RE, Coviello JM. Vitamin K deficiency StatPearls. 2021;35:112-5. Disponível em: http://www.ncbi.nlm.nih.gov/pubmed/30725668; acessado em: 15 de agosto de 2021.
40. Imbrescia K, Moszczynski Z. Vitamin K. StatPearls. 2021;234:1178-9. Disponível em: http://www.ncbi.nlm.nih.gov/pubmed/31869059; acessado em: 15 de agosto de 2021.
41. Simes DC, Viegas CSB, Araújo N, Marreiros C. Vitamin K as a diet supplement with impact in human health: current evidence in age-related diseases. Nutrients. 2020;12(1):1-24.
42. Mihatsch WA, Braegger C, Bronsky J, Campoy C, Domellöf M, Fewtrell M et al. Prevention of vitamin K deficiency bleeding in newborn infants: a position paper by the ESPGHAN committee on nutrition. J Pediatr Gastroenterol Nutr. 2016;63(1):123-9.
43. Araki S, Shirahata A. Vitamin K deficiency bleeding in infancy. Nutrients. 2020;12(3):1-13.
44. Card DJ, Gorska R, Harrington DJ. Laboratory assessment of vitamin K status. J Clin Pathol. 2020;73(2):70-5.
45. Kashiouris MG, L'Heureux M, Cable CA, Fisher BJ, Leichtle SW, Fowler AA. The emerging role of vitamin C as a treatment for sepsis. Nutrients. 2020;12(2): 292.
46. Rowe S, Carr AC. Global vitamin C status and prevalence of deficiency: a cause for concern? Nutrients. 2020;12(7):1-20.
47. Doseděl M, Jirkovský E, Macáková K, Krčmová LK, Javorská L, Pourová J et al. Vitamin C: sources, physiological role, kinetics, deficiency, use, toxicity, and determination. Nutrients. 2021;13(2):1-36.
48. Carr AC, Lykkesfeldt J. Discrepancies in global vitamin C recommendations: a review of RDA criteria and underlying health perspectives. Crit Rev Food Sci Nutr. 2021;61(5):742-55.
49. Lykkesfeldt J, Tveden-Nyborg P. The pharmacokinetics of vitamin C. Nutrients. 2019;11(10):2412.
50. Abdou E, Hazell AS. Thiamine deficiency: an update of pathophysiologic mechanisms and future therapeutic considerations. Neurochem Res. 2015;40(2):353-61.
51. Frank LL. Thiamin in clinical practice. J Parenter Enteral Nutr. 2015;39(5):503-20.
52. Nabokina SM, Inoue K, Subramanian VS, Valle JE, Yuasa H, Said HM. Molecular identification and functional characterization of the human colonic thiamine pyrophosphate transporter. J Biol Chem. 2017;292(40): 16526.
53. Dhir S, Tarasenko M, Napoli E, Giulivi C. Neurological, psychiatric, and biochemical aspects of thiamine deficiency in children and adults. Front Psychiatry. 2019;10:207. Disponível em: https://www.frontiersin.org/article/10.3389/fpsyt.2019.00207/full; acessado em: 16 de agosto de 2021.
54. Silva JSV, Seres DS, Sabino K, Adams SC, Berdahl GJ, Citty SW et al. Aspen consensus recommendations for refeeding syndrome. Nutr Clin Pract. 2020;35(2): 178-95.
55. Smith TJ, Johnson CR, Koshy R, Hess SY, Qureshi UA, Mynak ML et al. Thiamine deficiency disorders: a clinical perspective. Ann N Y Acad Sci. 2020;nyas.14536.
56. Galvin R, Bråthen G, Ivashynka A, Hillbom M, Tanasescu R, Leone MA et al. EFNS guidelines for diagnosis, therapy and prevention of Wernicke encephalopathy. Eur J Neurol. 2010;17(12):1408-18.
57. World Health Organization. Pocket book of hospital care for children: guidelines for the management of common childhood illnesses. 2.ed. 2013.
58. Committee S, Evaluation S, Intakes R, Vitamins OB, Reference U, Board N. Dietary reference intakes for thiamin, riboflavin, niacin, vitamin B6, folate, vitamin B12, pantothenic acid, biotin, and choline. Washington: National Academies Press; 1998.
59. Mahabadi N, Bhusal A, Banks SW. Riboflavin deficiency. StatPearls. 2021;2:678. Disponível em: http://www.ncbi.nlm.nih.gov/pubmed/29262062; acessado em: 15 de agosto de 2021.
60. Peechakara BV, Gupta M. Vitamin B2 (riboflavin). StatPearls. 2021;2:1-5. Disponível em: http://www.ncbi.nlm.nih.gov/pubmed/30247852; acessado em: 15 de agosto de 2021.

61. Mosegaard S, Dipace G, Bross P, Carlsen J, Gregersen N, Olsen RKJ. Riboflavin deficiency: implications for general human health and inborn errors of metabolism. Int J Mol Sci. 2020;21(11):3847.
62. Hustad S, Ueland PM, Vollset SE, Zhang Y, Bjørke-Monsen AL, Schneede J. Riboflavin as a determinant of plasma total homocysteine: effect modification by the methylenetetrahydrofolate reductase C677T polymorphism. Clin Chem. 2000;46(8):1065-71.
63. Thakur K, Tomar SK, Singh AK, Mandal S, Arora S. Riboflavin and health: a review of recent human research. Crit Rev Food Sci Nutr. 2017;57(17):3650-60.
64. Powers HJ. Riboflavin (vitamin B-2) and health. Am J Clin Nutr. 2003;77(6): 1352-60.
65. Tan KL, Chow MT, Karim SM. Effect of phototherapy on neonatal riboflavin status. J Pediatr. 1978;93(3):494-7.
66. Maria CAB, Moreira RFA. A intrigante bioquímica da niacina: uma revisão crítica. Quim Nova. 2011;34(10): 1739-52. Disponível em: http://www.scielo.br/scielo.php?script=sci_arttext&pid=S0100-40422011001000007&lng=en&nrm =iso&tlng=pt; acessado em: 16 de agosto de 2021.
67. Crook MA. The importance of recognizing pellagra (niacin deficiency) as it still occurs. Nutrition. 2014;30(6):729-30.
68. Meyer-Ficca M, Kirkland JB. Niacin. Adv Nutr. 2016;7(3):556-8.
69. Sanvictores T, Chauhan S. Vitamin B5 (pantothenic acid). StatPearls. 2021;5:699-701.
70. Depeint F, Bruce WR, Shangari N, Mehta R, O'Brien PJ. Mitochondrial function and toxicity: role of the B vitamin family on mitochondrial energy metabolism. Chem Biol Interact. 2006;163(1-2):94-112.
71. Gheita AA, Gheita TA, Kenawy SA. The potential role of B5: a stitch in time and switch in cytokine. Phytother Res. 2020;34(2):306-14.
72. Salvo ML, Contestabile R, Safo MK. Vitamin B6 salvage enzymes: mechanism, structure and regulation. Biochim Biophys Acta. 2011;1814(11):1597-608.
73. Morley JE. Vitamins: the good, the bad, and the ugly. J Am Med Dir Assoc. 2014;15(4):229-31.
74. Yang Q, Liang Q, Balakrishnan B, Belobrajdic DP, Feng QJ, Zhang W. Role of dietary nutrients in the modulation of gut microbiota: a narrative review. Nutrients. 2020;12(2):381. Disponível em: http://www.ncbi.nlm.nih.gov/pubmed/32023943; acessado em: 16 de agosto de 2021.
75. Mastrangelo M. Actual insights into treatable inborn errors of metabolism causing epilepsy. J Pediatr Neurosci. 2018;13(1):13-23.
76. Wilson MP, Plecko B, Mills PB, Clayton PT. Disorders affecting vitamin B6 metabolism. J Inherit Metab Dis. 2019;42(4):629-46.
77. Saleem F, Soos MP. Biotin deficiency. StatPearls. 2021; 13:96. Disponível em: http://www.ncbi.nlm.nih.gov/pubmed/31613531; acessado em: 16 de agosto de 2021.
78. Brasil.Ministério da Saúde. Secretaria de Atenção à Saúde. Departamento de Atenção Especializada, Temática. Triagem neonatal: deficiência de biotinidase. Ministério da Saúde; 2015.
79. Saleem H, Simpson B. Biotinidase deficiency. StatPearls. 2021;68:81-3.
80. Kuroishi T. Regulation of immunological and inflammatory functions by biotin. Can J Physiol Pharmacol. 2015;93(12):1091-6.
81. Mock DM. Biotin: from nutrition to therapeutics. J Nutr. 2017;147(8):1487-92.
82. Canda E, Kalkan Uçar S, Çoker M. Biotinidase deficiency: prevalence, impact and management strategies. Pediatric Health Med Ther. 2020;11:127-33.
83. Lara MT, Aguiar MJB, Giannetti JG, Januário JN. Biotinidase deficiency: clinical and diagnosis aspects and neonatal screening. Rev Médica Minas Gerais. 2014; 24(3):388-96.
84. Merrell BJ, McMurry JP. Folic acid. StatPearls. 2021. Disponível em: http://www.ncbi.nlm.nih.gov/pubmed/32119374; acessado em: 16 de agosto de 2021.
85. Khan KM, Jialal I. Folic acid deficiency. StatPearls. 2021;109:45-6.
86. Kaye AD, Jeha GM, Pham AD, Fuller MC, Lerner ZI, Sibley GT et al. Folic acid supplementation in patients with elevated homocysteine levels. Adv Ther. 2020;37(10):4149-64.
87. Hou H, Zhao H. Epigenetic factors in atherosclerosis: DNA methylation, folic acid metabolism, and intestinal microbiota. Clin Chim Acta. 2021;512:7-11.
88. Li B, Zhang X, Peng X, Zhang S, Wang X, Zhu C. Folic acid and risk of preterm birth: a meta-analysis. Front Neurosci. 2019;13:1284.
89. Obeid R, Holzgreve W, Pietrzik K. Folate supplementation for prevention of congenital heart defects and low birth weight: an update. Cardiovasc Diagn Ther. 2019;9(S2):S424-33.
90. Fujimori E, Baldino CF, Sato APS, Borges ALV, Gomes MN. Prevalência e distribuição espacial de defeitos do tubo neural no Estado de São Paulo, Brasil, antes e após a fortificação de farinhas com ácido fólico. Cad Saude Publica. 2013;29(1):145-54.
91. Venkatramanan S, Armata IE, Strupp BJ, Finkelstein JL. Vitamin B-12 and cognition in children. Adv Nutr. 2016;7(5):879-88.
92. Allen LH, Miller JW, Groot L, Rosenberg IH, Smith AD, Refsum H et al. Biomarkers of nutrition for development (BOND): vitamin B-12 review. J Nutr. 2018;148(suppl_4):1995S-2027S.
93. Green R, Allen LH, Bjørke-Monsen AL, Brito A, Guéant JL, Miller JW et al. Vitamin B12 deficiency. Nat Rev Dis Primers. 2017;3(1):17040.
94. Akış M, Kant M, Işık İ, Kısa PT, Köse E, Arslan N et al. Functional vitamin B12 deficiency in phenylketonuria patients and healthy controls: an evaluation with combined indicator of vitamin B12 status as a biochemical index. Ann Clin Biochem. 2020;57(4):291-9.

95. Tuğba-Kartal A, Çağla-Mutlu Z. Comparison of sublingual and intramuscular administration of vitamin B12 for the treatment of vitamin B12 deficiency in children. Rev Invest Clin. 2020;72(6):380-5. Disponível em: http://www.clinicalandtranslationalinvestigation.com/frame_esp.php?id=315; acessado em: 16 de agosto de 2021.
96. Wiedeman AM, Barr SI, Green TJ, Xu Z, Innis SM, Kitts DD. Dietary choline intake: current state of knowledge across the life cycle. Nutrients. 2018;10(10): 1513.
97. Arias N, Arboleya S, Allison J, Kaliszewska A, Higarza SG, Gueimonde M et al. The relationship between choline bioavailability from diet, intestinal microbiota composition, and its modulation of human diseases. Nutrients. 2020;12(8):1-29.
98. Mun JG, Legette LCL, Ikonte CJ, Mitmesser SH. Choline and DHA in maternal and infant nutrition: synergistic implications in brain and eye health. Nutrients. 2019;11(5):1125.
99. Leermakers ETM, Moreira EM, Jong JCK, Darweesh SKL, Visser T, Voortman T et al. Effects of choline on health across the life course: a systematic review. Nutr Rev. 2015;73(8):500-22.
100. Bernhard W, Poets CF, Franz AR. Choline and choline-related nutrients in regular and preterm infant growth. Eur J Nutr. 2019;58(3):931-45.
101. Agostoni C, Buonocore G, Carnielli VP, Curtis M, Darmaun D, Decsi T et al. Enteral nutrient supply for preterm infants: commentary from the european society of paediatric gastroenterology, hepatology and nutrition committee on nutrition. J Pediatr Gastroenterol Nutr. 2010;50(1):85-91.
102. Blusztajn JK, Slack BE, Mellott TJ. Neuroprotective actions of dietary choline. Nutrients. 2017;9(8): 815.

CAPÍTULO **32**

Manejo nutrológico da criança prematura

Jéssica Neuenfeld Paniz
Elza Daniel de Mello
Carlos Alberto Nogueira-de-Almeida

Considerações gerais

Os recém-nascidos (RN) prematuros apresentam vários fatores de risco para o desenvolvimento de desnutrição, como estoque reduzido de nutrientes, necessidade aumentada de energia para metabolismo e crescimento, motilidade intestinal imatura e incoordenação e/ou ausência dos reflexos de sucção e deglutição. O risco de desnutrição é inversamente proporcional à idade gestacional (IG) e ao peso de nascimento (PN), resultando em um tipo de imunodeficiência secundária.[1-3] Promover nutrição otimizada é crítico no manejo dos prematuros, pois aumenta a sobrevida e diminui potenciais morbidades a curto e longo prazos. O objetivo é aproximar crescimento e ganho de peso ao de um feto de mesma idade pós-menstrual. Introdução precoce de nutrição parenteral após o nascimento, introdução de alimentação enteral precoce, uso de fortificantes alimentares e guias de alimentação contribuem para o progresso e melhora na nutrição dessas crianças. Além disso, o adequado crescimento e nutrição pós-natal são associados a melhores desfechos de neurodesenvolvimento no longo prazo.[3-5]

Várias enfermidades contribuem para o comprometimento do crescimento no pós-natal em pacientes prematuros como: doença pulmonar crônica, doença óssea, refluxo gastroesofágico, cardiopatias e enterocolite necrosante. Cerca de 80% dos RN prematuros estão desnutridos no momento da alta hospitalar, que deve ocorrer quando atingirem o peso de 1.800-2.000 g.[1,3]

Os RN podem ser classificados de acordo com o PN em: baixo peso (PN < 2.500 g); muito baixo peso (PN < 1.500 g); extremo baixo peso (< 1. 000 g); e também de acordo com a proporção do PN para a IG em: pequeno para a IG (PIG), que pode ser secundário a um retardo de crescimento intrauterino; adequado para IG (AIG) e grande para IG (GIG).[3] A idade corrigida, também designada idade pós-concepção, traduz o ajuste da idade cronológica em função do grau de prematuridade. Considerando que o ideal seria nascer com 40 semanas de IG, deve-se descontar da idade cronológica do prematuro as semanas que faltaram para sua IG atingir 40 semanas, ou seja, idade corrigida = idade cronológica – (40 semanas – idade gestacional em semanas).[2,3]

Embora não esteja totalmente esclarecido até quando se deve corrigir a idade do prematuro, a maioria dos autores recomenda utilizar a idade corrigida na avaliação do crescimento e do desenvolvimento até os 2 anos de idade, a fim de se obter a expectativa real para cada criança, sem subestimar o prematuro ao confrontá-lo com os padrões de referência. Na avaliação do crescimento, esse ajuste é necessário para reduzir a variabilidade que existe devido ao rápido crescimento no último trimestre de gestação e desaceleração após o termo, possibilitando, então, avaliação mais acurada das taxas de crescimento pós-natal. É essencial a correção da idade cronológica em função da prematuridade para o correto diagnóstico do desenvolvimento nos primeiros anos de vida, pois, para um prematuro de 28 semanas, não utilizar a idade corrigida aos 2 anos implica 12% de diferença em seu desempenho nos testes de desenvolvimento, o que seria suficiente para erroneamente classificá-lo como anormal.[2]

Avaliação do crescimento

Há muitos fatores que influenciam no crescimento pós-natal do prematuro, entre eles: estado nutricional ao nascimento, período de hospitalização neonatal e nutrição pós-alta. Ainda é muito difícil predizer o crescimento ideal do RN prematuro, porque esse é um processo contínuo, complexo, resultante da interação de fatores genéticos, nutricionais, hormonais e ambientais. Em se tratando de prematuros de extremo baixo peso (EBP) (< 1.000 g), eles são privados de um período crítico de crescimento intrauterino acelerado (o terceiro trimestre de gestação) e têm maior risco de restrição do crescimento pós-natal.[3,6,7]

A dinâmica do crescimento no período neonatal caracteriza-se por perda inicial de peso, seguida pela recuperação do PN, sendo intensidade e duração dessas duas fases inversamente relacionadas à IG, PN e gravidade do RN. Assim, prematuros menores que 1.000 g geralmente recuperam o PN em torno da terceira semana de vida e depois evoluem com velocidade de crescimento semelhante à da vida intrauterina.[8] Essa dinâmica não lhes permite atingir a composição corporal de um feto de mesma idade pós-concepcional, e, por ocasião da alta hospitalar, seus parâmetros antropométricos encontram-se abaixo do percentil mínimo de normalidade nos gráficos de crescimento intrauterino. A expectativa quanto ao crescimento de RN prematuros é que ocorra aceleração máxima entre a 36ª e a 40ª semanas de idade pós-concepção, e que a maioria apresente *catch-up*, atingindo seu canal de crescimento entre os percentis de normalidade nos gráficos de referência até os 2 e 3 anos de idade.[9,10]

O *catch-up growth* é o aumento da velocidade de crescimento do RN prematuro que resulta em recuperação dos indicadores antropométrica para peso, estatura e perímetro cefálico. Pode-se considerar recuperação para esses parâmetros quando eles atingem 1 escore z do índice de massa corporal (IMC), estatura/idade e circunferência craniana. Considera-se que, ao completar o *cacth-up*, o prematuro recuperou seu potencial de crescimento. *Cacth-up* pode ser definido pela variação no escore $z \geq 0,67$, o que corresponde à ascensão de um canal nos gráficos de percentis. Essa aceleração ou recuperação do crescimento é extremamente variável e depende da IG e do PN; da presença de crescimento intrauterino restrito; de doenças associadas; e de morbidades durante a hospitalização neonatal. A recuperação nutricional lenta associa-se com prejuízo do desenvolvimento neuropsicomotor, especialmente o cognitivo; por sua vez, a recuperação muito rápida (ganho de peso acelerado desde as primeiras semanas de vida) associa-se com maior risco para o desenvolvimento de obesidade e doenças crônicas não transmissíveis.[3,7,9-14]

Os prematuros PIG, devido ao retardo de crescimento intrauterino, terão mais dificuldade de recuperação nutricional, sendo que 20 a 30% deles podem não apresentar aceleração significativa do crescimento linear. Os prematuros AIG devem recuperar seu crescimento com 1 a 3 anos de idade. E os prematuros de EBP terão o *catch-up* mais tardiamente, aos 8 anos de idade ou mesmo na adolescência. Durante a infância, os prematuros de EBP geralmente são menores, em peso e comprimento, em relação às crianças nascidas a termo. Todavia, esses prematuros podem apresentar *cacth-up* tardio do crescimento entre 8 e 14 anos de idade e, na adolescência, os valores dos escores z geralmente encontram-se dentro da faixa de normalidade, havendo nítida relação entre a estatura do adolescente e a estatura de seus pais. Mesmo assim, comparados aos nascidos com PN > 2.500 g, os adolescentes nascidos com EBP são menores, com diferenças de 5 a 6 cm na estatura e 8 a 9 kg no peso. Cerca de 10% apresentam peso e comprimento abaixo do percentil 3, mas não se observam diferenças na maturidade sexual e na composição corporal.[8,10] O perímetro cefálico é o primeiro a se recuperar, devendo ocorrer nos primeiros 3-8 meses de vida. Portanto, o acompanhamento longitudinal é fundamental.[1,9,10] Caso o RN prematuro não esteja fazendo a recuperação nutricional, deve-se considerar que fatores relacionados com ingestão, metabolismo e perdas estejam interferindo (Tabela 1); além da possibilidade de outras doenças associadas, infecções e síndromes genéticas.[3]

TABELA 1 Possíveis causas de baixa recuperação nutricional

Baixa ingestão	Posição postural na oferta, tônus orofacial, consistência da papa, medicações anorexígenas Disfagia Refluxo gastroesofágico
Gasto energético aumentado	Doença pulmonar crônica Cardiopatias
Perdas aumentadas	Síndrome de intestino curto Síndrome de má absorção

Fonte: AAP, 2019.[3]

É muito difícil determinar o que seria crescimento normal para os RN prematuros. Há gráficos disponíveis que visam retratar como seria o crescimento intrauterino. Os mais utilizados são os de Olsen, Bertino e Fenton. Os gráficos de crescimento de Olsen e Bertino são usados para determinar se o RN é PIG, AIG ou GIG no nascimento, em todas as IG e para avaliar crescimento dos prematuros maiores de 36 semanas de IG. E os gráficos de Fenton são úteis para classificar em PIG, AIG e GIG em IG menores e para monitorar crescimento até 50 semanas de idade corrigida. A partir da 4ª à 8ª semana de idade, devem-se utilizar os gráficos da Organização Mundial de Saúde (OMS).[15-19]

Mais recentemente, tem-se usado os gráficos do *Intergrowth-21st* para classificação do RN em relação ao PN e, após, acompanhamento e monitoramento do crescimento dos RN prematuros até a 64ª semana de IG corrigida. Após esse período, os gráficos da OMS devem ser utilizados. O uso dos gráficos do *Intergrowth-21st* reduz o diagnóstico de restrição do crescimento pós-natal. Não é recomendado o uso de gráficos de PN de acordo com a IG para monitoramento de crescimento de RN prematuros.[6,20-22] As novas cadernetas de saúde do Brasil já contêm os gráficos do *Intergrowth-21st*, além dos da OMS para a monitorização das crianças. Os gráficos podem ser consultados e baixados no *site* http://intergrowth21.ndog.ox.ac.uk/pt.

Uma vez que o RN tenha atingido seu PN, têm-se indicadores estimados a partir de crescimento intrauterino de coortes históricas de RN prematuros com diversas IG. Eles sugerem que o RN deva ganhar 15 a 20 g/kg/dia, 1 cm/semana de altura e PC. No entanto, essa prática tem resultado em crescimento inadequado, uma vez que a maioria tem alta hospitalar abaixo do percentil 10. Parece que o crescimento "normal" intrauterino no último trimestre é de 11,2 a 20 g/kg/dia. Porém, o RN prematuro muitas vezes apresenta episódios de infecção que aumentam a demanda energética. A Tabela 2 mostra o padrão de crescimento esperado até 1 ano de idade.[3]

TABELA 2 Padrão de crescimento intrauterino e até 1 ano de idade das crianças nascidas a termo

Indicador	A partir da 28ª semana de gestação	Após o nascimento	Entre 3 e 12 meses de idade
Peso	208 g/semana	30 g/dia	20 g/dia
Comprimento	1,1 cm/semana	0,75 cm/semana	0,5 cm/semana
Perímetro cefálico	0,75 cm/semana	0,5 cm/semana	0,25 cm/semana

Fonte: AAP, 2019.[3]

O RN prematuro tem características próprias em relação ao processo de deglutição:

- Deglutição: ocorre no desenvolvimento fetal entre a 11ª e a 12ª semanas de IG.
- Sucção: entre a 15ª e a 24ª semanas de IG.
- Reflexo de busca: ao redor da 32ª semana IG.
- Coordenação da sucção-respiração e deglutição: surge em torno da 34ª semana de IG e está bem coordenada em torno da 37ª IG.[3]

Por ocasião do nascimento, a terapia nutrológica baseia-se na prescrição de nutrição enteral mínima precoce, nas primeiras 24 a 48 horas de vida, pois estimula o trofismo, o amadurecimento funcional e o estabelecimento de microflora intestinal saudável. Até que a nutrição enteral seja plena, utiliza-se nutrição parenteral nas seguintes situações:

- Imediatamente após o nascimento, para fornecer aporte nutricional até que a nutrição enteral seja iniciada e fique plena.
- Durante períodos de disfunção intestinal, como no íleo adinâmico e na enterocolite necrosante.
- Em RN prematuros que estejam recebendo vasopressores em doses maiores ou em oxigenação por membrana extracorpórea.
- Nutrição parenteral prolongada, por malformações congênitas de trato gastrointestinal e síndrome do intestino curto.

A nutrição parenteral em RN com PN menor que 1.000 g deve ser iniciada imediatamente, naqueles com PN entre 1.000 e 1.500 g, em até 48 horas de vida, e naqueles com PN maior, em até 72 horas de vida. As contraindicações seriam: instabilidade hemodinâmica, hiperglicemia grave e distúrbios hidroeletrolíticos e acidobásicos graves. A nutrição parenteral inicial deve conter aminoácidos, glicose e cálcio[3,18] (ver Capítulo 59 – Nutrição parenteral em neonatologia).

Necessidades nutricionais

Não se têm bem estabelecidas as necessidades nutricionais após a alta do paciente prematuro, importando mais um crescimento adequado. Sabe-se, no entanto, que são superiores às dos RN a termo, talvez por essas necessidades variarem de acordo com a IG por ocasião do nascimento e também serem diferentes de acordo com o perfil de nascimento (AIG ou PIG). Os RN prematuros geralmente não têm suas necessidades nutricionais atendidas. Quanto menor a IG, maior o déficit nutricional.

Fórmula de primeiro semestre ou leite materno (LM) não fortificado costumam ser insuficientes para o ganho de peso de RN prematuros. O uso de fórmula para prematuro e leite humano fortificado é a escolha no início da nutrição enteral.[3]

Antes da alta hospitalar, o prematuro consegue ingerir líquidos de acordo com sua vontade e raramente se limita volume ou se utiliza sonda para alimentação. O volume a ser ingerido deve ser o que proporcione ganho mínimo de 15 g/kg/dia.[3,23,24] Portanto, monitorar o crescimento é essencial. Como os RN prematuros são muito instáveis, tem sido sugerido avaliar o aporte calórico e proteico por semana e não por dia.[1,25,26]

Durante a hospitalização, a recomendação de calorias é em torno de 120 kcal/kg/dia, que equivale a 150 a 160 mL/kg de uma fórmula para prematuro (80 kcal/mL) ou 160 a 180 mL/kg de leite humano fortificado, 2,5 a 3,5 g/kg/dia de proteína; 6 a 8 g/kg/dia de lipídeos e 10 a 14 g/kg/dia de carboidratos. Prematuros com dieta sob livre demanda habitualmente ingerem quantidades maiores.[1,3,27] Apesar de as necessidades nutricionais do prematuro não serem completamente definidas, acredita-se que sejam maiores que as de um RN a termo, por causa do objetivo de recuperação de um déficit prévio no crescimento (*cacth-up*).[16] O recomendado pela Sociedade Europeia de Gastroenterologia, Hepatologia e Nutrição Pediátrica (Espghan) para nutrição enteral em RN prematuros é 135 a 200 mL/kg/dia de fluidos, 110 a 135 kcal/kg/dia, 3,5 a 4,5 g de proteína por kg por dia (quanto menor o peso, maior a necessidade de proteínas), 4,8 a 6,6 g/kg/dia de lipídeos e 11,6 a 13,2 g/kg/dia de carboidratos. No geral, quando o RN ingere 150 a 180 mL/kg/dia de fórmula padrão ou LM fortificado, é atingida a necessidade de macronutrientes. Ainda, recomenda-se a ingestão de 385 a 1.540 mg/kg/dia de ácido linoleico, visto ser importante na síntese de ácido docosa-hexaenoico (DHA).[11,28]

O LM é a primeira escolha na alimentação do prematuro e contém altas concentrações de DHA, que está relacionado com melhor desempenho no neurodesenvolvimento e acuidade visual.[11,28-30] A necessidade nutricional de ácidos graxos poli-insaturados de cadeia longa (LC-Pufas) parece ser maior nos prematuros.[3] Além disso, o LM fornece crescimento harmônico, com ganho de peso adequado nos primeiros anos de vida (prevenindo a síndrome metabólica), possui nucleotídeos, oligossacarídeos, lactoferrina e predominam bifidobactérias.[1-3,26] Ver Capítulo 6 – Aleitamento materno.

Caso o PN pós-alta não esteja aumentando de forma adequada com LM, é sugerido suplementar com fórmula láctea, para adequar o aporte proteico, calórico e de cálcio e fósforo.[3] O uso de fortificantes de LM é limitado ao período em que o prematuro está hospitalizado. Na impossibilidade do LM, indica-se o uso de fórmula infantil para prematuro. As fórmulas para prematuro, via de regra, são utilizadas somente até que o RN atinja 1.800 a 2.000 g ou 40 semanas ou até alta hospitalar.[1,2,29]

Após a alta hospitalar, manter LM com ou sem completação de fórmula, dependendo do grau de desnutrição na alta e o crescimento pós-alta. Em relação às fórmulas, em um RN prematuro com desnutrição, o ideal seria utilizar fórmula láctea de seguimento de prematuros, que possuem maior densidade calórica, maior aporte de cálcio e fósforo e menor teor de lactose. Essas fórmulas seriam utilizadas até o terceiro mês de idade corrigida. Caso seja um prematuro tardio e tendo alta sem desnutrição, utilizar-se-ia fórmula de primeiro semestre, podendo-se ainda concentrá-la.[1,27,29]

Em relação ao início da alimentação complementar, não depende da capacidade absortiva, mas da IG corrigida e do desenvolvimento motor. Em situação de neurodesenvolvimento normal, entre 3 e 4 meses de idade corrigida, o RN prematuro é capaz de fazer rolar para os 2/3 posteriores da língua os alimentos semissólidos colocados no 1/3 anterior da língua. Já o reflexo de mastigação estará presente somente entre 5 e 6 meses; nessa fase, a criança é capaz de controlar o reflexo de abrir a boca para dar entrada à colher e girar a cabeça para os lados. Portanto, geralmente se inicia a alimentação complementar entre 4 e 6 meses de idade corrigida e quando a criança adquire pelo menos 5 kg de peso, ou seja, quando tem condições de gastar calorias com o processo de deglutição.[1-3,11]

Alguns prematuros não conseguem ingerir as calorias necessárias por problemas de desenvolvimento, aversão oral ou enfermidades crônicas. Isso é mais frequente naqueles que fizeram uso de ventilação mecânica por muito tempo. Esses pacientes vão se beneficiar de acompanhamento fonoaudiológico. Raramente será necessária alimentação por sonda ou gastrostomia na alta hospitalar.[3,31]

Suplementações

Cálcio e fósforo

Durante o terceiro trimestre de gestação, o feto acumula 80% do cálcio (Ca), fósforo (P) e magnésio presentes em um RN a termo, por isso um RN prematuro necessita de oferta maior desses nutrientes para adequado crescimento e desenvolvimento de massa óssea. A recomendação atual para RN EBP é de 120 a 140 mg/kg/dia de Ca, e 60 a 90 mg/kg/dia de P.[28] Como os RN EBP têm alto risco para desenvolvimento de doença óssea, a triagem é recomendada. Nível sérico de fosfatase alcalina (FA) maior que 800 a 1.000 UI/L ou evidência de fraturas devem ser manejadas com ajuste no aporte de Ca e P. P menor que 4 mg/dL devem ser monitorados, e a suplementação desse micronutriente deve ser considerada. Após a alta, é recomendada avaliação do nível sérico de FA em 2 a 4 semanas.[3] A IG, o PN, e os níveis séricos de P e de FA igual ou acima do maior valor considerado dentro da normalidade são preditores independentes de altura aos 3 anos de idade; e o pico de FA após 1 mês de idade tem correlação negativa com a altura aos 3 anos de idade em RN de muito baixo peso.[32]

Quando o resultado da triagem para doença metabólica óssea for alterado (P baixo e FA alta), será preciso continuar a suplementação de Ca e P após a alta, com solução manipulada. Deve-se garantir o aporte de 200 a 250 mg/kg/dia de Ca e de 110 a 125 mg/kg/dia de P, considerando a quantidade presente nas fórmulas. Para essa suplementação sugere-se a seguinte preparação: xarope de fósforo triciclo 12,9% (1 mL = 50 mg Ca e 25 mg P).[1,3,33,34]

Vitamina D

A vitamina D deve ser suplementada como para qualquer outro RN, na quantidade de 400 UI/dia no primeiro ano e de 600 UI até o segundo ano de vida. Algumas referências mostram benefício da suplementação de até 1.000 UI/dia.[3,28,35] O início da suplementação ocorre a partir do sétimo dia de vida, ou quando o RN estiver em uso de dieta enteral plena.[1,36]

Vitamina A

A dose recomendada é de 400 a 1.100 mcg/kg/dia para RN pré-termo.[3]

Ferro

A maior porção de ferro acumulado no feto ocorre no terceiro trimestre gestacional, por isso prematuros têm uma necessidade maior de suplementação, alto risco de depleção de estoques de ferro nos primeiros 2 meses e deficiência de ferro nos primeiros 2 anos de idade.[3] A quantidade do ferro ofertada varia com o PN, e deve ser iniciada entre 2 e 6 semanas de vida, e quando a nutrição enteral estiver plena[28,37-39] (Tabela 3).

Zinco

Grande parte do zinco transferido ao feto na gestação ocorre após a 24ª semana de IG. Além disso, o zinco presente no LM é insuficiente para o prematuro, sendo importante considerar a suplementação. Já as fórmulas para prematuros têm as necessidades recomendadas. No entanto, essa suplementação não é consenso. Pode-se usar 0,5 a 1 mg/kg/dia desde as 36 semanas de IG até 3 a 6 meses de idade corrigida.[36,40-43]

TABELA 3 Recomendação da suplementação de ferro de acordo com a idade gestacional

Peso ao nascimento	Suplementação de ferro elementar no primeiro ano, a partir de 30 dias de vida	Suplementação de ferro elementar no segundo ano
> 1.500 g	2 mg/kg/dia	1 mg/kg/dia
1.500-1.000 g	3 mg/kg/dia	
< 1.000 g	4 mg/kg/dia	

Fonte: adaptada de SBP, 2021.[44]

Vitaminas

Sugere-se utilizar polivitamínicos, que contenham em sua composição vitaminas A e C e vitaminas do complexo B. A vitamina A deve ser utilizada na dose de 400 a 1.100 mcg/kg/dia para RN pré-termo até 1 ano de idade.[3] Recomenda-se uma vez as doses diárias das outras vitaminas até os 1 ou 2 anos de idade, dependendo se foi RN prematuro EBP e de como está a evolução do seu estado nutricional.[1,3]

Considerações finais

O manejo nutricional do prematuro é fator fundamental, que merece especial atenção, pois a nutrição adequada muda o prognóstico de crescimento e desenvolvimento. E é importante considerar que uma intervenção nutricional pode evitar que o RN prematuro não atinja sua estatura final ou que tenha comprometimento cognitivo, e para isso o acompanhamento é fundamental. Adicionalmente, considerando os conhecimentos mais recentes sobre epigenética e programação metabólica, muitos RN prematuros que são PIG podem se beneficiar de um adequado seguimento nos primeiros anos de vida, com especial cuidado quanto ao ganho de peso rápido e exagerado, no sentido de evitar o desencadeamento de obesidade e síndrome metabólica.

Referências bibliográficas

1. Ziegler E. Preterm and low birthweight infants. In: Kolezko B (ed.). Pediatric nutrition in practice. Basel: Karger; 2008.
2. Hay WW, Lucas A, Heird WC, Ziegler E, Levin E, Grave GD et al. Workshop summary: nutrition of the extremely low birth weight infant. Pediatrics. 1999;104:1360-8.
3. American Academy of Pediatrics. Nutritional needs of the preterm infant. In: Kleinman RE, Greer F (eds.). Pediatric nutrition. Elk Grove Village: American Academy of Pediatrics; 2019.
4. Power VA, Spittle AJ, Lee KJ, Anderson PJ, Thompson DK, Doyle LW et al. Nutrition, growth, brain volume, and neurodevelopment in very preterm children. J Pediatr. 2019;215:50-5.
5. Coviello C, Keunen K, Kersbergen KJ, Groenendaal F, Leemans A, Peels B et al. Effects of early nutrition and growth on brain volumes, white matter microstructure, and neurodevelopmental outcome in preterm newborns. Pediatr Res. 2018;83(1):102-10.
6. Silveira RC, Procianoy RS. Preterm newborn's postnatal growth patterns: how to evaluate them. Jornal de Pediatria. 2019;95:42-8.
7. Corpeleijn WE, Kouwenhoven SMP, Van Goudoever JB. Optimal growth of preterm infants. World Rev Nutr Diet. 2013;106:149-55.
8. Fenton TR, Nasser R, Eliasziw M, Kim JH, Bilan D, Sauve R. Validating the weight gain of preterm infants between the reference growth curve of the fetus and the term infant. BMC Pediatr. 2013;13(1):92.
9. Bertino E, Spada E, Occhi L, Coscia A, Giuliani F, Gagliardi L et al. Neonatal anthropometric charts: the Italian neonatal study compared with other European studies. J Pediatr Gastroenterol Nutr. 2010;51(3):353-61.
10. Olsen IE, Groveman SA, Lawson ML, Clark RH, Zemel BS. New intrauterine growth curves based on United States data. Pediatrics. 2010;125(2):e214-24.

11. Kumar RK, Singhal A, Vaidya U, Banerjee S, Anwar F, Rao S. Optimizing nutrition in preterm low birth weight infants: consensus summary. Front Nutr. 2017;(4).
12. Ni Y, Beckmann J, Hurst JR, Morris JK, Marlow N. Size at birth, growth trajectory in early life, and cardiovascular and metabolic risks in early adulthood: EPICure study. Arch Dis Child Fetal Neonatal. 2021;106(2):149-55.
13. Van de Pol C, Allegaert K. Growth patterns and body composition in former extremely low birth weight (ELBW) neonates until adulthood: a systematic review. Eur J Pediatr. 2020;179(5):757-71.
14. Embleton ND, Korada M, Wood CL, Pearce MS, Swamy R, Cheetham TD. Catch-up growth and metabolic outcomes in adolescents born preterm. Arch Dis Child. 2016;101(11):1026-31.
15. Fenton TR. A new growth chart for preterm babies: Babson and Benda's chart updated with recent data and a new format. BMC Pediatr. 2003;3. Disponível em: http://hdl.handle.net/1880/47617; acessado em: 09 de agosto de 2021.
16. Fenton TR, Sauve RS. Using the LMS method to calculate z-scores for the Fenton preterm infant growth chart. Eur J Clin Nutr. 2007;61(12):1380-5.
17. Ziegler EE. Meeting the nutritional needs of the low--birth-weight infant. Ann Nutr Metab; 2011:58(suppl 1):8-18.
18. Ford GW, Doyle LW, Davis NM, Callanan C. Very low birth weight and growth into adolescence. Arch Pediatr Adolesc Med. 2000;154(8):778-84.
19. Casey PH, Kraemer HC, Bernbaum J, Yogman MW, Sells JC. Growth status and growth rates of a varied sample of low birth weight, preterm infants: a longitudinal cohort from birth to three years of age. J Pediatr. 1991;119(4):599-605.
20. Ceratto S, Savino F, Vannelli S, De Sanctis L, Giuliani F. Growth assessment in preterm children from birth to preschool age. Nutrients. 2020;12(7):1-10.
21. Villar J, Altman DG, Purwar M, Noble JA, Knight HE, Ruyan P et al. The objectives, design and implementation of the Intergrowth-21 st Project. BJOG An Int J Obstet Gynaecol. 2013;120(Suppl. 2):9-26.
22. Villar J, Giuliani F, Bhutta ZA, Bertino E, Ohuma EO, Ismail LC et al. Postnatal growth standards for preterm infants: The Preterm Postnatal Follow-up Study of the Intergrowth-21st Project. Lancet Glob Heal. 2015; 3(11):e681-91.
23. Ong KKL, Ahmed ML, Dunger DB, Emmett PM, Preece MA. Association between postnatal catch-up growth and obesity in childhood: prospective cohort study. Br Med J. 2000;320(7240):967-71.
24. Klein CJ. Nutrient requirements for preterm infant formulas. The Journal of Nutrition. 2002;132(6): 1395S-1577S.
25. Schanler RJ, Shulman RJ, Lau C, Smith EOB, Heitkemper MM. Feeding strategies for premature infants: randomized trial of gastrointestinal priming and tube-feeding method. Pediatrics. 1999;103(2):434-9.
26. Cooke RJ, Griffin IJ, McCormick K, Wells JCK, Smith JS, Robinson SJ et al. Feeding preterm infants after hospital discharge: effect of dietary manipulation on nutrient intake and growth. Pediatr Res. 1998;43(3):355-60.
27. Greer FR. Post-discharge nutrition: what does the evidence support? Seminars in Perinatology. 2007;31:89-95.
28. Agostoni C, Buonocore G, Carnielli VP, De Curtis M, Darmaun D, Decsi T et al. Enteral nutrient supply for preterm infants: commentary from the european society of paediatric gastroenterology, hepatology and nutrition committee on nutrition. J Pediatr Gastroenterol Nutr. 2010;50:85-91.
29. Asadi S, Bloomfield FH, Harding JE. Nutrition in late preterm infants. Seminars in Perinatology. 2019;43(7): 151-60.
30. Shulkin M, Pimpin L, Bellinger D, Kranz S, Fawzi W, Duggan C et al. N-3 fatty acid supplementation in mothers, preterm infants, and term infants and childhood psychomotor and visual development: a systematic review and meta-analysis. J Nutr. 2018;148(3): 409-18.
31. Young L, Morgan J, McCormick FM, McGuire W. Nutrient-enriched formula versus standard term formula for preterm infants following hospital discharge. Cochrane Database of Systematic Reviews. 2012; 3(3):CD004696.
32. Isojima T, Kushima R, Goishi K, Tsuchida S, Watanabe T, Takahashi N et al. Mineral status of premature infants in early life and linear growth at age 3. Pediatr Int. 2015;57(5):864-9.
33. Koo WWK, Hockman EM. Posthospital discharge feeding for preterm infants: effects of standard compared with enriched milk formula on growth, bone mass, and body composition. Am J Clin Nutr. 2006; 84(6):1357-64.
34. Schanler R, Rifka M. Calcium, phosphorus and magnesium needs for the low-birth-weighi infant. Acta Pædiatrica. 1994;83:111-6.
35. Yang Y, Li Z, Yan G, Jie Q, Rui C. Effect of different doses of vitamin D supplementation on preterm infants: an updated meta-analysis. J Matern Neonatal Med. 2017;31(22):3065-74.
36. Dall'Agnola A, Beghini L. Post-discharge supplementation of vitamins and minerals for preterm neonates. Hum Dev. 2009;85(10 Suppl):S27-9.
37. Picaud JC, Decullier E, Plan O, Pidoux O, Bin-Dorel S, van Egroo LD et al. Growth and bone mineralization in preterm infants fed preterm formula or standard term formula after discharge. J Pediatr. 2008;153(5):621.
38. Moody GJ, Schanler RJ, Abrams SA. Utilization of supplemental iron by premature infants fed fortified human milk. Acta Paediatr Int J Paediatr. 1999;88(7): 763-7.

39. Mills RJ, Davies MW. Enteral iron supplementation in preterm and low birth weight infants. Cochrane Database Syst Rev. 2012;(3):CD005095.
40. Staub E, Evers K, Askie LM. Enteral zinc supplementation for prevention of morbidity and mortality in preterm neonates. Cochrane Database Syst Rev. 2021; 3:CD012797.
41. Terrin G, Canani RB, Di Chiara M, Pietravalle A, Aleandri V, Conte F et al. Zinc in early life: a key element in the fetus and preterm neonate. Nutrients. 2015;7:10427-46.
42. Mathur NB, Agarwal DK. Zinc supplementation in preterm neonates and neurological development: a randomized controlled trial. Indian Pediatr. 2015; 52(11):951-5.
43. Sievers E, Oldigs HD, Dorner K, Schaub J. Longitudinal zinc balances in breast-fed and formula-fed infants. Acta Paediatr Int. 1992;81(1):1-6.
44. Sociedade Brasileira de Pediatria. Consenso sobre anemia ferropriva: mais que uma doença, uma urgência médica! Rio de Janeiro: SBP; 2021.

CAPÍTULO 33

Alergia à proteína do leite de vaca

Elza Daniel de Mello
Carlos Alberto Nogueira-de-Almeida
Andréa Aparecida Contini
Paula Daniel de Mello

Introdução

A alergia alimentar (AA) é definida como um grupo de reações adversas a alimentos que apresenta envolvimento do sistema imunológico, tanto pela imunoglobulina E (IgE) como por outros mecanismos desse sistema. A prevalência de AA é bastante variável e parece estar crescendo. Os alérgenos alimentares mais comuns são o leite de vaca, a soja, a clara do ovo, o trigo, o amendoim, as nozes, os peixes e os frutos do mar.[1-3] O Capítulo 32 (Alergia alimentar) apresenta informações complementares ao capítulo atual.

A alergia à proteína do leite de vaca (APLV) é um problema comum em lactentes, que usualmente têm as primeiras manifestações clínicas nos primeiros 6 meses de vida, com prevalência que varia de 2 a 5%.[4] É uma doença inflamatória secundária à reação imunológica contra uma ou mais proteínas do leite de vaca, especialmente a beta-lactoglobulina, a alfa-lactoalbumina e a caseína. O mecanismo de ação da alergia pode ser mediado por IgE (reações imediatas, potencialmente fatais), misto e não mediado por IgE (reações tardias, em geral com sintomas gastrointestinais).[5]

Em relação à história natural da APLV, a maioria dos pacientes portadores de alergia não IgE mediada apresenta tolerância em torno dos 2 anos de idade. Cerca de 10 a 25% dos pacientes com APLV IgE mediada permanecem alérgicos e, em torno de 50%, desenvolvem sensibilização para outros alimentos. Um estudo demonstrou que 30%, 54% e 70% dos lactentes, tornaram-se tolerantes ao leite de vaca após 1, 2, e 3 anos da dieta de exclusão de leite de vaca, respectivamente.[1,3,6,7]

O desenvolvimento de AA é resultado da interação de três fatores: suscetibilidade do paciente (que é determinada por fatores genéticos), características do alimento e fatores locais que levam ao comprometimento da barreira do trato digestório. A modulação da microbiota intestinal, importante fator de regulação da barreira gastrointestinal, também pode sofrer influência da herança genética e de fatores como tipo de parto, uso de medicações (especialmente antibióticos) e tipo de dieta. Os alérgicos devem apresentar algumas características que permitam seu reconhecimento pelo sistema imunológico e que desencadeiem uma resposta inflamatória de caráter alérgico. São, em geral, glicoproteínas que apresentam peso molecular entre 10 e 70 kDa e cujos epítopos alérgicos (sequência de aminoácidos que suscita resposta imunológica) são resistentes à cocção e ao processo digestivo.[1,3,8]

Os mecanismos envolvidos na fisiopatologia da AA são complexos e variados, mas têm em comum a quebra dos sistemas de tolerância do trato digestório. Esses mecanismos são fundamentais para a manutenção da homeostase nas mucosas, pois, todos os dias, uma série de proteínas estranhas é absorvida sem que, necessariamente, ocorra processo inflamatório. Entretanto, o trato digestório também é porta de entrada para diversos patógenos que devem ser combatidos. Esse equilíbrio dinâmico entre alergia e resposta efetiva é garantido por uma série de mecanismos inespecíficos, como o suco gástrico, o peristaltismo, a barreira epitelial e a flora intestinal, além de componentes do setor de imunidade adaptativa, como a IgA e os linfócitos T de ação reguladora (Treg), que permitem o reconhecimento antagônico, mas não amplificam a resposta imunológica. A hipótese da higiene sugere que, em ambientes de acentuada limpeza ambiental e doméstica, a falta de exposição aos microrganismos ou seus produtos diminui o estímulo para células T auxiliares 1 (Th1, do inglês T *helper* 1), o que altera a relação Th1/Th2, aumentando a resposta Th2, favorecendo o desenvolvimento da atopia e das manifestações alérgicas. Assim, essa teoria defende que a exposição precoce a determinados microrganismos, vacinas ou endotoxinas pode fazer com que a resposta imunológica a antígenos seja minimizada. No caso da AA, há maior ativação de linfócitos T auxiliares do tipo Th2, especialmente nos processos mistos ou mediados por IgE ou do tipo linfócitos T auxiliares Th1 nas repostas mediadas por células. O aumento do infiltrado de eosinófilos nos diferentes órgãos do sistema digestório também tem sido relacionado à fisiopatologia de determinadas AA, como a esofagite e a gastroenterite eosinofílicas.[8,9]

Diagnóstico

A abordagem diagnóstica da AA inicia-se com a suspeita, pelas manifestações clínicas que são diversas e dependem dos mecanismos envolvidos (IgE e não IgE mediados) e do órgão acometido (Tabela 1).[3,8,10,11]

Nas reações de hipersensibilidade imediata e mediadas por anticorpos IgE, os sinais e sintomas ocorrem de modo agudo, minutos ou até duas horas após a ingestão do alérgeno. De modo diferente, as manifestações mediadas por células (não mediadas por IgE) apresentam sintomas subagudos ou crônicos, e a reação ocorre 24, 48 horas ou mais tempo após a exposição ao alérgeno. Quanto ao órgão, a maioria das crianças desenvolve sintomas relacionados ao trato digestório (50 a 60%), à pele (50 a 60%) e ao trato respiratório (20 a 30%), com grau de intensidade que vai desde alterações leves até aquelas graves, com risco de vida (anafilaxia e edema laríngeo) e alta morbidade (comprometimento do crescimento).[5,6,11] As alergias IgE mediadas

TABELA 1 Principais manifestações clínicas da alergia à proteína do leite de vaca

Sistema envolvido	IgE mediada (manifestação clínica em até 2 horas)	Misto	Não IgE mediada (reações dias após a ingestão)
Trato digestório	Hipersensibilidade gastrointestinal Síndrome da alergia oral	Gastroenterite eosinofílica	Enterocolite Proctite Enteropatia perdedora de proteína
Pele	Urticária aguda Angioedema	Dermatite atópica	Dermatite herpetiforme
Aparelho respiratório	Broncoespasmo agudo	Asma	Hemossiderose pulmonar
Aparelho cardiovascular	Choque		

Fonte: Jarvinen-Seppo, 2021.[11]

estão relacionadas ao maior risco de alergias múltiplas e à associação com outras doenças atópicas, como asma, mais tardiamente.[3,10]

O diagnóstico da AA é muitas vezes difícil, pois é basicamente clínico, não existem exames laboratoriais adequados e fidedignos. Inclui dieta de restrição e teste de desencadeamento. Os testes alérgicos nem sempre são úteis e são muito mais aplicados nas alergias imediatas ou IgE mediadas. Assim, a anamnese clínica é muito importante, incluindo a história de introdução de alimentos.[2,8]

Em relação à avaliação laboratorial, os exames acessíveis estão, em sua maior parte, direcionados à avaliação de manifestações mediadas por IgE. A pesquisa de IgE específica pode ser realizada de duas maneiras: por meio de teste *in vivo* (denominado teste de puntura ou *prink* teste) ou teste *in vitro* de dosagem de IgE específica por meio de diversas técnicas, sendo o RAST (*radioallergosorbent test*) a técnica mais comum. É importante salientar que testes positivos só indicam sensibilização e que a relação causal entre alimento e sintoma somente poderá ser estabelecida pela anamnese e pelo teste de provocação oral. Os testes de puntura têm sido úteis no diagnóstico; a utilização de extratos padronizados confere a esse teste elevada especificidade (85 a 90%). Assim, caso o teste seja negativo, há até 90% de chance de o paciente não ser alérgico a determinado alimento. Entretanto, seu valor preditivo positivo é baixo (40%); dessa maneira, testes podem ser positivos mesmo em pacientes sem nenhuma história de alergia a determinado alimento. O resultado baseia-se na reação de hipersensibilidade do tipo 1, em que, pela presença de IgE específica contra o alimento testado, ocorre degranulação de mastócitos e liberação de histamina, que, após 15 minutos, leva a vasodilatação, hiperemia e prurido, formando uma pápula e permitindo a leitura de resultados. Consideram-se casos positivos resultados com pápula superiores a 3 mm, desde que se mantenha uma diferença mínima de 2 mm em relação ao controle, negativo. Existe uma variação desse teste denominadao *prink to prink*, em que, no lugar da utilização de extratos, o alérgeno testado é em sua forma *in natura*. Após introdução da lanceta no alimento, esta é aplicada sobre a pele do paciente, procedendo-se à leitura da mesma forma como se faz no *prink* teste convencional. Os testes de puntura são práticos e de fácil leitura, mas é importante observar que não devem ser realizados nas seguintes condições: 1) pacientes com reações anafiláticas (pelo risco de graves reações); 2) pacientes em uso de anti-histamínicos (interferem completamente nos resultados, devendo ser suspensos em média 5 dias antes do teste) ou antidepressivos (também podem interferir nos resultados); 3) pacientes com dermografismo (a hiper-reatividade cutânea pode gerar resultados falso-positivos); 4) pacientes com lesões cutâneas extensas que não permitem a aplicação do extrato/alimento; e 5) pacientes com distúrbios de coagulação. Outra forma de detectar a IgE específica é por meio da dosagem sérica, com emprego do RAST, denominação clássica das medidas de IgE específica *in vitro*. Esse método tem os mesmos níveis de especificidade e sensibilidade que os testes de puntura. Embora o resultado do teste não seja imediato e seja necessária punção venosa para sua realização, ele pode ser solicitado para pacientes com reações anafiláticas, com lesões cutâneas e em uso de anti-histamínicos. Mais recentemente, com a evolução das técnicas laboratoriais e o surgimento do ImmunoCAP, uma variante do RAST, houve a possibilidade de se estabelecerem valores de corte de IgE específica, acima dos quais há 95% de chance de o paciente ser alérgico a determinado alimento. Esse ponto de corte pode variar de acordo com a idade e mesmo com a sintomatologia apresentada (Tabela 2). É importante salientar que se pode continuar detectando IgE específica ao alimento mesmo já tendo ocorrido a tolerância alimentar. Geralmente, observa-se uma queda nos níveis; e o resultado também não está relacionado com a gravidade da alergia.[9,12]

TABELA 2 Níveis de IgE de alérgenos que teriam maiores valores preditivos positivos

Alérgenos	IgE (UI/L)	Valor preditivo positivo (%)
Ovo	7	98
Leite	15	95
Amendoim	14	100
Peixe	20	100
Nuts (oleaginosas)	15	95
Soja	30	73
Trigo	26	74
Ovo (criança menor de 2 anos de idade)	2	95
Leite de vaca (criança menor de 2 anos de idade)	5	95

Fonte: Jarvinen-Seppo, 2021.[11]

A medição dos níveis de anticorpos IgG e IgG_4 específicos para alimentos é frequentemente proposta para o diagnóstico de AA não mediada por IgE, mas os resultados ainda são incertos e não comprovados na literatura.[10] A falta de evidências robustas leva à incerteza sobre seu uso na infância, não sendo recomendado atualmente.[13] Estudos recentes mostraram que a resolução natural de AA está associada ao aumento dos níveis de IgG específicos de alimentos, assim como a imunoterapia. Portanto, níveis elevados de IgG podem significar tolerância e não alergia.[14]

As AA não mediadas por IgE são caracterizadas por inflamação intestinal e aumento da permeabilidade, o que leva à migração de granulócitos e eosinófilos para o lúmen intestinal. Em virtude da falta de testes diagnósticos confiáveis, há um interesse crescente em se encontrar biomarcadores fecais, como calprotectina fecal, antitripsina alfa-1, beta-defensina, fator de necrose tumoral alfa, IgA fecal, neurotoxina derivada de eosinófilos e proteína catiônica eosinofílica. No entanto, os resultados disponíveis na literatura não nos permitem fazer recomendações sobre o uso desses biomarcadores fecais.[13]

É importante considerar a dificuldade do diagnóstico diferencial entre APLV e enterocolite necrosante (ECN) no período neonatal. A ECN é uma emergência gastrointestinal comum, em unidades de terapia intensiva neonatal, com uma incidência de 1 a 7,7%.[15] A APLV e ECN compartilham muitos sintomas clínicos semelhantes, como vômitos, distensão abdominal, diarreia, fezes com sangue, dificuldades de alimentação, sonolência, apneia e até choque. Na radiografia abdominal, ambas mostram dilatação intestinal, pneumatose intestinal e gás venoso portal. Mas seus tratamentos são bem diferentes. ECN requer jejum e antibióticos, enquanto para APLV o manejo baseia-se na modificação dietética. Tanto a ECN quanto a APLV podem mostrar sinais de pneumatose intestinal, gás venoso portal, espessamento da parede intestinal e coleções de fluido focal na ecografia abdominal no estágio inicial. Na APLV, a duração do gás venoso portal é menor que a da ECN, e a motilidade intestinal fora da área da lesão é diferente, podendo ser diferenciadas. Avaliar esses aspectos é de suma importância na orientação da escolha do tratamento aplicado nos casos de ECN e APLV.[15]

Manejo nutrológico

O objetivo do tratamento é determinar a supressão da inflamação, retirando-se o estímulo antigênico: proteínas da dieta responsáveis pelo processo alérgico. Nesse caso, mais especificamente, as proteínas do leite de vaca devem ser retiradas da dieta. Deve-se salientar que algumas crianças podem também ter reação à carne bovina, especialmente se estiverem em aleitamento exclusivo. Em torno de 10% dos lactentes com APLV podem também reagir à carne bovina. Quando se retira a carne bovina da dieta, deve-se retirar, também, carne de ovelha, gelatina que não seja de algas, balas de goma e cápsulas de medicamentos. Caso a carne seja retirada da dieta, não esquecer de suplementar ferro e zinco.[16]

Assim, após a identificação do alimento suspeito, recomenda-se a eliminação deste por 2 a 8 semanas. Como a resposta clínica favorável pode ser apenas uma coincidência, é necessária a confirmação diagnóstica por meio de teste de desencadeamento. Pelos inúmeros fatores limitantes dos exames diagnósticos, tanto nos casos de alergias alimentares mediados pela IgE, quanto nos não IgE mediados, o teste de provocação com alimento duplo-cego e controlado por placebo continua sendo o padrão-ouro para o diagnóstico de alergia alimentar. Esse teste consiste em retirar completamente a proteína do leite de vaca da dieta por um período de 2 a 8 semanas, quando as manifestações clínicas terão desaparecido. Depois desse período, oferece-se novamente a proteína do leite de vaca e os sinais e sintomas irão retornar. O teste duplo-cego é aquele em que nem o paciente nem o médico sabem se está sendo oferecido alimento com o alérgeno suspeito. Na prática clínica, os desencadeamentos abertos são muito mais frequentemente realizados, quando se oferecem doses progressivas do alérgeno, observando o paciente por 2 a 4 horas, e depois revisando em 24 horas. Na possibilidade de reação clínica importante, essa provocação deve ser realizada em unidade de tratamento intensivo.[2,10,17] O consenso inglês de 2013 permite que façamos em ambulatório/domicílio o teste de provocação oral, quando as manifestações da APLV forem, basicamente, gastrointestinais.[18]

A eliminação do antígeno da dieta fornece informações diagnósticas e, ao mesmo tempo, resolução dos sintomas. Se não houver melhora com a retirada do alimento, ou não se trata de AA, ou não foram eliminados todos os antígenos. Se a dieta de eliminação tem sucesso, a provocação (desencadeamento oral) está indicada para confirmação do diagnóstico.[10,13,19,20]

O teste de provocação oral faz parte do arsenal diagnóstico da AA mediada e não mediada pela IgE, mas deve-se ter cuidado na sua indicação, pois pode desencadear situações de risco, como a anafilaxia. Tem papel importante em duas situações: na confirmação diagnóstica das crianças com suspeita de AA e para avaliação do desenvolvimento de tolerância nos pacientes em tratamento para AA. Em ambas as situações, o teste do desencadeamento indica a necessidade de manutenção ou não da dieta de restrição.[3,10,13,19]

A dieta de eliminação pode causar desnutrição, pois, na ausência do leite de vaca, estamos retirando da dieta uma importante fonte de proteína de alto valor biológico, calorias e cálcio. Também pode-se observar deficiência de vitaminas D, A, B1, B2 (riboflavina), B5 (ácido pantotênico) e B12, magnésio, selênio, zinco, potássio e fósforo. Assim, todo esforço deve ser feito para garantir que as necessidades dietéticas do sujeito sejam atingidas, e que o paciente e os cuidadores estejam completamente orientados quanto aos alimentos proibidos e às substituições mais saudáveis.[17,20,21]

A Tabela 3 apresenta os nutrientes do leite de vaca e por quais alimentos podem ser substituídos.[11]

Por se tratar de uma inflamação, a AA pode também comprometer o estado nutricional por aumentar as necessidades de energia e reduzir a ingestão energética por diminuição do apetite. Quando compromete o tubo digestório, pode provocar agravo ao estado nutricional pelos seguintes mecanismos: diminuição da assimilação de energia e nutrientes, em função de vômitos e/ou regurgitação; redução da absorção intestinal nos casos com enterite e má absorção intestinal; perda de nutrientes pela mucosa intestinal inflamada (proteínas nos quadros de colite e ferro nos casos com perda de sangue).[3,8,16,22]

TABELA 3 Nutrientes do leite de vaca e como podem ser substituídos na dieta de exclusão

Nutrientes do leite de vaca	Alternativa de fonte dietética
Proteína	Carne bovina, peixe, frango, produtos de soja, amendoim, outras leguminosas, oleaginosas, sementes
Gordura	Óleos vegetais, margarina, abacate, carne bovina, peixe, frango, amendoim, oleaginosas, sementes
Cálcio	Bebidas alternativas enriquecidas (de soja, arroz, aveia, amêndoa), batata, caju, ervilha, *tofu* fortificado com cálcio, suco fortificado com cálcio
Vitamina D	Bebidas alternativas enriquecidas, margarina fortificada, iogurtes vegetais fortificados, óleos de peixe, salmão e gordura de outros peixes
Vitamina B12	Carne bovina, peixe, frango, ovos, bebidas alternativas enriquecidas
Vitamina A	Retinol – fígado, gema de ovo, margarina fortificada Caroteno – vegetais de folhas verde-escuras, frutas e vegetais laranja escuro, bebidas alternativas enriquecidas
Vitamina B5 (ácido pantotênico)	Carne bovina, vegetais, ovos, grãos integrais, legumes, peixe
Riboflavina	Vegetais de folhas verde-escuras, grãos integrais e enriquecidos

Fonte: Jarvinen-Seppo, 2021.[11]

Portanto, os pilares do tratamento da APLV são: exclusão da(s) proteína(s) alergênica(s) da dieta e prescrição de dieta substitutiva que atenda a todas as necessidades nutricionais, inclusive para o crescimento.[3]

Para os lactentes em aleitamento materno, recomenda-se a dieta de restrição para a mãe nutriz. Não esquecer de, quando retirar leite e derivados da dieta materna, suplementar cálcio e vitamina D para a mãe. Para aqueles que estão em uso de fórmulas infantis, deve-se avaliar a melhor opção, conforme a idade e o quadro clínico do paciente. Atualmente existe, no Brasil, uma grande variedade de fórmulas infantis disponíveis para uso. Todas são produzidas de forma industrial, a partir de componentes cientificamente seguros e adequados para a idade, seguindo o *codex alimentarius*. Os fatores que determinam a escolha da fórmula são a sua composição, o custo, a disponibilidade, a aceitação da criança, o potencial residual de alérgenos e as evidências que demonstram a eficácia da fórmula.[10,23-25]

No tratamento de crianças maiores, a restrição alimentar se torna bem mais difícil, pois vários alimentos são preparados com diferentes ingredientes que podem conter o alérgeno em questão. Uma vez que a proteína do leite de vaca está presente em vários alimentos, muitas vezes é trabalhosa a sua exclusão completa da dieta. Essa exclusão exige grande esforço da equipe de saúde em orientar os pacientes e familiares sobre a importância de manter a dieta adequada e capacitá-los para reconhecer os alimentos com proteína do leite de vaca, lendo os rótulos e identificando nomes que indicam sua presença.[3,10,16,25] No Capítulo 34, Seguimento nutricional da criança com alergia à proteína do leite de vaca, existe uma tabela com todos os nomes de ingredientes que podem significar leite de vaca, além de outra com alimentos permitidos e não permitidos na APLV. O Quadro 1 apresenta outras recomendações importantes no manejo da APLV.

Para a escolha das fórmulas, têm-se as seguintes recomendações:[3,10,18-20,24]

- Para crianças com APLV IgE mediada, com alto risco de reações anafiláticas (história prévia de anafilaxia), é sugerido o uso de fórmula de aminoácidos.
- Para crianças com APLV IgE mediada, com baixo risco de reações anafiláticas (nenhu-

QUADRO 1 Recomendações importantes no manejo da alergia à proteína do leite de vaca

- Quando a mãe estiver amamentando também deve fazer a dieta totalmente restritiva!
- Tratamento da alergia à proteína do leite de vaca é basicamente a não ingestão de forma totalmente cuidadosa do alimento alergênico.
- Quando se restringe carne bovina, restringe-se também carne de ovelha e derivados, assim como cápsulas de medicamentos, gelatina e bala de goma.
- Ler rigorosamente os ingredientes dos alimentos, não pode estar escrito: pode conter leite de vaca, pode conter traços de leite, contém traços de leite.
- Considerar, em alguns casos, retirar por um tempo medicamentos que tenham lactose na composição.
- Não utilizar produtos de higiene que comprovadamente tenham leite na composição – evitar contato.
- Ter hábitos de higiene depois que tiver contato com leite – tocando ou ingerindo.

Fonte: elaboração dos autores.

ma história prévia de anafilaxia), é sugerido o uso de fórmula com proteína extensamente hidrolisada; a fórmula de soja pode ser usada em crianças com APLV IgE mediada, mas somente depois dos 6 meses de idade.

As fórmulas infantis para tratar APLV disponíveis atualmente podem ser classificadas em:[3,10,18-20,24]

- **Fórmulas extensamente hidrolisadas:** sem lactose ou com lactose, à base de caseína ou de proteína do soro do leite; são consideradas a primeira indicação no manejo da APLV.
- **Fórmulas de aminoácidos**: no mercado brasileiro temos aquelas para lactentes até 1 ano de idade e aquelas para crianças com mais de 1 ano de idade.
- **Fórmulas à base de proteína isolada de soja.**
- **Fórmula de arroz hidrolisada.**

Fórmulas de proteínas extensamente hidrolisadas

As fórmulas de proteínas extensamente hidrolisadas são compostas por oligopeptídeos com peso molecular inferior a 3.000 dáltons e por aminoácidos. São a primeira indicação para o manejo da APLV e alergia à soja. A hidrólise extensiva das proteínas gera peptídeos com cadeias de dois a três aminoácidos. A princípio, quanto maior o grau de hidrólise, menor a extensão da cadeia de aminoácidos, o que pode ser demonstrado pelo peso molecular (< 500 kDa) e, consequentemente, menor o potencial residual de alergenicidade da fórmula. Com a quebra dos epítopos, os sítios de ligação para a IgE e para o receptor de células T estão, em geral, ausentes com esse peso molecular. Apesar dos bons resultados com elas, nenhuma está completamente livre de alérgenos e do risco de não curarem a alergia (10% das crianças podem ter alergia com elas). Elas podem ser à base de caseína ou soro do leite e podem ou não conter lactose. As vantagens da presença de lactose nas fórmulas extensamente hidrolisadas são: melhor palatabilidade, melhor absorção do cálcio e efeito bifidogênico, além de serem de menor custo.[3,20]

Fórmulas de aminoácidos

As fórmulas de aminoácidos não contêm peptídeos, mas uma mistura de aminoácidos essenciais e não essenciais, sendo consideradas não alergênicas. Assim, são 100% não alergênicas e estão indicadas para tratamento da APLV como primeira opção nos casos graves de anafilaxia, que ameaçam a vida, ou nas enteropatias com importante lesão de vilosidades e prejuízo nutricional.[3,20] As indicações para o uso das fórmulas de aminoácidos estão descritas nos Quadros 2 e 3, de acordo com diferentes autores.[10,21]

QUADRO 2 Indicações de uso de fórmulas de aminoácidos

- Sinais e sintomas que não tenham se resolvido com a fórmula de proteína extensamente hidrolisada.
- Anafilaxia grave.
- Enteropatia grave com hipoalbuminemia e déficit de crescimento.

Fonte: Koletzko, 2012.[10]

QUADRO 3 Indicações de uso de fórmulas de aminoácidos

- Sinais e sintomas que não tenham se resolvido com fórmula de proteína extensamente hidrolisada.
- Insuficiência de crescimento (*failure to thrive*).
- Alergia múltipla (eliminação de múltiplos alimentos).
- Alergia alimentar gastrointestinal complexa e grave.
- Esofagite eosinofílica.
- Síndrome de enterocolite induzida por proteína alimentar.
- Eczema grave.
- Sinais e sintomas enquanto em aleitamento materno.

Fonte: Meyer, 2018.[21]

Fórmulas infantis à base de proteína isolada de soja

As fórmulas infantis com proteína isolada de soja são basicamente idênticas às tradicionais (nutricionalmente completas, obedecendo às recomendações para lactentes), havendo substituição da proteína originada do leite de vaca por proteína isolada de soja. As vantagens são os custos mais acessíveis e a melhor palatabilidade. Elas não estão indicadas nos lactentes com menos de 6 meses de idade.[2,3,10,20,26]

Preparações de extrato de soja, em geral, incorretamente, chamadas de "leite de soja", não são consideradas fórmulas infantis, devendo seu uso ser muito criterioso em crianças. "Bebidas à base de soja" são nutricionalmente incompletas, com pouca proteína e com sacarose, não devendo ser utilizadas para crianças com APLV.[27,28]

Fórmula de arroz hidrolisada

A fórmula de arroz hidrolisada representa uma opção valiosa para alimentar lactentes com APLV. O cumprimento das legislações legais, quanto ao que é necessário suplementar e à qualidade das proteínas do arroz, permite alimentar lactentes e crianças sem risco de deficiência nutricional. Com base nas evidências atuais, a fórmula parece apropriada para restaurar o crescimento normal e pode ser usada no manejo da APLV. No entanto, ainda faltam evidências sobre seu uso em longo prazo em lactentes e crianças, especialmente para mineralização óssea, sobre seu papel na aquisição de tolerância em crianças alérgicas e sobre seu lugar exato em condições complexas associadas à APLV, como alergia às fórmulas de proteínas extensamente hidrolisadas e múltiplas alergias alimentares.[29] Atualmente, a recomendação seria para lactentes que não toleram, pela palatabilidade, as outras fórmulas e para filhos de pais veganos.[10]

Aproximadamente 70% das crianças com APLV podem tolerar formas culinárias com leite de vaca extensivamente aquecidas ou assadas. No entanto, o único teste diagnóstico disponível para determinar quais indivíduos podem tolerar leite de vaca extensivamente aquecido é o teste de provocação oral. O nível absoluto de IgE específica do leite de vaca e o tamanho da reação do teste cutâneo se correlacionam com a probabilidade de reatividade clínica a formas extensivamente aquecidas de leite. No entanto, há uma sobreposição substancial entre os níveis em meio àqueles que reagem e aqueles que não reagem, e os resultados dos testes podem variar dependendo da população estudada. Portanto, não há limites absolutos que impeçam o desafio ao leite cozido. IgE caseína-específica pode ajudar na avaliação de risco, pois níveis baixos estão associados a alta chance de tolerância à proteína do leite de vaca cozida em produtos.[13,30] Em um estudo de 2008 com 100 crianças com alergia ao leite, 66% toleraram o leite assado com IgE específica ao leite de < 20 kU/L e 90% toleraram com um nível < 5 kU/L.[10] Nesse mesmo estudo, 85% com uma pápula de teste cutâneo < 10 mm e 100% com uma pápula de teste cutâneo < 5 mm toleraram o leite cozido.[31]

Probióticos

A AA e, em particular, a APLV mediada por IgE estão associadas a alterações composicionais e funcionais da microbiota intestinal. A microbiota intestinal de lactentes com APLV apresenta um estado disbiótico, com prevalência de algumas bactérias como *Haemophilus, Klebsiella, Prevotella, Actinobacillus* e *Streptococcus*, que podem ser consideradas como possíveis biomarcadores associados à doença A modulação potencialmente benéfica da microbiota intestinal durante a ingestão de probióticos também foi observada e mantida para alguns gêneros, como *Akkermansia* e *Ruminococcus*.[32]

Canani et al. demonstraram que as fórmulas extensamente hidrolisadas com probióticos induzem com mais rapidez a tolerância do que as fórmulas com aminoácidos, mas essas fórmulas ainda não são comercializadas no Brasil.[33]

Até onde sabemos, os estudos que exploram os efeitos dos probióticos na AA confirmada são surpreendentemente escassos e não mostraram evidências de benefício em comparação com a não intervenção.[34] No momento, com base nos dados disponíveis, a suplementação com probióticos para prevenção de alergias em crianças não pode ser recomendada, mesmo que seja possível sublinhar o benefício líquido em crianças de alto risco na prevenção do eczema, uma vez que esse efeito é predominantemente constante entre os estudos disponíveis na literatura. No entanto, as cepas, a dose e o momento ideais, bem como a duração da suplementação ainda são desconhecidos, embora uma intervenção pré e pós-natal combinada pareça ter um benefício mais forte. Além disso, a evidência para recomendação de suplementação de prebióticos em lactentes que não são exclusivamente amamentados é de muito baixa certeza e qualidade. Portanto, ainda faltam evidências conclusivas para recomendar o uso rotineiro de pré/probióticos para fins de prevenção alérgica.[30]

Os prebióticos são definidos como "um ingrediente alimentar não digerível que afeta beneficamente o hospedeiro ao estimular de forma seletiva o crescimento e/ou a atividade de uma ou de um número limitado de bactérias no cólon". Eles atuam principalmente como alimento para a microflora humana. Vários estudos sugeriram uma potente atividade imunomoduladora de certas cepas bacterianas. No entanto, os resultados disponíveis de diferentes estudos são contraditórios em termos da eficácia dos probióticos ou prebióticos na redução do risco de doenças alérgicas. Portanto, o uso de probióticos ou prebióticos na manipulação de bactérias intestinais para o manejo de doenças alérgicas ainda necessita de mais investigações com desenho experimental racional.[32,34,35]

Imunoterapia

A imunoterapia com alérgenos é um tratamento que vem crescendo, embora ainda precise de maiores definições no manejo da APLV. A eficiência clínica depende de um mecanismo imunológico bem definido que promova células T reguladoras e minimize a resposta imune induzida por alérgenos. As indicações clínicas estão bem documentadas para alergia respiratória na presença de rinite e/ou asma alérgica a pólens e ácaros. Pacientes que tiveram uma reação anafilática ao veneno de himenópteros também são bons candidatos à imunoterapia. A administração de alérgenos é feita, na atualidade, especialmente por injeções subcutâneas ou por administração sublingual. Embora a imunoterapia com alérgenos seja amplamente utilizada, há necessidade de melhorias e maiores consensos em relação à real indicação e eficácia.[30,36]

Covid-19

A pandemia de Covid-19 surpreendeu a todos, e o mundo teve de enfrentar uma pandemia sem precedentes. Como resultado, medidas drásticas (*lockdown*) foram adotadas e os serviços de saúde têm sido sobrecarregados com o influxo extraordinário de pacientes, muitas vezes exigindo cuidados de alta intensidade. A mortalidade tem sido associada a comorbidades graves, incluindo doenças crônicas. A alergia e a asma são as doenças crônicas mais prevalentes em crianças e adolescentes, por isso precisam de atenção cuidadosa e, se necessário, adaptação de seus planos regulares de tratamento. Felizmente, os jovens sofrem menos de Covid-19, tanto em incidência quanto em gravidade, mas qualquer idade, incluindo a primeira infância, pode ser afetada pela pandemia.[37]

Com base nesse histórico, a Sociedade Italiana de Alergia e Imunologia Pediátrica realizou um consenso com o objetivo de orientar a tomada de decisão no manejo de crianças e adolescentes com doenças alérgicas ou imunológicas. Em relação à AA, a prioridade é a escolha de alimentos "seguros". Os pacientes devem sempre ter um plano de ação com a posologia atualizada dos fármacos necessários (anti-histamínico, corticosteroide e adrenalina) e dois autoinjetores de adrenalina disponíveis.

No entanto, neste momento, pode ser difícil acessar produtos especializados, em razão da grande procura nas lojas ou da baixa renda decorrente da própria pandemia. A dificuldade em encontrar produtos já consumidos e tolerados pode ter um efeito duplo indesejado: a) risco de comprar produtos novos e desconhecidos que podem ser inseguros; b) risco de não leitura correta dos rótulos dos produtos adquiridos.[37]

A criança e o adolescente com AA devem ter uma alimentação bem balanceada e variada, também rica em micronutrientes. O cálcio e a vitamina D podem ser aconselháveis em crianças com APLV e quando ocorrem períodos prolongados de redução da exposição ao sol. Micronutrientes específicos, incluindo vitaminas A, D, C, E, B6 e B12, folato, zinco, ferro, cobre e selênio, têm um papel sinérgico na resposta imune, tão importante na prevenção de infecções, incluindo Covid-19. Assim, a dieta deve ser variada e completa para garantir a ingestão correta de macro e micronutrientes.[37]

O teste de provocação oral deve ser reprogramado, exceto para condições particulares. Consultas ambulatoriais de crianças com APLV, à exceção daquelas que não têm um substituto do leite ou comorbidades, devem ser adiadas. No caso de ingestão sintomática incerta, a reintrodução dos alimentos pode ser retardada, e os serviços de telessaúde são uma excelente alternativa às visitas presenciais para avaliação desses pacientes.[37]

Prevenção

A relação entre os fatores dietéticos precoces e o desenvolvimento de alergia mais tarde na vida ainda não está clara. Muitos fatores dietéticos, desde a vida pré-natal até a infância, foram propostos para influenciar a suscetibilidade a doenças alérgicas, por meio da modulação da composição da microbiota intestinal e da promoção da tolerância a alérgenos. Nenhum deles, exceto a introdução precoce de alérgenos, se mostrou eficaz. Evidências atuais de alta qualidade para a eficácia das principais intervenções dietéticas demonstram que evitar a ingestão de alimentos alergênicos pela gestante e lactante não é eficaz na prevenção de doenças alérgicas. Algumas evidências sugerem que uma dieta materna rica em fibras, antioxidantes e PUFA n-3 pode ter um papel imunomodulador protetor, também mediado por alterações na microbiota. No entanto, mais estudos são necessários para elucidar o papel da nutrição materna no desenvolvimento de AA na prole.[10,20,38,39]

As evidências de um papel protetor geral da amamentação contra doenças alérgicas ainda são controversas, no entanto, o aleitamento materno exclusivo é recomendado como o padrão-ouro para a nutrição infantil durante os primeiros 6 meses de vida.[10,20]

Com relação à alimentação complementar, não há evidências claras que sustentem um momento específico para a introdução de alimentos potencialmente alergênicos para a prevenção de doenças alérgicas, seja para lactentes na população em geral ou para lactentes de alto risco. No entanto, a alimentação complementar não deve ser retardada após os 6 meses de idade, nem a amamentação deve ser interrompida, devendo ser a mesma se a lactente apresentar alergia ou não.[20,38,39]

A diversidade da microbiota intestinal no início da vida está provavelmente associada a um risco reduzido de alergias. Na verdade, foi sugerido que a diversidade microbiana intestinal deficiente pode aumentar o risco de desenvolver doenças alérgicas. Assim, a primeira infância aparece como uma janela de oportunidade durante a qual a intervenção dietética pode diminuir o risco de doenças alérgicas.[39]

Em relação à prevenção da APLV, o principal aspecto é estimular o aleitamento materno exclusivo para as crianças com risco familiar e, se necessário, prescrição de fórmula de proteína parcialmente hidrolisada ou de proteína extensamente hidrolisada. A efetividade na prevenção da APLV com a introdução precoce do leite de vaca, utilizando a janela imunológica, não pode ser amplamente recomendada, uma vez que só tem um estudo de intervenção na literatura.[40,41]

As fórmulas de proteínas parcialmente hidrolisadas que contêm oligopeptídeos com peso molecular maior, de até 5.000 dáltons, não são indicadas, de forma alguma, para tratamento. Não há nenhuma indicação de se fazer restrição de leite de vaca na gestante para prevenir o desenvolvimento de APLV. Essa conduta é totalmente contraindicada, pois pode determinar menor aporte de cálcio para a gestante e consequente menor qualidade óssea do feto.[10,20,38]

A Figura 1 apresenta um fluxograma orientando as decisões para o diagnóstico da APLV, conforme Consenso da Sociedade Brasileira de Pediatria.[20]

Considerações finais

Assim, a APLV está cada vez mais prevalente na faixa etária pediátrica e não pode ser confundida com a intolerância à lactose. Em 2007, a Organização Mundial da Saúde reconheceu que as alergias se tornaram a primeira doença-epidemia de causa ambiental no mundo desenvolvido. Esse aumento crescente das doenças alérgicas também tem sido observado nos países em desenvolvimento.

Atualmente, o único tratamento de eficácia comprovada é a dieta de eliminação, devendo ser mantido o aleitamento materno sempre que possível. O circuito capaz de "silenciar" a resposta imune alérgica é conhecido como tolerância imunológica. A compreensão dos mecanismos envolvidos na tolerância permite a possibilidade de manipulá-los para benefício do paciente.

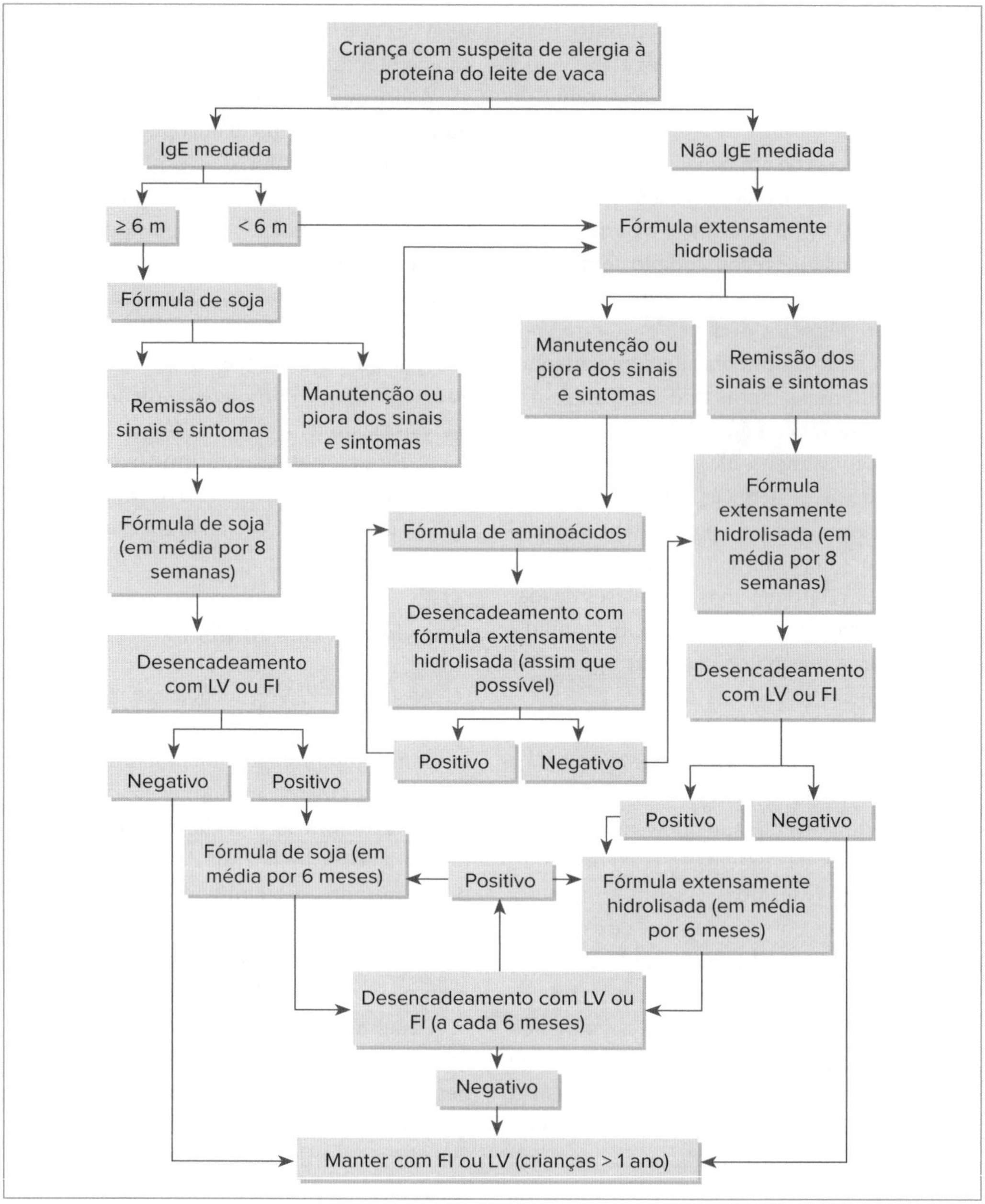

FIGURA 1 Manejo da alergia à proteína do leite de vaca.

FI: fórmula infantil; LV: leite de vaca.

Fonte: Solé, 2018.[20]

Referências bibliográficas

1. Sicherer SH, Sampson HA. Food allergy: epidemiology, pathogenesis, diagnosis, and treatment. J Allergy Clin Immunol. 2014;133(2):291-307.
2. Sicherer SH, Sampson HA. Food allergy. J Allergy Clin Immunol. 2010; 125(suppl 2):S116-S125.
3. American Academy of Pediatrics Committee on Nutrition. Food Allergies. In: Kleinman RE, Greer FR. Pediatric Nutrition. 8.ed. Grove Village: American Academy of Pediatrics; 2019.
4. Flom JD, Sicherer SH. Epidemiology of Cow milk allergy. Nutrients. 2019;11(5):1051.
5. Hochwallner H, Schulmeister U, Swoboda I, Spitzauer S, Valenta R. Cow's milk allergy: from allergens to new forms of diagnosis, therapy and prevention. Methods. 2014;66(1):22-33.
6. Lazare FB, Brand DA, Marciano TA, Daum F. Rapid resolution of milk protein intolerance in infancy. J Pediatr Gastroenterol Nutr. 2014;59(2):215-7.
7. Sicherer SH. Epidemiology of food allergy. J Allergy Clin Immunol. 2011;127(3):594-602.
8. NIAID-Sponsored Expert Panel, Boyce JA, Assa´ad A, Burks AW, Jones SM, Sampson HA et al. Guidelines for the diagnosis and management of food allergy in the United States: report of the NIAID-sponsored expert panel. J Allergy Clin Immunol. 2010;126(6 Suppl):S1-58.
9. Jacob CMA, Castro APBM, Gushken AKF, Yonamine GH. Alergia alimentar. In: Jacob CMA, Pastorino AC (eds.). Alergia e imunologia para o pediatra. Barueri: Manole; 2009.
10. Koletzko B, Niggemann A, Arato JÁ, Dias R, Heuschkel S, Husby ML et al. Diagnostic approach and management of cow's-milk protein allergy in infants and children: ESPGHAN GI Committee Practical Guidelines. JPGN. 2012;55:221-9.
11. Jarvinen-Seppo KM. Milk allergy: clinical features and diagnosis. UpToDate, 2021. Disponível em: https://www.uptodate.com/contents/milk-allergy-clinical-features-and-diagnosis; acessado em: 31 de julho de 2021.
12. Sicherer SH, Wood RA. Allergy testing in childhood: using allergen-specific IgE tests. Pediatrics. 2012; 129(1):193-7.
13. Calvani M, Anania C, Cuomo B, D'Auria E, Decimo F, Indirli GC et al. Non-IgE or mixed IgE/non-IgE-mediated gastrointestinal food allergies in the first years of life: old and new tools for diagnosis. Nutrients. 2021;13(1):226.
14. Kanagaratham C, El Ansari YS, Lewis OL, Oettgen HC. IgE e IgG antibodies as regulators of mast cell and basophil functions in food allergy. Front Immunol. 2020;11:603050.
15. Guo Y, Si S, Jia Z, Lv X, Wu H. Differentiation of food protein-induced enterocolitis syndrome and necrotizing enterocolitis in neonates by abdominal sonography. Jornal de Pediatria. 2021;97(2):219-24.
16. Werfel SJ, Cooke SK, Sampson HA. Clinical reactivity to beef in children allergic to cow's milk. J Allergy Clin Immunol. 1997;99:293-300.
17. Joshi P, Mofidi S, Sicherer SH. Interpretation of commercial food ingredient labels by parents of food allergic children. J Allergy Clin Immunol. 2002;109:1019-21.
18. Venter C, Brown T, Shah N, Walsh J, Fox AT. Diagnosis and management of non-IgE-mediated cow's milk allergy in infancy - a UK primary care practical guide. Clin Transl Allergy. 2013;(1):3-23.
19. Fiocchi A, Brozek J, Schünemann H, Bahna SL, Von Berg A, Beyer K et al. World Allergy Organization (WAO) diagnosis and rationale for action against cow's milk allergy (DRACMA) guidelines. Pediatr Allergy Immunol. 2010;21(Suppl 21):1-125.
20. Solé D, Silva LR, Cocco RR, Ferreira CT, Sarni RO, Oliveira LC et al. Consenso Brasileiro sobre Alergia Alimentar: 2018 – Parte 2 – Diagnóstico, tratamento e prevenção. Arq Asma Alerg Imunolol. 2018; 2(1):39-82.
21. Meyer R, Groetch M, Venter C. When should infants with cow's milk protein allergy use an amino acid formula? A practical guide. J Allergy Clin Immunol Pract. 2018;6(2):383-99.
22. Venter C, Mazzocchi A, Maslin K, Agostini C. Impact of elimination diets on nutrition and growth in children with multiple food allergies. Curr Opin Allergy Clin Immunol. 2017;17:220-6.
23. Giovannini M, D'Auria E, Caffarelli C, Verduci E, Barberi S et al. Nutritional management and follow up of infants and children with food allergy: Italian Society of Pediatric Nutrition/Italian Society of Pediatric Allergy and Immunology Task Force Position Statement. Ital J Pediatr. 2014;40:1-9.
24. Henriksen C, Eggesbo M, Halvorsen R, Botten G. Nutrient intake among two year-old children on cow's milk-restricted diets. Acta Paediatr. 2000;89:272-8.
25. Katz Y, Gutierrez-Castrellon P, González MG, Rivas R, Lee BW, Alarcon P. A comprehensive review of sensitization and allergy to soy-based products. Clin Rev Allergy Immunol. 2014;46(3):272-81.
26. Jaime BE, Martin JJD, Baviera LCB, Monzón AC, Hernández AH, Burriel JIG et al. Non-IgE-mediated cow's milk allergy: Consensus document of the Spanish Society of Paediatric Gastroenterology, Hepatology, and Nutrition (SEGHNP), the Spanish Association of Paediatric Primary Care (AEPAP), the Spanish Society of Extra-hospital Paediatrics and Primary Health Care (SEPEAP), and theSpanish Society of Paediatric ClinicaL Immunology,Allergy, and Asthma (SEICAP). An Pediatr (Barc). 2019; 90(3):193.e1-193.e11.
27. Vandenplas Y, Gutierrez-Castrellon P, Rivas R, Gutierrez CJ, Garcia LD, Jimenez JE et al. Safety of soya-based infant formulas in children. Systematic review with meta-analysis. British J Nutr. 2014;111:1340-60.
28. Fiocchi A, Dahda L, Dupont C, Campoy C, Fierro V, Nieto A et al. Cow's milk allergy: towards an update

of DRACMA guidelines. World Allergy Organ J. 2016;9(1):35.

29. Dupont C, Bocquet A, Tomé D, Bernard M, Campeotto F, Essex A et al. Hydrolyzed rice protein-based formulas, a vegetal alternative in cow's milk allergy. Nutrients. 2020;12:2654.
30. Jarvinen-Seppo KM. Milk allergy: management. UpToDate, 2021. Disponível em: https://www.uptodate.com/contents/milk-allergy-management?source=related_link; acessado em: 31 de julho de 2021.
31. Dunlop JH, Keet CA, Mudd K, Wood RA. Long-Term follow-up after baked milk introduction. J Allergy Clin Immunol Pract. 2018;6(5):1699.
32. Mennini M, Reddel S, Del Chierico F, Gardini S, Quagliariello A, Vernocchi P et al. Gut microbiota profile in children with IgE-mediated cow's milk allergy and cow's milk sensitization and probiotic intestinal persistence evaluation. Int J Mol Sci. 2021;22:1649.
33. Canani RB, Nocerino R, Terrin G, Frediani T, Lucarelli S, Cosenza L et al. Formula selection of children with cow's milk allergy influences the rate of acquisition of tolerance: a prospective multicenter study. J Pediatr. 2013;163:771-7.
34. Sestito S, D'Auria E, Baldassarre ME, Salvatore S, Tallarico V, Stefanelli E et al. The role of prebiotics and probiotics in prevention of allergic diseases in infants. Front Pediatric. 2020;8:583946.
35. Han P, Gu J-Q, Li L-S, Wang X-Y, Wang H-T, Wang Y et al. The association between intestinal bacteria and allergic disease – cause or consequence? Front Cell Infect Microbiol. 2021;11:650893.
36. Alvaro-Lozano M, Akdis CA, Akdis M, Alviani C, Angier E, Arasi S et al. EAACI allergen immunotherapy user's guide. Pediatric Allergy and Immunology. 2020;31(S25):1-101.
37. Cardinale F, Ciprandi G, Barberi S, Bernardini R, Caffarelli C, Calvani M et al. Consensus statement of the Italian Society of pediatric allergy and immunology for the pragmatic management of children and adolescents with allergic or immunological diseases during the COVID-19 pandemic. Italian Journal of Pediatrics. 2020;46:84.
38. Mastrorilli C, Santoro A, Caffarelli C. Primary prevention of allergic diseases: the role of early exposure to cow's milk formula. Frontiers in Pediatrics. 2020;8:420.
39. Ferrante G, Carta M, Montante C, Notarbartolo V, Corsello G, Giuffre M. Current insights on early life nutrition and prevention of allergy. Front Pediatric. 2020;8:448.
40. Corica D, Aversa T, Caminiti L, Lombardo F, Wasniewska M, Pajno GB. Nutrition and avoidance diets in children with food allergy. Frontiers in Pediatrics. 2020;8:518.
41. Alexander DD, Cabana MD. Partially hydrolyzed 100% whey protein infant formula and reduced risk of atopic dermatitis: a meta-analysis. JPGN. 2010;50:422-30.

CAPÍTULO **34**

Seguimento nutricional da criança com alergia à proteína do leite de vaca

Andréa Aparecida Contini
Carlos Alberto Nogueira-de-Almeida
Elza Daniel de Mello

Introdução

A alergia à proteína do leite de vaca (APLV) é uma das causas de alergia alimentar mais frequentes na infância. O leite de vaca e os produtos derivados do leite são uma das fontes alimentares mais utilizadas na faixa pediátrica, principalmente nos primeiros 6 meses de vida da criança, quando da indisponibilidade do oferecimento do aleitamento materno. Estima-se que a prevalência de APLV varia entre 0,5 e 3% na idade de 1 ano,[1] com desenvolvimento de tolerância ao leite de vaca em 85 a 90% das crianças com APLV aos 3 anos de idade.[2]

Por se tratar de reação adversa imunologicamente mediada, contra uma ou mais proteínas do leite de vaca,[3] as manifestações clínicas são variadas e vão depender do órgão-alvo atingido e dos mecanismos imunológicos envolvidos em sua patogênese. É importante que a APLV seja diferenciada da intolerância alimentar à lactose. Na intolerância, a reação adversa ao alimento não é desencadeada por mecanismos imunológicos, mas resulta de disponibilidade reduzida da enzima lactase para digerir a lactose presente no leite, levando a má absorção da lactose e, consequentemente, sintomatologia clínica intestinal confundida por muitos profissionais da saúde como sendo secundários à APLV, o que acarreta erros na instituição da terapia nutricional. Na intolerância, diferentemente da alergia, o indivíduo poderá consumir pequenas quantidades de leite e derivados, enquanto na APLV a dieta deverá excluir completamente esses alimentos.[4]

Na abordagem diagnóstica da APLV é importante salientar que, uma vez que os sinais e sintomas possam ser atribuídos a uma vasta categoria de outras doenças, é fundamental a realização de anamnese detalhada, com atenção especial à época de introdução de novos alimentos e sua relação com início da sintomatologia clínica. Especial atenção deve ser dada à realização de exame físico minucioso, com coleta das medidas antropométricas, que auxiliarão tanto na avaliação nutricional como no seguimento clínico do paciente com APLV.

O tratamento e o seguimento nutricional da criança com APLV serão de suma importância tanto no auxílio da adequada indicação da fórmula especial de substituição como na avaliação de sua aceitação e tolerância. Evitar a eliminação desnecessária de alimentos da dieta da criança e possibilitar a remissão dos sintomas alérgicos são metas a serem atingidas para que se evitem déficits de crescimento ou deficiências nutricionais durante a dieta de restrição e alcançando os benefícios nutricionais e possibilitando melhora da qualidade de vida do paciente e seus familiares.

Manejo nutricional adequado do paciente com alergia à proteína do leite de vaca

Assim que é realizado o diagnóstico de APLV, deve-se orientar a retirada dos alimentos contendo proteína de leite de vaca da dieta da criança. No caso de lactentes amamentados, a mãe deve manter o aleitamento materno, com eliminação completa de todos os alimentos contendo proteína de leite de vaca.[5]

A nutriz também deve receber suplementação de cálcio (1.000 g) e vitamina D (800 UI/dia) enquanto durar a restrição de leite e derivados.[6] Essa mudança da dieta da nutriz é responsável pela melhora clínica da criança, culminando, na maioria dos casos, com a resolução completa das manifestações adversas secundárias à alergia alimentar. Deve-se estimular o aleitamento materno o máximo possível (até 2 anos de vida ou mais), e a alimentação complementar deverá ser orientada seguindo as mesmas orientações nutricionais preconizadas às crianças sem alergia alimentar, mantendo a restrição de leite e derivados da dieta da criança.

Nos casos em que se observa, no seguimento clínico-nutricional, que o lactente em aleitamento materno não manifesta mais reações com alérgenos veiculados pelo leite materno, podem-se liberar alimentos contendo "traços" de leite para a mãe entre o sexto e o nono mês. Após o nono mês, caso o lactente persista assintomático, pode ocorrer a liberação ampla de leite e derivados para a mãe, desde que nos últimos 4 meses não tenha havido nenhum escape da dieta.

Nos lactentes e nas crianças com APLV em que a avaliação da ingestão diária evidenciar inadequado consumo de cálcio, deve-se orientar sua suplementação. Na ausência do aleitamento materno, avaliar quanto de fórmula está ingerindo para ver a quantidade de cálcio. Após 1 ano de idade, a maioria das fórmulas infantis indicadas para manejo de APLV não tem o aporte de cálcio adequado. A vitamina D deve ser também suplementada (400 a 600 UI/dia) enquanto durar a dieta restritiva e estímulo para banhos de sol diários, antes das 10 e depois das 15 horas, deve ser dado.[6]

Caso o aleitamento materno exclusivo não seja possível ou quando não haja produção de leite materno em quantidade suficiente para nutrição adequada do lactente, faz-se necessária a orientação de fórmula nutricional especial, como fonte alimentar substitutiva ou complementar, com fórmula de proteína extensamente hidrolisada. Deve-se orientar a exclusão de produtos lácteos e daqueles que contenham proteínas do leite de vaca em sua composição, pois mesmo quantidades mínimas do alérgeno poderão desencadear e manter as reações adversas. É importante, nesse momento, o diagnóstico do estado nutricional da criança, para que a dieta de substituição com os alimentos permitidos atenda às necessidades nutricionais e de crescimento. Importante ressaltar o trabalho de educação nutricional da família e orientação quanto à leitura de rótulos de forma minuciosa, apresentando as formas de apresentação disponíveis e oferecendo uma lista de alimentos ou preparações que devem ser evitadas, assim como substâncias alergênicas encontradas em produtos industrializados (Quadro 1). Atentar para que o paciente, principalmente os que desenvolvem sintomatologia grave de APLV, exclua alimentos que possuam informações na rotulagem de conter "traços de leite", por potencial risco de contaminação com alérgeno e risco de reações adversas secundárias à exposição. Incentivar a busca de maiores esclarecimento do produto quanto à presença do alérgeno, nos serviços de atendimento ao cliente da empresa (SAC), quando houver dúvidas e isso for necessário.

As fórmulas de substituição habitualmente indicadas no tratamento do paciente APLV são as fórmulas à base de proteína extensamente

QUADRO 1 Alimentos e ingredientes que podem ter leite de vaca na composição

Soro de leite, *whey protein*, proteína láctea, proteínas do soro, caseína, caseína hidrolisada, caseinato de amônia, caseinato de cálcio, bebida láctea, caseinato de sódio, queijos em geral, coalhada, manteiga, fosfato de lactoalbumina, doce de leite, *ghee* (manteiga indiana), gordura anidra de leite, lactato, lactose (pode conter traços proteicos), leite integral, semidesnatado ou desnatado, leite com lactose, com baixo teor de lactose ou sem lactose, leite em pó com ou sem lactose, leite de cabra ou ovelha, caseinato de potássio, iogurte de leite de vaca, ovelha ou cabra, lactoglobulina, *petit suisse*, lactoferrina, leite condensado, lactoalbumina, *nougat*, chantili (pode conter caseinato), nata, molho branco e outros que tenham leite, chocolate de leite, traços de leite, caseinato de magnésio, leite fermentado, proteína do leite hidrolisada, requeijão, composto lácteo, margarina que contenha leite de vaca, leitelho, creme de leite.

hidrolisada com ou sem lactose, as fórmulas de aminoácidos e as fórmulas à base de isolado proteico.[7,8] Ver Capítulo 33, sobre alergia à proteína do leite de vaca, no qual é detalhadamente descrita a indicação de cada fórmula.

No manejo nutricional do paciente APLV pode-se utilizar tanto mistura para preparo de papa em preparações salgadas e doces como suplementos alimentares, ambos à base de aminoácidos e, assim, isentos de proteína de leite de vaca, na complementação da dieta de lactentes e nos casos em que se observa menor ingestão calórica e de micronutrientes. Ambas as preparações comerciais estão disponíveis e podem ser utilizadas como fonte nutricional extra na dieta do paciente com APLV.

Não são indicadas como fórmulas de substituição:

- Fórmulas de proteínas parcialmente hidrolisadas.
- Produtos à base de leite de cabra ou de outros mamíferos.
- Produtos à base de soja em apresentação líquida ou em pó, com sabores ou não, e bebidas vegetais.

Na orientação da alimentação complementar, não se deve diminuir ou restringir o consumo de carne de vaca cozida do paciente com APLV; a restrição deverá ser orientada apenas aos pacientes que apresentarem reação clínica após sua ingestão. Importante destacar que a carne vermelha é fonte de gorduras, de proteínas e de vitamina B12, além do zinco e do ferro, importante para o desenvolvimento e o crescimento da criança.

Todos os demais alimentos (cereais, pães sem proteína do leite de vaca), tubérculos, raízes, feijões, ovos (desde que a criança não tenha reação adversa aos componentes do ovo), verduras, legumes e frutas deverão ser ofertados, e estimulado o consumo nas crianças com alimentação complementar.

A orientação alimentar da criança com APLV deve atender a suas necessidades nutricionais. Calorias, proteínas, gorduras, vitaminas e minerais devem ser indicados por meio de substitutos corretos ou suplementos (Tabela 1).

Seguimento nutricional dos pacientes com alergia à proteína do leite de vaca

No seguimento do paciente com APLV, atenção especial deve ser dada ao acompanhamento nutricional, desde o momento da suspeita diagnóstica, com as orientações de restrição do consumo de produtos à base de leite de vaca, até o momento do desenvolvimento de tolerância. A cada retorno do paciente deve-se realizar avaliação nutricional, com coleta do recordatório alimentar, identificando qual tipo de alimentação está sendo oferecido à criança, se houve introdução de alimentos sólidos, detalhar os alimentos excluídos pelos pais ou responsáveis e as razões para a exclusão da dieta, além de quantificar a ingestão de água e bebidas não lácteas. Em relação às fórmulas especiais, importante saber sobre a ingestão diária. Identificar a presença de aversão a alguns alimentos, se há predileção por algum alimento, o número de refeições diárias e a distribuição ao longo do dia.

Verificar se a criança está recebendo suplementos vitamínicos e/ou minerais e dosagem destes.

TABELA 1 Alimentos permitidos e não permitidos na alergia à proteína do leite de vaca

Alimentos	Permitidos	Não permitidos
Leites	▪ Bebidas à base de soja, arroz, aveia, amêndoa ▪ Leite condensado de soja, creme de leite de soja, queijo de soja (*tofu*), iogurte de soja	▪ Leite integral, semidesnatado, desnatado, *in natura*, com ou sem lactose, líquido ou em pó ▪ Achocolatados e todas as apresentações que tenham leite de vaca na sua composição: iogurte, queijo, requeijão, ricota, *flan*, coalhada, *petit suisse*, pudim ▪ Leite de cabra ou ovelha e todos os seus derivados
Carnes e ovos	▪ Galinha, porco, peixe, coelho, chester, peru, miúdos (fígado, moela e coração de galinha) ▪ Carne de gado ou ovelha ▪ Ovos	▪ Embutidos que possam ter leite de vaca ou traços de leite na composição (salsicha, linguiça, presunto e mortadela)
Gorduras	▪ Óleos vegetais ▪ *Tahine* ▪ *Cuidado quando estiver escrito gordura vegetal*	▪ Margarinas com leite na composição, manteiga, nata, creme de leite, requeijão, maionese e molhos à base de leite
Hortaliças	▪ Sempre frescas ou em preparações com leites permitidos	▪ Qualquer preparação com leite de vaca ou derivados, creme de leite, requeijão, manteiga, queijo ou molho branco
Frutas	▪ Frutas frescas, compotas, passas	▪ Qualquer preparação com leite de vaca ou derivados, creme de leite, manteiga, queijo
Cereais e leguminosas	▪ Arroz, massa, milho, aveia, feijão, lentilha, ervilha	▪ Qualquer preparação com leite de vaca ou derivados, creme de leite, requeijão, manteiga, queijo ou molho branco
Sobremesas ou lanches	▪ Doce de fruta, picolé de frutas, goiabada, sagu, preparações com alimentos permitidos ▪ Chocolate, sorvete de soja	▪ Sorvete, pudim, manjar, leite condensado, chocolate com leite de vaca ou qualquer preparação com leite de vaca e derivados
Bolos, pães, biscoitos e farinhas	▪ Pão francês – confirmar sempre se não tem leite de vaca ou traços de leite; pães, bolachas, cucas, bolos sem leite de vaca e derivados (cuidado com contaminação)	▪ Qualquer preparação com leite de vaca ou derivados
Açúcar, geleias e adoçantes	▪ Açúcares em geral, geleias, chimias, maltodextrina	▪ Chocolates, balas e qualquer outra preparação que possa ter leite de vaca ou derivados
Sopas	▪ Sopas de galinha ou miúdos, de carnes, de vegetais	▪ Todas as sopas com leite de vaca, sopas enlatadas, sopas de pacote
Condimentos	▪ Sal, louro, orégano, sálvia, manjerona, tempero verde, alho, cebola, orégano	▪ Temperos prontos podem ter leite de vaca na composição ▪ Cuidado com molhos de tomate, que podem ter leite de vaca na composição

Deve-se realizar a avaliação antropométrica, uma vez que o crescimento é um indicador sensível de adequada ingestão energética e de proteínas, utilizando os gráficos de crescimento da Organização Mundial da Saúde (OMS) como referência.[9]

Aquelas crianças nas quais peso, comprimento ou altura é inferior ao percentil 5 ou na qual se nota nos retornos ambulatoriais variação negativa de dois ou mais percentis dentro de 1 ano são consideradas em risco nutricional e merecem uma avaliação nutricional mais próxima.[10]

Importante ressaltar que o leite de vaca é uma importante fonte de cálcio, fósforo, vitamina B2 (riboflavina), B5 (ácido pantotênico), B12 (cobalamina), vitamina D, proteínas de alto valor biológico e lipídeos. Observa-se ingestão reduzida desses nutrientes em crianças com APLV, principalmente do cálcio e da vitamina D.[10] Dessa forma, é importante que se estabeleça a ingestão de vitaminas e minerais pelo paciente, uma vez que pode ser necessária a suplementação de vitaminas e minerais, além do cálcio e da vitamina D.

Crianças com APLV frequentemente apresentam déficit de crescimento em comparação com indivíduos não alérgicos de forma diretamente proporcional à quantidade de alimentos excluídos e à duração da dieta. Preocupação em relação ao crescimento da alergia alimentar pediátrica foi relatada há 20 anos em uma coorte de lactentes com APLV, em que o desvio-padrão médio para estatura para idade e peso para estatura foi significantemente menor do que em controles saudáveis.[11] No Brasil, observou-se, em população de lactentes, que 15,1% apresentaram baixo escore z de peso para idade, 8,7% com baixo escore z de peso para estatura, e 23,9% com baixo escore z de estatura para idade.[12]

O baixo crescimento nessas crianças pode ser explicado pela presença de inflamação intestinal persistente (subclínica), a qual reduziria a absorção de nutrientes; por possível aumento de permeabilidade intestinal;[13] secundária à má adesão à dieta de restrição; e presença de alergia a outras proteínas alimentares (ovo, soja, trigo).[14] A própria dieta de exclusão pode levar ao desenvolvimento de aversão em relação aos alimentos tolerados, lentidão da alimentação e comportamento alimentar seletivo, observado em algumas crianças com APLV, culminando com ingestão reduzida de calorias e nutrientes.[15]

É comum observar na criança alérgica ao leite de vaca déficit de ganho de peso e até desnutrição secundários a quadros de enterite, enterocolites e refluxo gastroesofágico relacionados à alergia. Déficit do crescimento também é observado nos pacientes alérgicos sem manifestações gastrointestinais.[10]

Alguns exames laboratoriais, como hemograma, ferritina, vitamina D, zinco, albumina e fosfatase alcalina, podem ser necessários no acompanhamento do paciente com APLV.

O acompanhamento do paciente com APLV deverá ser realizado com consultas regulares e reavaliações quanto à dieta orientada em busca de eventuais "transgressões" com alimentos contendo proteína do leite de vaca.

Especial atenção para aqueles pacientes que apresentam múltiplas alergias alimentares por apresentarem risco maior de desnutrição.[13] Pacientes com APLV podem cursar com dificuldades alimentares por manutenção de comportamentos alimentares inadequados e seletividade alimentar.[15] O momento ideal para que se realize o teste de desafio oral deve ser determinado pelo médico de acompanhamento e pode ser orientado à reintrodução em casa ou realizado em ambiente hospitalar nos pacientes com sintomas graves ou IgE mediados.

Considerações finais

Crianças com APLV apresentam risco nutricional secundário à dieta restritiva e pela incorreta substituição por fórmulas especiais hipoalergênicas, quando a amamentação não está disponível. Inadequação na conduta terapêutica e desatenção quanto à importância do seguimento nutricional a cada retorno clínico poderão impactar no crescimento, com possível repercussão na vida adulta. O seguimento nutricional planejado, com avaliações individualizadas e adaptadas ao contexto socioeconômico e cultural, com orientações de alimentação adequada e com fórmulas de substituição apropriadas para o tratamento da APLV, estímulo à amamentação nos primeiros 2 anos de vida, possibilita a remissão dos sintomas alérgicos, *catch-up* do crescimento, permitindo adequado estado de saúde na vida adulta.

Abordagem multidisciplinar, que inclui a interação dos vários profissionais da saúde com experiência em alergia alimentar, garante o adequado acompanhamento da doença e a saúde das crianças alérgicas, auxiliando os familiares a enfrentar as dificuldades diárias em que estão envolvidas.

Como desafios futuros, ressalta-se a necessidade de maiores conhecimentos sobre as necessidades nutricionais das crianças alérgicas, que garantam uma vida adulta saudável e modelos e/ou diretrizes de acompanhamento nutricional, possibilitando que os pediatras brasileiros que não contam com apoio multiprofissional possam conduzir casos de APLV com sucesso e ótima resposta nutricional do paciente alérgico.

A Figura 1 ilustra, por meio de um fluxograma, o seguimento clínico nutricional das crianças com APLV.

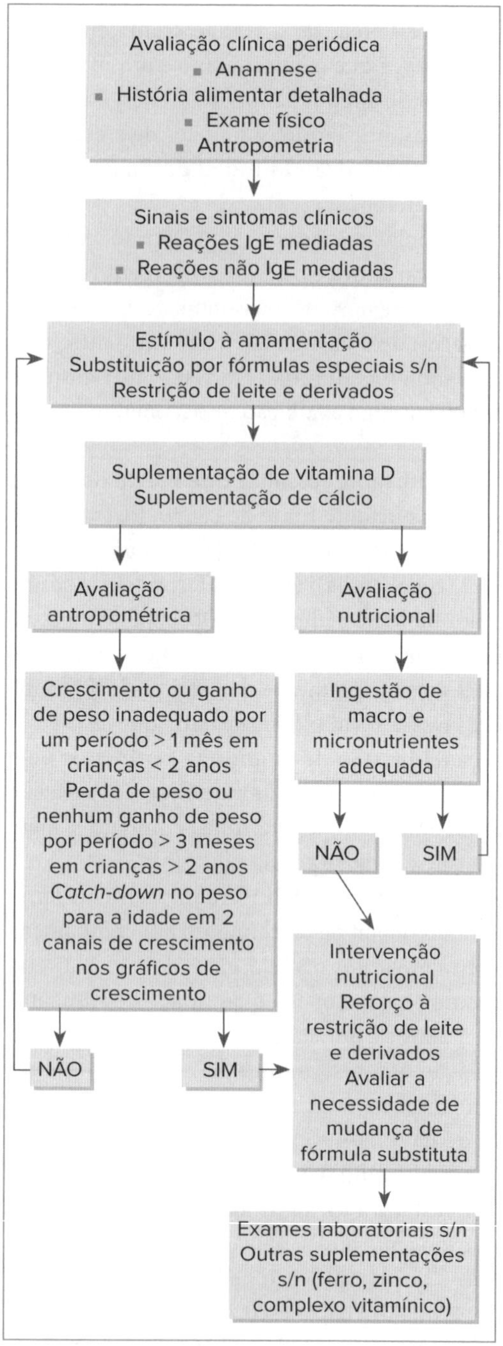

FIGURA 1 Proposta de seguimento clínico-nutricional do paciente com alergia ao leite de vaca.

Referências bibliográficas

1. Flom JD, Sicherer SH. Epidemiology of Cow milk allergy. Nutrients. 2019;11(5):1051.
2. Hochwallner H, Schulmeister U, Swoboda I, Spitzauer S et al. Cow's milk allergy: from allergens to new forms of diagnosis, therapy and prevention. Methods. 2014;66(1):22-33.
3. Linhart B, Freidl R, Elisyutina O, Khaitov M, Karaulov A, Valenta R. Molecular approaches for diagnosis therapy and prevention of cow's milk allergy. Nutrients. 2019;11(7):1492.
4. Malik TF, Panuganti KK. Lactose intolerance. NCBI Bookshelf Treasure Island (FL): StatPearls; 2021.
5. Vandenplas Y, Brueton M, Dupont C, Hill D, Isolauri E, Koletzko S et al. Guidelines for the diagnosis and management of cow's milk protein allergy in infants. Arch Dis Child. 2007;92:902-8.
6. Solé D, Silva LR, Cocco RR, Ferreira CT, Sarni RO, Oliveira LC et al. Consenso Brasileiro sobre Alergia Alimentar: 2018 – Parte 2 – Diagnóstico, tratamento e prevenção. Documento conjunto elaborado pela Sociedade Brasileira de Pediatria e Associação Brasileira de Alergia e Imunologia. Arq Asma Alerg Imunol. 2018;2(1):39-82.
7. Fiocchi A, Dahda L, Dupont C, Campoy C, Fierro V, Nieto A. Cow's milk allergy: towards an update of Dracma guidelines. World Allergy Organ J. 2016; 9(35):1-11.
8. Jaime BE, Martin JJD, Baviera LCB, Monzon AC, Hernández AH, Burriel JIG et al. Non-IgE-mediated cow's milk allergy: Consensus document of the Spanish Society of Paediatric Gastroenterology, Hepatology, and Nutrition (SEGHNP), the Spanish Association of Paediatric Primary Care (AEPAP), the Spanish Society of Extra-hospital Paediatrics and Primary Health Care (SEPEAP), and the Spanish Society of Paediatric Clinical Immunology, Allergy, and Asthma (SEICAP). An Pediatr (Barc). 2019;90(3):193.e11.
9. Sociedade Brasileira de Pediatria. As novas curvas da OMS propostas para a criança de 0 a 5 anos. Rio de Janeiro: SBP; 2008.
10. Meyer R. Nutritional disorders resulting from food allergy in children. Pediatric Allergy and Immunology. 2018;29(7):673-781.
11. Isolauri E, Siitas Y, Salo MK, Kaila M. Elimination diet in cow's milk allergy: risk for impaired growth in young children. Journal of Pediatrics. 1998;132(6): 104-9.
12. Vieira MC, Morais MB, Spolidoro JVM, Toporovski MS, Cardoso AL, Araujo GTB et al. A survey of clinical presentation and nutritional status of infants with suspected cow's milk allergy. BMC Pediatrics. 2010;10:(25).
13. Venter C, Mazzocchi A, Maslin K, Agostini C. Impact of elimination diets on nutrition and growth in children with multiple food allergies. Curr Opin Allergy Clin Immunol. 2017;17:220-6.
14. Giovannini M, D'Auria E, Caffarelli C, Verduci E, Barberi S et al. Nutritional management and follow up of infants and children with food allergy: Italian Society of Pediatric Nutrition/Italian Society of Pediatric Allergy and Immunology Task Force Position Statement. Ital J Pediatr. 2014;40:1-9.
15. Maslin K, Dean T, Arshad SH, Venter C. Fussy eating and feeding difficulties in infants and toddlers consuming a cow's milk exclusion diet. Pediatric Allergy Immunology. 2015;26:503-8.

CAPÍTULO **35**

Alergias alimentares

Paula Daniel de Mello
Elza Daniel de Mello
Carlos Alberto Nogueira-de-Almeida

Considerações gerais

O primeiro passo ao falar sobre alergias alimentares é entender o conceito de reações adversas a alimentos, o qual engloba outros dois grandes grupos: o de reações imunomediadas a alimentos (principalmente proteínas alergênicas) e o de reações não imunológicas. Reações alimentares adversas são comuns e variam em apresentação clínica, gravidade e etiologia.[1,2]

As reações não imunológicas são as mais comuns e são não específicas, ou seja, *não* são alergias. Essas reações podem ser chamadas de intolerâncias, e, como podemos ver na Tabela 1, envolvem diversos mecanismos. Esse tipo de reação não apresenta sensibilização e, normalmente, é dose-dependente.[1-4]

As reações imunomediadas são, por sua vez, as alergias alimentares verdadeiras. Essas reações imunológicas podem ser divididas em três grupos: reações mediadas por IgE (hipersensitividade tipo I, no qual moléculas IgE alérgeno-específicas ativam mastócitos e basófilos); reações não mediadas por IgE (hipersensibilidade celular, tipo IV, em virtude de processos celulares envolvendo eosinófilos ou células T); ou reações mistas (com mecanismos alérgicos e inflamatórios).[2] A doença celíaca é a exceção das reações adversas a alimentos, pois, apesar de ser imunomediada, não é uma alergia alimentar e será discutida em outro capítulo (ver Capítulo 40).[4-6]

Alergia alimentar é uma entidade clínica decorrente de uma resposta imunológica anômala desencadeada de maneira específica por um (ou múltiplos) alérgeno alimentar (em sua maioria, proteínas) após exposição (normalmente ingestão) a ele, ocorrendo de maneira reproduzível.[2,6] Essa reação ocorre em razão da prévia sensibilização de um indivíduo ao alérgeno, principalmente por meio de uma mucosa intestinal permeável, na qual o mecanismo é uma reação imunológica com o trato gastrointestinal.[4] A sensibilização também pode ocorrer pela pele (quando há quebra da barreira cutânea) ou por meio de alérgenos homólogos na via respiratória. Sensibilizações epicutâneas previnem a tolerância oral e induzem a resposta de Th2.[5-7]

Fisiopatologia

O intestino é o maior órgão com mucosa do corpo humano e, assim, fundamental na homeostase imune do indivíduo. Ele é exposto a microrganismos patogênicos e comensais diariamente. E, além disso, é exposto a uma grande quantidade de proteínas externas ingeridas. Essas proteínas da dieta são, em sua maioria, degradadas em pequenos peptídeos e aminoácidos, os quais não apresentam mais epítopos com potencial imunogênico. O nosso sistema imune não ignora antígenos dietéticos, a resposta imunológica fisiológica é a indução de uma não resposta ao alimento, chamada de tolerância oral em modelos animais, é um processo imunomediado ativo que ocorre constantemente.[5,8,9]

TABELA 1 Reações adversas a alimentos não imunológicas

Mecanismos	Exemplo
Farmacológico	Cafeína (café, chá, refrigerantes)
	Tiramina (queijos envelhecidos, arenque em conserva, alimentos fermentados)
	Álcool
	Histamina e compostos histamina-*like* (*berries*, vinho, peixe, chucrute)
	Solanina (batata verde)
	Dopamina (fava)
	Teobromina (chocolate, chá)
	Feniletilamina (queijos envelhecidos, vinho tinto, chocolate)
	Triptamina (tomate, ameixa)
	Serotonina (tomate, banana, kiwi, abacaxi, ameixa, noz chilena)
	Flavorizantes e conservantes (metabissulfito de sódio, glumatato monossódico, sulfatos e sulfitos, nitritos e nitratos)
	Tartrazina, outros azocorantes e vermelho carmim
Tóxico (intoxicação alimentar)	Toxinas fúngicas (aflatoxinas, ergotamina, tricotecenos)
	Saxitoxina (mariscos)
	Escombrotoxina (envenenamento pela histamina do atum, cavala, *mahi-mahi* e sardinha)
	Ciguatera (garoupa, barracuda, pargo)
	Outras intoxicações alimentares (*Bacillus cereus* em arroz frito, toxinas de *Staphylococcus*, *E.coli*, botulismo por *Clostridium botulinum*, *Salmonella*)
Doenças gastrointestinais e defeitos absortivos	Sensitividade não celíaca ao glúten
	Refluxo gastroesofágico
	Úlcera péptica
	Anomalia estrutural
	Doença da vesícula biliar
	Malignidade
	Alterações vasculares
	Doenças inflamatórias intestinais
	Colites indeterminadas
	Hérnia hiatal
	Estenose pilórica
	Doença de Hirschsprung
	Fístula traqueoesofágica
	Doença de Crohn
	Infecções (*Giardia*, *Yersinia* etc.)

(continua)

TABELA 1 Reações adversas a alimentos não imunológicas *(continuação)*

Mecanismos	Exemplo	
	Supercrescimento bacteriano (ou fúngico) em associação a baixa motilidade intestinal, como em esclerose sistêmica	
	Síndrome do intestino irritável	
	Intolerância a carboidratos fermentáveis (FODMAP)	
	Insuficiência pancreática	Fibrose cística
		Síndrome de Shwachman-Diamond
	Deficiências enzimáticas (primárias, secundárias, má absorção de carboidratos)	Intolerância à lactose (ver Capítulo 36)
		Deficiência de sacarase-isomaltase
		Intolerância à frutose (encontrada em altas doses em frutas secas, cebolas, pimentões, bebidas esportivas, sucos de frutas)
Reações psicológicas e neurológicas	Somatizações	
	Fobias alimentares	
	Aversões alimentares	
Mecanismo químico	Síndrome auriculotemporal (síndrome de Frey)	
	Rinite gustatória	
Distúrbios metabólicos hereditários	Galactosemia	
	Fenilcetonúria	
Contaminações acidentais	Pesticidas	
	Metais pesados (níquel, cobre)	
	Antibióticos, como amoxicilina e clindamicina (se alergia presente)	

Fonte: Anvari et al., 2019,[1] Widge et al., 2020,[2] Solé et al., 2018[3] e Calvani et al., 2020.[4]

O sistema imune intestinal é constituído da barreira luminal, do GALT (tecido linfoide associado ao intestino) e de órgãos linfoides. Seu objetivo é promover essa resposta de tolerância a proteínas não patogênicas, a qual é obtida por meio de dois mecanismos primários: a prevenção da captação de antígenos estáveis, alergênicos, e a limitação da resposta imune alérgica danosa em reação aos alérgenos que conseguem ultrapassar suas barreiras. Há fatores que predispõem uma maior captação de antígenos pela mucosa intestinal, aumentando, assim, o risco de uma resposta alérgica à ingestão de alimentos, entre eles: deficiência imunológica (IgA), deficiência de muco, prematuridade, disbiose, inflamação, má digestão, dismotilidade, desnutrição.[4,10]

A integridade da barreira mucosa e a produção de IgA contribuem para que a maioria dos antígenos alimentares não ganhe acesso a células apresentadoras de antígenos, as quais iniciam a resposta imune, porém essa barreira não é impenetrável. Pequenas quantidades de proteínas alimentares podem ser identificadas no sangue e, mesmo indivíduos saudáveis, apresentam baixos níveis séricos de IgG, IgA e IgM específicos para proteínas alimentares.[5,11]

Em alguns indivíduos, a resposta de tolerância, ou não, é induzida ou é anulada. Há uma resposta distorcida dos Th2 e falha de mecanismos regulatórios, progredindo para uma resposta imune anômala a proteínas alimentares em particular.[5,10,11]

Alérgenos

Alérgenos são substâncias capazes de estimular respostas de hipersensibilidade. No caso da alergia alimentar, alérgenos são componentes alimentares, principalmente proteínas. Um alimento alergênico deve possuir certas propriedades estruturais e físico-químicas, as quais previnem que ele seja degradado durante o processo digestivo e, assim, ainda apresente epítopos alergênicos ao ser captado pela mucosa intestinal. Além disso, ele deve ser capaz de induzir uma resposta Th2.[4]

Proteínas alergênicas tendem a ser hidrossolúveis, resistentes a calor, capazes de formar agregados, glicadas (glicação aumenta durante a torrefação, por exemplo) e aptas a interagir com membranas e lipídeos.[5]

Apesar de qualquer alimento poder causar uma resposta imune, 90% das alergias alimentares são atribuídas a apenas oito alimentos: leite de vaca, ovo de galinha, peixe, frutos do mar (particularmente crustáceos), amendoim, soja, trigo e *tree nuts* (noz chilena, castanha-de-caju, castanha-do-pará, pistache).[5-7] A alergia à proteína do leite de vaca é a mais comum entre elas e será discutida nos Capítulos 33 e 34. As sementes constituem um outro alérgeno, motivo de crescente preocupação, principalmente o gergelim, mas também as sementes de papoula, mostarda, girassol, canola e linhaça.[6,7,12]

Fatores de risco

São diversos os fatores de risco e os graus de evidência para o desenvolvimento de alergia alimentar, como pode ser verificado na Tabela 2.[7,13]

TABELA 2 Fatores de risco, com o grau de evidência, para o desenvolvimento de alergia alimentar

Alta evidência	Evidência limitada	Sem evidência
Sexo (masculino, maior risco)	Deficiência de vitamina D	Vacinação
Raça/etnicidade (maior entre hispânicos, negros e asiáticos)	Baixo consumo materno de ômega 3	Deficiência de folato
Predisposição genética (associação familiar, HLA, genes específicos)	Dieta materna com eliminação de alérgenos durante a gravidez e amamentação	Consumo de antioxidantes
Introdução tardia (após 4-6 meses) de amendoim em pacientes de alto risco (crianças com dermatite atópica e/ou alergia alimentar a ovo)	Cesariana	Consumo de alimentos processados, geneticamente modificados e com aditivos
	Exposição precoce a medicamentos (antibióticos e antiácidos)	Obesidade infantil
	Tipo de fórmulas infantis (proteína não hidrolisada > proteína parcialmente hidrolisada > proteína extensamente hidrolisada)	
	Falta de suplementação com probióticos e prebióticos	
	Introdução tardia de alimentos alergênicos, como ovo, leite e trigo	
	Higiene exagerada	

Fonte: Cosme-Blanco et al., 2020[7] e Spickett, 2020.[13]

Marcha atópica

A alergia alimentar é uma das quatro manifestações da marcha atópica, juntamente com a dermatite atópica, a rinite alérgica e a asma. Inclusive, essas quatro doenças cada vez mais estão sendo vistas como manifestações gastrointestinais, cutâneas e respiratórias de uma desordem alérgica sistêmica.[14]

Esse termo de marcha atópica refere-se à progressão dessas doenças, já que a dermatite atópica tende a ser a primeira a aparecer, seguida da alergia alimentar, ambas predominando na infância e tendendo a melhorar com a idade. Já as manifestações respiratórias, juntamente com um subgrupo de alergias alimentares (amendoim, *tree nuts*, crustáceos), aumentam em prevalência com a idade. Esse mecanismo pelo qual a desordem alérgica se propaga do "intestino ao pulmão" ainda não é bem entendido, mas sabe-se que pacientes pediátricos com alergia alimentar possuem maior risco de desenvolver asma no futuro.[15,16]

Epidemiologia

Apesar da relativamente baixa prevalência de 6 a 10% em crianças e 3 a 4 % em adultos, a alergia alimentar é muito importante, em virtude do risco de morte que ela pode apresentar. Nos Estados Unidos da América (EUA), por exemplo, cerca de 40% de crianças com alergia alimentar apresentam reações graves em algum momento.[17] Dados mostram que 2,4% das crianças têm múltiplas alergias alimentares e 3% têm reações anafiláticas.[18] A alergia alimentar é a principal causa de anafilaxia apresentada em emergências, representando de 30 a 50% de todos os casos, e até 81% dos casos pediátricos.[2] Além disso, ela representa quase 80% dos casos de anafilaxia recorrente.[17]

No Brasil, estima-se que a alergia alimentar afete 6 a 8% das crianças com menos de 3 anos de idade, e de 2 a 3% da população adulta.[3] Além disso, há uma tendência de aumento observada mundialmente, em regiões distintas nas últimas décadas. Esse aumento é especialmente problemático para a população pediátrica, a qual carrega o maior fardo da doença (maior prevalência e maior risco nutritivo associado a dieta restritiva).[4]

A maioria das alergias alimentares começa nos primeiros dois anos de vida. Usando como exemplo os EUA, o pico de prevalência é 6 a 8% em crianças com 1 ano de idade e vai diminuindo até chegar a 3 a 4% no final da infância, quando se mantém estável.[7,8]

É importante fazer um adendo à grande variabilidade de prevalências em diferentes estudos. Isso acontece em decorrência da maneira como essa prevalência é definida. Em pesquisas recentes, a prevalência chega a 1 a cada 13 crianças, pois, como descrito anteriormente, diversas reações adversas a alimentos são consideradas "alergias" pela população leiga. Além disso, estudos que medem sensibilização tendem a superestimar a prevalência de reações alérgicas verdadeiras, já que sensibilização não quer dizer apresentação clínica. As prevalências também variam de acordo com os alimentos estudados, a idade dos indivíduos, os métodos de alimentação e hábitos dietéticos geográficos, entre outros. Estudos nos EUA mostram, inclusive, diferenças étnicas, salientando maior probabilidade de alergias alimentares aos oito alérgenos mais comuns em crianças afro-americanas e hispânicas.[8,10]

Assim, na ausência de modalidades diagnósticas com alta sensitividade e sensibilidade, é importante que os clínicos estejam atentos a alergias alimentares comuns em suas comunidades e na faixa etária de seus pacientes.[13]

Manifestações clínicas

Os sinais e sintomas das alergias alimentares são heterogêneos, como podemos ver na Tabela 3. Múltiplas manifestações clínicas podem ser causadas por apenas um alimento, assim como uma manifestação pode ser causada por múltiplos alimentos (e ser, ou não, decorrente de reação cruzada).[1,2,5]

A apresentação clássica de uma criança com alergia alimentar mediada por IgE é de vômitos e urticária. Sintomas respiratórios, como rinoconjuntivite e asma, sem envolvimento de outros sistemas, raramente são respostas a alergia alimentares. As reações mediadas por IgE são imediatas, a única exceção da regra é alergia a carboidratos (Alpha-Gal) da carne de mamíferos (vista em adultos), a qual pode demorar até 6 horas para apresentar sintomas.[2,16]

Na prática clínica, apenas a manifestação é, muitas vezes, insuficiente para diferenciar uma alergia alimentar mediada por IgE de uma não mediada, a não ser que a última se apresente como uma síndrome bem reconhecida, ressaltando a importância da anamnese para o diagnóstico. A natureza, altamente imprevisível, e o potencial de alta morbidade e mortalidade de reações mediadas por IgE faz com que reconhecê-las e tratá-las seja de alta importância.[2,16]

É importante ressaltar que as crianças, às vezes, não conseguem explicar os sintomas adversos que estão sentindo e tendem a utilizar outros termos, como: "Esta comida é muito apimentada", "Parece que tem cabelo na minha língua", "Parece que minha boca está estranha", "Minha língua está quente/queimando", "Tem algo preso na minha garganta", "Minha língua está pesada", "Meus lábios estão apertando", "A minha língua/boca está formigando/queimando", "Minha língua/boca está coçando", "Parece que tem insetos na minha boca".[19]

TABELA 3 Sinais e sintomas de alergias alimentares

Reação imunológica	Mediada por IgE		Não mediada por IgE	Mista
Sinais e sintomas	Gastrointestinais	Náusea, vômito, cólica, diarreia, prurido oral	Tipicamente isoladas a sintomas gastrointestinais; como náusea, vômito, cólica e diarreia (exarcerbação de dermatite atópica)	Tipicamente isoladas a sintomas gastrointestinais; como dificuldade de alimentação, vômito, dor abdominal, disfagia, e impactação fecal
	Dermatológicos	Prurido, rubor facial, urticária, angioedema, exarcerbação de dermatite atópica		
	Respiratórios	Sibilância, dispneia, taquipneia, tosse, cianose, edema de laringe, estridor, gosto metálico, rinorreia, congestão nasal, espirros		
	Sistêmicos	Anafilaxia (incluindo anafilaxia induzida por exercício dependente de alimentos)		
	Outros	Tontura, síncope, taquicardia, hipotensão arterial		
Momento de surgimento		Reação aguda, imediata, de minutos até 2 horas	Subaguda ou crônica	Crônica
Síndromes típicas	Hipersensibilidade imediata ao alimento, síndrome alérgica oral		Enterocolite, enteropatia e proctite induzidas por proteínas dietéticas	Esofagite, gastrite e enterocolite alérgicas eosinofílicas

Fonte: Anvari et al., 2019,[1] Widge et al., 2020[2] e Nagler et al., 2020.[5]

Anafilaxia

A anafilaxia se caracteriza por um envolvimento multissistêmico rapidamente progressivo que pode levar ao choque hipovolêmico e morte secundária ao comprometimento respiratório ou cardiovascular.[2] O tratamento para anafilaxia, fora de ambiente hospitalar, é a epinefrina aplicada intramuscular, que todo paciente com alergia IgE mediada deve carregar consigo. A Tabela 4 mostra sinais e sintomas de uma crise anafilática.[2,3,10]

Diagnóstico

O diagnóstico acurado de alergia alimentar é essencial e não deve ser feito sem o adequado embasamento científico. A alergia alimentar é uma condição crônica, muitas vezes sem resolução, que requer mudanças no estilo de vida e que acompanha um fardo não só em termos de saúde, mas também em termos psicossociais e econômicos, tanto do paciente como de todo o núcleo familiar.[20,21]

O impacto da dieta de restrição e o medo de exposições acidentais podem aumentar a ansiedade, restringir a prática de atividades diárias e acarretar uma pior qualidade de vida para o paciente e suas famílias. Em torno de 80% das mães de crianças com suspeita, ainda antes do diagnóstico de alergia alimentar, evitam alimentos por iniciativa própria e mostram estados e traços de ansiedade.[21,22] Dessa forma, é muito importante cuidar para não alarmar a família durante o processo diagnóstico e tentar se comunicar de maneira clara e acessível, a fim de prevenir quaisquer medidas bruscas que possam colocar as necessidades nutricionais da criança, assim como sua qualidade de vida, em risco.[21]

É imperativo, portanto, evitar superdiagnosticar essa entidade e sempre lembrar que, em sua maioria, os casos de reação adversa a alimentos não são alergias alimentares e sim reações não imunológicas, decorrentes de múltiplos mecanismos (Tabela 1).

A história clínica é a parte mais importante no diagnóstico de uma alergia alimentar, pois apenas com uma anamnese adequada é possível não só calcular a probabilidade pré-teste necessária para que qualquer parâmetro laboratorial tenha importância clínica, como também identificar o alimento e a maneira como um teste de provacação oral (TPO) deverá ser executado.[4,14]

Infelizmente, muitos profissionais acabam economizando tempo na realização da anamnese e solicitam diversos parâmetros laboratoriais, porém os exames só poderão fazer parte do diagnóstico se a probabilidade pré-teste do paciente apresentar alergia alimentar definida por meio da história clínica. Esse foco nos exames e não na anamnese gera diagnósticos equivocados e não deve ser reproduzido.

TABELA 4 Sinais e sintomas de anafilaxia

Sinais e sintomas	Gastrointestinais	Náusea, vômito, cólica, diarreia
	Dermatológicos	Prurido, rubor facial, urticária, angioedema
	Oftalmológicos	Lacrimação, prurido, edema periorbital
	Respiratórios	Sibilância, dispneia, taquipneia, tosse seca e repetitiva, cianose, edema de laringe, rouquidão, estridor, sensação de engasgo, gosto metálico, rinorreia, congestão nasal, espirros
	Outros	Cólicas uterinas, tontura, síncope, taquicardia (às vezes bradicardia), palpitações, hipotensão arterial, sensação de perigo iminente

Fonte: Solé et al., 2018[3] e Bahna et al., 2021.[10]

A anamnese tem como objetivo responder a duas perguntas: 1) Essa reação adversa a um alimento é uma alergia alimentar?; e 2) Qual é o alimento envolvido? Na Tabela 5 há sugestões de perguntas para se chegar a essas respostas. A presença de doença atópica em parentes de primeiro grau também deve ser questionada, pois aumenta a probabilidade de o caso em questão ser uma alergia alimentar.[2]

TABELA 5 Sugestões de perguntas para a anamnese

Perguntas relacionadas ao alérgeno alimentar suspeito		Perguntas relacionadas aos sintomas		Perguntas relacionadas aos fatores contribuintes	
Qual alimento específico é suspeito de ter provocado a reação?	Se for mais provável que uma comida raramente ingerida seja a causa, focar ingredientes incomuns na preparação	Quais os sintomas envolvidos? São os sintomas agudos ou crônicos?		Paciente exposto a atividade física ou exercício?	Anafilaxia induzida por exercício dependente de alimentos
Qual quantidade do alimento foi ingerida?	IgE precisa de quantidade mínima, mas alguns indivíduos precisam de grandes quantidades para apresentar sintomas	Houve sintomas e sinais de uma reação IgE mediada?		Uso de medicamento ou álcool?	Podem aumentar a taxa de absorção de alérgenos pela mucosa intestinal
Quais outros alimentos foram ingeridos junto?	Pacientes normalmente contam sobre o prato principal ou o alimento ingerido diretamente antes da reação, entretanto, molhos, pães, bebidas e aperitivos também devem ser investigados	Sintomas semelhantes já se desenvolveram em outras ocasiões quando esse alimento foi ingerido? O alimento foi preparado de outra maneira ou consumido em quantidade muito maior?	Reprodutibilidade: alergias mediadas por IgE causam reações em todas as ingestões, mas pode haver limiares de quantidade e tipo de preparo	Presença de outras variáveis que podem influenciar a gravidade?	Ciclo menstrual, estação de pólen, condições climáticas (calor e umidade)
Todos os ingredientes ingeridos são conhecidos?	Pode haver ingredientes escondidos e inesperados, checar rótulos	Manifestações clínicas após contato cutâneo ou inalação do alérgeno?		Transplante prévio?	

(continua)

TABELA 5 Sugestões de perguntas para a anamnese *(continuação)*

Perguntas relacionadas ao alérgeno alimentar suspeito		Perguntas relacionadas aos sintomas		Perguntas relacionadas aos fatores contribuintes
Como o alimento foi preparado e servido?	Contaminação cruzada, como em fritadeiras, sorveterias, bufês	Quanto tempo demorou entre a exposição ao alimento e a manifestação clínica?	Pergunta-chave na diferenciação entre IgE--mediada e não mediada	
O paciente costumava tolerar esse alimento?		O paciente possui histórico de evitar ou se recusar a ingerir o alimento suspeito?	Às vezes, crianças apresentam tal comportamento em virtude de reações brandas prévias; crianças costumam ter comportamentos alimentares seletivos, mas mesmo assim vale prestar atenção para quando isso acontece, especialmente em relação a alimentos alergênicos conhecidos	
A criança é amamentada?	Se sim, avaliar dieta materna	Como a reação foi tratada? Resolveu-se espontaneamente ou necessitou de medicações? Necessitou de medicação por quanto tempo? Houve sintomas após?		

Fonte: Widge et al., 2020.[2]

Caso a história de alergia alimentar seja clássica, como ingestão de um alimento altamente alergênico, como amendoim, e anafilaxia direta, o TPO não deve ser realizado por apresentar risco de anafilaxia ao paciente. E a dosagem da IgE específica para amendoim e outros alimentos que podem apresentar reações cruzadas será feita para confirmação diagnóstica.[4,6]

Entretanto, na prática clínica nada é tão simples e, após uma anamnese bem desenvolvida, haverá suspeitos a serem eliminados. Assim, até os resultados dos exames ou a consulta para o TPO, o paciente deve fazer uma dieta restringindo os suspeitos e ser instruído a ter anti-histamínicos para tratar sintomas leves, como prurido e *rash*. Essa dieta restritiva deve ser curta, no máximo duas semanas, a fim de evitar quaisquer deficiências nutricionais.[13]

O exame físico acaba não sendo tão importante, pois quaisquer sinais normalmente já se resolveram antes da consulta médica. Entretanto, é importante avaliar se o paciente apresenta dermatite atópica, já que a presença de doenças alérgicas aumenta a probabilidade do diagnóstico de alergia alimentar; e se tem algum sinal de déficit nutricional secundário à não absorção adequada através de uma mucosa intestinal inflamada.

Na suspeita de alergia alimentar não mediada por IgE, deve-se fazer um hemograma para avaliar presença de eosinofilia, que geralmente não está presente, e proceder para dieta de eliminação para ver se há melhora dos sintomas.[5]

Já na suspeita de alergia alimentar mediada por IgE, após realização de história clínica detalhada, podem-se utilizar métodos *in vivo* ou *in vitro* a fim de avaliar a sensibilização do indivíduo a determinado alérgeno. O termo sensibilização é usado para denotar a formação e presença de IgE específico contra um determinado alérgeno. Dessa forma, testes positivos *não* são testes positivos para alergia alimentar. O que está sendo muito estudado atualmente é a partir de qual valor que temos maior valor preditivo positivo para cada alimento e idade. Por exemplo, para ovo, em uma criança com menos de 2 anos de idade, se IgE específica acima de 2 kUA/L, o valor preditivo positivo para a alergia ao ovo seria de 95%; enquanto para adultos, acima de 7 kUA/L. A relação causal entre um alimento e as manifestações clínicas da alergia alimentar a ele só poderá ser estabelecida pela anamnese e pelo TPO. Nenhum alimento deve ser removido da dieta com base apenas em um teste de IgE positivo. Tanto os testes *in vivo* como *in vitro* apresentam alta sensibilidade, porém baixa especificidade. Dependendo de cada caso que será indicada a necessidade de testes laboratoriais específicos e qual deles. Não há evidência de qualquer associação dos seguintes testes e alergia alimentar: IgG, IgG4, teste citotóxico, mudança em tamanho de leucócitos, análise de cabelo, teste eletrodermal e iridologia.[13,23-25]

Teste de provocação oral

O TPO é a oferta de alimentos e/ou placebo em doses crescentes e a intervalos regulares, sob supervisão médica, com concomitante monitoramento de possíveis reações clínicas adversas. Quando se decide que um TPO é necessário para o diagnóstico de alergia alimentar, o primeiro passo consiste em explicar detalhadamente ao paciente e/ou familiares sobre o procedimento, seus riscos e benefícios, e as implicações de um resultado positivo ou negativo. Esse teste deve ser realizado sempre em ambiente hospitalar, onde haja toda a infraestrutura para atendimento à situação de emergência (no Capítulo 33, você verá a exceção no caso de alergia à proteína do leite de vaca não mediada por IgE). O TPO duplo-cego é considerado o padrão-ouro para diagnóstico de alergia alimentar. Fatores a serem considerados antes da realização do TPO: risco de a alergia ainda existir, potencialidade de uma reação grave,

TABELA 6 Prós e contras dos métodos laboratoriais específicos

	Prós	Contras
In vivo	Resultados imediatos, em consultório, grande número de alérgenos podem ser aplicados ao mesmo tempo, alta especificidade e sensitividade, reforço visual para o paciente.	Variação entre os extratos testados, impossibilidade na presença de doenças de pele, supressão por várias medicações, risco (mínimo), necessita de pessoal capacitado, necessita de conhecimento para interpretação.
In vitro	Quantitativo, superseguro, não afetado por medicações, resultados, alimentos ou componentes, pode ser realizado mesmo na presença de doença dermatológica, sem interferência com medicamentos, nenhum risco para o paciente com anafilaxia.	Alto custo, demora do resultado, menos impactante para o paciente, variabilidade entre métodos e laboratórios, limitação de alérgenos, necessita de conhecimento na interpretação.

Fonte: Spickett, 2020[13] e Eiwegger et al., 2019.[17]

importância nutricional do alimento que está sendo evitado, qualidade de vida relacionada à inclusão do alimento evitado, motivação pessoal em adicionar o alimento evitado novamente na dieta, chance de ingestão intencional porque o paciente ou familiares acham que a alergia já está curada.[3,13,21,26]

Manejo – dieta restritiva

Na teoria, evitar um alimento parece uma tarefa simples, afinal seria só não ingerir. Entretanto, na realidade, dietas restritivas requerem uma extensa educação do paciente e de seus cuidadores – aqui que entra em ação o médico nutrólogo e/ou o nutricionista. Em muitos casos, o alimento em questão pode estar presente em produtos não alimentares, como medicações, vacinas, cosméticos. E a exposição ao alérgeno pela saliva, no beijo ou na utilização dos mesmos talheres pode ocorrer. Além disso, a dieta pode "falhar", sendo fundamental um plano de ação para esses casos: uso de anti-histamínicos, de adrenalina intramuscular, ida a um pronto-socorro. A princípio, a dieta de restrição deve ser dose-independente, embora a reatividade clínica possa variar dramaticamente entre indivíduos alérgicos e mesmo no grau de processamento do alimento. Já foi descrito que menos de 1 mg de ovo, leite ou amendoim pode induzir sintomas em alguns pacientes altamente sensíveis, enquanto outros podem não ter reação com a ingestão de até 10 g do alérgeno.[26,27]

Caso o paciente apresente alergia alimentar IgE mediada, deve portar um cartão (Quadro 1) para que apresente em todo local em que for se alimentar.[4,11,13]

Outro aspecto importante na orientação da dieta restritiva é quanto à leitura cuidadosa de todos os rótulos dos alimentos que serão consumidos. Os ingredientes definidos como alérgenos e que devem estar nos rótulos variam de país para país e de acordo com suas legislações.

QUADRO 1 Exemplos de cartões

"Eu sou alérgico a amendoim. Isso inclui manteiga de amendoim, óleo de amendoim e qualquer produto que contenha amendoim. Se eu ingerir, mesmo em uma quantidade muito pequena, qualquer um desses alimentos, eu posso ter uma reação alérgica aguda, parar de respirar e até mesmo morrer. Eu não posso ingerir alimentos que foram preparados com óleo usado para fritar qualquer dos alimentos acima, mesmo que seja em outros dias. Se um prato tem amendoim, não basta tirar o amendoim depois de ter sido colocado. Quem for preparar meu prato precisa lavar suas mãos e colocar luvas limpas antes do preparo. A superfície de preparo também precisa ser limpa adequadamente para eliminar qualquer resíduo de amendoim que possa ter."
"Eu tenho alergia alimentar grave. Para evitar reação potencialmente fatal, devo evitar todos os alimentos que contêm: _____. Por favor certifique-se de que a minha comida não contém nenhum dos ingredientes listados e que quaisquer utensílios e equipamentos utilizados para preparar a minha refeição, assim como as superfícies de preparação, estejam completamente limpos imediatamente antes do uso. OBRIGADO por sua ajuda."

Fonte: Calvani et al., 2020[4] e Spickett, 2020.[13]

No Brasil, 18 elementos devem ser informados nos rótulos: trigo (centeio, cevada, aveia e suas estirpes hibridizadas), crustáceos, ovos, peixes, amendoim, soja, leite de todos os mamíferos, amêndoas, avelãs, castanha-de-caju, castanha-do-pará, macadâmia, nozes, pecãs, pistaches, pinoli, castanhas e látex natural.[28]

De forma geral, deve-se orientar a preferência por alimentos frescos; não consumir produtos sem rótulos; sempre ler os rótulos, mesmo que esteja acostumado com o produto, pois a indústria pode mudar a composição; ler ao comprar, ao guardar e ao ingerir; saber todos os nomes que podem ser atribuídos ao alérgeno do paciente; atentar, conforme o caso, para a possibilidade de contaminação cruzada.[3,27] No Quadro 2 estão descritos ingredientes e alimentos que podem indicar a presença do alérgeno e produtos que possam conter o alérgeno em sua composição dos alérgenos mais frequentes.[29,30]

QUADRO 2 Ingredientes, alimentos e produtos que podem indicar a presença do alérgeno	
Ovo □ Ovoglobulina; sólidos de ovo; ovotransferrina; globulina; grânulo; lipoproteína de baixa densidade; lecitina; livetina; lipovitelina; lisozima (E1 105); ovomucina; ovomucoide; vitelina; ovalbumina; ovovitelina; plasma; ovo de galinha; ovo em pó; maionese; simplesse; gemada; merengue ○ Biscoitos e bolachas; chocolate; achocolatado; bolos e tortas; pudim; pães; purê **Amendoim** □ Amendoim; torrone; castanhas artificiais ou naturais (risco de traços); manteiga de amendoim; proteína hidrolisada de amendoim; gordura vegetal (menos comum no Brasil); farinha de amendoim; chili; óleo de amendoim; marzipã ○ Biscoitos e bolachas; sorvete; doces, como balas e chocolates; bolos e tortas; vitamina D ***Tree nuts*** □ Amêndoa; avelã; castanha-de-caju; castanha-do-pará (ou do Brasil); pinoli; pecã; pistache; macadâmia; noz; gianduia; óleos vegetais, como o de amêndoa; marzipã; molho pesto; praliné ○ Biscoitos e bolachas; sorvete; doces, como balas e chocolates; bolos e tortas; mortadela; café saborizado; algumas bebidas alcoólicas podem conter aroma de oleaginosas; alguns produtos de higiene pessoal	**Crustáceos** □ Camarão; caranquejo; lagosta; lula; marisco; ostra; parvalbuminas; polvo; siri; tropomiosinas; molhos de salada; tempero de comida oriental **Peixe** □ Peixes; kani; surimi; algumas caponatas; o peixe também é usado para clarificar algumas bebidas; *bouillabaisse* (uma sopa); molho de salada Caesar ou Worcestershire (que pode ter anchova); glucosamida **Soja** □ Glicinina; conglicinina; globulinas; gordura vegetal; edamame; hemaglutinina; inibidor de tripsina; isoflavonas; lecitina; lipoxigenase; farinha de soja; missô; natto; óleo de soja e derivados; proteína vegetal texturizada (PVT); proteína isolada de soja; proteínas do soro; shoyu; soja; *sufu*; *tamari*; *tao-chao*; *tao-si*; *taotjo*; *tempeh*; *teriyaki*; *tofu*; *urease*; *yuba*; beta-amilase ○ Biscoitos e bolachas; achocolatado; sorvete; bolos e tortas; pães; frios e embutidos; traços de soja em produtos ensacados, como farináceos e grãos **Trigo** □ Farinha, farelo e flocos de trigo; pães; bolos; mistura para pão e bolo; cuscuz; biscoitos/bolachas; glúten; temperos prontos; sopas prontas

Legenda: □ Ingredientes e alimentos que podem indicar sua presença; ○ Produtos que possam conter o alérgeno em sua composição.

Fonte: Põe no rótulo, 2014[29] e FARE, 2020.[30]

Contaminação cruzada

É uma transferência de traços ou partículas do alérgeno de um alimento para outro, direta ou indiretamente, ao longo do processo de produção. Utensílios, copos, louças e outros materiais que entram em contato com alérgenos não devem ser utilizados para preparar refeições seguras, a não ser que sejam cuidadosamente limpos antes. Alternativamente, a refeição segura pode ser a primeira a ser preparada. Atentar para o que foi comentado anteriormente, que se deve individualizar o paciente e saber qual o seu grau de sensibilidade alérgica. A Tabela 7 apresenta os principais alérgenos alimentares, os alimentos com possíveis reações cruzadas e o risco de reatividade.[14,16]

Deficiências nutricionais

O maior risco do manejo das alergias alimentares, ou seja, da dieta de restrição, é o desenvolvimento de deficiências nutricionais. Como vimos anteriormente, a maioria das alergias se inicia na infância, em momentos com altas necessidades nutricionais; e a exclusão, mesmo de apenas um alimento da dieta, pode acarretar problemas no desenvolvimento cognitivo e oromotor, bem como no crescimento da criança, caso os nutrientes não sejam compensados corretamente.[7]

Além disso, a ansiedade dos pais em relação à alergia pode ainda piorar o caso, com dietas excessivamente restritivas, o que torna a comunicação entre médico e familiares ainda mais

TABELA 7 Principais alérgenos, alimentos com possíveis reações cruzadas e risco de reatividade cruzada

Alérgeno	Alimentos com possíveis reações cruzadas	Risco de reatividade cruzada	Principal proteína comum
Leguminosas	Amendoim, ervilha, lentilha, feijões variados, soja, tremoço	5%	Vicilinas, globulinas
Castanhas	Castanha do Brasil, avelã, castanha-de--caju, pistaches, nozes, amêndoas	37%	Prolaminas
Peixe	Peixe-espada, linguado, salmão	50%	Parvalbuminas
Crustáceos	Camarão, caranguejo, siri (inalantes: ácaros e baratas também podem levar à reação cruzada)	75%	Tropomiosina
Grãos	Centeio, cevada, trigo	20%	Inibidores de protease, alfa-amilases
Leite de vaca	Carne bovina	10%	Albumina sérica bovina
Leite de vaca	Leite de cabra	92%	Caseínas, proteínas do soro
Pólen	Frutas e vegetais crus	55%	Proteases
Látex	Kiwi, banana, abacate, maracujá, pêssego, tomate, avelã, batata-branca, mandioca, pimentão	35%	Proteínas de transferência de lipídeos
Frutas: kiwi, banana, abacate	Látex	11%	Proteínas de transferência de lipídeos

Fonte: Sicherer et al., 2018[14] e Sampson et al., 2018.[16]

importante. É imperativo, assim, que o profissional de saúde em questão seja proativo sobre recomendações nutricionais e que seja capacitado para isso. A Tabela 8 mostra quais nutrientes principais estão presentes no alimento e quais seriam as fontes dietéticas alternativas que deveriam ser utilizadas para que não ocorresse déficit nutricional.[22,26]

É igualmente importante orientar o paciente e os responsáveis sobre a necessidade de participar de atividades escolares e na comunidade. Os professores devem ser capacitados pela gravidade da situação, já que mesmo uma pequena exposição pode ser fatal, mas a criança não pode ser tratada de maneira diferenciada. É fundamental o cuidado na hora da refeição, mas não se deve retirar a criança do ambiente. E atenção ao maior risco de essa criança/adolescente sofrer *bullying*, ao redor de 50%. Cuidado com massa de modelar, giz branco e materiais recicláveis. Evitar expressões como: "Não toque que ele tem alergia!" e "Você não pode porque é alérgico". Cuidar com o que outras crianças possam oferecer, muitas escolas, conforme o alérgeno, proíbem em toda escola para evitar contato.[21,31]

Realizar refeições fora de casa é sempre um motivo de dúvidas para pacientes alérgicos. Obviamente, há cuidados a serem seguidos a fim de garantir uma refeição segura, mas é, sim, possível. Os pacientes, e familiares, não devem assumir que os funcionários do restaurante entendem o que alergias alimentares são e saibam quais passos devem ser seguidos para garantir uma refeição segura. A lista de ingredientes nos menus não deve ser confiável e a ausência de alérgenos deve ser verificada durante o pedido; além disso, é importante discutir a preparação da refeição. Assim, uma comunicação clara é fundamental, para que os funcionários entendam o risco de uma contaminação com o alérgeno e não se confundam com um simples "eu não gosto de certo ingrediente". Para auxiliar essa comunicação, é recomendado evitar horários de pico e carregar cartões pré-impressos com informações claras sobre quais alimentos não podem ser ingeridos e um lembrete de que utensílios não podem ser contaminados com a comida alergênica. Outra sugestão é conversar diretamente com o *chef*, ou com funcionários diretamente envolvidos no preparo da comida, já que a mensagem pode se perder ao ser repassada pelo garçom. Restaurantes asiáticos, padarias e sorveterias, entretanto, apresentam um risco exagerado e devem ser evitados.[13,29,30]

TABELA 8 Principais nutrientes presentes no alérgeno e fontes dietéticas alternativas

Alergia a...	Nutrientes	Fontes dietéticas alternativas
Ovo	Proteína	Leite de vaca, soja, carnes, peixe, *nuts*, sementes, legumes
	Vitamina B12 (cianocobalamina)	Carnes, peixe, aves, leite de vaca, bebidas vegetais enriquecidas
	Selênio	Castanha-do-pará, carne bovina, frango, peru, peixes
	Vitamina B2 (riboflavina)	Leite de vaca, carnes, grãos e cereais enriquecidos, folhas de vegetais verde-escuros
	Biotina	Fígado, soja, grãos integrais, folhas de vegetais verdes
	Ácido pantotênico (vitamina B5)	Leite de vaca, vegetais, grãos integrais, carnes, peixes, legumes
Peixe	Vitaminas B6, E e A; niacina, ômega 3, ácido fólico, fosfato, selênio, cobre, zinco, potássio	Grãos fortificados, carnes, óleos, sementes, *nuts*, leite de vaca, ovo
Trigo	Niacina	Carnes, aves, atum, salmão, fígado, amendoim, sementes, legumes, grãos integrais enriquecidos
	Tiamina	Fígado, porco, outras carnes, semente de girassol, grãos integrais enriquecidos, *nuts*, legumes
	Ferro	Heme: carnes, peixes, aves; não heme: grãos integrais enriquecidos, leguminosas, frutas secas
	Ácido fólico	Grãos e cereais enriquecidos, bife de fígado, espinafre, legumes
	Carboidratos	Frutas, vegetais, legumes e produtos com grãos alternativos ou farinhas, como arroz, aveia, milho, batata, trigo sarraceno, tapioca, amaranto, quinoa, painço
	Fibra	Frutas, vegetais, grãos integrais alternativos
Amendoim *Tree nuts*	Vitamina E, niacina, biotina, ácido fólico, cobre, magnésio, manganês, cromo	Grãos integrais fortificados, óleos vegetais, ovo, soja, leguminosas
Soja	Vitamina B12 (cianocobalamina), tiamina, piridoxina, ácido fólico, cálcio, fosfato, magnésio, ferro, zinco	Grãos integrais fortificados, carnes, ovo, sementes, leguminosas, leite de vaca, frutas secas

Fonte: Jones et al., 2017[22] e Logan et al., 2020.[26]

Plano para emergências

É importante sempre ter um plano escrito para o que fazer em casos de emergências, a fim de evitar pânico e aumentar a velocidade de reação, principalmente em casos de anafilaxia. Todos os cuidadores da criança, desde familiares, funcionários da família, até professores na escola, devem ser instruídos sobre como aplicar a adrenalina corretamente. Na internet é possível facilmente encontrar exemplos de planos para personalizar com as informações do paciente, como no *site* do grupo "Alergia Alimentar Brasil" (https://alergiaalimentarbrasil.com.br/). É importante lembrar que essas seringas autoinjetáveis de adrenalina não são comercializadas no Brasil e, assim, os familiares devem ser instruídos sobre como adquiri-las ou, pelo menos, sobre como encontrar essa informação, como no *site* previamente citado. É fundamental fazer as seguintes recomendações: capacidade de reconhecer os sintomas; conhecer e evitar os fatores desencadeantes; ter sempre um plano de emergência, por exemplo, ao viajar, sempre verificar onde é a emergência do local; carregar adrenalina autoinjetável e aplicar imediatamente se tiver reação, na parte lateral da coxa, por cima das roupas, e ligar para 192 ou ir para o pronto atendimento; capacitar a família e os amigos. O plano de emergência deve conter informações como: endereço do hospital, plano de saúde, foto, peso, telefones de contato, médico responsável, doses e nomes de medicamentos de resgate, como anti-histamínicos e broncodilatador, além da adrenalina autoinjetável.[2,3,13]

Seguimento

Não há uma recomendação geral de tempo ideal para a reavaliação de alergia alimentar. A frequência das consultas de controle dependerá do tipo de alergia, da idade do paciente e do prognóstico individual de tolerância, em função da história e dos parâmetros laboratoriais. Para reações a frutas, por exemplo, faz sentido reavaliar em intervalos curtos, já que muitas vezes elas não são alergias verdadeiras e, mesmo quando são, tendem a se resolver rapidamente. Já em casos de alergia a amendoim, na qual o paciente já se adaptou à dieta de restrição e o prognóstico de resolução é ruim, em virtude da gravidade das reações a doses mínimas e altos níveis de IgE, por exemplo, reavaliações a cada cinco anos farão mais sentido.[21,26]

Terapias futuras

No momento, há diversos estudos clínicos sendo realizados, os maiores focos são em imunoterapias (oral, sublingual e epicutânea) e biológicos. Elas podem induzir dessensibilização ao alérgeno alimentar, sendo a oral a mais promissora. Algumas dessas terapias já estão sendo utilizadas na prática clínica em centros de referência, principalmente nos EUA. Entretanto, é importante ressaltar que essas terapias também são acompanhadas de riscos; inclusive, esse é um dos principais motivos pelos quais a maioria dos estudos tem alergia a amendoim em foco, já que esta não costuma se resolver e tende a provocar reações sistêmicas graves (não faria sentido expor crianças alérgicas, com história natural de resolução antes da idade adulta e sintomas leves, a um tratamento imunológico).[8,13,17]

Resolução

Entre as mais prevalentes, as alergias a leite de vaca, soja, ovos e trigo tendem a se resolver antes da adolescência. Já as alergias a amendoim, *tree nuts*, peixes e crustáceos costumam permanecer na idade adulta. O motivo pelo qual algumas alergias se resolvem e outras não ainda não é completamente entendido. Claramente, há múltiplos mecanismos envolvidos. Níveis de IgE específicos aos alérgenos em questão tendem a cair com o tempo na maioria dos pacientes, entretanto, esse processo não é um requisito nem um mecanismo primário na resolução das alergias alimentares. Em muitos casos, esse declínio de IgE pode ser um preditor do desenvolvimento de tolerância clínica; contudo, em outros casos, mesmo após o desenvolvimento de tolerância, há manutenção de altos níveis de IgE. Mudanças humorais, incluindo o aumento de níveis séricos de IgG_4 ou IgA específicos para o alérgeno e celulares, como a indução de células Treg, também podem ser importantes no processo de resolução. Além disso, há fatores associados ao fenótipo de persistência da alergia alimentar, como o desenvolvimento de reações graves mesmo com doses mínimas de exposição, o diagnóstico cedo na infância, a presença de outras comorbidades atópicas, e altos níveis séricos de IgE. Finalmente, apenas com o TPO pode-se avaliar se uma alergia alimentar foi resolvida.[8,13,17]

Referências bibliográficas

1. Anvari S, Miller J, Yeh C, Davis CM. IgE-mediated food allergy. Clinic Rev Allerg Immunol. 2019;57:244-60.
2. Widge AT, Sharma HP. Pathophysiology and symptoms of food allergy and anaphylaxis. In: Gupta RS (ed.). Pediatric food allergy. Switzerland: Springer Nature; 2020.
3. Solé D, Silva LR, Cocco RR, Ferreira CT, Sarni RO, Oliveira LC et al. Consenso brasileiro sobre alergia alimentar: 2018 - parte 2. Arq Asma Alerg Imunol. 2018;2(1):39-82.
4. Calvani M, Anania C, Caffarelli C, Martelli A, del Giudice MM, Cravidi C et al. Food allergy: an updated review on pathogenesis, diagnosis, prevention and management. Acta Biomed. 2020;91(11-S).
5. Nagler C, Furuta GT. Food allergies and eosinophilic gastrointestinal diseases. In: Smith PD, Blumberg RS, Macdonald TT (eds.). Principles of mucosal immunology. Boca Raton: CRC Press; 2020.
6. Sicherer SH, Sampson HA. Food allergy. J Allergy Clin Immunol. 2006;117(2 Suppl Mini-Primer):S470-5.
7. Cosme-Blanco W, Arroyo-Flores E, Ale H. Food allergies. Pediatrics in Review. 2020; 41(8):403-15.
8. Peters RL, Krawiec M, Koplin JJ, Santos AF. Update on food allergy. Pediatr Allergy Immunol. 2021;32:647-57.
9. Jones SM, Burks AW. Food allergy. N Engl J Med. 2017;377(12):1168-76.
10. Bahna SL, Assa'ad AH. Food allergy. Immunol Allergy Clin N Am. 2021;41:331-45.
11. Rassbach WM, Sicherer SH. Food Allergy. In: Guandalini S, Dhawar A, Branski D (eds.). Textbook of Pediatric Gastroenterology, Hepatology and Nutrition. Heidelberger: Springer; 2016.
12. Warren CM, Chadha AS, Sicherer SH, Jiang J, Gupta RS. Prevalence and Severity of Sesame Allergy in the United States. JAMA Network Open. 2019;2(8):e199144.
13. Spickett G. Oxford Handbook of Clinical Immunology and Allergy. Oxford: Oxford; 2020.
14. Sicherer SH, Sampson HA. Food allergy: a review and update on epidemiology pathogenesis, diagnosis, prevention, and management. J Allergy Clin Immunol. 2018;141(1):41-58.
15. Yang L, Fu J, Zhou Y. Research progress in atopic march. Front Immunol. 2020;11:1907.
16. Sampson HA, O'Mahony L, Burks AW, Plaut M, Lack G, Akdis CA. Mechanisms of food allergy. J Allergy Clin Immunol. 2018;141:11-9.
17. Eiwegger T, Hung L, San Diego KE, O'Mahony L, Upton J. Recent developments and highlights in food allergy. Allergy. 2019;74:2355-67.
18. Savage J, Sicherer S, Wood R. The natural history of food allergy. J Allergy Clin Immunol Pract. 2016;4:196-203.
19. FARE. How might a child describe a reaction? 2019. Foodallergy.org. Disponível em: https://www.foodallergy.org/resources/how-child-might-describe-reaction; acessado em: 01 de agosto de 2021.
20. Bégin P, Nadeau KC. Diagnosis of food allergy. Pediatr Ann. 2013;42(6):102-9.
21. Peters RL, Krawiec M, Koplin JJ, Santos AF. Update on food allergy. Pediatr Allergy Immunol. 2021;32:647-57.
22. Jones SM, Burks W. Food allergy. N Engl Med. 2017;377(12):1168-76.
23. Brough HA, Nadeau KC, Sindher SB, Alkotob SS, Chan S, Bahnson HT et al. Epicutaneous sensitization in the development of food allergy: what is the evidence and how can be prevented? Allergy. 2020;75:2185-205.
24. Arasi S, Barni S, Mastrorilli C, Comberiati P, Chiera F, Pelosi U et al. Role of in vitro testing in food allergy. Pediatr Allergy Immunol. 2020;31(Suppl 26):36-8.
25. Roberts G, Ollert M, Aalberse R, Austin M, Custovic A, DunnGalvin A et al. A new framework for the interpretation of IgE sensitization tests. Allergy. 2016;71:1540-51.
26. Logan K, Toit GD, Giovannini M, Turcanu V, Lack G. Pediatric allergic diseases, food allergy, and oral tolerance. Annu Rev Cell Dev Biol. 2020;36:511-36.
27. Durban R, Groetch M, Meyer R, Collins SC, Elverson W, Friebert A et al. Dietary management of food allergy. Immunol Allergy Clin N Am. 2021;41:233-70.
28. Anvisa. Resolução n. 26/2015. Dispõe sobre os requisitos para rotulagem obrigatória dos principais alimen-

tos que causam alergias alimentares. Disponível em: https://bvsms.saude.gov.br/bvs/saudelegis/anvisa/2015/rdc0026_26_06_2015.pdf; acessado em: 01 de agosto de 2021.

29. Põe no rótulo. Cartilha de alergia alimentar. 2014. Disponível em: www.poenorotulo.com.br; acessado em: 01 de agosto de 2021.
30. FARE. Dining out with food allergies. 2020. Disponível em: https://www.foodallergy.org/resources/dining-out; acessado em: 06 de setembro de 2021.
31. Santos MS. Criança com alergia alimentar na escola. Põe no rótulo, 2014. Disponível em: www.alergiaaoleitedevaca.com.br; acessado em: 09 de agosto de 2021.

CAPÍTULO **36**

Intolerância à lactose

Hélcio de Sousa Maranhão
Andréa Gondim Mendonça
Jussara Melo de Cerqueira Maia

Introdução

O leite é um componente fundamental na dieta humana, e seu valor nutricional tem sido reforçado por milhares de anos de uso constante na nutrição dos indivíduos. É considerado um tipo específico de alimento para mamíferos e único nos primeiros meses de vida. Esse alimento contém proteínas de alto valor biológico e gorduras, assim como é fonte de vários micronutrientes, como cálcio, magnésio, potássio, selênio e vitaminas do complexo B e D. Além disso, possui carboidratos compostos de lactose e outros importantes oligossacárides que propiciam o desenvolvimento de bactérias probióticas, em particular *bifidobactérias*, o que promove a proteção do trato gastrointestinal de crianças contra afecções.[1,2]

Comparado ao leite de outros mamíferos, o leite humano é considerado singular em seu alto teor de açúcares, contendo cerca de 70 g de lactose por litro (7%), o que contribui em torno de 40% do valor calórico. A lactose é o carboidrato preferido para lactentes e crianças menores porque:

- Atua como excelente fonte de energia.
- Possivelmente contribui, em lactentes, para a síntese de macromoléculas glicosiladas complexas por meio do fornecimento de glicose e galactose.
- Não produz efeitos de recompensa após o consumo.
- Tem menor efeito cariogênico quando comparado a outras opções lácteas.
- Exerce efeitos de modelagem da microbiota intestinal, provavelmente promovendo uma mais sacarolítica do que proteolítica.[3]

Embora algum grau de má digestão da lactose ocorra em todos os lactentes e crianças pequenas, isso raramente levará a sintomas de intolerância à lactose. Além disso, em adultos e crianças maiores com "lactase não persistentes" (LNP), a fermentação dose-dependente da lactose ocorre quase sempre sem sintomas de intolerância, enquanto fornece todos os benefícios dessa fermentação. Considerando todos os benefícios acima mencionados, a substituição da lactose por outros carboidratos deve ser considerada com cuidado e moderação.[3]

A intolerância alimentar constitui-se em manifestação adversa ao alimento não relacionada a mecanismos imunológicos. É causada por alimentos que contêm substâncias tóxicas ou farmacológicas, contaminantes químicos ou bacterianos, alimentos que provocam reações idiossincrásicas, como as causadas por aditivos ou, ainda, por deficiências de transportadores ou enzimáticas, como acontece em algumas formas de intolerâncias aos carboidratos, cujo maior modelo é a intolerância à lactose, conforme demonstrado na Tabela 1.[4]

A diminuição ou ausência da enzima que hidrolisa a lactose, a lactase-florizina hidrolase, mais conhecida como lactase, pode ser primária ou secundária. Entre as causas de deficiência primária, situam-se a deficiência congênita da lactase ou alactasia congênita, extremamente rara, e a hipolactasia do tipo adulto ou deficiência ontogenética de lactase, bem mais frequente.[4,5]

Em revisão sistemática com metanálise, de casuística em adultos de distintos países, estimou-se a prevalência global média de má absorção de lactose em 68%, com níveis mais altos quando se utilizaram dados de genotipagem para o diagnóstico (74%) do que o teste do hidrogênio expirado (57%) e o teste de tolerância à lactose (55%).[6] A não persistência da enzima lactase geneticamente determinada tem prevalência variada, que depende fortemente do grupo étnico. No norte da Europa, o fenótipo lactase não persistente é encontrado em 2 a 20% da população geral, enquanto é visto em aproximadamente 40% da população dos países mediterrâneos, 65 a 75% em grande parte da África e até 90% da Ásia. Entretanto, apenas alguns indivíduos desenvolvem sintomas de

TABELA 1 Classificação das reações adversas aos alimentos e das intolerâncias alimentares com destaque às intolerâncias à lactose

Reações adversas aos alimentos						
Imunomediadas			Não imunomediadas (intolerâncias alimentares)			
Alergia alimentar	Doença celíaca		Deficiências enzimáticas	Deficiência de transportador	Farmacológicas (cafeína, tiramina)	Outros desencadeantes
Intolerância aos carboidratos						
Etiologia genética				Etiologia não genética		
Início precoce			Início tardio	Dano tecidual (intestinal)	Dano funcional	Dano funcional não confirmado
Deficiência congênita de sacarase	Má absorção de glicose-galactose	Deficiência congênita de lactase (alactasia congênita)	Hipolactasia do tipo adulto (deficiência ontogenética de lactase)	Intolerância secundária a carboidratos, principalmente à lactose, devido a: ▪ Enterites infecciosas ou parasitárias ou induzidas por drogas ou por radiação ▪ Supercrescimento bacteriano de intestino delgado ▪ Doença de Crohn	Intolerância à frutose Intolerância ao sorbitol Intolerância à trealose	Intolerância a FODMAP

Fonte: adaptada de Di Constanzo et al., 2018.[4]

intolerância à lactose.[1] No Brasil, estimativas demonstram que a prevalência pode chegar a 60%.[7]

Na hipolactasia do tipo adulto, ocorre redução em até 90% nos níveis da lactase por meio de controle genético ao longo da vida. O LCT, gene que codifica a lactase, é localizado no cromossomo 2q21, e se manifesta em polimorfismos como LCT-13910CC, determinantes da deficiência da enzima ("lactase não persistência"), LCT-13910CT e LCT-13910TT, determinantes da tolerância ao carboidrato (lactase persistência).[1,3,4,8]

A deficiência congênita da lactase é uma condição grave, de herança autossômica recessiva, que se não diagnosticada precocemente pode levar a óbito. Clinicamente, a criança apresenta diarreia que se inicia nos primeiros dias de vida, com comprometimento do ganho ponderal e acidose metabólica, cuja resolução acontece após a retirada do leite materno ou de fórmula infantil com lactose. Essa condição predomina na população finlandesa.[1,4,5]

A intolerância secundária à lactose é a mais comum das formas adquiridas de intolerância aos hidratos de carbono, devido à produção mais superficial da lactase na membrana microvilositária. Sua concentração é diminuída em situações que cursam com lesão na borda em escova da mucosa e/ou que acelerem significativamente o tempo de trânsito intestinal, como nas enterites infecciosas, giardíase, supercrescimento bacteriano, doença celíaca, doença inflamatória intestinal (especialmente na doença de Crohn) e enterites induzidas por drogas e radiação.[4,5,8]

Fisiologia, patogenia e patologia

Os hidratos de carbono da dieta humana são representados, principalmente, pelos polissacarídeos (amido e celulose), dissacarídeos (maltose, lactose e sacarose) e monossacarídeos (galactose, glicose e frutose). Para que os polissacarídeos sejam absorvidos, é necessária sua prévia digestão até monossacarídeos. A celulose não é digerida nem absorvida pelo homem. Já o amido, o mais importante polissacarídeo da dieta humana, é constituído por amilose e amilopectina. Esta última representa 80% do amido ingerido. Os polissacarídeos são hidrolisados pelas amilases salivar e pancreática, resultando, como produtos finais, maltose e outros oligossacarídeos, como as dextrinas.

Os produtos da hidrólise do amido, assim como os dissacarídeos lactose e sacarose, têm sua digestão continuada no intestino delgado, onde se situam as dissacaridases. Dentre as dissacaridases, assumem importância as maltases e a lactase. As maltases se distribuem principalmente na porção média das microvilosidades, portanto são relativamente resistentes à lesão da mucosa intestinal. Sob a ação dessa enzima, as maltoses são desdobradas em glicose, que, por transporte ativo, atingem os capilares vilositários e veia porta. A sacarase é a enzima responsável pelo desdobramento da sacarose em glicose e frutose, sendo esta última absorvida por difusão facilitada. A enzima lactase, encontrada principalmente no jejuno, hidrolisa lactose em glicose e galactose, que são absorvidas pela mucosa intestinal.[1,5]

A lactose, não sendo hidrolisada, por deficiência da lactase, seja de etiologia primária ou secundária, não é absorvida no intestino delgado e se acumula na luz intestinal, que induz a passagem de água e eletrólitos. Os açúcares não absorvidos e o acúmulo de fluidos e eletrólitos no lúmen acarretam o aumento do peristaltismo e a passagem desses produtos para o intestino grosso. As bactérias colônicas anaeróbias fermentam os hidratos de carbono, produzindo ácidos graxos de cadeia curta – AGCC (ácidos acético, lático, burítico, propiônico e outros) e gases (hidrogênio – H_2, dióxido de carbono – CO_2 e metano – CH_4), que, por sua vez, ultrapassando a capacidade colônica de resgate, determinam o aumento da carga osmótica e a diminuição do pH intraluminal.[1,8]

Todos esses fatores determinam diarreia com grande quantidade de líquido e alta carga osmótica, com evacuações explosivas e fezes ácidas (pH fecal diminuído). Parte dos gases formados é absorvida e eliminada pelo pulmão.[1,8] A Figura 1 resume os principais mecanismos da fisiopatologia.[8]

Abordagem diagnóstica

Manifestações clínicas

A má absorção da lactose resulta do desequilíbrio entre atividade da enzima lactase e a quantidade ingerida do carboidrato.[9] A ocorrência de sintomas depende de fatores como tempo de esvaziamento gástrico e trânsito intestinal, nível residual de atividade da enzima lactase, quantidade de lactose consumida, efeito da microflora colônica, sensibilidade visceral e fatores psicológicos.[10] A percepção dos sintomas pode não estar relacionada ao grau de má absorção da lactose, e atualmente se acredita que a tendência à somatização contribua negativamente na qualidade de vida do paciente.[11] A Figura 2 traz um modelo esquemático da patogênese dos sintomas de intolerância à lactose. Em determinada população, uma fração de indivíduos terá disfunções digestivas resultando em má absorção de lactose. Dentro dessa população, indivíduos com desordens de ansiedade ou doenças gastrointestinais funcionais, que aumentam a sensibilidade visceral, são mais suscetíveis para a intolerância à lactose. Nesse modelo, o risco de desenvolver sintomas aumenta com a dose de lactose, a gravida-

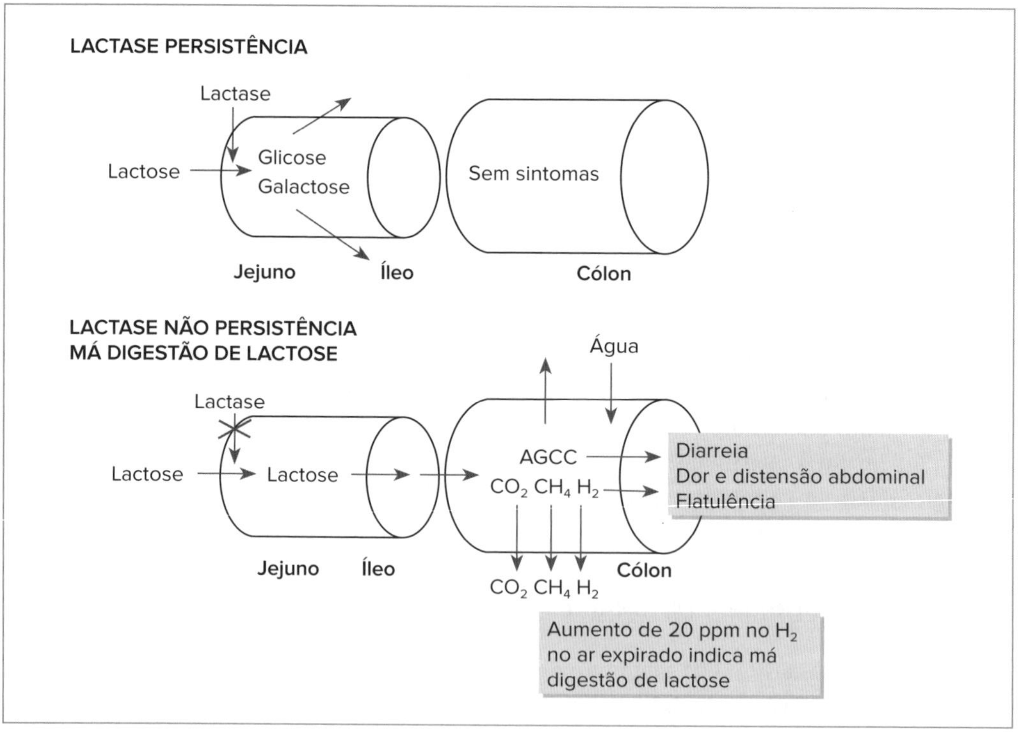

FIGURA 1 Fisiopatologia da má absorção de lactose.

AGCC: ácidos graxos de cadeia curta.

Fonte: reproduzida de Misselwitz et al., 2019.[8]

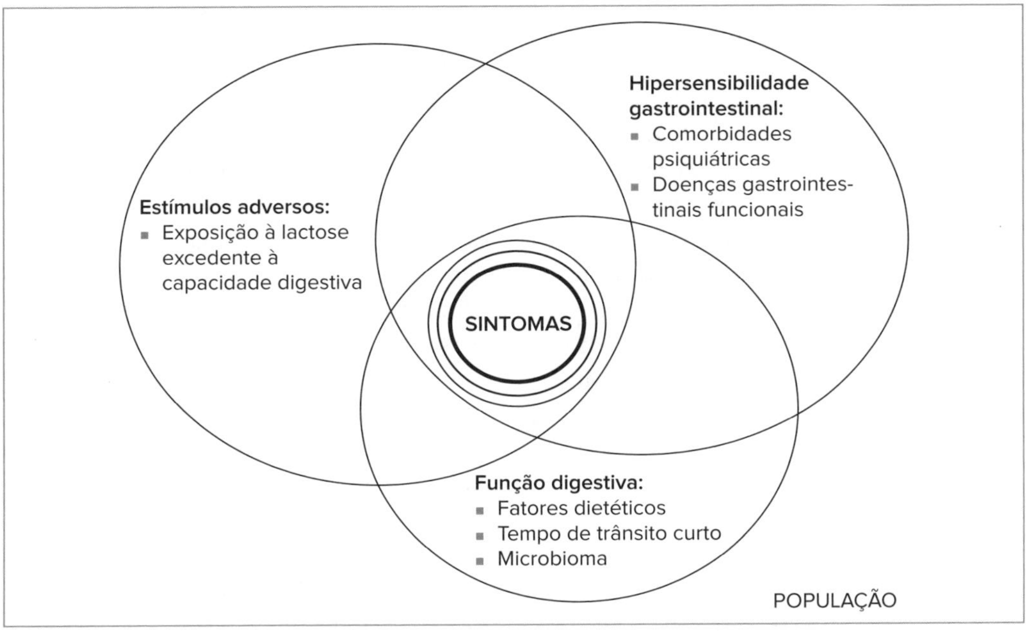

FIGURA 2 Modelo esquemático da patogênese dos sintomas da intolerância à lactose.
Fonte: reproduzida de Misselwitz et al., 2019.[8]

de da disfunção digestiva (má absorção de lactose) e a sensibilidade visceral. Esse modelo de doença não está restrito à lactose, sendo provavelmente compartilhado por outros FODMAP (*fermentable oligosaccharides, disaccharides and monosaccharides and polyols*).[8]

A lactose exerce efeito osmótico, interferindo assim na motilidade intestinal, e é substrato para a ação fermentativa de bactérias produtoras de gás carbônico (CO_2), hidrogênio (H_2) e metano (CH_4), que servirão, inclusive, de base para alguns testes diagnósticos.[12]

As manifestações clínicas podem ser variadas, apresentando-se como quadro clássico a presença de diarreia com fezes aquosas e explosivas, flatulência, dor abdominal tipo cólica, meteorismo, distensão abdominal com hipertimpanismo, vômitos e dermatite perineal produzida pela acidez das fezes em contato com a pele.[4,5] Sintomas extraintestinais, como cefaleia, vertigem, comprometimento da memória e letargia, foram descritos em até 20% dos indivíduos com intolerância a carboidratos.[1,4] Esses sintomas sistêmicos podem ser o resultado de metabólitos tóxicos, produzidos pela fermentação do açúcar pelas bactérias do cólon, que podem alterar os mecanismos de sinalização celular. No entanto, não está claro se esses sintomas atípicos são diretamente decorrentes da ingestão de lactose ou relacionados à presença de desordens funcionais, frequentemente acompanhadas de múltiplas queixas somáticas.[4]

Na maioria das vezes, a suspeição clínica da intolerância à lactose pode ser levantada a partir da história clínica e confirmada com o seguimento adequado, sem a necessidade obrigatória de exames complementares. A exclusão restrita da lactose por 2 a 4 semanas, tempo requerido para a indução da redução dos sintomas e consequentemente sua resolução, e a reintrodução gradual na dieta de produtos lácteos com teores reduzidos de lactose até o limite individual de tolerância tem sido útil e é frequentemente aplicada na prática clínica.[3,4]

Na deficiência ontogenética da lactase, geralmente as crianças manifestam sintomas em idades entre 6 e 8 anos, sendo a causa mais frequente de deficiência enzimática de origem autossômica recessiva.[4]

As deficiências secundárias são condições transitórias, que geralmente acontecem após episódio de gastroenterite infecciosa (diarreia aguda), determinando a persistência do quadro diarreico (diarreia persistente), podendo ocorrer também em algumas doenças (p. ex., doença celíaca, doença de Crohn), na desnutrição grave, na enterite por radiação, nas parasitoses intestinais (p. ex., giardíase, criptosporidíase), nas complicações de algumas cirurgias gastrointestinais e devido ao uso de determinadas drogas (p. ex., tetraciclina, polimixina, colchicina e alguns quimioterápicos).[4,5,10]

Investigação laboratorial

Quanto aos métodos laboratoriais para diagnóstico da intolerância à lactose primária e secundária, embora não se tenha consenso quanto a um exame "padrão-ouro" (*gold standard*), o teste do H_2 no ar expirado é o exame mais bem aceito por ser de fácil execução, não ser invasivo, além de seus percentuais grandes de sensibilidade e especificidade. No entanto, não é largamente difundido no Brasil e é mais oneroso. Trata-se de um teste baseado na produção de H_2 durante fermentação bacteriana da lactose no intestino grosso (devido à deficiência da lactase no intestino delgado). Esse gás pode se difundir através da barreira intestinal e, após entrar na circulação sanguínea, é exalado e detectado na respiração.[1,5,13]

O teste respiratório mede a concentração de H_2 no ar expirado pelos pulmões, antes (amostra isolada) e após (amostras sequenciais) a ingestão de 1 a 2 g de lactose por quilograma de peso (máximo de 25 g), tornando desnecessária a coleta de sangue. O teste é considerado positivo para intolerância se houver incremento na concentração de H_2 superior a 20 ppm em relação ao nível basal, o que demonstra que o indivíduo produziu gases (neste caso, o H_2), consequente à baixa digestão da lactose e consequente fermentação nos cólons.[1,4,13]

Dieta rica em fibra, supercrescimento bacteriano do intestino delgado e alterações de parâmetros respiratórios são condições que causam resultados falso-positivos, devendo ter atenção nas etapas de preparo e execução desse exame (Tabela 2).[13]

Falso-positivos por supercrescimento bacteriano podem ser reduzidos com associação de testes diagnósticos como o teste respiratório e o teste de tolerância à lactose. Exames respiratórios falso-negativos são relacionados à colonização intestinal por bactérias metanogênicas.[14] A utilização da dosagem do metano e do gás carbônico no teste respiratório para detecção de má absorção do carboidrato em crianças

TABELA 2 Orientações para o preparo e execução do teste respiratório

Preparo do teste respiratório	Execução do teste respiratório
Não ingerir refeições com grande quantidade de fibras e carboidratos de absorção lenta	Não comer nem beber
Evitar uso de antibiótico nas últimas quatro semanas	Não mascar chiclete
Suspender o uso de medicamentos que alterem a motilidade intestinal	Não fumar nem realizar exercício no dia do exame
Realizar jejum noturno	Manter as crianças tranquilas durante o procedimento
Escovar os dentes e enxaguar a boca com antisséptico oral	Suspender o exame se estiver apresentando quadros respiratórios agudos e/ou febre

Fonte: Verelst et al., 2018.[13]

vem sendo estudada, inclusive como recurso diagnóstico em associação ao teste do hidrogênio para melhorar resultados, contudo ainda não validada na pediatria.[15]

A positividade da pesquisa de substâncias redutoras nas fezes (> 0,5%) e o pH fecal ácido (< 6) são exames simples, rápidos, com resultados imediatos e de fácil execução, embora tenham valor limitado.[5] Algumas situações precisam ser interpretadas com cautela, por exemplo, durante o uso de antibióticos e no uso exclusivo de leite materno, quando há tendência de o pH fecal estar baixo pelo alto teor de lactose.

O teste de tolerância à lactose (TTL) é um exame seguro, minimamente invasivo (flebotomia) e de custo relativo. A técnica mais difundida é por curva glicêmica, na qual se observa a dosagem sérica da glicemia em jejum e após 30, 60 e 120 minutos de ingestão de 25 a 50 g de lactose. Se o paciente absorver bem a lactose, a glicemia deve se elevar em 20 mg/dL ou mais em relação ao nível basal.[4] Estudos observaram que a supressão da dosagem de 120 minutos não interferia na acurácia do exame, diminuindo, assim, o tempo de observação dos níveis glicêmicos. Esse teste pode fornecer resultados falso-positivos devido à resposta fisiológica da insulina à glicose, o que o torna não suficientemente específico.[4,9] Devido à sobrecarga de lactose ingerida, o TTL ganha mais importância com a observação da ocorrência de sintomas durante e após o exame, embora os resultados falso-positivos e falso-negativos do TTL tenham contribuído para seu uso cada vez mais restrito e substituído pelo teste respiratório.[4]

Os testes genéticos têm potencial para detectar alelos que estão associados à persistência da lactase, mas não compreendem todos os polimorfismos, que podem variar de acordo com a etnia. Uma das técnicas utilizadas é o PCR em tempo real ou convencional. O exame genético passou a ser incorporado em razão da validade do polimorfismo LCT-13910C > T associado ao diagnóstico da intolerância. Nessa análise, os genótipos LCT-13910CT e LCT-13910TT estariam relacionados ao fenótipo "lactase persistência" e o LCT-13910CC ao "lactase não persistência" ou "hipolactasia".[1,8] O polimorfismo LCT- 22018G > A também pode ser útil nesse teste para diagnóstico em crianças maiores que 6 anos, segundo estudo na União Europeia.[16] O uso do teste genético isolado não é suficiente para diagnóstico de deficiência de lactase em intolerantes, contudo quando associado ao teste respiratório com H_2 expirado apresenta alta concordância, necessitando de mais estudos que validem na população pediátrica.[12] Deve-se ressaltar que a presença do genótipo lactase não persistência não implica a presença simultânea da intolerância, que pode aparecer mais tarde ao longo da vida.[4]

O diagnóstico com base em biópsia intestinal com *kit Quick Lactase Test* (QLT), que mede a atividade da enzima lactase, embora tenha demonstrado excelente sensibilidade (100%) e especificidade (90 a 95%) em relação ao teste genético, é um exame invasivo que avalia fragmento de mucosa colhido por exame endoscópico, podendo apresentar falso-negativo devido ao fato de a distribuição da enzima no epitélio intestinal não ser homogenêa.[9] Portanto, a realização do QLT seria facilitada ou indicada nos casos de endoscopia digestiva alta por outros sintomas que justifiquem o exame endoscópico, embora a técnica do QLT não seja tão simples e não ser de fácil acesso. Em estudo que compara o teste do H_2 expirado e o QLT, observou-se concordância entre esses exames, mas, pela baixa disponibilidade do QLT, sugeriu-se a utilização do teste rápido apenas como procedimento complementar em pacientes com teste de H_2 negativo, quando se pretende manter a investigação.[17] Quando comparado o teste genético com o teste respiratório, a concordância evidenciada foi superior a com QLT.[18]

A Tabela 3 traz um resumo comparativo dos testes laboratoriais disponíveis que podem ser usados para o diagnóstico de má absorção da

TABELA 3 Testes diagnósticos disponíveis para o diagnóstico da tolerância e má absorção de lactose e suas características

Características	Biópsia do intestino delgado	Teste genético	Teste de tolerância à lactose	Fezes/urina	Teste respiratório para lactose
Avaliação de sintomas	Não	Não	Possível	Não	Possível
Custo	Alto	Alto	Baixo	Baixo	Alto
Invasivo	Sim	Sim	Sim	Não	Não
Disponibilidade	Raro	Variável	Excelente	Boa	Boa
Sensibilidade	95%	93%	+/- 75%	Baixa	70-100%
Especificidade	100%	100%	+/- 96%	Baixa	90-100%

Fonte: adaptada de Verelst et al., 2018.[13]

lactose de acordo com suas características; o diagnóstico de intolerância será realizado se o paciente apresentar sinais e sintomas por ocasião do exame.[13]

Tratamento

O que usar?

O tratamento de intolerância à lactose objetiva melhorar os sintomas do paciente e evitar o risco de desnutrição ou deficiências nutricionais a longo prazo. Baseia-se, dessa forma, na exclusão desse carboidrato da dieta e na terapia nutricional, podendo ser usadas fórmulas ou leites e derivados (dependendo da idade do paciente) sem o açúcar específico.[19] Para isso, há disponibilidade de algumas alternativas no mercado. Na Tabela 4 estão distribuídos as fórmulas e alimentos alternativos que podem ser indicados e aqueles contraindicados na condução das crianças com essa intolerância.

TABELA 4 Fórmulas e alimentos alternativos indicados e contraindicados no tratamento dietético da intolerância à lactose

Fórmulas e alimentos alternativos indicados	Propriedades
À base de proteína do leite de vaca sem lactose	Não contêm lactose. Úteis na intolerância à lactose isolada.
À base de proteína isolada de soja	Não contêm lactose e são suplementadas, atingindo as recomendações nutricionais.
À base de proteína extensamente hidrolisada (hidrolisados proteicos sem lactose)	Não contêm lactose e se constituem principalmente de pequenos peptídeos. Indicados na associação à alergia alimentar.
À base de aminoácidos (dieta elementar)	Não contêm lactose e se constituem de aminoácidos. Indicados na associação à alergia alimentar grave.
Fórmulas e alimentos alternativos contraindicados	**Propriedades**
Fórmulas parcialmente hidrolisadas (HA)	Contêm lactose.
Produtos à base de soja (proteína não isolada) em apresentação líquida ou em pó	Não contêm lactose, porém não atendem às recomendações do *Codex Alimentarius*.
Produtos à base de leite de cabra, ovelha e outros mamíferos	Contêm lactose.
Hidrolisados proteicos com lactose	Contêm lactose.

A ausência, em muitos países, de leis que regulam a comercialização de produtos "delactosados" e a falta de um ponto de corte para estabelecer quando um produto pode ser rotulado como "sem lactose" resultaram na proliferação de muitos produtos lácteos alegando ausência (geralmente < 0,01% ou < 0,1%) ou redução (geralmente < 0,5%) de lactose, apesar da presença de pequena quantidade em tais produtos. Embora menor, esse quantitativo pode ser suficiente para induzir sintomas em parte dos pacientes com intolerância à lactose.[1] No Brasil, resolução da Agência Nacional de Vigilância Sanitária, decorrente da Lei n. 13.305/2016, torna obrigatória a informação da presença de lactose nos rótulos de alimentos, sendo identificados como "isentos de lactose" (zero-lactose) aqueles produtos com até 0,1%, ou seja, 100 mg de lactose por 100 g ou 100 mL do produto, limite considerado seguro para consumo por indivíduos com intolerância, "baixo teor de lactose" para aqueles entre 0,1 e 1% e "contém lactose" para os acima de 1%.[20]

Como, quando e por quanto tempo?

Na deficiência congênita da lactase, a exclusão de lactose da dieta deve ser feita de forma permanente. Nessa situação, o leite materno deve ser suspenso, como também o leite de outros mamíferos, como vaca e cabra. Como alternativas, há fórmulas à base de leite de vaca sem lactose ou à base de proteína isolada de soja, arroz e outros cereais. A indicação desses substitutos vai depender da idade da criança, das condições financeiras da família, do acesso aos produtos, assim como sua segurança, eficácia, qualidade nutricional, dentre outros. Exemplo disso, as fórmulas de soja não estão bem indicadas em menores de 6 meses, assim como aquelas à base de outras proteínas devem ser avaliadas em relação à qualidade do produto e adaptação à faixa etária. Também se deve ter cuidado na introdução de alimentos industrializados, devido à presença de lactose na composição de alguns deles. Admite-se a possibilidade de adaptação intestinal após o primeiro ano de vida, com a introdução de pequenas quantidades de lactose para as crianças com essa deficiência primária.[3,19]

No tratamento da deficiência ontogenética da lactase (hipolactasia tipo adulto), recomenda-se que leites com lactose e derivados sejam evitados na dieta para minimizar sintomas nos intolerantes. Todavia, é possível que maus absorvedores tolerem uma quantidade de 250 mL de leite ao longo do dia, ou seja, o equivalente a 12,5 g de lactose, sem manifestar quadro clínico compatível.[5,8,19] A maioria dos pacientes intolerantes pode aceitar 5 g de lactose por dose única, com aumento do limite de tolerância se a lactose for consumida junto com outros nutrientes. Portanto, evitar todos os produtos lácteos nesses pacientes não é mais recomendado, já que muitas das pessoas podem tolerar até 12 a 15 g de lactose por dia.[5] Hoje, admite-se mais a redução do que propriamente a exclusão total desses produtos. Apesar disso, ao diagnóstico, é recomendável não haver qualquer ingestão de lactose por no mínimo 2 semanas (até 4), a fim de que o paciente diminua os sintomas e chegue à ausência destes, além de contribuir para a melhor avaliação da eficácia da intervenção. Posteriormente, pode-se testar o limite de tolerância a doses mínimas e gradativas.[8]

Entre os alimentos que possuem maiores concentrações de lactose estão o leite e sorvete, enquanto os queijos contêm menores quantidades, e iogurtes e coalhadas são mais bem tolerados pela ação da betagalactosidase dos microrganismos desses produtos.[3] Existem disponíveis na literatura científica várias fontes de consulta para uma vasta gama de produtos lácteos naturais ou industrializados sobre as distintas quantidades de lactose (em gramas) por 100 g ou 100 mL do produto. A Tabela 5 resume

TABELA 5 Conteúdo de lactose no leite, produtos lácteos e alguns produtos manufaturados

Alimento	Conteúdo de lactose (g) por 100 g	Alimento	Conteúdo de lactose (g) por 100 g
Leite integral	4,7	*Cream cheese*	3
Leite desnatado	4,8	Queijo *cheddar*	0,1
Leite sem lactose	< 0,1	Sorvete	6,4
Leite de cabra	4,5	*Cheeseburger*	0,9
Manteiga	0,5	Lasanha	1,1
Iogurte fresco	3,0	Bebidas de arroz, soja	0

Fonte: Misselwitz et al., 2019.[8]

o conteúdo de lactose em alguns leites, derivados lácteos e outros manufaturados.[8]

Há propostas atuais para a adaptação colônica, que é uma intervenção na qual o paciente é orientado a introduzir lactose na dieta de forma lenta e progressiva. Apesar de não haver aumento da produção de lactase pelo organismo, o intestino pode se tornar mais tolerante ao carboidrato por meio da modulação de seu microbioma.[3]

Na deficiência secundária da lactase, as fórmulas com fontes proteicas integrais sem lactose são suficientes. Nos casos em que a lesão da mucosa é mais grave, pode ser necessário o uso de dietas mais específicas. Quanto à duração da dieta, o tempo de restrição do açúcar pode estar na dependência da causa subjacente, variando de dias a semanas. No caso da diarreia aguda, estudo pediátrico comparou 185 crianças portadoras de enterite por rotavírus (média de idade de 12 meses) com 126 crianças com diarreia e pesquisa negativa para o referido vírus: a intolerância à lactose foi mais frequente no primeiro, com diferença estatisticamente significante (67% *versus* 49%, $p = 0{,}002$).[21] Quanto ao manejo dietético na diarreia aguda, revisão sistemática, que incluiu 33 *trials* e 2.973 crianças com diarreia aguda, demonstrou que o uso de dieta isenta de lactose resulta em resolução mais precoce do processo diarreico em cerca de 18 horas e reduz falhas terapêuticas, contudo não há ensaios suficientes em países de baixa renda, onde há alta mortalidade por diarreia aguda e desnutrição, que justifiquem seu uso.[22] Ademais, a ocorrência de intolerância à lactose na vigência de processo diarreico agudo não é tão frequente, exceto em desnutridos graves. Por outro lado, na diarreia persistente, é considerada uma condição com maior prevalência.

Quanto às medidas farmacológicas na intolerância à lactose, algumas condutas são reconhecidas, outras discutidas e ponderadas, a saber: reposição enzimática e uso de prebióticos e probióticos.

Na deficiência primária de lactase, pode ser utilizada a terapia de reposição enzimática com lactase exógena (beta-galactosidase), obtida de fungos ou leveduras, disponíveis comercialmente sob a forma líquida, cápsulas, sachês e tabletes. As preparações solúveis são adicionadas aos alimentos que contenham lactose antes de seu consumo, algumas outras são ingeridas após diluição em líquido e as cápsulas devem ser ingeridas imediatamente antes ou durante as refeições. Como esses produtos não são capazes de hidrolisar completamente a lactose da dieta, os resultados são variáveis, além de difícil uso em crianças menores.[4] Da mesma forma, a depender do conteúdo da refeição em lactose, o quantitativo torna-se variável.

Deve-se ter cuidado com a exclusão total do leite da dieta devido às repercussões nutricionais pela diminuição na ingestão de cálcio e fósforo – está se retirando a fonte de cálcio com melhor disponibilidade, potencialmente associada à diminuição da densidade mineral óssea e maior risco de fraturas.[23] Estudo brasileiro, em 2012,[24] e, mais recentemente, estudo italiano, em 2018,[25] analisaram a ingestão de cálcio e o *status* mineral ósseo de crianças e adolescentes com intolerância à lactose, mas os resultados não apresentaram qualquer prejuízo para os indivíduos em uso de fórmulas lácteas com restrição de lactose.

A recomendação atual para intolerantes à lactose é consumir três porções diárias de produtos lácteos ao dia e fazer opção por aqueles com conteúdo reduzido em lactose, tais como queijos e iogurtes. A substituição por bebidas à base de vegetais requer maiores cuidados quanto sua adequação aos requerimentos nutricionais e os efeitos de seu uso a longo prazo para a saúde óssea.[25] Hoje, reconhece-se a variedade de produtos lácteos sem lactose nas prateleiras, inclusive o leite, o que permite um aporte adequado do cálcio em sua maioria, desde que consumidos adequadamente. Na Tabela 6 são apresentadas as recomendações atuais para ingestão de cálcio de acordo com a faixa etária.[23]

TABELA 6 Recomendações de ingestão diária de cálcio de acordo com a faixa etária

Idade	RDA		UL
	Feminino	Masculino	
1-3 anos	700	700	2.500
4-8 anos	1.000	1.000	2.500
9-18 anos	1.300	1.300	3.000
19-50 anos	1.000	1.000	2.500

RDA: *recommended dietary allowance*; UL: *upper limit*.
Fonte: Hodges et al., 2019.[23]

A ingestão de prebióticos poderia ser uma opção de tratamento, pois induziria melhora da tolerância à lactose pela modulação da microbiota colônica. Estudo randomizado controlado por placebo com 85 pacientes com intolerância à lactose, que fizeram ingestão regular de galacto-oligossacarídeos de cadeia curta (GOS, RP-G28), mostrou tendência à redução da produção de H_2 e melhora da queixa de dor abdominal. Após um mês, 30% dos pacientes tratados com GOS *versus* 6% tratados com placebo consideraram, eles próprios, tolerantes.[26]

Outra abordagem terapêutica alternativa é a ingestão de probióticos como *Lactobacillus spp*, *Bifidobacterium longum* ou *Bifidobacterium animalis*. Recente revisão sistemática, tendo por base 15 estudos randomizados duplo-cegos, envolvendo oito diferentes cepas de probióticos, confirmou efeitos positivos na redução dos sintomas; no entanto, o tamanho do efeito não foi consistentemente melhor que a suplementação com lactase.[27] Uma vez que as evidências atuais dos efeitos dos probióticos na intolerância à lactose ainda são inconclusivas, mais estudos com uma seleção cuidadosa de cepas que expressam atividade beta-galactosidase são necessários para explorar seu potencial neste campo.[1]

Quanto ao uso de medicamentos contendo lactose como excipiente, não há contraindicação à sua utilização nos indivíduos com deficiência enzimática parcial. Estudo italiano demonstrou, que, nesses pacientes, a administração de cápsulas contendo 400 mg de lactose não resultou na mudança da concentração de H_2 expirado, nem no surgimento de sintomas.[28] Essa quantidade está muito abaixo do que pode ser tolerado por aqueles "lactase não persistente".[5] Porém, na deficiência congênita de lactase, o cuidado da leitura das bulas dos medicamentos antes de seu consumo torna-se mais necessário, já que esse tipo de intolerância é mais grave.

Conclusões

A lactose se constitui em dissacarídeo com funções energéticas e probióticas, dentre outras, importantes na nutrição humana, especialmente do lactente. A intolerância à lactose é frequente em crianças e adolescentes, sendo a hipolactasia do tipo adulto a condição mais prevalente. Para o diagnóstico, a história clínica é fundamental, sendo por vezes suficiente para o início de estratégias de intervenção, baseadas nos testes de suspensão da lactose da dieta e observação da repercussão. Reintrodução posterior, gradativa e limitada do produto é estimulada para se observar o limite individual de tolerância e evitar dietas muito restritivas, em virtude de que pequenas frações podem ser toleradas. Alguns exames podem ser auxiliares, ganhando maior evidência os testes respiratórios, como o teste do H_2 no ar expirado. Teste genético não deve ser interpretado de forma isolada, pois indivíduos com fenótipo lactase não persistência podem, inclusive, ser momentaneamente tolerantes. O tratamento consiste basicamente na exclusão ou redução do carboidrato, podendo ser usados produtos lácteos zero-lactose ou com teores reduzidos, a depender do caso. Dessa forma, mantém-se a boa oferta de macronutrientes e importantes micronutrientes, como o cálcio. A reposição enzimática de lactase nas refeições com lactose tem resultados variáveis e é mais usada em adolescentes e adultos. Atualmente há estudos sobre o benefício do uso de probióticos, no entanto ainda não é considerada estratégia definitiva de tratamento.

Referências bibliográficas

1. Fassio F, Facioni MS, Guagnini F. Lactose maldigestion, malabsorption, and intolerance: a comprehensive review with a focus on current management and future perspectives. Nutrients. 2018;10,1599:1-12.
2. Santos GJ, Rocha R, Santana GO. Lactose intolerance: what is a correct management? Rev Assoc Med Bras. 2019;65(2):270-5.
3. Romero-Velarde E, Delgado-Franco D, García-Gutiérrez M, Gurrola-Díaz C, Larrosa-Haro A, Montijo-Barrios E et al. The importance of lactose in the human diet: outcomes of a Mexican consensus meeting. Nutrients. 2019;11,2737:1-20.
4. Di Constanzo M, Canani RB. Lactose intolerance: common misunderstandings. Ann Nutr Metab. 2018;73(Suppl 4):30-7.
5. Szilagyi A, Ishayek N. Lactose intolerance, dairy avoidance, and treatment options. Nutrients. 2018;10, 1994:1-30.
6. Storhaug CL, Fosse SK, Fadnes LT. Country, regional, and global estimates for lactose malabsorption in adults: a systematic review and meta-analysis. Lancet Gastroenterol Hepatol. 2017;1-9.
7. Mattar R, Monteiro MS, Villares CA, Santos AF, Silva JMK, Carrilho FJ. Frequency of LCT-13910C>T single nucleotide polymorphism associated with adult-type hypolactasia/lactase persistence among Brazilians of different ethnic groups. Nutr J. 2009;8:46.
8. Misselwitz B, Butter M, Verbeke K, Fox MR. Update on lactose malabsorption and intolerance: pathogenesis, diagnosis and clinical management. Gut. 2019; 68(11):2080-91.
9. Harvey L, Ludwig T, Hou AQ, Hock QS, Tan ML, Osatakul S et al. Prevalence, cause and diagnosis of lactose intolerance in children aged 1-5 years: a systematic review of 1995-2015 literature. Asia Pac J Clin Nutr. 2018;27(1):29-46.
10. Canani RB, Pezzella V, Amoroso A, Cozzolino T, Di Scala C, Passariello A. Diagnosing and treating intolerance to carbohydrates in children. Nutrients. 2016; 8(3):157.
11. Tomba C, Baldassarri A, Coletta M, Cesana BM, Basilisco G. Is the subjective perception of lactose intolerance influenced by the psychological profile? Aliment Pharmacol Ther. 2012;36(7):660-9.
12. Coluccia E, Iardino P, Pappalardo D, Brigida AL, Formicola V, De Felice B et al. Congruency of genetic predisposition to lactase persistence and lactose breath test. Nutrients. 2019;11(6):1383.
13. Verelst S, Verbeke K, Toelen J. Lactose breath tests in pediatrics: a tailwind towards diagnosis or a whiff of confusion? Belgian Journal of Paediatrics. 2018; 20(3):170-4. Disponível em: https://dial.uclouvain.be/pr/boreal/object/boreal%3A213034/datastream/PDF_01/view; acessado em: 09 de agosto de 2021.
14. Varjú P, Ystad B, Gede N, Hegyi P, Pécsi D, Czimmer J. The role of small intestinal bacterial overgrowth and false positive diagnosis of lactose intolerance in southwest Hungary: a retrospective observational study. PLoS One. 2020;15(5):e0230784.
15. Hammer K, Hasanagic H, Memaran N, Huber WD, Hammer J. Relevance of methane and carbon dioxide evaluation in breath tests for carbohydrate malabsorption in a paediatric cohort. Journal of Pediatric Gastroenterology and Nutrition. 2021;72(3):e71-e77.
16. Tomczonek-Moruś J, Wojtasik A, Zeman K, Smolarz B, Bąk-Romaniszyn L. 13910C>T and 22018G>A LCT gene polymorphisms in diagnosing hypolactasia in children. United European Gastroenterol J. 2019; 7(2):210-6.

17. Perets TT, Shporn E, Aizic S, Kelner E, Levy S, Bareli Y et al. A diagnostic approach to patients with suspected lactose malabsorption. Dig Dis Sci. 2014;59:1012-6.
18. Rojo C, Jaime F, Azócar L, Hernández C, Villagrán A, Miquel JF, Arancibia G. Concordance between Lactose Quick Test, hydrogen-methane breath test and genotyping for the diagnosis of lactose malabsorption in children. Neurogastroenterol Motil. 2018;30(5):e13271.
19. Silberman ES, Jin J. Lactose intolerance. JAMA. 2019;322(16):1620.
20. Agência Nacional de Vigilância Sanitária – Anvisa. Ministério da Saúde. Brasil. Rotulagem de lactose garante informação ao consumidor. Disponível em: https://www.gov.br/anvisa/pt-br/assuntos/noticias-anvisa/2017/rotulagem-de-lactose-garante-informacao-ao-consumidor; acessado em: 30 de março de 2021.
21. Hu Y, Gui L, Chang J, Liu J, Xu S, Deng C et al. The incidence of infants with rotavirus enteritis combined with lactose intolerance. Pak J Pharm Sci. 2016;29(1 Suppl):321-3.
22. MacGillivray S, Fahey T, McGuire W. Lactose avoidance for young children with acute diarrhoea. Cochrane Database Syst ver. 2013;10:CD005433.
23. Hodges JK, Cao S, Dennis P. Cladis DP, Weaver CM Lactose. Intolerance and bone health: the challenge of ensuring adequate calcium intake. Nutrients. 2019;11:1-17.
24. Medeiros LCS, Lederman HM, Morais MB. Lactose malabsorption, calcium intake, and bone mass in children and adolescentes. J Pediatr Gastroenterol Nutr. 2012;54:204-9.
25. Baldan A, Tagliati S, Saccomandi D, Brusaferro A, Busoli L, Scala A et al. Assessment of lactose-free diet on the phalangeal bone mineral status in italian adolescents affected by adult-type hypolactasia. Nutrients. 2018;10:558.
26. Savaiano DA, Ritter AJ, Klaenhammer TR, James GM, Longcore AT, Chandler JR et al. Improving lactose digestion and symptoms of lactose intolerance with a novel galacto-oligosaccharide (RP-G28): a randomized, double-blind clinical trial. Nutr J. 2013;12:160.
27. Oak SJ, Jha R. The effects of probiotics in lactose intolerance: a systematic review. Crit Rev Food Sci Nutr. 2019;59(11):1675-83.
28. Montalto M, Gallo A, Santoro L, D'Onofrio L, Curigliano V, Covino M et al. Low-dose lactose in drugs neither increases breath hydrogen excretion nor causes gastrointestinal symptoms. Aliment Pharmacol Ther. 2008;28:1003-12.

CAPÍTULO **37**

Diarreias agudas e persistentes

Ângela Peixoto de Mattos
Carolina de Godoy Almeida
Hugo da Costa Ribeiro Jr.

Ao longo dos últimos anos a nutrologia tem consolidado, cada vez mais, sua grande importância no tratamento de doenças agudas e crônicas, especialmente em pacientes pediátricos. Preservar o estado nutricional durante o curso de doenças, possibilitando a manutenção do crescimento e desenvolvimento, além de garantir uma melhor resposta imunológica por parte do organismo, são fenômenos essenciais na infância. A doença diarreica está entre as condições mais prevalentes, com grande repercussão nutricional, na faixa etária pediátrica, e, tanto em sua apresentação aguda quanto em sua forma persistente, a presença de ingestão diminuída, desequilíbrio hidroeletrolítico e má absorção de macro e micronutrientes determinam que um manejo nutrológico otimizado torne-se medida terapêutica fundamental.

Conceitos

A **diarreia aguda** é definida pela Organização Mundial da Saúde (OMS) como um episódio diarreico, de etiologia presumivelmente infecciosa, que se caracteriza pela diminuição da consistência das fezes e pelo aumento do número de evacuações com a ocorrência de pelo menos três dejeções líquidas ou semilíquidas em 24 horas, habitualmente autolimitado e com duração menor que 14 dias.[1,2]

A **diarreia persistente** é definida pela OMS como um episódio diarreico, de etiologia presumivelmente infecciosa, que, tendo se iniciado de forma aguda, perdeu seu caráter autolimitado e se prolongou por período igual ou maior que 14 dias.[3] Diferentes publicações apontam que 3 a 19% dos casos de diarreia aguda evoluem para diarreia persistente.[4,5]

Epidemiologia

Apesar dos avanços observados ao longo dos anos, em saneamento básico, higiene sanitária e vacinação, não se observou uma redução expressiva da diarreia como causa de óbitos em menores de 9 anos de idade. No último censo global de doenças observou-se que a doença diarreica permanece como a terceira causa de óbitos nessa população.[6-8] A maioria desses óbitos ocorre em países em desenvolvimento, reafirmando o caráter socioeconômico dessa doença. Episódios repetitivos de diarreia aguda podem chegar a recorrer em uma frequência de 3,5 a 12 episódios por ano em crianças que vivem em países em desenvolvimento.[9] Nos países desenvolvidos essa recorrência pode ser muito inferior, chegando a 0,5 a 2 episódios por ano.[1] Cada um desses episódios desencadeia um grau menor ou maior de má absorção intestinal e, se mal manejado, pode determinar evolução para um episódio persistente, por vezes com importante agravo nutricional. Os vírus ocupam o primeiro lugar entre os agentes etiológicos de diarreia em criança, estabelecendo, habitualmente, caráter autolimitado a essa entidade. Dentre eles o rotavírus assume papel de destaque, podendo ser tão alto quanto 1,33 a 4,96 casos em cada 100 pessoas por ano.[10] Entretanto sua importância nesse cenário vem diminuindo com o advento e o aumento da cobertura vacinal, assumindo maior relevância o norovírus.[11] Dentre os agentes bacterianos, os mais comuns são *E. coli*, *Shighella*, *Salmonella* e *Campylobacter*.[12]

Ao discutir o papel dos agentes etiológicos causadores da doença diarreica em crianças, não se pode deixar de mencionar o vírus Sars-CoV-2, causador da doença Covid-19, introduzido em nosso meio em 2020 e responsável pela devastadora pandemia que estamos vivendo no momento. Embora não sendo classificado como um enterovírus, sintomas gastrointestinais como inapetência, náuseas, vômitos, diarreia aguda e desidratação vêm sendo observados, com uma frequência que varia amplamente entre 2 e 50%, nos pacientes acometidos da Covid-19, em particular nos pacientes pediátricos.[13] Em publicação de 2020, da Área de Atenção Clínica à Criança e ao Adolescente do Ministério da Saúde, é salientado que, entre 0 e 9 anos de idade, a diarreia foi o sintoma mais prevalente depois dos respiratórios.[14]

Fisiopatologia

São múltiplos e complexos os mecanismos fisiopatológicos que podem estar presentes e que determinam a instalação da infecção e, na diarreia persistente, a perpetuação do processo diarreico. Os enteropatógenos, de acordo com seus mecanismos específicos de virulência, provocam diferentes tipos de agravo na mucosa intestinal. A lesão do intestino delgado é o mecanismo fisiopatológico central da doença que se dá por lesão direta da mucosa pelos agentes infecciosos envolvidos no processo por adesão maciça ou invasão; ou produção de enterotoxinas e de citocinas pró-inflamatórias que induzem esse dano.[15] Na dependência do estado nutricional, da imunidade do paciente e da extensão e gravidade das lesões, haverá maior ou menor grau de má absorção intestinal, principalmente de carboidratos, que pode se tornar um agente perpetuador do episódio, por agregar um componente osmolar ao mecanismo inicial de doença. Assim, o estado da barreira mucosa e a capacidade de clareamento microbiano do hospedeiro podem influenciar a vulnerabilidade à persistência dessas lesões. A má absorção de carboidratos depende do grau de agressão da mucosa, já que a perda da célula epitelial mais diferenciada acarreta uma diminuição da atividade enzimática da borda em escova do enterócito e aumento, no lúmen, do substrato de carboidratos que promovem o efeito osmótico.

Na Covid-19 ainda se discute se o trato gastrointestinal pode ser acometido isoladamente e se é o aumento da permeabilidade do epitélio intestinal ou o caráter inflamatório da doença o mecanismo mais determinante.[13-14]

A perda do caráter autolimitado de um episódio de diarreia aguda poderá acontecer por condições dependentes do agente etiológico mas, principalmente, pela inadequada resposta do hospedeiro. Sabemos, por exemplo, que, em crianças desnutridas e imunocomprometidas, a perda dos elementos de defesa intraluminares, como a diminuição do pH gástrico, a dismotilidade intestinal e a desregulação dos mecanismos que mantém em equilíbrio a microbiota intestinal, leva ao sobrecrescimento bacteriano nas porções superiores do intestino delgado, desconjugação de sais biliares e piora da diarreia.[16]

Outro fator perpetuador do processo diarreico está relacionado à dificuldade de regeneração da mucosa intestinal muito frequente em crianças com desnutrição energético-proteica e com deficiências específicas de micronutrientes. Essas carências, que determinam anormalidades na estrutura e na função do intestino delgado, são os principais fatores associados ao atraso na recuperação da mucosa intestinal.[17] A atuação sinérgica de todos esses fatores fisiopatológicos torna-se responsável pela perpetuação do processo diarreico e pelo agravo ainda maior do estado nutricional, caso medidas terapêuticas adequadas não sejam adotadas.

Diagnóstico

O diagnóstico da doença diarreica é essencialmente clínico e baseado em anamnese detalhada e exame físico criterioso. Exames como hemograma, eletrólitos, coprocultura, pesquisa de vírus diversos e protozoários nas fezes podem contribuir nos casos mais atípicos, entretanto dificilmente agregam modificações substanciais ao manejo recomendado.

Manejo geral

O manejo da criança com doença diarreica se baseia em prevenir ou tratar a desidratação, utilizar de forma racional as drogas e prevenir agravos nutricionais, garantindo a manutenção do estado nutricional e do crescimento. Para alcançar esses objetivos deve-se agir de forma criteriosa e baseada em protocolos clínicos previamente estabelecidos, evitando assim condutas não apropriadas.

A presença ou não de desidratação deve ser avaliada mediante exame físico criterioso e utilizando os sinais clínicos preestabelecidos pela OMS: estado geral, sinal da prega, olhos e sede.[2] A indicação de internação, a necessidade de reidratação oral ou venosa e o tipo e via de alimentação que será utilizado dependerão diretamente dessa avaliação detalhada no primeiro atendimento. Em caso de indicação de reidratação oral, a oferta do soro de reidratação oral (SRO) será sempre, prioritariamente, pela boca, resguardando-se a administração por via sonda nasogástrica para situações associadas a vômitos intensos e evoluções desfavoráveis, como grande perda fecal, nas primeiras horas de tratamento instituído.

Manejo nutrológico

Algumas recomendações nutricionais gerais já estão bem estabelecidas e nos últimos anos vêm sendo confirmadas por meio de estudos clínicos bem conduzidos. Sabe-se, por exemplo, dos grandes benefícios do aleitamento materno na morbimortalidade infantil em razão dos seus inúmeros benefícios nutricionais e imunológicos. Alguns estudos recentes confirmam seu efeito na redução do risco de desenvolver diarreia, além de seu efeito preventivo no surgimento de episódios graves,[18-20] reforçando sua indicação durante todo o processo patológico, não sendo indicada sua suspensão, nem mesmo durante a fase de reidratação.[1,2]

A dieta apropriada para a idade deve ser reiniciada tão logo cesse a fase de reidratação. Uma revisão da Cochrane reuniu estudos randomizados controlados que compararam dois momentos distintos de reintrodução da dieta após a reidratação. Não houve diferença significativa no que refere a complicações, tais como: necessidade de reidratação venosa, manutenção de vômitos, evolução para diarreia persistente e/ou aumento no tempo de internação. Também não se observaram efeitos adversos associados à prática de realimentar precocemente.[21]

Esses dados reforçam as recomendações da OMS de não manter períodos de privação nutricional durante um episódio de diarreia, bem como de não oferecer dietas diluídas com baixa concentração calórica, tendo em vista que, usualmente, essas crianças estão com apetite reduzido, aceitando menores volumes por vez. Orienta-se, portanto, oferecer dietas com alto valor calórico, por vezes até suplementadas, em pequenos volumes e em frequência maior do que a habitual, reduzindo os episódios de vômitos e aumentando o aproveitamento calórico diário.[2,22] A quantidade extra de calorias para o processo de *catch-up* tem sido estimada em 5 kcal/g de peso, e a quantidade calórica diária a ser oferecida dependerá da velocidade esperada de ganho ponderal, sendo aconselhado não ultrapassar 2 a 3 vezes o ganho diário habitual.[22] Ainda não há um consenso com relação à recomendação de valores desse aporte energético adicional, sendo que a recomendação atual se baseia em estimativas teóricas (Tabela 1).

TABELA 1 Aumento necessário de calorias para permitir um adequado *catch-up* em crianças de 6-24 meses de idade

Idade (meses)	Ganho médio esperado g/kg/dia	% de aumento acima do VET
6-9	1,83	14,5
9-12	1,15	8,5
12-18	0,67	5
18-24	0,51	3,5

VET: valor energético total.
Fonte: FAO/OMS, 2001.[22]

No **manejo da diarreia aguda**, uma antiga discussão consiste no benefício ou não de retirar a lactose da dieta. Muitos estudos com esse objetivo já foram conduzidos e até o momento não há evidências fortes o bastante que suportem essa restrição.[1] Essa conduta, além de não ser respaldada cientificamente, aumenta muito os custos do tratamento, o que em nosso meio precisa sempre ser levado em consideração.

A título de discussão, uma revisão da Cochrane, incluindo 33 estudos clínicos randomizados controlados, comparando o tipo de dieta recebida (com lactose *versus* sem lactose) por 2.973 crianças, observou uma redução de 18 horas na duração da diarreia naquelas crianças em uso de dieta sem lactose.[23] Os estudos incluídos nessa revisão sistemática abrangem principalmente países desenvolvidos, impossibilitando que seja generalizado para nossa realidade. Ademais, a maioria dos estudos não envolve balanço metabólico e, consequentemente, mensuração da perda fecal, o que torna bastante fragilizada a recomendação, uma vez que não se pode atribuir, de fato, algum impacto nutricional. Não obstante, grande precaução deve-se ter quanto ao uso de alimentos e líquidos com alta osmolaridade, como sucos e refrigerantes.[24]

Em outra revisão sistemática com metanálise, foi avaliado o uso do iogurte na vigência de diarreia aguda. Embora tendo observado uma pequena redução na duração da diarreia nas crianças que consumiram iogurte, os dados não permitem concluir por benefícios que justifiquem uma recomendação de sua utilização na diarreia aguda.[25]

Já no **manejo da diarreia persistente** é imprescindível que o ciclo má absorção, fermentação, secreção e lesão da mucosa intestinal seja interrompido. Dessa forma, sabendo que o principal substrato da alimentação responsável pela perpetuação da enfermidade é a lactose, deve ser preferencialmente reduzido ou, em alguns casos, retirado da dieta.[26,27] Recomenda-se uma redução para níveis abaixo de 5 g/kg/dia.[28]

A OMS recomenda a substituição das refeições lácteas pelo consumo de alimentos regionais com baixo teor de lactose como o iogurte e as refeições à base de cereais misturados a pequenos volumes de leite. As fórmulas especializadas (isentas de lactose, com proteínas extensamente hidrolisadas, à base de aminoácido, e mesmo a nutrição parenteral) também poderão estar indicadas nos quadros moderados e graves em lactentes jovens e nas crianças com comprometimento nutricional importante. Em um ensaio clínico randomizado e controlado, comparando o uso de quatro dietas no manejo de 156 meninos, foi observado que o uso da dieta à base de iogurte teve eficácia semelhante a uma dieta à base de aminoácidos em reduzir a perda fecal e a duração da diarreia. Nesse estudo, o uso de fórmula de soja e de hidrolisado proteico não agregou benefícios adicionais.[29]

Para a diarreia persistente é recomendado que o tratamento inicial seja instituído em ambiente hospitalar.[30,31] A dieta oferecida deve ser bem tolerada e completa, suprindo toda a demanda nutricional. A amamentação não deve ser interrompida. O objetivo é fornecer 100 a 150% do valor energético total, com dieta alcançando densidade calórica de 1 kcal/g e ingestão proteica de 2 a 3 g/kg/dia.[28] O uso da nutrição enteral deve ser sempre considerado nos casos de baixa aceitação, perda fecal importante, desnutrição grave e lactentes muito jovens.[27,28]

Quanto à suplementação de micronutrientes, sabe-se que a vitamina A e o zinco têm papel protetor para a ocorrência e o prolongamento da diarreia, respectivamente. Em nosso país a suplementação de vitamina A, em megadoses e a cada seis meses, está indicada, de forma preventiva, para crianças menores de 5 anos de idade nas regiões em que sua deficiência é considerada endêmica. Já a suplementação do zinco está indicada nos países em desenvolvimento, quando da instalação de um episódio de diarreia aguda e, conforme recomendação da OMS, deve ser feita na dose de 10 mg/dia nas crianças abaixo de 6 meses e de 20 mg/dia nas crianças acima de 6 meses por um período de 14 dias.[2] Em revisão da Cochrane, de 2017, sobre a suplementação de zinco na doença diarreica, foram analisados 33 ensaios clínicos randomizados, com um total de 10.841 crianças.[32] Foi observado que, na diarreia aguda, houve redução do tempo de internação, com diminuição do número de crianças com diarreia no sétimo dia de evolução entre as crianças maiores de 6 meses de idade, principalmente naquelas com desnutrição. Não se encontraram os mesmos resultados entre as crianças abaixo de 6 meses. Nos casos de diarreia persistente, a suplementação de zinco mostrou reduzir o tempo de diarreia. Essa revisão também respalda a suplementação de zinco nas crianças acima de 6 meses com diarreia aguda, principalmente nos locais onde é alta a prevalência de crianças com desnutrição e deficiência desse micronutriente. As evidências atuais não apoiam o uso de suplementação de zinco em crianças com menos de 6 meses de idade, em crianças bem nutridas e em locais onde as crianças apresentam baixo risco de deficiência de zinco. As figuras 1 e 2 esquematizam o tratamento tanto da diarreia aguda como da diarreia persistente.

O uso de probióticos no manejo da doença diarreica continua controverso. Permanece ainda a crença de que as evidências científicas são ainda pouco robustas e não sustentam uma recomendação para o uso sistemático na vigência de um episódio diarreico agudo. Ainda assim, nos últimos anos houve uma prescrição indiscriminada dos probióticos, levando à necessidade de ampliação do estudo desse tema. A última diretriz da Sociedade Europeia de Gastroenterologia Pediátrica e Nutrição (Espghan) sobre o tema foi publicada em 2020 com o objetivo de atualizar as recomendações de 2014.[33-34] Foram avaliadas 16 revisões sistemáticas e 151 ensaios clínicos randomizados desde 2010 e, contrariando as expectativas de se consolidar mais uma opção terapêutica para o manejo da diarreia aguda, foi concluído que os probióticos não constituem, até o momento, uma recomendação forte para o tratamento dessa enfermidade.[35] A diretriz deixa claro que há inúmeras reservas quanto à qualidade metodológica das publicações, e que os estudos nessa área ainda necessitam ser muito aprimorados (Tabela 2).[33]

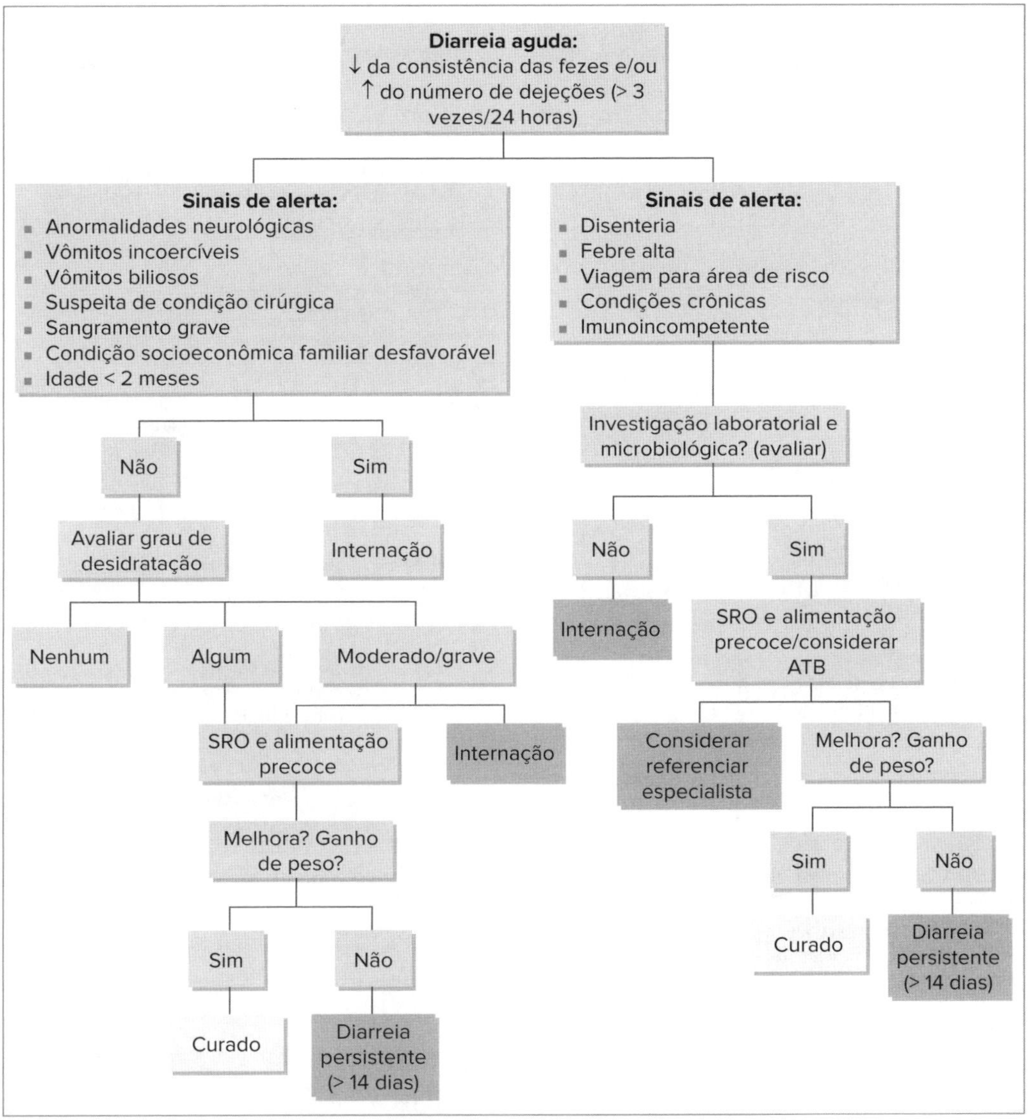

FIGURA 1 Manejo da diarreia aguda nos países em desenvolvimento.

Observação: associar zinco elemento 20 mg/kg/dia nas crianças maiores de 6 meses. Fazer vitamina A nos locais onde a deficiência é considerada endêmica.

SRO: soro de reidratação oral; ATB: antibióbico.

Fonte: adaptada de Guarino, 2020.[36]

A Tabela 3 apresenta, de forma resumida, todas as recomendações acerca do manejo nutricional na diarreia aguda, bem como o grau de recomendação e a qualidade dos dados.

O manejo nutrológico das diarreias agudas e persistentes é fundamental para que a doença não se perpetue e não comprometa o estado nutricional da criança.

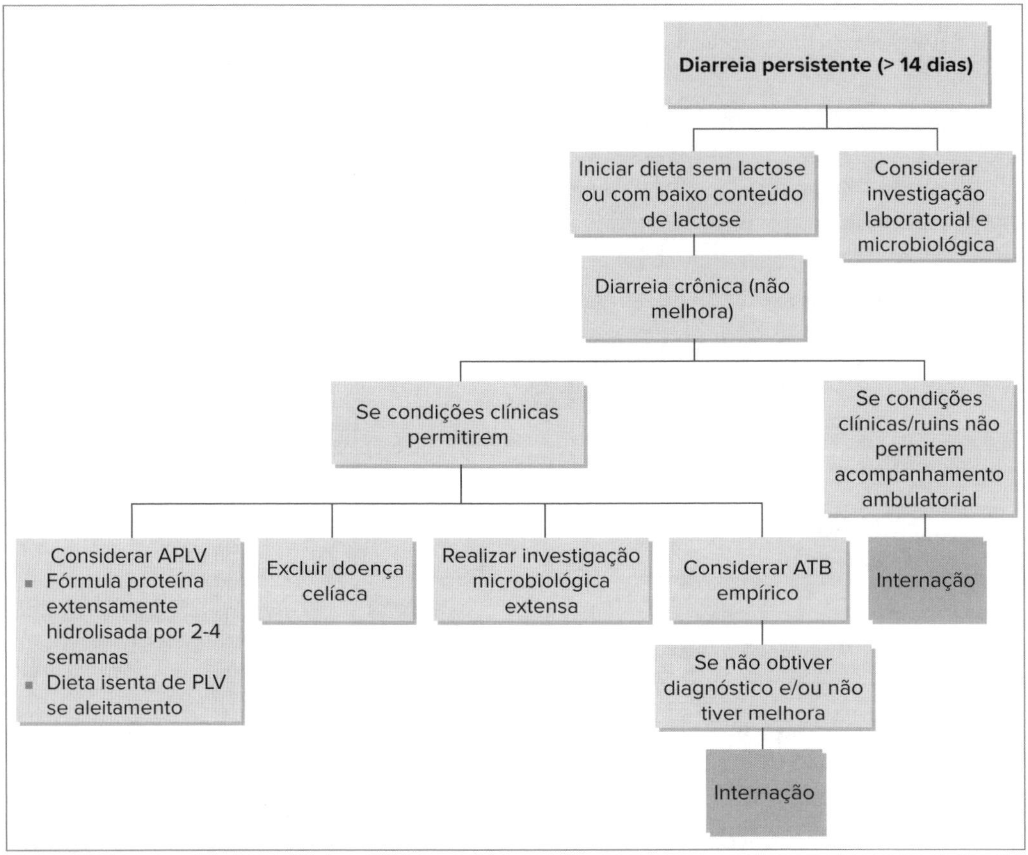

FIGURA 2 Manejo da diarreia persistente nos países em desenvolvimento.

Observação: associar zinco elemento 20 mg/kg/dia nas crianças maiores de 6 meses.
APLV: alergia à proteína do leite de vaca; PLV: proteína do leite de vaca; ATB: antibiótico.
Fonte: adaptada de Guarino, 2020.[36]

TABELA 2 Probióticos para tratamento da diarreia aguda

Probióticos com recomendações positivas	Qualidade da evidência	Força da recomendação	Dose
L rhamnosus GG	Muito baixa	Fraca	≥ 10^{10} UFC/dia (5-7 dias)
Saccharomyces boulardii	Baixa/Muito baixa	Fraca	250-750 mg/dia (5-7 dias)
L. reuteri DSM 17938	Baixa/Muito baixa	Fraca	1×10^8 a 4×10^8 UFC/dia (5-7 dias)
L rhamnosus 1970-2 + L reuteri DSM 12246	Muito baixa	Fraca	2×10^{10} UFC/ dia (de cada cepa)/5 dias
Probióticos com recomendações negativas	**Qualidade da evidência**	**Força da recomendação**	**Dose**
L helveticus R0052 + L rhamnosus R0011	Baixa	Forte	–
Bacillus clausii (cepas O/C, SIN, N/R e T)	Muito baixa	Fraca	–

Fonte: adaptada de Szajewska, 2020.[33]

TABELA 3 Recomendações baseadas em evidências no manejo nutricional da diarreia aguda e persistente

Recomendações	Considerações	Qualidade da evidência	Força da recomendação
Aleitamento materno[1,18]	Manter durante todo o episódio. Não suspender durante a reidratação. Aumentar a frequência das mamadas.	Muito fraca	Forte
Reintrodução de dieta[1,21,36]	Introdução precoce, logo após reidratação. Dieta habitual.	Fraca	Forte
Promoção do *catch-up*[1,22]	Calcular um acréscimo calórico em relação à taxa calórica basal. Monitorar o ganho de peso esperado.	Fraca	Forte
Uso de dieta isenta de lactose[23,36]	Não é indicado em crianças tratadas ambulatorialmente.	Fraca	Forte
	Pode ser considerado no manejo das crianças hospitalizadas.	Fraca	Fraca
Uso de iogurte[25]	Sem evidências de benefícios adicionais.	Muito Fraca	Fraca
Uso de zinco[32,37]	Recomendado rotineiramente pela OMS (reduz o tempo da diarreia e diminui a probabilidade de evoluir para diarreia persistente).	Fraca	Fraca
	Não recomendado abaixo de 6 meses.	Forte	Forte
	Recomendado em crianças desnutridas.	Moderada	Moderada
	Recomendado na diarreia persistente.		
Uso de probióticos[33,38]	Efetivo na redução da duração dos sintomas.	Fraca	Fraca

Referências bibliográficas

1. Guarino A, Ashkenazi S, Gendrel D, Lo Vecchio A, Shamir R, Szajewska H. European Society for Pediatric Gastroenterology, Hepatology, and Nutrition/European Society for Pediatric Infectious Diseases evidence-based guidelines for the management of acute gastroenteritis in children in Europe: update 2014. J Pediatr Gastroenterol Nutr. 2014;59(1):132-52.
2. Usaid, Unicef, OMS. Diarrhoea treatment guidelines including new recommendations for the use of ORS and zinc supplementation for healthcare workers. OMS; 2005.
3. OMS. Persistent diarrhoea in children in developing countries: memorandum from a OMS meeting. Bull World Health Organ. 1988; 66(6):709-17.
4. Lima AA, Guerrant RL. Persistent diarrhea in children: epidemiology, risk factors, pathophysiology, nutritional impact, and management. Epidemiol Rev. 1992;14:222-42.
5. Fagundes-Neto U. Persistent diarrhea: still a serious public health problem in developing countries. Curr Gastroenterol Rep. 2013;15(9):345.
6. Wardlaw T, Salama P, Brocklehurst C, Chopra M, Mason E. Diarrhoea: why children are still dying and what can be done. Lancet. 2010;375(9718):870-2.
7. You D, Wardlaw T, Salama P, Jones G. Levels and trends in under-5 mortality, 1990-2008. Lancet. 2010; 375(9709):100-3.
8. Abbafati C, Abbas KM, Abbasi M, Abbasifard M, Abbasi-Kangevari M, Abbastabar H et al. Global burden of 369 diseases and injuries in 204 countries and territories, 1990-2019: a systematic analysis for the Global Burden of Disease Study 2019. Lancet. 2020;396:1204-22.
9. Das SK, Begum D, Ahmed S, Ferdous F, Farzana FD, Chisti MJ et al. Geographical diversity in seasonality of major diarrhoeal pathogens in Bangladesh observed between 2010 and 2012. Epidemiol Infect. 2014;142(12):2530-41.

10. Ogilvie I, Khoury H, Goetghebeur MM, El Khoury AC, Giaquinto C. Burden of community-acquired and nosocomial rotavirus gastroenteritis in the pediatric population of Western Europe: a scoping review. BMC Infect Dis. 2012;12:62.
11. Hemming M, Räsänen S, Huhti L, Paloniemi M, Salminen M, Vesikari T. Major reduction of rotavirus, but not norovirus, gastroenteritis in children seen in hospital after the introduction of RotaTeq vaccine into the National Immunization Programme in Finland. Eur J Pediatr. 2013;172(6):739-46.
12. Unicef, OMS. Diarrhoea: why children are still dying and what can be done. Geneva: OMS; 2009.
13. D'Amico F, Baumgart DC, Danese S, Peyrin-Biroulet L. Diarrhea During Covid-19 infection: pathogenesis, epidemiology, prevention, and management. clinical gastroenterology and hepatology. 2020;18:1663-72.
14. Nehab MF (org.). Fiocruz. Covid-19 e saúde da criança e do adolescente. Rio de Janeiro: Fiocruz; 2020. Disponível em: http://www.iff.fiocruz.br/pdf/covid19_saude_crianca_adolescente.pdf; acessado em: 09 de agosto de 2021.
15. Fagundes-Neto U. Persistent diarrhea: still a serious public health problem in developing countries. Curr Gastroenterol Rep. 2013;15(9):345.
16. De Boissieu D, Chaussain M, Badoual J, Raymond J, Dupont C. Small-bowel bacterial overgrowth in children with chronic diarrhea, abdominal pain, or both. J Pediatr. 1996;128(2):203-7.
17. Binder HJ. Causes of chronic diarrhea. N Engl J Med. 2006;355(3):236-9.
18. Morrow AL, Ruiz-Palacios GM, Jiang X, Newburg DS. Human-milk glycans that inhibit pathogen binding protect breast-feeding infants against infectious diarrhea. J Nutr. 2005;135(5):1304-7.
19. Abdel-Hafeez EH, Belal US, Abdellatif MZM, Naoi K, Norose K. Breast-feeding protects infantile diarrhea caused by intestinal protozoan infections. Korean J Parasitol. 2013;51(5):519-24.
20. Morabia A, Rubenstein B, Victora CG. Epidemiology and public health in 1906 England: Arthur Newsholme's methodological innovation to study breastfeeding and fatal diarrhea. Am J Public Health. 2013;103(7):e17-22.
21. Gregorio G V, Dans LF, Silvestre MA. Early versus delayed refeeding for children with acute diarrhoea. Cochrane Database Syst Rev. 2011;(7):CD007296.
22. FAO, OMS, UNU. Human energy requirements; 2001.
23. MacGillivray S, Fahey T, McGuire W. Lactose avoidance for young children with acute diarrhoea. Cochrane Database Syst Rev. 2013;10:CD005433.
24. Valois S, Costa-Ribeiro H, Mattos A, Ribeiro TC, Mendes CM, Lifshitz F. Controlled, double-blind, randomized clinical trial to evaluate the impact of fruit juice consumption on the evolution of infants with acute diarrhea. Nutr J. 2005;4:23.
25. Patro-Golab B, Shamir R, Szajewska H. Yogurt for treating acute gastroenteritis in children: systematic review and meta-analysis. Clin Nutr. 2015;34(5):818-24.
26. Bhutta ZA, Hendricks KM. Nutritional management of persistent diarrhea in childhood: a perspective from the developing world. J Pediatr Gastroenterol Nutr. 1996;22(1):17-37.
27. International Working Group on Persistent Diarrhoea. Evaluation of an algorithm for the treatment of persistent diarrhoea: a multicentre study. Bull World Health Organ. 1996;74(5):479-89.
28. Bhutta Z. Acute and chronic diarrhea. In: Koletzko B (ed.). Pediatric nutrition in practice. Basel: Karger; 2008.
29. Mattos AP, Ribeiro TCM, Mendes PSA, Valois SS, Mendes CMC, Ribeiro HC. Comparison of yogurt, soybean, casein, and amino acid-based diets in children with persistent diarrhea. Nutr Res. 2009;29(7):462-9.
30. Bhutta ZA, Ghishan F, Lindley K, Memon IA, Mittal S, Rhoads JM. Persistent and chronic diarrhea and malabsorption: Working Group report of the second World Congress of Pediatric Gastroenterology, Hepatology, and Nutrition. J Pediatr Gastroenterol Nutr. 2004;39(Suppl 2):S711-6.
31. Mathai J, Raju B, Bavdekar A. Chronic and persistent diarrhea in infants and young children: status statement. Indian Pediatr. 2011;48(1):37-42.
32. Lazzerini M, Wanzira, H. Oral zinc for treating diarrhoea in children. Cochrane Database of Systematic Reviews. 2016.
33. Szajewska H, Guarino A, Hojsak I, Indrio F, Kolacek S, Orel R et al. Use of probiotics for the management of acute gastroenteritis in children: an update. J Pediatr Gastroenterol Nutr. 2020;71:261-9.
34. Szajewska H, Guarino A, Hojsak I, Indrio F, Kolacek S, Shamir R et al. Use of probiotics for management of acute gastroenteritis: a position paper by the ESPGHAN Working Group for Probiotics and Prebiotics. J Pediatr Gastroenterol Nutr. 2014;58(4):531-9.
35. Allen SJ, Martinez EG, Gregorio GV, Dans LF. Probiotics for treating acute infectious diarrhoea. Cochrane Database Syst Rev. 2010;(11):CD003048.
36. Guarino A, Aguilar J, Berkley J, Broekaert I, Vasquez-Frias R, Holtz L et al. acute gastroenteritis in children of the world: what needs to be done? J Pediatr Gastroenterol Nutr. 2020;70:694-701.
37. Lazzerini M, Ronfani L. Oral zinc for treating diarrhoea in children. The Cochrane Database of Systematic Reviews 1. CD005436 (2013).
38. Collinson S, Deans A, Padua-Zamora A, Gregorio GV, Li C et al. Probiotics for treating acute infectious diarrhoea. Cochrane Database of Systematic Reviews. 2020;12(12):CD003048.

CAPÍTULO 38

Constipação

Patricia Piccoli de Mello
Elza Daniel de Mello
Carlos Alberto Nogueira-de-Almeida

Introdução

A constipação é uma enfermidade frequente em pediatria, sendo a queixa principal em 1 a 5% das consultas pediátricas e em 25 a 30% das consultas com gastroenterologista pediátrico.[1] Tem prevalência global entre 0,5 e 32,2%, com prevalência combinada de 9,5%.[2] Acomete crianças de ambos os gêneros, com tendência maior no sexo feminino; também afeta todas as idades, mas com maior incidência entre 2 e 4 anos (período de treinamento para o controle esfincteriano completo), independentemente de questões culturais e dietéticas.[1-3] Apresenta maior associação em crianças com alterações neurocomportamentais, como transtorno do déficit de atenção com hiperatividade, transtorno do espectro autista, depressão e ansiedade.[1,3,4] Entretanto, apresenta bom prognóstico: até 50 a 60% dos pacientes em acompanhamento com especialista apresentará recuperação completa e não utilizará medicamentos laxativos após 6 a 12 meses de tratamento.[1,5,6]

A constipação pode ser caracterizada como redução na frequência dos movimentos intestinais, alteração na consistência das fezes e presença de incontinência fecal.[7] Essas alterações, associadas com desconforto evacuatório e sentimento de medo de evacuar, promovem grande impacto na qualidade de vida do paciente e de sua família.[2,4]

A fisiopatologia da constipação tem origem multifatorial e ainda é pouco compreendida, envolvendo fatores genéticos, ambientais, comportamentais e dietéticos. O fator etiológico mais comumente aceito na população pediátrica é o comportamento de retenção das fezes, pois a dificuldade para evacuar causa dor na criança, que passa a se recusar a ir ao banheiro, evoluindo para um "ciclo vicioso": quanto maior a recusa para evacuar, maior será a retenção de fezes, que se apresentam ressecadas e de grande tamanho, determinando, assim, a persistência da constipação.[3,4,6] Entretanto, uma parcela dessas crianças pode apresentar trânsito intestinal lento, devido à redução histológica do número de células intersticiais de Cajal (responsáveis pela motilidade intestinal), redução dos níveis de substância P ou dos níveis de peptídeo intestinal vasoativo (substâncias neuromoduladoras do trato gastrointestinal), levando à evacuação inadequada ou deficiente.[3]

A constipação pode apresentar causa orgânica, quando está associada a distúrbios intestinais e/ou extraintestinais (Quadro 1), correspondendo a 5 a 10% dos casos. Os 90 a 95% restantes são classificados como constipação funcional, pois não apresentam anormalidades fisiológicas e sinais de alerta na avaliação do paciente (Quadro 2).[1,3]

Diagnóstico

Os critérios diagnósticos para constipação funcional foram atualizados e redefinidos no consenso de Roma IV e auxiliam na diferenciação entre constipação funcional e constipação de causa orgânica.[8]

Consideram-se dois grupos, baseados na idade do paciente:

1. Crianças até 4 anos de idade incompletos devem preencher dois ou mais critérios durante pelo menos um mês:[9]
   - Duas ou menos evacuações por semana.
   - História de retenção fecal.
   - História de dor ou dificuldade para evacuar.
   - Presença de massa fecal volumosa retal.

   Em crianças com controle esfincteriano devem-se considerar critérios adicionais:

   ■ Pelo menos um episódio de incontinência fecal por semana.
   ■ História de fezes volumosas, que obstruem o vaso sanitário.

2. Crianças a partir dos 4 anos de idade devem preencher dois ou mais critérios, no mínimo uma vez por semana, durante pelo menos um mês, e não devem ter critérios suficientes para síndrome do intestino irritável (SII):[10]
   - Duas ou menos evacuações no banheiro por semana.
   - Pelo menos um episódio de incontinência fecal por semana.
   - História de postura ou vontade de retenção fecal.
   - História de dor ou dificuldade para evacuar.

QUADRO 1 Causas orgânicas de constipação
Alterações anorretais: imperfuração anal, estenose anal, ânus ectópico, acalasia anal.
Doenças gastrointestinais: doença de Hirschsprung, doença celíaca, alergia à proteína do leite de vaca, inércia colônica, pseudo-obstrução.
Doenças endocrinológicas e metabólicas: hipotireoidismo, diabetes melito, hipercalcemia, hipocalcemia, hipopotassemia.
Doenças sistêmicas: paralisia cerebral, distrofia muscular, fibrose cística, botulismo, neoplasia, síndrome de Down, síndrome de *prunne-belly*.
Causa medicamentosa: anticonvulsivantes, codeína, morfina, anticolinérgicos, quimioterapia.
Defeitos de medula espinal: espinha bífida, meningomielocele, trauma medular.

Fonte: Espghan/Naspghan, 2014.[5]

QUADRO 2 Sinais de alerta para constipação de causa orgânica	
Anamnese	Exame físico
Eliminação de mecônio após 48 horas do nascimento	Distensão abdominal grave
Constipação com início antes de 1 mês de vida	Malformações lombossacras
História familiar de doença de Hirschsprung	Malformações perineais: ânus anteriorizado
Failure to thrive	Fístula perianal
Melena ou enterorragia na ausência de fissura anal	Escaras ou cicatrizes anais
Febre	Redução do tônus ou reflexo retal
Vômito biliar	

Fonte: adaptado de Bolia, 2020.[1]

- Presença de grande massa fecal no reto; história de fezes volumosas, que obstruem o vaso sanitário.

Deve-se lembrar de excluir possíveis sinais e sintomas sugestivos de SII. Os critérios para SII são: dor ou desconforto abdominal recorrente pelo menos três dias ao mês, associado com duas ou mais das seguintes situações: melhora com a defecação; início associado com mudança na frequência das evacuações; início associado com mudança na aparência das fezes. Ver Capítulo 43 – Síndrome do intestino irritável.

No grupo até 4 anos de idade, comparado com o consenso de Roma III,[11,12] reduziu-se o período de observação dos sintomas sugeridos como critérios diagnósticos de constipação de dois meses para um mês e também foi alterado o critério diagnóstico, com a diferenciação entre crianças com e sem controle esfincteriano, pois foi evidenciado que a maioria das crianças abaixo dos 3 anos não adquiriu ainda esse controle de forma completa.[9, 12] Já a partir dos 4 anos de idade, comparativamente ao consenso de Roma III, a única modificação foi a redução do período de observação dos sintomas sugeridos como critérios diagnósticos de constipação de dois meses para um mês. Essa redução de tempo foi realizada para concordar com as definições de constipação infantil da European Society of Pediatric Gastroenterology Hepatology and Nutrition (Espghan),[5] que sugerem que dois meses de observação podem atrasar o diagnóstico e tratamento desses pacientes. Desde a publicação dos novos critérios, alguns autores já estão evidenciando a tendência de aumento da prevalência de constipação nas crianças com controle esfincteriano.[12]

Anamnese

Durante a entrevista clínica, é necessário atentar para a idade de início dos sintomas, momento em que ocorreu a eliminação de mecônio, idade do treinamento esfincteriano, presença de medo para evacuar, consistência das fezes (ressecadas, calibrosas ou na forma de cíbalos, seixos ou cilindros), presença de esforço prolongado ou excessivo, ocorrência de sangramento durante a evacuação, sensação de esvaziamento retal incompleto, história de fecaloma, encoprese e/ou escape fecal, história de enurese, presença de distensão abdominal, flatulência e/ou dor abdominal recorrente, ocorrência de anorexia, náuseas, vômitos e/ou cefaleia; e dificuldade para ganho de peso.[13]

Para auxiliar na descrição da consistência das fezes, utiliza-se a escala de Bristol (Figura 1), uma forma de avaliar objetivamente o bolo fecal em crianças com controle esfincteriano.[3,14]

Exame físico

Durante o exame físico, deve-se avaliar: desenvolvimento neuropsicomotor, crescimento (com base na aferição de peso e altura, além do cálculo do índice de massa corporal), palpação abdominal, procurando a presença de fezes, fecaloma e/ou tumoração gastrointestinal e hipotonia da parede abdominal; exame atento da região perianal e lombossacra.[3]

A realização do toque retal não é obrigatória para o diagnóstico de constipação funcional na população pediátrica, entretanto, sua realização está recomendada naquelas crianças que não fecham critérios para constipação, com constipação intratável ou com sinais de alerta.[3,5]

Lembrar-se de suspeitar de abuso sexual na presença de medo excessivo durante o exame da região perianal, associado à presença de fissura anal e/ou hematoma.[5]

Exames complementares

Avaliação laboratorial não deve ser realizada de rotina para o diagnóstico de constipação funcional, apenas em casos suspeitos, com a presen-

Tipo 1	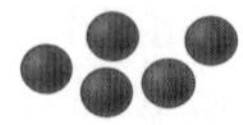	Grumos duros, separados, como nozes, difíceis de eliminar
Tipo 2	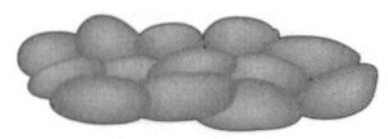	Formato de salsicha, porém grumosa
Tipo 3	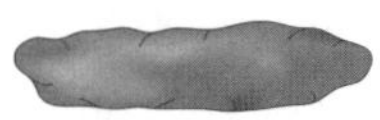	Similar à salsicha, com rachaduras na superfície
Tipo 4	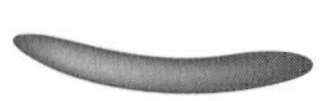	Similar à salsicha ou cobra, lisa e macia
Tipo 5	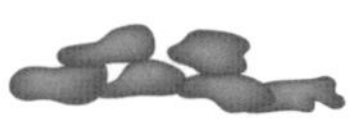	Manchas macias com bordas definidas
Tipo 6	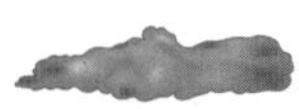	Peças disformes com bordas
Tipo 7	Totalmente líquida	Aquosa, sem material sólido

FIGURA 1 Escala de Bristol de forma fecal.
Fonte: Martinez, 2012.

ça de sinais de alerta. Nessas ocasiões, pode-se solicitar hemograma, eletrólitos, glicose, função tireoidiana, dosagem de vitamina D, eletrólitos no suor e anticorpo antitransglutaminase.[3,5]

Não se recomenda a solicitação de radiografia abdominal para o diagnóstico de constipação funcional. Até esse momento, não há evidência de associação entre sintomas clínicos e achados específicos, nem da possibilidade de diagnóstico de doença orgânica associada. Além disso, expõe a criança a uma dose de radiação desnecessária.[3-5]

A realização de ecografia transabdominal via retal para o diagnóstico de constipação também não está recomendada para o diagnóstico, principalmente por ser operador-dependente.[3,5]

A solicitação de ressonância magnética de coluna está justificada na presença de constipação associada a alterações na região lombossacral e/ou alterações neurológicas.[5]

A manometria anorretal pode identificar transtornos da evacuação, hipo ou hipersensibilidade retal e alteração da complacência retal, pois avalia a presença do reflexo retoanal. Tem como principal indicação a confirmação ou exclusão de diagnósticos associados à constipação (doença de Hirschsprung, acalasia). Também pode ser realizada em pacientes com constipação intratável, previamente à indicação de tratamento cirúrgico.[1,5]

A avaliação do tempo de trânsito colônico por meio de marcadores radiopacos é útil, na opinião de especialistas, para pacientes com constipação intratável ou com necessidade de confirmação do diagnóstico de constipação funcional. Entretanto, ainda não apresenta indicação para uso rotineiro no diagnóstico de constipação.[1,3,5]

Complicações

Deve-se atentar para a presença de complicações secundárias à constipação, como escape fecal ou *soiling*, enurese, fecaloma, proctite, infecção do trato urinário de repetição e, principalmente, fissura anal. A fissura anal caracteriza-se por uma pequena ruptura da pele do canal anal abaixo da linha denteada, usualmente encontrada na região posterior do ânus, causando dor e sangramento localizado. Tem como origem o trauma local, após a passagem de fezes endurecidas ou diarreicas, e está presente em até 6,7% da população pediátrica, atingindo principalmente meninas adolescentes e adultas jovens.[15] Seu tratamento pode ser realizado por meio da prescrição de medicações tópicas (lidocaína, corticoide, antibióticos), da realização de cirurgia ou de estimulação nervosa transcutânea.[5]

Tratamento

Manejo comportamental

Um aspecto importante para o bom prognóstico da constipação é orientar a família sobre o diagnóstico, explicando e discutindo a necessidade de tratamento. Também se deve esclarecer aos pais sobre como realizar o treinamento esfincteriano adequado: criança sentada no penico ou em vaso sanitário com tampo auxiliar, os pés devem estar apoiados e os joelhos acima do quadril, permanecer sentado por um período de 5 a 10 minutos após as principais refeições (para aproveitar o reflexo gastrocólico) e não postergar as evacuações quando a criança sentir vontade.[1,5] Por fim, recomenda-se orientar os cuidadores sobre o benefício do reforço positivo sobre o bom comportamento da criança, assim como a realização do registro das evacuações em forma de um diário.[1] Em nenhuma hipótese devem ser usados castigos ou punições.

Manejo nutrológico

As fibras alimentares estimulam a peristalse gastrointestinal, acelerando o trânsito colônico. Elas são divididas em insolúvel e solúvel. As fibras insolúveis aumentam o volume fecal porque resistem às enzimas digestivas e à microflora colônica, adsorvendo água da luz intestinal. As fibras solúveis, que são fermentadas pela microbiota intestinal, liberam água adsorvida e produzem ácidos graxos que levam à absorção de eletrólitos e água fecal. A Tabela 1 apresenta uma listagem de alimentos com as respectivas quantidades de fibras solúveis e insolúveis.

Entretanto, não existe recomendação baseada em evidências para a suplementação de fibras na dieta das crianças, além da recomendação normal para a idade, como parte do tratamento da constipação funcional.[1,4,5] Revisão sistemática com metanálise sobre esse tema não encontrou significância estatística para frequência evacuatória, consistência evacuatória, sucesso terapêutico, incontinência fecal e dor abdominal com a suplementação de fibras para pacientes com constipação infantojuvenil.[17] Dessa forma, deve-se orientar o consumo normal de fibras na dieta da criança conforme a faixa etária pediátrica (Tabela 2), pois assim a quantidade de fibra ingerida torna segura a absorção de vitaminas e de micronutrientes.[1,18] Além disso, deve-se reforçar a importância de manter a alimentação saudável familiar, orientando o número de porções de frutas e verduras adequadas para cada faixa etária. Ver capítulos 9 e 10 (Alimentação do pré-escolar e do escolar e Particularidades da alimentação na adolescência).

Não há evidências que sustentem a orientação de aumento da ingestão hídrica para o

TABELA 1 Quantidade de fibras em alimentos

Conteúdo de fibra alimentar em porções comuns				
Alimento	Total de fibra por porção	Fibra solúvel por porção	Fibra insolúvel por porção	Porção
Vegetais, cozidos				
Aspargos	2,8	1,7	1,1	½ xícara
Beterraba, crua somente	1,8	0,8	1	½ xícara
Brócolis	2,4	1,2	1,2	½ xícara
Milho, enlatado	1,6	0,2	1,4	½ xícara
Cenoura, fatiada	2	1,1	0,9	½ xícara
Vagem	2	0,7	1,8	½ xícara
Couve	2,5	0,7	1,8	½ xícara
Quiabo, congelado	4,1	1	3,1	½ xícara
Ervilhas, congeladas	4,3	1,3	3	½ xícara
Batata-doce, crua somente	4	1,8	2,2	½ xícara
Espinafre	1,6	0,5	1,1	½ xícara
Molho de tomate	1,7	0,8	0,9	½ xícara
Nabo	4,8	1,7	3,1	½ xícara
Vegetais crus				
Repolho-vermelho	1,5	0,6	0,9	1 xícara
Cenoura	0,51	0,18	0,2	1 colher sopa
Aipo	1,7	0,1	1	1 xícara, picado
Pepino	0,5	0,2	0,3	1 xícara
Alface	0,5	0,1	0,4	1 xícara
Cogumelos	0,8	0,1	0,7	1 xícara, picados
Cebola	1,7	0,9	0,8	1 xícara, picada
Pimentão verde	1,7	0,7	1	1 xícara, picado
Tomate, fresco	1	0,1	0,9	1 médio
Maçã, com casca	2,8	1	1,8	1 pequena
Molho de maçã	2	0,7	1,3	½ xícara
Damasco, seco	2	1,1	0,9	3,5 unidades
Damasco, fresco com casca	3,5	1,8	1,7	4 unidades
Banana, fresca	1,1	0,3	0,8	½ pequena
Mirtilo, fresco	1,4	0,3	1,1	¾ xícara
Cereja preta, fresca	1,3	0,6	0,7	12 grandes

(continua)

TABELA 1 Quantidade de fibras em alimentos *(continuação)*

Conteúdo de fibra alimentar em porções comuns				
Alimento	Total de fibra por porção	Fibra solúvel por porção	Fibra insolúvel por porção	Porção
Figo, seco	3	1,4	1,6	1 ½
Toranja, fresca	1,6	1,1	0,5	½ média
Uva, fresca com casca	0,5	0,2	0,3	15 pequenas
Kiwi, fresco	1,7	0,7	1	1 grande
Manga	2,9	1,7	1,2	½ pequena
Melão	1,1	0,3	0,8	1 copo, picado
Laranja	2,9	1,8	1,1	1 pequena
Pêssego, fresco com casca	2	1	1	1 médio
Pera, fresca com casca	2,9	1,1	1,8	½ grande
Ameixa vermelha, fresca	2,4	1,1	1,3	2 médias
Ameixa seca	1,7	1	0,7	3 médias
Uva-passa seca	0,4	0,2	0,2	3 colheres sopa
Morangos, frescos	2,8	1,1	1,7	1 ¼ xícara
Melancia	0,6	0,4	0,2	1 ¼ xícara, cubos
Legumes (cozidos)				
Feijão-preto	6,1	2,4	3,7	½ xícara
Lentilha	5,2	0,6	4,6	½ xícara
Feijão	4,3	1,1	3,2	½ xícara
Feijão-branco	6,5	2,2	4,3	½ xícara
Massa, arroz, grãos				
Cevada, cozida	3	0,8	2,2	½ xícara
Milho de pipoca	2	0,1	1,9	3 xícaras
Arroz branco, cozido	0,8	Traço	0,8	½ xícara
Espaguete branco, cozido	0,9	0,4	0,5	½ xícara
Espaguete de trigo, cozido	2,7	0,6	2,1	½ xícara
Farelo de trigo	12,3	1	11,3	½ xícara
Gérmen de trigo	3,9	0,7	3,2	3 colheres sopa
Pão e bolachas				
Pão de centeio	2,7	1,2	1,5	1 fatia
Pão branco	0,6	0,3	0,3	1 fatia
Pão integral	1,5	0,3	1,2	1 fatia
Nozes e sementes				
Amêndoas	0,6	0,1	0,5	6 unidades
Linhaça	3,3	1,1	2,2	1 colher sopa
Pasta de amendoim	1	0,3	0,7	1 colher sopa
Amendoim torrado	0,6	0,2	0,4	10 unidades
Sementes de gergelim	0,5	0,2	0,3	1 colher sopa
Nozes	0,3	0,1	0,2	2 unidades

Fonte: TBCA, 2020.[16]

TABELA 2 Recomendações de ingestão de fibras conforme a idade

Idade	Ingestão adequada (g/dia) Meninos	Meninas	Idade em anos + 5 g/dia (g/d)	Idade em anos + 10 g/dia (g/d)	0,5 g/kg de peso/dia (g/dia) Meninos	Meninas
1-3 anos	19	19	6-8	11-13	5-7,5	4,5-7
4-8 anos	24	24	9-13	14-18	8,5-12,5	8-12,5
9-13 anos	31	26	14-18	19-23	14-22,5	14-23
14-18 anos	38	26	19-23	24-33	25-34,5	25-28,5

Fonte: Stewart, 2013.[23]

tratamento de constipação, apenas manter o consumo adequado.[1,5]

Não há ensaios clínicos randomizados que avaliem a relação entre a prática de atividade física e a constipação na infância. Recomenda-se, com baixo grau de evidência, manter a prática de atividade física regular, conforme a faixa etária, como estratégia coadjuvante para o tratamento da constipação.[5]

Portanto, em relação ao manejo nutrológico da constipação intestinal, o fundamental é a orientação de uma alimentação saudável.

Manejo medicamentoso

Se após o manejo comportamental e dietético o paciente persistir com constipação, recomenda-se iniciar o tratamento medicamentoso, que tem como objetivo tornar as fezes pastosas e indolores, além de prevenir nova retenção intestinal. Inicialmente, é fundamental a desimpactação da via retal em crianças com complicações e/ou com presença de fecaloma.[1]

O esvaziamento retal poder ser obtido, preferencialmente, pela prescrição de laxantes osmóticos por via oral, pois eles são mal absorvidos na luz intestinal, levando ao acúmulo de agentes hiperosmolares, causando retenção hídrica na luz intestinal e resultando em amolecimento e desimpactação fecal.[3,18] Na impossibilidade ou na falha terapêutica da medicação prescrita por via oral, pode-se realizar enema por via retal (Tabela 3).[18] Após o esvaziamento, está indicado iniciar com medicamentos laxativos para manutenção por pelo menos 2 meses, devendo ser suspenso gradualmente após a resolução dos sintomas durante o período de 1 mês.[1,3] Entretanto, não existem estudos que avaliem a duração específica para manutenção e suspensão do tratamento medicamentoso na população pediátrica.

O agente osmótico polietilenoglicol (PEG), com ou sem eletrólitos, é o medicamento de primeira escolha na constipação, pois não é metabolizado no trato gastrointestinal, é minimamente absorvido no intestino e aumenta a frequência dos movimentos intestinais.[1,3,18] Dessa forma, mostra-se eficaz no tratamento da constipação, resultando em aumento da frequência evacuatória semanal, melhora da consistência das fezes na escala de Bristol, redução de fecalomas e diminuição da prescrição de outros medicamentos laxativos.[7,19] A escolha de qual PEG prescrever, com ou sem eletrólitos, depende da palatabilidade e aceitação da medicação pela criança, sendo frequentemente mais bem aceito o tipo sem eletrólitos.[3,19] O PEG também se apresenta como primeira opção para a realização de desimpactação fecal, com eficácia igual quando comparado à realização de enema.[3,5,7,18]

As Tabelas 3 e 4 apresentam opções de medicamentos laxativos que podem ser prescritos no tratamento da constipação na população pediátrica.

Existem novas opções de medicamentos para o tratamento da constipação: lubiprosto-

TABELA 3 Medicamentos laxativos via oral

Medicamento	Ação	Dose	Efeitos adversos	Indicação
Polietilenoglicol (PEG) 4.000 e 3.350	Laxante osmótico não estimulante	**Desimpactação:** 1-1,5 g/kg/dia até 6 dias (máximo 100 g/dia) **Manutenção:** 0,2-1 g/kg, 1x/dia (máximo 17 g/dia)	Flatulência, dor abdominal, diarreia, náusea, vômitos	Primeira opção para a realização de desimpactação de fezes e para o tratamento da constipação
Lactulose	Laxante osmótico não estimulante	**Desimpactação:** 2 mL/kg (1,33 g/kg), 2x/dia por 7 dias **Manutenção:** 1-3 mL/kg/dia divididos em 1-2x/dia	Flatulência, cólica, distensão abdominal, náusea, vômitos **Contraindicação:** galactosemia (contém galactose e lactose)	Tratamento de manutenção quando o uso de PEG não for disponível
Hidróxido de magnésia	Laxante osmótico não estimulante	**Desimpactação:** 160 mgL/kg, 2x/dia por 7 dias **Manutenção:** ▪ 2-6 anos: 400-1.200 mg/dia (máximo 1.200 mg/dia) ▪ 6-12 anos: 1.200-2.400 mg/dia (máximo 2.400 mg/dia) **Maiores de 12 anos:** 2.400-4.800 mg/dia (máximo 4.800 mg/dia)	Diarreia, constipação, hipermagnesemia, hipocalcemia, hipofosfatemia, letargia Evitar uso em pacientes com insuficiência renal e em menores de 2 anos	Segunda linha de tratamento
Óleo mineral	Laxante lubrificante não estimulante	**Desimpactação:** 3 mL/kg, 2x/dia por 7 dias **Manutenção:** 1-3 mL/kg/dia em 1-2x (máximo 90 mL/dia)	Irritação perianal, broncoaspiração, pneumonia lipoídica Contraindicado para pacientes com encefalopatias	Segunda linha do tratamento de constipação
Docusato sódico	Laxante lubrificante não estimulante, formador de massa fecal	▪ 6 meses-4 anos: 12,5 mg, 3x/dia ▪ 2-12 anos: 40-150 mg/dia ▪ Acima de 12 anos: 150-300 mg/dia (máximo 500 mg/dia)	Diarreia, cólica, dispepsia	▪ Grau B de evidência em adultos ▪ Sem evidências na população pediátrica
Bisacodil	Laxante estimulante de AMPc, convertendo-se na forma ativa na luz intestinal	▪ 3-10 anos: 5 mg/dia ▪ 10 anos: 5-10 mg/dia ▪ Uso por até 4 semanas	Irritação e queimação retal, cólica, náusea, vômitos, hipocalcemia e litíase renal	Segunda linha de tratamento
Picossulfato sódico	Laxante estimulante do AMPc, convertendo-se na forma ativa na luz intestinal	▪ 6 meses a 4 anos: 0,25 mg/kg/dia (máximo 5 mg) ▪ 4-10 anos: 2,5-5 mg/dia ▪ Acima de 10 anos: 5-10 mg/dia	Dor abdominal, cólica, diarreia	Segunda linha de tratamento

AMPc: 3'5'-adenosina-monofostato-cíclico; PEG: agente osmótico polietilenoglicol.
Fonte: Medina-Centeno, 2020,[18] Vriesman, 2020[20] e Lu, 2018.[21]

TABELA 4 Medicamentos laxativos via retal

Medicamento	Ação	Dose	Efeitos adversos
Fosfoenema/ enema fosfato sódico	Osmótica hiperosmolar	▪ 2-5 anos: 33 mL, 1-2x/dia ▪ 5-12 anos: 66 mL, 1-2x/dia ▪ Acima de 12 anos: 133 mL, 1-2x/dia	Hiperfosfatemia, hipocalcemia Evitar uso em pacientes com insuficiência renal e dismotilidade intestinal Contraindicado para crianças menores de 2 anos de idade
Supositório glicerinado	Lubrificante	▪ Até 5 anos: 1 unidade pediátrica ▪ A partir de 6 anos: 1 unidade adulta	
Bisacodil supositório	Estimulante de AMPc, convertendo-se na forma ativa na luz intestinal	▪ 2-10 anos: 5 mg, 1x/dia ▪ Acima de 10 anos: 5-10 mg, 1x/dia	Irritação e queimação retal, cólica
Óleo mineral	Lubrificante não estimulante	▪ Via retal: 2-11 anos: 30-60 mL, 1x/dia ▪ Acima de 11 anos: 60-150 mL, 1x/dia ▪ Enema: – 2-12 anos: 66 mL, 1x/dia – Acima de 12 anos: 133 mL, 1x/dia	▪ Irritação perianal ▪ Contraindicado para crianças menores de 2 anos de idade

AMPc: 3'5'-adenosina-monofostato-cíclico.
Fonte: Medina-Centeno, 2020,[18] Vriesman, 2020[20] e Lu, 2018.[21]

na, linaclotide e plecanatida (agentes secretores que modulam os canais epiteliais intestinais, promovendo aumento da secreção de fluidos na luz intestinal, melhorando o volume e a consistência fecal e acelerando o trânsito intestinal); prucaloprida e tegaserode (agonistas seletivos do receptor 5-HT_4, que atuam normalizando a motilidade intestinal). Todavia, ainda são de uso *off label* na população pediátrica.[1,18,20]

Nos casos de constipação refratária ao tratamento medicamentoso, pode-se indicar a realização de terapia comportamental, terapia de *biofeedback* e fisioterapia pélvica, estimulação elétrica transcutânea, aplicação da toxina botulínica intraesfincteriana ou irrigação transanal. Entretanto, essas terapias apresentam baixo nível de evidência científica no tratamento da constipação. Por fim, em alguns casos, como última opção de tratamento, pode-se indicar intervenção cirúrgica.[1,4,20,21]

Probióticos

Teoricamente, quando acontece alteração no equilíbrio da microbiota intestinal do hospedeiro, essa disbiose está associada ao surgimento de doenças funcionais do trato gastrointestinal, como a constipação.[6] Entretanto, não existe um padrão específico de anormalidades da microbiota fecal na constipação, sendo assim, o papel dos probióticos no restabelecimento do equilíbrio dessa microbiota e no manejo da constipação infantil ainda é incerto.[1,4,6,22]

Os probióticos são organismos vivos que apresentam a característica de ajudarem seu hospedeiro quando ingeridos em quantidade adequada, sendo os mais conhecidos as espécies de *Lactobacillus* e *Bifidobacterium*. Eles apresentam a ação de produzir triglicerídeos de cadeia curta no intestino, reduzindo o pH intraluminal, promovendo, assim, melhora do peristaltismo e da frequência evacuatória.[20,22] O *Lactobacillus reuteri* foi liberado pelo departamento norte-americano Food and Drug Administrations (FDA), desde 2011, para uso infantil. Entretanto, até este momento, a evidência atual não é suficiente para justificar a prescrição rotineira de probióticos (monoterapia ou coadjuvante) no tratamento da constipação.[1, 3,5,18,22]

Considerações finais

Pode-se resumir o manejo da constipação infantil na seguinte sequência:

1. Realizar diagnóstico correto da constipação, conforme última atualização nos critérios de Roma IV.
2. Orientar os responsáveis do paciente sobre diagnóstico, terapêutica e prognóstico da constipação para promover adesão ao tratamento.
3. Estimular o consumo de dieta saudável conforme a faixa etária da criança.
4. Prescrever como primeira opção, sempre que possível, o agente osmótico PEG tanto para manejo inicial da desimpactação fecal como para terapia de manutenção da constipação.

Referências bibliográficas

1. Bolia R, Safe M, Southwell BR, King SK, Oliver MR. Paediatric constipation for general paediatricians: review using a case-based and evidence-based approach. Journal of paediatrics and child health. 2020;56(11): 1708-18.
2. Koppen IJN, Vriesman MH, Saps M, Rajindrajith S, Shi X, van Etten-Jamaludin FS et al. Prevalence of functional defecation disorders in children: a systematic review and meta-analysis. The Journal of Pediatrics. 2018;198:121-30.
3. Levy EI, Lemmens R, Vandenplas Y, Devreker T. Functional constipation in children: challenges and solutions. Pediatric Health, Medicine and Therapeutics. 2017;8:19-27.
4. van Mill MJ, Koppen IJN, Benninga MA. Controversies in the management of functional constipation in children. Current Gastroenterology Reports. 2019;21(6):23.
5. Tabbers MM, DiLorenzo C, Berger MY, Faure C, Langendam MW, Nurko S et al. Evaluation and treatment of functional constipation in infants and children: evidence-based recommendations from ESPGHAN and NASPGHAN. Journal of Pediatric Gastroenterology and Nutrition. 2014;58(2):258-74.
6. Avelar Rodriguez D, Popov J, Ratcliffe EM, Toro Monjaraz EM. Functional constipation and the gut microbiome in children: preclinical and clinical evidence. Frontiers in Pediatrics. 2020;8:595531.
7. Gordon M, MacDonald JK, Parker CE, Akobeng AK, Thomas AG. Osmotic and stimulant laxatives for the management of childhood constipation. The Cochrane Database of Systematic Reviews. 2016;(8):CD009118.
8. Drossman DA. Functional gastrointestinal disorders: history, pathophysiology, clinical features and Rome IV. Gastroenterology. 2016;S0016-5085(16)00223-7.
9. Benninga MA, Faure C, Hyman PE, Roberts ISJ, Schechter NL, Nurko S. Childhood functional gastrointestinal disorders: neonate/toddler. Gastroenterology. 2016;S0016-5085(16)00182-7.
10. Hyams JS, Di Lorenzo C, Saps M, Shulman RJ, Staiano A, van Tilburg M. Functional disorders: children and adolescents. Gastroenterology. 2016;S0016-5085(16) 00181-5.
11. Hyman PE, Milla PJ, Benninga MA, Davidson GP, Fleisher DF, Taminiau J. Childhood functional gastrointestinal disorders: neonate/toddler. Gastroenterology. 2006;130(5)1519-26.
12. Baaleman DF, Di Lorenzo C, Benninga MA, Saps M. The Effects of the Rome IV criteria on pediatric gastrointestinal practice. Current Gastroenterology Reports. 2020;22(5):21.
13. Inaloo S, Dehghani SM, Hashemi SM, Heydari M, Heydari ST. Comorbidity of headache and functional constipation in children: a cross-sectional survey. The Turkish Journal of Gastroenterology: the Official Journal of Turkish Society of Gastroenterology. 2014;25(5): 508-11.
14. Lewis SJ, Heaton KW. Stool form scale as a useful guide to intestinal transit time. Scandinavian Journal of Gastroenterology. 1997;32(9):920-4.

15. Mapel DW, Schum M, Von Worley A. The epidemiology and treatment of anal fissures in a population-based cohort. BMC Gastroenterology. 2014;14:129.
16. Tabela Brasileira de Composição de Alimentos (TBCA). Universidade de São Paulo (USP). Food Research Center (FoRC). Versão 7.1. São Paulo; 2020. Disponível em: http://www.fcf.usp.br/tbca; acessado em: 25 março 2021.
17. Piccoli de Mello P, Eifer DA, Daniel de Mello E. Use of fibers in childhood constipation treatment: systematic review with meta-analysis. Jornal de Pediatria. 2018;94(5):460-70.
18. Medina-Centeno R. Medications for constipation in 2020. Current Opinion in Pediatrics. 2020;32(5):668-73.
19. Pare P, Fedorak RN. Systematic review of stimulant and nonstimulant laxatives for the treatment of functional constipation. Canadian Journal of Gastroenterology & Hepatology. 2014;28(10):549-57.
20. Vriesman MH, Koppen IJN, Camilleri M, Di Lorenzo C, Benninga MA. Management of functional constipation in children and adults. Nature Reviews Gastroenterology & Hepatology. 2020;17(1):21-39.
21. Lu PL, Mousa HM. Constipation: beyond the old paradigms. Gastroenterology Clinics of North America. 2018;47(4):845-62.
22. Gomes D, Morais MB. Gut microbiota and the use of probiotics in constipation in children and adolescents: systematic review. Revista Paulista de Pediatria. 2020;38: e2018123.
23. Stewart ML, Schroeder NM. Dietary treatments for childhood constipation: efficacy of dietary fiber and whole grains. Nutrition Reviews 71.2. 2013:98-109.

CAPÍTULO 39

Refluxo gastroesofágico

Carolina dos Santos Dias da Costa Morales
Carlos Alberto Nogueira-de-Almeida
Elza Daniel de Mello

Introdução

O refluxo gastroesofágico (RGE) é uma desordem muito comum na infância. Está entre as queixas mais frequentes nos consultórios de pediatria e entre as três principais causas de consulta na gastroenterologia pediátrica.[1] É definido como a passagem retrógrada do conteúdo gástrico para o esôfago com ou sem regurgitação ou vômitos visíveis.[2]

Os episódios podem acontecer várias vezes ao dia no período pós-prandial, durando menos de 3 minutos e não acarretando sintomas conforme descrito pelas diretrizes de 2009 da North American Society for Pediatric Gastroenterology, Hepatology and Nutrition (Naspghan) e da European Society for Pediatric Gastroenterology, Hepatology and Nutrition (Espghan).[3] Sabe-se que sua prevalência é maior ao longo do primeiro ano de vida, entre 2 e 4 meses, as regurgitações aumentam em número e volume e, posteriormente, diminuem progressivamente com o aumento de idade. Entre 90 e 95% dos casos se resolvem até o primeiro ano de vida.[4]

Embora se saiba que muitos fatores contribuem para a gênese do RGE, o principal mecanismo etiológico é o relaxamento transitório inadequado do esfíncter esofágico inferior (EEI), independentemente da deglutição e não acompanhado de contração peristáltica no esôfago, além de duração maior que 5 segundos.[5] Dessa forma, o conteúdo gástrico reflui para o esôfago com ou sem a presença de regurgitação ou vômitos. Em torno dos 6 meses de idade, a maturação da motilidade esofagogástrica, aliada à dieta mais sólida e à postura mais ereta, tendem a facilitar o esvaziamento gástrico, contribuindo para a resolução do RGE.

No entanto, na presença de sintomatologia e/ou complicações, passa a ser uma situação patológica, caracterizando a doença do refluxo gastroesofágico (DRGE). Nesse caso, sintomas como vômitos frequentes, irritabilidade, anorexia ou recusa alimentar, odinofagia, dor abdominal e, inclusive, sintomas respiratórios contemplam a grande morbidade dessa doença.[6,7]

Dessa forma, há a necessidade de fazer a distinção entre RGE e DRGE, a fim de que se possa implementar ou não tratamento adequado em todas as faixas etárias pediátricas, beneficiando as crianças que estejam sofrendo das complicações.[6] A decisão pela investigação diagnóstica dependerá do julgamento da gravidade e da repercussão do conjunto de sinais e sintomas, e deve ser sempre individualizada.[3]

A DRGE é classificada como primária e secundária, sendo primária quando decorre de um distúrbio funcional do trato digestório proximal e secundária quando há alterações estruturais, infecciosas, metabólicas, neurológicas e alérgicas responsáveis pelo retorno do conteúdo gástrico ao esôfago.[8]

Clínica e diagnóstico

Uma vez que grande parte dos lactentes regurgita nos primeiros meses de vida, indicando a presença de RGE, sem que isso signifique que sejam portadores da DRGE, a diferenciação entre as duas entidades é fundamental.[6]

O sinal mais comum do RGE é a regurgitação pós-prandial, que pode variar desde apenas aumento na salivação e pequenas regurgitações até vômitos em jato.[9] Entretanto, situações graves, incluindo irritabilidade, anorexia ou recusa alimentar, ganho de peso insatisfatório, sono agitado ou arqueamento das costas durante as mamadas, podem indicar a presença de DRGE. Além disso, sintomas extraesofágicos, como tosse e engasgos frequentes, respiração ruidosa e apneia, podem compor o quadro clínico.[6,8,9]

Muitas vezes as queixas podem ficar mais evidentes em situações como choro, tosse e força evacuatória, que podem desencadear episódios de RGE, principalmente no período pós-prandial, pelo aumento da pressão intra-abdominal.[10]

Na DRGE em lactentes, observam-se, além das regurgitações, manifestações como vômitos de intensidade variável, dificuldades nas mamadas, déficit de ganho de peso, choro, irritabilidade e alteração na posição cervical. Podem ocorrer, também, manifestações extragastrointestinais, tais como tosse crônica, sibilância, estridor laríngeo, soluços frequentes e crises de apneia.[3]

Em escolares e adolescentes, há maior semelhança em relação aos sinais e sintomas apresentados por adultos. Crianças maiores podem referir com maior precisão queixas como pirose, dor epigástrica, náuseas, dor noturna, regurgitação e eructação.[11] Dessa forma, é importante que o questionamento seja feito diretamente ao próprio paciente e não apenas aos pais e acompanhantes nessa faixa etária.[6] Assim como nos lactentes, manifestações atípicas como dor de garganta, rouquidão, sinusite crônica, laringites de repetição, erosões dentárias e episódios de pneumonia devem ser valorizadas (Tabela 1).[7]

A nova diretriz da Espghan e da Naspghan, revisão publicada em 2018, sugere atenção especial a sinais de alerta chamados *red flags*. Na presença destes, há a necessidade de fazer investigação adicional de doenças subjacentes, buscando possíveis diagnósticos diferenciais para DRGE (Tabela 2).[12]

O subdiagnóstico da doença põe a criança em risco para a ocorrência de complicações graves, como broncoespasmo, esofagite, estenose esofagiana e esôfago de Barrett. Todavia, a valorização demasiada da sintomatologia,

TABELA 1 Manifestações clínicas da doença do refluxo gastroesofágico de acordo com a faixa etária

Lactentes	Escolares e adolescentes	Sintomas atípicos ou extraesofágicos
▪ Regurgitação/vômito ▪ Irritabilidade ▪ Anorexia/recusa alimentar ▪ Ganho de peso insatisfatório ▪ Sono agitado ▪ Arqueamento das costas durante as mamadas	▪ Regurgitação ▪ Eructação ▪ Náuseas ▪ Azia ▪ Dor epigástrica ▪ Dor abdominal inespecífica	▪ Tosse e/ou engasgos frequentes ▪ Respiração ruidosa ▪ Apneia ▪ Dor de garganta ▪ Rouquidão ▪ Sinusite crônica ▪ Laringites de repetição ▪ Erosões dentárias ▪ Pneumonias de repetição

Fonte: adaptada de Guimarães, 2006.[7]

TABELA 2 Sinais de alerta na avaliação de crianças e adolescentes com queixas sugestivas de refluxo gastroesofágico

▪ Perda de peso ▪ Letargia ▪ Febre, irritabilidade/dor excessiva ▪ Disúria ▪ Início de regurgitação/vômito > 6 meses ou aumentando/persistindo > 12-18 meses de idade ▪ Vômitos em jato e/ou persistentes	▪ Vômito biliar ▪ Hematêmese ▪ Vômitos noturnos ▪ Diarreia crônica ▪ Sangramento retal ▪ Distensão abdominal ▪ Fontanela abaulada ▪ Aumento progressivo do perímetro cefálico ▪ Convulsões ▪ Macro/microcefalia

Fonte: adaptada de Espghan/Naspghan, 2018.[12]

principalmente quando só existe regurgitação, pode levar o médico a excessos de diagnóstico e tratamento.[10] Outra preocupação em relação à necessidade do diagnóstico precoce da DRGE refere-se à possível associação, pela criança, entre alimentação e experiência dolorosa. Com isso, pode haver modificação do comportamento alimentar para evitar a dor, podendo evoluir para fobia alimentar.[10]

O diagnóstico da DRGE é eminentemente clínico. História clínica e exame físico completos são fundamentais para o correto manejo da doença. Mesmo que detectada ao exame a ocorrência de refluxo do conteúdo gástrico para o esôfago, a clínica e o exame físico ajudam a tornar a avaliação mais objetiva, dando maior segurança ao diagnóstico e sugerindo quais crianças realmente necessitam de investigação complementar.[8]

Em geral, os testes diagnósticos devem ser reservados para detectar complicações, estabelecer relação causal entre o refluxo e seus sintomas, auxiliar no diagnóstico de pacientes com manifestações atípicas ou extradigestivas, avaliar a eficácia de terapias e excluir outras condições. Também auxiliam no manejo de situações especiais, como as que envolvem os pacientes portadores de síndromes genéticas, neuropatias, doenças cirúrgicas do trato digestivo, doenças pulmonares e prematuridade.[6,12]

Exames diagnósticos

Radiografia contrastada de esôfago, estômago e duodeno

A radiografia contrastada de esôfago, estômago e duodeno (RxEED), a despeito de ser de baixo custo e de fácil realização, não diferencia RGE de DRGE, apenas demonstra a ocorrência de refluxo pós-prandial do conteúdo gástrico para o esôfago, sem demonstrar a gravidade do quadro ou grau de inflamação da mucosa, não sendo um teste sensível nem específico. Dessa forma, a realização rotineira de RxEED não é recomendada para diagnosticar RGE em lactentes ou crianças.[13] Sua indicação restringe-se a casos de avaliação anatômica do trato gastrointestinal superior, como na suspeita de estenose esofágica, compressão extrínseca do esôfago, acalásia, estenoses, hérnia hiatal, má rotação ou avaliação pré-operatória de pacientes com DRGE.[12]

pHmetria esofágica

A pHmetria esofágica é um excelente exame para quantificar a frequência e duração da exposição ácida esofágica durante o período do estudo, detectada quando o pH é inferior a 4. A pHmetria convencional de 24 horas já foi inclusive considerada padrão-ouro para o diagnóstico de DRGE.[14] No entanto, ainda não está estabelecida relação causal direta entre a gravidade dos sintomas e/ou complicações e o grau da exposição ácida esofágica. Além disso, o exame também tem limitações nas situações em que o refluxo não é acido (refluxo duodeno-gástrico) ou naquelas em que o pH foi neutralizado pela dieta (dietas exclusiva ou predominantemente lácteas).[7] Pelo novo consenso, não há evidências suficientes para apoiar o uso rotineiro de pHmetria para o diagnóstico de DRGE. As indicações para sua realização se restringem à avaliação de situações específicas como: diagnosticar doenças relacionadas ao refluxo ácido, principalmente na diferenciação de DRGE não erosivo de situações como pirose e hipersensibilidade esofágica e, inclusive, erosões dentárias. Esse exame pode ser útil na melhor avaliação de esofagite eosinofílica (relacionando ou não essa doença à exposição ao ácido).[12]

Em alguns casos, seria possível avaliar a eficácia da supressão ácida na persistência dos sintomas ou alto risco de DRGE complicada (como em malformações esofágicas, fibrose cística ou pacientes com comprometimento neurológico), quando doses mais altas de inibidores de bomba de prótons (IBP) podem ser necessárias.[2] Também pode ser exame útil em situações em que se deseja avaliar a eficácia da terapia farmacológica sobre a supressão ácida e na verificação de sintomas da DRGE atípicos, correlacionando a presença do refluxo ácido com piora dos quadros respiratórios (p. ex., tosse e sibilância).[6]

Cintilografia gastroesofágica

Exame capaz de detectar o refluxo do conteúdo do estômago para o esôfago, grau de esvaziamento gástrico e, inclusive, aspiração para a via aérea por meio do uso de material marcado com 99 mTc. É limitado ao refluxo pós-prandial imediato, sujeito a falso-negativos e, assim como a pHmetria, muitas vezes não diferencia RGE de DRGE. Com baixas sensibilidade e especificidade, esse exame segue não sendo indicado para diagnóstico de DRGE. Dessa forma, também não deve ser usado como exame de rotina na avaliação desses pacientes.[6]

Ultrassonografia esofágica

A ultrassonografia esofágica também é um exame limitado apenas ao RGE pós-prandial. Indicado para avaliar situações como estenose hipertrófica de piloro e má rotação intestinal que poderiam mimetizar DRGE, não sendo recomendado pelo último consenso para avaliação rotineira de DRGE em lactentes e crianças.[6,12]

Manometria esofágica

A manometria esofágica não está indicada para o diagnóstico de DRGE, ficando reservada para casos em que há suspeita de distúrbios motores do esôfago como acalásia, quando se destacam sintomas como odionofagia e disfagia.[5] Pode estar indicada também em situações em que houve falha da supressão ácida, mas a endoscopia não evidencia alterações, desconfiando-se de desordens de motilidade, ou inclusive para determinar a posição do esfíncter esofágico inferior para colocar a sonda da pHmetria.[6]

Impedanciometria intraluminal

A impedanciometria intraluminal é um exame que detecta o movimento do conteúdo intraluminal. Uma de suas vantagens em relação à pHmetria convencional é a capacidade de demonstrar refluxo ácido e não ácido ($pH < 4$ e $pH > 4$). Pode detectar refluxo de conteúdo líquido, sólido ou de ar para o esôfago, sendo considerada superior à pHmetria isolada na avaliação da correlação entre os sintomas e o RGE.[6,12]

O monitoramento combinado do pH esofágico associado a dispositivo de impedância elétrica esofágica intraluminal multicanal é o padrão-ouro para o diagnóstico de DRGE quando houver dúvida.[15] Apesar de apresentar tal superioridade, ainda é um exame pouco disponível e com limitações, como a possibilidade de subestimar episódios de refluxo em pacientes com distúrbios de motilidade ou esofagite grave, não sendo usado rotineiramente.

Endoscopia digestiva alta e biópsia de esôfago

A endoscopia digestiva alta (EDA) permite a visualização direta da mucosa esofagiana, gástrica e parte da duodenal, além de permitir a coleta de material de biópsia para estudo histopatológico. Dessa forma, é capaz de realizar o diagnóstico macro e microscópico, podendo determinar a gravidade da DRGE e de suas complicações.[12] Situações como não resposta à terapia farmacológica, anemia inexplicável, baixo ganho de peso, sangramento digestivo macroscópico ou presença de sangue oculto nas fezes, dor abdominal não justificada e pneumonias de repetição justificam sua realização.[6]

A DRGE é provavelmente a causa mais comum de esofagite em crianças, mas outras desordens também são capazes de causar esofagite. O exame endoscópico possibilita a realização do diagnóstico diferencial entre DRGE e esofagite eosinofílica, gastrite por *H. pylori*, infecções, úlcera duodenal, doença de Crohn, esôfago de Barrett e neoplasias.[3,6]

É importante ressaltar que a ausência de lesões não exclui o diagnóstico de DRGE, uma vez que há pacientes com doença em atividade, mas sem lesões esofágicas, situação conhecida como NERD – *non-erosive reflux disease*.[3]

Apesar das vantagens apresentadas, é um exame caro, invasivo e com necessidade de sedação, em que os riscos são mínimos, mas não desprezíveis.[6] Atualmente, a diretriz da Naspghan e Espghan não recomenda o uso de EDA para diagnosticar DRGE em lactentes e crianças. Deverá ser considerada em casos selecionados para que se possa excluir outras doenças como esofagite esosinofílica, úlcera péptica ou outras complicações da DRGE, como esofagite e esôfago de Barrett.[12]

Teste terapêutico empírico

As recomendações atuais não apoiam o uso de teste terapêutico empírico em lactentes ou crianças menores, uma vez que os sintomas são menos específicos nessa faixa etária.[3] Em crianças mais velhas com sintomas típicos, o teste terapêutico empírico com o uso de IBP por 4 a 8 semanas pode ser realizado.[12]

A melhora clínica, seguida de recorrência da dor após a suspensão do medicamento, sugere o diagnóstico, sem, contudo, confirmá-lo. É necessário considerar que a melhora clínica possa se dever ao efeito placebo.[3]

Na presença de sintomas atípicos (extradigestivos) como tosse, asma ou otite média aguda, o teste diagnóstico não é recomendado.[12,13]

Tratamento clínico

Como já considerado, é importante distinguir pacientes com DRGE daqueles portadores apenas de RGE fisiológico, uma vez que o último tende a se resolver com o simples crescimento da criança e amadurecimento do EEI.

As opções de tratamento para DRGE vão desde mudanças no estilo de vida, consideradas efetivas em grande parte dos pacientes, passando por diversas classes de medicamentos até, para casos reservados, tratamento cirúrgico. O manejo deve ser gradativo, adequado ao grau de complexidade e gravidade apresentado em cada caso. O tratamento da DRGE objetiva melhora da qualidade de vida da criança, promoção do ganho ponderoestatural e prevenção e manejo de outras complicações da DRGE associadas à intensidade e à duração da doença.[7]

A decisão do início do tratamento deve ser baseada nessas ponderações e na possibilidade de ser somente RGE.

Mudanças no estilo de vida e manejo não medicamentoso

As mudanças no estilo de vida e a adequada orientação parental são medidas necessárias e geralmente bastante efetivas, principalmente nos casos de RGE fisiológico, quando o crescimento ponderoestatural do lactente está mantido.[3] Nessas situações também é importante tranquilizar os pais, demonstrando o desenvolvimento adequado da criança, a despeito dos episódios de regurgitação.

Estão entre essas orientações de modificação de hábitos: realizar a troca de fraldas antes das mamadas, evitar o uso de roupas apertadas no lactente, evitar fármacos que exacerbem RGE (anticolinérgicos, teofilina, antidepressivos tricíclicos, bloqueadores de canais de cálcio, agonistas beta-adrenérgicos e alendronato) e evitar exposição ao tabaco, tendo em vista o fato de a nicotina diminuir a pressão do EEI.[16]

Em relação à dieta, sugere-se redução do volume e aumento da frequência das mamadas, e, no caso de crianças com necessidade de uso de sondas nasogástricas, também é aconselhável realizar infusões lentas da dieta. Cabe ressaltar que as modificações dietéticas adotadas devem respeitar as necessidades nutricionais da criança e lembrar que uma importante redução no volume da alimentação durante um período prolongado pode privá-la da energia necessária para manter seu ganho de peso e desenvolvimento adequados. Lactentes com ganho de peso inadequado em virtude das perdas por regurgitação podem se beneficiar do espessamento da fórmula, considerando o aumento das calorias e a diminuição do volume ou da frequência das mamadas. O espessamento da dieta tem sua ação na melhora das regurgitações visíveis, mas não há evidências sobre sua ação no número de episódios de refluxo ácido ou em sua duração. Pode-se realizar esse espessamento acrescentando cereais às fórmulas, lembrando que isso determina aumento da densidade calórica, ou utilizar fórmulas com espessantes.

Em relação ao tipo de decúbito adotado, existem controvérsias. Apesar de estudos de monitoramento por pHmetria esofágica terem demonstrado que o decúbito ventral está relacionado com menores índices de episódios de RGE, o decúbito dorsal segue sendo o indicado, uma vez que estudos populacionais demonstram elevada associação entre síndrome de morte súbita e decúbito ventral, particularmente em lactentes menores de 1 ano.[3] Na nova diretriz há forte recomendação de não se usar terapia posicional para DRGE em lactentes dormindo, devido ao elevado risco de morte súbita. Sugere-se manter o lactente, nos períodos de sono, em decúbito dorsal, com elevação da cabeceira entre 30 e 40 graus. Para lactentes acordados, as recomendações de mudança de posição passaram a ser fracas. Em crianças maiores, a elevação do decúbito e o decúbito lateral esquerdo podem auxiliar no alívio dos sintomas de DRGE.[12] Ainda para lactentes, é recomendado também manter a criança ereta no período pós-prandial (20 a 30 minutos), assim como manter a cabeceira elevada a 30 graus, facilitando a eructação e o esvaziamento gástrico e, assim, diminuindo eventos de regurgitação. Além disso, deve-se evitar situações em que a criança permaneça sentada em bebês-conforto e cadeirinhas de carro após a alimentação, a fim de evitar, principalmente, eventos respiratórios.[6]

A última diretriz da Espghan e da Naspghan propõe uma sequência de ações no tratamento da DRGE. Em um primeiro momento, a abordagem se daria pela adoção de medidas não farmacológicas:

- Evitar a superalimentação.
- Manter o aleitamento materno. Se houver necessidade de engrossá-lo, que o espessamento seja feito com espessantes comerciais à base de alfarroba.
- Na ausência de aleitamento materno, utilizar fórmulas espessadas ou as chamadas fórmulas antirregurgitação, assim como engrossar os alimentos oferecidos.

Para crianças maiores e adolescentes, as orientações são semelhantes às dadas a adultos. Incluem evitar refeições volumosas, alimentos gordurosos, ricos em cafeína e chocolate, situações nas quais aumenta a frequência de relaxamento transitório do esfíncter esofágico inferior (Tabela 3). Cabe salientar que é muito individual quais alimentos realmente causam esse relaxamento. A princípio, o manejo nutrológico do RGE e da DRGE deve se basear na orientação de uma dieta saudável. Fazem parte das orientações o controle da obesidade e a abstenção do uso de tabaco e/ou exposição ao tabagismo passivo.[6,7] Para esses pacientes, o uso de decúbito lateral esquerdo e de cabeceira elevada parece ser efetivo.[3]

TABELA 3 Medidas dietéticas sugeridas no manejo da doença do refluxo gastroesofágico em crianças maiores e adolescentes

Evitar	Mecanismo
▪ Alimentos gordurosos e refeições volumosas	▪ Retardo do esvaziamento gástrico e redução da pressão do EEI
▪ Chocolate e alimentos ricos em cafeína	▪ Diminuição da pressão basal do EEI
▪ Exposição ativa ou passiva ao tabaco	▪ Nicotina induz o relaxamento do EEI

EEI: esfíncter esofagiano inferior.
Fonte: adaptada de Espghan/Naspghan, 2018.[12]

Tratamento medicamentoso

Como já discutido, o uso de medicamentos deve ser reservado para casos de DRGE, principalmente quando houver queixas como: vômitos propulsivos, recusa ou dificuldade para alimentar, comprometimento do ganho ponderal ou esofagite após o exame de endoscopia.

São várias as classes de medicamentos que podem ser utilizadas para tratamento de DRGE em pediatria. As duas principais classes são os agentes antiácidos, particularmente os IBP e os agentes procinéticos.[6]

Antiácidos e alginatos

O uso de antiácidos e alginatos é recomendado, sendo contraindicado o uso crônico em lactentes e crianças maiores, considerando tanto a não comprovação de seu benefício no tratamento da doença quanto o potencial de efeitos danosos, como a exposição a alumínio e a altas doses de carbonato de cálcio, por exemplo.[12]

Procinéticos

Os procinéticos estimulam a motilidade do aparelho digestivo por ação direta sobre o músculo liso entérico ou por interação com os neurônios do sistema nervoso entérico. Ocasionam aumento da pressão do EEI, estimulando o peristaltismo esofágico e o esvaziamento gástrico, atuando principalmente sobre as queixas de regurgitação e/ou vômitos. Entretanto, não são eficazes no que se refere ao tratamento de lesões esofágicas, não havendo também evidências que justifiquem a ação dessas medicações na melhora do número de regurgitações visíveis ou dos parâmetros da pHmetria.[2,12] Dessa forma, as evidências atuais não justificam o uso de rotina de procinéticos como metoclopramida, bromoprida ou domperidona no tratamento da DRGE.[12] O risco de causarem significativos efeitos colaterais por sua ação no sistema nervoso central, como tontura, sonolência, inquietação, efeitos extrapiramidais, prolactinemia, galactorreia e até arritmias, por prolongamento do intervalo QT, associado às incertezas quanto ao benefício no tratamento da DRGE, fez com que esses agentes não fossem recomendados no manejo de DRGE nas últimas revisões de literatura.[2,12] Seu emprego está restrito a casos especiais, como na presença de gastroparesia.[12]

Supressores ácidos

Representados principalmente pelos antagonistas do receptor H_2 da histamina, atuam sobre as células parietais gástricas, inibindo a resposta secretora ácida desses receptores. Entretanto, não reduzem a frequência do RGE, sendo menos eficazes do que os IBP.[13] Da mesma forma, são inferiores quando comparados aos IBP, principalmente em casos mais graves.[12]

Estudos sugerem que o pH gástrico começa a aumentar em até 30 minutos após a administração dos antagonistas de receptor de histamina, atingindo pico de sua concentração em 2,5 horas. Dessa forma, tornam-se uma alternativa para o alívio sintomático. Seu efeito perdura por aproximadamente 6 horas, com necessidade de administração 2 ou 3 vezes ao dia.[6,7]

Há importantes limitações referentes ao uso desse grupo de fármacos. Alguns lactentes podem apresentar cefaleia, sonolência e ato de bater a cabeça, o que pode ser erroneamente interpretado como sintomas persistentes de refluxo. Além disso, com o uso crônico, pode-se desenvolver taquifilaxia ou diminuição da resposta à medicação.[3] Há também risco aumentado de hipocloridria, podendo acarretar colonização bacteriana gástrica. Também são maiores os riscos de pneumonia adquirida na comunidade e infecção entérica, como as causadas pelo *Clostridium difficille*.[2]

Inibidores de bomba de prótons

Os inibidores de bomba de prótons (IBP) são os mais potentes inibidores de secreção ácida. Atuam inibindo a bomba H+K+ ATPase nas células parietais. Têm como vantagem manter o pH gástrico superior a 4 por mais tempo e inibir a secreção ácida desencadeada pela refeição.[3] Assim, proporcionam taxas de cura mais rápidas e superiores quando comparados às demais drogas, além de não apesentarem taquifilaxia com o uso crônico.[6] São recomendados como tratamento de primeira linha para o manejo de esofagite erosiva em lactentes e crianças com DRGE. Entretanto, em relação a queixas como choro, irritabilidade, tosse e arqueamento cervical, parece não haver evidência de melhora dos sintomas quando comparados a placebo.[12]

Em crianças maiores com sintomas típicos (pirose, dor retroesternal ou epigástrica) a recomendação será o uso de IBP por 4 a 8 semanas. Caso não haja resposta, outras causas devem ser investigadas. Em caso de sintomas extraesofágicos (tosse, sibilância, asma) sem a presença de sintomas típicos de DRGE ou algum teste diagnóstico sugestivo de DRGE, a supressão ácida não é recomendada.[12] Especial atenção deve ser dada ao maior risco de infecção (pneumonia, gastroenterite, candidíase, enterite necrosante em prematuros, infecção por *Clostridium difficile*, sobrecrescimento bacteriano e diarreia crônica) em crianças sob supressão ácida.[2]

É importante respeitar a posologia, administrando a medicação em jejum 30 minutos antes da primeira refeição, devendo haver proteção em relação ao ácido gástrico por revestimento entérico. Algumas crianças podem necessitar de duas doses ao dia para atingir a supressão ácida ideal.[13] Além disso, em crianças parece haver tendência a uma meia-vida mais curta, necessitando de uma dose mais elevada por quilo de peso quando comparadas a adolescentes e adultos.[6]

A recomendação atual do uso de IBP sugere a utilização de acordo com o peso e a idade da criança. Assim, omeprazol deve ser prescrito para lactentes entre 3 e 5 kg na posologia de 2,5 mg/dia, entre 5 e 10 kg, 5 mg/dia. Em crianças maiores, recomenda-se o uso de 1 mg/kg/dia (máximo de 20 mg/dia), e adultos 20 a

40 mg/dia. A posologia do esomeprazol de acordo com o peso seria: entre 3 e 5 kg, 2,5 mg/dia, 5 a 10 kg, 5 mg/dia, maior que 10 kg, 10 mg/dia, e maiores que 20 kg, entre 10 e 20 mg/dia. Lansoprazol, 1 mg/kg/dia (máximo 15 mg/dia). Dexlansoprazol, maiores de 12 anos: 30 mg/dia. Pantoprazol, crianças entre 15 e 40 kg, 20 mg/dia, com 40 kg ou mais, 40 mg/dia. Rabeprazol em crianças com 12 anos ou mais, 20 mg/dia.[13]

Em casos em que a resposta não é satisfatória, é necessário pensar em diagnósticos diferenciais, como a esofagite eosinofílica, por exemplo.[6]

Apesar de serem considerados seguros e bem tolerados, em razão do crescente aumento do número de prescrições, especial atenção passa a ser dada para um maior risco de complicações. As complicações mais frequentes em crianças (2 a 7% dos pacientes) são: cefaleia, náuseas, diarreia e/ou constipação.[3] Outro achado associado ao uso de IBP por longa data se deve ao bloqueio ácido e à hipergastrinemia, que pode determinar hiperplasia das células parietais e pólipos hiperplásicos de fundo gástrico. Essas alterações são consideradas benignas.[3] A supressão ácida também tem sido caracterizada como fator de risco para pneumonia adquirida na comunidade, gastroenterites, candidemia e enterocolite necrosante em prematuros. A hipocloridria decorrente do tratamento predispõe à ocorrência de pneumonia, gastroenterite, candidíase e enterite necrosante no prematuro. No uso crônico de IBP, recomenda-se monitorar os níveis de vitamina B12, ferro e verificar a ocorrência de osteopenia/osteoporose.[3]

Tratamento cirúrgico

Os procedimentos cirúrgicos devem ser reservados aos pacientes que não responderam ao tratamento clínico e se tornarão dependentes de tratamento farmacológico e/ou que não toleram a terapia medicamentosa. Outro grupo candidato a tratamento mais invasivo é o daqueles pacientes que apresentam condições ameaçadoras à vida, como aspiração, laringoespasmo e apneia.[6,7] Diversos são os procedimentos cirúrgicos usados para tratamento de DRGE.[6] A fundoplicatura gástrica ou fundoplicatura de Nissen, podendo ser realizada por videolaparoscopia, é a técnica mais utilizada. Consiste na construção de uma válvula (360 graus) ao nível do esfíncter esofágico inferior, com a intenção de garantir o aumento da pressão nessa região.[7] A dissociação esofagogástrica é outro procedimento cirúrgico, que raramente é usado, reservado para pacientes com déficits neurológicos que tenham tido falha da fundoplicatura. Ambos são associados com significativa morbidade e não reduzem o risco de aspiração direta de conteúdos orais.[6] Além de alta morbidade, esses procedimentos apresentam custo elevado e taxas de recidiva não desprezíveis. Seu papel vem sendo muito discutido na atualidade, principalmente se compararmos a eficácia do tratamento medicamentoso conservador e riscos aos quais o paciente será submetido e a possibilidade de o procedimento não gerar os resultados esperados. A indicação da cirurgia deve ser ponderada entre o benefício potencial e o risco de complicações, como saciedade precoce, dor, disfagia, síndrome de *dumping*, aumento do risco de aspiração por estase esofágica e risco de reoperação. A opção pelo tratamento cirúrgico deve considerar situações especiais como: complicações da DRGE ameaçadoras à vida (falência cardiorrespiratória) com falha do tratamento medicamentoso; refratariedade ao tratamento otimizado, tendo-se excluído outros possíveis diagnósticos; condições crônicas (déficit neurológico, fibrose cística) com alto risco de complicações relacionadas à DRGE e necessidade crônica de farmacoterapia para controle dos sinais e sintomas da DRGE.[12]

Referências bibliográficas

1. Penna FJ, Norton RC, Carvalho AST, Pompeu BCT, Penna GC, Ferreira MF et al. Comparação entre uma fórmula infantil pré-espessada e fórmula de espessamento caseiro no tratamento do refluxo gastroesofágico. J Pediatr (Rio J). 2003;79(1):49-54.
2. Leung AK, Hon KL. Gastroesophageal reflux in children: an updated review. Drugs Context. 2019;8: 212591.
3. Vandenplas Y, Rudolph CD, Di Lorenzo C, Hassall E, Liptak G, Mazur L et al. Pediatric gastroesophageal reflux clinical practice guidelines: joint recommendations of the North American Society for Pediatric Gastroenterology, Hepatology, and Nutrition (NASPGHAN) and the European Society for Pediatric Gastroenterology, Hepatology, and Nutrition (ESPGHAN). J Pediatr Gastroenterol Nutr. 2009;49:498-547.
4. Davies I, Burman-Roy S, Murphy MS. Gastrooesophageal reflux disease in children: NICE guidance. BMJ (Clinical research ed). 2015;350:g7703.
5. Kawahara H, Dent J, Davidson G. Mechanisms responsible for gastroesophageal reflux in children. Gastroenterology. 1997;113:399-408.
6. Lightdale JR, Gremse DA. Section on Gastroenterology Hepatology, and Nutrition. Gastroesophageal reflux: management guidance for the pediatrician. Pediatrics. 2013;131:e1684-95.
7. Guimarães EV, Marguet C, Camargos PAM. Tratamento da doença do refluxo gastroesofágico. J Pediatr. 2006;82(5):133-45.
8. Costa AJF, Silva GAP, Gouveia PAC, Pereira Filho EM. Prevalência de refluxo gastroesofágico patológico em lactentes regurgitadores J Pediatr (Rio J). 2004; 80(4):291-5.
9. Sherrow TL, Dressler-Mund D, Kowal K, Dai S, Wilson MD, Lasby K. Mananging gastroesophageal reflux symptoms in the very low-birth-weight infant post-discharge. Adv Neonatal Care. 2014;14(6):381-91.
10. Toporovski MS. Drogas procinéticas não devem ser prescritas rotineiramente para o tratamento de doença do refluxo gastroesofágico em Pediatria. Rev Paul Pediatr. 2009;27(3):232-5.
11. Nelson SP, Chen EH, Syniar GM, Christoffel KK. Prevalence of symptoms of gastroesophageal reflux during infancy: a pediatric practice-based survey. Pediatric Practice Research Group. Arch Pediatr Adolesc Med. 1997;151(6):569-72.
12. Rosen R, Vandenplas Y, Singendonk M, Cabana M, DiLorenzo C, Gottrand F et al. Pediatric gastroesophageal reflux clinical practice guidelines: joint recommendations of the North American Society for Pediatric Gastroenterology, Hepatology, and Nutrition (NASPGHAN) and the European Society for Pediatric Gastroenterology, Hepatology, and Nutrition (ESPGHAN). J Pediatr Gastroenterol Nutr. 2018;66(3): 516-54.
13. Winter HS. Clinical manifestations and diagnosis of gastroesophageal reflux in children and adolescents. Post TW, ed. UpToDate, mar2020.
14. Beatti RM. Diagnosis and management of gastro-oesophageal reflux. Current Pediatrics. 2001;11:269-75.
15. Tong S, Mallitt KA, Krishnan U. Evaluation of gastroesophageal reflux by combined multichannel intraluminal impedance and pH monitoring and esophageal motility patterns in children with esophageal atresia. Eur J Pediatr Surg. 2016;26(4):322-31.
16. Orenstein SR, McGowan JD. Efficacy of conservative therapy as taught in the primary care setting for symptoms suggesting infant gastroesophageal reflux. J Pediatr. 2008;152(3):310-4.

CAPÍTULO **40**

Doença celíaca

Camila Perlin Ramos
Elza Daniel de Mello
Carlos Alberto Nogueira-de-Almeida

A doença celíaca (DC) é uma enteropatia intestinal desencadeada pela exposição ao glúten da dieta em indivíduos predispostos.[1] Acredita-se que resulte da ativação de uma resposta imune, tanto humoral (células B) como celular (células T), à exposição aos glútens (prolaminas e gluteninas) do trigo, cevada e centeio. A reação imune à gliadina e à glutenina desencadeia reação inflamatória na mucosa duodenal, resultando em atrofia das vilosidades intestinais, hiperplasia de linfócitos e hipertrofia das criptas.[2]

A prevalência da DC em populações europeias varia de 0,3 a 1%. No Brasil, estima-se que 300 mil indivíduos são portadores da doença, com maior prevalência na região Sudeste.[3] Sabe-se que alguns grupos possuem prevalência aumentada em comparação com a população em geral, entre eles pacientes com deficiência de IgA, tireoidite autoimune, diabetes melito tipo 1, síndromes de Down, Turner e Williams, hepatite autoimune e parentes de primeiro grau de pacientes com DC.[4] Recomenda-se, inclusive, que esses sujeitos, se sintomáticos, sejam triados para DC.

Diagnóstico: manifestações clínicas

Tradicionalmente, pacientes com DC apresentavam o quadro clássico, mas, ao longo do tempo, a proporção de pacientes recém-diagnosticados com sintomas de má absorção diminuiu, e a DC não clássica e até mesmo a DC silenciosa têm ganhado destaque. A DC é subdiagnosticada devido à apresentação clínica heterogênea.

A descrição clássica da DC inclui três características:

1. Sinais e sintomas de má absorção (esteatorreia, perda de peso e outras manifestações de deficiências nutricionais).
2. Presença de alterações histológicas características na biópsia do intestino delgado.
3. Resolução das lesões histológicas e sintomatologia após a retirada de alimentos que contenham glúten, que pode ocorrer dentro de algumas semanas até meses.

O desenvolvimento e a ampla disponibilidade de triagem sorológica levaram ao entendimento de que a DC possa existir na forma leve, com sintomas não clássicos presentes, tratados como não específicos. A DC silenciosa também pode estar presente, tendo sido identificada pela triagem nos pacientes suscetíveis, e se caracteriza pela positividade dos testes sorológicos específicos e biópsia com evidência de atrofia das vilosidades, com ausência de sintomas relacionados à DC.

Na população pediátrica, a DC habitualmente se manifestava entre 6 e 24 meses de idade, após a introdução do glúten na dieta,[5] e nos últimos anos houve uma transição do tempo de diagnóstico de menos de 3 anos para a idade escolar.[6] Crianças podem apresentar manifestações no trato gastrointestinal, como diarreia crônica, anorexia, distensão e dor abdominais, náuseas, vômitos e mesmo constipação (trata-se de uma enteropatia perdedora de proteínas, podendo ocorrer hipotonia intestinal). Mas sintomas extraintestinais, como dificuldade em ganhar peso e estatura, ou mesmo baixa estatura, puberdade retardada, anemia ferropriva, alterações de enzimas hepáticas, manifestações musculoesqueléticas, articulares e neurológicas, doença óssea, alterações no esmalte dentário, distúrbios psiquiátricos e estomatite aftosa, ocorrem com frequência cada vez maior (Tabela 1).[6]

A DC pode levar a deficiências nutricionais relacionadas à má absorção. Por outro lado, as próprias deficiências nutricionais podem contribuir para manifestação clínica da doença e comorbidades, como anemia, osteoporose e depressão. As deficiências nutricionais devem ser investigadas não apenas no momento do diagnóstico, mas também durante o tratamento com uma dieta livre de glúten. Entre as deficiências mais comuns estão as de ferro, zinco, folato, cálcio e vitaminas D e B12 (Tabela 2).[9]

TABELA 1 Sintomas e sinais sugestivos de doença celíaca

Trato gastrointestinal	Diarreia crônica ou intermitente Constipação crônica que não responde ao tratamento usual Dor abdominal crônica Distensão abdominal Náuseas e vômitos recorrentes
Sintomas extraintestinais	Perda de peso *Failure to thrive* Baixa estatura Puberdade retardada, amenorreia Irritabilidade, fadiga crônica Neuropatia Artrite/artralgia Anemia crônica por deficiência de ferro Defeitos de mineralização óssea (osteopenia/osteoporose), fraturas de repetição Estomatite aftosa recorrente Erupção cutânea tipo dermatite herpetiforme Defeitos do esmalte dentário Bioquímica hepática alterada
Condições específicas associadas	Parentes de primeiro grau com DC Condições autoimunes: DM tipo 1, doenças da tireoide e hepáticas Síndrome de Down, síndrome de Turner Síndrome de William's-Beuren Deficiência de IgA

DM: diabetes melito; DC: doença celíaca.
Fonte: Husby, 2020.[11]

TABELA 2 Deficiências nutricionais no momento do diagnóstico e durante o acompanhamento

	Porcentagem de pacientes com doença celíaca não tratados com níveis circulantes abaixo do valor de referência (%)	Porcentagem de pacientes com doença celíaca tratados com níveis circulantes abaixo do valor de referência (%). Menos de 2 anos em dieta livre de glúten
Ferro	12-82	5-27
Vitamina D	0-70	0-57
Cálcio	0-41	0
Vitamina B12	1-14	0-1
Ácido fólico	14-31	0-3
Zinco	19-72	16-18

Fonte: Kreutz, 2020.[9]

Nos últimos anos, tem sido estudada a associação da DC com distúrbios e doenças mentais e sofrimento psicossocial. Revisão sistemática demonstrou aumento do risco de sintomas ou condições psicológicas em pacientes celíacos pediátricos. Crianças com DC tiveram risco 1,2 a 1,8 vez maior de diagnósticos psicológicos, incluindo depressão, problemas comportamentais, hiperatividade com transtorno de déficit de atenção, transtornos alimentares e autismo.[10]

Exposição a grande quantidade de glúten na dieta ou exposição ao glúten em crianças não amamentadas aumenta risco futuro de DC.[7] Após estudos de revisão sistemática, autores concluíram que atualmente não há evidências que apoiem a possibilidade de risco aumentado de DC pela introdução precoce de glúten na dieta infantil; no entanto, a introdução tardia de glúten pode estar associada ao aumento do risco de DC.[8]

Diagnóstico: sorologias e biópsia intestinal

Os primeiros exames a serem solicitados devem ser o anticorpo antitransglutaminase IgA (anti-tTG-IgA) e a imunoglobulina IgA total (necessidade da IgA total pela possibilidade de o indivíduo ser deficiente em IgA).

As diretrizes internacionais atuais recomendam, na positividade do anti-tTG-IgA, realizar uma nova coleta para a determinação do anticorpo endomísio (EMA). Caso a anti-tTG-IgA venha alterada, com valor 10 vezes superior aos limites da normalidade, e o EMA venha positivo, o diagnóstico de DC está estabelecido. Caso os valores do anti-tTG-IgA sejam menores que 10 vezes o limite superior da normalidade ou o EMA seja negativo, deve-se realizar endoscopia digestiva alta (EDA) com biópsia duodenal.[11] No Brasil, pela indisponibilidade, às vezes, da determinação rápida dos anti-tTG-IgA e EMA, realiza-se quase rotineiramente a EDA.

A EDA deve ser acompanhada de múltiplas biópsias – pelo menos quatro do duodeno distal e pelo menos uma do bulbo duodenal. É importante que a biópsia seja realizada em vigência de uma dieta com glúten. Uma proporção de vilosidade para cripta de < 2 é indicativa de acometimento da mucosa, e lesões com classificação Marsh 2 a 3 confirmam o diagnóstico. Em casos de discordância entre resultados de anti-tTG e histopatologia, ou se Marsh 0 a 2, novas biópsias e/ou uma segunda opinião de um patologista experiente devem ser solicitadas.[11] Importante que o patologista tenha experiência com esse tipo de biópsia.

No caso de o paciente ser deficiente em IgA total, podem ser solicitados os anticorpos antitransglutaminase IgG, antiendomísio IgG ou antigliadina deaminada.[11] Não se recomenda a solicitação do anticorpo antigliadina para o diagnóstico de DC.[11] A Tabela 3 mostra a sensibilidade e a especificidade dos anticorpos mais indicados para o diagnóstico de DC.

TABELA 3 Especificidade e sensibilidade dos anticorpos utilizados para diagnóstico de doença celíaca

	Sensibilidade (%)	Especificidade (%)
Transglutaminase tecidual IgA	93,6 (90,4-95,8)	95,7 (91,2-97,9)
Anticorpo antiendomísio IgA	90,7 (80,2-95,9)	92,9 (70,8-98,6)
Peptídeo gliadina deaminada IgG	98,3 (95,9-99,3)	82,7(68,1-91,5)

Fonte: adaptada de Husby, 2020.[11]

Exame genético para doença celíaca

Ao se solicitar teste genético para DC, o paciente será investigado quanto às presenças dos HLA DQ2 e DQ8. A especificidade para os HLA DQ2 e DQ8 é baixa, porém tem alto valor preditivo negativo.[11] Para fins de diagnóstico, a determinação dos HLA DQ2 e DQ8 não é critério obrigatório e um resultado positivo não confirma o diagnóstico. Mas é um exame que pode ajudar na exclusão do diagnóstico, já que o resultado negativo praticamente exclui a possibilidade de DC.[11] Entre os pacientes com DC, 90 a 95% têm o HLA DQ2, e 5% têm uma variante do DQ8.[12]

No Brasil, em amostra de 100 crianças celíacas, 78% foram positivas para HLA DQ2, 13% para HLA DQ2 e DQ8 e 6% para HLA DQ8.[13] Estudo realizado no Irã, com 139 paciente celíacos, identificou a prevalência do HLA DQ2 e DQ8 em 72,6% deles.[14] Na população europeia saudável encontram-se HLA DQ2 e DQ8 positivos em torno de 25 a 30%.[1]

Manejo nutrológico

O tratamento atual da DC é a dieta estritamente livre de glúten por toda a vida. Em uma dieta livre de glúten, o trigo, a cevada e o centeio são proibidos. Originalmente a aveia era também evitada, porém estudos indicam que aveia não contaminada com glúten pode ser segura. O aparecimento de sintomas com ingestão de aveia é relacionado à contaminação cruzada do alimento. Dados apoiam que a aveia é bem tolerada pela maioria dos pacientes com DC, em quantidades moderadas (20 a 25 g/dia de aveia em flocos para crianças, p. ex.). No entanto, uma vez que existe o potencial de sensibilidade/toxicidade, sugere-se que a aveia possa ser adicionada à dieta somente após todas as manifestações clínicas terem se resolvido, pelo menos 6 meses de dieta livre de glúten e, preferencialmente, com a normalização dos anticorpos.[15]

A suscetibilidade dos pacientes a alimentos contaminados com glúten é muito variável. A indústria anteriormente determinava que os produtos poderiam ser rotulados como "sem glúten" quando a quantidade presente no alimento não excedesse 100 partes por milhão (ppm). Porém, em 2008, a comissão do *Codex Alimentarius* e, posteriormente, uma lei europeia (EC 41/2009), vigente desde agosto de 2013, emitiram novas diretrizes, determinando que essa nova quantidade deva ser menor ou igual a 20 ppm.[16] No Brasil, em 2003, foi publicada a Lei n. 10.674, que obriga os produtos alimentícios comercializados a portarem informação sobre a presença de glúten. Assim, todos os alimentos industrializados devem conter em seu rótulo, obrigatoriamente, as inscrições "contém glúten" ou "não contém glúten".[21] Conforme o *Codex Alimentarius*, são considerados alimentos que "não contêm glúten" quando o nível de prolamina detectado em sua composição é inferior a 10 mg/100 g.

A dieta isenta de glúten melhora sintomas clínicos, inflamação da mucosa e função absortiva da mucosa intestinal. A adesão estrita à dieta é crucial para a redução de comorbidades e complicações.[9] O cumprimento da dieta pode ser um desafio tanto para o paciente como para o profissional que irá orientá-la. Esta pode ser menos saborosa, mais dispendiosa e ter implicações sociais. A falta de adesão à restrição ao glúten pode afetar os pacientes pediátricos. Estudo realizado em 441 pacientes com DC identificou boa adesão (88,5%) e normalização das sorologias na grande maioria deles (85,7%).[17]

Por outro lado, alguns autores demostraram a ausência de efeito deletério com a ingestão de pequena quantidade de glúten. Revisão sistemática publicada em 2008, com 35 estudos, sugeriu que os "níveis seguros" de ingestão de glúten seriam na quantidade de até 10 mg/dia, pois essa quantidade não provocaria alterações histológicas.[18] De qualquer forma, a informação e a educação nutricional são necessárias e imprescindíveis para uma boa adesão ao tratamento dietético. A Tabela 4 relaciona os alimentos permitidos e os proibidos na dieta sem glúten.

TABELA 4 Lista de alimentos proibidos e permitidos na dieta sem glúten

	Alimentos proibidos (contêm glúten)	Alimentos permitidos (isentos de glúten)
Grãos e farinhas	Trigo (farinha, farelo e gérmen de trigo), centeio, cevada, aveia (farinha, farelo, flocos de aveia), malte, farinha de rosca, farofa industrializada. Produtos contendo "proteína vegetal texturizada ou hidrolisada".	Arroz, farinha de arroz e creme de arroz, milho, farinha de milho, amido de milho, quinoa, amaranto, trigo-sarraceno, aveia pura, feijão, ervilha, grão-de-bico, lentilha, soja. Produtos contendo "extrato de soja", "isolado proteico de soja" ou "proteína de soja texturizada". Aveia isenta de glúten.
Tubérculos		Batata, batata-doce, batata-baroa, aipim (mandioca), inhame, cará, polvilho (doce e azedo), goma de tapioca, fécula de batata, sagu, araruta.
Pães, biscoitos e massas	Pão francês, pão integral, pão de forma, pão doce, tortas, empadão, salgadinhos, *croissant*, *pizza*, macarrão e massas à base de trigo, sêmola ou semolina, quibe.	Pães sem glúten, biscoito de polvilho, biscoitos de soja, de arroz, de milho, tapioca, pão de queijo, massa de arroz, massa de milho, massa de grão-de-bico, lasanha, *pizza* e massas em geral isentas de glúten.
Bebidas	Cerveja, gim, uísque, licor de uísque e vodca destilada de grãos.	Água, água de coco, suco de fruta, refrigerantes, guaraná natural, xarope de guaraná, xarope de groselha, café, vinho, rum, espumante, conhaque, cachaças de cana.
Leite e derivados	Achocolatados contendo malte, Ovomaltine®, mingau de aveia, iogurtes contendo aveia.	Iogurtes, leite, queijos, leites vegetais (coco, castanhas, gergelim, arroz, soja), creme de leite, bebidas ou derivados à base de soja.
Condimentos	Molho *shoyu* contendo trigo (a maioria das marcas).	Alho, cebola, tomate, pimentão, pimenta em grão, alecrim, salsa, cebolinha, tomilho, orégano, manjericão, sálvia, molhos e extratos de tomate, mostarda, ketchup, maionese (ver a especificação de cada marca), tahine.
Proteínas	Bife de glúten, proteína vegetal, *nuggets*, bife à milanesa, empanados.	Carnes (boi, peixe, frango, porco, cabrito, cordeiro etc.), ovo, embutidos (presunto, *blanquet* de peru, salame, mortadela, salsicha – ver a especificação de cada marca).
Doces	Bolos, tortas, docinhos de festa, chocolate contendo malte, pavê, torta alemã, biscoitos doces.	Chocolate amargo, chocolate ao leite, alfarroba, gelatina, geleia de frutas, compota de fruta, leite condensado, pudim, sorvete e picolés (ver a especificação de cada marca).
Frutas	Frutas secas podem conter.	Todas, frescas, congeladas ou enlatadas – abacaxi, abacate, amora, açaí, coco, água de coco, banana, caqui, carambola, cereja, framboesa, laranja, limão, tangerina, morango, uva, pera, maçã, manga, melão, mamão, melancia etc.

(continua)

TABELA 4 Lista de alimentos proibidos e permitidos na dieta sem glúten *(continuação)*

	Alimentos proibidos (contêm glúten)	Alimentos permitidos (isentos de glúten)
Hortaliças (legumes e verduras)	Tempurá, legumes empanados, tortas e empadões de hortaliças.	Todas – cenoura, chuchu, beterraba, abóbora, vagem, couve-flor, couve, espinafre, bertalha, agrião, aipo (salsão), alho-poró etc.
Sementes e oleaginosas	Amendoim japonês.	Todas – castanhas, amendoim, nozes, amêndoas, avelã, macadâmia, pistache, amêndoas de cacau, gergelim, linhaça, chia, semente de girassol, semente de abóbora.

- Malte, extrato de malte e xarope de malte são subprodutos da cevada, por isso não devem ser consumidos.
- Maltodextrina, dextrose, glicose, gergelim, levedura de cerveja e glutamina ou glutamato podem ser consumidos, nenhuma relação entre eles e o malte e/ou glúten. **Cuidado com contaminação!**
- Amido ou amido modificado, quando não especifica o tipo de amido, pode ser de trigo.
- A soja é permitida.
- Se o produto contiver "extrato de soja", "isolado proteico de soja" ou "proteína de soja texturizada", pode ser utilizado.
- Mas, se houver "proteína vegetal texturizada ou hidrolisada", não pode ser consumido, pois pode conter vegetal como o trigo, a cevada, o centeio ou a aveia em sua composição.
- Não utilizar o mesmo talher para manusear alimentos com ou sem glúten.
- Embalagens de produtos sem glúten devem ser bem fechadas; a poeira de trigo pode ficar em suspensão por até 24 horas.
- Tudo com glúten que se frita no fogão espirra.
- Cuidado com potes de geleia, margarina e temperos para não ter contato com glúten.
- Sempre que possível, os ambientes de preparo de alimentos com ou sem glúten devem ser separados.
- Utensílios e maquinários utilizados no preparo de alimentos sem glúten devem ser diferentes (liquidificador, multiprocessador, batedeira, máquina de macarrão, torradeira, peneiras, colheres de pau, assadeiras e formas de alumínio, tábuas de corte, bancadas) – partículas de glúten podem ficar retidas.

Fonte: adaptada de www.acelbra.org.br.

Além do cuidado com os alimentos, é necessário ter atenção a outras formas de contato com glúten advindo de produtos não alimentícios, como medicamentos e cosméticos. Não é incomum o uso de cereais para sua elaboração. Um exemplo são produtos de higiene que contêm aveia ou gérmen de trigo, como hidratantes, talcos, desodorantes e protetor labial. Além disso, medicamentos podem conter glúten, através do substrato usado na preparação do comprimido.

O paciente com DC pode desenvolver outras intolerâncias, como intolerância à lactose, que pode ocorrer em consequências da atrofia das vilosidades intestinais, levando a redução ou ausência de produção de lactase. Portanto, em um primeiro momento, pode-se optar por retirar a lactose da dieta, já que também a intolerância pode contribuir para a falha de resposta ao tratamento. Entretanto, ao longo do tratamento, essas alterações tendem a melhorar, permitindo ao paciente retornar à dieta sem restrição da lactose.[19]

Manter uma alimentação nutricionalmente adequada em uma dieta livre de glúten requer esforço e atenção. A ingestão alimentar insuficiente de nutrientes é um importante fator que contribui para as deficiências nutricionais na DC.[9] As crianças, independentemente de terem eliminado o glúten da dieta, têm tendência a consumir gordura em excesso e quantidade insuficiente de fibras, ferro, vitamina D, folato, magnésio, zinco, selênio e cálcio.[20] Além disso, produtos sem glúten geralmente contêm quantidades inferiores de ferro, ácido fólico e vitaminas do complexo B em comparação com seus equivalentes contendo glúten.[9]

Alimentos frequentemente usados, como arroz, milho e batata, como substitutos naturais de grãos que contêm glúten, geralmente contêm menos nutrientes.[9] Os pseudocereais, como trigo-sarraceno, quinoa e amaranto, podem ser uma opção interessante como forma de melhorar a qualidade da dieta, pois são boas fontes de carboidratos, proteínas, fibras e micronutrientes.

Além da questão dietética, deve-se realizar investigação das possíveis deficiências resultantes da disabsorção, especialmente ferro, zinco, folato, cálcio e vitaminas D e B12. A densitometria óssea pode ser recomendada em alguns casos. A suplementação de vitamina D e cálcio faz-se necessária se houver deficiência de massa óssea, se o paciente não atingir pelo menos 1.000 mg de cálcio elementar pela dieta ou na presença de níveis diminuídos de vitamina D.

Uma forma de avaliar a adesão à dieta é o seguimento por meio dos testes sorológicos. A negativação dos testes auxilia a demonstrar a adequação da dieta, bem como a melhora ou normalização da biópsia intestinal e das manifestações clínicas e deficiências nutricionais.[21]

Outros diagnósticos relacionados ao glúten

Sensibilidade ao glúten não celíaca (ou sensibilidade ao glúten, hipersensibilidade ao glúten e intolerância ao glúten não celíaca) refere-se a uma reação ao glúten não mediada por resposta alérgica ou imunológica, levando a manifestações intestinais e extraintestinais. Pode causar uma grande variedade de sintomas, incluindo dor abdominal, diarreia, perda de peso, cefaleia, fadiga, mal-estar, dor muscular, ulceração oral recorrente e depressão. Os sintomas ocorrem em algumas horas ou dias após a ingestão de glúten, com melhora dos sintomas após sua exclusão da dieta. Os marcadores sorológicos, anti-tTG-IgA e EMA são negativos.[12]

Diferentes componentes do trigo, como proteínas solúveis em água (albumina e globulina) e insolúveis em água (glutenina e gliadina), contribuem para o desenvolvimento de alergia ao trigo. A prevalência global relatada é de 0,5 a 1%. O diagnóstico é apoiado por testes cutâneos e IgE específica para trigo.[12]

Informação ao paciente

Manter o paciente e a família o mais informados possível deve fazer parte da prática clínica, reforçando hábitos saudáveis e a adoção estrita da dieta isenta de glúten, por toda a vida. É importante, nessa abordagem, deixar claro para a família a importância do seguimento adequado, do monitoramento das deficiências nutricionais e do acompanhamento sistemático. Uma intervenção educacional adequada realizada diretamente para os pais melhora a adesão do paciente à dieta.[21]

Sites onde se encontram receitas e orientações para os pacientes

- www.acelbra.org.br.
- www.riosemgluten.com.
- www.fenacelbra.com.br.
- http://www.justica.gov.br/seus-direitos/consumidor/anexos/guia-orientador-para-celiacos.
- www.celiac.com.

Referências bibliográficas

1. Ludvigsson JF, Leffler DA, Bai JC, Biagi F, Fasano A, Green PH et al. The Oslo definitions for coeliac disease and related terms. Gut. 2013;62(1):43-52.
2. Oberhuber G, Granditsch G, Vogelsang H. The histopathology of coeliac disease: time for a standardized report scheme for pathologists. Eur J Gastroenterol Hepatol. 1999;11(10):1185-94.
3. Gonçalves CB, Silva IN, Tanure MG, Bahia M. Study of prevalence of celiac disease in children with type 1 diabetes mellitus: result of 10 years of follow-up. Arq Bras Endocrinol Metabol. 2013;57(5):375-80.

4. Greco L, Auricchio S, Mayer M, Grimaldi M. Case control study on nutritional risk factors in celiac disease. J Pediatr Gastroenterol Nutr. 1988;7(3):395-9.
5. Fasano A. Clinical presentation of celiac disease in the pediatric population. Gastroenterology. 2005;128(4 Suppl 1):S68-73.
6. Nardecchia S, Auricchio R, Discepolo V, Troncone R. Extra-intestinal manifestations of coeliac disease in children: clinical features and mechanisms. Front Pediatr. 2019;7:56.
7. Norris JM, Barriga K, Hoffenberg EJ, Taki I, Miao D, Haas JE et al. Risk of celiac disease autoimmunity and timing of gluten introduction in the diet of infants at increased risk of disease. JAMA. 2005;293(19):2343-51.
8. Pinto-Sánchez MI, Verdu EF, Liu E, Bercik P, Green PH, Murray JA et al. Gluten introduction to infant feeding and risk of celiac disease: systematic review and meta-analysis. J Pediatr. 2016;168:132-43.
9. Kreutz JM, Adriaanse MPM, van der Ploeg EMC, Vreugdenhil ACE. Narrative review: Nutrient deficiencies in adults and children with treated and untreated celiac disease. Nutrients. 2020;12(2).
10. Coburn SS, Puppa EL, Blanchard S. Psychological comorbidities in childhood celiac disease: a systematic review. J Pediatr Gastroenterol Nutr. 2019;69(2):e25-e33.
11. Husby S, Koletzko S, Korponay-Szabó I, Kurppa K, Mearin ML, Ribes-Koninckx C et al. European Society Paediatric Gastroenterology, Hepatology and Nutrition: guidelines for diagnosing coeliac disease 2020. J Pediatr Gastroenterol Nutr. 2020;70(1):141-56.
12. Taraghikhah N, Ashtari S, Asri N, Shahbazkhani B, Al-Dulaimi D, Rostami-Nejad M et al. An updated overview of spectrum of gluten-related disorders: clinical and diagnostic aspects. BMC Gastroenterol. 2020;20(1):258.
13. Selleski N, Almeida LM, Almeida FC, Pratesi CB, Nóbrega YKM, Gandolfi L. Prevalence of celiac disease predisposing genotypes, including HLA-DQ2 variant, in Brazilian children. Arq Gastroenterol. 2018;55(1):82-5.
14. Dehghani SM, Dara N, Gharesifar B, Shahramian I, Dalili F, Salarzaei M. Prevalence of HLA DQ 2, 8 in children with celiac disease. Hum Antibodies. 2021;29(2):123-8.
15. Spector Cohen I, Day AS, Shaoul R. To be oats or not to be? An update on the ongoing debate on oats for patients with celiac disease. Front Pediatr. 2019;7:384.
16. Akobeng AK, Thomas AG. Systematic review: tolerable amount of gluten for people with coeliac disease. Aliment Pharmacol Ther. 2008;27(11):1044-52.
17. Kori M, Goldstein S, Hofi L, Topf-Olivestone C. Adherence to gluten-free diet and follow-up of pediatric celiac disease patients, during childhood and after transition to adult care. Eur J Pediatr. 2021. Disponível em: https://www.springermedizin.de/adherence-to--gluten-free-diet-and-follow-up-of-pediatric-celiac-/18812060; acessado em: 10 de agosto de 2021.
18. Leffler DA, Dennis M, Hyett B, Kelly E, Schuppan D, Kelly CP. Etiologies and predictors of diagnosis in nonresponsive celiac disease. Clin Gastroenterol Hepatol. 2007;5(4):445-50.
19. Shepherd SJ, Gibson PR. Nutritional inadequacies of the gluten-free diet in both recently-diagnosed and long-term patients with coeliac disease. J Hum Nutr Diet. 2013;26(4):349-58.
20. Sue A, Dehlsen K, Ooi CY. Paediatric patients with coeliac disease on a gluten-free diet: nutritional adequacy and macro and micronutrient imbalances. Curr Gastroenterol Rep. 2018;20(1):2.
21. Elsahoryi NA, Altamimi E, Subih HS, Hammad FJ, Woodside JV. Educational intervention improved parental knowledge, attitudes, and practices (KAP) and adherence of patients with celiac disease to gluten-free diet. Int J Food Sci. 2020;2020:8850594.

CAPÍTULO **41**

Doença inflamatória intestinal

Débora da Rosa Götze
Elza Daniel de Mello
Carlos Alberto Nogueira-de-Almeida

Introdução

A doença inflamatória intestinal (DII) é classicamente composta de duas entidades nosológicas: doença de Crohn (DC) e retocolite ulcerativa (RCU), que são geralmente estudadas em conjunto em razão das similaridades entre as características clínicas, epidemiológicas e patogênicas das duas enfermidades.

O pico de incidência da DII ocorre entre 15 e 30 anos de idade, sendo que aproximadamente 20% dos pacientes com DC e 12% dos pacientes com RCU desenvolvem a doença antes dos 20 anos.[1,2] Adultos e crianças apresentam grande similaridade em relação às manifestações clínicas da DII; porém, o diagnóstico no grupo pediátrico merece especial atenção em razão da associação entre DII, falha no crescimento e atraso puberal.

Definições

A RCU é uma doença inflamatória cíclica, de remissão e exacerbação de gravidades variadas. Acomete de forma difusa e contínua a mucosa do intestino grosso e geralmente inicia-se no reto, onde costuma ser mais grave, podendo evoluir progressivamente para o restante do cólon.

A DC é caracterizada por processo inflamatório crônico de natureza transmural, comprometendo não só a mucosa, mas também a parede intestinal, o mesentério e os gânglios linfáticos. Pode resultar em estenoses, úlceras e/ou fístulas. Diferentemente da RCU, as lesões costumam ser descontínuas, com áreas comprometidas alternando-se com áreas de mucosa normal. Acomete qualquer região do trato digestório, desde a boca até o ânus. Nas crianças, suas localizações mais frequentes são o íleo terminal e o cólon direito.[3]

Epidemiologia

A maior parte das crianças com DII tem o diagnóstico firmado na infância tardia e na adolescência, sendo a média de idade ao diagnóstico de 10,3 anos.[4] Comparativamente à população adulta, crianças com DII tendem a apresentar maior extensão de acometimento intestinal e doença de progressão mais rápida.[5] Dados de estudos publicados nos EUA, Finlândia e Suíça apontam para um aumento na incidência da DC e da RU.[6]

A incidência e a prevalência variam de acordo com a localização geográfica, sendo similar a distribuição global entre a DC e a RCU.[6] Ambas ocorrem mais comumente na América do

Norte, Reino Unido e Escandinávia, em comparação ao sul da Europa, à Ásia e à África, havendo um gradiente norte-sul, com predomínio em localizações mais setentrionais.[6] De modo geral, existe maior risco de ocorrência de DII em áreas urbanas em relação às rurais, em classes socioeconômicas mais elevadas em relação às mais baixas e em países desenvolvidos em relação a países em desenvolvimento.[6] Tanto a DC como a RCU ocorrem mais em judeus do que em não judeus, não tendo sido demonstradas diferenças entre populações de caucasianos e não caucasianos.[6]

A ausência de concordância total em relação ao diagnóstico da DII em gêmeos monozigóticos e as diferenças nas taxas de DII entre populações de migrantes sugerem que fatores ambientais estejam implicados na causalidade. Elementos de risco propostos incluem desmame precoce, infecções virais e fatores dietéticos. O tabagismo tem efeitos diferentes no risco de estabelecimento de DC e RCU, estando associado a maior risco de DC e menor risco de RCU.[7] Apendicectomia é, aparentemente, um fator protetor para ambas.[7]

O rápido aumento na prevalência e na incidência da DII nas últimas décadas sugere, fortemente, que haja um gatilho (*trigger*) ambiental implicado em sua ocorrência. Nesse contexto, inúmeros estudos têm sido dirigidos no sentido de identificar esse desencadeador, apontando-se o padrão dietético como um dos principais gatilhos.[8]

A relação entre a nutrição e a DII é complexa, relaciona-se à terapia primária para a doença ativa e à manutenção da remissão e ao manejo de pacientes desnutridos, prevenção de osteoporose e otimização de crescimento e desenvolvimento.[9]

Vários elementos da dieta têm sido propostos como potenciais fatores de risco para o desenvolvimento e a exacerbação da doença. Os carboidratos refinados foram um dos primeiros componentes associados com o desenvolvimento de DII.[8] No entanto, estudo ecológico realizado na América do Norte, na Europa e no Japão falhou em confirmar essa suspeita.[10] Existem associações consistentes entre composição proteica e gordurosa da dieta e aumento do risco de DII, elucidadas em estudos ecológicos e de coortes prospectivas.[11,12] Além disso, a adequada ingestão de fibras tem sido associada à diminuição do risco de desenvolvimento de DC, mas não de RCU.[13]

Em dois estudos que avaliaram pacientes submetidos à ressecção intestinal, foi demonstrado que a recorrência da inflamação é dependente da exposição do íleo neoterminal aos componentes fecais. Entretanto, o fluxo fecal é uma complexa mistura de bactérias, outros microrganismos, componentes digeridos da dieta e produtos metabólicos da digestão, fato que torna desafiadora a identificação dos componentes luminais verdadeiramente implicados no desenvolvimento da inflamação.[14,15]

Existe ligação potencial entre a dieta e a composição da microbiota intestinal. Especula-se que o enterotipo *Prevotella* e as bactérias relacionadas são eficientes na fermentação das fibras da dieta, provocando aumento na concentração de ácidos graxos de cadeias curtas, que são fatores protetores contra a inflamação intestinal. Em contraste, dietas ricas em gorduras induzem mudanças na microbiota intestinal e aumentam a permeabilidade intestinal, aspecto muito relacionado com a ocorrência de DC.[16]

Existem poucos estudos observacionais examinando a associação entre a dieta e a história natural da DII. Um estudo prospectivo relatou que pacientes com DC, que reportaram consumo de altas quantidades de carnes, ovos, proteínas e álcool, estavam mais propensos a recaídas. O consumo de carne vermelha e de carnes processadas foi apontado como tendo a maior relação com o estabelecimento de inflamação intestinal, quando comparado com o consumo de outras carnes; não houve associação entre inflamação e consumo de peixes.

Nesse mesmo estudo, hipotetizou-se que esses padrões de dieta ocasionaram aumento da concentração intestinal de sulfato, que, por sua vez, causaria recidiva da doença.[17]

Fisiopatologia

Atualmente, DC e RCU são consideradas doenças autoimunes, cujos mecanismos etiopatogênicos ainda não são bem conhecidos. Evidências sugerem que a etiopatogenia seja multifatorial e que fatores imunológicos, genéticos e ambientais estejam implicados. Dessa forma, diferentes aspectos responsáveis pela agressão inicial e pela resposta inflamatória crônica atuam determinando a doença em um indivíduo geneticamente suscetível.[7]

Diagnóstico

O diagnóstico da DII deve ser considerado em crianças ou adolescentes que apresentem fezes sanguinolentas, evacuações frequentes, dor abdominal, perda ponderal ou falha no crescimento, doença perianal, anemia, artrite e/ou retardo do início da puberdade. Os achados clínicos que mais remetem ao diagnóstico são: dor abdominal, úlceras orais e doença perianal.

Não existem, até o momento, testes diagnósticos específicos para a confirmação da DII; porém, é possível observar padrões sugestivos da doença. Testes laboratoriais geralmente revelam anemia, hipoalbuminemia, aumento de velocidade de hemossedimentação e/ou de proteína C-reativa (indicativos de atividade da doença). Entretanto, é importante ressaltar que os exames laboratoriais podem ser normais em um número significativo de pacientes.[9]

Manifestações clínicas extraintestinais envolvem especialmente pele, articulações, fígado, olhos e ossos. Dessa forma, pacientes com DII confirmada ou sob suspeição devem ser submetidos a *screening* para essas desordens. É importante que seja realizada investigação de doença hepatobiliar por meio da dosagem de marcadores de lesão hepática, incluindo a colangite esclerosante primária, que ocorre em mais de 10% dos pacientes com RU.[9]

Em pacientes com sangramento retal associado à diarreia, devem ser excluídas outras doenças, investigando patógenos entéricos em culturas (em especial *C. difficile*).[9] Outras causas de sangramento retal, como divertículo de Meckel e fissuras anais, devem ser descartadas.

Se o quadro clínico e/ou os testes laboratoriais sugerirem o diagnóstico de DII, o seguimento da investigação deve incluir exame de imagem do intestino delgado e colonoscopia com biópsias do íleo terminal e de segmentos do cólon.[9]

Tratamento

O tratamento da DC e da RCU consiste em indução da remissão e manutenção, objetivando a cura da lesão da mucosa. A indução da remissão caracteriza-se por promover a cessação das manifestações clínicas nos momentos de doença ativa, enquanto a manutenção da remissão refere-se à permanência da ausência de manifestações clínicas.

O programa de tratamento dos pacientes com DII abrange cinco componentes principais: tratamento farmacológico, cirurgia, reabilitação nutricional, apoio psiquiátrico e *screening* para câncer colorretal (em pacientes mais velhos).

Manejo nutrológico

A nutrição enteral exclusiva (NEE) tem sido amplamente estudada no que se refere ao estabelecimento de indução da remissão da doença, sendo considerada a primeira linha de tratamento da DC na Europa.[18] Em relação à técnica, requer que o paciente receba todo o aporte calórico, exclusivamente por meio da oferta de fórmulas, seja por via oral, por sonda nasogástrica ou por gastrostomia, o que dificulta a adesão ao tratamento.

A NEE não tem a imunossupressão como mecanismo de ação, mas esta tem se mostrado uma excelente indutora de recuperação da mucosa, prolongando períodos de remissão da doença. Em geral, a taxa de resposta à NEE excede 80% entre as crianças com DC. Para a manutenção da remissão, uma dieta em que metade das calorias diárias seja proveniente de nutrição enteral resulta em aproximadamente 50% de redução nas taxas de recaída, quando comparada à dieta regular. Algumas evidências sugerem que as taxas de resposta são maiores entre os pacientes com intestino curto.[8] Entretanto, a NEE não tem eficácia na terapêutica primária da RU, sendo incerta a razão para isso.[19]

O tratamento nutrológico primário da DC consiste na administração da NEE, ofertando-se fórmula polimérica semielementar ou elementar por período de 6 a 8 semanas. Estudos comparativos entre os dois tipos de fórmula e a remissão da doença têm demonstrado maiores taxas de sucesso com o uso de fórmula polimérica do que com o uso de fórmula elementar.[20] A remissão global (remissão secundária ao uso de fórmula, seja ela qual for) tem sido superior a 80%.[20] Em estudo multicêntrico americano que comparou a utilização de fórmula semielementar em pacientes com DC virgens de tratamento e em pacientes em fase de recaída da doença, a taxa de remissão global foi maior nos pacientes virgens de tratamento (80 *versus* 58%).[21]

Há, também, a possibilidade de emprego da terapia nutrológica enteral suplementar (NES), com o objetivo de prevenir e otimizar o crescimento e o desenvolvimento do paciente. As evidências disponíveis sugerem que a NES pode ser considerada uma alternativa ou, então, ser usada em conjunto com a terapia medicamentosa de manutenção na DC.[9] Os mecanismos de ação da NEE, na indução de remissão da DII, permanecem incertos, considerando-se que se constituam de repouso intestinal (pelo uso de produto alimentar líquido), melhora nutricional, alteração da flora intestinal, eliminação da captação de antígenos luminares, diminuição da síntese intestinal de mediadores inflamatórios, redução da gordura da dieta e aporte de micronutrientes ao intestino doente.[22] Tem-se demonstrado que a NEE altera a flora da superfície da mucosa intestinal, restabelecendo sua variabilidade.

Outra possibilidade é a propriedade prebiótica da NEE. A explicação seria que a NEE altera o microambiente do cólon, talvez pelas alterações no pH, na quantidade de ácidos graxos de cadeia curta, na metabolização e na absorção, ou mesmo em mudanças no fator de crescimento bacteriano. Como resultado da interação entre a bactéria e o epitélio intestinal, essas alterações poderiam modular os eventos inflamatórios.[8]

Um dos aspectos mais debatidos na NEE é sua eficácia comparativamente à dos corticosteroides para indução de remissão clínica nos pacientes portadores da DC. Os corticosteroides têm sido usados em larga escala há muitos anos, em razão de sua efetividade em relação à indução de remissão nos pacientes com DC (taxas de remissão entre 60 e 91%). Entretanto, são agentes incapazes de mudar o curso da doença, já que não promovem a cura das lesões inflamatórias que acometem a mucosa intestinal dos pacientes doentes. Em crianças, os efeitos colaterais dos corticosteroides, como desmineralização óssea, déficit e retardo de crescimento e aparência cushingoide, limitam rigidamente o seu uso.[20] Duas metanálises pediátricas concluíram que o NEE da DC pediátrica é tão eficaz quanto o uso de corticosteroide na indução da remissão da doença, com o benefício de não haver efeitos colaterais associados ao tratamento nutricional.[23,24] Assim, parece não haver diferenças significativas entre a eficácia da NEE e dos corticosteroides no tratamento da DC ativa na criança. A escolha da terapia de primeira linha recai sobre a NEE, em razão da melhora tanto do crescimento quanto do estado nutrológico e da ausência de efeitos colaterais.

Além de todos os benefícios já citados da NEE, há, ainda, sua ação sobre o metabolismo ósseo. Crianças submetidas à NEE *versus* grupo de controle tiveram determinados os níveis de fosfatase alcalina antes e após o início do tratamento, havendo normalização desses níveis nos pacientes submetidos à NEE após oito semanas de tratamento, enquanto no grupo de controle esses níveis se mantiveram alterados. Acredita-se que o mecanismo de ação se constitua na redução de citocinas pró-inflamatórias, resultando na melhora do metabolismo ósseo.[21]

A NEE é segura e geralmente bem tolerada. Os efeitos colaterais são mínimos e incluem náuseas, dor abdominal, flatulências e diarreia. Deve haver cuidado em relação à síndrome de realimentação, uma complicação potencialmente fatal que ocorre em pacientes gravemente desnutridos nos estágios iniciais da realimentação.[9]

Estudos preliminares sugerem que nutrição enteral parcial, em que seriam mantidas frutas, vegetais e alguns grãos específicos, sendo evitados alimentos supostamente causadores de disbiose (gordura animal, glúten e laticínios), teria maior aceitação por parte dos pacientes e suas famílias, mostrando-se igualmente efetiva em indução da remissão, em relação à NEE.[25]

Vale atentar para o risco aumentado de deficiências de micronutrientes (ferro, vitamina B12 e zinco) nos pacientes com DC, em virtude da baixa ingestão e, principalmente, má absorção secundária à doença. Dessa forma, faz parte do tratamento otimizado da doença manter monitorização frequente dessas deficiências e reposição adequada, quando necessário. Deve-se assegurar consumo adequado de cálcio e vitamina D, a fim de minimizar os riscos de osteopenia e osteoporose.

Embora alguns estudos sugiram possível papel de fatores dietéticos na patogênese da DII, não há evidências consistentes para adoção de dietas específicas – particularmente exclusão de carboidratos e fibras e restrição de glúten (possíveis fatores inflamatórios do trato gastrointestinal) e aumento de ingestão de fibras e de fontes de ômega 3 (possíveis fatores anti-inflamatórios).[25]

Referências bibliográficas

1. Mendeloff AI, Calkins BM. The epidemiology of idiopathic inflammatory bowel disease. In: Kirsner JB, Shorter RG (eds.). Inflammatory bowel disease. Philadelphia: Lea & Febiger; 1988.
2. Jonston RD, Logan RF. What is the peak age for onset IBD? Inflamm Bowel Dis. 2008;14(Suppl 2):S4-S5.
3. Rufo PA, Bousvaros A. Current therapy of inflammatory bowel disease in children. Paediatr Drugs. 2006; 8(5):279-302.
4. Heyman MB, Kirschner BS, Gold BD, Ferry G, Baldassano R, Cohen SA et al. Children with early-onset inflammatory bowel disease (IBD): analysis of a pediatric IBD consortium registry. J Pediatr 2005;146(1): 35-40.
5. Vernier-Massouille G, Balde M, Salleron J, Turck D, Dupas JL, Mouterde O et al. Natural history of pediatric Crohn's disease: a population-based cohort study. Gastroenterology. 2008;135(4):1106-13.
6. Silverber MS, Satsangi J, Ahmad T, Arnott IDR, Bersten CN, Brant SR et al. Toward an integrated clinical, molecular and serological classification of inflammatory bowel disease: report of a working party of de 2005 Montreal Congress of Gastroenterology. Can J Gastroenterol. 2005;19(Suppl A):5A-36A.
7. Bousvaros A, Sntonioli DA, Colleti RB, Dubinsly MC, Glickman JN, Gold BD et al. Differentiating ulcerative colitis from Chron's disease in children and young adults: report of Working Group of North American Society for Pediatric Gastroenterology. Hepatology and Nutrition and the Chron's and Colitis Foundation of America. J Pediatr Gastroenterol Nut. 2007;44:653-74.
8. Hou K J, Lee D, Lewis J. Diet and inflammatory bowel disease: review of patient-target recommendations. Clin Gastroenterol Hepatol. 2014;12(10):1592-600.
9. Carvalho E, Silva LR, Ferreira CT (eds.). Gastroenterologia e nutrição em Pediatria. Barueri: Manole; 2012.
10. Sonnenberg A. Geographic and temporal variations of sugar and margarine consump tion in relation to Crohn's disease. Digestion. 1988;41(3):161-71.

11. Shoda R, Matsueda K, Yamato S, Umeda N. Epidemiologic analysis of Crohn disease in Japan: increased dietary intake of n-6 polyunsaturated fatty acids and animal protein relates to the increased incidence of Crohn disease in Japan. AM J Clin Nutr. 1996;63(5):741-5.
12. Ananthakrishnan AN, Khalili H, Konijeti GG, Higuchi LM, de Silva P, Fuchs CS et al. Long-term intake of dietary fat and risk of ulcerative colitis and Crohn's disease. Gut. 2014;63(5):776-84.
13. Ananthakrishnan AN, Khalili H, Konteji GG, Higuchi LM, de Silva P, Korzenik JR et al. A prospective study of long-term intake of dietary fiber and risk of Crohn's disease and ulcerative colitis. Gastroenterology. 2013;145(5):970-7.
14. D'Haens GR, Geboes K, Peeters M, Baert F, Penninckx F, Rutgeerts P. Early lesions of recurrent Crohn's disease caused by infusion of intestinal contents in excluded ileum. Gastroenterology. 1998;114(2):262-7.
15. Rutgeerts P, Goboes K, Peeters M, Hiele M, Penninckx F, Aerts R et al. Effect of faecal stream diversion on recurrence of Crohn's disease in the neoterminal ileum. Lancet. 1991;338(8770):771-4.
16. Flint HJ, Bayer EA, Rincon MT, Lamed R, White BA. Polysaccharide utilization by gut bacteria: potential for new insights from genomic analysis. Nat Rev Microbiol. 2008;6(2):121-31.
17. Sartor RB. Gut microbiota: diet promotes dysbiosis and colitis in susceptible hosts. Nat Rev Gastroenterol Hepatol. 2012;9(10):561-2.
18. Sandhu BK, Fell JM, Beattie RM, Mitton SG, Wilson DC, Jenkins H et al. Guidelines for the management of inflammatory bowel disease in children in the United Kingdom. J Pediatr Gastroenterol Nutr. 2010;50(Suppl. 1):S1-S13.
19. Lochs H, Dejong C, Hammarqvist F, Hebuterne X, Leon-Sanz M, Schutz T et al. ESPEN guidelines on enteral nutrition: gastroenterology. Clin Nutr. 2006; 25(2):260-74.
20. Borrelli O, Cordischi L, Cirulli M, Paganelli M, Labalestra V, Uccini S et al. Polymeric diet alone versus corticosteroids in the treatment of active pediatric Chron's disease: a randomized controlled open label trial. Clinical Gastroenterol Hepatol. 2006;4(6):744-53.
21. Day AS, Whitten Ke, Lemberg DA, Clarkson C, Vitug Sales M, Jackson R. Exclusive enteral feeding as a primary therapy for Crohn's disease in Australian children and adolescents. A feasible and effective approach. J Gastroenterol Hepatol Nutr. 2006;21(10):1609-14.
22. Heuschkel R, Salvestrini C, Beattie RM, Hildebrand H, Walters T, Grif fiths A. Guidelines for the management of growth failure in childhood inflammatory bowel disease. Inflamm Bowel Dis. 2008;14(6):839-49.
23. Heuschkel R, Menache CC, Megerian JT, Baird AE. Enteral nutrition and corticosteroid in the treatment of acute Crohn's disease in children. J Gastroenterol Nutr. 2000;31(1):8-15.
24. Dziechciarz P, Horvath A, Shamir R, Szajewska H. Meta-analysis: enteral nutrition in active Crohn's disease in children. Aliment Pharmacol Ther. 2007;26(6): 795-806.
25. Levine A, Rhodes JM, Lindsay JO et al. Dietary guidance from The International Organization for the Study of Inflamatory Bowel Diseases. Clin Gastroenterol Hepatol. 2020;18:1381.

CAPÍTULO **42**

Síndrome do intestino curto

Débora da Rosa Götze
Elza Daniel de Mello
Carlos Alberto Nogueira-de-Almeida

A síndrome do intestino curto (SIC) é uma desordem complexa e heterogênea. Trata-se da principal causa de falência intestinal (FI), definida como desordem clínica resultante de obstrução intestinal, dismotilidade, ressecção cirúrgica, defeito congênito ou doença associada à perda da capacidade absortiva do trato gastrointestinal (TGI). A diferença entre SIC e FI é que a SIC está associada à perda de área da superfície absortiva, enquanto a FI está associada à falta de absorção satisfatória.[1] Consequentemente, pacientes que têm SIC podem ter FI, enquanto pacientes que têm FI podem não ter SIC. O presente capítulo terá como foco a SIC associada à FI.

Etiologia

A SIC é causada por ressecção cirúrgica do intestino delgado, defeito congênito ou doença associada à perda da capacidade absortiva (Tabela 1), podendo apresentar complicações nutricionais, metabólicas e infecciosas.[1,2]

A incidência é de aproximadamente 24,5 para cada 100 mil nascidos vivos por ano, sendo a enterocolite necrotizante a principal causa.

Definições de SIC associadas à FI incluem dois conceitos importantes: comprimento intestinal e necessidade de nutrição parenteral (NP), sendo o comprimento intestinal residual o principal preditor da capacidade de desmame da NP.

De acordo com a Naspghan (North American Society for Pediatric Gastroenterology, Hepatology and Nutrition), a SIC é definida como necessidade de NP por > 60 dias após a ressecção intestinal ou comprimento intestinal < 25% do esperado para a idade.

TABELA 1 Causas da síndrome de intestino curto

Pré-natal	Gastrósquise e onfalocele Atresia intestinal Doença de Hirschsprung de segmento muito longo Desordem de enterócito constitucional Má rotação e volvo intestinal
Neonatal	Enterocolite necrosante Trombose vascular Má rotação e volvo intestinal
Pós-natal	Intussuscepção complicada Trauma Anomalia vascular extensa Enteropatia autoimune ou imune mediada Tumor Peritonite esclerosante encapsulada Diarreia protraída Desordem intestinal de motilidade (defeitos mitocondriais, pseudo--obstrução intestinal) Enterite actínica Ressecção por doença inflamatória intestinal

Fonte: AAP, 2014,[1] Squires, 2015[2] e Stanger, 2013.[6]

Preditores de autonomia enteral

Uma parcela importante de pacientes com SIC torna-se capaz de readquirir autonomia enteral, não necessitando mais de NP quando são oferecidos suporte e tempo suficiente para facilitar a adaptação intestinal.

O grau de má absorção varia muito entre os indivíduos afetados, pois depende de diversos fatores, por exemplo:

- Local e extensão da ressecção.
- Manutenção ou não da válvula ileocecal.
- Presença da doença crônica que resultou na ressecção.
- Idade do paciente.
- Tempo de ressecção.

O intestino tende a se adaptar a essa situação, com diminuição dos movimentos peristálticos (proporcionando mais tempo de absorção), aumento da altura das vilosidades, da profundidade das criptas, do diâmetro do intestino delgado, da extensão do intestino delgado e da espessura da parede intestinal.[1-3] Alguns pacientes evoluem para insuficiência intestinal, quando o intestino delgado torna-se inábil em manter adequada absorção de água, nutrientes e eletrólitos para assegurar o crescimento e o desenvolvimento normais. Assim, esses pacientes tornam-se dependentes de NP total, de forma transitória ou definitiva. A taxa de sobrevivência desses pacientes, que era em torno de 80%, tem aumentado, especialmente quando acompanhados por programas de reabilitação intestinal.[1-5]

Alguns fatores podem interferir no prognóstico da SIC:

- Segmento de intestino delgado residual.
- Presença ou ausência de válvula ileocecal.
- Tipo de dieta enteral utilizada.
- Introdução precoce de nutrição enteral (NE).
- Potencial de adaptação do intestino residual.
- Frequência de infecções.
- Saúde dos outros órgãos (pâncreas, estômago, fígado e cólon).

Alguns dos fatores envolvidos no processo adaptativo são a NE, os hormônios e os fatores de crescimento. Os nutrientes da NE são importantes estimulantes da hiperplasia da mucosa. Nutrientes complexos, como as dissacaridases e as proteínas intactas, são considerados muito mais estimulantes que as monossacaridases e as proteínas hidrolisadas, desde que a criança não tenha alergia a nenhum deles. Glutamina, fibra e ácidos graxos de cadeia curta (AGCC) ainda não possuem evidência clínica comprovada para uso rotineiro. O hormônio glucagon-*like* peptídeo 2 (GLP-2) tem sido amplamente estudado e já tem aplicação em adultos.[1-3,6]

A repercussão clínica da SIC depende muito da área ressecada. A Tabela 2 mostra a área anatômica ressecada e suas possíveis alterações e características.[1,2,7] Além da área ressecada, também é muito importante a extensão que permaneceu, sendo esta considerada um dos melhores preditores em relação à aquisição de autonomia enteral (Tabela 3).[4-8]

Manejo nutrológico

Os principais objetivos do tratamento são:[1,2,4]

- Promover adequado crescimento e desenvolvimento.
- Promover adaptação intestinal.
- Evitar complicações decorrentes da ressecção intestinal.
- Evitar complicações em razão do uso prolongado de NP.

A primeira conduta no pós-operatório é manter a hidratação e os níveis séricos dos ele-

TABELA 2 Consequências clínicas da área ressecada do trato digestório

Área ressecada	Consequências decorrentes da ressecção
Duodeno	Ausência da secreção de colecistoquinina, que estimula as secreções biliares e pancreáticas. Comprometimento na absorção de ferro e folato.
Jejuno	Comprometimento na absorção por perda de área absortiva. Diminuição da secreção de colecistoquinina e secretina, com comprometimento das secreções biliares e pancreáticas. Com o tempo, todas as suas funções podem ser realizadas pelo íleo.
Íleo	Não absorção de ácidos biliares e vitamina B12. Incapacidade de regular a motilidade intestinal pela ausência dos hormônios reguladores.
Válvula ileocecal	Aumento da velocidade do trânsito intestinal e maior perda hídrica. Ascensão das bactérias colônicas, com consequente má absorção.

Fonte: AAP, 2014,[1] Squires, 2015[2] e Vanderhoof, 2004.[12]

TABELA 3 Evolução dos pacientes de acordo com a extensão remanescente

Intestino delgado menor de 40 cm sem válvula ileocecal e perda parcial ou total do intestino grosso	Vão necessitar de NP prolongada ou mesmo permanente. A redução da NP vai depender do ganho ponderal e da ausência de desidratação e desequilíbrio eletrolítico.
Intestino delgado menor de 40 cm ou somente duodeno com intestino grosso intacto ou que tenha permanecido a maior parte	Vão necessitar de NP prolongada, mas podem necessitar de menor quantidade. Beneficiam-se de nutrientes via oral para prevenir colestase e promover ganho psicológico. Têm risco de desenvolver acidose láctica.
Intestino delgado entre 40-100 cm, sem válvula ileocecal e perda parcial ou total do intestino grosso	Podem ser alimentados mais rapidamente e irão necessitar de menos tempo de NP domiciliar. A diarreia induzida pelos sais biliares pode atrasar a suspensão da NP.
Intestino delgado entre 40-100 cm com íleo terminal e todo o intestino grosso	Podem se alimentar precocemente e vão necessitar de muito pouco tempo de NP domiciliar. Nutrição enteral contínua com via oral vai ajudar de forma significativa a suspender a NP.
Com ressecção de íleo terminal	Podem ter diarreia induzida pelos sais biliares. Vão se beneficiar com uso de colestiramina. Deve-se monitorar o nível sérico de vitamina B12 para suplementação.

NP: nutrição parenteral.
Fonte: Stanger, 2013.[6]

trólitos adequados, o que, algumas vezes, é difícil por causa da alta drenagem pela ostomia. Eles devem ser ofertados, para correção, fora da NP.[1,2,8,9]

No pós-operatório imediato também ocorre hipersecreção gástrica, que deve ser controlada com medicação específica. Essa hipersecreção resulta da falta de secreção e do *feedback* negativo da colecistoquinina e da secretina. Consequentemente, ocorre aumento da gastrina, que determina aumento da produção de ácido, que, por sua vez, acarreta injúria cáustica no intestino proximal, afetando sua capacidade absortiva. As enzimas pancreáticas e os sais biliares atuam em pH de 7 a 8. Assim, com a acidez, também se observa má digestão de carboidratos, proteínas e gorduras em virtude do comprometimento na formação de micelas e na lipólise.[1-3,8]

A NP deve ser iniciada assim que o paciente estiver estável hemodinamicamente, sem acidose metabólica nem hipóxia. As características da NP são as mesmas para qualquer outra criança de mesma faixa etária. Entretanto, deve-se considerar que ela será prolongada, e tomar atitudes visando à não ocorrência da colestase é fundamental: evitar excesso calórico e de lipídeos, não ultrapassar 25% do aporte de lipídeos nas calorias totais e considerar a utilização de lipídeos à base de peixe e ômega 3.[2,9]

A NE deve ser iniciada logo após a cirurgia, mesmo que em pequena quantidade. O papel da NE mínima começa em 12 a 24 horas após a cirurgia. Os nutrientes auxiliam no processo adaptativo pelo contato direto com o enterócito, induzindo hiperplasia vilositária e estimulando a secreção de hormônios tróficos no intestino delgado. A NE mínima também auxilia na prevenção da doença hepática secundária à NP.[1,2,8,9]

O leite materno é sempre a primeira opção.[1-3] Na impossibilidade do leite materno ou para criança que desenvolveu a SIC fora do período neonatal, não há consenso sobre a fórmula ideal. A seguir estão descritas considerações para cada macronutriente:

1. **Proteínas:** as mais indicadas são as extensamente hidrolisadas e os aminoácidos. Pela maior probabilidade de as crianças com SIC apresentarem alergia, sugere-se o uso de fórmulas de aminoácidos para os menores de 2 anos de idade.[1-3,10,11]
2. **Gorduras:** apesar de serem mais má absorvidas, são importantes fontes de energia e necessárias para prevenir a deficiência de ácidos graxos essenciais. Os triglicerídeos de cadeia média (TCM) são mais rapidamente absorvidos que os triglicerídeos de cadeia longa (TCL), particularmente na presença de má absorção de sais biliares, doença hepática e insuficiência pancreática. No entanto, os TCM têm menor densidade calórica e maior osmolaridade, podendo piorar a diarreia. Os TCL têm maior efeito trófico e são mais benéficos no estímulo para a adaptação intestinal. Portanto, tem-se usado tanto os TCM (no máximo 60%) para otimizar a absorção quanto os TCL para promover a adaptação.[1-3,6,12]
3. **Carboidratos:** são mais difíceis de ser tolerados, pois são rapidamente metabolizados em pequenas moléculas que podem aumentar a carga osmótica, determinando maior volume fecal ou pela ostomia. Se houver diarreia, a oferta de carboidrato sem lactose não deve exceder 40% do valor calórico total.[1-3,12]

O uso de fibras solúveis, como pectina ou goma guar, tem efeito potencial em promover adaptação intestinal. Elas podem diminuir o trânsito intestinal e ser fermentadas por bactérias no cólon para produzir AGCC, que, ao serem absorvidos, aumentam a energia ofertada. O AGCC butirato tem sido implicado no aumento da absorção de água e eletrólitos no cólon.[1,2,9] A Tabela 4 descreve os aspectos mais importantes relacionados ao tipo de dieta utilizada na SIC.

Via de alimentação

Tem sido indicado, preferencialmente, o uso de sonda nasogástrica ou gastrostomia com dieta em infusão contínua. A infusão contínua permite saturação constante das proteínas de transporte, maximizando a utilização da superfície intestinal residual. Pacientes com dismotilidade intestinal mais pronunciada podem se beneficiar de alimentação pós-pilórica, sendo usada sonda gastrojejunal.

São contraindicações para iniciar dieta:[1,9]

- Distensão abdominal importante.
- Vômitos biliosos.
- Ausência de ruídos hidroaéreos.
- Diminuição de frequência e volume de fezes ou diminuição da drenagem pela ostomia.
- Hematoquezia ou melena.
- Acidose lática.
- Insuficiência respiratória ou cardíaca.

TABELA 4 Aspectos importantes relacionados com o tipo de dieta utilizada na síndrome do intestino curto

Leite materno	Contém lactose, fator de crescimento, nucleotídeos, triglicerídeos de cadeia longa, glutamina e outros aminoácidos que promovem a adaptação intestinal. Promove uma microbiota rica em lactobacilos e bifidobactérias. Reduz a duração da nutrição parenteral. Usar o máximo possível, por via oral ou sonda.
Fórmulas enterais	
Carboidratos	
Oligo e polissacarídeos	Pobremente tolerados em pacientes com área de absorção limitada. Hidrolisados no lúmen intestinal em ácidos orgânicos ativos osmolares. Não deve exceder 40% das calorias totais e deve ser sem lactose na criança com diarreia intratável.
Fibras	Úteis nas crianças com cólon intacto. Promove produção pelas bactérias colônicas de ácidos graxos de cadeia curta.
Lipídeos	
Triglicerídeos de cadeia longa	Má digeridos na presença de supercrescimento bacteriano pelas alterações biliares. Pouco absorvidos nos pacientes com má absorção grave. Efeito trófico sobre a mucosa do intestino delgado. Suplementação de ácidos graxos poli-insaturados ômegas 3 e 6 pode aumentar o crescimento da mucosa.
Triglicerídeos de cadeia média	Rapidamente hidrolisado pela lipase pancreática. Não supre os ácidos graxos essenciais. Menos dependente para absorção da superfície de absorção. Hidrossolúvel e absorvido intacto, diretamente para a circulação porta. Pode causar diarreia dependendo da dose. Não ofertar mais que 60% dos lipídeos oferecidos.
Nitrogênio	
Fórmulas com proteínas extensamente hidrolisada	Não mostram vantagem em relação às proteínas intactas. Seu uso mudou a incidência da evolução para diarreias protraídas. Sem lactose e com triglicerídeos de cadeia média. Largamente utilizadas e recomendadas em pacientes com síndrome do intestino curto.
Fórmulas com aminoácidos	Não está ainda estabelecido que seu uso muda a evolução dos pacientes com síndrome do intestino curto.
Glutamina	Sem benefício demonstrado.

Fonte: AAP, 2014,[1] Squires, 2015[2] e Stanger, 2013.[6]

- Radiografia com evidência de obstrução.
- Íleo paralítico.
- Pneumatocele.

O objetivo primordial do manejo dos pacientes com SIC é maximizar a NE, tendo em vista a facilitação da adaptação intestinal e o "desmame" da NP, reduzindo o risco de complicações tardias, como doença hepática e doença metabólica óssea.

As calorias ofertadas devem continuar aumentando, progredindo no volume ou na densidade calórica, dependendo da tolerância. Deve-se começar com 0,5 a 1 mL/kg/hora, continuamente por 24 horas.[1,2,9,12]

Também é importante introduzir alimentação via oral, mesmo que inicialmente só se faça o estímulo não nutritivo. Quando se perde esse momento do desenvolvimento, observa-se importante aversão alimentar posterior.[1,2,9]

Com a evolução, deve-se ofertar uma dose do volume e calorias da dieta pela via oral, suspendendo a infusão contínua da NE nesse momento. Pode-se oferecer três vezes ao dia.[1]

A progressão da NE depende de diversos fatores, como número de evacuações e consistência das fezes (ou débito pela ostomia) e sinais de má absorção (Tabela 5). A ocorrência de diarreia é inevitável na maioria dos pacientes, sendo indicativo de impedir a progressão da dieta ou mesmo suspendê-la. Entretanto, se for observado ganho de peso adequado, balanço hídrico e eletrolítico positivo e ausência de má absorção de carboidratos (pH fecal não ácido e sem presença de açúcares redutores positivos), pode-se progredir com a dieta, mesmo na presença de diarreia.[1]

Quando a criança atingir suas necessidades calóricas pela NE, deve-se realizar a transição gradual para infusão em *bolus* por via oral ou sonda/gastrostomia. Nesse momento, deve-se aumentar a taxa de infusão de forma gradativa. Se o paciente estiver tolerando 40 mL/hora, pode-se ofertar 48 mL/hora por 2,5 horas e deixar 30 minutos sem dieta; posteriormente, deve-se progredir para 60 mL a cada 2 horas, deixando 1 hora sem dieta, e assim progressivamente.[1] Em decorrência da dismotilidade observada nessas crianças, agentes antimotilidade (como loperamida) podem ser utilizados para diminuir o trânsito do intestino delgado e promover maior tempo de contato entre os nutrientes e a mucosa intestinal. Crianças que apresentam retardo de esvaziamento gástrico, como aquelas com gastrósquise, podem se beneficiar da utilização de agentes que estimulem a motilidade gástrica, como metoclopramida e domperidona.

As complicações da SIC são várias (Tabela 6), porém as mais graves são a colestase secundária à NP e a infecção de cateteres.[1,2,9,12,13]

É necessário avaliar o nível sérico e/ou sinais clínicos de má absorção dos micronutrientes (Tabela 7). Quando ocorre ressecção ileal e/ou a criança tem doença hepática ou pancreática, devem-se monitorar as vitaminas lipossolúveis. Como consequência da má absorção, os TCL podem se combinar com cálcio e magnésio, determinando deficiência desses minerais. Deficiências de zinco e cobre também podem ocorrer, especialmente nos pacientes com ostomia.[1,2,14,15]

TABELA 5 Guia para progressão da nutrição enteral

Aferição	Aumento de 0,5-1 mL/kg/h	Não progredir	Diminuir taxa de infusão, depois recomeçar com metade da taxa anterior
Débito da ostomia (g)	< 2 g/kg/hora	2-3 g/kg/hora	> 3 g/kg/hora
Padrão evacuatório	< 10 g/kg/hora ou < 10 evacuações/dia	10-20 g/kg/h ou 10-20 evacuações/dia	> 20 g/kg/hora ou > 20 evacuações/dia
Resíduo gástrico (mL)	< 4 vezes o volume infundido na última hora	–	> 4 vezes o volume infundido na última hora
Sinais de má absorção			
Presença de substâncias redutoras nas fezes	< 1%	1%	> 1%
Desidratação	Ausente	–	Presente
Perda ponderal	Ausente	–	Presente

Fonte: AAP, 2014.[1]

TABELA 6 Complicações da síndrome de intestino curto

Relacionadas com o cateter central	Perda de acesso venoso Trombose venosa Infecção do cateter e septicemia
Relacionadas com a nutrição parenteral e comprometimento hepático	Colestase Esteatose Esteato-hepatite Fibrose Cirrose Insuficiência hepática Colelitíase Colecistite
Metabólicas	Desidratação e hiperidratação Desequilíbrio eletrolítico Deficiência e toxicidade de micronutrientes
Óssea	Osteopenia Osteoporose
Renal	Nefrolitíase Hiperoxalúria
Supercrescimento bacteriano	
Acidose lática	
Hipersecreção gástrica	Injúria péptica Má digestão Má absorção

Fonte: AAP, 2014,[1] Squires, 2015[2] e Vanderhoof, 2004.[12]

Em razão do comprometimento da circulação êntero-hepática pela má absorção de sais biliares secundária à biliar, no uso prolongado de NP podem-se também observar essas enfermidades, mesmo na ausência da ressecção intestinal.[1,6,12]

Com a maior excreção intestinal do cálcio, por ter sido quelado ao magnésio, ele não sequela o oxalato. Com isso, o oxalato é absorvido em maior quantidade, podendo ocorrer cálculo renal de oxalato. Essa é uma complicação tardia, que pode ocorrer mesmo após o paciente ter apresentado adaptação intestinal.[1,2,9,12] Portanto, é necessário orientar dieta pobre em oxalato para esses pacientes.[1,6,12]

TABELA 7 Monitorização de micronutrientes

Micronutriente	Mecanismo da deficiência
Vitaminas lipossolúveis (A, D, E, K)	Má absorção Colestase
Vitaminas hidrossolúveis	
B12	Ressecção gástrica ou ideal
Folato	Má absorção do intestino delgado proximal
Minerais e elementos traços	
Cálcio	Má absorção de gorduras
Magnésio	Má absorção de gorduras
Zinco	Diarreia e perda pela ostomia
Ferro	Má absorção intestino delgado proximal e não aporte parenteral
Cobre	Diarreia, perda pela ostomia, inadequada suplementação pela nutrição parenteral
Selênio	Oferta inadequada pela nutrição parenteral

Fonte: AAP, 2014.[1]

O supercrescimento bacteriano é uma complicação comum no paciente com SIC. Essa situação está associada com desconjugação de sais biliares e esteatorreia, interferência na absorção dos nutrientes, síntese de metabólitos tóxicos (como o ácido láctico) e potencialização da translocação bacteriana, podendo provocar sepse. Os organismos usualmente envolvidos são os anaeróbios e as bactérias Gram-negativas.[1,2,12]

Considerações finais

A SIC é uma condição grave em pediatria que, quando mal conduzida, pode ocasionar desnutrição, outras complicações graves e, até mesmo, o óbito. Caracteriza-se também por ser área de constante evolução do ponto de vista científico, com suas condutas mudando rapidamente à medida que novos estudos vão surgindo. Sendo assim, a atualização constante é mandatória para a correta condução dos casos.

Referências bibliográficas

1. American Academy of Pediatrics. Committee on Nutrition. Nutrition in children with short bowel syndrome. Pediatric nutrition. 7.ed. Elk Village: American Academy of Pediatrics; 2014.
2. Squires RH, Iyer KR. Intestinal failure. In: Corkins MR (ed.). The Aspen pediatric nutrition support core curriculum. 2.ed. Silver Spring: Aspen; 2015.
3. Goulet O. Malabsorptive disorders and short bowel syndrome. In: Koletzko B (ed.). Pediatric nutrition in practice. Basel: Karger; 2008.
4. Goulet O, Ruemmele F, Lacaille F, Colomb V. Irreversible intestinal failure. J Pediatric Gastroenterol Nutr. 2004;38(3):250-69.
5. Modi BP, Langer M, Ching YA, Valim C, Waterford SD, Iglesias J et al. Improved survival in a multidisciplinary short bowel syndrome program. J Peditr Surg. 2008;43(1):20-4.
6. Stanger JD, Oliveira C, Blackmore C, Avitzur Y, Wales PW. The impact of multi-disciplinary intestinal rehabilitation programs on the outcome of pediatric patients with intestinal failure: a systematic review and meta-analysis. J Pediatric Surg. 2013;48(5):983-92.
7. Squires RH, Duggan C, Teitelbaum DH, Wales PW, Balint J, Venick R et al. Natural history of pediatric intestinal failure: initial report from the Pediatric Intestinal Failure Consortium. J Pediatric. 2012;161(4):723-8.
8. Matarese LE, O'Keefe SJ, Kandi HM, Bond G, Costa G, Abu-Elmagd K. Short bowel syndrome: clinical guidelines for nutrition management. Nutr Clin Pract. 2005;20(5):493-502.
9. Sanchez SE, Javid PJ, Healey PJ, Reyes J, Horslen SP. Ultra short bowel syndrome in children. J Pediatr Gastroenterol Nutr. 2013;56(1):36-9.
10. Gosselin KB, Duggan C. Enteral nutrition in the management of pediatric intestinal failure. J Pediatric. 2014;165(5):1085-90.
11. Ksiazyk J, Piena M, Kierkus J, Lyszkowska M. Hydrolyzed versus nonhydrolyzed protein diet in short bowel syndrome in children. J Pediatr Gastroenterol Nutr. 2002;35(5):615-8.
12. Vanderhoof JA, Young RJ. Hydrolyzed versus nonhydrolyzed protein diet in short bowel syndrome in children. J Pediatr Gastroenterol Nutr. 2004;38(1):107.
13. Gura KM, Lee S, Valim C, Zhou J, Kim S, Modi BP et al. Safety and efficacy of a fish-oil-based fat emulsion in the treatment of parenteral nutrition-associated liver disease. Pediatrics. 2008;121(3):e678-86.
14. Olieman JF, Penning C, Ijsselstin H, Escher JC, Joosten KF, Hulst JM et al. Enteral nutrition in children with short-bowel syndrome: current evidence and recommendations for the clinician. J Am Diet Assoc. 2010; 110(3):430-60.
15. Merrit JR, Cohran V, Bram PR et al. Intestinal rehabilitation programs in the management of pediatric intestinal failure and short bowel syndrome. J Ped Gastroentrol Nutr. 2017;10.1097/MPG.0000000000001722.

CAPÍTULO **43**

Síndrome do intestino irritável

Ana Paula Radünz Vieira
Elza Daniel de Mello
Carlos Alberto Nogueira-de-Almeida

A síndrome do intestino irritável (SII), ou *irritable bowel syndrome*, em inglês, é um tipo comum de transtorno funcional gastrointestinal em adultos e crianças, que apresenta aumento significativo de casos nas últimas décadas. Os sintomas no trato gastrointestinal superior e inferior e os sintomas sistêmicos podem afetar de forma significativa a vida de crianças e famílias. Tendo em vista a importância crescente dessa enfermidade em nosso meio, a influência de fatores estressores comuns da vida moderna e a proposição de tratamentos dietéticos com eficácia sintomática comprovada, é de grande importância que os profissionais de saúde saibam suspeitar dessa doença e conheçam as abordagens sugeridas para controle desse transtorno.

Definição e considerações gerais

A SII é uma enfermidade funcional gastrointestinal que se apresenta com dor ou desconforto abdominais associados a alteração do hábito intestinal sem evidência de processo inflamatório, anatômico, metabólico ou neoplásico associado.[1] Os episódios de dor abdominal geralmente são intermitentes, em cólica, com alívio após a defecação ou a eliminação de flatos. Distensão e desconforto abdominais e flatulência são comuns. Constipação ou diarreia podem aparecer isolados, ou com padrão alternado entre diarreia e constipação.[1] Infecções intestinais, predisposição genética e eventos sensibilizantes psicossociais (depressão, ansiedade, estresse familiar, abuso físico, psicológico ou sexual) parecem estar associados ao início ou exacerbação dos sintomas.[1]

SII é uma doença já conhecida entre adultos, sendo primeiramente citada em 1950 como um quadro associado a transtornos psicossomáticos,[2] e mais bem compreendida no final da década de 1990, com o início da compreensão do eixo intestino-cérebro.[3] A população pediátrica, entretanto, foi incluída nas pesquisas e na suspeita clínica somente após 2005, aparecendo nos critérios de Roma III de transtornos gastrointestinais funcionais pela primeira vez no ano de 2006.[4]

A criança com SII pode apresentar dor e distensão abdominais após a alimentação, plenitude pós-alimentar, "mal-estar", constipação e/ou diarreia. Tais manifestações podem ser bastante limitantes na rotina da criança, conturbando o funcionamento familiar. A prevalência de SII na população sofre influência de localização geográfica e idade, variando entre 6 e 14% em crianças e entre 22 e 35,5% em adolescentes.[5]

Diagnóstico

O diagnóstico da SII é baseado em sintomas, e a definição diagnóstica é um desafio. Os critérios de Roma IV,[6] de 2016, trouxeram algumas atualizações no diagnóstico em relação aos critérios de Roma III[4] (Quadro 1). Atualmente, a SII é também dividida em subtipos, conforme recordatório evacuatório (SII com predominância de constipação, com predominância de diarreia, com hábito intestinal misto, e indefinida [Tabela 1][4]). Na população pediátrica, os subtipos mais comuns são com predominância de constipação e indefinido.[7]

É importante ressaltar que SII é um diagnóstico clínico de exclusão, sendo necessária a exclusão de doenças inflamatórias, anatômicas, metabólicas ou neoplásicas. Os principais diagnósticos de exclusão são doença celíaca, doença inflamatória intestinal, úlcera péptica e esofagite eosinofílica.[8] A Sociedade Norte-Americana de Gastroenterologia, Hepatologia e Nutrição pediátrica (Naspghan) não recomenda a realização de exames de triagem na avaliação de dor abdominal crônica no paciente pediátrico.[9] No entanto, na presença de sinais de alarme (Quadro 2), uma investigação laboratorial é indicada e encorajada.[10]

QUADRO 1 Critérios diagnósticos Roma IV para síndrome de intestino irritável em crianças e adolescentes

Necessários os 3 critérios abaixo (nos últimos 2 meses):

1. Dor abdominal por pelo menos 4 dias por mês associada a um ou mais dos critérios abaixo:
   - Dor relacionada à evacuação.
   - Alteração na frequência das evacuações.
   - Alteração na forma/aparência das fezes.
2. Nas crianças com constipação, a dor NÃO é aliviada com a resolução da constipação (diferenciação entre constipação funcional e SII).
3. Após avaliação adequada, os sintomas não podem ser totalmente explicados por outra condição clínica.

SII: síndrome do intestino irritável.
Fonte: Mostafa, 2006.[4]

TABELA 1 Subtipos da síndrome do intestino irritável

	Bristol 1 ou 2	Bristol 6 ou 7
Síndrome do intestino irritável com predomínio de constipação	> 25% das evacuações	< 25% das evacuações
Síndrome do intestino irritável com predomínio de diarreia	< 25% das evacuações	> 25% das evacuações
Síndrome do intestino irritável com padrão misto	> 25% das evacuações	> 25% das evacuações
Síndrome do intestino irritável com padrão indefinido	Fecham critérios para síndrome do intestino irritável, mas não se enquadram em nenhuma das categorias acima	

Fonte: Mostafa, 2006.[4]

QUADRO 2 Sinais de alarme na avaliação de síndrome do intestino irritável em crianças e adolescentes

- Perda de peso, déficit de ganho ponderoestatural
- Atraso puberal
- Sangramento digestivo
- Sinais sistêmicos (febre, erupção, artralgia, lesões orais)
- Vômitos persistentes e disfagia
- Dor localizada longe do umbigo e baixo-ventre
- Sintomas noturnos (acordar pela dor ou diarreia)
- Manifestações perianais (fissuras, fístulas ou abscessos)
- História familiar de doença inflamatória intestinal ou doença celíaca

Fonte: Rasquin, 2006.[6]

Fisiopatologia

Muitos fatores já foram sugeridos como fatores de risco para SII em pediatria, podendo ser divididos em:

- **Fatores psicológicos:** estresse,[11,12,13] ansiedade,[14,15] depressão,[14] abuso físico, emocional ou sexual.[16]

- **Fatores socioeconômicos e ambientais:** boa condição econômica,[17] residir em climas frios.[14]
- **Eventos no início da vida:** crianças nascidas de mãe com histórico de diabetes gestacional ou hipertensão arterial sistêmica,[18] crianças que internaram em unidade tratamento intensivo neonatal,[18] hérnia umbilical,[19] estenose de piloro[20] e alergia à proteína do leite de vaca.[21]
- **Infecções gastrointestinais prévias:**[22] prevalência de SII em 9,8% em pacientes com histórico de gastroenterite contra 1,2% da população geral.[23] Associado a infecção gastrointestinal viral[24] ou bacteriana (principalmente por *Campylobacter sp.*, *E. coli* e *Salmonella sp.*).[25,26]
- **Atopia e alergias:** associação de SII com doenças alérgicas;[27] entretanto, diferentemente dos adultos, nas crianças não se encontrou associação com asma.[28] Relata-se associação com alergias alimentares.[15]
- **Dieta:** uso abundante de carboidratos e gorduras,[29,30] uso de alimentos condimentados e fritos.[14,31]

Diversos mecanismos fisiopatológicos são sugeridos na SII, principalmente baseados na atividade bidirecional no eixo cérebro-intestino.[32] A atividade bidirecional é separada em dois sentidos: *top-down* (alteração primária no sistema nervoso central - alteração de liberação de neurotransmissores e sensibilidade em virtude de eventos estressores ou predisposição genética, da interpretação dos estímulo nociceptivos, da ativação de sistema autonômico e da ação neuroendócrina) ou *bottom-up* (alteração primária no trato gastrointestinal – infecção, inflamação, distensão, alteração de microbiota, alergia, ativação imune, má absorção de bile).[33] Atualmente, não é possível definir qual a alteração inicial que desencadeia essa atividade bidirecional, nem qual mecanismo dentro desses modelos parece ser o mais provável. Embora alguns estudos sugiram componente genético nessa enfermidade, acredita-se que o contexto social e ambiental tenha um papel importante na expressão da SII.[34]

Tratamento

Uma boa relação médico-família-paciente é essencial para o manejo efetivo da SII. O tratamento engloba orientação e educação parental e terapias farmacológica e não farmacológica. Estratégia única de tratamento geralmente se mostra insuficiente, sendo necessário o uso combinado de abordagens terapêuticas:

1. **Manejo parental/familiar:** para muitos pais, a dor e o desconforto da criança é motivo de ansiedade e sofrimento, fazendo-os pensar nas piores hipóteses possíveis (neoplasias e doenças ameaçadoras à vida). A ansiedade dos pais reflete negativamente nos sintomas desses pacientes,[35] tendo na hipervigilância dos sintomas um componente no aumento da intensidade e da frequência.[36] Nesse contexto, é fundamental a disponibilidade de tempo para explicação, contextualização e tranquilização da criança/adolescente e dos familiares.
2. **Manejo farmacológico:** embora o profissional médico esteja mais bem adaptado à abordagem medicamentosa, na SII a eficácia dos tratamentos medicamentosos estudados é baixa. Revisões sistemáticas apontam a falta de ensaios clínicos de qualidade e resultados pobres com as intervenções medicamentosas estudadas.[37]
   a. **Procinéticos (domperidona):** em uma análise do grupo de doenças funcionais gastrointestinais pediátricas como um todo, o subgrupo com SII apresentou resposta fraca a esse medicamento.[38]
   b. **Antidepressivos:** os tricíclicos e inibidores da recaptação da serotonina já foram estudados. Em adultos apresenta-

ram ótima resposta, na população pediátrica os resultados foram tão efetivos quanto o placebo.[39]

c. **Terapia de supressão ácida:** embora seja comum o uso empírico de inibidores de bomba de prótons e bloqueadores H_2 na queixa de dor abdominal crônica, seu uso parece não apresentar benefícios.[40] Em razão das evidências atuais de efeito do uso em longo prazo da supressão ácida (aumento de infecção respiratória, gastrointestinal, deficiência de B12 e fraturas patológicas[41]), seu uso em longo prazo deve ser desencorajado.
d. **Agentes antiespasmódicos:** mebevarina não é superior ao placebo.[42] Demais agentes não possuem estudos na população pediátrica.
e. **Anti-histamínicos:** a ciproeptadina aparenta resultado positivo no controle de intensidade e frequência de dor abdominal, entretanto, mais estudos são necessários em função da limitação do tamanho amostral do estudo.[43]
f. **Antibióticos:** aparentemente o uso de antibióticos para o manejo da SII não é efetivo.[44]

3. **Intervenções psicocomportamentais:** a maior parte dos estudos é direcionada a distúrbios funcionais gastrointestinais, não sendo específicos para SII.
   a. **Relaxamento guiado por imagens:** é uma intervenção efetiva em crianças com dor. Alguns estudos sugerem efeito superior aos cuidados médicos padrão no SII, com manutenção de controle de sintomas por até 6 meses.[45]
   b. **Hipnoterapia intestinal:** parece apresentar melhores resultados que o tratamento médico padrão, com efeitos sustentados por até 4,8 anos.[46]
   c. **Terapia cognitivo-comportamental:** auxilia a criança a manejar os sintomas, assim como controlar ansiedade e outras questões comportamentais. Não parece melhorar a intensidade de sintomas nem obter sucesso de controle em curto ou longo prazos.[47]
4. **Neuromodulação:** uso de estimulação elétrica transcutânea para estimulação de fibras nervosas cutâneas e autonômicas locais. Em estudo com 115 adolescentes, promoveu melhora dos sintomas após 3 semanas de tratamento.[48]
5. **Probióticos:** crianças com SII apresentam maior proporção de proteobactéria, assim como redução de bifidobactéria e *lactobacilus*.[49] Metanálise sobre o uso de probióticos em SII em pediatria concluiu que os probióticos são efetivos na redução do sintoma de dor abdominal (OR 3 – intervalo de confiança 1,77 a 5,13), entretanto não foi observada melhora no padrão das fezes.[50]
6. **Dieta:** suplementação de fibras não é efetiva no tratamento.[50]

Tratamento dietético

Destaca-se nesse momento o tratamento dietético com melhor eficácia na SII. A dieta baixa em FODMAP (do inglês *fermentable oligosaccharides, disaccharides, monosaccharides, and polyols*) é baseada em alimentos com baixa quantidade de oligossacarídeos [frutanos e galacto-oligossacarídeos (GOS)], dissacarídeos (lactose), monossacarídeos (frutose), e polióis (sorbitol, manitol e xilitol) fermentáveis. Foi inicialmente proposta em Melbourne, Austrália, pela Universidade Monash.[51] A Tabela 2 apresenta alguns exemplos de alimentos ricos ou pobres em FODMAP.[51]

Na população pediátrica estudos sugerem resolução completa dos sintomas após 4 semanas de uso da dieta, de 92% dos indivíduos com distensão abdominal; 87% com diarreia; e 77% com dor abdominal.[52] Na população adulta é descrita redução de 83% da dor abdominal e 87% da distensão abdominal.[53]

TABELA 2 Alimentos com alta e baixa concentração de FODMAP

	Alta concentração de FODMAP	Baixa concentração de FODMAP
Vegetais	Aspargos, couve-flor, alho, cebola, cogumelos, alho-poró, ervilha-vagem	Berinjela, pimentão, couve, pepino, vagem, cenoura, alface, batata, tomate e abobrinha
Frutas	Maçã, suco de maçã, pera, cereja, frutas secas, manga, pêssego, ameixa, melancia	Uvas, melão, kiwi, morango, abacaxi, bergamota/mexerica, laranja
Laticínios e alternativas	Leite de vaca, creme de leite, sorvete, leite condensado, iogurte	Leite de amêndoas, leite de soja, queijo feta, queijo brie, queijo ricota, queijo camembert, leite sem lactose
Fonte de proteína	A maior parte das leguminosas e carnes processadas	Ovos, *tofu*, carne de gado, carne de aves, peixes e frutos do mar
Pães e cereais	Pães de trigo, centeio e cevada Biscoito e cereais à base desses grãos	Produtos à base de farinha de milho, de arroz e aveia. Outros pães sem trigo, centeio ou cevada
Açúcar e adoçantes	Mel, xarope de milho rico em frutose	Chocolate amargo, açúcar, xarope de bordo
Nozes e sementes	Pistache, castanha de caju	Nozes, amêndoas, semente de abóbora, amendoim

Fonte: Gibson, 2010.[51]

Como a relação de SII com os FODMAP não é uma questão de alergia alimentar, mas sim de intolerância aos estímulos desencadeados por esses alimentos, cada pessoa apresenta respostas e limite de consumo diferentes. De maneira geral, sugere-se a dieta restritiva de todos os FODMAP por quatro semanas e, se houver melhora dos sintomas, o retorno gradual de um grupo alimentar por semana, observando-se a resposta à reintrodução.

Na população pediátrica é importante ressaltar que dietas restritivas devem ser mantidas pelo menor tempo possível e sempre supervisionadas por profissionais da saúde qualificados, tendo em vista o risco de interferência em estado nutricional, crescimento e desenvolvimento. Dietas com baixo teor de FODMAP geram importante restrição de alimentos comumente consumidos, como trigo, laticínios e frutas. Assim, se a criança não apresenta melhora com a dieta na quarta semana, esta deve ser descontinuada imediatamente e feito uso de outras alternativas terapêuticas. Mesmo que a criança apresente melhora sintomática, a reintrodução alimentar deve ser realizada o mais cedo possível após esse período. A Figura 1 apresenta um esquema orientador de quando considerar a possibilidade de SII e qual manejo a ser seguido.

Considerações finais

A SII acomete até 22% da população pediátrica, sendo uma das principais causas de dor abdominal crônica. Sua fisiopatologia ainda não é bem compreendida, mas existe importante participação do eixo cérebro-intestino, e componentes endocrinológico, imune, genético e ambiental. Seu diagnóstico é de exclusão, sendo necessária, em caso de presença de sinais de alarme, a exclusão de doença celíaca, alteração anatômica, doença inflamatória intestinal, úlcera péptica e esofagite eosinofílica. O manejo necessita ser individualizado, sendo fundamental o acolhimento do paciente e da família. Dieta com baixo nível de FODMAP parece ser benéfica mesmo na população pediátrica, mas, como toda restrição nutricional, deve ser adequadamente avaliada. Mais estudos dessa enfermidade em pacientes pediátricos são essenciais.

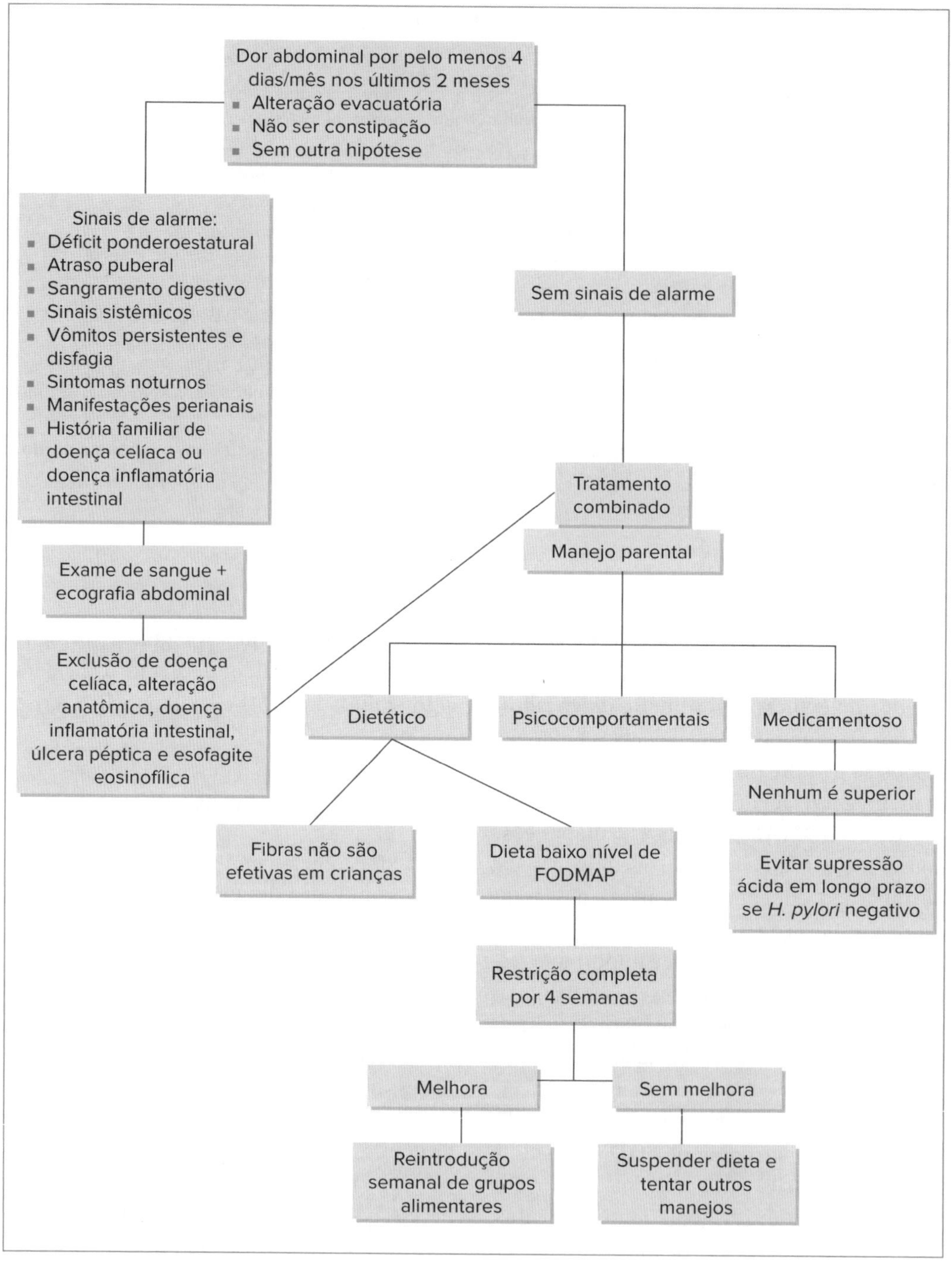

FIGURA 1 Esquema orientador de quando considerar a possibilidade de síndrome do intestino irritável e qual manejo a ser seguido.

Fonte: elaborada pelos autores.

Referências bibliográficas

1. Behrman RE, Jenson HB, Kliegman R. Nelson textbook of pediatrics. 20.ed. Phialdelphia: Elsevier; 2016.
2. Brown PW. The irritable bowel syndrome. Rocky Mountain Medical Journal; 1950.
3. Mayer EA. The neurobiology of stress and gastrointestinal disease. Gut. 2000;47(6):861-9.
4. Mostafa R. Rome III: the functional gastrointestinal disorders, third edition, 2006. World J Gastroenterol. 2008:14(13):2124-5.
5. Karabulut GS, Beşer OF, Erginöz E, Kutlu T, Çokuğraş FÇ, Erkan T. The incidence of irritable bowel syndrome in children using the Rome III criteria and the effect of trimebutine treatment. Neurogastroenterol Motil. 2013;19(1):90-3.
6. Rasquin A, Di Lorenzo C, Forbes D et al. Childhood functional gastrointestinal disorders: child/adolescent. Gastroenterology. 2006;130(5):1527-37.
7. Self MM, Czyzewski DI, Chumpitazi BP, Weidler EM, Shulman RJ. Subtypes of irritable bowel syndrome in children and adolescents. Clin Gastroenterol Hepatol. 2014;12(9):1468-73.
8. Thakkar K, Chen L, Tessier ME, Gilger MA. Outcomes of children after esophagogastroduodenoscopy for chronic abdominal pain. Clin Gastroenterol Hepatol. 2014;12:963-9.
9. NASPGHAN Committee on Chronic Abdominal Pain. Chronic abdominal pain in children: a technical report of the American Academy of Pediatrics and the North American Society for Pediatric Gatroenterology, Hepatology and Nutrition. J Pediatr Gastroenterol Nutr. 2005;40:249-61.
10. El-Matary W, Spray C, Sandhu B. Irritable bowel syndrome: the commonest cause of recurrent abdominal pain in children. Eur J Pediatr. 2004;163(10):584-8.
11. Rajindrajith S, Devanarayana NM. Subtypes and symptomatology of irritable bowel syndrome in children and adolescents: a school-based survey using Rome III criteria. J Neurogastroenterol Motil. 2012;18(3):298-304.
12. Endo Y, Shoji T, Fukudo S, Machida T, Machida T, Noda S et al. The features of adolescent irritable bowel syndrome in Japan. J Gastroenterol Hepatol. 2011: 26(3):106-9.
13. Song SW, Park SJ, Kim SH, Kang SG. Relationship between irritable bowel syndrome, worry and stress in adolescent girls. J Korean Med Sci. 2012:27:1398-404.
14. Dong L, Dingguo L, Xiaoxing X, Hanming L. An epidemiologic study of irritable bowel syndrome in adolescents and children in China: a school-based study. Pediatrics. 2005;116:393-6.
15. Zhu X, Chen W, Zhu X, Shen Y. A cross-sectional study of risk factors for irritable bowel syndrome in children 8-13 years of age in Suzhou, China. Gastroenterol Res Pract. 2014;198461.
16. Devanarayana NM, Rajindrajith S, Perera MS, Nishanthanie SW, Karunanayake A, Benninga MA. Association between functional gastrointestinal diseases and exposure to abuse in teenagers. J Trop Pediatr. 2014; 60:386-92.
17. Howell S, Talley NJ, Quine S, Poulton R. The irritable bowel syndrome has origins in the childhood socioeconomic environment. Am J Gastroenterol. 2004;99: 1572-8.
18. Karunanayake A, Devanarayana NM, Rajindrajith S. Impact of early life events (ELE) and family dynamics for development of abdominal apin predominant functional gastrointestinal disorders (AP-FGIDs) in 5-12 age group. J Neurogastroenterol Motil. 2017;23:262.
19. Rosen JM, Adams PN, Saps M. Umbilical hernia repair increases the rate of functional gastrointestinal disorders in children. J Pediatr. 2013;163:1065-8.
20. Saps M, Bonilla S. Early life events: infants with pyloric stenosis have a higher risk of developing chronic abdominal pain in childhood. J Pediatr. 2011;159:551-4.
21. Saps M, Lu P, Bonilla S. Cow's-milk allergy is a risk factor for the development of FGIDs in children. J Pediatr Gastroenterol Nutr. 2011;52:166-9.
22. Korterink JJ, Diederen K, Benninga MA, Tabbers MM. Epidemiology of pediatric functional abdominal pain disorders: a meta-analysis. PLoS One. 2015;10(5): e0126982.
23. Halvorson HA, Schlett CD, Riddle MS. Postinfectious irritable bowel syndrome: a meta-analysis. Am J Gastroenterol. 2006;101:1894-9.
24. Marshall JK, Thabane M, Borgaonkar MR, James C. Postinfectious irritable bowel syndrome after a food-borne outbreak of acute gastroenteritis attributed to a viral pathogen. Clin Gastroenterol Hepatol. 2007; 5:457-60.
25. Schwille-Kiuntke J, Enck P, Zendler C, Krieg M, Polster AV, Klosterhalfen S et al. Postinfectious irritable bowel syndrome: follow-up of a patient cohort of confirmed cases of bacterial infection with Salmonella or Campylobacter. Neurogastroenterol Motil. 2011;23:479-88.
26. Thabane M, Simunovic M, Akhtar-Danesh N, Garg AX, Clark WF, Collins SM et al. An outbreak of acute bacterial gastroenteritis is associated with an increased incidence of irritable bowel syndrome in children. Am J Gastroenterol. 2010;105:933-9.
27. Tan TK, Chen AC, Lin CL, Shen TC, Li TC, Wei CC. Preschoolers with allergic diseases have an increased risk of irritable bowel syndrome when reaching school age. J Pediatr Gastroenterol Nutr. 2017;64:26-30.
28. Siddiqui S, Misra SP, Dwivedi M, Pant S. Irritable bowel syndrome and bronchial asthma: are they associated in Indian population? J Clin Diagn Res. 2017;11:21-3.
29. Simrén M, Månsson A, Langkilde AM, Svedlund J, Abrahamsson H, Bengtsson U et al. Food-related gastrointestinal symptoms in the irritable bowel syndrome. Digestion. 2001;63:108-15.

30. Hayes P, Corish C, O'Mahony E, Quigley EM. A dietary survey of patients with irritable bowel syndrome. J Hum Nutr Diet. 2014;27(2):36-47.
31. Khayyatzadeh SS, Kazemi-Bajestani SMR, Mirmousavi SJ, Heshmati M, Khoshmohabbat S, Ferns GA et al. Dietary behaviors in relation to prevalence of irritable bowel syndrome in adolescent girls. J Gastroenterol Hepatol. 2018;33:404-10.
32. Stasi C, Rosselli M, Bellini M, Laffi G, Milani S. Altered neuroendocrine-immune pathways in the irritable bowel syndrome: the top-down and the bottom-up model. J Gastroenterol. 2012;47:1177-85.
33. Devanarayana NM, Rajindrajith S. Irritable bowel syndrome in children: current knowledge, challenges and opportunities. World Journal of Gastroenterology. 2018;24(21):2211-35.
34. Levy RL, Jones KR, Whitehead WE, Feld SI, Talley NJ, Corey LA. Irritable bowel syndrome in twins: heredity and social learning both contribute to etiology. Gastroenterology. 2001;121:799-804.
35. Levy RL, Langer SL, Romano JM, Labus J, Walker LS, Murphy TB et al. Cognitive mediators of treatment outcomes in pediatric functional abdominal pain. Clin J Pain. 2014;30:1033-43.
36. Walker LS, Williams SE, Smith CA, Garber J, Van Slyke DA, Lipani TA. Parent attention versus distraction: impact on symptom complaints by children with and without chronic functional abdominal pain. Pain. 2006;122:43-52.
37. Korterink JJ, Rutten JM, Venmans L, Benninga MA, Tabbers MM. Pharmacologic treatment in pediatric functional abdominal pain disorders: a systematic review. J Pediatr. 2015;166(6):424-31.
38. Karunanayake A, Devanarayana NM, de Silva A, Gunawardena S, Rajindrajith S. Randomized controlled clinical trial on value of domperidone in functional abdominal pain in children. J Pediatr Gastroenterol Nutr. 2018;66:725-31.
39. Saps M, Youssef N, Miranda A, Nurko S, Hyman P, Cocjin J et al. Multicenter, randomized, placebo-controlled trial of amitriptyline in children with functional gastrointestinal disorders. Gastroenterology. 2009; 137:1261-9.
40. See MC, Birnbaum AH, Schechter CB, Goldenberg MM, Benkov KJ. Double-blind, placebo-controlled trial of famotidine in children with abdominal pain and dyspepsia: global and quantitative assessment. Dig Dis Sci. 2001;46:985-92.
41. De Bruyne P, Ito S. Toxicity of long-term use of proton pump inhibitors in children. Arch Dis Child. 2018; 103:78-82.
42. Pourmoghaddas Z, Saneian H, Roohafza H, Gholamrezaei A. Mebeverine for pediatric functional abdominal pain: a randomized, placebo-controlled trial. Biomed Res Int. 2014;191026.
43. Sadeghian M, Farahmand F, Fallahi GH, Abbasi A. Cyproheptadine for the treatment of functional abdominal pain in childhood: a double-blinded randomized placebo-controlled trial. Minerva Pediatr. 2008;60:1367-74.
44. Collins BS, Lin HC. Double-blind, placebo-controlled antibiotic treatment study of small intestinal bacterial overgrowth in children with chronic abdominal pain. J Pediatr Gastroenterol Nutr. 2011;52:382-6.
45. Weydert JA, Shapiro DE, Acra SA, Monheim CJ, Chambers AS, Ball TM. Evaluation of guided imagery as treatment for recurrent abdominal pain in children: a randomized controlled trial. BMC Pediatr. 2006;6:29.
46. Vlieger AM, Menko-Frankenhuis C, Wolfkamp SC, Tromp E, Benninga MA. Hypnotherapy for children with functional abdominal pain or irritable bowel syndrome: a randomized controlled trial. Gastroenterology. 2007;133:1430-6.
47. Abbott RA, Martin AE, Newlove-Delgado TV, Bethel A, Thompson-Coon J, Whear R et al. Psychosocial interventions for recurrent abdominal pain in childhood. Cochrane Database Syst Rev. 2017;1:010971.
48. Kovacic K, Hainsworth K, Sood M, Chelimsky G, Unteutsch R, Nugent M et al. Neurostimulation for abdominal pain-related functional gastrointestinal disorders in adolescents: a randomised, double-blind, sham-controlled trial. Lancet Gastroenterol Hepatol. 2017;2:727-37.
49. Saulnier DM, Riehle K, Mistretta TA, Diaz MA, Mandal D, Raza S et al. Gastrointestinal microbiome signatures of pediatric patients with irritable bowel syndrome. Gastroenterology. 2011;141:1782-91.
50. Newlove-Delgado TV, Martin AE, Abbott RA, Bethel A, Thompson-Coon J, Whear R et al. Dietary interventions for recurrent abdominal pain in childhood. Cochrane Database Syst Rev. 2017;3:010972.
51. Gibson PR, Shepherd SJ. Evidence-based dietary management of functional gastrointestinal symptoms: the FODMAP approach. Journal of Gastroenterology and Hepatology. 2010;25(2):252-8.
52. Brown SC, Whelan K, Gearry RB, Andrew S. Low FODMAP diet in children and adolescents with functional bowel disorder: a clinical case note review. JGH Open. 2019;4:153-9.
53. Altobelli E, Del Negro V, Angeletti PM, Latella G. Low-FODMAP diet improves irritable bowel syndrome symptoms: a meta-analysis. Nutrients. 2017;9(9):940.

CAPÍTULO 44

Manejo nutrológico nas doenças colestáticas

Carolina Roos Mariano da Rocha
Elza Daniel de Mello
Carlos Alberto Nogueira-de-Almeida

Introdução

A doença hepática na infância é rara e apresenta etiologias diversas.[1,2] Muitas vezes, ela é diagnosticada de forma tardia pelos sintomas inespecíficos no seu período inicial, evoluindo para estágios avançados, colestase crônica e complicações multissistêmicas.[3] Podem-se citar como causas mais comuns de doença hepática crônica colestática em pediatria a atresia biliar, que corresponde a 25 a 40% dos casos, síndrome de Alagille, deficiência de alfa1-antitripsina, colestase intra-hepática familiar progressiva e a doença hepática associada à falência intestinal.[4,5] A colestase é definida como a redução ou a ausência de fluxo biliar, resultando em acúmulo de bile no interior do fígado, que seria habitualmente eliminada no lúmen intestinal.[5] Do ponto de vista laboratorial, ela é definida como valor de bilirrubina direta acima de 1 mg/dL, quando o valor de bilirrubina total é menor do que 5 mg/dL, ou valor de bilirrubina direta maior do que 20% do valor da bilirrubina total, quando este é maior do que 5 mg/dL.[5,6]

As crianças colestáticas frequentemente apresentam déficit nutricional, o que pode ser desafiador para diagnosticar e tratar.[5,7,8] A desnutrição proteico-calórica acomete até 60% dos pacientes colestáticos ou com disfunção hepática grave.[4,7] Os pacientes pediátricos com doença hepática crônica apresentam a peculiaridade de estarem em um período de intenso crescimento e desenvolvimento, em que o seu estado nutricional é facilmente comprometido com a evolução da doença.[1,3,9,10] Um critério de indicação importante de entrada em lista de transplante hepático, nessa faixa etária, são as morbidades relacionadas a um estado de má nutrição no cenário da doença hepática crônica colestática.[3] É fundamental que se identifiquem as carências nutricionais de forma precoce e que sejam indicadas as intervenções necessárias o mais breve possível, a fim de otimizar o crescimento e o desenvolvimento, melhorar o estado imunológico, prevenir complicações em longo prazo e maximizar o sucesso do transplante hepático quando este for indicado.[1,5,7,9,11]

Fisiopatologia

O desenvolvimento da desnutrição em pacientes pediátricos com doença hepática crônica é complexo e multifatorial.[1] Ele está associado à redução da ingestão de nutrientes por meio da dieta, ao prejuízo na digestão e absorção de nutrientes, ao aumento da demanda metabólica basal e às alterações relacionadas ao metabolismo e utilização de proteínas, carboidratos e lipídeos.[1,4,6,7,10]

1. **Redução do aporte energético:** anorexia, alteração do paladar, saciedade precoce, náuseas e vômitos são sintomas comuns na criança com doença colestática crônica, e relacionam-se com a ingestão insuficiente.[1,2,9,10] A anorexia ocorre secundariamente à alteração no metabolismo dos aminoácidos, o que gera aumento do triptofano no plasma, resultando em aumento da atividade serotoninérgica no cérebro.[1,9] A alteração do paladar está relacionada à deficiência de zinco e magnésio, que pode surgir na evolução da doença de base,[1] o que pode ser agravado pelo uso de fórmulas pouco palatáveis.[9] O efeito mecânico causado pela distensão abdominal secundária às organomegalias ou ascite, quando presentes, leva, frequentemente, a um estado de saciedade precoce.[1,9,10] Náuseas e vômitos podem estar presentes pelo aumento das citocinas pró-inflamatórias, assim como por efeitos adversos de medicações.[1,9] Além disso, as intercorrências relacionadas à doença hepática de base, como infecções, internações hospitalares, surgimento de ascite e sangramento digestivo, influenciam de forma significativa no aporte dietético dessas crianças.[1]
2. **Absorção e digestão de nutrientes prejudicadas:** nas doenças colestáticas, ocorre redução muito significativa do fluxo de sais biliares do fígado para o intestino delgado, o que resulta em má absorção de lipídeos e vitaminas lipossolúveis.[1,9] Grande parte das calorias ingeridas pelas crianças é na forma de lipídeos, sendo a má absorção desse nutriente muito importante para o surgimento do déficit nutricional nas crianças colestáticas.[1] Até 50% dos triglicerídeos de cadeia longa (TCL), das vitaminas lipossolúveis (A, D, E e K) e dos ácidos graxos essenciais não são absorvidos de forma adequada nas crianças com colestase crônica, já que dependem da formação de micelas para sua absorção intestinal.[9] Os ácidos graxos essenciais são utilizados para formação de ácidos graxos de cadeia longa poli-insaturados (LCPUFA), os quais estão envolvidos com desenvolvimento neurológico e crescimento em crianças.[1,10,11] Sem suplementação adequada, a deficiência de vitaminas lipossolúveis pode surgir nas primeiras 6 a 12 semanas de vida em crianças colestáticas, e, mesmo com suplementação, até 30% das crianças com colestase grave irão permanecer deficientes em todas as vitaminas lipossolúveis.[9] A redução do fluxo biliar pode resultar em aumento das concentrações séricas de triglicerídeos e colesterol, que podem se depositar em mãos, joelhos, cotovelos e córneas na forma de xantomas.[9] Além disso, quando a doença hepática de base evolui com hipertensão portal, pode surgir congestão vascular nas alças intestinais, o que pode determinar enteropatia com má absorção de proteínas.[1,9]
3. **Alterações no aproveitamento de substratos energéticos:** na evolução da doença hepática crônica ocorrem alterações no metabolismo de carboidratos, proteínas e gorduras.[1] Com a perda da função hepatocelular, reduzem-se o estoque hepático de glicogênio e a gliconeogênese, resultando em risco aumentado de hipoglicemia em jejum.[7,10] Pela redução dos estoques de glicogênio, utilizam-se aminoácidos para realização de gliconeogênese, ocasionando aumento da oxidação dos aminoácidos de cadeia ramificada, balanço nitrogenado negativo e aumento da oxidação de gorduras.[1,7,9] Essas alterações levam ao uso ineficiente dos substratos energéticos disponíveis e depleção dos estoques corporais.[1,9] O catabolismo proteico resulta em aumento dos resíduos nitrogenados, como a amônia. Estes, habitualmente, são convertidos em ureia no fígado para excreção, mas, no contexto da doença hepática crônica, essa conversão está prejudicada, o que pode colaborar para

aumento dos valores de amônia sérica.[9] A capacidade de síntese proteica encontra-se reduzida pela redução da função hepatocitária e aumento do catabolismo, levando à hipoalbuminemia, que pode intensificar um quadro de edema e ascite, prejudicando a terapia enteral.[9]

4. **Aumento da demanda metabólica basal:** as crianças com hepatopatia crônica apresentam gasto energético basal cerca de 30 a 40% acima do valor habitual comparadas àquelas de mesma faixa etária hígidas.[1,2,9] Esse aumento de demanda metabólica está relacionado com o estado de inflamação crônica e ao metabolismo alterados dos nutrientes, o que leva a aproveitamento não otimizado destes e às complicações que surgem com a evolução da doença (infecções recorrentes, desenvolvimento de ascite, sangramento digestivo).[1] Além disso, quando há organomegalias e ascite, pode ocorrer aumento do esforço respiratório basal, o que aumenta ainda mais o gasto energético.[1]
5. **Distúrbio endocrinológico:** com a evolução da doença hepática, as crianças podem ter redução na síntese do fator de crescimento à insulina tipo 1 (IGF-1) e da sua proteína ligadora IGF-BP3 (proteína ligadora-3 do IGF-1), já que ambos são sintetizados no fígado.[1,2] Isso pode resultar em resistência à ação do hormônio de crescimento e contribuir para o déficit de crescimento observado nesses pacientes.[1]
6. **Deficiência de micronutrientes:** os níveis de cálcio, magnésio e zinco séricos podem estar reduzidos pela absorção intestinal prejudicada.[9] A deficiência de zinco pode se manifestar com acrodermatite, alterações do estado imunológico e da síntese proteica, podendo exacerbar o déficit nutricional.[9,10] A deficiência de ferro pode surgir na evolução da doença de base e ser agravada por episódios de sangramentos, o que pode impactar o desenvolvimento neurocognitivo dessas crianças.[9] Valores de cobre e manganês séricos podem ser aumentados, já que habitualmente esses metais são excretados através da bile.[9]

Avaliação nutricional

Todos os pacientes com doença hepática crônica devem ser submetidos a uma avaliação nutricional completa.[3,9] O planejamento da terapia nutricional dessas crianças deve incluir avaliação detalhada do aporte dietético e do estado nutricional, prescrição de dieta de forma personalizada e reavaliações de maneira estruturada e frequente, a fim de guiar a necessidade de novas intervenções.[7] As crianças que se encontram em particular risco para desnutrição grave são aquelas menores de 2 anos de idade, com valores de bilirrubina total maiores que 4 mg/dL, doença hepática progressiva, doença hepática terminal em lista para transplante hepático e aquelas com complicações recorrentes da doença.[9]

1. **História:** deve ser realizada história completa e detalhada sobre alimentação.[1,3] Para aquelas crianças que utilizam fórmulas, devem-se especificar o volume e a concentração para determinação precisa das calorias ingeridas.[1,3] O leite materno, para fins de cálculo calórico, possui densidade calórica semelhante à da maioria das fórmulas infantis: 0,67 kcal/mL.[1] Para crianças maiores, devem-se especificar alimentos e quantidades ingeridas a fim de identificar, além das calorias, possíveis carências de micronutrientes.[1] Avaliar sintomas da doença de base que possam influenciar na nutrição, como náuseas, vômitos, diarreia, esteatorreia e sintomas relacionados com as deficiências de vitaminas lipossolúveis (Tabela 1).[7] Considerar a presença de comorbidades que possam dificultar o aporte enteral, como

disfagia e alterações da saúde dentária, e uso de medicações que possam comprometer o apetite como efeito colateral.[7] É importante avaliar o perfil psicossocial e fatores relacionados a ele que possam impactar a adesão familiar ao manejo nutrológico: condições de adquirir alimentos, fórmulas, suplementos nutricionais, vitaminas e medicamentos prescritos, estrutura familiar, estressores psicossociais e aspectos comportamentais da criança.[1,7]

2. **Exame físico:** um exame físico detalhado, além de apontar alterações sugestivas da evolução da doença hepática, pode trazer informações sobre possíveis carências nutricionais.[1] Atentar para a presença de hipotrofia muscular e depósitos de gordura, o que fornece informações sobre o estado proteico e a distribuição de gordura corporal; observar a curvatura de membros inferiores, presença de rosário raquítico e fontanela anterior persistentemente aberta como indicativos de deficiência de vitamina D com doença óssea associada.[1] A avaliação da pele pode revelar alterações sugestivas de deficiência de zinco (*rash* descamativo perioral) e de ácidos graxos essenciais (xerodermia difusa e descamação da pele), além de hematomas sugestivos de coagulopatia pela deficiência de vitamina K.[1] Cabelos secos, com falhas e queda, podem sugerir déficit proteico grave, deficiência de zinco e de ácidos graxos essenciais.[1] A palidez de mucosas sugere anemia, e alterações ungueais podem indicar ferropenia.[1] A presença de estomatite e queilite pode indicar deficiência de ferro, folato e vitaminas do complexo B.[1] Alterações dentárias revelam informações sobre o estado de cálcio e de vitamina D.[1] Podem-se identificar alterações neurológicas relacionadas à deficiência de vitamina E (Tabela 1).[1]
3. **Antropometria:** em todas as avaliações, deve-se realizar aferição de peso, estatura e perímetro cefálico (para os menores de 2 anos de idade) e colocar as medidas no gráfico de crescimento específico para idade e sexo.[1] Muitas vezes o peso dessas crianças pode ser superestimado pela presença de edema, organomegalias e ascite.[1,3,5,9,11] A medida de estatura para a idade fornece uma informação mais confiável sobre o estado nutricional nesse contexto, mas pode não ser útil para avaliação de mudanças em curto prazo.[1,7,11] O déficit de estatura sugere desnutrição crônica, no entanto, algumas doenças que cursam com colestase crônica, como síndrome de Alagille, podem também apresentar baixa estatura, independentemente do estado nutricional.[7] Portanto, é importante utilizar outras medidas antropométricas a fim de determinar o estado nutricional e suas variações em curto prazo no seguimento dessas crianças.[7] Medidas seriadas da dobra cutânea tricipital e da circunferência braquial, comparadas com valores normais para a idade e a estatura, são utilizadas para estimativa da gordura corporal e da massa muscular, respectivamente.[1,7] Essas medidas são mais sensíveis do que os escores Z de peso e estatura para idade para avaliação nutricional nesses pacientes, já que são comprometidas de forma mais precoce do que a estatura, além de serem menos influenciadas pela presença de edema.[1,3,5,7,11]
4. **Avaliação laboratorial:** a avaliação laboratorial de micronutrientes é particularmente importante nas crianças colestáticas, pois, muitas vezes, o *status* desses não se correlaciona com a clínica.[1] Deve-se monitorar o valor de glicemia para detectar hipoglicemia assintomática, especialmente em crianças menores.[1,7] Não se recomenda utilizar marcadores laboratoriais para definição do estado nutricional nessas crianças. O valor sérico de albumina altera-se pela redução da síntese hepática no contexto da doença hepática crônica e pela perda aumentada (pe-

las fezes, urina ou espaço intersticial), além da possibilidade de estar falsamente elevado em pacientes que receberam infusão de albumina.[1,7,9] A pré-albumina parece ser um marcador mais sensível da fase inicial da desnutrição, por ter meia-vida mais curta que a albumina (2 dias *versus* 18 a 20 dias), mas valores normais podem ser encontrados em crianças cronicamente desnutridas.[1,7,9] A transferrina já foi sugerida como marcador do estado nutricional, mas, por ser uma proteína de fase aguda, não deve ser utilizada para avaliação nutricional nesse grupo de pacientes.[1] Na ausência de desidratação, lesão renal ou falência hepática, um valor baixo de ureia pode ser um indicador de aporte proteico abaixo do ideal.[7] Na presença de anemia, deve-se avaliar o perfil de ferro (com base na dosagem de ferritina), já que até 1/3 dessas crianças vão apresentar deficiência de ferro.[7] A avaliação do nível sérico das vitaminas lipossolúveis é mandatória, sempre que disponível, assim como seu controle, quando se suplementa, a fim de evitar toxicidade.[1,4] A toxicidade nos pacientes colestáticos é rara, e muitas vezes são necessárias doses mais elevadas que as habituais para reposição nesses pacientes.[1]

a. **Vitamina A:** em torno de 90% da vitamina A é armazenada no fígado, portanto seus níveis se reduzem de forma progressiva com a evolução da doença hepática, chegando a prevalências de até 70% de deficiência.[1,7] Não há padrão-ouro para avaliação do valor sérico da vitamina A: o valor sérico de retinol é o teste mais utilizado na prática e mais conveniente, mas o teste de resposta a uma dose de retinol parece ser o de maior acurácia, apesar de não se encontrar amplamente disponível.[1,9] Ele avalia a dosagem de retinol em jejum e após 5 horas da administração de vitamina A. A resposta será positiva (indicativa de reserva hepática comprometida) se for maior que 20%.[12] A deficiência de vitamina A também pode ser estimada pela relação entre o valor sérico de retinol e a dosagem sérica da proteína ligadora de retinol (RBP), a qual também se encontra reduzida no cenário de deficiência de vitamina A.[2,7]
b. **Vitamina D:** pelo menos 1/4 das crianças com colestase crônica apresentam deficiência de vitamina D,[7] e alguns estudos sugerem prevalência próxima a 90%.[13,14] As crianças com colestase crônica são particularmente afetadas pela deficiência de vitamina D, sendo a massa óssea marcadamente prejudicada nos primeiros 2 anos de vida.[7] O valor sérico de vitamina D é aferido com base no valor da 25-hidroxivitamina D [25(OH) D], a forma mais estável da vitamina D, mais abundante e com meia-vida mais longa.[1,9] Ainda há controvérsia na literatura sobre o ponto de corte para definição de deficiência de vitamina D, mas a maioria das referências considera valores acima de 20 ng/mL como suficientes.[15-18] A deficiência de vitamina D pode induzir a redução dos valores séricos de cálcio e fósforo e o aumento dos valores de paratormônio, devendo-se realizar a dosagem sérica também desses marcadores.[1]
c. **Vitamina E:** até 75% das crianças com doença hepática crônica podem ser deficientes em vitamina E.[7] Apesar de o valor sérico de tocoferol ser utilizado amplamente para estimativa do *status* de vitamina E, a medida da razão entre tocoferol e lipídeos séricos totais (triglicerídeos, fosfolipídeos e colesterol total) é mais específica, especialmente em pacientes com colestase e hiperlipidemia.[1,7,9] São consideradas como deficiência razão menor que 0,6 mg de vitamina E por gra-

ma de lipídeos totais em crianças abaixo de 1 ano e menor que 0,8 mg/g em crianças maiores.[4] A presença de acantócitos no sangue periférico também é indicativa de deficiência de vitamina E.[7]

d. **Vitamina K:** na cascata da coagulação, a vitamina K facilita a ativação de fatores da coagulação dependentes de cálcio e, no osso, melhora a deposição de cálcio.[7] O ensaio para quantificar o valor da PIVKA-II (proteína induzida na ausência de vitamina K) é o teste mais sensível para detectar a deficiência de vitamina K, mas não está disponível na maioria dos centros.[9] Portanto, na prática, utiliza-se a avaliação da melhora do valor de INR (*international normalized ratio*) após dose parenteral de vitamina K para diagnóstico de forma indireta da deficiência de vitamina K.[1,9] Apesar de o INR ser um bom marcador da atividade da vitamina K na cascata da coagulação, ele pode não ser um bom marcador desta em termos de mineralização óssea.[7]

5. **Exames de imagem:** além da avaliação clínica e laboratorial, podem-se utilizar alguns exames de imagem para auxiliar na avaliação da composição corporal da criança hepatopata, os quais são mais utilizados no contexto de pesquisa do que na prática clínica.[1,7] Os dois exames mais comumente utilizados com esse propósito são a impedância bioelétrica e a absorciometria de duplo raio X (Dexa), as quais promovem medidas da massa de gordura e da massa muscular, o que pode ser útil no manejo nutrológico.[7] Deve-se salientar que a sobrecarga hídrica reduz a acurácia desses métodos.[7]

Manejo nutrológico

Otimizar o estado nutricional de crianças com doença hepática tem impacto positivo na sobrevida e na qualidade de vida desses pacientes.[3,7] A abordagem nutricional deve garantir aporte calórico adequado para as demandas do paciente e fornecer proteínas, gorduras e carboidratos em proporções corretas para promoção do crescimento. Também é importante criar estratégias para compensar a anorexia, o aumento da demanda energética, a má absorção e a utilização alterada de substratos.[7] As necessidades energéticas das crianças colestáticas, com doença hepática crônica, dependem de sua taxa metabólica basal, a qual aumenta com a gravidade da doença de base, com o grau de atividade e com a presença de má absorção.[7] O aporte calórico para esses pacientes deve ser calculado em até 200% da recomendação dietética diária, baseada no peso corporal ideal.[3,5,6,9] Geralmente, para menores de 1 ano de idade, as necessidades energéticas diárias chegam a 150% do habitual para idade, e em crianças maiores pode exigir até 170%.[11] As fórmulas infantis podem ser fortificadas com dose extra de carboidratos, na forma de maltodextrina ou polímeros de glicose, ou de lipídeos, na forma de triglicerídeos de cadeia média (TCM).[7,9] Com essas medidas, a densidade calórica das fórmulas infantis pode chegar até a 1 kcal/mL, se for necessário.[7] Em crianças maiores, podem-se utilizar suplementos alimentares hipercalóricos na forma de líquido ou pó.[7,9] Deve-se atentar para o surgimento de sintomas do trato gastrointestinal, como a diarreia, pelo aumento da osmolaridade da dieta.[7]

As necessidades diárias de lipídeos para crianças com colestase crônica dependem de seu estado nutricional e da gravidade da má absorção, mas devem corresponder a 30 a 50% das calorias diárias totais.[7] Habitualmente são utilizadas fórmulas enriquecidas em TCM, já que este é mais hidrossolúvel do que o TCL, e não exige a presença de sais biliares ou a formação de micelas para sua absorção, entrando diretamente nos enterócitos, através da difusão passiva.[1,3-5,7] Cerca de 95% dos TCM são absorvidos mesmo em crianças gravemente colestáticas, sendo esse lipídeo fundamental no manejo nutrológico dessas crianças.[9] É importante ressaltar que os TCM são menos eficientes como fonte calórica do que os TCL (TCM 8,3 kcal/g × TCL 9 kcal/g) e não são fonte de ácidos graxos essenciais.[7] Até 70% do aporte de lipídeos da dieta pode ser ofertado na forma de TCM, mas não se deve ultrapassar 80%, pelo risco de deficiência de ácidos graxos essenciais.[2,3,7,9,11] Para crianças mais velhas, que não fazem uso de fórmulas infantis, podem-se acrescentar óleos ou emulsões com TCM, como óleo de coco, azeite ou dendê, nas refeições.[7,9]

Importante considerar que a quantidade de TCL da dieta, que habitualmente não é absorvido na colestase grave, não deve ser considerado no cálculo do aporte calórico prescrito.

Os carboidratos são a principal fonte de energia da dieta, e suas necessidades diárias habitualmente são calculadas em 40 a 60% das calorias totais da dieta.[2,7] Hiperglicemia e hipertrigliceridemia podem estar associadas com a doença hepática, mas podem também sugerir excesso na ingestão de carboidratos, o que deve ser monitorado.[7]

Em crianças, não está indicada a restrição proteica no contexto da doença hepática crônica. Elas necessitam de 2 a 3 g/kg/dia de proteínas, mas podem tolerar até 4 g/kg/dia, sem aumentar o risco de encefalopatia hepática.[1,2,5,9] A restrição proteica pode ser necessária em um contexto de encefalopatia hepática aguda grave, mas a ingestão diária não deve ser menor do que 2 g/kg/dia, nem durar mais do que 2 a 3 dias, pelo risco de consumo de massa muscular.[2,7,9]

Deve-se estimular que as crianças mantenham sua nutrição por via oral o máximo possível.[11] A introdução alimentar com alimentos sólidos, a partir dos 6 meses de idade, deve ser incentivada para o estímulo motor da deglutição.[11] Se o crescimento estagnar ou houver incapacidade de atingir as calorias diárias necessárias para manutenção do crescimento por via oral, está indicado o uso de sonda nasogástica (SNG) para alimentação suplementar.[3-5,7,9,11] A SNG melhora a tolerância às fórmulas e suplementos utilizados, melhora o estado nutricional e alivia, muitas vezes, a ansiedade dos pais.[11] Uma estratégia bem tolerada e com boa eficácia é a administração de dieta por via enteral durante a noite, com pelo menos 50% das necessidades energéticas diárias, mantendo o aporte por via oral durante o dia.[5,7,11] Essa estratégia, além de auxiliar no aporte calórico, reduz o risco de hipoglicemia assintomática e de catabolismo proteico no período noturno.[9] Em crianças com uso prolongado de SNG, pode surgir aversão alimentar, o que pode ser agravado pelo uso de medicações e fórmulas não palatáveis.[9] Para reduzir esse risco, deve-se incentivar a alimentação por via oral durante o dia e estimular a exposição a diversos sabores e texturas em alimentos apropriados para a faixa etária.[9] Gastrostomia raramente é utilizada nesses pacientes pelas dificuldades técnicas relacionadas ao procedimento em função das visceromegalias, hipertensão portal com risco de sangramento de varizes e maior suscetibilidade a infecção peritoneal.[11]

A utilização de nutrição parenteral (NP) deve ser considerada apenas quando a nutrição enteral não for tolerada, estiver contraindicada ou for ineficaz para manutenção do crescimento.[4,11] Apesar do risco de hepatotoxicidade relacionada à NP, ela pode ser utilizada de forma segura por curtos períodos de tempo, sem causar disfunção hepatobiliar ou piora da colestase.[4,9] Mesmo quando a NP for indicada, deve-se manter o uso de nutrição enteral, ainda que em pequeno volume, a fim de promover integridade intestinal e proteção hepática.[11] Quando indicada a NP em pacientes colestáticos, deve-se limitar a dose da emulsão lipídica a 1 a 2 g/kg/dia e preferir as emulsões lipídicas mistas com óleo de peixe, já que as emulsões lipídicas baseadas predominantemente em óleo de soja estão associadas a maior risco de doença hepática relacionada à NP.[4] Crianças com colestase crônica, em uso de NP, devem ter seus níveis séricos de manganês monitorados pelo risco de toxicidade (depósitos nos gânglios da base).[9] Uma sugestão de avaliação e seguimento nutricional das crianças colestáticas está descrita na Figura 1.

Todas as crianças colestáticas, com valor de bilirrubina total acima de 2 mg/dL, devem ter avaliação de seus *status* séricos das vitaminas lipossolúveis, a fim de identificar deficiências de forma precoce e indicar a suplementação adequada.[3,5,7] As doses sugeridas para o tratamento estão descritas na Tabela 1. Devem-se monitorar os valores séricos das vitaminas e o valor de INR durante o seguimento dessas crianças, a fim de avaliar a resposta aos tratamentos instituídos e evitar o risco de toxicidade relacionada à suplementação.[5] A reposição de ferro deve ser prescrita de acordo com o recomendado para a idade, podendo-se usar até 6 mg/kg/dia.[1] Na presença de deficiência de zinco, recomenda-se a reposição na dose de 1 mg/kg/dia de zinco, chegando no máximo a 20 mg/dia.[1,4,11]

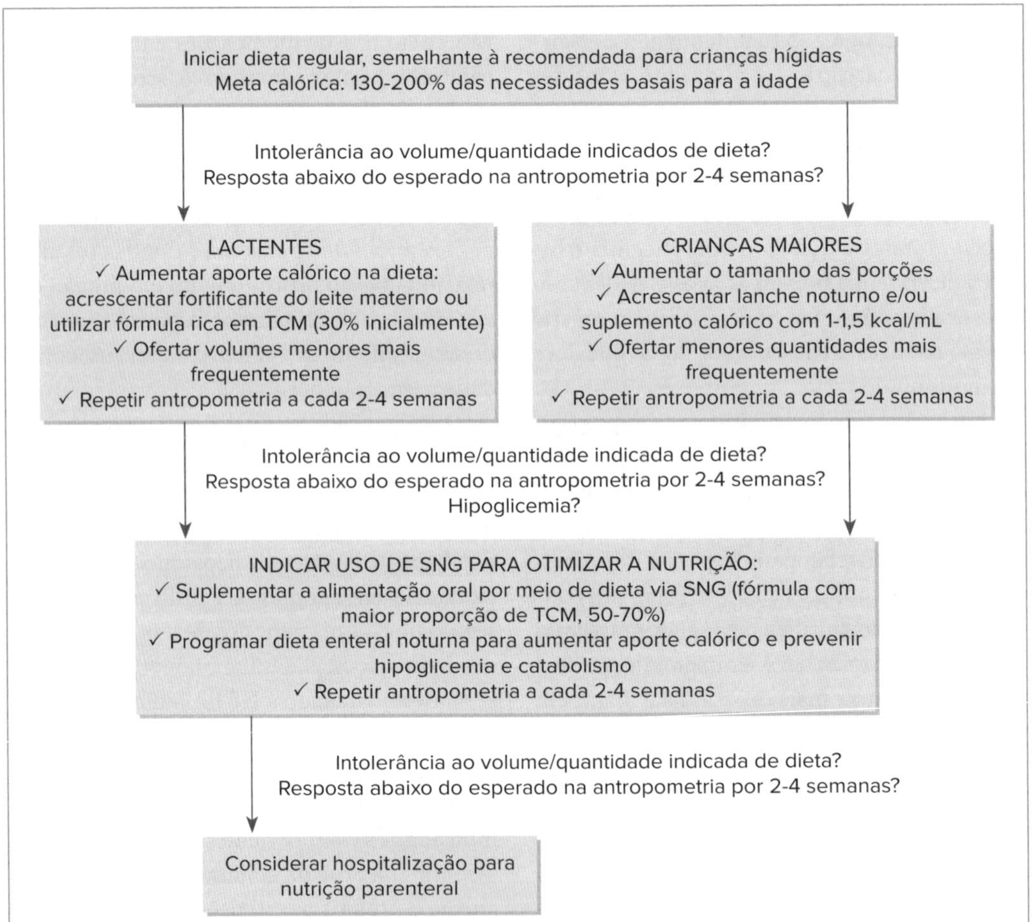

FIGURA 1 Sugestão de fluxograma para avaliação nutricional, intervenções terapêuticas e seguimento de crianças com colestase crônica.

TCM: triglicerídeos de cadeia média; SNG: sonda nasogástrica.

Fonte: Mouzaki, 2019.[7]

TABELA 1 Avaliação e manejo das deficiências de vitaminas lipossolúveis em crianças colestáticas

Vitamina	Avaliação	Manifestações clínicas	Manejo	Reavaliação
A	Valor sérico de retinol, retinol/RBP, teste de resposta ao retinol	Cegueira noturna, xeroftalmia, hiperceratose, degeneração retiniana	Vitamina A 3.000 UI/kg, até 25.000 UI/dia < 10 kg: iniciar com 5.000 UI/dia > 10 kg: iniciar com 10.000 UI/dia	A cada 3-6 meses
D	Valor sérico de 25(OH)D	Mineralização óssea ineficiente, osteoporose, raquitismo, fraturas patológicas	Colecalciferol 800-8.000 UI/dia Alternativa para casos refratários com doença óssea associada: calcitriol 0,05-0,2 mcg/kg/dia	A cada 3-6 meses
E	Valor sérico de tocoferol, tocoferol/lipídeos séricos totais	Neuropatia periférica, miopatia, disfunção espinocerebelar, anemia hemolítica	Vitamina E 15-25 UI/kg/dia	A cada 3-6 meses
K	Avaliação indireta pelo INR	Coagulopatia, agravamento da doença óssea	Vitamina K intramuscular ou endovenosa 2,5-5 mg/dia, 2-7 vezes/semana	A cada 3-6 meses

RBP: proteína ligadora de retinol; 25(OH)D: 25-hidroxivitamina D; INR: *international normalized ratio*.
Fonte: adaptada de Raphael, 2015,[4] Mouzaki, 2019[7] e Yang, 2017.[9]

A reavaliação nutricional e antropométrica deve ser realizada a cada 3 meses, para ajustes na terapia nutricional, podendo ser realizadas avaliações mais frequentes, até a cada duas semanas, em quadros mais graves.[7] Em situações mais graves e progressivas, o déficit de crescimento nas crianças com doenças colestáticas crônicas pode não responder mesmo à terapia nutricional otimizada, sendo necessária a indicação de transplante hepático.[11] Após o transplante, ocorre rápido retorno da circunferência braquial (marcador de estado nutricional que traz informações semelhantes ao peso, mas que sofre menos influência do edema) ao normal, dentro dos primeiros 3 a 6 meses, e o *catch-up* de crescimento é atingido geralmente até 18 meses.[9] Entretanto, a densidade mineral óssea pode levar anos após o transplante até retornar a parâmetros normais.[9]

Considerações finais

A desnutrição é uma complicação muito frequente no paciente colestático e está associada com maior morbidade e mortalidade, se não for manejada de forma precoce.[7] O foco em crescimento e desenvolvimento é fundamental no cuidado do paciente pediátrico, e a otimização do estado nutricional nas crianças hepatopatas impacta, de forma positiva, a sobrevida, o crescimento, o desenvolvimento e a qualidade de vida.[7] Com frequência a desnutrição é subestimada nesses pacientes, pelas medidas de peso e estatura, devendo-se realizar também aferições da circunferência braquial e da dobra cutânea tricipital, para complementar a avaliação antropométrica.[1,7] A abordagem nutrológica deve garantir aporte calórico adequado às necessidades energéticas de cada criança, fornecer as quantidades necessárias de proteínas, gorduras e carboidratos, indicar a reposição correta de micronutrientes e realizar reavaliações frequentes e estruturadas durante o seguimento dessas crianças.[7]

Referências bibliográficas

1. Nightingale S, Ng VL. Optimizing nutritional management in children with chronic liver disease. Pediatr Clin North Am. 2009;56(5):1161-83.
2. Baker A, Stevenson R, Dhawan A, Goncalves I, Socha P, Sokal E. Guidelines for nutritional care for infants with cholestatic liver disease before liver transplantation. Pediatr Transplant. 2007;11(8):825-34.
3. Cordova J, Jericho H, Azzam RK. An overview of cirrhosis in children. Pediatr Ann. 2016;45(12):e427-32.
4. Raphael BP. 3.8 Nutritional management in cholestatic liver disease. World Rev Nutr Diet. 2015;113:178-81.
5. Catzola A, Vajro P. Management options for cholestatic liver disease in children. Expert Rev Gastroenterol Hepatol. 2017;11(11):1019-30.
6. Feldman AG, Sokol RJ. Neonatal cholestasis. Neoreviews. 2013;14(2).
7. Mouzaki M, Bronsky J, Gupte G, Hojsak I, Jahnel J, Pai N et al. Nutrition Support of children with chronic liver diseases: a joint position paper of the North American Society for Pediatric Gastroenterology, Hepatology, and Nutrition and the European Society for Pediatric Gastroenterology, Hepatology, and Nutrition. J Pediatr Gastroenterol Nutr. 2019;69(4):498-511.
8. Tsouka A, McLin VA. Complications of chronic liver disease. Clin Res Hepatol Gastroenterol. 2012;36(3):262-7.
9. Yang CH, Perumpail BJ, Yoo ER, Ahmed A, Kerner JA. Nutritional needs and support for children with chronic liver disease. Nutrients. 2017;9(10):1-16.
10. Los E, Lukovac S, Werner A, Dijkstra T, Verkade H, Rings E. Nutrition for children with cholestatic liver disease. Nestle Nutr Work Ser Pediatr Progr. 2007;59:147-57.
11. Smart KM, Alex G, Hardikar W. Feeding the child with liver disease: a review and practical clinical guide. J Gastroenterol Hepatol. 2011;26(5):810-5.
12. Cordeiro S, da Silva E, de Souza G, de Oliveira N, de Lima Moura R, Dantas E et al. Deficiência de vitamina A (DVA). XXI I Congr Bras Nutrologia. 2018;11:1-2.
13. Dong R, Sun S, Liu XZ, Shen Z, Chen G, Zheng S. Fat-soluble vitamin deficiency in pediatric patients with biliary atresia. Gastroenterol Res Pract. 2017; 2017:7496860.
14. Shen YM, Wu JF, Hsu HY, Ni YH, Chang MH, Liu YW et al. Oral absorbable fat-soluble vitamin formulation in pediatric patients with cholestasis. J Pediatr Gastroenterol Nutr. 2012;55(5):587-91.
15. Antonucci R, Locci C, Clemente MG, Chicconi E, Antonucci L. Vitamin D deficiency in childhood: old lessons and current challenges. J Pediatr Endocrinol Metab. 2018;31(3):247-60.
16. Grossman Z, Hadjipanayis A, Stiris T, del Torso S, Mercier JC, Valiulis A et al. Vitamin D in European children: statement from the European Academy of Paediatrics (EAP). Eur J Pediatr. 2017;176(6):829-31.
17. Holick MF, Binkley NC, Bischoff-Ferrari HA, Gordon CM, Hanley DA, Heaney RP et al. Evaluation, treatment, and prevention of vitamin D deficiency: an endocrine society clinical practice guideline. J Clin Endocrinol Metab. 2011;96(7):1911-30.
18. Saggese G, Vierucci F, Boot AM, Czech-Kowalska J, Weber G, Camargo CA et al. Vitamin D in childhood and adolescence: an expert position statement. Eur J Pediatr. 2015;174(5):565-76.

CAPÍTULO **45**

Nutrologia e diabetes melito

Thiago Santos Hirose
Matheus Schettini de Carvalho
Renato Augusto Zorzo

Introdução

Diabetes melito (DM) é uma doença crônica decorrente do acúmulo de glicose na corrente sanguínea. Existem alguns tipos de DM, sendo o mais comum na infância e adolescência o DM tipo 1 (DM1), no qual o indivíduo tem a produção e a secreção de insulina diminuídas (etiologia autoimune ou idiopática), levando a uma necessidade obrigatória do uso de insulina nesses pacientes. Dados da Federação Internacional de Diabetes (IDF) indicaram o Brasil como o terceiro país no mundo em incidência de DM1 em indivíduos entre 0 e 19 anos de idade em 2019, ficando atrás dos EUA e Índia.[1] No entanto, com o aumento do número de casos de obesidade na faixa etária pediátrica, há maior incidência de crianças e adolescentes com DM tipo 2 (DM2), decorrente da resistência periférica à insulínica que acomete indivíduos com acúmulo de gordura central – aparecimento de 5 mil novos casos por ano nos EUA,[2] com o risco de aumentar a prevalência de DM2 abaixo de 20 anos de idade nos próximos 40 anos. O estudo *Erica* (2013-2014), avaliando quase 38 mil adolescentes entre 12 e 17 anos de idade, mostrou uma prevalência de 3,3% de indivíduos com DM2.[3] O objetivo deste capítulo será revisar aspectos nutricionais da criança e adolescente com DM e suas peculiaridades.

Quadro clínico

Tanto na abertura como na descompensação do DM1 e DM2, os sinais e sintomas clínicos são semelhantes (4 ou 5 P): poliúria, polifagia, polidipsia e perda de peso. A faixa etária mais comum para o aparecimento de novos casos de DM1 é a fase pré-escolar e escolar; porém, com o aumento da incidência de DM1 nas crianças abaixo de 5 anos de idade, é preciso atentar para a sintomatologia nos lactentes, nos quais a poliúria pode ser demonstrada no aumento na troca de fraldas, polifagia no aumento do consumo de papas e polidipsia no aumento da ingestão de leite materno, fórmulas infantis e água. Indivíduos com DM2 podem não apresentar sintomas imediatamente após a instalação da enfermidade, com uma demora diagnóstica maior que nos pacientes com DM1.

Diagnóstico

Tanto para DM1 como para DM2 o diagnóstico laboratorial é semelhante, com critérios diagnósticos similares para crianças e adultos, de acordo com os critérios da Sociedade Brasileira de Diabetes (SBD)[4] e da American Diabetes Association:[2] glicemia de jejum maior ou igual a 126 mg/dL; hemoglobina glicada (HbA1C) maior ou igual a 6,5%; glicemia 2 horas após sobrecarga com 1,75 g/kg de glicose (máximo 75 g) maior ou igual a 200 mg/dL; glicemia maior ou igual a 200 mg/dL com sinais e sintomas típicos de DM. Alteração de um dos exames confirma o diagnóstico no indivíduo sintomático; naqueles assintomáticos, deve-se confirmar o diagnóstico repetindo os exames.

Importância do controle glicêmico adequado

Sabe-se que o DM pode levar a complicações classificadas em:

- Agudas:
    a. Cetoacidose diabética (CAD): ocorre principalmente em DM1, na qual a insulinopenia e o aumento de hormônios contrarreguladores (glucagon, hormônio do crescimento, cortisol e adrenalina), além da hiperglicemia, podem acelerar o processo de lipólise, aumentando a formação de ácidos graxos livres – consequentemente ocorre a diminuição do pH sanguíneo e a formação de corpos cetônicos, causando o quadro de CAD.
    b. Estado hiperglicêmico hiperosmolar (EHH): ocorre principalmente em DM2, com aumento importante da glicemia, mas sem alterações do pH sanguíneo por ausência da lipólise.
    c. Hipoglicemia: diminuição dos níveis de glicemia abaixo de 70 mg/dL.
- **Crônicas:** as complicações crônicas podem ocorrer devido ao estresse oxidativo sofrido pelos vasos sanguíneos em uma situação de hiperglicemia crônica ou variabilidade glicêmica (o indivíduo apresenta ondas de flutuação glicêmica constantes), levando a quadros como nefropatia, retinopatia e neuropatia diabéticas. Essas complicações devem ser pesquisadas anualmente em pacientes DM1 após 5 anos do diagnóstico e em pacientes DM2 assim que recebem a confirmação da doença.

Controle glicêmico

A forma mais utilizada para o controle da glicemia nos pacientes diabéticos é a automonitorização glicêmica (AMG), quando o paciente consegue aferir a glicose capilar através da gota de sangue do dedo em sua residência. A orientação é a realização da AMG 3 a 4 vezes por semana em horários alternados em pacientes DM2 e cerca de 7 a 8 vezes por dia em indivíduos DM1 (antes e 2 horas após cada refeição, antes de dormir e na madrugada), visto que neste último o uso da insulina de forma plena aumenta os riscos de hipoglicemia, necessitando de um controle glicêmico mais rigoroso.

A hemoglobina glicada (HbA1c) detecta a média aritmética da glicemia do paciente nos últimos 90 dias; para diagnóstico e controle do DM, é considerado exame padrão-ouro para o seguimento do paciente, principalmente no DM2. Entretanto, ela apresenta algumas limitações:

- Não é capaz de analisar variações de glicemia durante o dia.
- Pode ser falsamente normal em algumas situações: anemia, gravidez (por hemodiluição) e hipoglicemias de repetição.
- Não reflete mudanças agudas no tratamento.
- Não quantifica e determina horário das hipo e hiperglicemias.

Recentemente, disponibilizou-se para o controle do paciente diabético a monitorização contínua de glicemia (MCG). Neste caso, o paciente instala um sensor de glicose no tecido subcutâneo, avaliando a glicose intersticial de forma contínua, sendo os dados captados por escaneamento através de um dispositivo próprio (leitor) ou por transmissão através de tecnologia Bluetooth®. Os dados são armazenados em nuvem por até 90 dias. Com isso, avalia-se a glicose do paciente por meio de gráficos e tendências de variação dela enquanto o paciente estiver em uso do sensor, possibilitando detectar momentos de hipo ou hiperglicemias, fazendo-se assim ajustes finos no tratamento, otimizando o controle glicêmico e reduzindo os riscos de complicações associadas ao DM. Recentemente, foi aprovado o consenso de tempo na meta ou *time-in-range* (TIR), chancelado pela SBD, que define os intervalos de glicose e tempo necessário em cada um deles para evitar complicações crônicas associadas à DM.

A Tabela 1 resume os objetivos durante o controle de DM em crianças e adolescentes.[5]

Tratamento

O tratamento do DM1 envolve, obrigatoriamente, o uso de insulina de forma diária e várias vezes por dia, no esquema basal-*bolus*. As insulinas basais, de maior duração, irão fazer a cobertura da glicemia do paciente diabético nos momentos de seu jejum; e as insulinas *bolus* possuem duas funções: corrigir glicemias altas em determinado momento do dia; e cobrir a refeição realizada pelo diabético, evitando-se elevações glicêmicas pós-refeição (maiores detalhes serão discutidos na parte de contagem de carboidratos). A Tabela 2 mostra os diferentes tipos de insulinas basal e *bolus* existentes no Brasil.[6]

Em relação ao tratamento da DM2, as opções disponíveis no mercado são: sulfonilureias, metformina (biguanidas), glinidas, inibidores da alfa-glicosidase, glitazonas, inibidores de SGLT-2, inibidores de DPP-4 e análogos de GLP-1. Dessas drogas, as duas únicas permitidas por bula em crianças e adolescentes são a metformina (acima de 10 anos de idade)[7] e a liraglutida (recentemente aprovada para indivíduos acima de 12 anos de idade).[8,9] A metformina, da classe das biguanidas, reduz a produção hepática e aumenta a absorção intestinal de glicose, diminuindo a resistência periférica à insulina; os análogos de GLP-1 (liraglutida) aumentam a quantidade de GLP-1 circulante, estimulando a secreção de insulina (pós-prandial), além de promover saciedade e a redução do esvaziamento gástrico.[4] Inicia-se o tratamento com metformina de liberação lenta (dose máxima de 2.000 mg/dia) mais mudança do estilo de vida; caso não haja melhora nos padrões glicêmicos, pode-se associar liraglutida ao tratamento ou até mesmo insulina basal e/ou *bolus* se a HbA1C estiver maior que 8,5% ou o paciente estiver em CAD ou EHH.[2]

TABELA 1 Objetivos dos diferentes parâmetros do controle do diabetes melito em crianças e adolescentes

Parâmetro	Objetivo
Hemoglobina glicada (HbA1c) (%)	7-7,5
Glicemia pré-refeição (mg/dL)	70-130
Glicemia pós-prandial (mg/dL)	90-180
Tempo na meta (TIR)	**Crianças maiores e adolescentes:** > 70% do tempo de glicemia entre 70-180 mg/dL < 4% do tempo de glicemia entre 54-69 mg/dL < 1% do tempo de glicemia < 54 mg/dL < 5% do tempo de glicemia > 250 mg/dL < 20% do tempo de glicemia entre 180-250 mg/dL **Crianças menores:** > 50% do tempo de glicemia entre 70-180 mg/dL < 1% do tempo do tempo < 70 mg/dL < 10% do tempo de glicemia > 250 mg/dL

Fonte: adaptada de SBD, 2019.[4]

TABELA 2 Tipos de insulinas basal-*bolus* e suas características

Insulina	Início de ação	Pico de ação	Duração
NPH® (basal)	2-4 horas	4-10 horas	10-18 horas
Detemir® (basal)	1-3 horas	6-8 horas	12-20 horas
Glargina® U100 (basal)	2-4 horas	10-12 horas (mínimo)	20-24 horas
Glargina® U300 (basal)	6 horas	Ausente	36 horas
Degludeca® (basal)	2 horas	Ausente	42 horas
Regular® (*bolus*)	0,5-1 hora	2-3 horas	5-8 horas
Asparte® (*bolus*)	5-15 minutos	0,5-2 horas	3-5 horas
Lispro® (*bolus*)	5-15 minutos	0,5-2 horas	3-5 horas
Glulisina® (bolus)	5-15 minutos	0,5-2 horas	3-5 horas
Fast-asparte® *(bolus)*	0-10 minutos	0,35-2 horas	3-5 horas
Tecnosfera® (*bolus*) – inalável	12 minutos	35-55 minutos	1,5-4,5 horas

Fonte: adaptada de SBD, 2020.[6]

Conceitos sobre macronutrientes

A. **Carboidratos:** os carboidratos são as biomoléculas mais abundantes do planeta.[10] Estão amplamente distribuídos nos animais e vegetais de praticamente todas as espécies. A glicose utilizada para metabolismo energético do homem, o exoesqueleto de insetos e a celulose utilizada para a fabricação de papel têm carboidratos em suas composições.[10,11] São moléculas formadas a partir de átomos de carbono, hidrogênio e oxigênio, sempre na proporção de 1 carbono, 2 hidrogênios e 1 oxigênio, resultando na notação genérica $C_n(H_20)_n$, o que originou a sua nomenclatura hidrato de carbono ou carboidrato, como é mais comumente utilizado.[12] Os carboidratos têm importância fisiológica tanto na estrutura como na bioenergética. Estruturalmente, os principais componentes do tecido conjuntivo contêm carboidratos em sua composição. Os glicosaminoglicanos são carboidratos complexos que são parte estrutural dos proteoglicanos, os principais componentes do tecido conjuntivo presente em todo o corpo humano. Ácido hialurônico, sulfato de condroitina e heparan-sulfato são exemplos de proteoglicanos.[10] Os carboidratos são também a principal fonte energética do corpo humano, tanto para uso imediato quanto para armazenamento. Após o processo digestivo e absortivo, a energia térmica contida nas ligações glicídicas são convertidas pelo ciclo do ácido cítrico em ligações de alta energia nas moléculas de trifosfato de adenosina (ATP), as quais representam a principal fonte energética intracelular. As moléculas de carboidrato que não serão imediatamente utilizadas serão armazenadas na forma de um polímero de glicose, denominado glicogênio. Apesar de todas as células do corpo serem capazes de produzir e armazenar glicogênio, seus principais sítios de armazenamento são os hepatócitos e as células musculares esqueléticas. Somente o fígado é capaz de armazenar cerca de 400 g de glicogênio.[10] Dos carboidratos de importância fisiológica, destacam-se algumas pentoses (açúcares com 5 carbonos) e hexoses (açúcares com 6 carbonos). As Tabelas 3 e 4 mostram, respectivamente, as respectivas fontes e importâncias clínicas desses compostos e seus principais derivados, os dissacarídeos.[10]

B. **Lipídeos:** os lipídeos são biomoléculas estruturalmente formadas por carbono, hi-

TABELA 3 Monossacarídeos de importância fisiológica

Monossacarídeo	Estrutura	Fonte	Importância clínica
D-ribose	Pentose	Ácidos nucleicos	Componentes de ácidos nucleicos e de coenzimas como ATP, NAD(P)
D-arabinose	Pentose	Gomas vegetais	Componentes de glicoproteínas
D-xilose	Pentose	Gomas vegetais, proteoglicanos	Componentes de glicoproteínas
D-glicose	Hexose	Frutas, amido, cana-de-açúcar, beterraba	Principal combustível metabólico dos tecidos humanos
D-frutose	Hexose	Frutas, mel, isomerização industrial da glicose	Prontamente metabolizada via glicose ou via direta
D-galactose	Hexose	Lactose	Prontamente metabolizada, componente de glicoproteínas
D-manose	Hexose	Gomas mananas vegetais	Componentes de glicoproteínas

ATP: adenosina trifosfato; NAD(P): nicotinamida-adenina-dinucleotídeo-fosfato.
Fonte: adaptada de Bender, 2017.[10]

TABELA 4 Dissacarídeos de importância fisiológica

Dissacarídeo	Estrutura	Fonte
Sacarose	1 glicose + 1 frutose	Açúcar da cana e beterraba, algumas frutas e vegetais
Lactose	1 glicose + 1 galactose	Leite e derivados
Maltose	2 glicoses	Hidrólise do amido, malte, cereais em germinação

Fonte: adaptada de Bender, 2017.[10]

drogênio e oxigênio, assim como os carboidratos. Sua extremidade assume uma função de ácido carboxílico, ou seja, *COOH*.[12,13] A principal característica dos lipídeos, que os define como grupo, é a propriedade física de serem insolúveis em água e solúveis em solventes orgânicos apolares, como acetona, éter e clorofórmio.[12,13] Sua importância na alimentação deve-se ao fato de serem moléculas com alta densidade energética (a quebra de 1 g de ácido graxo libera 9 kcal), componentes estruturais da membrana plasmática de todas as células do corpo e componentes para a síntese de hormônios esteroides e vitaminas lipossolúveis.[13,14] Do ponto de vista estrutural, os lipídeos são classificados de acordo com a presença de duplas ligações em sua cadeia principal de carbonos. Os lipídeos saturados são aqueles que não têm nenhuma dupla ligação. Os monoinsaturados são os que têm apenas uma dupla ligação, e os poli-insaturados possuem duas ou mais. Os ácidos graxos poli-insaturados de cadeia longa (LC-Pufas) são os que possuem mais de 13 carbonos, e são classificados de acordo com o carbono que inicia a primeira dupla ligação a partir da extremidade oposta à que possui o grupamento ácido carboxílico, também chamada de extremidade ômega. Quando a primeira dupla ligação inicia no terceiro carbono, o ácido graxo é classificado como ômega 3, e quando inicia no sexto carbono é classificado como ômega 6. Cada uma dessas duas classes caracteriza a função fisiológica da molécula: os ômega 3 têm propriedades anti-inflamatórias, e os ômega 6, propriedades inflamatórias. O equilíbrio entre a ingestão dessas duas classes é importante para a otimização da resposta imune do indivíduo.[12,13] Os lipídeos são também importantes fontes energéticas, e, após metabolizados via ciclo do ácido cítrico, a energia de suas ligações químicas são transferidas para os ATP celulares. Diferentemente dos carboidratos, a quebra das moléculas de lipídeos acontece nas mitocôndrias por meio de uma sequência de reações bioquímicas denominada betaoxidação, que gera como subproduto moléculas redutoras chamadas nicotinamida-adenina-dinucleotídeo (NADH) e hidrogênio flavina adenina dinucleotídeo ($FADH_2$), as quais serão utilizadas para geração de ATP. A entrada dos ácidos graxos para o interior da mitocôndria é dependente de carnitina, não sendo possível na ausência dessa molécula.[13]

C. **Proteínas:** proteínas são biomoléculas encontradas nos reinos animal e vegetal. Na fisiologia humana, têm importância estrutural, enzimática, transportadora e hormonal. Sua unidade estrutural é o aminoácido, unidade formada por carbono, hidrogênio e nitrogênio, podendo ter outros elementos químicos em sua composição.[12,15] Existem mais de 300 aminoácidos na natureza, entretanto todas as proteínas necessárias para o metabolismo humano são sintetizadas a partir de 20 L-alfa-aminoácidos, que são classificados em essenciais e não essenciais de acordo com a capacidade do organismo para sintetizá-los ou não. Os aminoácidos essenciais (histidina, treonina, fenilalanina, lisina, triptofano, metionina, leucina, isoleucina e valina) devem ser consumidos na alimentação, uma vez que não são produzidos pelo organismo humano. Os não essenciais (ácido glutâmico, ácido aspártico, asparagina, alanina e serina) são capazes de serem produzidos pelo organismo, e os condicionalmente essenciais (arginina, cisteína, glutamina, glicina, prolina e tirosina) são produzidos somente a partir de precursores.[12,16] As proteínas são o principal componente estrutural da massa muscular do corpo humano. As quantidades de nitrogênio ingerido e excretado geralmente se equivalem em humanos saudáveis, como resultado de um constante *turnover* proteico. Estima-se que 1 a 2% das proteínas corporais totais são recicladas a cada dia pelo metabolismo.[12,17] O metabolismo energético dos aminoácidos depende de uma etapa denominada transaminação, e em seguida são metabolizados através do ciclo do ácido cítrico, gerando moléculas de ATP.[17]

Adaptação energética dos macronutrientes

O papel metabólico dos macronutrientes depende da adequada ingestão dos respectivos alimentos-fonte, tanto em quantidade como em proporção. As orientações de proporção não mudam muito nas diversas idades, e no paciente com DM1 as proporções são basicamente semelhantes. Os estudos sobre uso de dieta *low-carb* e very *low-carb* em crianças e adolescentes com DM1 são conflitantes quanto à melhora do controle glicêmico;[16,18] entretanto, vale lembrar que os carboidratos são fonte energética imediata que auxilia diretamente no crescimento e desenvolvimento na infância e adolescência. A dieta cetogênica é contraindicada nos pacientes com DM1, uma vez que ela estimula a lipólise, favorecendo a produção de corpos cetônicos e diminuição do pH sanguíneo, levando à CAD.

As proporções de macronutrientes para uma adequada nutrição são descritas na Tabela 5.[16]

TABELA 5 Proporções indicadas para ingestão de macronutrientes em uma alimentação saudável, de acordo com a idade

Nutrientes/idade	1-3 anos	4-18 anos
Proteínas	5-20%	10-30%
Lipídeos	30-40%*	25-30%*
Carboidratos	45-65%	45-65%

* Ácidos graxos ômega 6: 5-10%, e ômega 3: 0,6-1,2% do valor energético total, respectivamente.

Fonte: adaptada de Sociedade Brasileira de Pediatria, 2018.[16]

A utilização de ferramentas visuais auxilia na orientação do plano alimentar, tornando mais fácil a compreensão da família e da criança/ adolescente. Para tanto, a utilização da pirâmide alimentar e do prato saudável são bastante úteis, inclusive para o paciente com DM1 (Figuras 1 e 2).[16,18]

Contagem de carboidratos, proteínas e lipídeos em diabéticos insulinizados

Após uma alimentação, 100% do carboidrato é convertido em glicose, em 15 minutos até 2 horas; ou seja, a incursão glicêmica pós-refeição à base de carboidratos é rápida e in-

Nível da pirâmide	Grupo alimentar	Idade 6-11 meses	Idade 1-2 anos	Idade pré-escolar e escolar	Adolescentes e adultos
1	Cereais, pães, tubérculos e raízes	3	5	5	5-9
2	Verduras e legumes Frutas	3	3	3	4-5
3	Leites, queijos e iogurtes Carnes e ovos Feijões	Leite materno* 2 1	3 2 1	3 2 1	3 1-2 1
4	Óleos e gorduras Açúcar e doces	2 0	2 1	1 1	1-2 1-2

Número de porções ao dia recomendadas de acordo com a faixa etária, segundo grupos da pirâmide alimentar.
* Na impossibilidade de leite materno, oferecer uma fórmula infantil adequada para a idade.

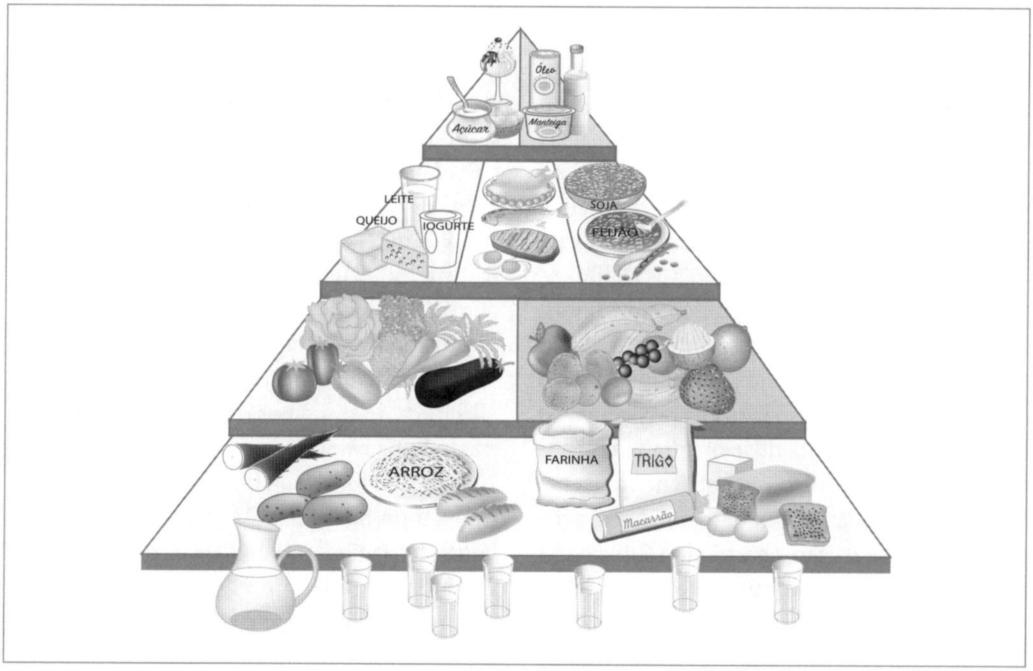

FIGURA 1 Pirâmide alimentar da Sociedade Brasileira de Pediatria.
Fonte: adaptada de Sociedade Brasileira de Pediatria, 2018.[16]

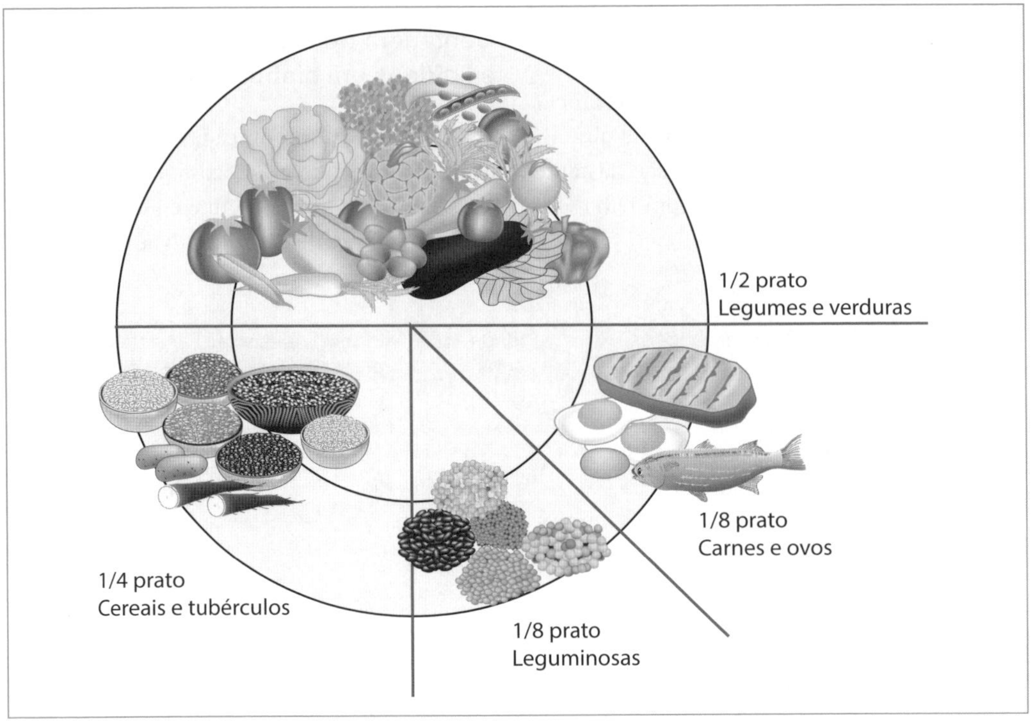

FIGURA 2 O prato saudável, com as proporções recomendadas dos alimentos-fonte de macronutrientes.
Fonte: adaptada de Sociedade Brasileira de Pediatria, 2018.[16]

tensa, sendo o carboidrato o principal responsável pela alteração glicêmica no paciente diabético após uma refeição. Em menor proporção, as proteínas e gorduras também podem influenciar na glicemia do paciente diabético, sendo que 30 a 60% das proteínas são convertidas em glicose em 3 a 4 horas após a alimentação, e cerca de 10% das gorduras, em 5 horas. Essas informações são importantes para o uso correto da insulina *bolus* ao cobrir uma refeição – portanto, alimentos ricos em carboidratos irão necessitar de uma dose imediata de insulina *bolus* para cobrir o pico glicêmico decorrente deles, enquanto alimentos ricos em proteínas e gorduras irão necessitar de um *bolus* para cobrir esses macronutrientes cerca de 3 a 4 horas após a refeição.[18]

Alguns pacientes diabéticos usuários de esquema de insulina basal-*bolus* costumam utilizar doses fixas de insulina *bolus* diariamente para cada refeição; entretanto, os alimentos têm diferença na quantidade e qualidade de carboidratos, e a mesma dose de insulina pode não cobrir da mesma maneira diferentes refeições. Os carboidratos podem ser divididos em simples ou complexos, de acordo com sua estrutura molecular e resposta glicêmica, sendo que os simples obtêm um pico glicêmico maior e mais rápido que os complexos. Assim, usar a mesma dose de insulina *bolus* para cobertura glicêmica de alimentos diferentes não costuma trazer bons resultados.[18]

Por isso foi criada uma estratégia que promove uma flexibilização na dose de insulina *bolus* do paciente diabético de acordo com a glicemia do paciente e a quantidade de carboidratos ingerida naquele instante – a contagem de carboidratos.[19]

A contagem de carboidratos é dividida em 2 etapas:

1. ***Bolus* de correção (BC):** é o *bolus* necessário para a redução da glicemia do diabético em determinado momento do dia. Avalia-se a glicemia, seja por glicose capilar ou glicose de sensor, e, com o resultado, diminui-se a glicemia-alvo (a glicemia que seria considerada ideal para aquele instante); o resultado final será dividido pelo fator de sensibilidade (FS), que define o quanto 1 unidade de insulina *bolus* irá diminuir a glicemia no instante de sua aplicação.

Exemplo: paciente DM1 com glicose capilar de 320 mg/dL, glicemia-alvo de 120 mg/dL e FS de 100 (1 unidade de insulina *bolus* irá diminuir a glicemia do paciente em 100 mg/dL). Neste caso, o BC será:

BC = (glicose instantânea – glicemia-alvo) / FS = (320 – 120) / 100 = 200 / 100 = 2 UI de insulina *bolus*.

O FS varia durante o dia para o mesmo paciente, e pode variar conforme peso e dose de insulina total (basal + *bolus*) por dia. Existem tabelas variadas para definir o FS do paciente diabético, mas uma forma rápida inicial de realizar o cálculo de forma empírica é dividir o número 1.800 ou 2.000 pelo total de insulina basal e *bolus* usada por dia pelo paciente. Exemplo: um paciente com DM1 usa 50 UI de insulina Degludeca® (basal) por dia e 50 UI de insulina Fast-asparte® por dia (considerando todas as correções e alimentações), usará 100 UI de insulina por dia. Assim, o FS será de 1.800 / 100 = 18 ou 2.000 / 100 = 20.

2. ***Bolus* alimentar (BA):** é o *bolus* necessário para cobrir a quantidade de carboidrato ingerida em determinada refeição. Para essa conta, primeiramente se deve pedir para o paciente realizar a somatória de carboidratos ingeridos na refeição escolhida, seja com base na leitura de rótulos (identificando a parte de carboidratos), seja pelo uso de aplicativos ou tabelas com os alimentos e respectivas quantidades de carboidratos. Após somar a quantidade de carboidratos a ser ingerida, o paciente irá dividir essa quantidade pela relação insulina/carboidrato (RIC), onde 1 unidade de insulina *bolus* irá cobrir a quantidade de carboidratos desse RIC (p. ex., RIC de 30 – 1 UI de *bolus* irá cobrir 30 g de carboidrato ingerido). O resultado da divisão da quantidade de carboidratos ingerida pela RIC irá determinar o BA.

Exemplo: paciente irá comer 100 g de carboidrato, e a RIC naquela refeição é de 50. Portanto, o BA será de 100 / 50 = 2 UI.

A RIC varia durante o dia para o mesmo paciente, e pode variar conforme peso e dose de insulina total (basal + *bolus*) por dia. Existem tabelas variadas para definir a RIC do paciente diabético, mas uma forma rápida inicial de realizar o cálculo de forma empírica é dividir o número 400 ou 500 pelo total de insulina basal e *bolus* usada por dia. Exemplo: um paciente DM1 que usa 10 UI de insulina Degludeca® (basal) por dia e 10 UI de insulina Fast-asparte® por dia (considerando todas as correções e alimentações) usará 20 UI de insulina por dia. Assim, a RC será de 400 / 20 = 20 ou de 500 / 20 = 25.

Observação: conforme descrito na Tabela 2, reforce-se que, das insulinas *bolus* existentes, a insulina regular deve ser aplicada 30 minutos antes da refeição, as insulinas Asparte®/Glulisina®/Lispro® 15 minutos antes, e a insulina Fast-asparte®/Tecnosfera® (inalável), no momento da refeição.

Caso o paciente se alimente e a glicemia esteja alta, basta fazer o BC e somar ao BA para aplicar a dose de insulina total naquele instante.

Para o BA de proteínas e gorduras, o cálculo é outro, e pode ser feito de algumas formas diferentes, sendo usado em um estágio em que o paciente tenha pleno conhecimento sobre contagem de carboidratos. A aplicação de insulina para a cobertura da glicemia após uma ingestão de proteínas (acima de 75 g de forma isolada ou com 30 g de carboidratos) e de gorduras (acima de 50 g ingeridas) deve ser considerada e realizada por conta de 2-4 horas após a refeição.[19]

A ordem no consumo dos macronutrientes pode interferir na resposta glicêmica pós-prandial. Faber et al. mostraram em um estudo que o consumo de proteínas e gorduras antes do consumo de carboidratos em uma refeição pode resultar em glicemia pós-prandial menor e diminuição da variabilidade glicêmica em relação à mesma refeição com os macronutrientes sendo consumidos todos simultaneamente.[20]

Prática de atividade física

A adoção e a manutenção da prática de atividade física são focos críticos para o manejo da glicemia e saúde geral em indivíduos com diabetes melito e pré-diabetes.[22]

A prática de atividade física é um dos pilares do tratamento do DM, e o impacto do combate ao sedentarismo nesse tratamento é enorme, seja na melhora do controle glicêmico, seja no melhor manejo de comorbidades como excesso de peso, hipertensão arterial sistêmica, dislipidemia, risco cardiovascular e qualidade de sono.[23] Apesar dos claros benefícios, fatores como o receio das hipoglicemias e a incapacidade de gerenciar a terapia nutricional e farmacológica são algumas das restrições que afastam os indivíduos com DM da prática esportiva.[24]

As recomendações e precauções variam dependendo das características individuais e do estado de saúde.[22]

Benefícios do exercício físico

Exercício aeróbico

- Aumenta a densidade mitocondrial, sensibilidade à insulina, enzimas oxidativas, complacência e reatividade dos vasos sanguíneos, função pulmonar, função imunológica e débito cardíaco.[25]
- Volumes moderados a altos de atividade aeróbica diminuem os riscos de mortalidade cardiovascular e global no DM1 e no DM2.[26]
- Aumenta a aptidão cardiorrespiratória, diminui a resistência periférica à insulina e melhora os níveis lipídicos e a função endotelial.[27]
- Reduz o nível de HbA1C, triglicerídeos e pressão arterial.[28]
- O treinamento intervalado de alta intensidade promove rápido aumento da capacidade oxidativa do músculo esquelético, sensibilidade periférica à insulina e controle glicêmico em adultos com DM 2[29,30] e pode ser realizado sem deterioração no controle glicêmico no DM1.[31,32]

Exercício de resistência

- Melhora da massa muscular, composição corporal, força, função física, saúde mental, densidade mineral óssea, sensibilidade periférica à insulina, pressão arterial, perfil lipídico e saúde cardiovascular.[25]
- O efeito do exercício de resistência no controle glicêmico no DM1 não é claro.[32] No entanto, o exercício resistido pode ajudar a minimizar o risco de hipoglicemia induzida pelo exercício no DM1.[33]
- Quando o exercício de resistência e o aeróbico são realizados em uma única sessão, a realização de exercícios de resistência primeiro resulta em menos hipoglicemia do que quando o exercício aeróbico é realizado primeiro.[34]

As recomendações gerais para a prática de exercícios físicos por pessoas com diabetes melito,[35] em crianças e adolescentes DM1 ou DM2 ou pré-diabetes são 60 minutos por dia ou mais de atividade aeróbica de intensidade moderada ou vigorosa, com atividades vigorosas de fortalecimento muscular e ósseo pelo menos 3 dias por semana.

Efeitos do tipo do tempo de atividade física no equilíbrio glicêmico

As respostas da glicose sanguínea à prática de atividade física são muito variáveis.[36] Em geral, o exercício aeróbico diminui os níveis de glicose no sangue se realizado durante os períodos pós-prandial,[37] e a atividade prolongada pode causar diminuições exageradas da glicose.[38]

O exercício durante o jejum pode produzir uma diminuição menor ou um pequeno aumento na glicemia.[39] Atividades muito intensas podem proporcionar melhor estabilidade da glicose ou aumento na glicemia, se a intensidade relativa for alta e feita por um breve período (< 10 minutos).[40] Atividades mistas, como treinamento intervalado ou esportes de equipe/individuais, estão associadas a uma melhor estabilidade à glicose do que aquelas que são predominantemente aeróbias,[41] embora resultados variáveis tenham sido relatados para exercícios intermitentes de alta intensidade.[42] A Figura 3 sumariza as tendências da glicemia nos diferentes tipos de exercícios.[43]

Existe uma alta variabilidade individual nas respostas de glicose no sangue a diferentes formas de exercício, conforme mostrado na Figura 2, indicado pelas setas e pelo sombreado cinza. Em geral, o exercício aeróbico diminui a glicemia, o exercício anaeróbico aumenta a glicemia e as atividades mistas estão associadas à estabilidade da glicose. As respostas individuais são dependentes de vários fatores adicionais, incluindo a duração e a intensidade da atividade, concentrações iniciais de glicose no sangue, aptidão individual, concentrações de insulina, glucagon e outros hormônios contrarreguladores na circulação e o estado nutricional do indivíduo.[43]

Manejo das alterações glicêmicas em praticantes de exercícios usuários de insulina

Os indivíduos usuários de insulina necessitam de cuidados especiais sobretudo em função do risco de hipoglicemia durante e após o exercício. A resposta glicêmica ao exercício é variável, e isso deve ser levado em consideração no momento de optar pelo tipo, intensidade e duração do exercício, bem como para ajustar a dose de insulina e/ou o consumo de carboidratos.[44,45]

Algumas recomendações da International Society for Pediatric and Adolescents Diabetes (Ispad):[46]

- Quando o exercício é planejado em um momento de pico de ação da insulina, uma redução acentuada na dose deve ser feita.
- A bomba precisa ser desconectada ou uma taxa basal temporária implementada pelo menos 90 minutos antes de iniciar o exercício para dar um efeito basal reduzido.
- Não injetar insulina em um local que estará fortemente envolvido na atividade muscular.
- As refeições com alto teor de carboidratos devem ser consumidas logo após a prática de exercício, aproveitando o período de alta sensibilidade periférica à insulina para ajudar a repor o conteúdo de glicogênio e limitar a hipoglicemia pós-exercício.
- Considerando o aumento da frequência de consumo de bebida alcoólica nos adolescentes, o álcool inibe a gliconeogênese, podendo causar hipoglicemia, devendo ser evitado nos pacientes diabéticos.
- Medir a glicose no sangue antes de ir para a cama e diminuir a insulina basal ou a bomba basal em 10 a 20% após uma sessão de exercício à tarde ou à noite se o exercício for mais intenso do que o habitual ou se for uma atividade não realizada regularmente.

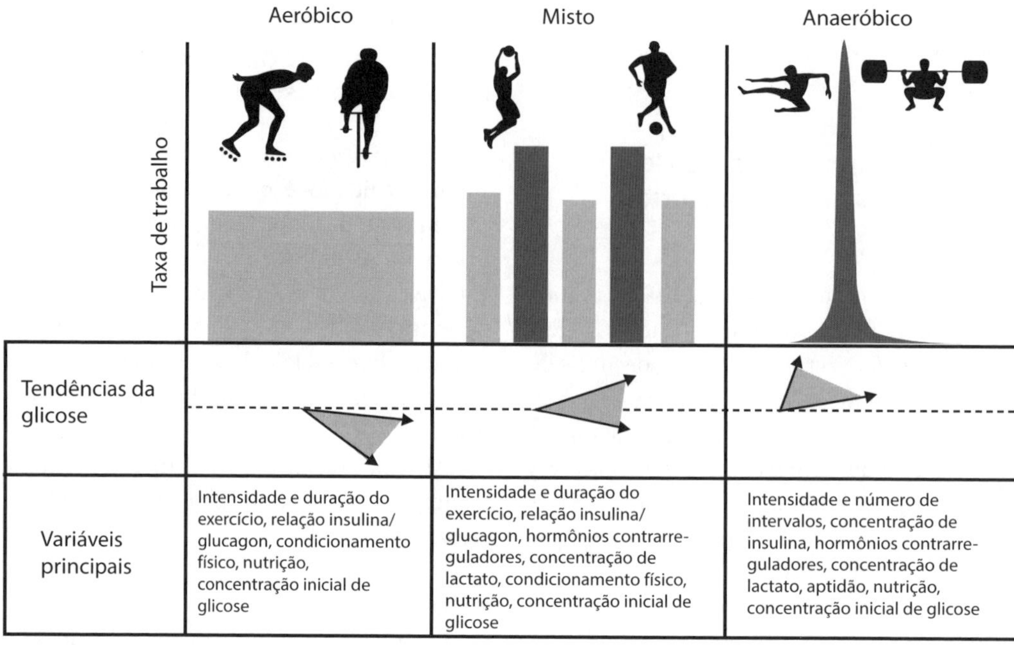

FIGURA 3 Variabilidade nas respostas de glicose no sangue a diferentes formas de exercício em indivíduos com diabetes melito tipo 1.

Fonte: adaptada de Riddell, 2017.[43]

- *Sprints* curtos adicionados ao treinamento aeróbico podem minimizar o risco de hipoglicemia.
- Consumir carboidratos após a atividade geralmente é a melhor opção para prevenir a hipoglicemia pós-exercício quando atividades anaeróbias de curta duração e alta intensidade são realizadas.
- O aumento da glicose no sangue após exercícios intensos pode ser evitado com uma pequena dose adicional de insulina de ação rápida no intervalo ou imediatamente após o término do exercício – por exemplo, um *bolus* de correção de 50% do usual se a glicemia estiver que maior 250 mg/dL.
- O risco de hipoglicemia noturna pós-exercício é alto, e cuidados especiais devem ser adotados se o nível glicêmico na hora de dormir for menor que 125 mg/dL com insulina basal NPH®. Com os análogos basais, o nível de glicose ao deitar pode ser um pouco menor sem um risco substancial de hipoglicemia noturna, mas nenhum valor específico é uma garantia de que a hipoglicemia será evitada.

As Tabelas 6 e 7 sumarizam as ações de manejo do controle glicêmico de acordo com a glicemia pré-exercício e as sugestões de ajuste inicial dos *bolus* prandiais para refeições que antecedem os exercícios em até 90 minutos.[22]

TABELA 6 Ingestão sugerida de carboidratos ou outras ações com base nos níveis de glicose no sangue no início do exercício

Glicemia pré-exercício (mg/dL)	Conduta
< 90	Ingerir 15-30 g de carboidratos de absorção rápida antes do início do exercício, dependendo da atividade individual e pretendida; algumas atividades de curta duração (30 minutos) ou de intensidade muito alta (treinamento com pesos, treinamento em intervalos etc.) podem não exigir qualquer ingestão adicional de carboidratos. Para atividades prolongadas com intensidade moderada, consumir carboidratos adicionais, conforme necessário (0,5-1 g/kg de massa corporal por hora de exercício), com base nos resultados dos testes de glicose no sangue.
90-150	Consumir carboidratos a partir do início do exercício (0,5-1 g/kg de massa corporal por hora de exercício), dependendo do tipo de exercício e da quantidade de insulina.
150-250	Iniciar o exercício e atrasar o consumo de carboidratos até que os níveis de glicose no sangue sejam < 150 mg/dL.
250-350	Testar cetonas e não realizar nenhum exercício se estiverem presentes em quantidades moderadas a grandes. Iniciar exercício de intensidade leve a moderada. O exercício intenso deve ser adiado até que os níveis de glicose sejam < 250 mg/dL, pois o exercício intenso pode exacerbar a hiperglicemia.
≥ 350	Testar cetonas e não realizar nenhum exercício se estiverem presentes em quantidades moderadas a grandes. Se as cetonas são negativas (ou traços), considerar a correção conservadora da insulina (p. ex., correção de 50%) antes do exercício, dependendo do *status* de insulina ativa. Iniciar exercício leve a moderado e evitar exercícios intensos até diminuir os níveis de glicose.

Fonte: adaptada de Colberg, 2016.[22]

TABELA 7 Sugestão de redução de *bolus* de insulina para refeições que antecedem os exercícios em até 90 minutos

Intensidade do exercício	Duração 30 minutos	Duração 60 minutos
Aeróbio leve (aproximadamente 25% VO_2 máximo)	–25%	–50%
Aeróbio moderado (aproximadamente 50% VO_2 máximo)	–50%	–75%
Aeróbio pesado (70-75% VO_2 máximo)	–75%	NA
Aeróbio intenso/anaeróbio (> 80% VO_2 máximo)	Não reduzir	NA

NA: não avaliado porque a atividade é muito intensa para ser sustentada por 60 minutos.
Fonte: adaptada de Colberg, 2016.[22]

Referências bibliográficas

1. International Diabetes Federation (IDF). 9.ed. IDF diabetes Atlas; 2019.
2. American Diabetes Association. 13. Children and adolescents: standards of medical care in diabetes – 2021. Diabetes Care. 2021;44(Suppl.1):S180-S199.
3. Telo GH, Cureau FV, Szklo M, Bloch KV, Schaan BD. Prevalence of type 2 diabetes among adolescents in Brazil: findings from study of cardiovascular risk in adolescents (Erica). Pediatr Diabetes. 2019;20(4):389-96.
4. Sociedade Brasileira de Diabetes. Classificação e diagnóstico do diabetes mellitus. In: Diretrizes da Sociedade Brasileira de Diabetes 2019-20. São Paulo: Clannad Editora Científica; 2019. p.19-26.
5. Sociedade Brasileira de Diabetes. Posicionamento Oficial da Sociedade Brasileira de Diabetes número 03/2019 – Utilização de setas de tendência para pacientes com Diabetes Mellitus em monitorização contínua de glicose. São Paulo; 2019.
6. Sociedade Brasileira de Diabetes. Posicionamento Oficial da Sociedade Brasileira de Diabetes número 01/2020 – Conduta terapêutica no diabetes tipo 1: algoritmo SBD 2020. São Paulo; 2020.

7. Styne DM, Arslanian SA, Connor EL, Farooqi IS, Murad MH, Silverstein JH et al. Pediatric obesity-assessment, treatment, and prevention: an Endocrine Society Clinical Practice guideline. J Clin Endocrinol Metab. 2017;102(3):709-57.
8. Tamborlane WV, Barrientos-Pérez M, Fainberg U, Frimer-Larsen H, Hafez M, Hale PM et al. Liraglutide in children and adolescents with type 2 diabetes. N Engl J Med. 2019;381(7):637-46.
9. Kelly AS, Auerbach P, Barrientos-Perez M, Gies I, Hale PM, Marcus C et al. A randomized, controlled trial of liraglutide for adolescents with obesity. N Engl J Med. 2020;382(22):2117-28.
10. Bender DA, Mayes PA. Carboidratos de importância fisiológica. In: Rodwell VW, Bender DA, Botham KM, Kennelly PJ, Weil PA. Bioquímica ilustrada de Harper. 30.ed. Porto Alegre: AMGH Editora; 2017.
11. Demonte A. Carboidratos. In: Dutra-de-Oliveira JE, Marchini JS. Ciências nutricionais, aprendendo a aprender. 2.ed. São Paulo: Sarvier; 2008.
12. Carvalho SF, Suen VMM, Araújo GT, Silvah JH, Lima CMM, Vinha PP, Marchini JS. Nutrologia conceitual. In: Ribas-Filho D, Suen VMM. Tratado de nutrologia. 2.ed. Barueri: Manole; 2019.
13. Botham KM, Mayes PA. Lipídeos de importância fisiológica. In: Rodwell VW, Bender DA, Botham KM, Kennelly PJ, Weil PA. Bioquímica ilustrada de Harper. 30.ed. Porto Alegre: AMGH Editora; 2017.
14. Santos TM. Lipídeos. In: Dutra-de-Oliveira JE, Marchini JS. Ciências nutricionais, aprendendo a aprender. 2.ed. São Paulo: Sarvier; 2008.
15. Kennelly PJ, Rodwell VW. Aminoácidos e polipeptídeos. In: Rodwell VW, Bender DA, Botham KM, Kennelly PJ, Weil PA. Bioquímica ilustrada de Harper. 30.ed. Porto Alegre: AMGH Editora; 2017.
16. Sociedade Brasileira de Pediatria, Departamento Científico de Nutrologia. Manual de alimentação: orientações para alimentação do lactente ao adolescente, na escola, na gestante, na prevenção de doenças e segurança alimentar / Sociedade Brasileira de Pediatria. Departamento Científico de Nutrologia. 4.ed. São Paulo: SBP; 2018.
17. Rodwell VW. Catabolismo das proteínas e do nitrogênio dos aminoácidos. In: Rodwell VW, Bender DA, Botham KM, Kennelly PJ, Weil PA. Bioquímica ilustrada de Harper. 30.ed. Porto Alegre: AMGH Editora; 2017.
18. Diretrizes da Sociedade Brasileira de Diabetes 2019-20 – Princípios gerais da orientação nutricional no Diabetes Mellitus.
19. Sociedade Brasileira de Diabetes. Manual de contagem de carboidratos para pessoas com diabetes. SBD; 2016.
20. Bell KJ, Smart CE, Steil GM, Brand-Miller JC, King B, Wolpert HA. Impact of fat, protein, and glycemic index on postprandial glucose control in type 1 diabetes: implications for intensive diabetes management in the continuous glucose monitoring era. Diabetes Care. 2015;38(6):1008-15.
21. Faber EM, Van Kampen PM, Clement-de Boers A, Houdijk ECAM, van der Kaay DCM. The influence of food order on postprandial glucose levels in children with type 1 diabetes. Pediatr Diabetes. 2018;19(4):809-15.
22. Colberg SR, Sigal RJ, Yardley JE, Riddell MC, Dunstan DW, Dempsey PC et al. Physical activity/exercise and diabetes: a position statement of the American Diabetes Association. Diabetes Care. 2016;39(11):2065-79.
23. Nocon M, Hiemann T, Müller-Riemenschneider F, Thalau F, Roll S, Willich SN. Association of physical activity with all-cause and cardiovascular mortality: a systematic review and meta-analysis. Eur J Cardiovasc Prev Rehabil. 2008;15(3):239-46.
24. Baldi JC, Hofman PL. Does careful glycemic control improve aerobic capacity in subjects with type 1 diabetes? Exerc Sport Sci Rev. 2010;38(4):161-7.
25. Garber CE, Blissmer B, Deschenes MR, Franklin BA, Lamonte MJ, Lee IM et al. Quantity and quality of exercise for developing and maintaining cardiorespiratory, musculoskeletal, and neuromotor fitness in apparently healthy adults: guidance for prescribing exercise. Med Sci Sports Exerc. 2011;43(7):1334-59.
26. Sluik D, Buijsse B, Muckelbauer R, Kaaks R, Teucher B, Johnsen NF et al. Physical activity and mortality in individuals with diabetes mellitus: a prospective study and meta-analysis. Arch Intern Med. 2012;172(17): 1285-95.
27. Chimen M, Kennedy A, Nirantharakumar K, Pang TT, Andrews R, Narendran P. What are the health benefits of physical activity in type 1 diabetes mellitus? A literature review. Diabetologia. 2012;55(3):542-51.
28. Snowling NJ, Hopkins WG. Effects of different modes of exercise training on glucose control and risk factors for complications in type 2 diabetic patients: a meta-analysis. Diabetes Care. 2006;29(11):2518-27.
29. Jelleyman C, Yates T, O'Donovan G, Gray LJ, King JA, Khunti K et al. The effects of high-intensity interval training on glucose regulation and insulin resistance: a meta-analysis. Obes Rev. 2015;16(11):942-61.
30. Little JP, Gillen JB, Percival ME, Safdar A, Tarnopolsky MA, Punthakee Z et al. Low volume high-intensity interval training reduces hyperglycemia and increases muscle mitochondrial capacity in patients with type 2 diabetes. J Appl Physiol (1985). 2011;111(6):1554-60.
31. Dubé MC, Lavoie C, Weisnagel SJ. Glucose or intermittent high-intensity exercise in glargine/glulisine users with T1DM. Med Sci Sports Exerc. 2013;45(1):3-7.
32. Tonoli C, Heyman E, Roelands B, Buyse L, Cheung SS, Berthoin S et al. Effects of different types of acute and chronic (training) exercise on glycaemic control in type 1 diabetes mellitus: a meta-analysis. Sports Med. 2012;42(12):1059-80.
33. Yardley JE, Kenny GP, Perkins BA, Riddell MC, Balaa N, Malcolm J et al. Resistance versus aerobic exercise:

acute effects on glycemia in type 1 diabetes. Diabetes Care. 2013;36(3):537-42.

34. Yardley JE, Kenny GP, Perkins BA, Riddell MC, Malcolm J, Boulay P et al. Effects of performing resistance exercise before versus after aerobic exercise on glycemia in type 1 diabetes. Diabetes Care. 2012;35(4):669-75.
35. American Diabetes Association. Facilitating behavior change and wellbeing to improve health outcomes: Standards of Medical Care in Diabetes 2021. Diabetes Care. 2021;44(Suppl. 1):S53-S72.
36. Biankin SA, Jenkins AB, Campbell LV, Choi KL, Forrest QG, Chisholm DJ. Target-seeking behavior of plasma glucose with exercise in type 1 diabetes. Diabetes Care. 2003;26(2):297-301.
37. Tansey MJ, Tsalikian E, Beck RW, Mauras N, Buckingham BA, Weinzimer SA et al. The effects of aerobic exercise on glucose and counterregulatory hormone concentrations in children with type 1 diabetes. Diabetes Care. 2006;29(1):20-5.
38. Mallad A, Hinshaw L, Schiavon M, Man CD, Dadlani V, Basu R et al. Exercise effects on postprandial glucose metabolism in type 1 diabetes: a triple-tracer approach. Am J Physiol Endocrinol Metab. 2015;308(12):E1106-15.
39. Turner D, Luzio S, Gray BJ, Bain SC, Hanley S, Richards A et al. Algorithm that delivers an individualized rapid-acting insulin dose after morning resistance exercise counters post-exercise hyperglycaemia in people with type 1 diabetes. Diabet Med. 2016;33(4):506-10.
40. Mitchell TH, Abraham G, Schiffrin A, Leiter LA, Marliss EB. Hyperglycemia after intense exercise in IDDM subjects during continuous subcutaneous insulin infusion. Diabetes Care. 1988;11(4):311-7.
41. Bally L, Zueger T, Buehler T, Dokumaci AS, Speck C, Pasi N et al. Metabolic and hormonal response to intermittent high intensity and continuous moderate intensity exercise in individuals with type 1 diabetes: a randomised crossover study. Diabetologia. 2016;59(4):776-84.
42. García-García F, Kumareswaran K, Hovorka R, Hernando ME. Quantifying the acute changes in glucose with exercise in type 1 diabetes: a systematic review and meta-analysis. Sports Med. 2015;45(4):587-99.
43. Riddell MC, Gallen IW, Smart CE, Taplin CE, Adolfsson P, Lumb AN et al. Exercise management in type 1 diabetes: a consensus statement. Lancet Diabetes Endocrinol. 2017;5(5):377-90.
44. Diabetes Canada Clinical Practice Guidelines Expert Committee. Physical activity and diabetes. Can J Diabetes. 2018;42(Suppl 1):S54-S63.
45. Robertson K, Riddell MC, Guinhouya BC, Adolfsson P, Hanas R. Exercise in children and adolescents with diabetes. Pediatr Diabetes. 2014:15(Suppl. 20):203-22.
46. Sundberg F, Barnard K, Cato A, Beaufort C, DiMeglio LA, Dooley G et al. Managing diabetes in preschool children. ISPAD guidelines. Pediatr Diabetes. 2017; 18(7):499-517.

CAPÍTULO 46

Anorexia nervosa

Carla Cristina João Nogueira-de-Almeida
Carlos Alberto Nogueira-de-Almeida
Elza Daniel de Mello

Introdução

Transtornos alimentares são doenças de natureza psiquiátrica, caracterizadas por relação disfuncional com o alimento e/ou a alimentação e que provocam, como consequência, perturbações comportamentais relacionadas aos hábitos alimentares, acarretando prejuízos à saúde física e psicossocial. Para mais detalhes, consultar o Capítulo 47 – Transtornos alimentares. A anorexia nervosa (AN) é um dos transtornos alimentares mais graves e caracteriza-se pelo medo intenso de ganhar peso ou engordar, associado a um distúrbio da imagem corporal, capaz de provocar distorção no modo como o paciente vivencia ou percebe o próprio corpo e suas formas. Está associada à restrição da ingestão calórica em relação às necessidades diárias, com ou sem purgação, podendo resultar em um emagrecimento significativo.[1]

Por sua vez, caracteriza-se como distúrbio psiquiátrico quando o quadro de desnutrição torna-se agravado por uma enorme resistência ao tratamento. Essa convergência de fatores acaba sendo responsável pela gravidade da doença, que está associada ao risco de morte por complicações médicas ou pelos altos índices de suicídio. Além disso, não é incomum a coexistência de outras condições psiquiátricas, como depressão maior, transtornos de ansiedade, transtorno obsessivo-compulsivo ou uso indevido de substâncias.[1,2]

Prevalência

De forma geral, estima-se que a prevalência da doença seja de algo em torno de 1 a 4% da população entre 13 e 24 anos de idade. Revisão sistemática, realizada com estudos publicados entre os anos de 2000 e 2018, relatou que a prevalência de AN nos EUA era de 4,6%, com taxas mais baixas na Europa (2,2%) e Ásia (3,5%) e prevalências mais altas em mulheres (5,7%) do que em homens (2,2%).[3]

Em passado não tão remoto, a incidência da doença apresentava o pico na adolescência e no começo da idade adulta.[3] Mas, ao contrário do que costumava acontecer, a AN não acomete mais prioritariamente essa faixa etária, nem grupos específicos, como era o caso de bailarinas, modelos, ginastas e outros atletas. Nesse mesmo sentido, o número de casos entre meninos e adolescentes do sexo masculino vem aumentando ao longo do tempo, mobilizados, também, pela busca de um ideal de beleza irreal, propagado pela cultura atual.

Critérios diagnósticos da anorexia nervosa

Os critérios diagnósticos para a AN, segundo o DSM-V, são:[1]

- Restrição da ingestão calórica em relação às necessidades, levando a peso corporal significativamente baixo quando observados os parâmetros de idade, gênero, trajetória do desenvolvimento e saúde física.
- Medo intenso de ganhar peso ou de engordar, ou comportamento persistente que interfere no ganho de peso, mesmo estando com peso significativamente baixo.
- Perturbação no modo como o próprio peso ou a forma corporal são vivenciados: influência indevida do peso ou da forma corporal na autoavaliação ou ausência persistente de reconhecimento da gravidade do baixo peso corporal.

O DSM-V subdivide, ainda, o transtorno em dois subtipos:

- **Tipo restritivo:** nome designado para descrever a forma da doença quando o indivíduo não se envolveu em episódios recorrentes de compulsão alimentar ou comportamento purgativo (presença de vômitos autoinduzidos ou uso indevido de laxantes, diuréticos ou enemas) nos últimos três meses. A perda de peso é alcançada, essencialmente, por meio de dieta, jejum e/ou exercícios físicos excessivos. Esse tipo ainda está associado à idade de início mais precoce, além de possuir melhor prognóstico e maior probabilidade de cruzamento com o outro subtipo.[2]
- **Tipo compulsão alimentar purgativa:** nesse subtipo, ao contrário do anterior, nos últimos 3 meses o indivíduo se envolveu em episódios recorrentes de compulsão alimentar purgativa, com vômitos autoinduzidos ou uso indevido de laxantes, diuréticos ou enemas.

A maioria dos pacientes enquadra-se no segundo subtipo, pois faz uso de purgação com vômitos autoinduzidos ou utiliza laxantes e diuréticos para alcançar a perda de peso almejada. Entretanto, não é incomum a migração de um subtipo ao outro, o que significa dizer que os sintomas para diagnóstico e caracterização da doença devem ser os que estão presentes no momento da avaliação, além de ser necessária constante reavaliação durante o tratamento.[1]

O diagnóstico de AN muitas vezes é feito com base na história, que deve, sempre que viável, incluir informações de familiares, amigos e professores. São eles que poderão revelar detalhes como a supervalorização da magreza, a avaliação anormal dos alimentos, a realização de exercícios compulsivos e a existência de métodos de purgação.[4]

A purgação, por sua vez, pode ser percebida pelo aumento das glândulas salivares, pela presença de esmalte dental corroído e de cicatrizes no dorso das mãos provocadas por lesão mecânica causada por vômitos repetidos e autoinduzidos.[4]

Quanto às limitações funcionais, o que se verifica, na prática, é que alguns pacientes anoréxicos podem se manter ativos de todas as formas, seja profissional ou socialmente. Outros, no entanto, podem apresentar total isolamento social, que resulta na incapacidade para prosseguir com os estudos ou atingir qualquer sucesso profissional.[5]

Definição de gravidade

Para adultos o índice de massa corporal (IMC) é suficiente para estimar a gravidade da doença, de acordo com os critérios apontados no DSM-5:[1]

- Leve: IMC $\geq$ 17 kg/m^2.
- Moderada: IMC 16-16,99 kg/m^2.
- Grave: IMC 15-15,99 kg/m^2.
- Extrema: IMC < 15 kg/m^2.

Entretanto, para crianças e adolescentes são utilizados os percentis do IMC ou escores z apropriados constantes nos gráficos de crescimento da Organização Mundial da Saúde (OMS) e do Ministério da Saúde (MS), para meninos e meninas, separadamente.[6] Nesse caso, será preciso buscar nos respectivos gráficos os valores de escore z ou percentil equivalentes aos valores de IMC, acima descritos, correlacionando-os com os dados do gráfico para 19 anos de idade. Para mais detalhes, consultar o Capítulo 4 – Avaliação nutrológica.

Perda de peso

O primeiro e mais marcante critério diagnóstico de suspeição para AN é a existência de diminuição de ingestão calórica, conseguida por meio de restrição alimentar severa, que culmina com o consequente baixo peso corporal.[1,6,7] Mas, assim como acontece com os adultos, não existem padrões definitivos para julgar se o peso de uma criança ou de um adolescente está significativamente baixo, porquanto variações normais nas trajetórias de desenvolvimento entre os jovens limitam a utilidade de diretrizes numéricas simples.[1]

Dentro desse paradigma, o peso continua sendo um marcador importante no auxílio para o diagnóstico da doença, mas não é o único parâmetro que deve ser considerado. Ao lado dele, outros indicadores que possam conduzir a um diagnóstico diferencial devem ser considerados com o objetivo de descartar a possibilidade de qualquer outro quadro físico ou psíquico que provoque, de igual forma, inapetência e perda de peso excessiva.

Nesse sentido, os avanços da ciência no conhecimento e delimitação do quadro mostraram que o IMC ou percentil do IMC, para adultos e crianças/adolescentes, respectivamente, não constituem estratégia de aferição isenta de erros. Isso porque comportamentos alimentares disfuncionais também podem ser observados em pacientes com sobrepeso ou obesidade, servindo como um alerta para a incidência da doença nesse grupo. Para além do peso propriamente dito, deve-se descartar, *a priori*, a existência de um quadro de AN em pacientes cuja restrição alimentar severa desencadeie perda de peso muito rápida e não saudável, principalmente se essa perda estiver acompanhada de um grande sofrimento psíquico e da obsessão pela ideia de magreza.[5]

O entendimento fica mais claro quando existe a possibilidade da utilização de exemplos numéricos. Em uma situação hipotética, pode-se pensar na comparação de dois pacientes que perderam 10 kg, em curto espaço de tempo, o primeiro partindo de 50 kg e o segundo partindo de 100 kg. Nesse exemplo, muito provavelmente o primeiro caso poderia vir a ser investigado como possível quadro de AN, pois a tendência, para efeito de critério diagnóstico, seria apenas considerar o peso atual de 40 kg, checando a possibilidade de estar menor do que o minimamente esperado.[1] No segundo caso, muito provavelmente a hipótese diagnóstica de AN não seria investigada, pois estaríamos tratando de paciente com o peso atual na ordem de 90 kg, ou seja, que ainda não atingiu o menor peso esperado, ainda que ambos tenham perdido a mesma quantidade de peso, por meio dos mesmos comportamentos alimentares desordenados e de terem se colocado no mesmo risco de dano físico por inanição.[3] Portanto, deve-se atentar para pacientes jovens com grande diminuição de peso corporal.[3,8]

Mais ainda, alcançar um peso significativamente baixo, para pacientes com sobrepeso ou obesidade, pode já ser sugestivo de quadro crônico instalado há mais tempo. Evidentemente, a explicação é bastante lógica, pois, para alcançar tal patamar de peso, provavelmente a restrição alimentar e o comportamento desordenado podem ser condutas bastante enraizadas. Com base nessas informações é que, atualmente, a perda de peso muito rápida, mesmo em condições de sobrepeso, já é considerada o equivalente ao estado de desnutrição que era exigido anteriormente, para efeito de critério diagnóstico.[5]

O peso, nesse caso, pode servir de ferramenta valiosa para o diagnóstico da AN quando associado a uma série de outras informações. Se é verdade que um paciente com sobrepeso, que teve perda de peso recente muito rápida, pode ser candidato a um quadro de distúrbio alimentar, também é verdade que pode tratar-se de indivíduo saudável. Isso porque, nos dias atuais, dietas com restrição calórica acompanhadas de métodos que aceleram a perda de peso são práticas comuns entre as pessoas. E aqui a dificuldade está, justamente, em diferenciar um comportamento considerado normal daquele discrepante, dito patológico.[5]

Medo intenso de ganhar peso

Outro critério relevante da AN é a existência de um medo intenso de ganho de peso ou de reganho do peso perdido. Esse talvez seja um grande desafio no tratamento, pois, além da distorção de imagem corporal, que serve de impedimento para o reconhecimento da gravidade do quadro, esses jovens têm extrema habilidade no cálculo de calorias de qualquer alimento que ingerem, o que equivale a dizer que qualquer estratégia de realimentação é complexa e deve ser pactuada com eles, sob pena de não resultar em êxito.[9,10] Cabe salientar que esses pacientes aprenderam a controlar a fome e a saciedade, e a se regozijar com as restrições autoimpostas, como forma de exercer controle sobre tudo o que ingerem.

Assim, torna-se necessário frisar que todo cuidado na relação médico/paciente aqui é pouco, pois não é incomum, nesses quadros, os pacientes desconfiarem dos médicos, por vezes tornando-os seus verdadeiros inimigos. Isso porque é justamente esse profissional que vai trabalhar no sentido de tentar realimentá-los, o que é diametralmente oposto ao que desejam.[11]

Imagem corporal

Um terceiro aspecto de extrema relevância, trazido no DSM-V, diz respeito à perturbação na percepção do próprio peso ou da própria forma física. A imagem corporal é o modo como a pessoa percebe seu corpo. Trata-se de uma concepção mental, que é construída desde a infância até a puberdade. A autopercepção do peso é um aspecto importante da imagem corporal, pois é ela que vai refletir insatisfações e preocupações quanto ao tamanho e à forma corporais.[12] Mas é na adolescência que esse aspecto cresce em relevância, primeiro porque esse é um período marcado por grandes transformações, oriundas da aceleração do crescimento, que provoca mudanças corporais intensas. Além disso, é também na adolescência que o indivíduo está mais voltado às preocupações ligadas à aparência física, o que equivale a dizer que seu grau de insatisfação, de igual forma, também pode se elevar nessa época, contribuindo para a vulnerabilidade desse grupo em face do desenvolvimento de distúrbios alimentares.[12]

A diferenciação é importante, porque o paciente com AN apresenta distorção da imagem corporal muito acentuada, ou seja, não consegue se ver e se perceber de maneira realística. Esse acaba sendo um fator agravante para o quadro, porque o peso, para essas pessoas, nunca chega a um ideal, por mais baixo que esteja, e, seguindo a mesma linha de raciocínio, o quadro nunca parece tão grave quanto os outros dizem. Estudos mais recentes concluem que a imagem corporal alterada, além de motivar graves restrições alimentares, bem como outros comportamentos de perda de peso, desempenha papel central na iniciação, persistência e recaída da AN, atuando em todas as etapas desde a instalação da doença até sua possível remissão.[13]

Em relação à autoconsciência corporal, os avanços neurocientíficos cognitivos trazem uma nova perspectiva de como ocorre essa construção da imagem corporal. Assim, consideram nossa experiência espacial, incluindo a corporal, oriunda da combinação de dois quadros de referência diferentes: o primeiro, chamado egocêntrico, que teria sua fonte primária em representações ditas *on-line*, e o segundo, chamado alocêntrico, que teria sua fonte primária nas representações ditas *off-line*.[13] O primeiro quadro, egocêntrico, refere-se ao fluxo temporal de informações que constrói como o corpo está agora, ou seja, como uma representação externa, *on-line*. Já o segundo quadro, alocêntrico, refere-se a como é normalmente o corpo, ou seja, como uma representação interna, *off-line*, desatualizada. Assim, segundo esse modelo, as pessoas usam tanto a memória de como o corpo, incluindo sua forma e tamanho, é lembrado, *off-line*, como a percepção do corpo aqui e agora, *on-line*, para construir o que seria seu corpo-imagem. Para além disso, esses dois campos interagem, integrando, continuamente, as informações constantes em um e outro.[13]

Nesse cenário, pacientes com AN, diante da perda de grande quantidade de peso, não passariam pela adaptação de seu modelo *off-line* à medida que as novas informações *on-line* fossem recebidas, atualizando o modelo mais antigo armazenado do corpo, ou seja, o modelo *off-line*, mudando-o em definitivo. Isso explicaria por que pacientes com AN vivenciam uma experiência persistente de se verem como gordos, mesmo quando estão com peso significativamente muito baixo.[13] Em outras palavras, existiria uma falta de comunicação entre a percepção atual do corpo magro e a percepção registrada, mantida, de um corpo acima do peso. Essa distorção seria uma das possíveis explicações para a existência dessa forma equivocada dos pacientes com AN na percepção real do seu peso corporal.

Por outro lado, o quadro de distorção de imagem corporal não é exclusivo de indivíduos com AN. Estudos mostram que, na população em geral, existe uma prevalência de 41,7% de adolescentes com distorção da imagem corporal, seja por superestimação ou subestimação. Ainda nesse contexto, a prevalência de distorção da percepção da autoimagem mostra-se maior no grupo de adolescentes do sexo feminino, quando comparados ao masculino.[12]

Causas

A complexidade do tratamento da AN encontra fundamento justamente no fato de ser impossível atribuir uma única origem para sua existência. Assim, as causas parecem ser multifatoriais, com alguns possíveis determinantes, tais como influências genéticas, traços de personalidade de perfeccionismo e compulsividade, transtornos de ansiedade, história familiar de depressão e obesidade e pressões de pares, familiares e culturais em relação à aparência.[4] Mas é fato que existe um perfil de jovens que parece ser mais suscetível à AN – jovens brilhantes e com excelente rendimento acadêmico, baixa autoestima, sentimento de desesperança, o que também indica maior incidência de depressão nesse grupo, maior dificuldade de enfrentamento das angústias e ansiedades, presença de grande necessidade de aprovação externa, acomodação aos desejos dos outros, tendência ao conformismo, perfeccionismo e expectativas pessoais muito altas.

Outras condições psiquiátricas coexistem frequentemente com a AN em altos percentuais. Assim, depressão maior ou distimia podem ser observadas em cerca de 50 a 75% dos pacientes, os transtornos de ansiedade em mais de 60% e o transtorno obsessivo-compulsivo em cerca de 40% dos pacientes.[4] O abuso de álcool ou substâncias ilícitas pode estar presente entre 12 e 27% dos pacientes, sendo mais habitual entre aqueles com AN do tipo restritivo purgativo, pois é uma característica desse subtipo apresentar taxas mais elevadas de comportamento impulsivo, quando comparado com a AN do tipo restritivo. Pacientes desse último subtipo, por sua vez, parecem ser mais suscetíveis ao transtorno obsessivo-compulsivo, pela existência da necessidade de maior autocontrole.[4,5]

Aspectos psicológicos envolvidos na anorexia nervosa

Sendo a AN uma doença psiquiátrica, que engloba danos físicos e psicossociais, entender alguns mecanismos psíquicos que envolvem o quadro pode ser de grande valia para o manejo clínico e o tratamento, na medida em que oferecem visão mais completa do paciente.

Não por acaso, a AN acomete principalmente adolescentes do sexo feminino, que compõem cerca de 90% dos casos. Sob esse aspecto, a adolescência, como já bem estabelecido na literatura, é uma fase marcada por grandes mudanças, tanto físicas quanto psíquicas. Tanto assim que é considerada uma fase de extrema relevância, pois é nesse período que o jovem vai poder descobrir seu papel social, adquirindo subsídios como valores, atitudes, crenças, princípios e vontades, que serão organizados e assumidos pelo adolescente, servindo de base para a consolidação de seu processo natural de desenvolvimento psíquico.[1,14]

Dentro das mudanças físicas, as alterações corporais, próprias dessa idade, são as principais relacionadas ao quadro. Assim, na adolescência, o jovem tem que abdicar de um corpo infantil para conquistar um corpo adulto, tarefa essa não tão simples quanto se imagina.

Para os meninos, as alterações hormonais aparecem sob a forma, entre outras, de pelos sobre o corpo e de alterações na voz, mas, para muito além disso, essa é uma fase que impulsiona mudança de postura, pois agora o interesse não é só pelas brincadeiras entre os meninos, mas também pelo relacionamento íntimo com o outro.

Para as meninas, de igual forma, as alterações hormonais e o início da menstruação marcam mudanças que não dependem de sua vontade, mas que, também, indicam um caminho sem volta. É uma ruptura com uma condição já conhecida para entrar em um universo completamente novo. Em alguns casos, essa ruptura é indesejada.

Essas alterações muitas vezes são consideradas embaraçosas para alguns adolescentes, causando, inclusive, sentimentos de vergonha. As novas formas, funções e comportamentos são percebidos pelas pessoas dentro e fora do âmbito familiar, o que equivale a dizer que não podem ser disfarçadas ou não notadas. Junto com referidas mudanças, o adolescente tem a sensação de que o mundo que o cerca, de igual forma, também mudou.[14]

Entretanto, todas essas mudanças físicas seguem acompanhadas de elaborações e simbolizações psíquicas. Ao jovem caberá a construção de sua própria identidade, agora se diferenciando das figuras paternas, em processo denominado individualização. Evidentemente, para que a passagem de uma fase a outra seja o menos traumática possível, "lutos" deverão ser elaborados e novas expectativas de futuro vislumbradas, abrindo caminho para uma vivência psíquica separada dos pais, que poderá ser conduzida com base na identificação com os grupos, em uma jornada de socialização tão própria da idade. Agora, importam ao jovem não mais as opiniões e modelos dos pais, mas sim do grupo de amigos no qual está inserido. Seria esse o curso da vivência de uma adolescência que poderíamos chamar de normal. Mas não é o caminho trilhado por adolescentes com AN. Alguma etapa, existente entre os processos de elaboração de luto, individualização e socialização com seus pares, falhou.

A psicologia, mais precisamente a psicanálise, desde Freud até autores contemporâneos, encarrega-se de formular possíveis explicações para essa dinâmica, capazes de elucidar o quadro da AN que há tantos anos assombra os profissionais envolvidos em seu tratamento.

Quando se atendem jovens com AN, o primeiro aspecto que desperta a atenção é a existência de traços de ambivalência, que, aliás, também é o cerne da questão entre o comer e o não comer. Essa característica também vai existir na relação com as mães desses pacientes, descritas como muito autoritárias e invasivas. Frise-se, porém, que esse sentimento de invasão não foi construído na história recente da relação mãe/filha(o): é algo que existe desde sempre, desde os primeiros cuidados da mãe, na relação mãe/bebê, e que vai ressurgir, nesse momento, como agente dificultador no processo de individualização.

Sabe-se que as primeiras experiências do bebê com o mundo externo são intermediadas, via de regra, pela figura materna, ou por quem desempenhe tal função. Todavia, duas possíveis situações antagônicas poderiam surgir para explicar a AN: uma relação mãe/bebê marcada por excesso de cuidados da genitora, em um extremo, ou pela falta de cuidados, no outro. Ambas impossibilitariam a formação de espaço próprio para a efetiva constituição de uma identidade separada no futuro. Ressalte-se, apenas, que esses cuidados, no universo psíquico, não se restringem àqueles básicos para a sobrevivência do bebê, mas referem-se à condição de investir o bebê como um ser separado da mãe.[11,15]

Esse paradoxo vai evidenciar uma falha no processo de simbolização, que torna os pacientes com AN incapazes de encontrar uma representação psíquica para essas demandas internas. O caminho encontrado, nesses casos, é a externalização, sob a forma de concretização de sintomas, ou seja, o não comer.

Esse não comer representa uma forma de recusa, como tentativa de separação de uma mãe que invade, ou que é sentida dessa forma, em um recurso precário de busca de autonomia e independência, considerando que comer é um ato próprio, de individualidade, pois é extremamente difícil alimentar quem não quer ser alimentado. No outro extremo, o não comer resulta em fragilidade, que torna esses pacientes totalmente dependentes de cuidados externos, pois estão presos a um corpo infantil. Isso representa a máxima expressão da incapacidade perante as transformações próprias da puberdade e, consequentemente, a possibilidade de ter acesso à independência e à autonomia tão almejadas.[11,15]

Quanto ao pai, que também vai funcionar como ator principal desse enredo, tem-se que é percebido como alguém ausente na relação familiar. Essa ausência não necessariamente é física, mas psíquica. A ele caberia o papel de intervir em uma relação simbiótica mãe/filha(o), quebrando a ligação patológica existente. Afastar a mãe, como personagem única, da linha de frente do tratamento, incluindo o pai, em um relacionamento triangular, é um dos pontos fundamentais para encontrar o êxito no tratamento, que é longo e bastante complexo.

O papel da mídia e das redes sociais

Na atualidade, a mídia e as redes sociais são apontadas como responsáveis ou, no mínimo, facilitadoras da propagação dos transtornos alimentares. Isso tudo mediado pela busca do corpo perfeito, por meio do uso de quaisquer meios que se mostrem eficazes para alcançar aquilo que parece ser uma utopia.

Dietas mirabolantes e meios obscuros de conseguir a tão desejada perda de peso sem grande esforço aparecem aos montes, de forma irresponsável e pouco voltadas ao benefício da saúde, que é o objeto maior da reeducação alimentar responsável. E isso vai ao encontro do desejo de muitas jovens que acreditam, porque assim é divulgado, que perder peso é apenas uma questão de esforço. Vende-se uma proposta que, aos olhos ingênuos de muitos jovens, parece algo simples de ser conquistado.

Mais ainda, do ponto de vista das transformações corporais da adolescência, enquanto os meninos adquirem força e capacidade muscular, as meninas ganham gordura, que serve de matéria-prima para o funcionamento hormonal. Mas essa característica feminina vai na contramão das expectativas culturais contemporâneas de corpos esguios,[15] escancarando o que seria uma ditadura utópica.

É improvável que a AN seja causada pelo apelo das redes sociais e pela busca de um corpo perfeito, já que se trata de doença eminentemente psiquiátrica. Entretanto, da mesma forma que acontece com várias patologias mentais, esses aspectos podem atuar como disparadores do processo, como o gatilho que desencadeará o desequilíbrio psíquico.

Existem, ainda, comunidades virtuais voltadas para o incentivo, ajuda, ensinamento e todo tipo de apoio para jovens que desejam entrar nessa jornada difícil, debilitante e, por vezes, infelizmente, sem volta. São denominadas *Anas*, para anorexia, e *Mias*, para bulimia. Essas comunidades são formadas por grupos fechados, funcionando como um grupo terapêutico às avessas, pois, ao invés de promoverem o compartilhamento de informações para proporcionar a luta contra a anorexia, fazem exatamente o oposto: promovem o compartilhamento de informações para quem quer se tornar anoréxico e não está conseguindo por vias próprias.[9] A utilização dessas redes de apoio é frequentemente necessária, uma vez que em particular a AN exige de seus candidatos extrema dedicação e autocontrole, pré-requisitos difíceis de sustentar ao longo do tempo, em uma condição extenuante, dolorosa e autodestrutiva.

Por fim, a família geralmente descobre o quadro de AN quando já instalado, muito tempo depois de ter sido iniciado. E não tem muito como ser diferente, porque, em uma sociedade em que a grande maioria das pessoas vive "de dieta", buscando uma melhor forma física, às vezes é difícil a família desconfiar ou diferenciar o normal do patológico, a menos que ele se torne crônico e grave.

Sinais de alerta na anorexia nervosa

Os sinais de alerta para o diagnóstico de AN são:

- **Restringir um número crescente de grupos alimentares**: sem substituí-los por outros, principalmente os mais calóricos. Repentinamente, o indivíduo deixa de comer alimentos que antes eram habituais, sob o pretexto de que não gosta mais, enjoou de comer aquilo ou por estar procurando manter uma alimentação melhor.
- **Rituais ao se alimentar:** marcados por cortar os alimentos em pequenos pedaços e degustá-los como se o indivíduo estivesse curtindo o que está comendo quando, na verdade, a estratégia de comer devagar e pausadamente é uma forma de ingerir menor quantidade de alimentos, utilizando o tempo para alcançar a saciedade.
- **Mudança significativa de peso:** critério diagnóstico, trazido no DSM-V, mas que, de início pode parecer apenas uma dieta hipocalórica normal, praticada por alguém que deseja perder peso.
- **Ingerir muito líquido, como água, café, chá:** que aqui vão servir como estratégia de burlar a fome, mantendo o estômago preenchido com líquidos, aproveitando-se, também, do efeito anorexígeno de certos estimulantes, como a cafeína.
- **Idas prolongadas e repetidas ao banheiro**: pelo possível uso de laxantes e diuréticos, ou, quando com torneiras abertas ou outras fontes de ruído provocados, para esconder os sons dos vômitos.
- **Exercício excessivo:** principalmente quando associados a hábitos alimentares restritivos. Não é incomum os pacientes com AN aparecerem com hematomas pelo corpo, sem poderem justificar sua origem. Isso porque uma prática comum para a perda de

peso é fazer exercícios repetidamente. Acontece, entretanto, que muitas vezes esses exercícios são feitos escondidos da família, em pequenos lugares, como o banheiro, ou no chão do quarto, favorecendo, assim, o surgimento de hematomas.

- **Evitação de atividades que envolvam comida, como refeições familiares ou festas de amigos:** com o objetivo de não serem observados e terem a doença descoberta. Aqui começa a existir um distanciamento social de atividades que envolvam alimentação. As refeições passam a ser feitas, preferencialmente, quando estão sozinhos. É fato que pacientes com AN muitas vezes conseguem manter suas atividades diárias, quando envolvem estudo ou trabalho, mas a relação social com seus pares, para além das obrigatórias, fica muito prejudicada.
- **Mudança física, como um novo corte de cabelo ou uma tatuagem:** que serve para marcar o início de uma nova fase. Essas mudanças atuam como ritos de passagem, uma vez que o universo da AN envolve uma comunidade que se retroalimenta e se fortalece com a utilização de dicas, como já exposto. Dessa forma, mudanças físicas levam o indivíduo a ser aceito nesse novo grupo, com suas regras, exigências e estímulos.
- **Gosto pela culinária:** quando adentram no universo da AN, muitos pacientes desenvolvem um gosto por elaborar comidas, mas para as outras pessoas comerem. Parece existir uma forma perversa de manutenção do autocontrole. Alimentar seus familiares e amigos passa a ser um prazer que eles não têm mais ou têm, mas sentem-se realizados em driblar. Tanto quanto nos rituais alimentares, aqui vai existir a desculpa de que não está com fome porque foi comendo enquanto cozinhava.
- **Mãos geladas:** em razão da hipoperfusão periférica.[16]
- **Sentir mais frio que o habitual e comparado aos outros:** também pela hipoperfusão sanguínea.[16]
- **Outros sinais de fundo cognitivo e emocional:** irritabilidade excessiva, ansiedade, insegurança, baixa autoestima, pensamento confuso, alterações de humor, depressão, isolamento social, alterações do sono, energia reduzida por desnutrição autoimposta.

Como abordar o tratamento

O tratamento na AN deve, dentro do possível, ser feito por equipe multidisciplinar, que é a conduta considerada padrão-ouro para a abordagem. Evidentemente, o primeiro passo é a avaliação médica, psiquiátrica e nutrológica detalhada, incluindo exame físico e testes laboratoriais.

Toda e qualquer informação externa deve ser valorizada, porque o paciente vai tentar fazer o caminho oposto, da desinformação, seja por medo de ser submetido a um tratamento forçado, por falta de autoconsciência ou pelos efeitos cognitivos resultantes da desnutrição.[2]

É importante entender que na AN existe uma tentativa obstinada de controle sobre o corpo, a alimentação e as necessidades fisiológicas e afetivas. A perda de peso, tão almejada e incessantemente buscada, é percebida como uma grande conquista e um sinal de autocontrole, enquanto o ganho de peso, pelo contrário, sinaliza um fracasso da autodisciplina, transformando-se em algo inaceitável.[15]

O foco inicial do tratamento seria tentar aumentar a ingestão de alimentos, interrompendo os comportamentos de purgação com o objetivo de recuperar o peso, com os pais assumindo um papel de supervisão, enquanto o paciente passa por acompanhamento médico e laboratorial semanal.[2] Mas esse passo talvez dependa de intervenção anterior, com o objetivo de conquistar a confiança do paciente e fortalecer uma possibilidade de vínculo e adesão ao tratamento, sem o qual este estaria condenado ao fracasso. Aqui talvez o profissional obtenha êxito se conseguir pactuar com o paciente que, em um primeiro momento, o objetivo se restringe simplesmente a não perder mais peso. Essa divisão de responsabilidade e a percepção de que o outro, o profissional, está consoante com seu desejo e pode ajudá-lo a, pelo menos, se manter da forma que acredita ter conquistado já são significativas, tendo em vista que é um novo ator participante desse processo, mas que não vai se colocar de forma invasiva, como a mãe, nem ausente, como o pai.

Nesse momento, o papel da família passa a ser essencial, pois funciona como grande ponto de apoio ao tratamento. Todas as refeições deverão ser feitas com a família, ou com a presença de pelo menos um membro, colocando-se sempre com muita paciência e respeito com o paciente. Não se trata de um simples não querer comer, mas de um não conseguir comer. A compreensão de que a AN é uma doença grave faz toda a diferença para quem vai estar ao lado, ajudando no processo de restabelecimento.

Nenhuma refeição deve ser pulada, pois cada refeição deixada de lado parece servir como estratégia capaz de retroalimentar a doença. E o contrário é verdade: começar a se alimentar é a única forma de vencer a AN. Como, de início, o objetivo do tratamento deve focar o retorno à frequência alimentar, respeitando as calorias que estão sendo ingeridas, pois foi pactuado que o aumento de peso faz parte de uma segunda etapa do tratamento, a quantidade de alimentos a ser consumida no dia deve ser fracionada em pequenas porções, distribuídas nesse espaço de tempo. Até porque porções maiores provocariam a sensação de estômago cheio, que é insuportável para esses pacientes. O plano em longo prazo deve ser proporcionar, cada vez mais, a independência e estabelecer uma comunicação familiar eficaz. A postura de enfrentamento, diferenciação e individualização dos pais deve ser conquistada com a disposição para aprender a lidar com cada situação cotidiana com uma resposta emocional adequada e não se valer apenas da restrição alimentar como única estratégia de enfrentamento de problemas. Pela interface psicológica bastante comprovada, a terapia para esses casos não só é indicada como se transforma em ferramenta fundamental para lidar com aspectos de individualização, acima descritos, dissolução da distorção da imagem corporal, fundamental para a cura dessa doença e aprendizagem de respostas emocionais variadas e adequadas às angústias do paciente. Esse é um caminho árduo, mas que deve ser trilhado.

É correto afirmar que algum distúrbio na imagem corporal e alguma ansiedade em consumir alimentos ricos em gordura e calorias ainda persistirão por um longo período, talvez para sempre. Mas os objetivos de comer de forma independente, frequentar a escola, participar de atividades extracurriculares, socializar com colegas e atingir um peso de pelo menos 90% da faixa normal para sua altura e idade podem e devem ser buscados, devagar e cautelosamente.[2]

De igual forma, o monitoramento pelos pais e a avaliação clínica periódica devem ser mantidos por, pelo menos, 1 ano para qualquer evidência de recaída, o que indicaria a necessidade de reiniciar imediatamente a terapia.[2]

A terapia farmacológica geralmente não é indicada para o tratamento da AN,[2] porque não existe um medicamento eficaz para tratar a doença propriamente dita. Entretanto, outras comorbidades, como depressão e/ou ansiedade, podem ser medicadas, diminuindo, assim, o estado de sofrimento do paciente. Isso vai depender, evidentemente, da segurança e do conhecimento do profissional responsável pelo caso, que pode optar ou não por esse caminho.

Casos mais graves podem ser considerados emergência, sendo necessária internação, com manejo de distúrbios hidroeletrolíticos e mesmo indicação de terapia nutrológica enteral e, mais raramente, parenteral.

Gravidade

Na AN, as taxas de mortalidade são frequentemente utilizadas como indicadores de gravidade da doença. Estudos realizados já na década de 1990 referiam ser a AN o transtorno psiquiátrico com a mais alta taxa de mortalidade, dado que se mantém até os dias atuais.[17]

Para além da gravidade da doença propriamente dita, o comportamento suicida também tem sido associado à AN. Tanto assim que, em adolescentes, o risco de suicídio na presença de transtornos alimentares é equivalente ao de outros transtornos psiquiátricos graves, como depressão maior e transtorno de conduta.[17] Estima-se que 20 a 40% das mortes na AN são por suicídio, e, ainda, que esses pacientes têm entre 18 e 23 vezes mais risco de suicídio que a população em geral.[2,17] A possível explicação seria os sintomas depressivos existentes na AN, além do uso de drogas ilícitas por essas pacientes.[18]

Por todo o exposto, a conclusão a que se chega quando se observam esses números altos é a de que estamos diante de uma doença complexa, de alta gravidade e com grande mortalidade, que merece atenção e conhecimento por parte dos profissionais da saúde.

Referências bibliográficas

1. Association AP. DSM-5: Manual diagnóstico e estatístico de transtornos mentais. Porto Alegre: Artmed; 2014.
2. Mitchell JE, Peterson CB. Anorexia nervosa. N Engl J Med. 2020;382(14):1343-51.
3. Rastogi R, ES RM. Restrictive eating disorders in previously overweight adolescents and young adults. Cleveland Clinic Journal of Medicine. 2020;87(3):165-71.
4. Yager J, Andersen AE. Anorexia nervosa. New England Journal of Medicine. 2005;353(14):1481-8.
5. Daltroso CR. Anorexia nervosa: uma visão médica e psicanalítica. 2019. Disponível em: http://bibliodigital.unijui.edu.br:8080/xmlui/handle/123456789/5723; acessado em: 11 de agosto de 2021.
6. World Health Organization. Training course on child growth assessment. Geneva: WHO; 2008; 2017.
7. Hebebrand J, Himmelmann GW, Heseker H, Schäfer H, Remschmidt H. Use of percentiles for the body mass index in anorexia nervosa: diagnostic, epidemiological, and therapeutic considerations. International Journal of Eating Disorders. 1996;19(4):359-69.
8. Hilbert A. Childhood eating and feeding disturbances. Multidisciplinary Digital Publishing Institute. Nutrients. 2020;12(4):972.
9. Norris ML, Boydell KM, Pinhas L, Katzman DK. Ana and the internet: a review of pro-anorexia websites. International Journal of Eating Disorders. 2006; 39(6):443-7.
10. Ntwengabarumije F, Gingras N, Bélanger R. Influence of the internet on eating disorders in teenagers. Soins Psychiatrie. 2017;38(311):21-4.
11. Cañete MCV, Vitalle MSdS, Silva FCd. Anorexia nervosa: estudo de caso com uma abordagem de sucesso. Fractal: Revista de Psicologia. 2008;20(2):377-86.
12. Nogueira-de-Almeida CA, Garzella RC, da Costa Natera C, Almeida ACF, Ferraz IS, Del Ciampo LA. Distorção da autopercepção de imagem corporal em adolescentes. International Journal of Nutrology. 2018;11(02):61-5.
13. Dakanalis A, Gaudio S, Serino S, Clerici M, Carrà G, Riva G. Body-image distortion in anorexia nervosa. Nature Reviews Disease Primers. 2016;2(1):1-2.
14. Brêtas JRdS, Moreno RS, Eugenio DS, Sala DCP, Vieira TF, Bruno PR. Os rituais de passagem segundo adolescentes. Acta Paulista de Enfermagem. 2008; 21(3):404-11.
15. Gaspar FL. A violência do outro na anorexia: uma problemática de fronteiras. Revista Latinoamericana de Psicopatologia Fundamental. 2005;8(4):629-43.
16. Luck P, Wakeling A. Increased cutaneous vasoreactivity to cold in anorexia nervosa. Clinical Science. 1981; 61(5):559-67.
17. Veras JLA, Ximenes RCC, Vasconcelos FMN, Medeiros BF, Sougey EB. Relação entre comportamento suicida e transtornos alimentares: uma revisão sistematizada. Rev Pesqui Cuid Fundam (Online). 2018:289-94.
18. Bulik CM, Thornton L, Pinheiro AP, Plotnicov K, Klump KL, Brandt H et al. Suicide attempts in anorexia nervosa. Psychosomatic Medicine. 2008;70(3):378-83.

CAPÍTULO 47

Transtornos alimentares e transtorno dismórfico corporal

Graziela A. Nogueira de Almeida Ribeiro
Marcos Aurélio Martins Ribeiro

Introdução

Considerados transtornos mentais escritos no Manual Diagnóstico e Estatístico de Transtornos Mentais (DSM-V),[1] os transtornos alimentares caracterizam-se por importantes perturbações, tanto na alimentação como no comportamento alimentar, podendo causar sérios prejuízos de ordem física e psicossocial. Entre os transtornos alimentares mais conhecidos estão a bulimia nervosa, a anorexia nervosa e o transtorno de compulsão alimentar. O transtorno de ruminação, pica, transtorno alimentar restritivo/evitativo, bem como os não especificados, também fazem parte dessa mesma categoria. Neste capítulo serão abordados a bulimia nervosa e o transtorno de compulsão alimentar. A anorexia nervosa é tratada no Capítulo 46.

Além dos transtornos alimentares, neste capítulo também será abordado o transtorno dismórfico corporal, já que, apesar de consistir em transtorno alimentar, envolve aspectos relacionados a preocupações com o corpo, sendo um dos diagnósticos diferenciais mais relevantes a serem feitos em relação aos transtornos alimentares.

Bulimia nervosa

A bulimia nervosa é um transtorno alimentar marcado pela autoavaliação inadequada da forma e do peso corporal, que pode levar a episódios recorrentes de compulsão alimentar (ou seja, pela ingestão de grande quantidade de alimentos em curto espaço de tempo, geralmente acompanhada de um sentimento de falta de controle) seguidos de comportamentos compensatórios inadequados, como purgações (vômitos autoinduzidos e/ou uso excessivo de laxantes e/ou diuréticos) e/ou jejuns ou exercícios físicos excessivos, com o objetivo de evitar o ganho de peso.[1,2]

Para caracterizar um episódio bulímico, o indivíduo deve ingerir uma quantidade de alimentos muito maior do que a maioria das pessoas consumiria em período limitado (período médio de 2 horas). O indivíduo apenas cessa a alimentação quando se sente desconfortavelmente cheio e empanturrado.[2] Diante dos episódios de compulsão alimentar, é bastante frequente o bulímico se envergonhar de seus problemas alimentares ou se sentir culpado, tentando, assim, esconder seus sinais e sintomas.

Outras características também podem contribuir para o diagnóstico. Na maior parte dos casos, trata-se de indivíduos com o índice de massa corporal (IMC) dentro da normalidade ou com sobrepeso. Em mulheres bulímicas podem ocorrer amenorreia ou irregularidades no ciclo menstrual, bem como distúrbios hidroeletrolíticos, alcalose e acidose metabólicas em função dos comportamentos de purgação. Os episódios de vômitos recorrentes podem favorecer perda permanente do esmalte dentário, aumento das glândulas salivares, assim como esofagite. Também é frequente o aparecimento de calos e cicatrizes no dorso da mão por estimulação manual da glote ao induzir vômitos.[1]

Como fatores de risco para o desenvolvimento desse transtorno, podem-se citar: a) psicológicos, que se referem às preocupações recorrentes com o tamanho e a forma corporal, que, em geral, são seguidas de sentimentos de baixa autoestima e de ansiedade social; b) ambientais, frequentemente associados à internalização de um ideal corporal de magreza, ou ainda associados a história de abuso físico ou sexual durante a infância. Além disso, sugere-se que pais que exercem controle excessivo sobre a alimentação de seus filhos ou que estimulam seu emagrecimento podem favorecer o desenvolvimento de transtornos alimentares; c) genéticos e fisiológicos, estes relacionados à possibilidade de transmissão familiar, ou em decorrência de obesidade durante a infância, ou mesmo em função de amadurecimento puberal precoce. Os hormônios leptina e grelina também têm sido abordados na fisiopatologia dos transtornos alimentares. Eles parecem influenciar a forma como o indivíduo se alimenta, interferindo na percepção da fome e da saciedade. No caso da bulimia nervosa, têm-se verificado alterações desses hormônios com aumento da grelina (o que permite explicar a existência e manutenção desse transtorno) e diminuição da leptina, levando a prejuízos na qualidade de vida.[3-6]

A incidência de bulimia nervosa tem aumentado nas últimas décadas. Estudos nacionais e internacionais apontam para a prevalência desse transtorno em torno de 1 a 4% da população, ocorrendo com maior frequência entre as mulheres comparativamente aos homens e acometendo principalmente pessoas jovens, com idade entre 12 e 25 anos.[7-9] Sugere-se que a alta incidência de bulimia nervosa entre as mulheres esteja fortemente relacionada às mudanças nos padrões de beleza atuais e às demandas sociais por corpos cada vez mais magros como sinônimos de beleza, sucesso e aceitação social.[10,11]

Do ponto de vista emocional, uma pessoa com bulimia nervosa tende a supervalorizar seu tamanho e forma corporal, apresentando uma percepção distorcida de si mesma. Além disso, pode apresentar frequência elevada de sintomas depressivos e de ansiedade que, na maioria dos casos, entram em remissão após o tratamento. Também se verifica história de abuso de álcool ou drogas, bem como preenchimento de critério para certos tipos de transtornos de personalidade. O perfil psicológico de pessoas com bulimia nervosa pode ser marcado por características de baixa autoestima, perfeccionismo, desenvolvimento insatisfatório da identidade, dificuldade no controle dos impulsos, bem como por sentimentos de desesperança.[3,12-15]

Ao se tratar do desencadeamento de uma crise bulímica, tem-se que ela pode ocorrer por diversos fatores, como estados de humor disfóricos, por estressores interpessoais, sensação de fome após submissão a dietas muito restritivas ou ainda em função de sentimentos negativos diversos relacionados ao tamanho e forma corporais.[7]

Importante salientar que, com relação à qualidade de vida de pessoas com bulimia nervosa, existem evidências de que os componentes mentais da qualidade de vida se mostram mais comprometidos do que os componentes físicos.[7,16]

Na literatura ainda não existe consenso quanto ao tratamento mais eficiente para os transtornos alimentares, não havendo recomendação de um tratamento específico. Considerando a diversidade de sintomas presentes na bulimia nervosa, torna-se difícil a delimitação de estratégias de tratamento. Daí a necessidade de tratamentos que considerem não somente o paciente como um todo, mas também os diferentes contextos em que ele está inserido (familiar, psicológico, econômico e social).

Sugere-se que os pacientes sejam assistidos em serviços especializados e que seja feita a escolha adequada da modalidade de tratamento, seja ambulatorial, semi-internação ou internação integral, de acordo com a condição clínica, psíquica e familiar do paciente. Além disso, é fundamental que o trabalho seja realizado por equipe interdisciplinar, considerando-se uma estrutura mínima composta por médicos de diferentes especialidades (clínico geral, nutrólogo, psiquiatra e endocrinologista), nutricionistas e psicólogos, tendo em vista as múltiplas dimensões relacionadas a esses transtornos. Como formas de atuação podem-se incluir terapias familiares, psicoterapias e psicoeducação (individuais ou de grupo), terapias clínicas e farmacológicas, tratamento nutricional, tratamento dentário, entre outras que se fizerem necessárias. Como parte do tratamento sugerem-se a adoção de hábitos alimentares saudáveis mediante reeducação alimentar, a eliminação de complicações físicas, psiquiátricas e psicológicas, além do reestabelecimento do peso, se necessário.[2,17]

Quanto à terapia familiar, ela favorece mudanças em nível ambiental e não individual, capacitando os pais a lidarem com a doença e com o doente. Sugere-se que o trabalho com os familiares de pacientes com transtornos alimentares seja focado nos fatores que podem estar mantendo a doença, o que significa dizer que é preciso intervir nas dificuldades da família em lidar com seus conflitos, no excesso de proteção por parte dos pais em relação aos filhos, nos papéis desempenhados por cada membro do grupo familiar, entre outros.[18]

Em se tratando de psicoterapia, seja ela individual ou de grupo, considera-se que este é um importante recurso para o tratamento de pacientes com transtornos alimentares. No entanto, não existe consenso quanto à melhor abordagem a ser utilizada. A psicoterapia cognitivo-comportamental é considerada uma alternativa de tratamento para os transtornos alimentares, porém ainda não parecem existir dados suficientes que estimem uma porcentagem esperada de sucesso. Ao comparar a terapia cognitivo-comportamental com outras técnicas de psicoterapia, verifica-se que a terapia cognitivo-comportamental não tem apresentado vantagem sobre as outras (como as psicoterapias de apoio ou abordagens psicanalíticas).[17-20]

Em síntese, do ponto de vista emocional, sugere-se que a melhor indicação para o tratamento dos transtornos alimentares seja a complementação de diferentes abordagens como terapia familiar, psicofarmacoterapia e terapia individual e/ou em grupo.

Em relação ao tratamento farmacológico, não há, até o momento, nenhum medicamento que melhore definitivamente os sintomas da bulimia nervosa; ele tem sido utilizado como um coadjuvante no tratamento multiprofissional. Para o sucesso no uso desse tipo de abordagem é importante que sejam considerados aspectos relativos ao médico e ao paciente. Quanto ao médico, é fundamental que ele procure fazer uso de medicamentos com os quais já tenha alguma experiência prévia, além de se mostrar flexível para as necessárias adaptações, sem deixar de ser firme, pontual e objetivo com o paciente e seus familiares. Do ponto de vista do paciente, é preciso não esquecer que indivíduos com transtornos alimentares têm dificuldade de aceitar a própria doença e, portanto, de aderir aos tratamentos propostos, o que não seria diferente com o uso de medicamentos.

Para o tratamento da bulimia nervosa, alguns psicofármacos são utilizados com o objetivo de diminuir os sintomas bulímicos, além de contribuir para a melhora dos sintomas psíquicos. Os mais utilizados estão listados a seguir:[21-25]

- Antidepressivos: úteis na diminuição da compulsão alimentar e dos vômitos. Os mais utilizados são: citalopram, clomipramina, imipramina, fluoxetina e sertralina.

- Estabilizadores de humor: dentre os quais o topiramato, estão associados com melhoras tanto nos comportamentos de compulsão alimentar como nos purgativos.
- Estimulantes: utilizados para contenção dos impulsos. Os mais utilizados são o metilfenidato e a lisdexanfetamina.
- Benzodiazepínicos: pouco recomendados em função do alto risco de dependência e do risco da associação com álcool e drogas.

Vale ainda ressaltar que casos crônicos de bulimia nervosa costumam ser menos responsivos ao tratamento quando comparados a quadros diagnosticados em estágios iniciais.

Transtorno de compulsão alimentar

O transtorno de compulsão alimentar (TCA) é caracterizado por episódios recorrentes de compulsão alimentar, ou seja, caracterizado pela ingestão de grande quantidade de alimentos em curto espaço de tempo (período de 2 horas), mesmo na ausência da sensação física de fome, até se sentir desconfortavelmente cheio, seguida de sensação de falta de controle e de sentimentos depressivos ou de culpa. Em geral, a pessoa tende a se alimentar quando está sozinha por se sentir envergonhada pela quantidade de comida que está ingerindo. Além disso, não acontecem usos de comportamentos compensatórios, como na bulimia e na anorexia nervosas. Para o diagnóstico desse transtorno, esses episódios devem ocorrer, em média, pelo menos uma vez por semana durante três meses. A depender do número de episódios de compulsão alimentar por semana, pode-se determinar o nível de gravidade do TCA, podendo variar de leve (1 a 3 episódios por semana) até extrema (14 ou mais episódios por semana).

Considera-se que sua etiologia seja multifatorial, associada a aspectos psicológicos, familiares, biológicos, genéticos, bem como a influências socioculturais.[1]

Estima-se que a prevalência de TCA em adultos (maiores de 18 anos de idade) seja de 3% da população, sendo mais frequente entre as mulheres, em especial entre aquelas que buscam tratamentos para emagrecer.[26] Contudo, esse transtorno pode estar presente tanto em pessoas com peso normal como entre aquelas com sobrepeso ou obesidade, assim como entre os adolescentes. Nesses casos, episódios de compulsão alimentar podem representar uma fase prodrômica do transtorno. Indivíduos obesos que buscam tratamento para perda de peso, em geral, são mais propensos a terem o diagnóstico de TCA, como também a vivenciarem maiores prejuízos funcionais, na qualidade de vida e maior comorbidade psiquiátrica. A presença de comorbidades psiquiátricas pode tanto dificultar a identificação do TCA como interferir em seu curso e tratamento.[27] Entre as comorbidades mais frequentes, têm-se os transtornos bipolares, depressivos e de ansiedade. Têm-se também observado com frequência as perturbações relacionadas à percepção da imagem corporal.

Com relação aos aspectos psicológicos, ao se tratar de eventos ou fatores que podem favorecer o desencadeamento de um episódio de compulsão alimentar, estudos têm apontado para as vivências emocionais negativas, em especial naquelas pessoas que se apresentam com pouco repertório para lidar com situações emocionais conflitantes.[28] Em relação à manutenção dos comportamentos inadequados ligados à alimentação, discute-se que os indivíduos com TCA podem apresentar dificuldades importantes no controle dos impulsos, além de déficits cognitivos, em especial relacionados à flexibilidade cognitiva, à memória operacional e à resolução de problemas.[27] Já ao se considerarem os sentimentos identificados após os episódios de compulsão alimentar, foram observados sentimentos de culpa, de vergonha e de nojo, além de sensação de desgosto consigo próprio, sintomas depressivos e de ansiedade.[1,27,29,30]

Do ponto de vista fisiológico, sugere-se que os sistemas mesolímbico e mesocortical estejam relacionados a formas de recompensas cerebrais no TCA, assim como alguns neurotransmissores, como a dopamina, a serotonina, o ácido gama aminobutírico, a noradrenalina e o glutamato.[31]

Por se tratar de transtorno de etiologia multifatorial, considera-se que o tratamento seja interdisciplinar, incluindo abordagem psicológica, nutricional e clínica.

Quanto às intervenções psicológicas, tanto as formas individuais como em grupo têm sido utilizadas. Entre as abordagens individuais, observa-se predomínio das terapias cognitivo-comportamentais e, nas formas grupais, as intervenções psicoeducativas. No entanto, também se verificam resultados positivos em outras abordagens psicoterapêuticas, como as psicodinâmicas.

No que diz respeito ao tratamento nutricional, de maneira geral, este deve ter como objetivo o reestabelecimento do equilíbrio alimentar, por meio de propostas de ingestão alimentar adequada e balanceada, associadas a mudanças de hábitos comportamentais.

Quanto ao tratamento farmacológico, apesar de o desenvolvimento de medicamentos para TCA ainda hoje ser prejudicado pelas altas respostas ao placebo e pelas altas taxas de abandono nos ensaios clínicos, tem-se verificado um aprimoramento significativo nessa área. A utilização de antidepressivos, em especial daqueles inibidores seletivos de recaptação de serotonina, mostra-se eficaz na diminuição dos episódios de compulsão alimentar, constituindo uma das classes mais estudadas para o TCA. Também é utilizada a sibutramina (que, embora também seja um inibidor seletivo de recaptação da serotonina, não tem efeito antidepressivo marcante) – considerada um agente antiobesidade –, bem como o topiramato – agente neuroterapêutico. A sibutramina se mostra útil na diminuição da ingestão alimentar, favorecendo a perda de peso, além de contribuir positivamente para o índice glicêmico e o perfil lipídico. O topiramato tem apresentado sua eficácia associada à diminuição do número de episódios de compulsão alimentar, consequentemente contribuindo para melhora da gravidade do transtorno.[26,27,32]

Transtorno dismórfico corporal

Até o DSM-IV, o transtorno dismórfico corporal (TDC) era considerado um transtorno somatoforme. A partir do DSM-V, passa a figurar no grupo de transtornos do espectro do transtorno obsessivo compulsivo. Assim, o TDC é um transtorno mental caracterizado por preocupações com defeitos ou falhas percebidos na aparência física, que levam a pessoa a se sentir feia, sem atrativos ou, ainda, anormal e deformada. No entanto, esses defeitos ou falhas não são observáveis pelas outras pessoas ou, se o são, parecem insignificantes. Essas preocupações mostram-se bastante intrusivas e indesejadas, ocupando muito tempo (em média de 3 a 8 horas por dia), sendo assim de difícil controle, o que pode favorecer a vivência de muito sofrimento ou prejuízos físicos, psicossociais e até acadêmicos ou profissionais.[1]

Em geral, tem início na adolescência, pode ter um curso crônico e estima-se uma prevalência em torno de 1 a 2% da população geral. De etiologia mormente psicossocial, o desenvolvimento desse transtorno parece estar associado a vivências traumáticas na infância, como história de abuso, negligência ou outros tipos de violência, o que pode justificar os prejuízos psicossociais e as altas taxas de suicídio. Pessoas com TDC evitam falar sobre suas deformidades, já que elas são motivo de vergonha para si mesmas. Ademais, elas têm medo de chamar a atenção de outras pessoas para o problema corporal que tanto as preocupa e causa sofrimento. Assim, por se tratar de um transtorno silencioso, o risco de suicídio pode aumentar consideravelmente. Da mesma forma, resistem a buscar tratamento em decorrência da vergonha.[33]

Dismorfia corporal ou vigorexia

Descrita como uma variação do TDC, a dismorfia corporal ou vigorexia, como é popularmente conhecida,[37,38] refere-se a uma preocupação que o indivíduo tem de não ser forte e musculoso como acredita que deveria ser, incluindo todas as partes do corpo.[39,40] Nesse caso, além de a pessoa se preocupar com o corpo, ela também tem a ideia de que ele é pequeno, grande ou pouco musculoso. Ocorre principalmente em homens com aparência corporal normal e, geralmente, musculosos. Nesse caso, o padrão ideal corresponde aos músculos cada vez mais bem definidos e desenvolvidos, frequentemente alcançados por meio do uso de esteroides anabolizantes, dietas hiperproteicas, hipolipídicas, uso de suplementos proteicos, além de levantamento de peso em excesso.[34-37]

Nesse transtorno, os indivíduos buscam de maneira obsessiva a hipertrofia muscular e o mínimo de gordura possível. Além disso, tendem a potencializar os defeitos estéticos que possuem ou imaginam possuir. Esses indivíduos apresentam transtorno da imagem corporal na medida em que se percebem fracos e pequenos, apesar da musculatura desenvolvida em níveis acima da média da população masculina. Ademais, costumam evitar a exposição de seu corpo por se sentirem envergonhados. Amiúde, não praticam atividades físicas aeróbicas pelo receio de perda de massa muscular.[37,38]

A prevalência da dismorfia corporal se dá com maior frequência entre homens de 18 a 35 anos de idade, geralmente frequentadores assíduos de academias, que realizam exercício físico excessivo em busca de um corpo musculoso e perfeito.[38,39]

Alguns aspectos relacionados ao transtorno deveriam chamar a atenção para a necessidade de tratamento, a saber: uso excessivo de substâncias ergogênicas, hábitos alimentares inadequados, relações interpessoais prejudicadas com interferências na vida sexual e profissional, sintomas depressivos, entre outras comorbidades psiquiátricas.[40,41]

Quanto ao tratamento para o TDC ou para dismorfia corporal, ainda não há consenso quanto às melhores estratégias, muito embora se considere que os tratamentos interdisciplinares possam favorecer melhores resultados. Nesse sentido, as psicoterapias individuais podem levar a respostas satisfatórias, em especial quando associadas às terapias nutricionais e ao uso de medicamentos, entre eles os inibidores seletivos de recaptação de serotonina, associados ou não a outros antidepressivos, quando necessário. Da mesma forma que nos transtornos alimentares, indivíduos com esses transtornos similarmente apresentam dificuldades para buscar tratamentos por não reconhecerem a necessidade de ajuda e por não quererem perder a massa muscular alcançada.[38,41,42]

Ortorexia

Embora até o presente momento não seja descrita como um transtorno, a ortorexia tem sido amplamente discutida. Caracterizada como um comportamento obsessivo patológico e definida como a dependência ou a fixação em uma alimentação saudável, a ortorexia pode levar o indivíduo a restrições dietéticas significativas em função da exclusão de alimentos considerados impuros, como carnes, laticínios, carboidratos e gorduras, bem como de alimentos que contenham corantes, muito ou pouco açúcar ou sal, agrotóxicos, conservantes, entre outros. Em oposição ao que acontece na anorexia nervosa e na bulimia nervosa, na ortorexia o indivíduo se permite comer. Porém, tem-se uma obsessão pela alimentação saudável, favorecendo que o indivíduo mantenha seus pensamentos ocupados somente com sua dieta, o que potencialmente pode levar a prejuízos profissionais, escolares, familiares, sociais, entre outros.[43-45]

São indivíduos que, por fazerem a opção por condutas alimentares cada vez mais restritivas, arriscam-se a desenvolver carência de nutrientes, colocando em risco a própria saúde.

Do ponto de vista da personalidade, indivíduos com ortorexia se mostram como pessoas detalhistas, organizadas e com necessidade extrema de autocuidado. Ademais, mostram-se indivíduos que, do ponto de vista social, tendem ao isolamento. Primeiro porque, ao se sentirem na obrigação de convencer e esclarecer as pessoas mais próximas sobre os prejuízos à saúde que uma alimentação "impura" pode acarretar, podem levar a desgastes nos relacionamentos e, consequentemente, a afastamentos. Segundo porque, já que a alimentação precisa ser rigorosamente cuidada, alimentar-se fora de casa torna-se algo bastante problemático.[43-45]

Também para a ortorexia não existe um tratamento específico. No entanto, assim como nos transtornos alimentares, em geral é a família que percebe as primeiras alterações no comportamento alimentar. Nesses casos, sugere-se que, inicialmente, a família busque ajuda profissional. De toda forma, sugere-se que o tratamento seja conduzido por equipe multiprofissional, tendo em vista a abrangência de sintomas e prejuízos.

Referências bibliográficas

1. American Psychiatric Association. Manual Diagnóstico e Estatístico de Transtornos Mentais DSM-5. 5.ed. Porto Alegre: Artmed; 2014.
2. Romaro RA, Itokazu FM. Bulimia nervosa: revisão da literatura. Psicologia: Reflexão e Crítica. 2002;15(2):407-12.
3. Morgan CM, Vecchiatti IR, Negrão AB. Etiologia dos transtornos alimentares: aspectos biológicos, psicológicos e socioculturais. Revista Brasileira de Psiquiatria. 2002;24(Supl. 3):18-23.
4. Krug I, Treasure J, Anderluh M, Bellodi L, Cellini E, Collier D et al. Associations of individual and family eating patterns during childhood and early adolescence: a multicentre European study of associated eating disorder factors. British Journal of Nutrition. 2009;101(06):909-18.
5. Anschutz D, Engels R, Leeuwe JV, Strien TV. Watching your weight? The relations between watching soaps and music television and body dissatisfaction and restrained eating in young girls. Psychology and Health. 2009;24(9):1035-50.
6. Méquinion M, Langlet F, Zgheib S, Dickson S, Dehouk B, Chauveau C et al. Ghrelin: central and peripheral implications in anorexia nervosa. Frontiers in Endocrinology. 2013;4:1-27.
7. American Psychiatric Association Practice Guidelines. Practice guideline for the treatment of patients with eating disorders. Am J Psychiatry. 2000;157(Supl 1):1-39.
8. Swanson SA, Crow SJ, Le Grange D, Swendsen J, Merikangas KR. Prevalence and correlates of eating disorders in adolescents. Archives of General Psychiatry. 2011;68(7):714-23.
9. Hercowitz A. Transtornos alimentares na adolescência. Pediatria Moderna. 2015;51(7):lil-778617.
10. Uzunian LG, Vitalle MSS. Habilidades sociais: fator de proteção contra transtornos alimentares em adolescentes. Ciência & Saúde Coletiva. 2015;20(11):3495-508.
11. Pedrosa RL, Teixeira LC. A perspectiva biomédica dos transtornos alimentares e seus desdobramentos em atendimentos psicológicos. Revista USP. 2015;26(2):221-30.
12. Ludewig AM, Rech RR, Halpern R, Zanol F, Frata B. Prevalência de sintomas para transtornos alimentares em escolares de 11 a 15 anos da rede municipal de ensino da cidade de Nova Petrópolis, RS. Revista da AMRIGS. 2017;61(1):35-9.
13. Oliveira Cardoso EA, Santos MA. Perfil psicológico de pacientes com anorexia e bulimia nervosas: a ótica do psicodiagnóstico. Medicina, Ribeirão Preto. 2006;39(3):353-60.
14. Herpertz-Dahlmann Beate. Adolescent eating disorders: definitions, symptomatology, epidemiology and comorbidity. Eating Disorders and Obesity. 2009; 18(1):31-47.
15. Matos TS, Lima RS. Características de personalidade e transtornos alimentares: uma revisão de literatura. Conhecimento & Diversidade. 2020;12(27):93-108.
16. Tirico PP, Stefano SC, Blay SL. Quality of life and eating disorders: a systematic review. Cadernos de Saúde Pública. 2010;26(3):431-49.
17. Hail L, Le Grange D. Bulimia nervosa in adolescents: prevalence and treatment challenges. Adolescent Health, Medicine and Therapeutics. 2018;4(9):11-6.
18. Stefano SC, Passos TCP, Kern LK. Abordagens psicológicas. In: Claudino AM, Zanella MT. Transtornos alimentares e obesidade. Barueri: Manole; 2005.
19. Scorsolini-Comin F, Santos MAD. Psicoterapia como estratégia de tratamento dos transtornos alimentares: análise crítica do conhecimento produzido. Estudos de Psicologia. 2012;29:851-63.
20. Lock L. Treatment of adolescent eating disorders: progress and challenges. Minerva Psichiatrica. 2010; 51(3):207-16.

21. Cabrera CC. Estratégias de intervenção interdisciplinar no cuidado com o paciente com transtorno alimentar: o tratamento farmacológico. Medicina (Ribeirao Preto. Online). 2006;39(3):375-80.
22. Salzano FT, Cordás TA. Tratamento farmacológico de transtornos alimentares. Revista de Psiquiatria Clínica. 2004;31(4):188-94.
23. Antunes M. Anorexia nervosa e bulimia na adolescência: diagnóstico e tratamento. Adolescência e Saúde. 2007;4(3):41-4.
24. Flament MF, Bissada H, Spettigue W. Evidence-based pharmacotherapy of eating disorders. Int J Neuropsychoparmacology. 2012;(15):189-207.
25. Hay PJ, Claudino AM. Clinical psychopharmacology of eating disorders: a research update. International Journal of Neuropsychopharmacology. 2012;15(2):209-22.
26. Cauduro GN, Pacheco JTB, Paz GM. Avaliação e intervenção no transtorno da compulsão alimentar (TCA): uma revisão sistemática. Psico. 2018;49(4):384-94.
27. Bloc LG, Nazareth ACP, Melo AKS, Moreira V. Transtorno de compulsão alimentar: revisão sistemática da literatura. Revista Psicologia e Saúde. 2019;11(1):3-17.
28. Boggiano MM, Wenger LE, Burgess EE, Tatum MM, Sylvester MD, Morgan PR et al. Eating tasty foods to cope, enhance reward, socialize or conform: what other psychological characteristics describe each of these motives? Journal of Health Psychology. 2017; 22(3):280-9.
29. Bittencourt SA, Lucena-Santos P, Moraes JFD, Oliveira MS. Anxiety and depression symptoms in women with and without binge eating disorder enrolled in weight loss programs. Trends in Psychiatry and Psychotherapy. 2012;34(2):87-92.
30. Castro Coronado AL, Ramírez Brenes AL. Prevalencia de manifestaciones del trastorno por atración en adultos con sobrepeso y obesidad, Costa Rica. Revista Costarricense de Salud Pública. 2013;22(1):20-6.
31. Duarte PCAV, Formigoni LOS. Efeitos de substâncias psicoativas: módulo 1. 11.ed. Brasília: Secretaria Nacional de Políticas sobre Drogas; 2017.
32. Arantes A, Del Castanhel JB, Nunes RF. As diversas abordagens na prescrição do topiramato: uma revisão de literatura. Revista Saúde Multidisciplinar. 2021; 9(1). Disponível em: http://revistas.famp.edu.br/revistasaudemultidisciplinar/article/view/135; acessado em: 11 de agosto de 2021.
33. Singh AR, Veale D. Understanding and treating body dysmorphic disorder. Indian Journal of Psychiatry. 2019;61(Suppl 1): S131.
34. Hildebrandt T, Schlundt D, Langenbucher J, Chung T. Presence of muscle dysmorphia symptomology among male weightlifters. Comprehensive Psychiatry. 2006;47(2):127-35.
35. Cafri G, van den Berg P, Thompson JK. Pursuit of muscularity in adolescent boys: relations among biopsychosocial variables and clinical outcomes. Journal of Clinical Child and Adolescent Psychology. 2006;35(2):283-91.
36. Mello GT, Fiamoncini RL. Dismorfia muscular em praticantes de musculação: revisão sistemática. Revista Brasileira de Nutrição Esportiva. 2012;6(36):449-57.
37. Soler PT, Fernandes HM, Damasceno VO, Novaes JS. Vigorexia e níveis de dependência do exercício em frequentadores de academia e fisiculturistas. Rev Bras Med Esporte. 2010;19(5):343-8.
38. Assunção SSM. Dismorfia muscular [Muscle dysmorphia]. Revista Brasileira de Psiquiatria. 2002;24(Supl III):80-4.
39. Grieve FG. A conceptual model of factors contributing to the development of muscle dysmorphia. Eating Disorders. 2007;15(1):63-80.
40. Leone JE, Sedory EJ, Gray KA. Recognition and treatment of muscle dysmorphia and related body image disorders. Journal of Athletic Training. 2005; 40(4):352-9.
41. de Freitas TL, Zortea GB, Wagner V, de Oliveira LP. Vigorexia: influência dos padrões estéticos culturais e obsessão pelo corpo ideal. Inova Saúde. 2020; 9(2):176-89.
42. Camargo TPPD, Costa SPVD, Uzunian LG, Viebig RF. Vigorexia: revisão dos aspectos atuais deste distúrbio de imagem corporal. Revista Brasileira de Psicologia do Esporte. 2008;2(1):1-15.
43. Zamora MC, Bonaechea BB, Sánchez FG, Rial BR. Orthorexia nervosa: a new eating behavior disorder? Actas Españolas de Psiquiatría. 2005;(33):66-8.
44. Bartrina JA. Orthorexia or when a healthy diet becomes an obsession. Archivos Latinoamericanos de Nutrición. 2007;57(4):313-5.
45. Martins MCT, Alvarenga MDS, Vargas SVA, Sato KSCDJ, Scagliusi FB. Ortorexia nervosa: reflexões sobre um novo conceito. Rev Nutr. 2011;24(2):345-57.

CAPÍTULO **48**

Criança com câncer

Thomas Dal Bem Prates
Elza Daniel de Mello
Carlos Alberto Nogueira-de-Almeida

Introdução

A nutrição na faixa etária pediátrica é de extrema importância, considerando ser esse o principal período de crescimento e desenvolvimento do ser humano. Diante do diagnóstico de câncer nessa fase da vida, a nutrição adquire relevância ainda maior, pois é preciso objetivar a cura, mas também é necessário tentar possibilitar a continuidade dos processos fisiológicos. O Instituto Nacional do Câncer (Inca) estima que serão diagnosticados pelo menos 25 mil novos casos de câncer em pacientes de 0 a 19 anos de idade entre 2020 e 2022 no país.[1] Portanto, precisamos estar preparados para realizar o melhor tratamento para essa população.

Dentro dos cuidados de suporte ao tratamento do câncer infantil, a terapia nutricional desempenha papel fundamental. Embora sem estudos que demonstrem objetivamente o impacto das intervenções nutricionais no prognóstico dos pacientes, é aceita a importância destas no tratamento oncológico.[2] O principal tópico referente à nutrição do paciente oncológico é a caquexia, que pode estar presente tanto no diagnóstico ou como parte das manifestações iniciais quanto em decorrência do tratamento e suas complicações.[2]

Neste capítulo serão abordados os aspectos relevantes para avaliação dos pacientes em risco nutricional e as intervenções mais adequadas para buscar os melhores desfechos ao longo do tratamento.

Caquexia do câncer

Classicamente a caquexia é definida como um estado de desnutrição grave, caracterizado por anorexia, perda de peso, perda de massa muscular e anemia.[2] Posteriormente foi proposta a diferenciação entre caquexia, consumo e sarcopenia[3], porém ainda não há normatização do uso dessas e de outras nomenclaturas[4]. A fisiopatologia da desnutrição relacionada ao câncer inclui um estado inflamatório sistêmico, associado ou não à anorexia, acrescido de baixa ou insuficiente ingestão calórica, redução da prática de atividade física e perda de massa celular (destacando-se a perda de massa magra).[2-4]

A perda de peso durante o tratamento oncológico vem sendo relacionada com a redução da sobrevida . A Figura 1 apresenta impacto na sobrevida global (graduação de 0 a 4, sendo 4 o pior) em relação ao índice de massa corporal (IMC), tendo sido ajustado para sexo, idade, local da doença, estágio e *performance status,* com significância estatística ($P < 0,001$).[5] Fato ainda não tão bem demonstrado na população pediátrica, mas já servindo de alerta para a necessidade de monitoramento e intervenções constantes.

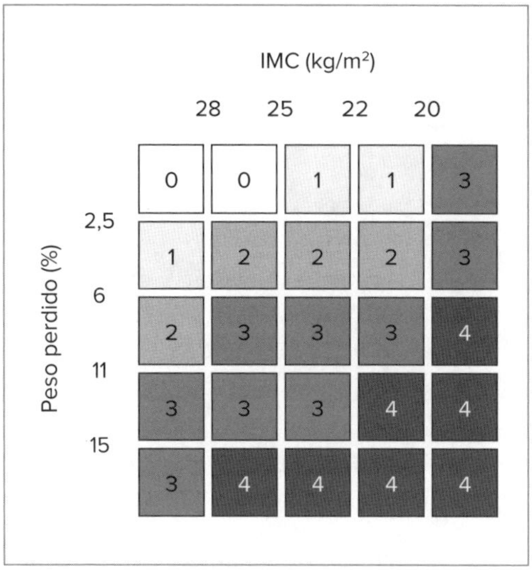

FIGURA 1 Impacto na sobrevida de adultos com câncer de acordo com o índice de massa corporal. Graduação de 0 (melhor) a 4 (pior) das medianas de sobrevida.

IMC: índice de massa corporal.

Fonte: adaptada de Martin, 2015.[5]

O risco de desnutrição é diferente conforme o tipo de câncer, sua gravidade e o estado nutricional prévio ao tratamento. A Tabela 1 auxilia na avaliação do risco para desnutrição.[6]

Quanto ao processo catabólico, é importante conhecer os três principais mecanismos envolvidos:[4]

1. **Ingestão nutricional insuficiente:** definida mais comumente como a incapacidade de comer por mais de uma semana ou ingerir menos de 60% do esperado por mais de 1 a 2 semanas. Pode ter origem, bem como ser agravada, por diversos fatores, como a anorexia primária (de origem central) e os interferentes/desencadeadores secundários, como xerostomia, alterações na dentição, controle álgico insuficiente, alteração de trânsito intestinal (fatores relacionados à doença de base ou presentes antes do tratamento); alterações quimiossensoriais, diarreia, constipação, desabsorção, mucosite, náuseas e vômitos (fatores relacionados às consequências do tratamento).
2. **Perda muscular por consumo:** é o principal fator envolvido no processo de caquexia, impactando diretamente a perda de peso, podendo ocorrer independentemente da perda de gordura. A perda muscular influencia diretamente o comprometimento funcional, as taxas de complicações pós-operatórias, a toxicidade pelos quimioterápicos e a mortalidade.
3. **Síndrome inflamatória sistêmica:** frequentemente presente em diferentes graus, impactando diversas rotas metabólicas. No metabolismo proteico, altera o *turnover* das proteínas, isto é, síntese e degradação das proteínas, aumentando o consumo proteico e a produção de proteínas inflamatórias de fase aguda. No metabolismo dos carboidratos, pode aumentar a resistência periférica à insulina. No metabolismo lipídico, pode manter ou aumentar a capacidade de oxidação dos lipídeos.

Portanto, as alterações dietéticas e metabólicas relacionadas ao processo de caquexia são multifatoriais, o que exige tratamento multimodal, com abordagem nutricional, prática de atividade física e manejo de dor e das reações adversas ao tratamento.[4]

Terapia nutricional

Os objetivos da terapia nutricional e metabólica devem focar primariamente a manutenção ou ganho de massa muscular.[4] Pela significativa inatividade relacionada ao processo de adoecimento e pela intensidade do tratamento, é imprescindível associar um plano de prática de atividades físicas (ajustadas à condição do paciente) ao tratamento multidisciplinar do câncer.[4]

Algumas especificidades do paciente oncológico devem ser destacadas, tais como a signi-

TABELA 1 Estratificação de risco nutricional conforme o tipo tumoral

Alto risco nutricional	Baixo risco nutricional
▪ Neuroblastoma ▪ Nefroblastoma estágios III ou IV ▪ Rabdomiossarcoma ▪ Tumores metabolicamente ativos ▪ Tumores metastáticos ▪ Tumores de nasofaringe ▪ Tumores primitivos neuroectodérmicos (PNET/ Ewing) ▪ Tumores de sistema nervoso central ▪ Osteossarcoma ▪ Leucemias agudas ▪ Transplante de medula óssea	▪ Tumores sólidos não metastáticos ▪ Linfoma de Hodgkin ▪ Leucemia linfoblástica aguda de risco baixo ou intermediário ▪ Retinoblastoma ▪ Tumor de células germinativas ▪ Pacientes em remissão ▪ Pacientes em esquemas de manutenção

Fonte: adaptada de Gaynor, 2015.[6]

ficativa imunossupressão causada pelos agentes antineoplásicos, levando a períodos de neutropenia (quando há maior comprometimento da imunidade e risco de infecções); os períodos de mucosite e/ou colite que se apresentam nas semanas subsequentes à administração de quimioterapia ou nos períodos de radioterapia; as perdas eletrolíticas (principalmente potássio, cálcio e magnésio), que podem ocorrer após dano renal induzido por alguns agentes quimioterápicos (p. ex., cisplatina) ou antimicrobianos (p. ex., anfotericina).[2,6,7] A intensidade de efeitos varia com o tipo e o estágio da doença, o esquema de tratamento, a dose-intensidade utilizada em cada plano terapêutico e as associações de drogas utilizadas (p. ex., nas leucemias os quadros de imunossupressão tendem a ser mais graves e mais prolongados; nos osteossarcomas tratados com metotrexato em doses muito altas, há maior gravidade das mucosites).

Embora as especificidades do manejo nutricional de crianças e adolescentes com câncer ainda não estejam bem definidas na literatura, existem práticas descritas que são adequadas para guiar a abordagem.[6] A via oral é a preferencial, mas pode ser desafiador para a família e para a equipe assistente manter pela via oral aporte suficiente para suprir as necessidades calóricas e de macro e micronutrientes. Quando as medidas falham nesse objetivo, é necessário o uso de nutrição por via enteral artificial (sonda gástrica, enteral ou gastrostomia).[4,6,7] Em casos específicos, poderá haver a indicação de nutrição parenteral suplementar ou total.[2,4,6,7] Sugere-se alvo calórico de 120% das necessidades calóricas médias estimadas e um aporte de 2 a 4 g/kg de proteína.[6]

Alimentação por via oral

A alimentação por via oral é a forma fisiológica de nutrição, portanto, sempre que possível, deve ser priorizada. No entanto, existem algumas adequações que devem ser seguidas desde o início do tratamento para todos os pacientes. A primeira medida, ainda controversa por não haver evidências que sustentem sua eficácia (nem evidências que demonstrem ausência de benefícios), é o uso de dieta com "poucas bactérias", ou dieta para neutropenia, que tem por objetivo reduzir as chances de contaminação e as taxas de infecções.[2,8] Salienta-se, então, a necessidade de manter cuidados de higiene e segurança alimentar preconizados pela literatura (Quadro 1).[2] Outras estratégias importantes, para todos os pacientes em tratamento, mesmo os estratificados como baixo risco para desnutrição, estão no Quadro 2, com o objetivo primordial de melhorar a aceitação de nutrientes por via oral.[2]

QUADRO 1 Cuidados de higiene com alimentação para pacientes imunossuprimidos
▪ Higiene de mãos. ▪ Higiene adequada de utensílios da cozinha. ▪ Não compartilhar alimentos. ▪ Evitar comidas em restaurantes de rua, bufê ou vendidos a granel. ▪ Higiene adequada de produtos crus. ▪ Proteínas animais bem cozidas. ▪ Evitar ovos crus. ▪ Evitar embutidos crus, patês e embutidos fatiados. ▪ Evitar sucos não pasteurizados. ▪ Não guardar sobras de preparos por mais de 3 dias. ▪ Manter alimentos em temperaturas < 4°C ou > 60°C.

Fonte: adaptado de Pizzo, 2016.[2]

QUADRO 2 Estratégias para melhor aceitação oral
Perda de apetite
▪ Refeições frequentes, em pequenas porções (6-8 vezes/dia). ▪ Suplementos alimentares líquidos entre refeições. ▪ Optar por preferências alimentares nos períodos sem tratamento para evitar desenvolvimento de aversão.
Náusea e vômitos
▪ Refeição 3-4 horas antes da quimioterapia emetogênica. ▪ Alimentos frios/gelados em pequenas porções e lentamente. ▪ Evitar odores intensos. ▪ Beber líquidos claros entre as refeições. Canudo e copo coberto podem ajudar.
Aftas orais/mucosite
▪ Alimentos macios ou em textura pastosa ou líquidos. ▪ Deixar alimentos mais úmidos. ▪ Evitar alimentos muito condimentados ou muito duros.
Paladar alterado
▪ Testar temperos mais intensos, alimentos mais salgados. ▪ Evitar alimentos muito doces. ▪ Testar variedade de alimentos.

Fonte: adaptado de Pizzo, 2016.[2]

O uso de suplementos orais é indicado precocemente para atingir com maior facilidade as metas nutricionais, principalmente energéticas e proteicas.[2,4,6,7] Ajustes específicos nos componentes da dieta podem ser realizados conforme necessário, como a reposição de eletrólitos espoliados por perda renal.[2] Os fatores limitantes do uso da via oral são a aceitação insuficiente para alcançar as necessidades nutricionais e os processos gastrointestinais que contraindiquem essa via (p. ex., colite neutropênica grave, íleo paralítico, e/ou obstrução intestinal).[4,6,7]

Nutrição enteral

Está indicada principalmente para pacientes que não ingerem o suficiente para manter as metas nutricionais pela via oral, de forma a complementar o aporte através da via enteral.[2,6,7] Pode ser utilizada concomitantemente com a via oral, conforme a tolerância do paciente.[7] Recomenda-se evitar a colocação da sonda em períodos de neutropenia, mucosite e de risco de sangramento aumentado (plaquetopenia e alterações da coagulação).[2,7]

Dentre os dispositivos comumente escolhidos, há a possibilidade de uso da sonda em posição nasogástrica para uma administração mais fisiológica, sonda em posição nasoenteral (principalmente para pacientes que não toleram bem a dieta gástrica) e, quando as anteriores não são bem toleradas, é possível a realização da gastrostomia, processo reversível e que, em geral, facilita a administração da dieta.[7]

Consideração especial deve ser feita quanto aos pacientes submetidos a transplante de medula óssea. Nesses casos, os benefícios da indicação precoce de nutrição por sonda já estão bem descritos, estando indicada já nos primeiros sinais de redução da aceitação por via oral.[2] Ver Capítulos 49 (Crianças com doenças hematológicas e transplante de medula óssea) e 57 (Nutrologia enteral).

Nutrição parenteral

A indicação da terapia parenteral é cada vez mais restrita e preferencialmente deverá ocorrer quando se prevê seu uso por mais de uma semana.[2,6,7] Essencialmente estará indicada quando há impossibilidade de uso do trato gastrointestinal, seja por dano extenso à mucosa e desabsorção, seja por quadros de obstrução; e, mais raramente, nos quadros de quiloascite secundários a cirurgias abdominais extensas.[2,6,7] Quanto aos pacientes em alto risco para desnutrição, ou que já estão em processo de desnutrição energético-proteica e que podem vir a necessitar de nutrição parenteral, o atraso na indicação deve ser evitado, pois pode impactar diretamente o prognóstico.[6]

Os quadros de dano à mucosa merecem destaque, pois são a principal indicação de nutrição parenteral.[2,7] A colite neutropênica, ou tiflite, ainda não apresenta patogênese bem definida, mas se supõe que a inflamação da mucosa (por toxicidade de quimioterápicos, lesão por radioterapia ou doença do enxerto contra hospedeiro) leva a edema da parede intestinal e ruptura da superfície luminal, ocasionando a quebra da barreira, que, associada à imunossupressão grave, favorece a invasão intramural por bactérias.[9] Os pilares de seu tratamento são a antibioticoterapia, a correção de alterações hidroeletrolíticas e o repouso intestinal.[9] A nutrição parenteral será importante durante o período de repouso da mucosa intestinal, para manter o aporte de nutrientes, lembrando que a recuperação imunológica é fator diretamente relacionado com melhora do quadro de tiflite e que os pacientes que apresentam estão geralmente já em risco nutricional ou desnutridos.[7,9] É consenso que o repouso intestinal está relacionado com atrofia vilositária e com maior permeabilidade intestinal, sendo indicada a manutenção de dieta enteral mínima em pacientes selecionados.[9]

A prescrição da nutrição parenteral não apresenta particularidades maiores para o paciente oncológico.[2] O alvo energético e de macronutrientes baseia-se nas necessidades já avaliadas previamente; e sempre se deve prestar atenção aos possíveis desequilíbrios eletrolíticos específicos.[2]

Entre os riscos associados à nutrição parenteral, há o importante incremento da taxa de infecção de cateteres, e pode ser necessária a instalação de cateter venoso central temporário, dependendo do cateter de longa permanência em uso.[2,7] Muitos dos quimioterápicos são hepatotóxicos, o que, com a associação da nutrição parenteral, pode levar a agravo do dano hepático (como esteatose e complicações biliares).[2,7] Importante salientar que os pacientes oncológicos são suscetíveis de desbalanço hidroeletrolítico; e a nutrição parenteral pode representar importante fator para hipervolemia, que apresenta efeitos negativos nos quadros de sepse, síndrome obstrutiva sinusoidal e cardiotoxicidade.[2] Ver Capítulo 60 – Nutrição parenteral em crianças e adolescentes.

Obesidade

Com o crescimento das taxas de obesidade na população, mais crianças e adolescentes se apresentam obesos quando diagnosticados com câncer.[2] Diversos estudos identificaram impactos negativos na sobrevida e aumento do risco de toxicidade em pacientes pediátricos com excesso de peso tratados para leucemia linfoblástica aguda.[2,10] Outro efeito direto identificado é o risco aumentado de eventos tromboembólicos em pacientes com excesso de peso em tratamento para tumores sólidos.[10]

Também têm-se identificado maiores índices de excesso de peso após o tratamento oncológico.[11] Esses pacientes, em geral, apresentam ganho de peso de forma não saudável e acelerada, elevando precocemente o risco cardiovascular.[11] Foi demonstrado que, após o tratamento oncológico, os pacientes tendem a manter hábitos alimentares não saudáveis e uma importante tendência ao sedentarismo, resultando em significativo desequilíbrio entre ingestão calórica e gasto energético.[11,12] Fatores relacionados com o tratamento oncológico que podem influenciar o aumento das taxas de obesidade são exemplificados pela neuropatia secundária à vincristina e pela disfunção cardíaca relacionada ao uso de antracíclicos, que dificultam a prática de atividade física; e pelo aumento da resistência periférica à insulina causado pela asparaginase ou pelos glicocorticoides.[11, 12] Por fim, destaca-se a dificuldade de adesão dos pacientes, e especialmente dos familiares, às modificações dos hábitos adquiridos ao longo do tratamento que trazem prejuízos à saúde. Ainda, é necessário identificar melhores maneiras de intervenção que determinem melhor engajamento dos cuidadores para, conjuntamente, auxiliar na reeducação dos pacientes.[11,12] Ver Capítulo 25 – Obesidade.

Perspectivas futuras

A glutamina, um aminoácido abundante no plasma, é teorizado como importante elemento para manutenção da integridade da mucosa intestinal, e sua suplementação vem demonstrando possíveis efeitos em reduzir a gravidade e a duração da mucosite em adultos, ainda sem consenso em sua indicação.[4,6] Em crianças, as evidências vêm sugerindo possível efeito de reduzir a necessidade de nutrição parenteral.[6] A suplementação da glutamina tem demonstrado boa tolerabilidade, sem apresentar toxicidades significativas.[6]

Os estudos sobre a microbiota e o microbioma (genes codificados pelas células que compõem a microbiota) e sua influência em desfechos clínicos são cada vez mais frequentes. Inclusive, há estudos buscando intervenções (elementos dietéticos pré-bióticos, uso de probióticos) que estimulem modificações favoráveis na microbiota intestinal.[10,12] Ver Capítulo 18 – Microbiota.

Outras áreas ainda incipientes, mas que podem apontar para modificação nas abordagens convencionais, são a genômica nutricional e o estudo da metabolômica.[12] A primeira se refere à possibilidade de que alimentos e nutrientes interfiram diretamente na expressão gênica do indivíduo e influenciem diretamente as rotas metabólicas.[12] A segunda é o estudo quantitativo e a comparação de metabólitos de baixo peso molecular (mediante espectrometria de massa ou ressonância magnética nuclear) que possam ser substratos ou produtos das rotas metabólicas, propiciando o entendimento da influência de um metabólito sobre a regulação metabólica e suas influências sistêmicas, a identificação de novos biomarcadores e a avaliação individual do estado metabólico de cada paciente.[12]

Considerações finais

Dentro do abordado neste capítulo, os pontos mais importantes a destacar são o impacto da desnutrição, e também da obesidade, nos desfechos desfavoráveis de crianças e adolescentes em tratamento oncológico. É imprescindível a identificação adequada dos riscos de cada paciente e a realização do planejamento de intervenções precocemente, em busca dos melhores impactos nos desfechos do tratamento. As medidas mais importantes partem de hábitos e cuidados com a nutrição que devem ser constantemente estimulados, com acompanhamento atento e contínuo, objetivando transpor da melhor forma os desafios desse tratamento intensivo, com o menor número de intercorrências.

Outro desafio a ser destacado é o papel do acompanhamento adequado dos pacientes após o término do tratamento, visando garantir estilo de vida saudável, com controle do ganho de peso e melhora das taxas de prática de atividade física, objetivando a redução do risco cardiovascular e suas consequências.

O campo de estudo da nutrição em pacientes oncológicos pediátricos ainda tem muito espaço para a busca de evidências da dimensão dos impactos no manejo nutricional, bem como de novas intervenções com o objetivo de melhorar os resultados do tratamento de pacientes que demandam cuidados de alta complexidade.

Referências bibliográficas

1. Instituto Nacional de Câncer José Alencar Gomes da Silva. Estimativa 2020: incidência de câncer no Brasil. Rio de Janeiro; 2019.
2. Pizzo PA, Poplack DG, Adamson PC, Blaney SM, Helman L. Principles and practice of pediatric oncology. 7.ed. Philadelphia: Wolters Kluwer; 2016.
3. Roubenoff R, Heymsfield SB, Kehayias JJ, Cannon JG, Rosenberg IH. Standardization of nomenclature of body composition in weight loss. Am J Clin Nutr. 1997;66(1):192-6.
4. Arends J, Bachmann P, Baracos V, Barthelemy N, Bertz H, Bozzetti F et al. Espen guidelines on nutrition in cancer patients. Clin Nutr. 2017;36(1):11-48.
5. Martin L, Senesse P, Gioulbasanis I, Antoun S, Bozzetti F, Deans C et al. Diagnostic criteria for the classification of cancer-associated weight loss. J Clin Oncol. 2015;33(1):90-9.
6. Gaynor EP, Sullivan PB. Nutritional status and nutritional management in children with cancer. Arch Dis Child. 2015;100(12):1169-72.
7. Ladas EJ, Sacks N, Meacham L, Henry D, Enriquez L, Lowry G et al. A multidisciplinary review of nutrition considerations in the pediatric oncology population: a perspective from children's oncology group. Nutr Clin Pract. 2005;20(4):377-93.
8. Van Dalen EC, Mank A, Leclercq E, Mulder RL, Davies M, Kersten MJ et al. Low bacterial diet versus control diet to prevent infection in cancer patients treated with chemotherapy causing episodes of neutropenia. Cochrane Database Syst Rev. 2016;4(4):CD006247.
9. Rodrigues FG, Dasilva G, Wexner SD. Neutropenic enterocolitis. World J Gastroenterol. 2017;23(1):42-7.
10. Barr RD, Ladas EJ. The role of nutrition in pediatric oncology. Expert Rev Anticancer Ther. 2020;20(2):109-16.
11. Zhang FF, Kelly MJ, Must A. Early nutrition and physical activity interventions in childhood cancer survivors. Curr Obes Rep. 2017;6(2):168-77.
12. Joffe L, Ladas EJ. Nutrition during childhood cancer treatment: current understanding and a path for future research. Lancet Child Adolesc Health. 2020;4(6):465-75.

CAPÍTULO **49**

Crianças com doenças hematológicas e transplante de medula óssea

João Pedro Locatelli Cezar
Isabelle Veronica Castro Fay Neves
Elza Daniel de Mello
Carlos Alberto Nogueira-de-Almeida

Introdução

Um estado nutricional adequado é reconhecidamente de integral importância para desfechos relacionados à saúde, como sobrevida global, tolerância ao tratamento e qualidade de vida nos pacientes pediátricos com doenças hematológicas ou submetidos ao transplante de medula óssea (TMO).[1]

Os pacientes pediátricos são afetados por um grande espectro de doenças hematológicas, como neoplasias (leucemias e linfomas), anemias carenciais, imunodeficiências, anemia falciforme, hemofilias, mielodisplasias, falências medulares. Os pacientes podem apresentar desnutrição ao diagnóstico, nos mais diversos graus, e ter seu estado nutricional afetado e modificado em decorrência do tratamento e da própria doença.[1]

Didaticamente, pela gama diversificada de doenças hematológicas, dividimos orientações e problemas nutricionais separados por doenças hematológicas, dadas as diferenças fisiopatológicas, clínicas e de tratamento inerentes a cada uma delas.

Anemia ferropriva

A anemia pode ser considerada um problema de saúde pública mundial, afetando uma parte significante da população pediátrica. Acredita-se que 50% dos casos de anemia no mundo sejam causados pela deficiência de ferro. Por isso, muitas medidas de prevenção foram criadas, especialmente em grupos mais vulneráveis, como gestantes e crianças, porém nem sempre sendo eficazes para a redução desses índices.[2]

A deficiência de ferro é o resultado de um balanço negativo entre a ingestão e o consumo e, quando é perpetuada, resulta em anemia por deficiência de ferro. Nesses quadros, a transferrina, proteína responsável pelo transporte das moléculas de ferro para os tecidos, torna-se comprometida, reduzindo sua saturação, além de se observar aumento de receptores de transferrina na circulação e nas superfícies celulares.[2]

Assim, essa diminuição no aporte das moléculas de ferro resulta, funcionalmente, na diminuição de hemoglobina, essencial para o transporte de oxigênio, do hematócrito, do volume corpuscular médio (VCM), da hemoglobina corpuscular média (HCM), de alterações no RDW (amplitude de distribuição dos glóbulos vermelhos), na capacidade total de ligação de ferro e na saturação de transferrina. A anemia ferropriva pode afetar negativamente o desempenho cognitivo, comportamental e físico, o crescimento de lactentes, crianças em idade pré-escolar e escolar, assim como no estado imunológico e morbidade de infecções.[2]

É necessário entender que existem duas possibilidades de ingestão de ferro na dieta: o **ferro heme**, proveniente de hemoglobina e mioglobina, presente em carnes e subprodutos, e o **ferro não heme**, a forma mais consumida, pode ser encontrado em diferentes tipos de produtos vegetais. A biodisponibilidade do ferro não heme depende da solubilização de sua porção no estômago e da redução para a forma ferrosa no intestino. Vale entender que a absorção da forma não heme é fortemente influenciada por diversas variantes da dieta, como quantidade, química do ferro presente, alimentos na mesma refeição que possam facilitar ou dificultar a absorção, além do estado nutricional de ferro e de saúde do indivíduo.[2]

Na presença da deficiência de ferro, o organismo consegue aproveitar melhor a porção de ferro disponível na dieta. O ferro heme é aproveitado mais rapidamente e é pouco influenciado por componentes presentes nas refeições. A absorção deste pode variar entre 20 e 30%, geralmente, podendo atingir até 40% de biodisponibilidade quando há deficiência de ferro. Para o ferro não heme, existem fatores facilitadores da absorção, como vitamina C, vitamina A e ferro heme; enquanto cálcio, fitatos, polifenóis e fosfatos podem acabar diminuindo a absorção, que geralmente se encontra em uma faixa entre 2 e 10%.[2]

A Organização Mundial da Saúde (OMS) estipulou metas da ingestão de ferro, levando em consideração a biodisponibilidade de ferro presente no modo de se alimentar. Assim, em uma criança de 1 a 3 anos de idade, é necessário um aporte de 3,9 mg/ferro/dia quando a biodisponibilidade da dieta é próxima de 15%; 4,8 mg/ferro/dia quando a biodisponibilidade é de 12%; 5,8 mg/ferro/dia quando é de 10%; e 11,6 mg/ferro/dia quando é de 5%. Embora haja a dificuldade de estipular a biodisponibilidade de ferro presente nas refeições, a OMS assume que seria realístico admitir que em países em desenvolvimento devemos estimar algo entre 5 e 10%. Nesse cenário, deve-se entender como alguns alimentos podem influenciar positiva ou negativamente na absorção de ferro desses pacientes:[2,3]

- **Carnes:** as carnes são ricas em ferro heme. Além disso, a presença destas, independentemente do seu tipo, potencializa a absorção do ferro não heme, sendo, assim, duplamente protetora em evitar a deficiência de ferro.
- **Vitamina C:** é um importante fator que contribui para o aumento da absorção do ferro não heme, principalmente em países onde o consumo de carne é limitado. Estudos demonstraram que a adição de 50 mg de vitamina C, seja pura ou em outros elementos da alimentação, é capaz de dobrar a absorção do ferro não heme em uma mesma refeição.
- **Vitamina A:** é responsável pelo mecanismo de liberação do ferro de depósitos em nosso organismo, além de fazer parte do complexo de manutenção da solubilidade no lúmen intestinal. Essa solubilidade é responsável pela anulação dos efeitos inibitórios de fitatos e polifenóis na absorção do ferro.
- **Cálcio:** o consumo interfere na absorção do ferro como um todo, independentemente de sua porção.
- **Fitatos:** também conhecidos como ácido fítico, podem ser encontrados em legumes, arroz e diversos grãos. Seu efeito de redução da absorção de ferro pode ser diminuído se associado a alimentos ricos em vitaminas A e C na mesma refeição.
- **Polifenóis:** constituem uma classe de compostos bioativos encontrados em grãos com diversas propriedades interessantes, porém o ferro faz uma ligação com o ácido tânico no lúmen intestinal e forma uma substância insolúvel, prejudicando a porção não heme. Essa inibição depende da quantidade e pode ser revertida pelo ácido ascórbico. Estudos demonstraram que a suplemen-

tação de ferro em crianças que consumiam café foi menor quando comparadas às que não tomavam café.

A Tabela 1 apresenta a quantidade de ferro e sua biodisponibilidade em alguns alimentos mais habitualmente consumidos.[3]

Geralmente os pacientes portadores de anemia ferropriva possuem sintomas da síndrome anêmica, que podem cursar com fadiga, cefaleia, irritabilidade, perversão do apetite, intolerância aos exercícios, dispneias aos esforços e até mesmo angina. No exame físico, é possível encontrar palidez, escleras azuladas, glossite atrófica, queilite angular, coiloníquia, taquicardia e, em casos mais graves, sopros cardíacos.[2]

O diagnóstico de anemia ferropriva é feito pela suspeita clínica e confirmado pelos exames laboratoriais dos diferentes compartimentos ocupados pelo ferro. Esses compartimentos são: estoque, transporte e funcional, e, conforme a deficiência se expande, esses locais vão sendo afetados. As principais alterações laboratoriais do diagnóstico são demonstradas na Tabela 2.[4]

O tratamento da anemia ferropriva se dá, primariamente, por meio do uso de 3 a 5 mg de ferro elementar/kg/dia via oral, por um período de 3 a 4 meses, e até normalização dos estoques de ferro (confirmada com base na aferição da ferritina). Espera-se uma resposta com reticulocitose e aumento de hemoglobina após uma semana do início do tratamento. Um dos principais fatores relacionados ao sucesso é a adesão ao tratamento, sendo por vezes necessária a troca de apresentação ou marca para formas mais palatáveis e aceitas pela criança.

TABELA 1 Alimentos e seu conteúdo e biodisponibilidade de ferro

Alimento	Teor de ferro (mg/100 g)	Biodisponibilidade	Alimento	Teor de ferro (mg/100 g)	Biodisponibilidade
Carnes			**Leguminosas**		
Bovina	3,2	Alta	Lentilha	8,6	Baixa
Suína	2,9	Alta	Soja	8,5	Baixa
Peixes	2,5	Alta	Feijão	7	Baixa
Aves	1,3	Alta	Ervilha	5,8	Baixa
Vísceras			**Cereais**		
Fígado bovino	8,2	Alta	Cereais matinais	12,5	Alta
Miúdos de galinha	4,3	Alta	Aveia (farinha)	4,5	Baixa
			Aveia (flocos)	3,4	Baixa
Coração	3,7	Alta			
Língua	1,9	Alta			
Ovo			**Hortaliças**		
Gema	5,5	Baixa	Nabo	2,4	Alta
Inteiro	3,2	Baixa	Brócolis	1,1	Alta
Clara	0,4	Baixa	Couve	2,2	Média
			Batata	1	Média
			Cenoura	0,4	Média
			Espinafre	3,3	Baixa
			Beterraba	0,8	Baixa
Leite			**Frutas**		
Humano	0,5	Alta	Suco de limão	0,6	Alta
Vaca	0,3	Baixa	Laranja	0,2	Alta
			Banana	2,2	Média
			Manga	0,7	Média
			Abacate	0,7	Baixa

Fonte: adaptada de Zimmermann, 2020.[2]

TABELA 2 Diagnóstico laboratorial de anemia ferropriva

VCM e HCM	Reduzidos
RDW	Aumentado
% de hemácias hipocrômicas	Aumentado
Contagem de reticulócitos	Reduzida em relação à anemia
Ferro sérico	Reduzido
TIBC	Aumentado
Ferritina sérica	Reduzida
ZPP	Aumentado

VCM: volume corpuscular médio; HCM: hemoglobina corpuscular média; RDW: índice de anisocitose; TIBC: capacidade total de ligação do ferro; ZPP: zincoprotoporfirina.
Fonte: adaptada de Grotto, 2010.[4]

Orientar sobre possíveis efeitos colaterais, criar uma rotina de tomada da medicação e avaliação constante da aceitação são essenciais para o sucesso do tratamento. Em pacientes com incapacidade de absorção ou que apresentem incapacidade de aceitação completa por via oral, a possibilidade do uso de ferro endovenoso pode ser considerada.[3] Para mais informações, ver o Capítulo 29 – Anemia ferropriva.

Deficiência de vitamina B12

A vitamina B12, também conhecida como cobalamina, é uma molécula essencial hidrossolúvel, presente em alimentos de origem animal, como carnes bovinas, suínas, peixes, ovos, vísceras e, em menor quantidade, em leite e seus subprodutos. Essa vitamina atua na porção heme da hemoglobina, na maturação dos glóbulos vermelhos e na formação da bainha de mielina do sistema nervoso.[5]

Sua deficiência é muito frequente em idosos, veganos e indivíduos com baixa ingestão proteica ou com problemas de absorção gastrointestinal (anemia perniciosa), podendo levar a transtornos hematológicos, neurológicos e cardiovasculares. As manifestações clínicas da deficiência de B12 são bastante polimórficas, desde assintomáticas até muito graves, e podem demorar anos para aparecer (exceto em recém-nascidos).

As alterações hematológicas típicas da deficiência de vitamina B12 são caracterizadas por diminuição de hemoglobina com presença de macro-ovalócitos, neutrófilos hipersegmentados e hipercelularidade na medula óssea com maturação anormal e macrocitose, caracterizando uma anemia megaloblástica. A deficiência de vitamina B12 pode causar pancitopenia (deficiência em todas as linhagens hematológicas), sendo diagnóstico diferencial de leucemias e aplasia de medula óssea.[5,6]

Estudos têm demonstrado a importância da vitamina B12 em danos neurológicos em crianças, e geralmente são mais relevantes quando essa deficiência já ocorre desde o nascimento. Além disso, a hiper-homocisteinemia é um fator de risco independente para aterosclerose pelo aumento da geração de espécies reativas de oxigênio, peroxidação lipídica e dano tecidual ao endotélio vascular.[5]

A ingestão oral adequada de cobalamina é próxima de 0,05 mcg/kg/dia. Considera-se deficiência valores menores de 160 pg/mL para os recém-nascidos e menores de 200 pg/mL para crianças, adolescentes e adultos. Lactantes que seguem dietas pobres em B12 devem receber suplementação, pois podem apresentar sintomas neurológicos irreversíveis se deficiência grave.[5]

O tratamento envolve a reposição de vitamina B12 via intramuscular na dose de 1.000

mcg/dia por 2 a 7 dias baseado na resposta clínica de sintomas e exames, seguido por 100 mcg por semana por quatro semanas. Uma dose de manutenção de 100 mcg por mês pode ser considerada para pacientes que não atinjam a ingestão ou absorção adequadas.[5] Ver os Capítulos 31 (Deficiência de vitaminas) e 22 (Dieta vegetariana).

Deficiência de folato

O folato, ou vitamina B9, é uma vitamina termossensível fundamental para a divisão celular e a síntese de purinas, além de estar presente durante a formação da medula óssea e o amadurecimento de células do sistema hematopoiético. Embora ácido fólico e folato sejam utilizados como sinônimos, existem pequenas diferenças: folato é a forma natural, enquanto o ácido fólico é um sintético oxidado hidrossolúvel.[6]

A deficiência de folato pode ocorrer em condições que aumentam a demanda do folato, como gravidez, anemias hemolíticas crônicas, má absorção congênita ou adquirida, anorexia, medicações, vegetarianos com ingestão predominante de vegetais cozidos ou fritos em altas temperaturas sem a associação de frutas fortificadas ou suplementos, história de abusos de substâncias, como o álcool, condições genéticas raras, ou em situações socioeconômicas precárias, principalmente por não terem acesso a dieta balanceada e diversificada. É caracterizada por uma anemia megaloblástica, hipersegmentação de neutrófilos, aumento do VCM, hipercelularidade anormal na medula óssea, macrocitose, entre outras alterações hematológicas. A prevalência da deficiência de folato tem diminuído progressivamente após a implementação de políticas que estimulam a suplementação de ácido fólico em diversos alimentos, por exemplo, o trigo.[6,7]

Com o avanço da terapia para as mais diversas enfermidades, algumas medicações podem acabar interferindo no metabolismo do folato. Algumas drogas mais comuns que causam deficiência de ácido fólico são: imunomoduladores, como metotrexato; anticonvulsivantes, como carbamazepina, fenitoína, valproato de sódio; e antibióticos, como pirimetamina e trimetoprima.[8]

A deficiência de folato é definida com base em dosagem sérica com valores menores de 16 ng/mL para neonatos, 4 ng/mL para crianças e 10 ng/mL para adultos. O tratamento consiste na suplementação de ácido fólico em dosagens de 0,5 a 1 mg/dia por 3 a 4 semanas. Comercialmente, no Brasil, está disponível a apresentação em comprimidos de 5 mg; essa dosagem pode ser utilizada cumulativamente (1 a 2 comprimidos por semana). Finalmente, os pacientes que receberem suplementação com ácido fólico também devem receber aporte exógeno de zinco, como é preconizado pela OMS, em razão das interações entre ambos que interferem na absorção do zinco.[6] Ver Capítulo 31 – Deficiência de vitaminas.

Hemofilia

Hemofilia A e B são doenças congênitas de deficiência dos fatores VIII e IX, respectivamente. A herança é de padrão recessivo ligado ao X, afetando majoritariamente meninos. Essa deficiência prejudica a capacidade de coagulação e predispõe a sangramentos espontâneos, hemartrose e acidente vascular encefálico hemorrágico. As manifestações hemorrágicas estão ligadas à gravidade da doença, conforme sua classificação, a depender da atividade de fator presente: (1) grave: < 1% de atividade; (2) moderada: 1 a 5% de atividade; e (3) leve: 5 a 40% de atividade. O tratamento consiste na reposição do respectivo fator deficiente em esquema profilático ou *on demand* nos episódios de sangramento.[9]

A maior expectativa de vida das pessoas com hemofilia trouxe o aumento de comorbidades, como síndrome metabólica, sobrepeso e obesidade. A síndrome metabólica está associada à obesidade e ao sedentarismo, sendo o último intimamente ligado aos pacientes com a artropatia causada pela hemofilia. Ao longo do tempo, os pacientes hemofílicos com obesidade têm aumentado.[10]

Pela menor frequência de prática de atividade física e redução geral de mobilidade, os pacientes hemofílicos com obesidade parecem ter taxas de sangramento menores; em contraponto, apresentam maiores taxas de sangramentos articulares. O acesso venoso é de mais difícil obtenção nos pacientes com obesidade, e isso pode impactar a terapia de reposição de fatores da coagulação.[11]

Os pacientes hemofílicos devem ter suas medidas antropométricas, incluindo o índice de massa corporal, avaliados periodicamente. Educação nutricional deve ser feita nas consultas de acompanhamento, como prevenção. Se o paciente for diagnosticado com sobrepeso e/ou obesidade, deve-se iniciar manejo nutricional e avaliar a necessidade de tratamento farmacológico e/ou cirúrgico. Ademais, as doses de reposição de fatores da coagulação devem ser calculadas com base no peso magro.[11] Ver Capítulos 25 (Obesidade) e 26 (Síndrome metabólica).

Leucemia e linfoma

Leucemias são neoplasias originadas de células imaturas clonais na medula óssea e constituem o tipo de câncer mais prevalente em pediatria. São classificadas em crônicas e agudas, sendo as agudas a maioria dos casos (em torno de 95 a 99%). Linfomas são neoplasias originadas de linfócitos maduros e afetam mais os adolescentes. O diagnóstico de ambas as doenças é complexo, visto que os principais sinais e sintomas são comuns a diversos outros quadros e o tratamento envolve poliquimioterapia prolongada com ou sem radioterapia.[12]

Os pacientes acometidos podem apresentar algum grau de desnutrição ao diagnóstico e elevada incidência após o início do tratamento. No Brasil, 39 a 53% das crianças e adolescentes criticamente doentes estão desnutridos. Apesar da redução da toxicidade do tratamento, do melhor manejo antiemético e dos episódios de mucosite, conseguidos nos dias atuais, o estado nutricional começa a deteriorar-se rapidamente após o início do tratamento, e os pacientes apresentam desnutrição durante seu curso. Estudos demonstram que o pior estado nutricional está associado com a ocorrência de maior toxicidade à quimioterapia, maior número de infecções, menor resposta terapêutica, maior probabilidade de recidivas, menores taxas de sobrevida e pior qualidade de vida.[12,13]

A etiologia da perda de peso e da desnutrição é variável, complexa e envolve deficiência de energia e/ou inflamação, em conjunto com o efeito das citocinas comumente associado aos processos de caquexia ligados ao câncer. Deve-se também considerar que estresse, ambiente da internação e separação da família são outros fatores que podem levar o paciente pediátrico ao risco nutricional. Não apenas a perda ponderal é considerada desnutrição e risco nutricional, mas também o sobrepeso e a obesidade. A combinação de medicamentos, erro alimentar e falta de exercício físico contribui para o aumento de peso. O tratamento de leucemias agudas e linfomas inclui o uso de altas doses de corticoesteroides por períodos prolongados, o que leva os pacientes a ganharem peso rapidamente.[12,13,14]

Diversos quimioterápicos alteram o paladar e o olfato, ocasionando preferência alimentar por alimentos doces e muitas vezes pobres nutricionalmente. A mucosite, que acarreta intensa dor oral, leva à recusa alimentar. Não menos importante, o meio hospitalar e as restrições alimentares impostas pela capacidade de produção, a biossegurança e a condição clínica do paciente geram episódios de aversão à nutrição adequada.[12,13] Ver Capítulo 48 – Criança com câncer.

A Tabela 3 apresenta um resumo da avaliação nutricional para o paciente oncológico pediátrico; e a Tabela 4, um resumo de terapia nutricional para esses pacientes.[15]

TABELA 3 Resumo de avaliação do estado nutricional no paciente pediátrico

Questão	Proposta
Que instrumentos utilizar para a avaliação nutricional?	▪ Anamnese nutricional • História clínica: data do diagnóstico, tipo e estágio de doença, protocolo e fase do tratamento. • História nutricional: peso habitual, perda de peso e tempo da perda de peso, sintomas gastrointestinais, anorexia, alteração no paladar. ▪ **Antropometria:** peso, estatura, IMC. Em crianças acima de 2 anos, CB, CMB e DCT. **Obs.:** na antropometria, levar em consideração a presença de edema e o estado de hidratação (desidratação ou hiperidratação). ▪ **Ingestão alimentar:** avaliar qualitativa e quantitativamente. Adequar de acordo com as necessidades nutricionais de macro e micronutrientes (*dietary reference intake* – DRI). ▪ Avaliação laboratorial: • Hemograma: hemoglobina, volume corpuscular médio, leucograma. • Bioquímica: pré-albumina (sempre que possível), albumina, glicemia, colesterol total e frações, triglicerídeos; função renal: creatinina, ureia, sódio e potássio; função hepática: transaminases e bilirrubinas; proteína C-reativa. **Obs.:** os exames laboratoriais serão utilizados em conjunto com outros parâmetros para fechamento do diagnóstico do estado nutricional. ▪ **Exame físico:** observar sinais físicos de deficiências nutricionais: cabelo, unhas, turgor da pele, reservas adiposas e tônus muscular. Observar o estado de hidratação (desidratação ou hiperidratação).
Que indicadores de risco nutricional considerar?	Deve ser considerada **agravante de risco nutricional** a presença de **um ou mais** dos fatores a seguir: ▪ P/E ou IMC/I ou P/I, entre – 1,00 DP e – 2,00 DP na classificação por escore z e entre o percentil P3 e o P15 na classificação por percentil. ▪ DCT e CMB entre P10 e P25. ▪ Perda de peso recente involuntária. ▪ Consumo alimentar $< 70\%$ das necessidades por 3-5 dias consecutivos, independentemente do déficit antropométrico. ▪ Toxicidade do trato gastrointestinal. ▪ Obesidade e sobrepeso. ▪ Dados bioquímicos: proteína C-reativa $>$ 2 mg/dL e/ou albumina $<$ 3,2 mg/dL. ▪ Presença de comorbidades. ▪ Presença de síndrome da resposta inflamatória sistêmica ou sepse. ▪ Ventilação mecânica. **Obs.:** os exames laboratoriais serão utilizados em conjunto com outros parâmetros para fechamento do diagnóstico de risco nutricional elevado.
Quais pacientes devem ser avaliados e com que frequência avaliar?	Todos os pacientes devem ser avaliados no momento da admissão. A reavaliação completa deve ser realizada a cada 7 dias. O monitoramento clínico e nutricional deve ser diário.

IMC: índice de massa corporal; CB: circunferência do braço; CMB: circunferência muscular do braço; DCT: dobra cutânea tricipital; P/E: peso para estatura; IMC/I: índice de massa corporal por idade; P/I: peso para idade; DP: desvio-padrão.
Fonte: adaptada de Schoeman, 2016.[15]

TABELA 4 Resumo da terapia nutricional

Questão	Proposta
Quais os objetivos da terapia nutricional?	▪ Alcançar as necessidades nutricionais entre 3-5 dias. ▪ Garantir a manutenção da reserva corporal o mais próximo do ideal possível. ▪ Evitar ou corrigir deficiências nutricionais. ▪ Modular a resposta inflamatória sistêmica. ▪ Preservar, melhorar ou modular a resposta imunológica. ▪ Prevenir o estresse celular oxidativo. ▪ Atenuar a resposta metabólica ao estresse. ▪ Proporcionar alta precoce da unidade de tratamento intensivo.
Que critérios devo utilizar para indicar terapia nutricional?	▪ Impossibilidade de alimentação pela via oral ou ingestão alimentar por via oral < 70% das necessidades nutricionais por mais de 3 dias. ▪ Pacientes que tenham perspectiva de não receber suas necessidades nutricionais por via oral por período de 3-5 dias. **Obs.:** todos os pacientes devem apresentar estabilidade hemodinâmica.
Quais os critérios de indicação da via a ser utilizada?	▪ **Via oral:** para pacientes com ingestão alimentar via oral insuficiente, mas que consigam ingerir por essa via e possuam o trato gastrointestinal funcionante. ▪ **Via sonda:** para pacientes em ventilação mecânica e/ou sedados ou com ingestão por via oral insuficiente (< 70% das necessidades nutricionais) por período de 3-5 dias, e que tenham trato gastrointestinal parcial ou totalmente funcionante. ▪ **Via parenteral:** para pacientes com impossibilidade da utilização total do trato gastrointestinal ou quando a nutrição enteral mostrar-se insuficiente (< 70% das necessidades nutricionais) por período de 3-5 dias.
Quando suspender a terapia nutricional?	▪ **Via oral:** na instabilidade hemodinâmica, em casos de sangramentos e obstrução alta do trato gastrointestinal e em casos de vômitos incoercíveis. ▪ **Via sonda:** na instabilidade hemodinâmica, em casos de sangramentos e obstrução do trato gastrointestinal, vômitos incoercíveis, diarreia persistente e distensão abdominal. ▪ **Via parenteral:** na instabilidade hemodinâmica.

Fonte: adaptada de Rogers, 2008.[16]

Transplante de medula óssea

O transplante de células-tronco hematopoiéticas, mais conhecido como transplante de medula óssea (TMO), tem como principal indicação o tratamento de malignidades hematológicas, porém também é indicado para tratamento de imunodeficiências, aplasia de medula óssea, doenças genéticas, mielofibrose e falência medular. O prognóstico após o TMO tem melhorado substancialmente nas últimas décadas, principalmente em virtude do melhor manejo de complicações infecciosas e da imunossupressão.[16,17]

Complicações metabólicas, gastrointestinais e nutricionais no TMO são etiologicamente relacionadas a três fatores: (1) regime de condicionamento (quimioterapia mielossupressora e radioterapia de corpo inteiro); (2) TMO [doença do enxerto contra o hospedeiro (DECH) e doença veno-oclusiva]; e (3) terapias de suporte (antibióticos, antifúngicos, corticosteroides, imunossupressores). Infecções gastrointestinais são frequentes e causam redução importante na aceitação via oral. Desnutrição moderada é comum nos pacientes antes da realização do TMO, e a desnutrição é um fator de risco independente para a mortalidade pós-TMO. A Tabela 5 demonstra a avaliação nutricional pré-TMO e o seguimento posterior ao transplante.[18,19]

TABELA 5 Avaliação nutricional pré-transplante de medula óssea e seguimento pós-transplante

Questão	Proposta
Qual é a avaliação pré-TMO?	▪ Aferição do peso e estatura. ▪ Avaliação do percentual de peso perdido. ▪ Albumina, pré-albumina e proteína C-reativa.
Qual é a avaliação pós-TMO?	▪ Avaliação semanal do peso. ▪ Observação clínica rigorosa da hidratação. ▪ Avaliação da ingestão oral. **Obs.:** recomendação diária de ingestão de 35 kcal/kg de calorias não proteicas e entre 200-250 mg/kg de ingestão de nitrogênio.
Quando a nutrição enteral é indicada?	▪ A nutrição enteral é recomendada em pacientes com TMO que sofreram condicionamento mieloablativo. ▪ Sem desnutrição: nutrição enteral inicia no D1. ▪ Com desnutrição (< 10% perda de peso): iniciar nutrição enteral independentemente do tipo de condicionamento. ▪ Se condicionamento não mieloablativo e ingestão > 60% das recomendadas: manter dieta via oral + hidratação endovenosa.
Quando utilizar a nutrição parenteral?	▪ **Combinada:** quando a ingestão calórica é < 60% da recomendada. ▪ **Total:** obstrução de trato intestinal ou mucosite grave.

TMO: transplante de medula óssea; D1: primeiro dia após transplante de medula óssea.
Fonte: adaptada de Raynard, 2002.[19]

Anemia falciforme

A anemia falciforme é uma das doenças hematológicas hereditárias mais comuns no mundo, sendo caracterizada pela presença de hemoglobina S (Hb S). Pode ser detectada pelo teste de triagem neonatal, o "teste do pezinho", exame gratuito e público, garantido em todos os estados da Federação pelo Programa Nacional de Triagem Neonatal. A política pública em torno das doenças falciformes tem grande importância, já que o diagnóstico precoce promove grandes mudanças na história natural da doença. Em crianças com menos de 5 anos de idade, que não recebem os cuidados necessários, a letalidade alcança até 80%, e, quando a assistência médica adequada é ofertada, impacta diretamente a morbimortalidade.[11]

O termo doença falciforme define as hemoglobinopatias, com presença de pelo menos uma hemoglobina S, sendo a anemia falciforme (Hb SS) a mais conhecida. Além dela, existem a S-beta talassemia e as heterozigoses duplas Hb SC e Hb SD. A hemoglobina S, em situações de diminuição ou ausência da tensão de oxigênio, provoca uma polimerização que distorce a forma original do eritrócito, tornando-o como uma foice ou "meia-lua", dificultando a circulação sanguínea, podendo provocar oclusões de vasos e, até mesmo, o infarto da área afetada. Essas oclusões causam, principalmente, dor, isquemias, necrose e, consequentemente, disfunções teciduais ou orgânicas, além da hemólise crônica.[10,12]

Pacientes com anemia falciforme devem fazer intervenções dietoterápicas, para minimizar complicações, aliando cuidados médicos básicos com boa alimentação e manejo das carências. Na faixa pediátrica, o metabolismo dos pacientes acometidos é muito acelerado, apresentando consumo energético basal, em média, 16 a 22% maior do que os não afetados, podendo ser relacionada à destruição em massa de eritrócitos, aumento da produção de hemácias, das taxas de reposição proteicas, aumento na utilização de aminoácidos ou à combinação de todos esses fatores. Esse aumento na demanda de proteínas, minerais e energia pode facilitar o atraso de crescimento e desenvolvimento. Geralmente os falcêmicos possuem tendência a desnutrição, baixa estatura, baixo peso e atraso na maturação óssea, que se agravam progressivamente com a idade. Diversos fatores, internos ou externos, podem influenciar nesse atraso, como: baixo consumo alimentar, carência de vitaminas, necessidades energéticas aumentadas, disfunções endócrinas intrínsecas da anemia falciforme e, até mesmo, condição socioeconômica.[9,10]

Durante os eventos agudos da doença, o gasto energético costuma ser maior ainda, com diminuição do apetite em decorrência de mediadores inflamatórios, negativando ainda mais esse balanço energético.[10]

O manejo nutricional do quadro deve seguir alguns preceitos:[9]

- **Ingestão hídrica:** a oclusão de vasos e hemólise pode ocorrer em razão do aumento da viscosidade sanguínea derivada da desidratação. Por isso, é recomendado que a ingestão hídrica desses pacientes seja abundante, principalmente água, em torno de 2 L/dia. Em caso de calor excessivo, atividade física ou febre, deverá ser ainda maior.
- **Alimentos ricos em ferro:** deve-se evitar dieta rica em ferro heme, principalmente a fim de evitar sobrecarga de ferro, visto que a reabsorção de ferro nesses pacientes é aumentada em virtude da hemólise crônica e da necessidade frequente de hemotransfusões. Recomenda-se priorizar as proteínas vegetais, como feijão, grão-de-bico, ervilhas e brócolis, evitando alimentos fortificados, fórmulas, substâncias como álcool e suplementações de vitamina C, que aumentam a absorção do ferro e a liberação de radicais livres. Proteínas animais não devem ser retiradas totalmente da dieta, principalmente por também serem fonte de zinco, cobre e outros aminoácidos essenciais, porém fígado e excessos devem ser evitados.
- **Folato:** pelo maior *turnover* celular e pela anemia hemolítica crônica, os pacientes com anemia falciforme podem apresentar deficiência de folato. Recomenda-se suplementação de 5 mg por semana de ácido fólico de forma profilática.

Referências bibliográficas

1. Instituto Nacional de Câncer José Alencar Gomes da Silva. Coordenação Geral de Gestão Assistencial. Hospital do Câncer I. Serviço de Nutrição e Dietética. Consenso Nacional de Nutrição Oncológica. 2016;2:41-9.
2. Zimmermann MB. Global look at nutritional and functional iron deficiency in infancy. Hematol (United States). 2020;20(1):471-7.
3. World Health Organization. Serum transferrin receptor levels for the assessment of iron status and iron deficiency in populations. WHO Vitam Miner Nutr Inf Syst. 2014;4-7. Disponível em: http://apps.who.int/iris/bitstream/10665/133707/1/WHO_NMH_NHD_EPG_14.6_eng.pdf; acessado em: 11 de agosto de 2021.
4. Grotto HZW. Diagnóstico laboratorial da deficiência de ferro. Rev Bras Hematol Hemoter. 2010;32(Suppl. 2):22-8.
5. Paniz C, Grotto D, Schmitt GC, Valentini J, Schott KL, Pomblum VJ et al. Fisiopatologia da deficiência de vitamina B12 e seu diagnóstico laboratorial. J Bras Patol e Med Lab. 2005;41(5):323-34.
6. Bailey LB, Stover PJ, McNulty H, Fenech MF, Grecory III JF, Mills JL et al. Biomarkes of nutrition for development: folate review. The Journal of Nutrition. 2015;145:1636S-80S.
7. Cantarella CD, Ragusa D, Giammanco M, Tosi S. Folate deficiency as predisposing factor for childhood leukaemia: a review of the literature. Genes & Nutrition. 2017;12:14.
8. Bauer J, Jürgens H, Frühwald MC. Important aspects of nutrition in children with cancer. Adv Nutr. 2012; 2(2):67-77.
9. Brasil, Ministério da Saúde. Doença falciforme: diretrizes básicas da linha de cuidado. Brasília, 2015. v.1.
10. Srivastava A, Santagostino E, Dougall A, Kitchen S, Sutherland M, Pipe SW et al. WFH guidelines for the management of hemophilia. Haemophilia. 2020;26:1-158.
11. Pai M, Key NS, Skinner M, Curtis R, Feinstein M, Kessler C et al. NHF: McMaster guideline on care models for haemophilia management. Haemophilia. 2016;22:6-16.
12. Gaynor EPT, Sullivan PB. Nutritional status and nutritional management in children with cancer. Archives of Disease in Childhood. 2015;100(12).
13. Barr RD, Gomez-Almaguer D, Jaime-Perez JC, Ruiz-Argüelles GJ. Importance of nutrition in the treatment of leukemia in children and adolescents. Archives of Medical Research. 2016;47:585-92.

14. Co-Reyes E, Li R, Huh W, Chandra J. Malnutrition and obesity in pediatric oncology patients: causes, consequences, and interventions. Pediatr Blood Cancer. 2012;59(7):1160-7.
15. Schoeman J. Nutritional assessment and intervention in a pediatric oncology unit. Indian J Cancer. 2016;52(2):186-90.
16. Rogers P, Sacks N, Ladas EJ, Enriquez L, Lowry G, Meacham L et al. A Multidisciplinary review of nutrition considerations in the pediatric oncology population: a perspective from children's oncology group. Nutr Clin Pract. 2008;20(4):377-93.
17. Rogers P. Importance of nutrition in pediatric oncology. Indian J Cancer. 2016;52(2):176.
18. Cohen JE, Wakefield CE, Cohn RJ. Nutritional interventions for survivors of childhood cancer. Cochrane Database of Systematic Reviews. 2016; (8): CD009678.
19. Raynard B, Nitenberg G, Gory-Delabaere G, Bourhis JH, Bachmann P, Bensadoun RJ et al. Summary of the standards, options and recommendations for nutritional support in patients undergoing bone marrow transplantation 2002. British Journal of Cancer. 2003;89(Suppl 1):S101-6.

CAPÍTULO 50

Manejo nutrológico na fibrose cística

Isabel Cristina Schütz Ferreira
Valquíria Schroder
Elza Daniel de Mello
Carlos Alberto Nogueira-de-Almeida

A fibrose cística (FC) é uma doença hereditária, autossômica recessiva, caracterizada por doença pulmonar obstrutiva crônica, insuficiência pancreática e aumento das concentrações de sódio e cloro no suor.[1] Além do comprometimento pulmonar, a FC evolui frequentemente com desnutrição e dificuldade de crescimento.[2] Uma boa nutrição está diretamente relacionada com adequado desempenho dos músculos respiratórios (comprometimento relaciona-se com piora da função pulmonar), qualidade de vida e sobrevida.[2,3]

O gene determinante da FC localiza-se no braço longo do cromossomo 7 e codifica uma proteína complexa, a *cystic fibrosis transmembrane conductance regulator* (CFTR), presente no epitélio de diversas glândulas.[1,4] O defeito da CFTR determina disfunção generalizada das glândulas exócrinas, com presença de muco espesso e anormal, que ocasiona obstrução dos ductos de vários órgãos, como pulmões, pâncreas, intestino, fígado e testículos.[4,5] Consequentemente, o paciente com FC pode apresentar doença pulmonar obstrutiva crônica, insuficiência pancreática exócrina, doença hepática, diabetes melito e infertilidade. Outras manifestações clínicas são: síndrome da obstrução intestinal distal, íleo meconial, deficiência de vitaminas, pancreatite recorrente, icterícia neonatal prolongada, dermatite semelhante a acrodermatite enteropática (deficiência de zinco e ácidos graxos) e prolapso retal.[2,4,5]

Uma boa nutrição é fundamental para o paciente com FC, pois influencia positivamente na sobrevida e qualidade de vida.[3,4,5] A desnutrição pode comprometer o parênquima pulmonar, a resposta imunológica pulmonar e o comando ventilatório, o que diminui o desempenho respiratório ao esforço e aumenta a suscetibilidade às infecções pulmonares e à falência respiratória. O processo de desnutrição é multifatorial e ocorre em virtude dos seguintes fatores: 1) má absorção de gorduras; 2) aumento da necessidade energética; 3) ingestão calórica inadequada.[1,6] O comprometimento do pâncreas exócrino é extremamente frequente, estando presente em 80 a 90% dos pacientes.[6] A deficiência das enzimas pancreáticas determina alterações na digestão e na absorção de nutrientes como vitaminas lipossolúveis (A, D, E, K).[4,7] Como se trata de má absorção especialmente de gorduras, o paciente apresenta esteatorreia e significativo comprometimento de peso e estatura quando a reposição e o manejo não forem adequados.[4,8] Outro fator que compromete a absorção é o supercrescimento bacteriano, que pode se manifestar por flatulência, dor abdominal, fezes aquosas, dispepsia, perda ponderal e dificuldade no ganho ponderal.[2,8]

QUADRO 1 Orientações nutricionais com alto, moderado e baixo graus de evidência

Alto grau de evidência

- Educação e aconselhamento nutricional ao paciente e à sua família, para promover ganho de peso e crescimento.
- Revisar regularmente o paciente que está tomando suplemento via oral, para avaliar a necessidade de sua manutenção.
- Considerar o uso de terapia enteral com dieta polimérica, caso a intervenção via oral esteja falhando em manter crescimento e estado nutricional adequados.
- Aumentar o aporte calórico para recuperação e manutenção do estado nutricional adequado.
- Considerar o uso de dieta polimérica enteral quando a intervenção oral houver falhado na recuperação nutricional.
- A intervenção nutricional deve ser baseada no diagnóstico amplo do estado nutricional, incluindo revisão detalhada da suplementação de enzimas pancreáticas e qualquer condição clínica que possa interferir na nutrição ótima.
- Utilizar apropriados índices antropométricos (índice de massa corporal/idade) para decidir o grau de estratégia nutricional.

Moderado grau de evidência

- Suplementação de ácidos graxos essenciais e vitaminas lipossolúveis na presença de doença hepática e esteatose hepática.
- Na presença de deficiência de ferro, manejar a causa da inflamação, e, se persistir, suplementar com ferro.

Baixo grau de evidência

- Considerar o uso de suplementos orais quando o paciente não estiver atingindo uma ótima taxa de crescimento e um estado nutricional ótimo com a alimentação via oral e com a suplementação enzimática.
- Considerar a proporção dos macronutrientes, especialmente em relação a proteínas e gorduras, para recuperação e manutenção do estado nutricional adequado.
- Orientar a ingestão diária de cálcio de acordo com valores de referência para a mesma idade e sexo de indivíduos saudáveis. Naqueles com ingestão subótima, aumentar baseando-se especialmente no aporte de leite e derivados.
- Considerar a suplementação nutricional oral para recuperação nutricional de pacientes em uso de dieta via oral e suplementação de enzimas pancreáticas.
- Considerar a intervenção nutricional progressiva conforme aumento das necessidades: orientações nutricionais antecipatórias, modificação da dieta e/ou suplementos nutricionais orais, e terapia enteral.

reposição enzimática pancreática durante a alimentação por sonda enteral contínua; e necessidade de outros micronutrientes ou ácidos graxos essenciais na falha do manejo nutricional.

Referências bibliográficas

1. Schindler T, Michel S, Wilson AW. Nutrition management of cystic fibrosis in the 21st century. Nutr Clin Pract. 2015;30(4):488-500.
2. McDonald CM, Alvarez JA, Bailey J, Bowser EK, Farnham K, Mangus M et al. Academy of Nutrition and Dietetics: 2020 cystic fibrosis evidence analysis center evidence-based nutrition practice guideline. J Acad Nutr Diet. 2021;121(8):1591-636.e3.
3. Papalexopouloua N, Dassios TG, Lunt A, Bartlett F, Perrin F, Bossley CJ et al. Nutritional status and pulmonary outcome in children and young people with cystic fibrosis. Europ Resp Journal. 2017;50:PA1831.
4. Turck D, Braegger CP, Colombo C, Declercq D, Morton A, Pancheva R et al. Espen-ESPGHAN-ECFS guidelines on nutrition care for infants, children, and adults with cystic fibrosis. Clin Nutr. 2016; 35(3): 557-77.
5. Hollander FM, de Roos NM, Heijerman HGM. The optimal approach to nutrition and cystic fibrosis: latest evidence and recommendations. Curr Opin Pulm Med. 2017;23(6):556-61.
6. Khalaf RT, Green D, Amankwah EK, Peck J, Carr S, Goldenberg NA et al. Percutaneous endoscopic gastrostomy tubes may be associated with preservation of lung function in patients with cystic fibrosis. Nutr Clin Pract. 2019;34(2):290-6.
7. Somaraju UR, Solis-Moya A. Pancreatic enzyme replacement therapy for people with cystic fibrosis. Cochrane Database Syst Rev. 2014;(10):CD008227.
8. Sullivan JS, Mascarenhas MR. Nutrition: prevention and management of nutritional failure in cystic fibrosis. J Cyst Fibros. 2017;16(Suppl 2):S87-S93.

9. Athanazio RA, Silva Filho LVRF, Vergara AA, Ribeiro AF, Riedi CA, Procianoy EFA et al. Grupo de Trabalho das Diretrizes Brasileiras de Diagnósticos e Tratamento da Fibrose Cística. Diretrizes brasileiras de diagnóstico e tratamento da fibrose cística. J Bras Pneumol. 2017;43(3):219-45.
10. Simon MISS. Fibrose cística: aspectos nutricionais e manejo. Revista do HCPA. 2011;31(2):224-32.
11. Okebukola PO, Kansra S, Barrett J. Vitamin E supplementation in people with cystic fibrosis (review). Cochrane Database of Systematic Reviews. 2020:9: CD009422.
12. Garavaglia L, Duncan C, Toucheque M, Farley A, Moffett KS. A quality improvement initiative to improve patient adherence to vitamin supplementation in cystic fibrosis. J Pediatr Gastroenterol Nutr. 2017; 64(2):292-5.

CAPÍTULO **51**

Criança com cardiopatia

Stephanie Schäfer
Elza Daniel de Mello
Carlos Alberto Nogueira-de-Almeida

Introdução

A cardiopatia congênita pode ser definida como uma anormalidade estrutural macroscópica do coração ou dos grandes vasos intratorácicos. É considerada uma das malformações congênitas mais frequentes, podendo estar associada a outras malformações extracardíacas em 7 a 50% dos casos. Sua incidência é em torno de 4 a 19/1.000 nascidos vivos,[1] podendo chegar a 8 a 26,6/1.000 nascidos vivos em algumas estatísticas.[2,3]

O espectro clínico das cardiopatias varia de leve a grave, podendo necessitar de intervenção imediata logo após o nascimento. As cardiopatias graves, definidas como aquelas que necessitam de intervenção hemodinâmica ou cirúrgica no primeiro ano de vida, correspondem a 25% dessa população.[4]

As cardiopatias congênitas são associadas a comorbidades que aumentam a utilização e os custos com o sistema de saúde.[2] A desnutrição energético-proteica é uma das morbidades mais frequentemente associadas à cardiopatia congênita, podendo acometer 15 a 64% das crianças afetadas.[5] As malformações cardíacas que apresentam cianose, insuficiência cardíaca congestiva e hipertensão pulmonar estão associadas a maior risco nutricional.[6]

A insuficiência cardíaca prejudica a extração, transferência e utilização de energia, levando a alterações no metabolismo com desenvolvimento de disfunção de tecidos e órgãos, desnutrição e retardo do crescimento,[7] que podem afetar 27 a 60% das crianças com cardiopatia.[8]

As causas de desnutrição e retardo de crescimento são multifatoriais, já sendo evidenciadas no primeiro ano de vida,[2,5,8,9] e estão relacionadas ao desbalanço entre aporte calórico e gasto energético.[10]

Os principais motivos de desnutrição são: hipermetabolismo, restrição hídrica, redução da absorção intestinal de nutrientes (por edema de enterócito, por exemplo), hipóxia celular, acidose metabólica, hipotonia e dificuldade de aporte calórico adequado em virtude do risco aumentado de enterocolite em neonatos com lesões canal-dependentes em uso de prostaglandina e/ou vasopressores.[5,7,8,11] Além disso, crianças com cardiopatia congênita frequentemente apresentam vômitos, refluxo gastroesofágico e intolerância alimentar, podendo desenvolver aversão oral.[5,9] No período pós-operatório, a presença de paralisia de cordas vocais, disfagia, alteração nos níveis séricos de hormônios de crescimento, quilotórax, enteropatia perdedora de proteína (em crianças com cardiopatia univentricular), assim como retardo ao reiniciar a dieta enteral, perpetuam os quadros de desnutrição.[3,5,10]

A desnutrição e o baixo peso estão relacionados ao aumento da mortalidade e a outros desfechos clínicos desfavoráveis no período pós-operatório, como aumento da incidência de infecções (principalmente pneumonia), dificuldade de cicatrização, disfunção miocárdica, dano endotelial, tempo de ventilação prolongado, aumento do tempo de internação hospitalar, restrição do crescimento ponderoestatural, prejuízo no desenvolvimento neurológico (com redução do coeficiente de inteligência – QI) e imunodeficiências, com maior taxa de mortalidade em até 1 ano após a cirurgia.[2,4,5,11] Portanto, manter a criança com cardiopatia com um estado nutricional adequado é fundamental para permitir condições adequadas para a correção cirúrgica e melhor pós-operatório.

Terapia nutrológica

A doença de base precisa ser considerada quando se analisam as causas fisiopatológicas da desnutrição, seu correto diagnóstico e a terapia nutricional que será instituída.[5]

O Quadro 1 mostra os aspectos que devem ser avaliados para que uma adequada terapia nutrológica possa ser prescrita.[12]

A terapia nutrológica melhora o estado nutricional e permite que a criança enfrente o trauma cirúrgico em melhores condições.[7] Crianças com cardiopatia apresentam aumento da demanda metabólica a despeito de uma ingestão calórica reduzida. Estudo retrospectivo avaliou a ingestão calórica de 100 pacientes com cardiopatia congênita, 52 destes com fisiologia univentricular, demonstrando que o consumo médio era inferior a 100 kcal/kg/dia, a quantidade mínima recomendada para uma criança sadia.[10] O consumo calórico que atinge valores de 150 a 170 mL/kg/dia pode ser necessário para promover ganho ponderal, e a oferta proteica pode ser 1,5 a 2 vezes a recomendada para pacientes criticamente doentes, internados em unidades de terapia intensiva.[11]

O uso de sonda nasogástrica ou gastrostomia para garantir a oferta calórica adequada é fre-

QUADRO 1 Avaliação nutrológica da criança com cardiopatia
História clínica
▪ Tipo de alteração cardíaca (cianótica ou acianótica), medicações em uso, entre outras
História alimentar
▪ Tipo de fórmula, concentração da fórmula, método de preparo, quantidade consumida, duração da alimentação
Exame físico
▪ Presença de edema, cianose, frequência respiratória
Exames laboratoriais
▪ Eletrólitos, albumina, linfócitos totais, pesquisa de alfa-1 antitripsina fecal na suspeita de enteropatia perdedora de proteínas
Antropometria
▪ Peso, comprimento/estatura, prega tricipital, circunferência muscular do braço
Avaliação do crescimento
▪ Ganho ponderal e de estatura
Função gastrointestinal
▪ Padrão evacuatório (frequência e consistência) e refluxo gastroesofágico

Fonte: adaptado de AAP, 2014.[13]

quente em crianças cardiopatas, podendo ser necessário em cerca de 60 a 80% das crianças, não devendo, portanto, ter sua indicação postergada.[5,11]

A dieta deve ser oferecida de forma fracionada para não desviar muito o oxigênio para o processo digestivo, comprometendo a oxigenação do resto do organismo.[12,13] Em crianças com insuficiência cardíaca grave, é preciso restringir o volume da dieta, o que pode inviabilizar a oferta calórica necessária se o aumento da densidade calórica não for tolerado (presença de edema das vilosidades). Além disso, a restrição de sal pode comprometer a oferta proteica, já que a quantidade de sal dietético está intimamente relacionada com a quantidade proteica.[12,13] A relação nitrogênio-calorias não proteicas deve ser de 1:150 a 1:200 pois, diante da oferta de pouco carboidrato e/ou lipídeo como fonte de energia, a proteína será utilizada para tanto e não será sintetizada para formação da massa magra.

Ao se realizar a prescrição nutrológica, devem-se considerar alterações fisiopatológicas frequentes nas cardiopatias,[12,13] tais como:

1. Dificuldade de eliminação de água.
2. Taquipneia.
3. Possibilidade de descompensação cardíaca com a terapia nutrológica (hiperalimentação e mesmo a alimentação depois de um período de jejum podem aumentar o gasto energético; aporte excessivo de carboidrato pode determinar retenção de CO_2, piorando a taquipneia, e aumentar a liberação de insulina, que, pelo seu efeito antinatriurético, promove retenção de sódio).
4. Necessidades específicas de vitaminas e minerais.

Devem-se considerar precocidade, via de administração, velocidade de infusão e quantidade de nutriente a ser oferecido, bem como a composição da dieta e a carga de sódio.[13]

Algumas crianças vão necessitar de oferta energética maior que 150 kcal/kg/dia, e, muitas vezes, para que esta seja atingida, será necessário utilizar a terapia nutrológica enteral intermitente ou contínua.[7,14]

Quase sempre a dietoterapia na cardiopatia necessitará do aumento da densidade calórica até 1,8 cal/mL, pois, frequentemente, devem-se restringir líquidos e, ao mesmo tempo, aumentar o aporte calórico (até 50% mais das necessidades para a faixa etária). No entanto, a criança pode não tolerar essa concentração, apresentando diarreia.[12-14] Em casos de insuficiência cardíaca importante, na qual a criança apresenta gasto energético muito aumentado e baixa absorção de nutrientes administrados via enteral, pode ser necessário complementar a oferta de nutrientes por via parenteral.[7]

É importante atentar, também, para a má absorção, devendo-se frequentemente suplementar cálcio, vitaminas A, D, E e K e magnésio. Para saber quais micronutrientes e vitaminas suplementar, devem-se avaliar a quantidade ingerida e as necessidades recomendadas para a faixa etária, verificando a possibilidade de perdas e/ou de pobre absorção e/ou de maior utilização pela enfermidade. É preciso avaliar a suplementação de triglicerídeos de cadeia média, uma vez que pode ocorrer linfangiectasia intestinal funcional no paciente cardiopata. Também é importante o aporte de vitamina B1, que atua como coenzima em vários processos, e é espoliada pela furosemida. Deve-se cuidar do aporte de potássio, que é espoliado pelo uso de diuréticos, além de zinco, fósforo, selênio e magnésio.[12-14] A suplementação de macronutrientes como proteínas, glutamina e L-arginina nesses pacientes não apresenta benefícios clínicos relevantes.[11]

Considerações especiais

Pré e pós-operatório

Em relação à correção cirúrgica, eventualmente necessária durante o transcorrer de algumas cardiopatias, deve-se considerar que, se por um lado a alimentação pré-operatória é mal tolerada e pouco melhora o estado clínico em razão da disfunção cardíaca, por outro, a cirurgia é também mal tolerada na presença de desnutrição acentuada. Portanto, a terapia nutrológica específica deve iniciar por ocasião do diagnóstico da cardiopatia.

Enterocolite necrotizante

Recém-nascidos com cardiopatia congênita, especialmente aqueles com lesões ducto-dependentes em uso de prostaglandina, associada ou não ao uso de vasopressores, apresentam risco aumentado de enterocolite necrotizante. A incidência de enterocolite é de 3,3 a 6,8% nessa população, sendo 10 a 100 vezes maior quando comparados com recém-nascidos a termo sem cardiopatia. As altas taxas de enterocolite são decorrentes do baixo débito cardíaco, ocasionando circulação mesentérica insuficiente, hiperfluxo pulmonar e/ou insuficiência cardíaca congestiva. Cada um desses fatores leva a redução da perfusão intestinal e consequente isquemia. Além disso, crianças com cardiopatia congênita apresentam resposta inflamatória aumentada, determinando anormalidades da permeabilidade intestinal.[15] Por esses motivos, há receio em iniciar dieta enteral pré-operatória, principalmente em pacientes com fisiologia univentricular, como na síndrome do ventrículo esquerdo hipoplásico. Todavia, alguns estudos demonstraram que é seguro iniciar dieta enteral trófica (volumes de até 10 a 20 mL/kg/dia) em neonatos com doenças ducto-dependentes hemodinamicamente estáveis no período pré-operatório, não aumentando o risco de enterocolite necrotizante nessa população, podendo, inclusive, reduzir o tempo de ventilação mecânica e melhorar a tolerância ao reiniciar a dieta no período pós-operatório.[10,11] Entretanto, ainda são necessários mais estudos para determinar os riscos e benefícios ao se iniciar a dieta pré-operatória nesse tipo de paciente, assim como definir volume, tipo e via de alimentação mais adequados.[11]

Quilotórax

Quilotórax é uma complicação pós-operatória comum em crianças que realizam cirurgia cardíaca, sendo consequência da lesão do ducto torácico durante o procedimento cirúrgico. Sua incidência é de 9%,[11] embora esteja sendo relatado que, com o avanço da técnica cirúrgica, tem diminuído nas últimas duas décadas para 2 a 5%.[15] O tratamento de quilotórax é um desafio para a equipe assistencial, sendo associado a altas taxas de morbimortalidade.[15] A terapia nutricional baseia-se no uso de fórmula láctea com baixo teor de lipídeos, enriquecida com triglicerídeos de cadeia média, módulos de carboidratos e proteína. Os triglicerídeos de cadeia longa passam pelo sistema linfático como quilomícron, enquanto os de cadeia média passam diretamente para a circulação portal.[7,15] Outra opção de dieta é o leite materno sem gordura, também enriquecido com triglicerídeos de cadeia média e fortificante, apresentando resultado semelhante ao uso da fórmula, porém contendo os demais benefícios presentes no leite materno.[15,16] Em caso de quilotórax volumoso ou persistente, a despeito do ajuste nutricional, pode ser necessário suspender a dieta enteral e iniciar terapia exclusivamente parenteral, garantindo o aporte proteico-calórico adequado e a reposição de eletrólitos perdidos no líquido quiloso.[7,11,15]

Alta hospitalar

O consumo de, no mínimo, 110 kcal/kg/dia e o ganho ponderal adequado são critérios para alta hospitalar.[10] Entretanto, têm sido relatados altos índices de *failure to thrive* em crianças com cardiopatia após a alta hospitalar. Apesar de o ganho ponderal melhorar nos primeiros meses após o procedimento cirúrgico, o crescimento longitudinal e o perímetro cefálico podem apresentar retardo de crescimento por um ano ou mais.[4] O ganho ponderal da criança, após a alta hospitalar, é um dos principais estressores para a família.[10] Cerca de 50% das crianças cardiopatas, no momento da alta, necessitam de alimentação enteral através de sonda nasogástrica ou gastrostomia, para receber o aporte calórico diário necessário.[4,10] O método mais adequado para garantir o aporte nutricional adequado é a dieta enteral contínua em 24 horas, podendo se tornar um desafio para os pais no domicílio. Nesses casos, sugere-se oferecer a dieta contínua por 18 a 20 horas. Esse tipo de modalidade, entretanto, reduz o estímulo por via oral, retardando o momento de retirada da sonda.[4]

Existem diversas modalidades para garantir o aporte calórico adequado, combinando via oral e enteral. Independentemente do método escolhido pela família, a equipe assistencial multiprofissional deve manter o acompanhamento dessas crianças de perto, tanto no ambiente hospitalar quanto no domiciliar, especialmente no primeiro ano de vida, para garantir desenvolvimento neurológico adequado. Em alguns centros internacionais, os pais são capacitados a manter controle do ganho ponderal e crescimento da criança após a alta, devendo atentar para os sinais de alerta descritos no Quadro 2. Na presença de sinais de alerta, avaliação clínica deve ser realizada com brevidade a fim de descartar causas anatômicas (como coarctação da aorta), piora da insuficiência cardíaca, ou outras intercorrências clínicas. Uma vez descartadas essas causas, devem-se realizar ajustes no plano nutricional dessa criança.[4,10]

QUADRO 2 Sinais de alerta no acompanhamento pós-alta
▪ Consumo enteral < 100 mL/kg/dia
▪ Perda de peso > 30 g/dia
▪ Ganho ponderal inferior a 20 g em 3 dias

Fonte: Mangill, 2018[4] e Cooper, 2013.[10]

Conclusão

Crianças com cardiopatia congênita estão sujeitas a maior risco de desnutrição e retardo do crescimento ponderoestatural, podendo apresentar desenvolvimento neurológico prejudicado em longo prazo, assim como aumento da mortalidade, principalmente no primeiro ano após o procedimento cirúrgico.[4] Diversos fatores estão associados ao quadro de desnutrição, sendo, portanto, de suma importância a avaliação e o acompanhamento multiprofissional desses pacientes. O manejo nutricional das crianças cardiopatas ainda é um desafio. Não existem protocolos nutricionais específicos para esses pacientes, entretanto, não há dúvidas da importância da terapia nutricional precoce no manejo das crianças com cardiopatia congênita a fim de minimizar as consequências da desnutrição e de seus desfechos clínicos desfavoráveis.[4,6]

Referências bibliográficas

1. Rosa RCM, Rosa RFM, Zen PRG, Paskulin GA. Cardiopatias congênitas e malformações extracardíacas. Rev Paul Pediatr. 2013;31(2).
2. Algahtani ML, Torres A. Successful implementation of nutritional screening and assessment in infants with congenital heart disease... Check! Now what? Pediatric Critical Care Medicine. 2020;21(6).
3. Yung GU. Implementation of an evidence-based guideline of enteral nutrition for infants with congenital heart disease: a controlled before-and-after study. Pediatric Critical Care Medicine. 2020;21(6).
4. Mangilli G, GarzolI L, Sadou Y. Feeding dysfunctions and failure to thrive in neonates with congenital heart disease. La Pediatria Medica e Chirurgica. 2018;40:196.
5. Larson-Nath C, Goday P. Malnutrition in children with chronic disease. Nutrition and Clinical Practice. 2019;34(3):349-8.
6. Vieira TCL, Trigo M, Alonso RR, Ribeiro RHC, Cardoso MRA et al. Avaliação do consumo alimentar de crianças de 0 a 24 meses com cardiopatia congênita. Arquivos Brasileiros de Cardiologia. 2007;89(4):219-24.
7. Leite HP, Benzecry SG. Terapia nutricional em situações especiais: cardiopatias. In: Burns DA (ed.). Tratado de pediatria. 4.ed. Barueri: Manole; 2017.
8. Costello CL, Galletly M, Daniel J, Justo RN, Weir K. Growth restriction in infants and young children with congenital heart disease. Congenital Heart Dis. 2015;10:447-56.

9. Silva VM, Oliveira MV, Araujo TL. Growth and nutritional status of children with congenital heart disease. Journal of Cardiovascular Nursing. 2007;22(5):390-6.
10. Cooper BM, Ravishankar C. Nutrition and growth in congenital heart disease: a challenge in children. Current Opinion in Cardiology. 2013;28(2):122-9.
11. Justice L, Buckley Jr, Floh A, Horsley M, Alten J, Anand V et al. Nutrition considerations in the pediatric cardiac intensive care unit patient. World Journal for Pediatric and Congenital Heart Surgery. 2018;9(3):333-43.
12. Antino J, Chawia A, Freudenberg M. Cardiac disease. In: Corkins MR (ed.). Pediatric nutrition support handbook. Aspen: Silver Spring; 2015.
13. American Academy of Pediatrics (AAP); Committee on Nutrition. Cardiac Disease. In: Kleinmann RE, Greer FR (eds.). Pediatric nutrition. 7.ed. Elk Grove Village: American Academy of Pediatrics; 2014.
14. Jeejebhoy KN, Sole MJ. Nutrition and the heart. Clin Nutr. 2001;20(Suppl.1):181-6.
15. Tsintoni A, Dimitriou G, Karatza AA. Nutrition of neonates with congenital heart disease: existing evidencia, conflicts and concerns. The Journal of Maternal-Fetal & Neonatal Medicine; 2019.
16. Davis JS, Spatz DL. Human milk and infants with congenital heart disease: a summary of current literature supporting the provision of human milk and breastfeeding. Advances in Neonatal Care. 2019;19(3):212-8.

CAPÍTULO **52**

Nutrologia e afecções dermatológicas

Philippe Visintainer Melo
Paula Daniel de Mello
Elza Daniel de Mello
Carlos Alberto Nogueira-de-Almeida

A pele é o maior órgão do corpo humano e tem a função não só de proteção, mas também de interação com o meio externo. Ultimamente, a visão da pele evoluiu de uma descrição anatômica para uma funcional. Estudos mostram que a pele não é um órgão inerte, mas ativo, composto de quatro barreiras sobrepostas, que formam uma rede interativa: microbioma, barreira química, barreira física e barreira imunológica. Sucintamente, pode-se dizer que o microbioma da pele é um ecossistema complexo, no qual organismos comensais mantêm bactérias patogênicas em controle e regulam a imunidade cutânea. A barreira química, por sua vez, mantém a hidratação e o manto ácido da pele, o qual inibe o crescimento de patógenos. Já os queratinócitos formam a barreira física e executam funções imunológicas, como secreção de citoquinas e peptídeos antimicrobianos. E, por fim, tem-se a barreira imunológica, que inclui células de imunidade inata e adquirida. Uma barreira cutânea bem balanceada é fundamental, e o desequilíbrio de qualquer um desses quatro componentes pode acarretar um ciclo vicioso de inflamação e desenvolvimento de alterações cutâneas.[1]

Devido à alta complexidade desse órgão, não é de surpreender que manifestações cutâneas podem estar associadas a diversos distúrbios nutricionais, desde deficiências pontuais de algum micronutriente até distúrbios sistêmicos, como a obesidade. Tais manifestações muitas vezes são o primeiro sinal de doença, assim, sua avaliação é fundamental para o diagnóstico clínico precoce. Além disso, os achados dermatológicos também podem auxiliar no controle durante o tratamento da doença de base, servindo de sinal da efetividade da terapia.

É importante ressaltar que a pele das crianças tem características diferentes da adulta. O estrato córneo possui menos aminoácidos livres, podendo gerar maior xerose; e a quantidade de sebo produzida também é menor. A epiderme é mais fina, com menor estrato córneo, tornando-a mais suscetível ao meio externo.[2] No útero, a pele é estéril, ou seja, a parte do microbioma da barreira cutânea só começa a se desenvolver após o nascimento, sendo mais um fator de instabilidade e risco de disbiose da barreira cutânea infantil.

Deficiências nutricionais e manifestações cutâneas

Podem-se dividir as deficiências nutricionais em dois grupos. O primeiro se refere a deficiências de macronutrientes, como ácidos graxos essenciais e desnutrição enérgico-proteica. Marasmo e Kwashiorkor são síndromes clínicas observadas em casos graves de desnutrição, e dados recentes ressaltam a alta complexidade de tais entidades, mostrando distintas alterações no microbioma, no equilíbrio hidroeletrolítico e, inclusive, no sistema imune.[3] Já o segundo grupo é composto por deficiências de micronutrientes, como as hipovitaminoses.

Existe correlação entre barreira cutânea, sistema imunológico e ambiente. A deficiência ou o excesso de vitaminas, minerais e outros nutrientes é capaz de gerar desequilíbrio nessa relação, ocasionando sinais e sintomas que podem servir como suspeita diagnóstica, devendo ser reconhecidos na prática diária para que sejam adequadamente manejados. Indivíduos com maiores necessidades nutricionais costumam ser os mais afetados, como gestantes, crianças em fase de crescimento e adolescentes.

No exame físico, é possível observar algumas manifestações cutâneas inespecíficas relacionadas a deficiências nutricionais:

- Alopecia, eflúvio, cabelo quebradiço.
- Dermatites periorais, intertriginosas e acrais.
- Sangramentos em mucosas e hiperplasia gengival.
- Quelite, glossite e conjuntivite.
- Dermatites em áreas expostas à luz.
- Transtornos no crescimento ungueal.
- Petéquias e equimoses.
- Hiperceratose folicular.
- Transtornos na cicatrização de feridas e úlceras.

Ao encontrarem-se mais de um desses sinais durante o exame físico, devem-se incluir deficiências nutricionais no diagnóstico diferencial.[4] Durante a anamnese, é importante atentar a fatores predisponentes para deficiências nutricionais, sendo eles: dietas restritivas (dieta vegetariana, excesso de *junk food*, *picky eating*, entre outros), doenças gastrointestinais (doença de Crohn e outras que causam má absorção intestinal), doenças metabólicas, uso de medicamentos (isoniazida, azatioprina, citostáticos, anticonvulsivantes, fluorouracil, entre outros), infecções, tumores e doenças psiquiátricas (anorexia nervosa, bulimia nervosa, autismo).

Além dos sinais cutâneo-mucosos inespecíficos já citados, algumas deficiências nutricionais possuem sinais específicos, que serão discutidos a seguir. É importante ressaltar que deficiências nutricionais aparecem muitas vezes combinadas.

Vitaminas lipossolúveis

Vitamina A

Vitamina A se refere a um grupo de isoprenoides solúveis em gordura (retinol, ácido retinoico, betacaroteno), importantes para a função imunológica, barreira epitelial e diferenciação celular, além da visão. Como não é sintetizada pelo corpo, necessita ser ingerida através da alimentação, sendo encontrada em carnes vermelhas, laticínios, peixes, algumas frutas e vegetais.[5,6]

No olho, é crucial para a síntese proteica. Já na pele, realiza a mitose celular, além de aumentar a espessura do epitélio, a síntese de glicosaminoglicanos e o número de células de Langerhans. A deficiência de vitamina A pode estar associada a doença hepática, disabsortiva (como a doença de Crohn) ou pós-cirurgia do intestino delgado, levando a defeito na queratinização.

Os seguintes sintomas e sinais podem ser encontrados na deficiência de vitamina A: xerose generalizada, frinoderma, cegueira noturna, xeroftalmia, ulcerações na córnea e mancha de Bitot (hiperceratose conjuntival/ceratoconjutivite seca, que pode progredir para ceratomalácia e cegueira).[7] O frinoderma, caracterizado por hiperceratose folicular com pápulas hiperceratóticas na face extensora dos membros, costumava ser um sinal específico do déficit de vitamina A, entretanto, nos últimos anos, foi descrito na literatura como resultado de outras deficiências nutricionais.[7,8]

Em contrapartida, o excesso pode gerar dois quadros: hipervitaminose A e hipercarotenemia.[9] O primeiro manifesta-se com sintomas sistêmicos (edema de membros inferiores por alterações ósseas em crianças pequenas, pseudotumor cerebral, hepatotoxicidade), além de pele áspera, seca, fissura labial, prurido, perda de cabelos e febre. Já o segundo decorre de deposição de caroteno, principalmente em palmas e plantas, devido à camada córnea espessa e ao grande número de glândulas sebáceas. A descoloração amarelo-alaranjada da carotenemia (xantodermia) não afeta esclera nem mucosas. O tratamento das duas entidades baseia-se na suspensão da vitamina A exógena e/ou de alimentos ricos em carotenos.[8,9]

Vitamina D

A vitamina D está relacionada ao metabolismo do cálcio e do fósforo. Pode ser obtida por meio de síntese endógena de vitamina D3 (colecalciferol) ou de ingestão alimentar de vitamina D2 (ergocalciferol), presente em ovos, óleo de fígado de bacalhau, leite ou suco fortificados.[9]

Na pele, é sintetizada através da radiação ultravioleta, no espectro de 290 a 320 nm, gerando a provitamina D3. Já pela dieta, após ser absorvida no intestino, a vitamina D2 (juntamente com a vitamina D3) é transportada ao fígado e convertida em 25-hidroxivitamina D, a qual é levada ao rim e transformada em 1,25-hidroxivitamina D (calcitriol), que é a forma ativa.[9]

A deficiência pode estar associada a doença disabsortiva, a diminuição na ingestão (como no autismo, nas alergias alimentares, e nos adolescentes), ao estoque diminuído dos prematuros ao nascimento, ou à diminuta exposição aos raios UV, e não apresenta alterações mucocutâneas. Na infância, pode gerar o quadro conhecido como raquitismo, mais comum entre 4 meses e 2 anos de idade, caracterizado por prejuízo na osteogênese dos ossos longos, com mineralização anormal.[7,9]

O quadro agudo pode gerar, em crianças e adolescentes, hipocalcemia aguda antes mesmo de mudanças ósseas, em razão da maior velocidade de crescimento, o que ocasiona uma demanda aumentada de cálcio e pode culminar em convulsões e tetania. O tratamento baseia-se na reposição da vitamina ou na profilaxia, a depender da faixa etária.[9]

Vitamina E

Os sintomas da deficiência são neurológicos, sem alterações cutâneas.[7]

Vitamina K

A vitamina K participa na cascata de coagulação no fígado, que inclui os fatores II, VII, IX, X, proteínas C e S. A vitamina K1 pode ser encontrada em vegetais verdes, fígado, óleos vegetais, soja e lentilhas; a K2 é produzida pelas bactérias intestinais, e a K3 é sintética. A deficiência pode ocorrer por ingestão inadequada, por uso de antibióticos, medicações inibidoras de vitamina K ou em neonatos. Por ser lipossolúvel, também pode ser afetada por má absorção de gorduras, como visto na fibrose cística, atresia biliar, doença hepática, doença celíaca ou doença de Crohn.[8,9]

No neonato, pode ocorrer um quadro de sangramento difuso ou localizado em razão da hipovitaminose de vitamina K. Pode ser encontrada em quadros de ingestão insatisfatória, intestino não colonizado (produção intestinal baixa) ou reservas hepáticas diminuídas.[7] O quadro chamado de clássico costuma acontecer entre o segundo e o sétimo dias de vida, sendo o precoce em menos de 24 horas, e o tardio após uma semana, ocorrendo entre as semanas 3 e 8, associados ao aleitamento materno sem profilaxia de vitamina K. Quando precoce, deve-se considerar ingestão materna de medicações que interferem em seu metabolismo, como cumarínicos. A Tabela 1 apresenta as manifestações de deficiência de vitamina K.[9]

TABELA 1 Manifestações da deficiência de vitamina K

Precoce	Clássico	Tardio
Primeiras 24 horas	Entre 24 horas e 1 semana	Após 1 semana (mais comum entre 3-8 semanas)
Mães em uso de medicações, como cefalosporinas, fenitoína e isoniazida	Ingestão inadequada de leite materno (níveis de vitamina K relativamente baixos)	Má absorção, colestase neonatal, uso de leite materno sem profilaxia de vitamina K

Fonte: adaptada de Jen, 2010.[9]

Na pele, o sangramento pode apresentar-se como púrpura e equimoses. Além disso, hemorragias gastrointestinal, genitourinária e retroperitoneal também são encontradas, sendo a primeira a mais frequente. Tempo de protrombina e tromboplastina parcial ativada elevado pode auxiliar no diagnóstico, além da dosagem da vitamina K. O tratamento envolve a vitamina via oral, intramuscular, subcutânea ou intravenosa, além de transfusão de sangue e plaquetas em casos de urgência. Devido ao risco de *kernicterus* e hemólise no neonato, deve-se usar a vitamina K1.[8,9]

Vitaminas hidrossolúveis

Vitamina C – ácido ascórbico

A vitamina C é um antioxidante envolvido na produção de tirosina, triptofano e ácido fólico, além de ser cofator importante na formação do colágeno. A hidroxilação dos resíduos de prolina em cada molécula de colágeno é necessária para a formação da tripla hélice de colágeno maduro. Os seres humanos não a produzem, necessitando de sua ingestão diária. É encontrada em frutas, principalmente cítricas, e hortaliças verdes.[6]

O ácido ascórbico é essencial na cicatrização de feridas; na função de fibroblastos e osteoblastos; na formação dos dentes; na síntese de hormônios suprarrenais, aminas vasoativas, carnitina; e ainda auxilia na absorção de ferro pelo intestino.[10]

O quadro clínico específico da deficiência da vitamina C é o escorbuto. Apesar de mais comum em adultos, pode acometer crianças com dieta restrita, como autistas, pacientes com retardo mental ou paralisia cerebral. No início, pode haver sintomas inespecíficos, como fadiga, que evoluem para anemia, sangramentos de mucosa e dores ósseas e musculares, principalmente nas panturrilhas. Com o passar do tempo, a pele torna-se amarelo-pálida, com a presença de hiperceratose folicular. Posteriormente, percebem-se sinais de hemorragia, como petéquias, equimoses, hemorragias perifoliculares e subperiosteais. Também são identificados edema, atraso na cicatrização de feridas, infecções e até alterações de humor, como irritabilidade.

Na doença avançada, a criança adquire a postura imóvel, com quadris e joelhos fletidos devido a dor subperiosteal (*frog position*). Por fim, pode gerar edema generalizado e até morte.[10,11] Apesar de doença com risco de morte, o tratamento é a reposição vitamínica e o acompanhamento da evolução do quadro, que costuma melhorar entre dias e semanas.[8]

Vitamina B1 – tiamina

A tiamina está envolvida no metabolismo de carboidratos. O quadro específico da deficiência de vitamina B1 é o béribéri, caracterizado principalmente por sintomas neurológicos, como neuropatia periférica, confusão mental e encefalopatia, mas alterações cutâneo-mucosas também são encontradas, incluindo edema e glossite com glossodinia.[7]

Vitamina B2 – riboflavina

A riboflavina é um cofator essencial nas reações de oxirredução; ela atua no ciclo de Krebs, e até na síntese de vitamina B6. É encontrada em leite e laticínios, carne vermelha, ovos e vegetais verdes. Sua deficiência está associada à ingestão inadequada e à má absorção. Devido à rápida degradação da vitamina B2 pela luz, recém-nascidos amamentados por banco de leite (expostos à luz) e aqueles com icterícia realizando fototerapia também são grupo de risco.[9]

Crianças amamentadas por mães com deficiência da vitamina também acabam sendo afetadas, pois os níveis de riboflavina no leite refletem os níveis séricos; além disso, crianças que não recebem leite na alimentação também estão sob maior risco.[9]

A deficiência manifesta-se como síndrome óculo-orogenital: lábios secos, fissurados ou ulcerados; queilite angular, língua seca, atrófica, vermelha ou enegrecida; alteração cutânea semelhante à dermatite seborreica e conjuntivite. O tratamento mais eficaz é feito com o teste terapêutico da reposição intravenosa da vitamina.[8]

Vitamina B3 – niacina

Conhecida como niacina ou ácido nicotínico, a vitamina B3 participa como cofator em diversas reações, principalmente na produção de adenosina trifosfato (ATP), na reparação de tecidos e na metabolização de ácidos graxos e glicose. Ela pode ser encontrada em carne, frango, feijão e grãos fortificados. Outra fonte é a conversão endógena do triptofano em niacina, que requer as vitaminas B1, B2 e B6.[8,9] É postulado que a apresentação clínica da deficiência de niacina requer não só o déficit desta como o do triptofano ou de uma das vitaminas necessárias como cofatores na conversão endógena.

A pelagra, manifestação clínica específica da deficiência de vitamina B3, é descrita por 4 D: dermatite, demência, diarreia (principalmente em crianças) e, caso não corrigida, morte (*death*, em inglês). Ela é endêmica em regiões com dietas baseadas em milho ou grãos, devido à baixa quantidade de triptofano e niacina encontrada nesses alimentos. A dermatite caracteriza-se por eritema simétrico e prurido em áreas fotoexpostas (com característico eczema de Casal, que se parece com um colar ao redor do pescoço), com evolução para edema, vesículas e bolhas, que cronicamente geram pele hipercrômica, espessada e descamativa.[7] Quelite e glossite também são achados comuns. O diagnóstico é clínico, sem marcadores laboratoriais, e o tratamento baseia-se na administração de ácido nicotínico ou niacinamida via oral. As alterações mentais podem desaparecer nos primeiros dias após o início do tratamento; já as alterações dermatológicas levam 3 a 4 semanas para apresentar melhora.[8]

É importante ressaltar que na população pediátrica existe a doença de Hartnup, doença genética rara, com herança autossômica recessiva, caracterizada por defeito no transporte de aminoácidos neutros no intestino delgado e nos rins. A fotosensibilidade costuma ser o primeiro sinal da doença, evoluindo para quadro clínico semelhante ao da pelagra. Alterações neurológicas, como sintomas piramidais e ataxia cerebelar intermitente, e alopecia também são manifestações da doença. O tratamento, assim como na pelagra, baseia-se na suplementação de niacina ou de niacinamida.[8]

Vitamina B6 – piridoxina

A piridoxina está presente nos leites humano e de vaca, e em cereais, mas é destruída pelo calor. Ela é importante no metabolismo de ácidos graxos e de aminoácidos. Sua deficiência ocorre normalmente em associação com outras carências. As manifestações cutâneas incluem quelite, glossite, conjuntivite e dermatite periorifical semelhante à dermatite seborreica.[11]

Vitamina B7 – biotina

A biotina é um ácido carboxílico que participa como cofator de quatro carboxilases, atuando na síntese de ácidos graxos na lipogênese. Ela está presente em ovos, fígado, leite de vaca, amendoim e cogumelos, além de ser produzida no intestino por bactérias. Entre as causas de deficiência estão: má absorção, nutrição parenteral prolongada e alimentação exclusiva com fórmulas sem biotina. Além disso, anticonvulsivantes como carbamazepina e ácido valproico também podem ser considerados fatores de risco para hipovitaminose.[9]

O quadro clínico da deficiência envolve vômitos, hipotonia e acidose metabólica. Além disso, também podemos observar alopecia, conjutivite e lesões de pele, caracterizadas por eczema periorificial em nariz, olhos e boca (lembrando a acrodermatite enteropática).[9,11]

A deficiência também pode ocorrer devido a erros inatos do metabolismo: deficiência de holocarboxilase sintetase (neonatal) ou biotinidase (infantil), ambas doenças autossômicas recessivas. A apresentação clássica da primeira ocorre nas primeiras semanas de vida, com vômitos, hipotonia, acidose metabólica e acidúria orgânica.[7,11] O recém-nascido pode se apresentar com aspecto ictiosiforme ou comparado à dermatite seborreica. O quadro de acidemia grave pode levar à morte, caso a doença não seja diagnosticada a tempo. A segunda pode gerar sintomas a partir dos três meses, com lesões de pele semelhantes à acrodermatite enteropática, surdez e sintomas neuropáticos, como ataxia e convulsões.[7] O tratamento das deficiências baseia-se na reposição de biotina via oral.[9]

Vitamina B9 – ácido fólico

A vitamina B9 (ácido fólico, folato) participa da produção de purinas e pirimidinas para a síntese de ácido desoxirribonucleico (DNA), ácido ribonucleico (RNA) e proteínas. Pode ser encontrada em fígado, grãos, vegetais verdes, e laranja. A deficiência pode ocorrer por má absorção, como visto em doença celíaca, gastrectomia e diarreia crônica, e até por ingestão de leite de cabra (não possui as quantidades adequadas de vitamina B9 comparado ao leite humano e ao leite de vaca).[8,9]

As manifestações cutâneas da deficiência de ácido fólico não são específicas, além de serem semelhantes às da falta de B12, devendo-se avaliar as duas vitaminas. Envolvem hiperpigmentação cinza-amarronzada de áreas fotoexpostas, da genitália e da língua; manchas hiperpigmentadas em palmas e plantas; queilite, glossite e erosões em mucosas. O tratamento é realizado com ácido fólico via oral.[8]

Vitamina B12 – cianocobalamina

A vitamina B12 também participa da síntese de DNA, além de atuar na medula óssea e no sistema nervoso central. É encontrada em carne vermelha, não sendo produzida pelo ser humano. O ciclo de absorção inicia na boca, passa pelo estômago e é finalizado no íleo terminal.[12]

Quando em excesso, como visto em leucemia mieloide crônica, leucemia promielocítica, hepatites agudas, cirrose e carcinoma hepatocelular, pode causar lesões na pele, como eczema, eritrodermia, úlceras em mucosas, angioedema, prurido e urticária.[12]

O diagnóstico da deficiência pode ser feito pelo encontro de cobalamina sérica diminuída ou aumentos de homocisteína ou ácido metilmalônico. Pode manifestar-se como hiperpigmentação generalizada com predomínio nas flexuras, palmas e plantas e cavidade oral; estrias lineares nas unhas; poliose; glossite, úlceras orais recorrentes, xerostomia e queilite (Tabela 2).[8,12]

O vitiligo pode estar associado à deficiência de vitamina B12 (possível aumento de homocisteína no vitiligo), mas na maioria dos casos as duas doenças não estão associadas. Há rela-

TABELA 2 Manifestações cutâneas relacionadas ao excesso e deficiência de vitamina B12

	Excesso	Deficiência
Causas	Leucemia mieloide crônica Leucemia promielocítica Policitemia *vera* Síndrome hipereosinofílica Doenças hepáticas, como hepatites, cirrose, carcinoma hepatocelular	Veganismo estrito Infecção por *Diphyllobothrium latum* Anemia perniciona Ressecção de íleo terminal (doença de Crohn) Supercrescimento bacteriano intestinal
Manifestações cutâneas	Hiperpigmentação Glossite Queilite angular Alterações capilares Vitiligo	Eczema Úlceras em mucosas Eritrodermia Angioedema Urticária

Fonte: adaptada de Brescoll, 2015.[12]

tos de tratamento de dermatite atópica com cianocobalamina tópica, a qual teria um efeito anti-inflamatório sobre os linfócitos T.[12]

O tratamento é baseado na reposição de cianocobalamina, o qual pode ser realizado de diversas formas. As alterações cutâneas, ungueais e capilares costumam ser revertidas. Como efeitos adversos, observam-se reações anafiláticas e reações cutâneas no local da injeção, caso a reposição seja feita via intramuscular.[8,12]

Minerais e manifestações cutâneas

Mesmo representando apenas 4% da massa corporal, os minerais são essenciais na manutenção de inúmeras funções do corpo humano. A ingestão adequada de minerais influencia positivamente a aparência geral da pele.[13]

Cobre

O cobre é o terceiro mineral em ordem de abundância no corpo humano (50 a 150 mg) depois do ferro e do zinco. Dentre suas funções, destaca-se o envolvimento no metabolismo do ferro, na maturação do colágeno e da elastina e na constituição da tirosinase, que atua na produção de melanina.[13]

A deficiência de cobre adquirida é rara, mas pode ocorrer como resultado de nutrição parenteral de longo tempo ou distúrbios crônicos de má absorção. Além disso, suplementação de ferro ou zinco em altas doses, uso contínuo de antiácidos, diarreia crônica e quadros de inflamação intestinal afetam negativamente a absorção de cobre, podendo ocasionar deficiência do mineral. O achado mais notável nesses casos é a despigmentação do cabelo e da pele.[13]

A deficiência hereditária, também rara, é representada pela doença de Menkes (com herança recessiva ligada ao cromossomo X) e pela doença de Wilson. O principal sinal dermatológico da síndrome de Menkes, também conhecida como síndrome dos cabelos encarapinhados (*kinky hair disease*), são cabelos estruturalmente anormais, frágeis, ásperos e escassos. Já o sinal patognomônico da doença de Wilson é o anel de Kayser-Fleischer, caracterizado pela pigmentação marrom-esverdeada da membrana de Descemet na região perilímbica da córnea.[11]

O uso de suplementos é perigoso, pois a dose de intoxicação é relativamente baixa e provoca quadro de vômitos, dor abdominal, diarreia e descoloração amarelada da pele.[13]

Selênio

O selênio é um componente essencial da enzima glutationa peroxidase. Ele é incorporado à proteína da matrix dental, previne dano oxidativo e participa nas respostas imunes humoral e celular. Sua deficiência pode acarretar hipopigmentação da pele, dos cabelos e das unhas. Manifestações extracutâneas incluem: fraqueza, dor muscular e cardiomiopatia.[7]

Ferro

Além da palidez da anemia, a deficiência de ferro também pode gerar outros sintomas mucocutâneos, como pele seca e descamativa, glossite, cabelo sem brilho e quebradiço, perda de cabelo e prurido.[7] Ver Capítulo 29 – Anemia ferropriva.

Zinco

O zinco é um elemento importante para as funções celulares, nos níveis estrutural, catalítico e regulatório. Ele participa do sistema imune, crescimento, desenvolvimento cognitivo e reparação dos tecidos.[8,14] Está presente em produtos de origem animal, como carne, laticínios e frutos do mar, e alguns produtos de origem vegetal, como grão-de-bico, castanha de caju e semente de abóbora. Em geral, a absorção do zinco de origem animal é melhor que a de origem vegetal. Isso ocorre porque histidina e cisteína auxiliam na absorção, enquanto fitatos e fosfatos criam complexos com o zinco, dificultando-a. Além disso, excesso de cálcio, estresse, cirurgias e infecções parasitárias podem também influenciar negativamente a taxa de absorção. A deficiência de zinco pode ser dividida em hereditária e adquirida.[9]

A acrodermatite enteropática é uma das deficiências hereditárias (com herança autossômico-recessiva), cuja mutação está no transportador de zinco ZIP4 (no gene *SLC39A4*, cromossomo 8q29.3) no epitélio intestinal, causando transtorno na absorção do mineral. A amamentação é fator protetor, pois o zinco do leite materno é bem absorvido, então costuma ocorrer após a suspensão do aleitamento materno. Em contrapartida, a deficiência de zinco neonatal se dá devido à baixa quantidade do elemento no leite materno, sendo uma herança de caráter autossômico-recessivo. Assim sendo, durante a amamentação a criança apresenta o quadro de deficiência, mas que melhora após a introdução de alimentos sólidos.[8]

A deficiência também pode ser adquirida. Os pacientes de risco são: prematuros com baixos níveis de zinco desde o nascimento, filhos de mães com deficiência de zinco; usuários de nutrição parenteral total; indivíduos com diarreia; portadores de fístulas intestinais.[8]

A tríade clássica da deficiência envolve dermatite, alopecia e diarreia. As manifestações na pele podem iniciar com uma erupção típica, que está mais presente em deficiências moderadas a graves. Apresenta-se como uma dermatite vesicobolhosa, psoriasiforme, eczematosa, crostosa ou descamativa, acometendo área acral, perioral e perianal. Pode haver queilite angular (sinal precoce), além de paroníquia e eritema acral. Outros achados envolvem infecção secundária fúngica, além de hipopigmentação, blefarite e conjuntivite. Pode manifestar-se entre 4 e 10 semanas de idade ou após cessar o aleitamento materno.[14]

Esse eritema necrolítico encontrado nas deficiências de zinco adquirida e congênita, por estar relacionado bioquimicamente com o metabolismo de aminoácidos, pode ser encontrado também nas deficiências de selênio e biotina, na pelagra, nas aminoacidopatias (como a síndrome de Hartnup) e no glucagon (eritema necrolítico migratório). Apesar das múltiplas etiologias, os achados clínicos e histológicos são os mesmos.[15]

O diagnóstico dá-se pelos níveis plasmáticos reduzidos. O tratamento baseia-se na suplementação oral ou parenteral, necessitando ser contínuo na forma hereditária ($ZnSO_2$ 3 mg/kg); já nas deficiências adquiridas, a dose fica em torno de 0,5 a 1 mg/kg/dia em crianças.[14]

Manifestações cutâneas de doenças nutricionais

Obesidade

A obesidade tem sido foco de diversos estudos, devido às consequências que pode gerar a crianças e adolescentes, acompanhando-os, muitas vezes, durante a vida adulta. Além das alterações metabólicas, cardiovasculares e respiratórias já conhecidas, a pele também apresenta sinais relacionados à doença[16] que incluem: alteração da função de barreira da pele, fisiologia da glândula sebácea e produção de sebo, regulação da glândula sudorípara, drenagem linfática, estrutura do colágeno e suas propriedades funcionais, processo de cicatrização, distribuição e patobiologia do tecido adiposo subcutâneo e problemas na microcirculação.

O excesso de peso pode gerar estase venosa e, em casos crônicos, úlceras, além do linfedema causado pela drenagem linfática prejudicada; tais fatores aumentam o risco de celulite. O risco maior para infecções fúngicas, como intertrigo (geralmente causado por *Candida albicans*), também aumenta, devido à maceração e à oclusão nas dobras cutâneas e pode ser exarcerbado caso associado a hiperidrose.[7,16,17]

Estrias podem ocorrer por estiramento da derme, ocasionando cicatrizes por rompimento de fibras colágenas. As dobras de pele desses pacientes são sujeitas a maior fricção, sendo assim comumente hiperpigmentadas (parte interna das coxas, região submamária). Outro achado frequente em pacientes obesos são os acrocórdons, usualmente localizados em áreas intertriginosas.[7]

Em pacientes com sobrepeso ou obesidade, a *Acantose nigricans* é um indicador de resistência insulínica e síndrome metabólica.[7] Tais lesões são caracterizadas por placas hipercrômicas de aspecto aveludado, acometendo preferencialmente áreas de dobras (axilas, virilhas, pescoço). O hiperinsulinismo também pode ocasionar acne, hirsutismo e alopecia androgenética.[8]

Anorexia nervosa e bulimia nervosa

Distúrbios alimentares com carência de alimentos e de micronutrientes, como a anorexia nervosa e a bulimia nervosa, possuem morbidade e mortalidade importantes. Eles afetam principalmente adolescentes e mulheres jovens, sendo 5% menores de 12 anos de idade.[18] Alguns fatores de risco incluem sexo feminino, crianças com problemas alimentares ou gastrointestinais, abuso sexual, traumas, desordens psiquiátricas e dificuldade em lidar com perdas.[8]

A anorexia nervosa está associada à distorção da imagem corporal, na qual os pacientes realizam comportamentos restritivos ou purgativos (incluindo laxantes, vômitos ou diuréticos). Já a bulimia nervosa é caracterizada por compulsões alimentares, que acarretam um comportamento compulsório de vômitos, laxantes, diuréticos (purgativos) ou até mesmo exercícios extenuantes (não purgativos).[8]

Além das alterações metabólicas e hormonais, a carência de nutrientes e a desnutrição podem causar sinais visíveis na pele. As alterações cutâneas associadas a essas desordens são diversas, incluindo: xerose, prurido, hiperpigmentação, sardas, pele áspera, hipercarotenemia, eflúvio telógeno, alopecia difusa, unhas e cabelos quebradiços e paroníquia. Manchas no esmalte dentário e sinal de Russell (formação de calos na mão) são ótimas pistas diagnósticas, pois sugerem a provocação de vômitos.[7,8,18]

Deficiências nutricionais são comuns nessas doenças, e achados como equimoses (devido à deficiência de vitamina K), e, em casos avançados, escorbuto e pelagra, são frequentes. A detecção precoce dessas doenças é fundamental, pois, quanto mais cedo são diagnosticadas, melhor o prognóstico e menor a mortalidade.[7]

Ao exame físico, hipotermia, bradicardia e hipotensão podem estar presentes. Alterações dentárias, cáries, amenorreia e perda de massa óssea também são achados clínicos. O caroteno acaba se elevando em razão da diminuição do metabolismo associada à ingestão aumentada de alimentos com baixa caloria, mas ricos em caroteno (cenoura, espinafre).

O diagnóstico diferencial inclui doenças como hipertireoidismo, imunodeficiências, doenças disabsortivas, tumores e diabetes melito. O tratamento baseia-se na terapia nutricional e no acompanhamento psicológico e psiquiátrico dos indivíduos.

Doenças dermatológicas e aspectos nutricionais

Hidradenite supurativa

A hidradenite supurativa (HS), também conhecida como acne inversa, é uma doença dermatológica inflamatória crônica com características debilitantes e alto índice de recidivas. Ela acomete o folículo piloso e se desenvolve tipicamente após a puberdade. Sua fisiopatologia multifatorial ainda há de ser mais bem elucidada, mas inclui predisposição genética e fatores ambientais associados, como tabagismo, microbioma e obesidade. Além disso, o estresse mecânico, visto principalmente em áreas intertriginosas, contribui para a localização das lesões. A oclusão folicular, decorrente da proliferação de queratinócitos ductais, é possivelmente o evento inicial no desenvolvimento da doença e é associada a hormônios, principalmente androgênicos.[19] Eventos inflamatórios ocorrem após a ruptura folicular e são seguidos de resposta imunológica. A condição evolui com abcessos recorrentes e formações de canais dérmicos.

Estudos mostram a relação dessa doença não só com obesidade como com hábitos dietéticos pró-inflamatórios, como baixo consumo de carboidratos complexos, MUFA e ômega 3. Em um estudo caso-controle, foi reportada uma associação entre a gravidade clínica da HS com o baixo ângulo de fase e baixa adesão a dieta mediterrânea, mesmo com a mesma ingestão calórica.[20]

Empiricamente, a maioria dos pacientes com HS costuma alterar as dietas a fim de manejar sua doença crônica e evitar recidivas frequentes. Um estudo recente mostrou que 75,8% dos pacientes mudaram pelo menos um fator em suas dietas. As principais alterações são as eliminações de laticínios, carboidratos simples (principalmente açúcar), tomate (ou *Solanacea* em geral) e/ou álcool da dieta.[21] Pacientes relatam apresentar melhora após tais eliminações, mais ainda há muito a ser estudado para esclarecer a fisiopatogenia dessa doença e sua relação com fatores alimentares. Observações preliminares sugerem que uma dieta saudável sem laticínios e com baixo índice glicêmico pode promover alívio na progressão de lesões e, possivelmente, evitar novas lesões, mesmo quando não há resposta ao tratamento medicamentoso.[19,21]

Em pacientes pediátricos também há associação com obesidade, inclusive dos pais, sugerindo a implementação de medidas preventivas para toda a família. Apesar disso, dados mostram que o manejo adequado, com retorno ao peso normal antes dos 13 anos, reverte esse risco.[21,22] Assim, cada vez mais, a avaliação nutricional é vista como parte essencial no tratamento da HS, sendo fundamental para evitar recidivas.[23]

Psoríase

A psoríase é não só uma doença inflamatória crônica dermatológica, mas também sistêmica, com múltiplas comorbidades, como: artrite psoriática, doenças intestinais inflamatórias (doença de Crohn), doença celíaca, doença cardiovascular, hipertensão arterial, dislipidemia, obesidade e diabetes melito tipo 2.[24] Sua fisiopatogenia continua a ser investigada, mas há um forte fator genético (cerca de 30% dos pacientes possuem 1 parente de primeiro grau afetado), mediação por linfócitos T e fatores ambientais envolvidos. Um terço dos adultos com psoríase apresenta sinais nas duas primeiras décadas de vida, com um pico entre 16 e 22 anos.

A psoríase é caracterizada por pápulas e placas eritematosas e descamativas bem delimitadas. Há uma taxa acelerada de *turnover* epidermal, caracterizada por um eixo TNF-alfa/IL23/IL17, com hiperproliferação e maturação inadequada de queratinócitos.[24] Na população pediátrica, *napkin rash* que não responde ao tratamento, podendo até lembrar a acrodermatite enteropática, pode ser o primeiro sinal da doença. As lesões infantis podem ser menores, mais finas, menos descamativas e com bordas menos distintas, o que torna o diagnóstico mais difícil.[25]

Pacientes com psoríase mostram hábitos alimentares ruins, com alto consumo de gorduras e baixo consumo de fibras e n-3 Pufa quando comparado a controles.[24,25] Além disso, muitas vezes há disbiose do microbioma intestinal, e deficiência de vitamina D e selênio.[24] Fatores como carne vermelha, carboidrados simples e álcool tendem a exarcerbar a psoríase e suas comorbidades pela ativação, por exemplo, do eixo TNF-alfa/IL23/IL17. Em contraste, nutrientes como n-3 Pufa, vitaminas D e B12, fibras, selênio e probióticos amenizam a doença ao suprimir cascadas inflamatórias.[24]

A associação da psoríase com índice de massa corporal é bem documentada, inclusive na população pediátrica.[26] Estudos caso-controle mostram, inclusive, maior prevalência de síndrome metabólica em pacientes com psoríase, provavelmente relacionada a inflamação crônica e citoquinas inflamatórias circulantes, incluindo TNF-alfa. Sugere-se inclusive triagem em crianças com psoríase para resistência insulínica, diabetes melito e dislipidemia.

Na população adulta, é recomendada dieta hipocalórica para perda de peso em pacientes com sobrepeso e obesidade como intervenção suplementar a terapia medicamentosa.[27] A manipulação da doença com base nos efeitos de nutrientes e alimentos pode ser de auxílio no manejo da psoríase. Dietas personalizadas podem ser propostas para pacientes baseadas no estado nutricional individual, na condição da psoríase e nas comorbidades associadas.[24]

Dermatite atópica

A dermatite atópica (eczema atópico) é uma doença dermatológica inflamatória crônica que ocorre principalmente em crianças, mas também afeta adultos. Ela é frequentemente associada a altos níveis de IgE e história pessoal e familiar de atopia. Além disso, mutações no gene da filagrina, proteína envolvida na barreira cutânea e disbiose do microbioma da epiderme são fatores de risco importantes, mostrando mais uma vez a associação da disrupção de barreira e condições patogênicas da pele. Os sinais cardinais da doença incluem xerose e prurido grave. Pacientes com dermatite atópica possuem risco aumentado para alergia alimentar. É sugerido que uma alimentação saudável diversa, rica em fibras e n-3 Pufa, pode ser uma aliada na prevenção e no controle da dermatite atópica, pois ao promover um microbioma cutâneo diverso (mantendo patógenos, como *S. aureus*, em controle) contribui para a homeostase da barreira cutânea.[1,28]

Câncer de pele, radiação ultravioleta e vitamina D

A principal fonte de vitamina D é exposição a luz solar. Entretanto, a radiação ultravioleta, necessária para a produção endógena de vitamina D, é fator de risco para dermatites solares, envelhecimento cutâneo, câncer de pele não melanoma e melanoma. A radiação ultravioleta pode ser dividida em UVA (relacionado principalmente a envelhecimento cutâneo), UVB (causa de queimadura, inflamação, hiperpigmentação e fotocarcinogênese) e UVC, a qual é bloqueada pela camada de ozônio. Além disso, estudos recentes mostram a importância dos raios UVA na transição de melanoma *in situ* para invasivo, ressaltando a proteção necessária não só contra UVB, mas contra UVA.[29]

A infância e a adolescência são períodos críticos de vulnerabilidade para exposição a radiação ultravioleta. Crianças, devido a hábitos ao ar livre e dificuldade de adesão a medidas preventivas, estão expostas a mais radiação ultravioleta que adultos. Vinte e cinco por cento da exposição solar de um indivíduo acontece até os 18 anos de idade, e, caso inadequada, é considerada por si só um fator de risco para o desenvolvimento de melanoma na vida adulta.[30] Queimaduras durante a infância aumentam ainda mais esse risco. Dessa forma, torna-se claro que medidas preventivas devem começar cedo.

É importante lembrar que, até os 6 meses de idade, não se deve utilizar protetores solares, devido à alta absorção da pele infantil e ao sistema não ainda bem desenvolvido para a metabolização de drogas. Nessa idade, deve-se simplesmente evitar toda exposição solar possível e, caso necessário, usar outras medidas de proteção.[30] Queimaduras devem ser evitadas como um todo em qualquer fase da vida, e a proteção solar deve ser, sempre que possível, multimodal, ou seja, não se deve contar exclusivamente com protetor solar. Outras medidas preventivas incluem roupas, chapéus, óculos, busca por sombra.[31]

Em teoria, e segundo outro autor, exposição limitada ao sol sem proteção poderia produzir a dose necessária de vitamina D sem aumentar substancialmente os riscos associados à radiação ultravioleta. Entretanto, as variáveis envolvidas na definição dessa exposição solar "adequada" são muitas: hora do dia, estação do ano, latitude, altitude, tempo metereológico e pigmentação da pele do indivíduo.[32] Dessa forma, determinar uma dose "adequada" de exposição solar é praticamente impossível, ainda mais a ponto de poder recomendá-la como tratamento ou prevenção de deficiência de vitamina D. Além disso, a janela entre uma exposição solar necessária para a produção adequada de vitamina D e uma com alto risco de queimaduras pode ser de apenas alguns minutos.[32]

Radiação UVB é classificada como um carcinogênio, o qual induz câncer de pele, e não deve ser utilizada para estimular a síntese de vitamina D3, mesmo quando há déficit desta.[31] A morbimortalidade relacionada ao câncer de pele é evitável. Assim, o cálculo de risco-benefício mostra claramente que um déficit de vitamina D3 deve ser tratado com suplementação, a qual é segura (intoxicações são raras) e acessível.[31] Prevenir e tratar déficit de vitamina D é fundamental, mas deve ser feito de maneira responsável. A recomendação é não utilizar, nem recomendar, a exposição solar como fonte de vitamina D.

Acne

Acne *vulgaris* é uma doença inflamatória da unidade pilossebácea com patogenia multifatorial: *propionibacterium acnes*, superprodução de sebo andrógeno-dependente, hiperqueratinização anormal e/ou inflamação. Ela é a doença dermatológica mais comum e chega a afetar 85% dos adolescentes em civilizações ocidentais.[33]

Por mais que se assuma que o consumo de chocolate aumente a gravidade da acne, ainda não há evidência e talvez o leite e o açúcar possam ser fatores de confusão.[34] Nos últimos 20 anos, muito foi estudado sobre a relação entre dieta, principalmente a ocidental, com alta ingestão de leite e alimentos de alto índice glicêmico, e o desenvolvimento da doença. Essa hipótese surgiu da observação epidemiológica da quase ausência de acne em comunidades não ocidentalizadas, sugerindo que alimentações paleolíticas, pobres em carboidratos simples, leite e laticínios, poderiam ser um fator relacionado a menor prevalência da doença.[35]

Essa associação é demonstrada cada vez mais claramente e com base em estudos com maior evidência científica. Entretanto, devido à ausência de estudos clínicos randomizados grandes que comprovem o efeito positivo de mudanças dietéticas específicas, ainda é difícil gerar uma recomendação dietética generalizada. Estudos randomizados controlados com placebo, por exemplo, mostraram melhora clínica da acne após a redução da carga glicêmica da dieta dos pacientes.[36] Além disso, uma metanálise e um estudo observacional com mais de 20 mil pacientes (no caso, adultos) mostraram associação entre consumo de leite e acne.[37,38]

O leite de vaca contém alta quantidade de aminoácidos leucina, isoleucina e valina, os quais são fundamentais para a qualidade da proteína do leite de vaca; mas, ao mesmo tempo, aumentam os níveis séricos de IGF-1, o qual medeia a ação do hormônio de crescimento. A leucina, em si, ativa o *pathway* mTORC1, o qual promove replicação celular, inibe apoptose e é o regulador-chave da lipogênese.[33,39,40] Além disso, a fim de aumentar a produção de leite, as vacas são criadas para produzir níveis ainda maiores de IGF-1 e por gestarem durante a maior parte do tempo; há um alto nível de progestinas, estrogênio e outros hormônios no leite.[39]

A acne, inclusive, é descrita como a síndrome metabólica da unidade pilossebácea, sugerindo que a consideração do impacto da sinalização exarcerbada do *pathway* mTORC1 na patogenia da acne possa ser um ponto-chave a fim de proteger o paciente adolescente da síndrome metabólica.[33]

Resumindo, ainda não há uma palavra final no assunto, mas uma dieta saudável, com menor consumo de alimentos com alto índice glicêmico e de leite (sem esquecer a adequada suplementação de cálcio, caso seja necessário), pode ser uma boa aliada no tratamento da acne em pacientes motivados a fazer alterações dietéticas, e seria uma recomendação de maior valor que a restrição de chocolate ou outros mitos da literatura leiga. É importante ressaltar que o leite de soja, por sua insulinotropia, não seria uma boa substituição ao leite de vaca. Além disso, deve-se atentar para o uso de *whey protein*, que também representa uma carga excessiva de proteína do leite de vaca.[33]

Referências bibliográficas

1. Eyerich S, Eyerich K, Traidl-Hoffmann C, Biedermann T. Cutaneous barriers and skin immunity: differentiating a connected network. Revier special tissues: local immune responses. 2018;315-27.
2. Yamamoto K. Environmental aspects of skin diseases in children: management of common problems. Clin Dermatol. 2003;21(4):329-33.
3. Pham TPT, Alou MT, Golden MH, Million M, Raoult D. Difference between kwashiorkor and marasmus: comparative meta-analysis of pathogenic characteristics and implications for treatment. Microb Pathog. 2021;150:104702.
4. Schlomer T, Lucca J, Bart PA. Manifestations cutanées de carences nutritionnelles ou quand l'examen de la peau alimente le diagnostic. Rev Med Suisse. 2019; 15:2125-30.
5. Dattola A, Silvestri M, Bennardo L, Passante M, Scali E, Patruno C et al. Role of vitamins in skin health: a systematic review. Curr Nutr Rep. 2020;9(3):226-35.
6. Galimberti F, Mesinkovska NA. Skin findings associated with nutritional deficiencies. Cleve Clin J Med. 2016;83(10):731-9.
7. Schmuth M, Fritsch PO. Cutaneous changes in nutritional diseases. In: Krutmann J, Humbert P (eds.). Nutrition for healthy skin. Berlin Heidelberg: Springer; 2011.
8. Junior WB, Chiacchio N, Criado PR. Tratado de dermatologia. 3.ed. São Paulo: Atheneu; 2018.
9. Jen M, Yan AC. Syndromes associated with nutritional deficiency and excess. Clin Dermatol. 2010;28(6):669-85.
10. Alves NRM, Aguiar MF, Barbosa H, Magalhães CMR, Alves MM. Escorbuto na criança. Brasília Med. 2011; 48(1):108-11.

11. Orozco-Covarrubias L, McKinster CD. Skin manifestations of nutritional disorders. In: Irvine A, Hoeger P, Yan A (eds.). Harper's textbook of pediatric dermatology. 3.ed. Blackwell Publishing; 2011.
12. Brescoll J, Daveluy S. A review of vitamin B12 in dermatology. Am J Clin Dermatol. 2015;16(1):27-33.
13. Winkler P. Minerals and the skin. In: Pappas A (ed.). Nutrition and skin: lessons for anti-aging, beauty and healthy skin. New York: Springer; 2011.
14. Lakdawala N, Grant-Kels JM. Acrodermatitis caused by nutritional deficiency and metabolic disorders. Clin Dermatol. 2017;35(1):64-7.
15. Ogawa Y, Kinoshita M, Shimada S, Kawamura T. Zinc and skin disorders. Nutrients. 2018.
16. Tobin AM, Ahern T, Rogers S, Collins P, O'Shea D, Kirby B. The dermatological consequences of obesity. Int J Dermatol. 2013;52(8):927-32.
17. Hidalgo LG. Dermatological complications of obesity. Am J Clin Dermatol. 2002;3(7):497-506.
18. Schulze UME, Pettke-Rank CV, Kreienkamp M, Hamm H, Bröcker EB, Wewetzer C et al. Dermatologic findings in anorexia and bulimia nervosa of childhood and adolescence. Pediatr Dermatol. 1999;16(2):90-4.
19. Danby FW. Diet in the prevention of hidradenitis suppurativa (acne inversa). J Am Acad Dermatol. 2015; 73(5):52-4.
20. Barrea L, Fabbrocini G, Annunziata G, Muscogiuri G, Donnarumma M, Marasca C et al. Role of nutrition and adherence to the Mediterranean diet in the multidisciplinary approach of hidradenitis suppurativa: evaluation of nutritional status and its association with severity of disease. Nutrients. 2019;11(1):57.
21. Dempsey A, Butt M, Kirby JS. Prevalence and impact of dietary avoidance among individuals with hidradenitis suppurativa. Dermatology. 2020;236(4):289-95.
22. Jørgensen AHR, Aarestrup J, Baker JL, Thomsen SF. Association of birth weight, childhood body mass index, and height with risk of hidradenitis suppurativa. JAMA Dermatol. 2020;156(7):1-9.
23. Marasca C, Cinelli E, Annunziata MC, Barrea L, Savastano S, Fabbrocini G. Dietary intervention: an essential part of the management of patients affected by hidradenitis suppurativa. Dermatology. 2020;236(4): 296-7.
24. Kanda N, Hoashi T, Saeki H. Nutrition and psoriasis. Int J Mol Sci. 2020;21(15):5405.
25. Barrea L, Macchia PE, Tarantino G, Somma C, Pane E, Balato N et al. Nutrition: a key environmental dietary factor in clinical severity and cardio-metabolic risk in psoriatic male patients evaluated by 7-day food-frequency questionnaire. J Transl Med. 2015;(13):303.
26. Paller AS, Mercy K, Kwasny MJ, Choon SE, Cordoro KM, Girolomoni G et al. Association of pediatric psoriasis severity with excess and central adiposity: an international cross-sectional study. JAMA Dermatol. 2013;149(2):166.
27. Ford AR, Siegel M, Bagel J, Cordoro KM, Garg A, Gottlieb A et al. Dietary recommendations for adults with psoriasis or psoriatic arthritis from the medical board of the national psoriasis foundation: a systematic review. JAMA Dermatol. 2018;154(8):934-50.
28. Hülpüsch C, Tremmel C, Hammel G, Bhattacharyya M, Tomassi A et al. Skin pH-dependent Staphylococcus aureus abundance as predictor for increasing atopic dermatitis severity. Allergy. 2020;75(11):2888-98.
29. Kamenisch Y, Ivanova I, Drexler K, Berneburg M. UVA, metabolism and melanoma: UVA makes melanoma hungry for metastasis. Experimental Dermatology. 2018;27(9):941-9.
30. Whiteman DC, Whiteman CA, Green AC. Childhood sun exposure as a risk factor for melanoma: a systematic review of epidemiologic studies. Cancer Causes Control. 2001;12(1):69-82.
31. Stege H, Schwarz T. Vitamin D und UV-Schutz. Hautarzt. 2017;68(1):364-7.
32. Religi A, Backes C, Chatelan A, Bulliard JL, Vuilleumier L, Moccozet L, Bochud M, Vernez D. Estimation of exposure durations for vitamin D production and sunburn risk in Switzerland. Journal of Exposure Science & Environmental Epidemiology. 2019;29(1):742-52.
33. Melnik BC. Acne vulgaris: the metabolic syndrome of the pilosebaceous follicle. Clinics in Dermatology. 2018;36(1):29-40.
34. Spencer EH, Ferdowsian HR, Barnard ND. Diet and acne: a review of the evidence. Int J Dermatol. 2009; 48(1):339.
35. Cordain L, Lindeberg S, Hurtado M, Hill K, Eaton SB, Brand-Miller J. Acne vulgaris: a disease of Western civilization. Arch Dermatol. 2002;138(12):1584-90.
36. Smith RN, Mann NJ, Braue A, Mäkeläinen H, Varigos GA. The effect of a high-protein, low glycemic-load diet versus a conventional, high glycemic-load diet on biochemical parameters associated with acne vulgaris: a randomized, investigator-masked, controlled trial. J Am Acad Dermatol. 2007;57(2):247-56.
37. Aghasi M, Golzarand M, Shab-Bidar S, Aminianfar A, Omidian M, Taheri F. Dairy intake and acne development: a meta-analysis of observational studies. Clinical Nutrition. 2019;38(3):1067-75.
38. Penso L, Touvier M, Deschasaux M, Szabo de Sdelenyi F, Hercberg S, Ezzedine K et al. Association between adult acne and dietary behaviors findings from the NutriNet-Santé prospective cohort study. JAMA Dermatology. 2020;156(8).
39. Willett WC, Ludwig DS. Milk and health. N Engl J Med. 2020;382(1):644-54.
40. Melnik BC. Milk: a nutrient system of mammalian evolution promoting mTORC1-dependent translation. Int J Mol Sci. 2015;15(8):17048-87.

CAPÍTULO 53

Dieta cetogênica

Patricia Piccoli de Mello
Elza Daniel de Mello
Carlos Alberto Nogueira-de-Almeida

Introdução

Epilepsia é uma doença comum na faixa etária pediátrica, caracterizada pela presença de crises convulsivas recorrentes, com prevalência de 0,5 a 1% das crianças.[1-4] O tratamento inicial baseia-se na prescrição de fármacos anticonvulsivantes, com o objetivo de controlar as crises, preservar a qualidade de vida e evitar eventos adversos.[1] Entretanto, aproximadamente 25 a 35% dos pacientes são refratários ao tratamento medicamentoso, ou seja, fazem uso de dois ou mais fármacos sem controle adequado das crises convulsivas.[1-7] Para esses pacientes, apesar do avanço no uso de anticonvulsivantes, é necessário ampliar as possibilidades terapêuticas para controle das crises. Assim, a dieta cetogênica (DC) apresenta-se como opção terapêutica, sendo efetiva e segura na população pediátrica, em qualquer faixa etária.[2,5,7-9]

Há muitos estudos que comprovam a eficácia da DC nos pacientes pediátricos com epilepsia de difícil controle.[1-3,6,10-12] Em recente metanálise, demonstrou-se redução do número das crises em mais de 50% em aproximadamente 60% dos pacientes, e a suspensão destas ocorreu em 33% dos pacientes entre 1 mês e 24 meses de uso da DC.[4] Inclusive, a suspensão das crises é mais frequentemente atingida quando a DC é prescrita no início do tratamento e não como última opção terapêutica.[2,9,12-15]

Indicações e contraindicações

- **Indicações da dieta cetogênica**: epilepsia refratária; epilepsia mioclônica grave da infância (síndrome de Dravet); epilepsia mioclônica – atônica (síndrome de Doose); síndrome de West; síndrome Ohtahara; doença corpos de Lafora; síndrome de Landau-Kleffner; síndrome de Angelman; síndrome Lennox-Gastaut; espasmos infantis; esclerose tuberosa complexa; panencefalite esclerosante subaguda; estado de mal epiléptico induzido por febre (Fires); síndrome de Rett; deficiência de transportador de glicose 1 (GLUT-1) (neste caso a DC é a primeira escolha terapêutica); deficiência de piruvato desidrogenase (neste caso a DC é a primeira escolha terapêutica); glicogenose tipo V; desordens mitocondriais (complexo I) e desordens do metabolismo dos neurotransmissores.[1,2,4-6,8,9,13]
- **Contraindicações absolutas da dieta cetogênica:** deficiência primária de carnitina; deficiência de carnitina translocase; deficiência de carnitina palmitoiltransferase

I e II; defeitos da betaoxidação ou oxidação de ácidos graxos; deficiência de acil-CoA desidrogenase de cadeias curtas (SCAD); deficiência de acil-CoA desidrogenase de cadeias médias (MCAD); deficiência de acil-CoA desidrogenase de cadeias longas (LCAD); deficiência de piruvato carboxilase; porfirias.[1,2,4-6,8,9,13]

- **Contraindicações relativas da dieta cetogênica:** foco epilético identificado por neuroimagem e monitorização em eletroencefalograma dinâmico e tratável cirurgicamente; incapacidade de manter adequada nutrição para garantir estado nutricional; não adesão de pais ou cuidadores.[1,2,4-6,8,9,13]

Conceituação

A DC consiste basicamente em dieta com maior oferta de lipídeos e menor de hidrato de carbono, possuindo alto teor de gordura, moderada quantidade de proteínas e restrição de carboidrato.[1,2] Na DC clássica, a gordura é principalmente de triglicerídeo de cadeia longa (TCL).[7] Na tentativa de melhorar a palatabilidade, foi introduzida outra fonte de gordura na DC, o triglicerídeo de cadeia média (TCM, octanoico e decanoico).[3,5,8] Os TCM são absorvidos mais eficientemente e carregados diretamente para o fígado, fazendo, assim, maior betaoxidação e produzindo mais cetonas/kcal de energia. Isso aumenta o potencial cetogênico da dieta, propiciando menos gorduras totais necessárias e permitindo mais carboidratos e proteínas.[1,15] Pesquisas mostraram que não houve diferença significativa na redução das crises nos pacientes que usaram a DC clássica e aqueles que fizeram uso da DC com TCM.[3,5,7,16] Existem também outras variações da DC: dieta Atkins, dieta Atkins modificada, dieta de baixo índice glicêmico, dieta de jejum intermitente (Tabela 1). Entretanto, a DC clássica segue sendo o tratamento padrão-ouro para controle das crises convulsivas.[12]

O cálculo da DC é baseado na fração de gordura oferecida, assim a dieta com a clássica relação de 4:1 representa 4 g de gordura para cada 1 g de proteína mais carboidrato.[3,5] Isso significa que 90% da energia vem da gordura e 10% das proteínas e carboidratos combinados. Mais recentemente, a indústria lançou fórmulas cetogênicas industrializadas, acrescidas de nutrientes que contribuem para o alcance das metas nutricionais, auxiliam no crescimento e facilitam a adesão à DC.[12,13]

O mecanismo de ação da DC ainda não é completamente conhecido e provavelmente é multifatorial. Mas o intuito é propiciar estado fisiológico semelhante ao jejum, aumentando a produção de corpos cetônicos, principalmente beta-hidroxibutirato (BHB) no organismo, em virtude do metabolismo hepático dos ácidos graxos em face da redução do aporte de glicose realizado durante a dieta.[5,7,17,18] Esses corpos

TABELA 1 Distribuição de macronutrientes nas dietas cetogênicas

Dieta cetogênica	Padrão	Percentual de macronutrientes no VET (gordura/CHO/proteína)
Clássica	TCL – 3:1 ou 4:1	90/4/6
TCM	60% TCM ou 30% TCM e 30% TCL	70-75/15-18/10
Atkins modificada	1:1 ou 2:1	60-65/5-10/30
Baixo índice glicêmico	40-60 g CHO por dia e alimentos com IG < 50	60/10/30

VET: valor energético total; CHO: carboidrato; TCL: triglicerídeos de cadeia longa; TCM: triglicerídeos de cadeia média; IG: índice glicêmico.
Fonte: adaptada de Wells, 2020[7] e Kossoff, 2018.[9]

cetônicos são utilizados como principal fonte de energia, especialmente pelo cérebro, aumentando o neurotransmissor inibitório ácido gama-aminobutírico (Gaba) e o neurotransmissor norepinefrina (anticonvulsivante endógeno) e reduzindo o neurotransmissor excitatório glutamato na neurotransmissão pré-sináptica, podendo, assim, produzir efeito anticonvulsivo.[1,7,8] Por outro lado, alguns estudos sugerem que a redução das crises está relacionada ao grau de cetose (concentração de beta-hidroxibutirato), não sendo diretamente associado à produção de corpos cetônicos.[1,7,15] Além disso, existem outros mecanismos de ação sugeridos: a hipótese de influenciar em proteínas neuronais implicadas na regulação positiva (*upregulation*) de genes do metabolismo de energia e biogênese mitocondrial;[5,8] e a da restrição de glicose, que levaria à hiperpolarização dos neurônios e da glia, com redução da excitabilidade celular.[5,8]

Provavelmente não é um único mecanismo de ação o responsável pelos efeitos da DC. A maioria dos autores considera que todos esses mecanismos de ação propostos podem ocorrer em paralelo e de forma sinérgica para neuroproteção e controle das crises.[8,9,18] Ainda, a DC também é pesquisada em outras condições clínicas, pois estudos recentes demonstraram que os corpos cetônicos realizam interação com a microbiota intestinal e apresentam efeito neuroprotetor através de possíveis ações antioxidante, anti-inflamatória, celular e epigenética.[1,7,8,18-20]

Avaliação inicial

A DC requer indicação adequada, com abordagem e acompanhamento clínico multidisciplinar e monitorização do estado nutricional geral, pois, como qualquer outra terapia médica, possui efeitos adversos, exigindo conhecimento para adequado manejo.[5,7]

A maioria dos especialistas recomenda que a prescrição inicial da DC seja durante uma internação hospitalar, para assim poder ser realizadas orientação e educação familiar adequadas, além da revisão dos medicamentos anticonvulsivantes prescritos, controle mais rápido das crises (recomenda-se manter registro diário da frequência e características das crises durante a DC), pronto manejo dos efeitos adversos mais comuns e identificação de comorbidades não diagnosticadas previamente, bem como a detecção das doenças que contraindiquem a DC.[5,9] Nos pacientes menores de 12 meses, existe a recomendação formal de iniciar DC apenas em ambiente hospitalar.[13] Ainda, nessa população é possível manter o aleitamento materno durante a DC, mas devem-se contabilizar os carboidratos do leite materno no cálculo da dieta.[2,5,9,13]

Previamente ao início da DC, deve-se realizar avaliação antropométrica nos candidatos à introdução da DC. Recomenda-se aferir peso, altura, perímetro cefálico, circunferência do braço e dobra cutânea tricipital e calcular índice de massa corporal, colocando os valores nos gráficos padrão da Organização Mundial da Saúde (OMS) para gênero e faixa etária, para classificação nutricional adequada dos pacientes e posterior monitorização, para que o crescimento e o desenvolvimento não sejam comprometidos com a DC.[5,9,13] Durante a internação hospitalar, devem-se realizar controles glicêmico e de cetose diariamente até adaptação completa da dieta. Também se deve solicitar exames laboratoriais antes do início da DC, semanalmente até a estabilidade clínica e, após, a cada 3 meses (Quadro 1).[13] Ainda, pode ser necessária solicitação de exames adicionais conforme particularidades de cada paciente, como ecografia renal e das vias urinárias (se história de cálculo renal prévio ou se história familiar positiva para litíase renal); eletrocardiograma e ecocardiograma (se história de cardiopatia); ressonância nuclear magnética de crânio, punção lombar para coleta de líquor e avaliação genética para elucidação do diagnóstico de base.[9]

QUADRO 1 Avaliação laboratorial na dieta cetogênica
Exames
Glicemia
Cetonemia e/ou cetonúria
Sódio, potássio, magnésio, cálcio, fósforo e cloro
Gasometria
Hemograma, plaquetas, ferritina, tempo de protrombina e tempo de tromboplastina parcial ativada
Colesterol total, lipoproteína de alta densidade (colesterol HDL), lipoproteína de baixa densidade (colesterol LDL) e triglicerídeos
Ureia e creatinina
Albumina, aspartato aminotransferase (AST/TGO), alanina aminotransferase (ALT/TGP)
Proteína C-reativa, ácido úrico, bicarbonato
Vitamina D, paratormônio
Exame qualitativo de urina, amostra de cálcio urinário, amostra creatinina urinária (triagem para hipercalciúria)
Níveis séricos de anticonvulsivantes em uso

Fonte: adaptado de Falsaperla, 2020,[5] Kossoff, 2018[9] e Van Der Louw, 2016.[13]

Manejo nutrológico

- **Passo 1 – Calcular metas nutricionais:** calcular gasto energético estimado conforme gênero e faixa etária do paciente, com ajuste regular conforme avaliação antropométrica e fase da doença em que a criança se encontra.[13] Se a criança for desnutrida, as calorias devem ser baseadas no peso atual; se for portadora de sobrepeso ou obesa, considerar o peso ideal para a idade.[2] Não se deve prescrever restrição calórica conforme era habitualmente recomendado anteriormente.[9,12] Estabelecer a meta de oferta proteica, assim como necessidades de vitaminas e micronutrientes, conforme idade e gênero do paciente.[2] Para as crianças menores de 2 anos, a relação 3:1 mostra-se como uma opção adequada para atingir a meta proteica necessária nessa faixa etária.[13] Garantir hidratação conforme peso e faixa etária, reduzindo, assim, a prevalência de complicações metabólicas e renais.[9,12,13]
- **Passo 2 – Escolher o tipo de dieta cetogênica:** a partir da necessidade calórica total diária, calcula-se a quantidade em gramas de lipídeos, devendo-se realizar progressão gradual da quantidade das gorduras, iniciando com relação de 1:1, até atingir a meta calculada.[9,13] Conforme últimas diretrizes, recomenda-se a relação 3:1 para lactentes, em virtude da maior facilidade deles em entrar em cetose. Além disso, não se deve realizar jejum anterior ao início da DC nessa população, em razão da maior probabilidade de evolução para complicações metabólicas (hipoglicemia e acidose).[2,7,9,12] Lembrar que a ingestão de qualquer quantidade de carboidratos (alimentos fora da dieta, medicamentos por via oral ou intravenosa), intencional ou desavisadamente, pode reverter a cetose e reativar as crises. Por isso, devem-se revisar as medicações em uso e escolher, sempre que possível, apresentações sem fontes de carboidratos (sacarose, lactose, frutose, sorbitol, maltodextrina, amido etc.) ou, na impossibilidade de suspensão, computar essa oferta de carboidrato na dieta ofertada.
- **Passo 3 – Estabelecer via de administração da dieta:** por via oral ou enteral (sonda gástrica, sonda entérica, gastrostomia ou jejunostomia) ou mesmo mista, dependendo de aceitação e tolerância do paciente.[9]
- **Passo 4 – Avaliação de cetose:** a medida da cetose sérica, com base na dosagem sanguínea de beta-hidroxibutirato, é o exame ideal e mais sensível para verificação de cetonemia.[7] O nível sérico desejado de beta-hidroxibutirato é de até 30 mg/dL (equivalente a 5 mcmol/L).[13] Também se pode verificar a presença de cetose por meio da utilização de fitas de urina, que calculam a cetonúria aferindo o acetoacetato urinário. As concentrações urinárias iguais ou supe-

riores a 80 mg/dL já controlam as crises, mas a dosagem de 160 mg/dL é necessária para estabelecimento da cetose.[7] Entretanto, um resultado negativo de cetonúria não necessariamente significa que o paciente não está em cetose, devendo-se solicitar cetonemia para confirmação. Além disso, pode ser que não exista relação entre os níveis de cetonúria com os de cetonemia no mesmo paciente.[21]

- **Passo 5 – Suplementação:** após o período inicial de ajustes na DC, com o paciente já bem adaptado a essa dieta restritiva, deve-se avaliar a necessidade de suplementação específica ou combinada de micronutrientes conforme controle de ingestão do paciente e presença de deficiências laboratoriais.[9] Recomenda-se suplementação diária de cálcio, vitamina D em dose de manutenção, além de multivitamínicos com micronutrientes.[9] Para paciente com alto risco e/ou história familiar positiva de litíase renal, pode-se prescrever citrato de potássio, com a finalidade de prevenção de complicação renal.[7,9,13] Também se sugere suplementar ferro, bicarbonato, selênio, zinco, fósforo, magnésio, cobre e carnitina conforme a presença de deficiências específicas.[13] Cabe ressaltar a importância de prescrever apresentações sem fontes de carboidrato em sua composição.[9]
- **Passo 6 – Avaliação da presença de efeitos adversos:** em geral, 15 a 83% dos pacientes apresentam algum efeito adverso relacionados ao uso da DC. Os efeitos adversos gastrointestinais são os mais comuns, principalmente constipação, diarreia, vômitos e refluxo gastroesofágico; seguidos da presença de dislipidemia.[2,4,7,9,13] Além disso, efeitos adversos são mais comuns nos pacientes que fazem uso da DC clássica (sem TCM) com relação 4:1, podendo ou não se realizar algum ajuste na dieta.[2,3,7] Entretanto, o risco de efeitos adversos graves é baixo, sem indicação de descontinuar a dieta.[1] A Tabela 2 apresenta os possíveis efeitos adversos da DC.
- **Passo 7 – Acompanhamento:** deve-se manter a dieta por no mínimo três meses, mesmo se aparentemente inefetiva, antes de considerar a suspensão.[9,13] As convulsões podem piorar nos primeiros dias após a introdução da DC, mas a resposta esperada é uma redução das crises em 50% ou mais. Estudos mostram que 75% das crianças apresentam redução das crises dentro de 14 dias e 90% em 23 dias.[9,13] Em geral, aproximadamente 50% dos pacientes irão responder ao uso da DC, sendo indicada sua manutenção por dois anos ou mais.[9,13] A monitorização clínica e laboratorial da DC deve ser feita a

TABELA 2 Efeitos adversos da dieta cetogênica

Distúrbios gastrointestinais	Refluxo gastroesofágico, dor abdominal, náuseas, vômitos, constipação, diarreia, pancreatite e hepatite
Distúrbios renais	Cálculos renais (ácido úrico, oxalato de cálcio, fosfato de cálcio e mistos), hematúria, hiperuricemia e hipercalciúria
Distúrbios metabólicos	Hipoglicemia, acidose metabólica, dislipidemia (aumento do colesterol total, triglicerídeos e colesterol lipoproteína de baixa densidade) e deficiência de carnitina
Distúrbio hidroeletrolíticos	Desidratação, hipocalcemia e hipomagnesemia
Alterações antropométricas e nutricionais	Cansaço, recusa alimentar, perda de peso, diminuição do crescimento, deficiência de vitaminas e minerais
Outros	Diminuição da densidade óssea, risco de fraturas ósseas, cardiomiopatia, prolongamento do intervalo QT e infecções

Fonte: adaptada de Sourbron, 2020,[1] Lyons, 2020,[4] Wells, 2020[7] e Van Der Louw, 2016.[13]

cada três meses após seu início, preferencialmente por médicos especialistas (pediatra, neuropediatra, nutrólogo), para avaliação da eficácia da dieta no controle das crises epilépticas e para determinar se sua manutenção gerará mais benefícios que riscos para o paciente.[9] Deve-se manter a monitoração de ganho de peso e crescimento para adequado ajuste calórico na dieta ofertada. Não existe tempo máximo de duração para uso da DC;[9] há relatos na literatura do uso da DC, com importante melhora ou com controle das crises convulsivas, por mais de 20 anos.[22] Porém, sabe-se que a DC é de difícil manutenção, devido à restrição de alimentos e de calorias, além de demandar preparo dos componentes da dieta pelos familiares do paciente. Caso se esteja utilizando fórmula industrializada, ela é de fácil preparação, mas monótona e onerosa. Assim, tem-se alto índice de desistência por baixa adesão ao tratamento com a DC.[1]

- **Passo 8 – Suspensão:** se após os três meses iniciais da DC o paciente não apresentar controle das crises ou diminuição de mais de 50% delas, deve-se suspender a dieta. Também se interrompe a dieta após dois anos de uso, com controle efetivo das crises, para reavaliação da necessidade de manutenção ou não da DC.[9] Embora a dieta possa ser descontinuada abruptamente, recomenda-se reduzir gradualmente durante 1 a 3 meses, seguindo a proporção de 4:1 até 1:1, liberando-se, assim, o consumo dos alimentos ricos em carboidratos.[9,13] Deve-se manter a suplementação vitamínica e de micronutrientes até total suspensão da DC.[9]

Considerações finais

DC deve ser indicada nas crianças que estão em uso de dois ou mais medicamentos anticonvulsivantes sem apresentar controle adequado das crises. Sempre expor aos pais as expectativas e o prognóstico com o início da DC e manter acompanhamento com equipe multidisciplinar especializada e experiente durante introdução, adaptação e manutenção da DC.

Referências bibliográficas

1. Sourbron J, Klinkenberg S, van Kuijk SMJ, Lagae L, Lambrechts D, Braakman HMH et al. Ketogenic diet for the treatment of pediatric epilepsy: review and meta-analysis. Child's nervous system. ChNS: Official Journal of the International Society for Pediatric Neurosurgery. 2020;36(6):1099-109.
2. Dressler A, Trimmel-Schwahofer P. The ketogenic diet for infants: how long can you go? Epilepsy Research. 2020;164:106339.
3. Martin-McGill KJ, Bresnahan R, Levy RG, Cooper PN. Ketogenic diets for drug-resistant epilepsy. The Cochrane Database of Systematic Reviews. 2020;6:CD001903.
4. Lyons L, Schoeler NE, Langan D, Cross JH. Use of ketogenic diet therapy in infants with epilepsy: a systematic review and meta-analysis. Epilepsia. 2020;61(6):1261-81.
5. Falsaperla R, D'Angelo G, Pratico AD, Mauceri L, Barbagallo M, Pavone P et al. Ketogenic diet for infants with epilepsy: a literature review. Epilepsy & Behavior: E&B. 2020;112:107361.
6. Dressler A, Stocklin B, Reithofer E, Benninger F, Freilinger M, Hauser E et al. Long-term outcome and tolerability of the ketogenic diet in drug-resistant childhood epilepsy: the Austrian experience. Seizure. 2010;19(7):404-8.
7. Wells J, Swaminathan A, Paseka J, Hanson C. Efficacy and safety of a ketogenic diet in children and adolescents with refractory epilepsy: a review. Nutrients. 2020;12(6).
8. Gavrilovici C, Rho JM. Metabolic epilepsies amenable to ketogenic therapies: indications, contraindications, and underlying mechanisms. Journal of Inherited Metabolic Disease. 2021;44(1):42-53.
9. Kossoff EH, Zupec-Kania BA, Auvin S, Ballaban-Gil KR, Christina Bergqvist AG, Blackford R et al. Optimal clinical management of children receiving dietary therapies for epilepsy: updated recommendations of the International Ketogenic Diet Study Group. Epilepsia Open. 2018;3(2):175-92.
10. Kossoff EH, Hedderick EF, Turner Z, Freeman JM. A case-control evaluation of the ketogenic diet versus ACTH for new-onset infantile spasms. Epilepsia. 2008;49(9):1504-9.
11. Neal EG, Chaffe H, Schwartz RH, Lawson MS, Edwards N, Fitzsimmons G et al. The ketogenic diet for the treatment of childhood epilepsy: a randomised controlled trial. The Lancet Neurology. 2008;7(6):500-6.
12. Blackford R. Not your parents' ketogenic diet: flexibility in 2020. Epilepsy Research. 2020;162:106307.

13. van der Louw E, van den Hurk D, Neal E, Leiendecker B, Fitzsimmon G, Dority L et al. Ketogenic diet guidelines for infants with refractory epilepsy. European Journal of Paediatric Neurology. EJPN: Official Journal of the European Paediatric Neurology Society. 2016;20(6):798-809.
14. Dressler A, Trimmel-Schwahofer P, Reithofer E, Groppel G, Muhlebner A, Samueli S et al. The ketogenic diet in infants: advantages of early use. Epilepsy Research. 2015;116:53-8.
15. Cross JH. Dietary therapies: an old idea with a new lease of life. Seizure. 2010;19(10):671-4.
16. Neal EG, Chaffe H, Schwartz RH, Lawson MS, Edwards N, Fitzsimmons G et al. A randomized trial of classical and medium-chain triglyceride ketogenic diets in the treatment of childhood epilepsy. Epilepsia. 2009;50(5):1109-17.
17. Kossoff EH. More fat and fewer seizures: dietary therapies for epilepsy. The Lancet Neurology. 2004;3(7):415-20.
18. Koh S, Dupuis N, Auvin S. Ketogenic diet and Neuroinflammation. Epilepsy Research. 2020;167:106454.
19. Simeone TA, Simeone KA, Stafstrom CE, Rho JM. Do ketone bodies mediate the anti-seizure effects of the ketogenic diet? Neuropharmacology. 2018;133:233-41.
20. Zhang Y, Zhou S, Zhou Y, Yu L, Zhang L, Wang Y. Altered gut microbiome composition in children with refractory epilepsy after ketogenic diet. Epilepsy Research. 2018;145:163-8.
21. Gilbert DL, Pyzik PL, Freeman JM. The ketogenic diet: seizure control correlates better with serum beta-hydroxybutyrate than with urine ketones. Journal of Child Neurology. 2000;15(12):787-90.
22. Kossoff EH, Turner Z, Bergey GK. Home-guided use of the ketogenic diet in a patient for more than 20 years. Pediatric Neurology. 2007;36(6):424-5.

CAPÍTULO **54**

Criança com doença renal

Elza Daniel de Mello
Carlos Alberto Nogueira-de-Almeida

Insuficiência renal crônica

O manejo nutrológico da criança com nefropatia é, ao mesmo tempo, amplo e específico. Amplo porque depende da situação clínica envolvida, uma vez que a própria insuficiência renal crônica (IRC) pode ser considerada um quadro sindrômico; e específico, porque depende do comprometimento da função renal em cada situação.[1,2]

As causas de IRC são várias, sendo as mais prevalentes as congênitas (hipoplasia ou displasia renal e uropatia obstrutiva) e as adquiridas (glomerulonefrite crônica, glomerulonefrite membranoproliferativa e glomerulonefrite esclerosante focal segmentativa).[3]

As crianças com IRC, sobretudo com idade até 4 anos, devem ser cuidadosamente manejadas do ponto de vista nutricional, para que se possa assegurar a taxa de crescimento, preferencialmente acima do percentil 5 de altura para a idade. Quanto mais precoce a ocorrência da IRC [taxa de filtração glomerular (TFG) menor que 30%], potencialmente maior é o impacto da doença no crescimento da criança. As consequências da IRC são: desequilíbrio hidroeletrolítico, acúmulo de toxinas endógenas e exógenas, hipertensão arterial sistêmica, acidose metabólica, anemia, osteodistrofia renal, anorexia e desnutrição. Além disso, muitos pacientes necessitam de corticoterapia, que interfere em vários aspectos nutricionais, podendo levar a comprometimento ósseo, resistência periférica à insulina e obesidade. A IRC tem como uma das complicações a uremia, que pode determinar náuseas, astenia, fadiga, diminuição da atenção, comprometimento do desempenho escolar, retardo de crescimento, alteração do débito urinário, respiração encurtada, edema de face e extremidades e amenorreia em adolescentes. Portanto, a uremia compromete o desenvolvimento normal da criança, e todos os esforços devem ser utilizados para evitá-la ou retardá-la o maior tempo possível.[1-6]

As consequências metabólicas da IRC são as seguintes:[1-5]

1. **Expansão do volume extracelular:** o fluido extracelular mantém-se próximo do normal até os estágios finais da IRC, uma vez que os rins têm a capacidade de aumentar a excreção de sódio. Quando essa função é perdida, observa-se aumento do sódio sérico com consequente retenção hídrica (edema e hipervolemia) e hipertensão arterial.
2. **Acidose metabólica:** ocorre mais nos estágios finais da doença, mas compromete o estado nutricional, determinando degradação de aminoácidos e comprometimento da massa magra.

TABELA 3 Necessidade de proteínas em crianças em diálise

Meninas e meninos	Recomendação de ingestão proteica g/kg/dia	
	Diálise peritoneal	Hemodiálise
Pré-termo	3-4	3
0-6 meses	2,1-3	2,1
6-12 meses	2-3	1,5-2
1-2 anos	2-3	1,5-1,8
2 anos – puberdade	2,5	1-1,5
Puberdade	2	1-1,5
Pós-puberdade	1,5	1-1,5

Fonte: Nelms, 2015[4] e Ress, 2007.[11]

deve-se ofertar 6 a 12 kcal/cm/dia, na maior de 2 anos de idade em hemodiálise, 10 kcal/cm/dia. A ingestão oral habitualmente está diminuída. Inicialmente, suplementos via oral podem ser suficientes, mas, quando a taxa de crescimento começa a desacelerar, passa a ser necessário o uso de sonda nasogástrica ou gastrostomia, para que o aporte necessário seja atingido. Quando a criança estiver em diálise peritoneal, deve-se atentar para o fato de que a glicose do líquido dialítico é absorvida, representando 8 a 12 kcal/kg/dia. Esse aspecto deve ser valorizado se estiver sendo observado excesso de peso e não desnutrição. Pode ser necessário ofertar preparações com 2 kcal/mL quando houver restrição hídrica.

6. **Vitaminas e minerais:** deve-se garantir aporte de todas as vitaminas e minerais, conforme recomendado para as crianças na mesma faixa etária e sexo, exceto para as vitaminas A e D. A excreção da vitamina A pode estar comprometida e a hipervitaminose A pode estar associada com hipercalcemia, anemia e hiperlipidemia. A vitamina D deve ser prescrita em sua forma ativa para prevenir a osteodistrofia.

As Tabelas 4, 5 e 6 mostram as orientações gerais no manejo nutrológico das disfunções renais.

Síndrome nefrótica

A síndrome nefrótica (SN) é uma condição clínica rara, que afeta 1 a 3 por 100 mil crianças por ano, causada por lesão da barreira de filtração glomerular por glomerulopatia, e é caracterizada por proteinúria superior a 3,5 g/dia, resultando em hipoalbuminemia, hiperlipidemia e edema. Além da perda urinária de albumina, uma fração aumentada dessa proteína é catabolizada nas células tubulares renais. A síntese hepática intensificada é insuficiente para contrabalançar o déficit geral, e a hipoalbuminemia está presente até que a proteinúria melhore. O estado catabólico existente nos pacientes nefróticos se manifesta pela redução da massa magra. Portanto, é essencial o manejo nutricional para amenizar o grau de desnutrição associado à SN.[14] Aproximadamente 85% dos casos mostram remissão completa da proteinúria após o tratamento com glicocorticoides por 4 a 6 semanas. Assim, nesse período tem-se também o efeito adverso dessa terapia, com retenção hídrica e aumento de peso. Na SN também se observam dislipidemia e hipertrigliceridemia, necessitando de manejo dietético e medicamentoso.[15]

Polderman et al. descreveram a ingestão alimentar de crianças com SN recém-diagnosticada, salientando que as recomendações de calorias e sódio são habitualmente atingidas, mas que a prescrição de suplementos de cálcio

TABELA 4 Manejo nutrológico geral da insuficiência renal aguda

	IRA sem diálise	IRA com diálise peritoneal ou hemodiálise	IRA com diálise contínua
Energia	Conforme idade e sexo	Conforme idade e sexo	Conforme idade e sexo
Proteína	Conforme idade e sexo ou menos, dependendo da ureia	Conforme idade e sexo mais 0,2 g/kg na hemodiálise e mais 0,4 g/kg na diálise peritoneal	Mínimo de 2,5 g/kg
Sódio	Depende do nível sérico e da volemia	Depende do nível sérico e da volemia	Geralmente sem restrições e pode ser necessário suplementação
Potássio	Muito restrito	Restrito	Geralmente sem restrições e pode ser necessário suplementação
Fósforo	Muito restrito	Restrito	Geralmente sem restrições e pode ser necessário suplementação
Fluidos	Varia de acordo com a diurese	Varia de acordo com a diurese	Pode ser necessário suplementação
Micronutrientes	Muito restrito em vitaminas lipossolúveis	Limitado em vitaminas lipossolúveis	Pode ser necessário suplementação, especialmente de selênio e tiamina

IRA: insuficiência renal aguda.
Fonte: NKR, 2000[2] e Warady, 2014.[13]

TABELA 5 Manejo nutrológico geral na síndrome nefrótica

Energia	Conforme idade e sexo
Proteína	Conforme idade e sexo
Sódio	1-3 mEq/kg, pode variar conforme edema ou hipertensão arterial
Potássio	Sem necessidade de restrição
Fósforo	Sem necessidade de restrição
Fluidos	Varia conforme diurese
Micronutrientes	Conforme idade e sexo

Fonte: NKF, 2000[2] e Nelms, 2015.[4]

e vitamina D pode ser necessária para atingir a ingestão desejada de cálcio e vitamina D.[16]

Síndrome nefrítica

A síndrome nefrítica acontece, quase sempre, por conta da glomerulonefrite pós-estreptocócica, geralmente acometendo crianças com idades entre 5 e 12 anos. Caracteriza-se por lesões glomerulares de origem imunológica, e a maioria dos casos resolve-se espontaneamente em um prazo de 2 a 3 semanas. O quadro clínico clássico é caracterizado pelo surgimento abrupto de edema, hipertensão arterial e hematúria. Apesar de ocorrer redução da filtração glomerular, a anúria é rara, mas podem ocorrer acidose metabólica e hipercalemia. O tratamento inclui repouso durante as fases de hipertensão arterial e edema. A oferta hídrica deve ser feita objetivando balanço negativo, especialmente enquanto perdurar o edema. A restrição de sódio também é importante, com oferta de 1 a 2 g por dia, enquanto na fase edematosa. Diuréticos e fármacos anti-hipertensivos podem ser necessários para o controle pressórico.[17] Os Quadros 1, 2 e 3 apresentam orientações gerais para uma dieta com restrição hídrica e de sal, e alimentos ricos e pobres em sódio.

Calculose renal

A formação dos cálculos no trato urinário é um fenômeno multifatorial, que resulta da supersaturação urinária, nucleação, agregação, retenção e crescimento dos cristais. Em geral, a cristalização ocorre em virtude de anormalidades na composição urinária, que causam supersaturação dos promotores (cálcio, oxalato e ácido úrico), ou a diminuição dos inibidores da formação de cristais (citrato, glicosaminoglicanos e nefrocalcina), ou ambos. Outros fatores também envolvidos na litogênese são pH urinário, volume urinário e dieta. Existem vários tipos de cálculos renais que diferem em composição e patogênese. Cerca de 80% deles contêm sais de cálcio compostos por oxalato ou fosfato, sendo o distúrbio metabólico frequentemente associado a hipercalciúria.

Múltiplos fatores podem influenciar o modo como a dieta promove alterações urinárias que levam à formação de cálculos. A baixa ingestão de líquidos ou a desidratação podem aumentar a concentração e mudar o pH da urina, como também causar hipocitratúria. A alta ingestão de sódio estimula a hipercalciúria e diminui a concentração de citrato urinário. A dieta rica em proteína animal aumenta o ácido úrico e o cálcio urinário. O cálcio influencia a concentração urinária de cálcio e oxalato.

TABELA 6 Manejo nutrológico geral na insuficiência renal crônica

	Taxa de filtração glomerular < 15-59 mL/min/1,73 m² (estágios 3-5)	Em hemodiálise	Em diálise peritoneal
Energia	Conforme sexo e idade	Conforme sexo e idade	Conforme sexo e idade
Proteína	Taxa de filtração glomerular 30-59 mL/min/1,73 m² (estágio 3) = 100-140% das necessidades diárias/kg peso corporal ideal Taxa de filtração glomerular < 15-29 mL/min/1,73 m² (estágios 4 e 5) = 100-120% das necessidades diárias/kg peso corporal ideal	Necessidades diárias + 1 g/kg peso corporal ideal	Necessidades diárias + 0,15 a 0,3 g/kg peso corporal ideal (dependendo da idade)
Sódio	1-3 mEq/kg, varia de acordo com edema e hipertensão arterial	1-3 mEq/kg, varia de acordo com edema e hipertensão arterial	1-3 mEq/kg, varia de acordo com edema e hipertensão arterial
Potássio	A maioria vai tolerar > 3 mEq/kg/dia	1-3 mEq/kg/dia, varia conforme nível sérico e idade	Geralmente sem restrição
Fósforo	Limitado a 80-100% das necessidades diárias para manter níveis séricos normais	Limitado a 80-100% das necessidades diárias para manter níveis séricos normais	Limitado a 80-100% das necessidades diárias para manter níveis séricos normais
Fluidos	Geralmente sem restrição	Repor diurese, perdas insensíveis e ultrafiltração	Repor diurese, perdas insensíveis e mais aproximadamente 1 L
Micronutrientes	100% das necessidades diárias e suplementar vitaminas hidrossolúveis se necessário	100% das necessidades diárias e repor vitaminas hidrossolúveis	100% das necessidades diárias e repor vitaminas hidrossolúveis

Fonte: NKF, 2000[2] e Nelms, 2015.[4]

QUADRO 1 Orientações gerais para uma dieta com restrição hídrica

- Qualquer alimento líquido em temperatura ambiente conta como um fluido, p. ex., gelatina, cubo de gelo, sopa.
- Uma pequena quantidade de fluido num copo grande parece menor que essa mesma quantidade de fluido num copo pequeno.
- Evite alimentos salgados, pois aumentam a sede.
- Chá gelado e limonada aliviam a sede melhor do que refrigerante.
- Pedaços de frutas congeladas (melão, uvas) podem ajudar a aliviar a sede, assim como chupar uma rodela de limão.
- Jogar água fria no rosto e no corpo pode ajudar a se refrescar, assim como ficar longe do sol em um dia quente.
- O sal não é permitido no preparo dos alimentos ou à mesa.
- Muitas vezes podem-se encontrar versões com baixo teor de sódio de diferentes alimentos para usar no lugar das variedades com alto teor de sódio.
- Cozinhe com ervas e temperos. Os temperos com a palavra sal no nome são ricos em sódio. Ao temperar os alimentos, use alho fresco ou alho em pó em vez de sal de alho. Use cebola em pó em vez de sal de cebola. E experimente sementes de aipo em vez de sal de aipo.
- Coma refeições preparadas em casa, usando ingredientes frescos, em vez de refeições enlatadas, congeladas ou embaladas. Ao jantar fora, peça temperos e molhos à parte.

Fonte: Stanford, 2021.[18]

QUADRO 2 Alimentos ricos em sódio

- A maioria dos alimentos enlatados (vegetais, carnes, refeições de massa).
- Alimentos processados (carnes, como mortadela, calabresa, salame e salsicha).
- Queijos.
- Massas secas e misturas de arroz.
- A maioria das sopas (enlatadas e secas).
- Salgadinhos (batatas fritas, pipoca, *pretzels*, bolinhos de queijo, nozes salgadas).
- Molhos e molhos para salada.

Fonte: Stanford, 2021.[18]

QUADRO 3 Alimentos pobres em sódio

- Pães simples, cereais, arroz e massas (menos massas secas ou misturas de arroz).
- Legumes e frutas (frescos ou congelados).
- Carnes (cortes frescos, carnes não processadas).
- Leite e iogurte (tendem a ser moderados em sódio).
- Bebidas como sucos, chá, sucos de frutas ou ponche e alguns refrigerantes (as bebidas esportivas têm sódio, portanto, devem ser limitadas).

Fonte: Stanford, 2021.[18]

Além do cálcio, as modificações da dieta para controle da formação de cálculo nos pacientes com hipercalciúria devem incluir outros componentes, como oxalato, sódio e purinas. Algumas pesquisas demonstram que a baixa ingestão de cálcio diminui sua excreção urinária, porém essa restrição pode levar à hiperoxalúria secundária. A menor disponibilidade de cálcio na luz intestinal para ligação com o oxalato resulta em maior quantidade de oxalato livre dentro do trato gastrointestinal e aumenta, assim, o risco para litíase renal pelo consequente aumento da concentração urinária de oxalato. Um ponto importante a ser destacado é que a restrição de cálcio da dieta torna-se inapropriada, pois também pode levar à deficiência de cálcio e perda da massa óssea.

O papel do cálcio na dieta para crianças com hipercalciúria e litíase renal é frequentemente discutido. Recomenda-se ingestão de acordo com as recomendações para a faixa etária, redução da ingestão de sal e diminuição do consumo de oxalato. O oxalato está presente em grande quantidade nos alimentos de origem vegetal, no entanto, somente espinafre e ruibarbo são considerados de alto risco, pois apresentam grande concentração de oxalato biodisponível. Amendoim, amêndoa, chocolate, noz-pecã e chá instantâneo são considerados alimentos de moderado risco.[19]

O grupo de trabalho de nutrição renal pediátrica estabeleceu as seguintes recomendações em relação à avaliação nutricional de crianças com doenças renais de acordo com o grau de evidência:[20]

- Grau de evidência forte:
  - Aferir peso, altura ou comprimento e o perímetro cefálico em crianças com doenças renais.
  - Usar peso euvolêmico (seco) para avaliação nutricional, com ajuste do peso quando necessário (p. ex., estar em diálise e ter síndrome nefrótica).
  - Medir o comprimento deitado em crianças com menos de 2 anos de idade, e a altura em pé depois disso. Quando as crianças são incapazes de se levantar para uma medição precisa da altura, o comprimento deitado pode ser aferido.
  - Aferir o perímetro cefálico em todas as crianças até 2 anos de idade ou até 3 anos, quando gráficos percentuais apropriados estiverem disponíveis.
  - Colocar as medidas antropométricas em série em gráficos de crescimento de percentis. Usar o gráfico de crescimento da Organização Mundial da Saúde (OMS) para todas as idades ou gráficos de crescimento específicos do país, se disponíveis, além dos 2 anos de idade.
  - Avaliar o escore z [pontuações de desvio padrão (SDS)] para complementar as informações dos gráficos de crescimento.
  - Calcular o índice de massa corporal (IMC) em crianças com 2 anos de idade e mais velhas, e peso para comprimento em crianças com menos de 2 anos de idade.
  - Apenas considerar a utilização de albumina sérica como uma medida do estado nutricional após todas as causas não nutricionais de hipoalbuminemia terem sido excluídas.

- Grau de evidência moderado:
  - Calcular escores z de velocidade de altura/comprimento durante um período mínimo de 6 meses.
  - Usar gráficos de crescimento específicos para doenças ou doenças genéticas, quando aplicável.
  - Traçar o IMC ou peso para comprimento em gráficos de crescimento de percentis.
  - Calcular o IMC ou escores z/SDS de peso para comprimento para complementar os gráficos de crescimento.
  - Usar a idade da altura para determinar o escore z/SDS do IMC se a criança for menor do que a curva do terceiro percentil no gráfico de crescimento, desde que a criança não tenha atingido a altura de adulto.
  - Realizar registro alimentar de no mínimo 3 dias, quando houver necessidade de informações precisas e abrangentes sobre a ingestão alimentar. Na impossibilidade, pode ser realizado um recordatório alimentar de 24 horas para avaliação dietética.

- Grau de evidência fraco:
  - Usar uma medida substituta para aferir a altura para crianças mais velhas que são incapazes de ficar de pé.
  - Utilizar tendências em parâmetros de crescimento para auxiliar na tomada de decisão clínica.
  - Calcular a altura parental média e colocar o valor aos 19 anos para estimar o potencial de crescimento.

- Para recém-nascidos prematuros, traçar o peso, comprimento e peso para comprimento para a idade gestacional e cronológica para o primeiro ano de vida se nasceu de 32 a 37 semanas de gestação, e até 2 anos de idade se nasceu antes de 32 semanas de gestação.
- Monitorar os parâmetros de crescimento rotineiramente em crianças com doenças renais, com frequência aumentada em crianças mais jovens e naquelas crianças com doença renal crônica avançada, com comorbidades e com fatores de risco para crescimento deficiente e aquelas que não cumprem as metas nutricionais e de crescimento.
- A avaliação dietética deve ser orientada pela gravidade da doença renal e preocupações nutricionais, incluindo parâmetros de crescimento anormais, ingestão alimentar excessiva ou inadequada, dieta de má qualidade, sintomas gastrointestinais e valores bioquímicos anormais.
- Avaliar o apetite para orientar a necessidade de alimentação suplementar se uma criança não estiver atingindo as metas nutricionais.

Referências bibliográficas

1. American Academy of Pediatrics. Committee on Nutrition. Nutritional management of children with children with kidney disease. In: Kleinman RE, Greer FR (eds.). Pediatric nutrition. 7.ed. Elk Grove Village: American Academy of Pediatrics; 2014.
2. National Kidney Foundation - DOQI. Clinical practice guidelines for nutrition in chronic renal failure. Am J Kidney Dis. 2000;35:S105-37.
3. Rees L, Guignard JP. Renal disease. Koletzko B (ed.). Pediatric nutrition in practice. Basel: Karger; 2008.
4. Nelms CL, Juarez M, Warady BA. Renal disease. In: Corkins MR. The A.S.P.E.N. Pediatric nutrition support core curriculum. 2.ed. Silver Spring: Aspen; 2015.
5. Kopple JD. Nutrition, diet, and the kidney. In: Ross AC, Caballero B, Cousins RJ, Tucker KL, Ziegler TR (eds.). Modern nutrition and health disease. 11.ed. Philadelphia: Lippincott Williams & Wilkins; 2014.
6. Sylvestre LC, Fonseca KPD, Stinghen AEM, Pereira AM, Meneses RP, Pecoits-Filho R. The malnutrition and inflammation axis in pediatric patients with chronic kidney disease. Pediatric Nephron. 2007;22:864-73.
7. Borzych-Duzalka D, Bilginer Y, Ha IS, Bak M, Rees L, Cano F et al. Management of anemia in children receiving chronic peritoneal dialysis. J Am Soc Nephrol. 2013;24(4):665-76.
8. Maggio MC, Montaperto D, Maringhini S et al. Adiponectin, resistin and leptin in paediatric chronic renal failure: correlation with auxological and endocrine profiles. J Nephrol. 2014;27(3):275-9.
9. Wesseling-Perry K, Salusky IB. Chronic kidney disease: mineral and bone disorder in children. Semin Nephrol. 2013;33(2):169-79.
10. Hui WF, Betoko A, Savant JD, Abraham AD, Greenbaum LA, Warady B et al. Assessment of dietary intake of children with chronic kidney disease. Pediatr Nephrol. 2017;32(3):485-94.
11. Ress L, Shaw V. Nutrition in children with CRF and on dialysis. Pediatric Nephrol. 2007;22:1689-702.
12. Chen W, Ducharme-Smith K, Davis L, Hui AWF, Warady B, Furth SL et al. Dietary sources of energy and nutrient intake among children and adolescents with CKD. Pediatr Nephrol. 2017;32(7): 1233-41.
13. Warady BA, Neu AM, Schaefer F. Optimal care of the infant, child, and adolescent on dialysis: 2014 update. AM J Kidney Dis. 2014;64:128-42.
14. Matyjek A, Literacki S, Niemczyk S, Rymarz A. Protein energy-wasting associated with nephrotic syndrome: the comparison of metabolic pattern in severe nephrosis to different stages of chronic kidney disease. BMC Nephrology. 2020;21:346.
15. Agrawal S, Zaritsky JJ, Fornoni A, Smoyer WE. Dyslipidaemia in nephrotic syndrome: mechanisms and treatment. Nat Rev Nephrol. 2018;14(1):57-70.
16. Polderman N, Cushing M, McFadyen K, Catapang M, Humphreys R, Mammen C et al. Dietary intakes of children with nephrotic syndrome. Pediatr Nephrol. 2021;36(9):2819-26.
17. Eison TM, Ault BH, Jones DP, Chesney RW, Wyatt RJ. Post-streptococcal acute glomerulonephritis in children: clinical features and pathogenesis. Pediatric Nephrology. 2011;26(2):165-80.
18. Stanford Children's Health. Nutrition and nephrotic syndrome. Disponível em: https://www.stanfordchildrens.org/en/topic/default?id=nutrition-and-nephrotic-syndrome-90-P03099; acessado em: 21 de abril de 2021.
19. Mello ED, Schneider MAO. A importância da dieta no manejo da hipercalciúria. Rev HCPA. 2006;26(2):15-20.
20. Nelms CL, Shaw V, Greenbaum LA, Anderson C, Desloovere A, Haffner D et al. Assessment of nutritional status in children with kidney diseases: clinical practice from the Pediatric Renal Nutrition Taskforce. Pediatric Nephrology. 2021; 36:995-1010.

CAPÍTULO **55**

Distúrbios metabólicos hereditários

Maria Carolina Pinho Porto
Mônica de Araújo Moretzsohn
Bruna de Siqueira Barros
Alessandra Fernandes Marques Braga
Viviane Alves dos Santos
Hélio Fernandes da Rocha

Os conhecidos erros inatos do metabolismo estão sendo revistos à luz dos novos conhecimentos. Erros dão a entender que há alguma coisa errada e podem ser uma forma de marcar uma pessoa. É comum ouvir dizer "ele é um erro inato do metabolismo". Inatos, na verdade, quer dizer doenças de origem genética, então a nova nomenclatura para esse cada vez mais importante grupo de doenças passa a ser distúrbios metabólicos hereditários (DMH).[1]

Os DMH podem ser divididos em tratáveis ou controlados parcialmente por modificações dietéticas e não modificáveis por dietas.[2] Também podem ser divididos didaticamente em três grupos:

- Grupo I: doenças de moléculas complexas (não tratáveis por dietas).
- Grupo II: doenças que cursam com intoxicação (algumas tratáveis por dietas).
- Grupo III: doenças que envolvem o metabolismo energético (algumas tratáveis por dietas).

No grupo I estão as doenças de depósito, lisossomiais e peroxissomiais. A fisiopatologia envolve moléculas de difícil trânsito no organismo ou dentro das células, e o tratamento nutricional não interfere no curso das doenças, e sim nas carências nutricionais que podem ocorrer.

No grupo II estão as doenças que interferem no metabolismo dos aminoácidos devido a defeitos específicos de um complexo enzimático ou de um transportador. Há no mínimo duas consequências: a falta do produto derivado do aminoácido e o acúmulo de subprodutos da etapa metabólica interrompida, que poderá se tornar tóxico. A terapêutica básica desse tipo de DMH é a restrição do aminoácido (substrato), que pode ser o tratamento definitivo e controlador da doença e a suplementação do produto final, que completará a via metabólica interrompida.

Nas doenças em que o substrato inicial não é um aminoácido essencial, o tratamento dietético apresenta resultados menos satisfatórios. Nesses casos, são usadas dietas hipoproteicas e hipercalóricas para evitar o catabolismo. Pode ser necessário o uso de saturadores de receptores, quelantes de formas intermediárias de aminoácidos e cofatores para otimizar o passo metabólico defeituoso (Figura 1). Essas estratégias podem ser aplicadas também, com algumas variações, às doenças do grupo III.

Hiperglicinemia não cetótica

Trata-se de uma doença autossômica recessiva com elevadas concentrações de glicina, um aminoácido não essencial, nos líquidos corpo-

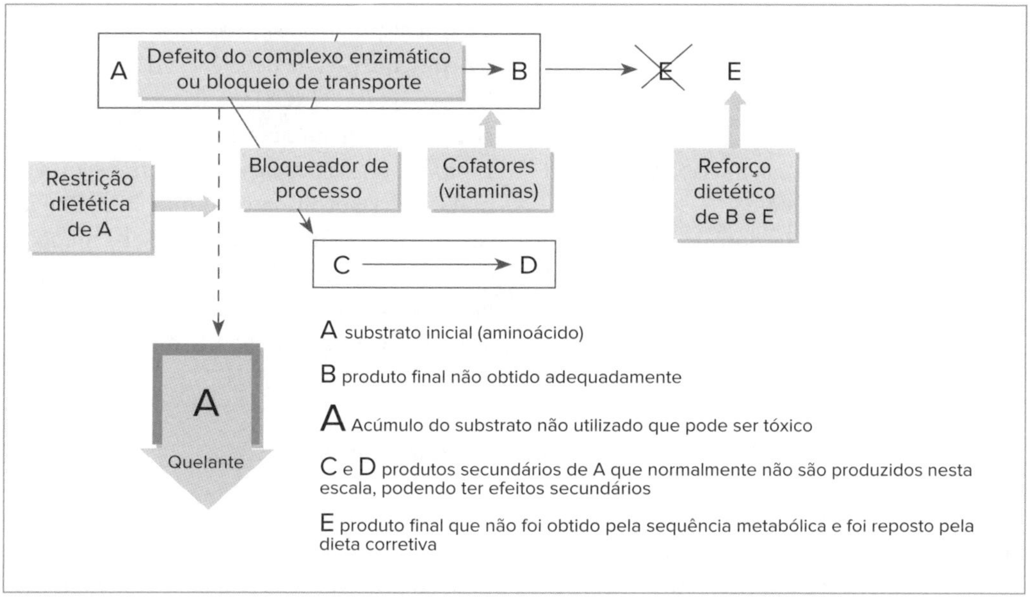

FIGURA 1 Diagrama com a racionalidade da terapia dos distúrbios metabólicos hereditários dos grupos I e II.

Fonte: adaptada de Scriver, 2001.[3]

rais por defeito no sistema de clivagem (GCS). Além do acúmulo por defeito na degradação, há maior produção de glicina a partir da serina, tornando o controle dietético pouco efetivo.[3]

Apresentação

A hiperglicinemia não cetótica pode ser caracterizada como grave (sem progressão do desenvolvimento neuropsicomotor e com epilepsia intratável) e atenuada (desenvolvimento neuropsicomotor variável com epilepsia tratável ou não). A forma atenuada pode ainda se manifestar com retardo neuropsicomotor grave associado à epilepsia refratária, ou ausência desta e um retardo leve.[4] Os sintomas ocorrem majoritariamente nas primeiras 48 horas de vida, com presença de hipotonia, letargia, hiporreflexia, convulsões refratárias ao tratamento, soluços, sucção débil e insuficiência respiratória. A maioria dos pacientes vai a óbito nas primeiras semanas de vida. Os que sobrevivem apresentam retorno da respiração espontânea em três semanas, mas persistem as convulsões refratárias e o retardo neuropsicomotor grave. Existem, ainda, outras duas apresentações da doença: a de início tardio, com sintomas neurológicos após o período neonatal em função da atividade residual do GCS, e a transitória, por provável imaturidade do sistema GCS. Nesta, a normalização dos níveis de glicina ocorre entre 2 e 8 semanas de vida.[3]

Laboratório

A glicina deve ser dosada no plasma e no líquido cefalorraquidiano (LCR). A relação LCR/plasma superior a 0,08 é diagnóstica. Nas primeiras semanas de vida, o padrão surto-supressão no eletroencefalograma sugere o diagnóstico.[1] Pode ser observada hidrocefalia e redução do corpo caloso na ressonância nuclear magnética de crânio. O teste genético molecular confirma o diagnóstico.[4]

Tratamento

O tratamento consiste em:

- Dieta isenta de glicina e serina (muito difícil de ser conseguida).
- Benzoato de sódio na dose de 150 a 750 mg/kg/dia, que promove a depuração renal da glicina (bem efetivo).
- Terapia anticonvulsiva.

O uso do ácido valproico não é indicado por intervir negativamente no GCS; e a vigabatrina não apresenta boa resposta no controle das convulsões. Recomenda-se o dextrometorfano, na dose de 3,5 a 22,5 mg/kg/dia (3 a 15 mg/kg/dia), que tem regular resposta anticonvulsivante. A longo prazo, a resposta terapêutica é pobre. Em geral, o retardo mental é grave e as convulsões refratárias persistem.

Doenças do ciclo da ureia

No metabolismo proteico a desaminação e a oxidação do esqueleto carbônico dão origem ao nitrogênio orgânico, ao gás carbônico e a água. A amônia é a forma mais simples de destino do nitrogênio, porém é solúvel em água e muito tóxica para vários processos bioquímicos, razão pela qual sua transformação em ureia é altamente vantajosa. Essa transformação ocorre acoplada ao ciclo dos chamados ácidos tricíclicos e se compõe de reações enzimáticas em sequência conhecidas como ciclo da ureia.[5]

Portanto, uma doença do ciclo da ureia é caracterizada por uma deficiência de uma das cinco enzimas "clássicas" do ciclo:

- Carbamoilfosfato sintetase 1 (CPS1).
- Ornitina transcarbamilase (OTC).
- Argininosuccinato sintetase (ASS).
- Argininosuccinato liase (ASL).
- Arginase 1 (ARG1).

Um distúrbio do ciclo da ureia também pode ser consequência da deficiência da N-acetilglutamato sintase (NAGS), a enzima que fornece o N-acetilglutamato necessário para ativar a enzima CPS1; e da deficiência do cotransportador mitocondrial ornitina/citrulina (ORNT1), necessário para a entrada da ornitina na mitocôndria e para a saída da citrulina para o citosol para posterior conversão em arginina, causando a síndrome hiperornitinemia-hiperamonemia-homocitrulinúria (HHH).[6]

Apresentação

Manifestações clínicas são variadas e podem ocorrer em qualquer idade. Típica e grave no período neonatal, caso se retarde a identificação, quase sempre confundida por sepse. Saudáveis ao nascer, após um curto intervalo, apresentam sintomas progressivos como recusa alimentar, vômito, letargia e/ou irritabilidade, convulsão, encefalopatia grave com perda de reflexos, hipotonia, instabilidade térmica, coma e morte, se não tratados. Diagnóstico diferencial em neonatos: acidúrias orgânicas e hiperamonemia transitória do recém-nascido. Em crianças maiores, as manifestações são mais variadas e inclui letargia, anorexia, vômitos, dificuldades para crescer e ganhar peso, convulsões e atraso no desenvolvimento. Em suma, a hiperamonemia deve ser excluída em qualquer idade naqueles indivíduos que apresentem encefalopatia aguda ou intermitente, doença psiquiátrica, insuficiência hepática aguda ou suspeita de intoxicação. Durante a investigação deve-se procurar possíveis "gatilhos", como infecção, catabolismo ou sobrecarga de proteína. Ressalta-se que um quadro de diplegia espástica progressiva, mesmo sem hiperamonemia, pode ser causado pela deficiência de ARG1 ou pela síndrome de HHH.[6]

Laboratório

A elevação da concentração plasmática de amônia é geralmente a primeira anormalidade laboratorial identificada. A concentração da amônia plasmática ≥ 150 mcmol/L associada a um hiato aniônico (*anion gap*) normal e a uma normoglicemia são bastante sugestivos de doença do ciclo da ureia.[7] Diante desse cenário, é recomendada a imediata coleta de amostras de sangue, para análise urgente de aminoácidos e acilcarnitinas, e urina, para análise de ácidos orgânicos e ácido orótico, sem adiar o início do tratamento, enquanto se aguardam os resultados. Testes genéticos são solicitados para confirmar o diagnóstico, permitem o aconselhamento genético e, em alguns casos, podem fornecer informações sobre o curso da doença.[6] Salienta-se que, nos últimos anos, com a incorporação do método de espectrometria de massas em tandem na triagem neonatal ampliada, o diagnóstico de indivíduos com doenças metabólicas aumentou e, entre elas, as doenças do ciclo da ureia.[8,9]

Tratamento

A terapêutica básica consiste em restrição proteica, suporte anabólico e excreção da amônia. Em situações de descompensação aguda, quando os níveis de amônia estão acima de 500 mcmol/L, está indicada a hemodiálise, e caso haja alterações neurológicas ou lenta redução da amônia essa indicação pode ser considerada a partir de níveis entre 250 e 500 mcmol/L.[6] Na fase aguda, a ingestão de proteínas deve ser interrompida por não mais do que 24 a 48 horas para não ocorrer catabolismo proteico. Deve-se reiniciar o aporte de proteína gradualmente (0,1 a 0,3 g/kg/dia desde o estágio inicial, isto é, 2 ou 3 dias após o diagnóstico) e garantir o aporte calórico com fontes de carboidratos e lipídeos.[5] O tratamento em longo prazo inclui restrição proteica de acordo com idade, sendo o aporte proteico total inicial de 1,8 g/kg/dia para recém-nascidos, 1,3 a 1,5 g/kg/dia para lactentes, e 0,9 a 1 g/kg/dia para crianças maiores e adolescentes, com ajuste individual de acordo com a tolerância. Para evitar deficiências nutricionais, é necessário acompanhamento regular clínico e laboratorial, além de suplementação de aminoácidos essenciais (para alguns pacientes), vitaminas e oligoelementos. Se a fórmula de aminoácidos essenciais for necessária, recomenda-se que forneça até 20 a 30% da ingestão total de proteínas. O plano alimentar do paciente deve considerar oferecer na última refeição cerca de 25% da ingestão diária de energia e proteína para minimizar o catabolismo durante o jejum noturno. Os medicamentos que são usados para o tratamento em longo prazo incluem os depuradores de nitrogênio (benzoato de sódio e fenilbutirato de sódio, p. ex.), L-arginina, L-citrulina e carbamilglutamato, nas seguintes doses:

- Benzoato de sódio 250 mg/kg/dia via oral, dividido em 3 a 4 tomadas (máximo 12 g/dia).
- Fenilbutirato de sódio (2ª escolha): < 20 kg: até 250 mg/kg/dia e > 20 kg: 5 g/m^2/dia (máximo 12 g/dia).
- L-arginina: NÃO USAR nos pacientes com deficiência de ARG1. Para deficiências de CPS1, OTC, síndrome HHH: < 20 kg: 100 a 200 mg/kg/dia, > 20 kg: 2,5 a 6 g/m^2/dia (máximo 6 g/dia). Para as deficiências de AAS, ASL: < 20 kg: 100 a 300 mg/kg/dia, > 20 kg: 2,5 a 6 g/m^2/dia (máximo 8 g/dia).
- L-citrulina: para deficiências de CPS1, OTC, síndrome HHH: < 20 kg: 100 a 200 mg/kg/dia (máximo 6 g/dia).
- Carbamilglutamato: para deficiência de NAGS: 10 a 100 mg/kg/dia.
- Metas com o tratamento: amônia < 80 mcmol/L, glutamina < 1.000 mcmol/L, arginina na faixa de normalidade próximo ao limite superior e sem carência de aminoácidos essenciais no plasma. É importan-

te reforçar que, além da prescrição da dieta e medicações, deve ser orientado um protocolo de emergência por escrito tanto para manejo domiciliar quanto intra-hospitalar. Para prevenção de descompensação metabólica, diante de doença intercorrente, deve-se iniciar as medidas domiciliares, como suspender o aporte proteico por 24 a 48 horas e aumentar oferta de líquidos e calorias, utilizando polímeros de glicose/maltodextrina. O prognóstico da doença do ciclo da ureia é variável. O transplante hepático deve ser considerado diante de um paciente com resposta insuficiente ao tratamento padrão, sem danos neurológicos graves e idealmente enquanto estiver em uma condição metabólica estável.[6]

Fenilcetonúria

A fenilcetonúria (PKU) foi o primeiro DMH tratado com sucesso por meio de dieta. É uma doença autossômica recessiva causada em 98% dos casos pela deficiência parcial ou total da enzima fenilalanina hidroxilase (FAL-OH) que converte a fenilalanina, aminoácido essencial, em tirosina ou mais raramente pela deficiência do cofator tetraidrobiopterina (BH4). BH4 é também cofator para tirosina hidroxilase e triptofano hidroxilase, necessárias para produção de dopamina, catecolaminas, serotonina e melatonina.[10] Segundo o Ministério da Saúde, 94 novos casos de PKU foram diagnosticados em 2016, o que corresponde a uma incidência de 1:30.402 recém-nascidos, considerando que houve 2.857.800 nascimentos no Brasil naquele ano.[11]

A deficiência da enzima FAL-OH ou do cofator BH4 leva ao acúmulo de fenilalanina no plasma e em outros fluidos corpóreos. O organismo utiliza então uma rota metabólica alternativa onde são produzidos fenilcetoácidos (ácido fenilpirúvico, fenilático e fenilacético), que são excretados na urina dando origem ao nome fenilcetonúria. O excesso desses metabólitos interage competitivamente, inibindo o transporte de aminoácidos através da barreira hematoencefálica, diminuindo o aporte destes para o tecido cerebral, causando diminuição na síntese de serotonina, dopamina e melanina. Mais de mil mutações já foram identificadas no gene FAL-OH, o que corresponde a uma gama de fenótipos e, portanto, a uma grande variedade de manifestações clínicas e espectro de gravidade.[10,12]

Apresentação

Nos pacientes com PKU clássica, os indivíduos são saudáveis ao nascimento e permanecem assintomáticos nos primeiros meses de vida quando surgem as manifestações clínicas como atraso do desenvolvimento neuropsicomotor, perda de habilidades adquiridas, odor desagradável na urina, despigmentação da pele, olhos e cabelos e eczema. Espasmos infantis (síndrome de West), convulsões e microcefalia são comuns. Várias alterações neurológicas e psiquiátricas como hiperatividade, comportamento autista, automutilação, depressão e ansiedade estão associadas a evolução da doença não tratada. Pacientes com deficiência mental de causa não esclarecida, principalmente se há relato de caso na família e consanguinidade, devem ser investigados.[10]

Laboratório

O diagnóstico no período neonatal é realizado com base na triagem neonatal em papel-filtro e da análise quantitativa de fenilalanina (FAL) e tirosina (TIR) no sangue. Nos casos positivos (Tabela 1) a concentração plasmática de fenilalanina é maior que 10 mg/dL, a tirosina está normal ou diminuída e a relação FAL/TIR é > 3.

TABELA 1 Caracterização dos tipos de fenilcetonúria

Classificação	Concentração plasmática de fenilalanina
Fenilcetonúria clássica (< 1% de atividade da FAL-OH)	> 20 mg/dL (1.200 mcmol/L)
Hiperfenilalaninemia ou fenilcetonúria leve (1-5% de atividade residual da FAL-OH)	10-20 mg/dL (600-1.200 mcmol/L)
Hiperfenilalaninemia não fenilcetonúrica ou hiperfenilalaninemia leve (> 5% de atividade enzimática residual da FAL-OH)	4-10 mg/dL (120-600 mcmol/L)

FAO-OH: fenilalanina hidroxilase.
Fonte: adaptada de Peter, 2016.[10]

A hiperfenilalaninemia transitória pode ocorrer em recém-nascidos, geralmente prematuros, devido a imaturidade metabólica e se resolve espontaneamente sem tratamento. Outras causas são as doenças hepáticas, o uso de nutrição parenteral e de drogas como metotrexato e a trimetropina.[10]

Mulheres em idade fértil com essa condição devem manter fenilalanina plasmática < 6 mg/dL desde antes da concepção e durante a gestação para evitar a síndrome da fenilcetonúria materna, caracterizada por: filhos com deficiência mental, microcefalia, malformações cardíacas e baixo peso ao nascer.[11]

No diagnóstico diferencial deve-se incluir tirosinemia transitória, tirosinemia tipo 1 e doenças hepáticas graves, sendo que nesses casos a tirosina e fenilalanina estão aumentadas. A deficiência de cofator BH4 também deve ser excluída por meio da pesquisa de pterinas na urina ou teste da tetraidrobiopterina.

A análise do gene *PAH* não é obrigatória para o diagnóstico, podendo auxiliar na detecção de heterozigotos, no aconselhamento genético, na determinação da responsividade a tetraidrobiopterina e na exclusão de outras causas de hiperfenilalaninemia.[11]

Tratamento

O objetivo do tratamento é manter os níveis sanguíneos de fenilalanina entre 2 e 6 mg/dL pela restrição proteica e uso de fórmulas metabólicas isentas de fenilalanina e tirosina, mantendo o aleitamento materno. As recomendações hídrica, calórica, proteica e dos aminoácidos relacionados variam com idade (Tabela 2).

A oferta de fenilalanina depende de fatores como capacidade enzimática, tolerância individual e condição clínica. Deve-se modificar a prescrição com base nas concentrações de aminoácidos e condição clínica (Tabela 3).

Aproximadamente 25 a 50% dos pacientes com atividade enzimática residual respondem à reposição de tetraidrobiopterina (BH4), encontrada na forma do isômero sapropterina (Kuvan®), que atua como cofator da fenilalanina hidroxilase, aumentando sua eficiência. A dose diária varia de 5 a 20 mg/kg e pode ser usada em todas as idades e em gestantes. O teste é considerado positivo quando há redução de ≥ 30% da fenilalanina basal.[10,11]

A suplementação de zinco, ferro, cálcio, vitaminas B12 e A, ácido fólico e selênio, assim como ácidos graxos de cadeia longa (EPA e DHA), pode ser necessária devido a restrição dietética, já que alimentos fontes de proteínas de origem animal devem excluídos da alimentação.[12]

Os níveis de fenilalanina devem ser monitorados semanalmente durante o primeiro ano de vida. Esse intervalo deve ser reduzido no período de introdução da alimentação complementar ou em vigência de doença. A partir de 1 até 12 anos de idade, os níveis devem ser medidos a cada duas semanas ou mensalmente. O controle dietético e metabólico deve ser mantido por toda a vida, pois existem fortes evidências de que pacientes não controlados podem desenvolver sintomas psiquiátricos como ansiedade, depressão e fobias, além de déficits neurocognitivos.

TABELA 2 Requerimentos, para cada faixa etária, de indivíduos com fenilcetonúria tratados

Idade	Oferta hídrica (mL/kg)	Necessidade calórica (kcal/kg)	Necessidade proteica (g/kg)	Fenilalanina (mg/kg)	Tirosina (mg/kg)
0-3 meses	160-135	120 (145-95)	3,5-3	25-70	300-350
3-6 meses	160-130	120 (145-95)	3,5-3	20-45	300-350
6-9 meses	145-125	110 (135-80)	3-2,5	15-35	250-300
9-12 meses	135-120	105 (135-80)	3-2,5	10-35	250-300
Crianças	mL/dia	kcal/dia	g/dia	mg/dia	mg/dia
1-4 anos	900-1.800	1.300 (900-1.800)	≥ 30	200-400	1,72-3,0
4-7 anos	1.300-2.300	1.700 (1.300-2.300)	≥ 35	210-450	2,25-3,5
7-11 anos	1.650-3.300	2.400 (1.650-3.300)	≥ 40	220-500	2,55-4,0
Mulheres	mL/dia	kcal/dia	g/dia	mg/dia	mg/dia
11-15 anos	1.500-3.000	2.200 (1.500-3.000)	≥ 50	250-750	3,45-5,0
15-19 anos	1.200-3.000	2.100 (1.200-3.000)	≥ 55	230-700	3,45-5,0
> 19 anos	2.100-2.500	2.100 (1.400-2.500)	≥ 60	220-700	3,75-5,0
Homens	mL/dia	kcal/dia	g/dia	mg/dia	mg/dia
11-15 anos	2.000-3.700	2.700 (2.000-3.700)	≥ 55	225-900	3,38-5,50
15-19 anos	2.100-3.900	2.800 (2.100-3.900)	≥ 65	295-1.100	4,42-6,50
> 19 anos	2.000-3.300	2.900 (2.000-3.300)	≥ 70	290-1.200	4,35-6,50

Fonte: adaptada de Kožich, 2016.[17]

TABELA 3 Período de exclusão de fenilalanina na fase aguda da doença

Concentração de fenilalanina plasmática (mg/dL)	Excluir fenilalanina dietética por
4 < 10	24 horas
10 < 20	48 horas
20 < 40	72 horas
> 40	96 horas

Fonte: adaptada de Sara, 2016.[13]

A terapia de substituição enzimática com fenilalanina amônia liase recombinante (PAL) parece promissora, assim como a terapia gênica, em fase de estudos.[1]

Tirosinemia

A tirosina é considerada um aminoácido não essencial e é obtida por meio da hidrólise de proteína da dieta ou da hidroxilação da fenilalanina. Pode ser utilizada para síntese de proteínas, de neurotransmissores e de melanina, ou ser degradada a fumarato e acetoacetato no hepatócito.

Existem cinco distúrbios do metabolismo da tirosina, sendo o de maior relevância, com precocidade de sintomas graves, a tirosinemia tipo 1 ou hepatorrenal. Trata-se de uma doença autossômica recessiva rara, com incidência na população mundial de 1:100.000 nascidos vivos. É causada pela deficiência da enzima fumarilacetoacetato-hidrolase (FAH), última enzima da via de degradação da tirosina, com acúmulo de compostos intermediários (4 hidroxifenilpiruvato e 4 hidroxifenilacetato) e da succinilacetona, que estará aumentada no plasma e na urina.[14,15] A succinilacetona leva à inibição da enzima 5-ácido aminolevulínico desidratase, uma enzima-chave na síntese de porfobilinogênio, e ao acúmulo do ácido 5-aminolevulínico, que é um composto neurotóxico, responsável pelas crises neurológicas (porfiria-*like*).[15,16]

Apresentação

As manifestações clínicas são variadas, podem ser divididas em agudas e crônicas e de acordo com a idade de início dos sintomas.

Na forma aguda a doença se manifesta antes dos 6 meses de idade (raramente nas primeiras duas semanas de vida), e a falência hepática é a forma mais comum de apresentação. A forma subaguda se manifesta entre 6 meses e 1 ano de idade, e pode cursar com hepatomegalia, icterícia, vômitos, distúrbios de coagulação, sepse, hipoglicemia, fraturas e tubulopatia renal (síndrome de Fanconi). A forma crônica se apresenta após 1 ano de idade com doença hepática crônica, cirrose com elevado risco de carcinoma hepatocelular, doença renal, retardo de crescimento, fraturas, cardiomiopatia e/ou síndrome porfiria-*like* (irritabilidade, dor em extremidades inferiores e hiperextensão extrema do tronco). A doença renal pode variar de leve disfunção tubular com perda de fosfato, levando a raquitismo hipofosfatêmico e fraturas, até insuficiência renal franca.[14]

Importante fazer o diagnóstico diferencial com a tirosinemia transitória do recém-nascido. Essa enfermidade resulta da imaturidade da enzima 4 hidroxifenilpiruvato desidrogenase, uma relativa deficiência de vitamina C e ingestão elevada de proteína, sendo mais comum em recém-nascidos do sexo masculino e prematuros, geralmente assintomáticos.

Outros DMH que cursam com falência hepática e hipertirosinemia são galactosemia, glicogenose tipo 1, intolerância hereditária a frutose, acidemia lática e doença de Wilson.

Laboratório

O marco diagnóstico é a demonstração de níveis elevados de succinilacetona no plasma e na urina. Há diminuição dos fatores de coagulação e a alfafetoproteína costuma estar muito elevada (> 400.000 mcg/L). Outras alterações metabólicas sugestivas são o aumento de tirosina, fenilalanina e metionina no plasma.[1,2]

A confirmação do diagnóstico pode ser feita com base na análise do gene que codifica a enzima fumarilacetoacetato hidrolase (FAH), e atualmente já foram identificadas mais de 100 mutações.[16]

Tratamento

O objetivo do tratamento dietético é manter os níveis de tirosina plasmática entre 200 e 400 mcmol/L e fenilalanina > 30 mcmol/L:

- Restringir a ingestão de proteína com aporte de 0,5 a 1 g/kg/dia, que cubra as necessidades de fenilalanina (185 a 558 mg) e tirosina (92 a 275 mg).[14] O restante do aporte proteico deve ser por meio de fórmulas metabólicas ou de *mix* de aminoácidos isentos de tirosina e fenilalanina. O aleitamento materno pode ser mantido em associação com estas fórmulas.

- Na tirosinemia transitória do recém-nascido: ácido ascórbico 400 mg/kg/dia, dividido em quatro vezes, por dois meses, e restrição proteica de 2 g/kg/dia.[14] O NTBC (nitisinona) inibe a 4-hidroxifenilpiruvato, bloqueando a formação de metabólitos tóxicos. É utilizado na dose de 1 a 2 mg/kg/dia, dividido em duas tomadas, e deve ser iniciado precocemente, com resposta clínica ocorrendo em uma semana.[16] O tratamento com NTBC reduz, em 90% dos pacientes, as manifestações hepáticas, renais e neurológicas, além de evitar o aparecimento de carcinoma hepatocelular. O transplante hepático fica restrito aos pacientes gravemente doentes que não respondem ao NTBC e aos que apresentam carcinoma hepatocelular.[14,15]

As descompensações metabólicas se caracterizam por disfunção renal com acidose tubular grave, hipertensão arterial refratária, falência hepática aguda e crises neuropáticas. Nesses casos, deve-se suspender tirosina e fenilalanina da dieta, garantir adequado aporte hídrico e calórico, tratar infecção, monitorar eletrólitos e equilíbrio acidobásico e medidas de suporte.[14]

Homocistinúria

Ocorre por um defeito no metabolismo da metionina (deficiência da enzima cistationina beta-sintetase), decorrente de seu acúmulo e de seu principal derivado, a homocisteína. É autossômica recessiva, pode ocorrer por deficiência de cofatores de seus metabolismos (vitaminas B6, B12 e/ou ácido fólico) e ser consequente à intoxicação por fármacos.[17]

Apresentação

O início é insidioso, pois depende do acúmulo de homocisteína, que é tóxico aos sistemas ocular, esquelético, vascular e nervoso central. Alguns pacientes apresentam um quadro grave na infância, enquanto outros são assintomáticos até a vida adulta. As manifestações clínicas mais frequentes são fenótipo marfanoide (aspecto de síndrome de Marfan) – sendo este o principal diagnóstico diferencial –, osteoporose, subluxação do cristalino, complicações tromboembólicas, retardo psicomotor e transtornos psiquiátricos.[18]

Laboratório

Metionina aumentada no plasma, cistationina diminuída ou no limite inferior no plasma e homocisteína elevada no plasma e na urina. A dosagem de homocisteína na urina só estará aumentada quando níveis de homocisteína total do plasma excederem 150 mcmol/L, sendo esse método pouco sensível para diagnóstico.[19] O diagnóstico é confirmado por determinação da atividade da enzima cistationina beta-sintetase (CBS) no fibroblasto da pele ou plasma e/ou pela análise da mutação do gene CBS.[18,19]

Tratamento

Deve-se manter os níveis de homocisteína dentro dos limites de normalidade (valor de referência: 5 a 15 mcmol/L) por meio da redução da ingestão de metionina na dieta, reduzindo as complicações tromboembólicas, que são a principal causa de morbimortalidade. Algumas homocistinúrias são responsivas ao tratamento com piridoxina, indicada na dose de 10 a 20 mg/kg/dia, sendo a dose máxima de 500 mg/dia. Nesses casos, a restrição de metionina da dieta nem sempre é necessária e os níveis de vitamina B12 e ácido fólico devem estar dentro da normalidade para que o teste terapêutico seja fidedigno.[19]

Pode-se, ainda:

- Aumentar a atividade enzimática residual por meio da oferta de piridoxina (dose de 150 mg/dia em lactentes, 200 a 500 mg/dia em escolares e 500 a 1.200 mg/dia em adolescentes) com a administração conjunta de ácido fólico na dose de 5 a 10 mg/dia.
- Suplementar cistina na dose de 100 a 200 mg/kg/dia, pelo fato de a síntese desse aminoácido estar bloqueada, além da restrição proteica, que diminui a sua oferta.
- Associar betaína na dose inicial de 100 mg/kg/dia divididos em duas vezes, podendo chegar ao máximo de 3 g duas vezes ao dia (200 a 250 mg/kg/dia), pois reduz o risco de fenômenos tromboembólicos.

É necessário que seja feito acompanhamento periódico, com avaliações cardiológica, neurológica e oftalmológica, além de se realizar densitometria óssea. O tratamento precoce melhora o prognóstico e reduz complicações tromboembólicas.[18]

Acidúrias orgânicas

As acidúrias orgânicas (AO) são doenças caracterizadas pelo aumento da excreção de ácidos orgânicos na urina, decorrente de defeitos enzimáticos nas vias de degradação de alguns aminoácidos. Constituem o subgrupo de maior frequência dentre os DMH (1 para cada 6 mil nascidos vivos), e resultam do acúmulo de produtos metabólicos tóxicos em diversos tecidos, em especial fígado e sistema nervoso.

Apresentação

As formas graves e tóxicas iniciam-se no período neonatal, com progressiva irritabilidade e sonolência, evoluindo para coma e morte, podendo ser confundidas com a sepse neonatal. Nas formas tardias, a primeira descompensação metabólica pode ocorrer em períodos posteriores da infância ou até na vida adulta. Na infância, as manifestações tóxicas mais leves apresentam-se com náuseas, vômitos e recusa alimentar. Chama a atenção que infecções rotineiras, como gastroenterite, podem cursar com acidose metabólica, hipoglicemia e neutropenia, quando isso não é o esperado. As formas graves não fatais evoluem para encefalopatia crônica progressiva. Em casos de morte súbita do lactente, deve-se também pensar nas AO.[20] A Tabela 4 apresenta os principais tipos de acidúrias orgânicas.

Laboratório

Na descompensação aguda pode ocorrer leucopenia, trombocitopenia, acidose metabólica, cetose, aumento dos ânions não mensuráveis (*gap*), hiperamonemia, hiperlacticemia, hipoglicemia ou hiperglicemia e acúmulo do ácido orgânico comprometido. Como são polares, os ácidos orgânicos encontram-se presentes, diluídos na urina, em especial durante o processo agudo. É importantíssima a análise (ou o congelamento) da amostra urinária nesse momento. A comprovação é feita pela análise quantitativa desses ácidos na urina. Fora do processo agudo é bem mais difícil realizar essa comprovação.[15,21]

Tratamento

O tratamento principal é feito com a restrição do aminoácido específico na dieta, como é visto na Tabela 4. Importante atentar para a oferta da ingestão diária mínima recomendada de cada um desses aminoácidos para garantir o crescimento apropriado da criança em relação a sua faixa etária. A L-carnitina ou a acetil-carnitina, na dose de 50 a 200 mg/kg/dia, é fator

TABELA 4 Principais acidúrias orgânicas

Acidúrias orgânicas	Bioquímica	Apresentação clínica neonatal	Apresentação clínica tardia	Tratamento
Doença da urina do xarope de bordo	↑ Leucina ↑ Valina ↑ Isoleucina	Vômitos, letargia, sonolência, opistótono, edema cerebral, coma, cheiro característico	Cetoacidoses recorrentes, ataxia, coma, retardo psicomotor progressivo	Retirada de leucina, valina e isoleucina da dieta
Isovalérica	↑ Glicina ↑ Ácido 3 – hidroxi--isovalérico ↓ Carnitina livre	Vômitos, letargia, sonolência, edema cerebral, coma, cheiro característico	Cetoacidoses recorrentes, vômitos crônicos, anorexia, coma, retardo psicomotor progressivo	Baixo teor proteico e redução da leucina da dieta L-carnitina (100 mg\kg\dia) L-glicina (150-250 mg\kg\dia)
Propiônica	↑ Ácido propiônico ↑ Glicina ↓ Carnitina livre ↑ Ácido lático ↑ Amônia	Vômitos, letargia, cetoacidose, edema cerebral, coma	Desordem de movimentos piramidais e extrapiramidais, osteoporose, pancreatite, cardiomiopatia	Redução de isoleucina, valina, metionina e treonina da dieta L-carnitina (100 mg\kg\dia)
Metilmalônica	↑ Ácido metilmalônico ↑ Ácido propiônico ↑ Glicina ↓ Carnitina livre ↑ Ácido lático ↑ Amônia	Vômitos, letargia, cetoacidose, edema cerebral, coma	Desordem de movimentos piramidais e extrapiramidais, osteoporose, pancreatite, cardiomiopatia	Redução de isoleucina, valina, metionina e treonina da dieta L-carnitina (100 mg\kg\dia)
Glutárica tipo I	↑ Ácido glutárico ↓ Carnitina livre	Macrocefalia, atrofia frontotemporal, distonia grave	Macrocefalia, atrofia frontotemporal, distonia grave, leucoencefalopatia em adultos	Redução de lisina e triptofano da dieta L-carnitina (100 mg\kg\dia)

Fonte: adaptada de Hoffmann, 2012.[20]

facilitador da excreção de grupamentos ácidos orgânicos. Sempre haverá o benefício do uso de cofatores (vitaminas) das enzimas envolvidas na gênese da AO e de complementos dos produtos normais subsequentes, que estarão diminuídos pela retirada do aminoácido envolvido na AO.[15]

Nas AO clássicas (principalmente a metilmalônica e a propiônica), mesmo com o tratamento acima proposto, a hiperamonemia é muito frequente. Nesses casos, podem ser utilizados benzoato ou fenilbutirato de sódio como sequestradores de amônia. Atualmente é ainda descrita a eficácia do uso a longo prazo de N-carbamilglutamato nos pacientes com deficiência da N-acetilglutamato sintase para controle da hiperamonemia.[22]

Doenças de betaoxidação mitocondrial

A betaoxidação dos ácidos graxos é a mais rentável fonte de acetil-coenzima A (ACoA), indispensável para a obtenção de adenosina trifosfato (ATP). Os exercícios extenuantes (sustentados por cerca de 100 minutos ou mais), jejum prolongado e situações de estresse metabólico fazem dos ácidos graxos a fonte predominante de ACoA. Os ácidos graxos são as fontes energéticas mais importantes para os músculos, em especial o cardíaco, e para o fígado. Nesse órgão, a partir da oxidação dos ácidos graxos obtêm-se os corpos cetônicos, importantes combustíveis para tecidos periféricos e fundamentais para o sistema nervoso no jejum prolongado. A ACoA, através do complexo I e II (NADH e FADH2), abastece o sistema de transmissão de elétrons mitocondrial (STE) que irá transmutar energia para o fosfato inorgânico, que, por sua vez, por meio da ATP sintetase, irá adicioná-lo à adenosina difosfato (ADP) para armazená-la em ATP. Perturbações em qualquer fase desde o transporte intermembranas (dependentes de acilcarnitinas), até as vias formadoras de ACoA ou no STE, irão impedir a obtenção de ATP, caracterizando as doenças de betaoxidação.[23,24] São pelo menos 12 distúrbios identificados. Todos esses defeitos são herdados de forma autossômica recessiva, sendo a deficiência da acil-CoA desidrogenase de cadeia média (MCADd) a mais comum.[25]

Apresentação

Pode ocorrer em qualquer idade, desde a fase neonatal até a vida adulta, com um amplo espectro de apresentações clínicas da doença, afetando uma variedade de sistemas que requerem alta energia, incluindo coração, fígado, músculo esquelético e sistema nervoso. Existem três apresentações mais frequentes:

- Hipoglicemia hipocetótica, frequentemente acompanhada por hepatomegalia e/ou disfunção hepática, particularmente durante a primeira infância. Esse episódio geralmente é precipitado por jejum prolongado ou por uma infecção.
- Cardiomiopatia hipertrófica, derrame pericárdico ou arritmia.
- Miopatia com níveis elevados de creatinina quinase, fraqueza muscular ou rabdomiólise recorrente na adolescência ou na idade adulta.
- Muitos pacientes são clinicamente assintomáticos até que fatores ambientais, como jejum, infecção e exercícios físicos extenuantes, funcionam como "gatilhos" e causam a manifestação dos sintomas.[25]

Laboratório

A determinação simultânea de níveis baixos de glicemia e cetonas são essenciais para o rápido reconhecimento das desordens da betaoxidação durante o período de estresse metabólico (hipoglicemia hipocetótica). A análise de acilcarnitinas (conjugado entre o ácido graxo e a carnitina) e da carnitina livre pode ser diagnóstica a partir do sangue em papel de filtro, o mesmo para triagem neonatal. O teste de ácidos orgânicos ou acilglicinas urinárias pode ser útil em alguns distúrbios por revelar um padrão diagnóstico de ácidos dicarboxílicos ou acilglicinas. O teste molecular é considerado o padrão para confirmação e pode ser útil na correlação genótipo/fenótipo.[23]

Tratamento

Os três pilares do manejo nutricional para todos os defeitos de betaoxidação são:

- Evitar o jejum prolongado: lactentes devem ser alimentados a cada 3 horas, com no máximo 4 horas de jejum até os 4 meses de idade. Uma hora adicional de jejum é permitida por mês até os 12 meses (até 8 horas). A partir de 1 ano de idade, deve-se evitar jejum maior que 10 a 12 horas durante a noite.[23]
- Tratar agressivamente durante descompensação aguda: todos os pacientes devem receber carta com protocolo de emergência. Em situações de doenças leves a moderadas, deve ser orientado o manejo domiciliar com aumento de oferta de solução de água com maltodextrina a cada 3 a 4 horas.

Em caso de intercorrência grave com ingestão oral insuficiente ou necessidade de jejum prolongado para procedimento ou cirurgia, o paciente deve ser orientado a receber solução endovenosa com soro glicosado a 10% e uma vez e meia a taxa de manutenção com eletrólitos.[23]

- Suplementar carnitina, se esta estiver deficiente, exceto em pacientes com deficiência da acil-CoA desidrogenase de cadeia longa (LCADd). A suplementação de carnitina é eficaz em pacientes com deficiência de transportador de carnitina, mas os efeitos benéficos da terapia com carnitina em outros defeitos de betaoxidação são controversos, sendo contraindicada em VLCADd porque aumenta a concentração de acilcarnitina de cadeia longa, que pode causar arritmia.[25]
- Existem algumas diferenças no manejo nutricional de deficiências específicas. É importante para os pacientes com MCADd evitar triglicerídeo de cadeia média (TCM). Pacientes com MCADd, em especial as crianças menores, que são menos tolerantes ao jejum, podem receber amido cru (1 a 1,5 g/kg de maisena) diluído em água fria, distribuído em porções no período noturno, como fonte de carboidrato complexo.[26] Para aqueles com LCADd, restringir gordura, aumentar ingestão de proteínas e suplementar TCM. Na deficiência múltipla das acil-CoA desidrogenases dos ácidos graxos (MADD), também conhecida como acidúria glutárica tipo II, a riboflavina é a droga de escolha para a forma respondedora.[25] Além disso, deve ser orientada uma dieta complexa com baixo teor de gordura (20 a 25% das calorias ofertadas) e hipoproteica para diminuir a ingestão excessiva de isoleucina, leucina, lisina, triptofano e valina.[23]

Doenças mitocondriais

A doença mitocondrial primária (DMP) é um grupo heterogêneo de doenças genéticas hereditárias, causadas por variantes patogênicas em várias centenas de diferentes genes de DNA nuclear e mitocondrial. Por ser também clinicamente heterogênea, apresenta-se com uma miríade de sinais e sintomas que podem variar e que afetam todos os órgãos do corpo. Embora cada causa genética individual da doença mitocondrial seja rara, a doença afeta coletivamente pelo menos 1 em cada 4.300 indivíduos. Infelizmente não existem tratamentos baseados em evidências ou cura que se mostraram eficazes em ensaios clínicos randomizados, duplo-cegos controlados.

DMP compartilham uma fisiopatologia celular comum, envolvendo redução da transdução de energia na forma de ATP, juntamente com aumento do estresse oxidativo devido ao desequilíbrio entre a produção e a eliminação de oxidante dentro das mitocôndrias e da célula. Portanto, os medicamentos para doenças mitocondriais comumente usados são cofatores, com a finalidade de aumentar a capacidade de fosforilação oxidativa de reserva da cadeia respiratória mitocondrial e reduzir o aumento de radicais livres não controlados.

Embora nenhuma cura tenha sido identificada, o objetivo clínico das terapias disponíveis é aumentar os resíduos enzimáticos e celulares funcionantes e fornecer resiliência para suportar as necessidades celulares durante períodos de estresse metabólico suficiente para prevenir a descompensação clínica aguda. O manejo terapêutico da DMP geralmente envolve a prescrição empírica de enzimas, cofatores, antioxidantes, aminoácidos e outros suplementos com base no raciocínio bioquímico.[27]

São exemplos:

1. Aparecimento esporádico: ocorre por rearranjos do DNA mitocondrial (DNAmt), como duplicações ou deleções. São exemplos principais: síndrome de Kearns-Sayre, síndrome de Pearson e oftalmoplegia externa crônica progressiva (OECP).
2. Por herança materna: ocasionadas por mutações pontuais no DNAmt. São as doenças mitocondriais ditas clássicas: epilepsia mioclônica com fibras rotas vermelhas (Merrf); encefalopatia mitocondrial, acidose lática e episódios semelhantes a acidente vascular cerebral (Melas); neurodegeneração, ataxia, retinopatia pigmentar (Narp); e neuropatia ótica hereditária de Leber (Lhon).
3. Por herança mendeliana: ocasionadas por defeitos no DNA nuclear (DNAn), o que gera defeitos em genes codificadores de proteínas estruturais de mitocôndrias, enzimas da cadeia respiratória, montagem ou importação de proteínas mitocondriais e defeitos na sinalização intergenômica.

Apresentação

O elevado grau de diversidade fenotípica permite a frase: "qualquer idade, qualquer sintoma, qualquer órgão". Os critérios para diagnóstico são baseados na clínica, histopatologia, dosagens enzimáticas e achados funcionais e moleculares. As síndromes por DFOx não são facilmente percebidas no período neonatal, sendo confundidas com asfixia e sepse.

Nesse período, a história gestacional pode trazer subsídios para a interpretação, como hipertensão arterial materna, diabetes gestacional, poli e oligo-hidrâmnio, hidropsia fetal ou anomalias cardíacas fetais. Nas apresentações mais tardias, há regressão de marcos do desenvolvimento, e manifestações encefálicas (ataxia e alterações de movimentos finos), oculares e cardíacas dominam a clínica. A apresentação clínica pode ser variada e incluir alterações do sistema digestivo, renal, endocrinológico e até psiquiátrico.[15,28] A Tabela 5 apresenta as principais doenças mitocondriais, com achados laboratoriais, tratamentos usuais e mutações comuns.

Laboratório

Pode haver alterações da glicemia, acidemia láctica, presença de produtos metabólicos anômalos da DFOx e alterações hematológicas. Frequentemente há alterações de imagens (ressonância magnética com espectroscopia). Dosagens enzimáticas, análises de respirometria e sequenciamento de DNAmt e DNAn podem esclarecer o diagnóstico.[15]

Tratamento

Não há um tratamento específico para cada doença mitocondrial, mas algumas medicações podem ser utilizadas como medidas de suporte (Tabela 5):

- Riboflavina: apresenta benefícios em pacientes com deficiência no complexo I e na mutação T-10-C 3250.
- Coenzima Q: resultados demonstram melhora na fraqueza muscular com seu uso, assim como a diminuição dos níveis plasmáticos de lactato.
- Lamotrigina: medicamento com resultado mais eficiente na mioclonia.
- Arginina: tem sido utilizada na forma intravenosa em episódios agudos semelhantes a um acidente vascular cerebral (AVC), com resultados positivos.
- Dicloroacetato: age estimulando a atividade da enzima piruvato desidrogenase, por inibição da enzima piruvato desidrogenase quinase, ocasionando a diminuição da produção do lactato.
- L-carnitina: pode ser benéfica em pacientes em dieta cetogênica para prevenção secundária de carnitina.

TABELA 5 Principais doenças mitocondriais, achados laboratoriais, tratamentos usuais e mutações comuns

Doença	Achados laboratoriais	Apresentação clínica	Tratamento	Mutações comuns
Lhon	Lactato:+/- Enzimas: geralmente normais	Perda de visão indolor Mais comum em homens Início na adolescência	Agudo: vitamina E (altas doses) Crônico: coenzima Q10, creatina, vitamina E, riboflavina, ácido lipoico	*G11778A, T14484C, G3460A, G14459A*
Melas	Lactato: +/++ Enzimas: mistura de defeitos na ETC	Perda de audição, ataxia, cefaleia, miopatia (intolerância ao exercício), diabetes melito, convulsões, hemiplegia, afasia, demência, episódio semelhante a um AVC	Coenzima Q10, creatina, vitamina E, ácido lipoico, riboflavina	*G1642A, A3243G, A3260G, T3271C*
Merrf	Lactato: +/++ Enzimas: mistura de defeitos na ETC	Ataxia, neuropatia, lipomas, epilepsia mioclônica Início em crianças	Coenzima Q10, creatina, vitamina E, ácido lipoico, riboflavina	*A8344G, T8356C, G8363A*
KSS	Lactato: +/++ Enzimas: mistura de defeitos na ETC	Ataxia, retinite pigmentosa, ptose, bloqueio cardíaco, aumento de proteína no liquor, oftalmoplegia Início em menores de 25 anos	Coenzima Q10, creatina, vitamina E, ácido lipoico, riboflavina	Deleção única e grande do DNAmt
Narp	Lactato: +/++ Enzima: redução na taxa de geração de ATP, por meio da mutação da ATPase	Degeneração neurológica, ataxia, retinopatia pigmentar, fraqueza muscular, neuropatia periférica	Dicloroacetato, coenzima Q10	*T8993, MTATP6*
MNGIE	Lactato: +/++ Enzimas: mistura de defeitos na ETC	Dor abdominal, má absorção, neuropatia, encefalopatia (durante estresse) Início em adolescentes	Coenima Q10, creatina, vitamina E, ácido lipoico, riboflavina, NPT em alguns casos	Tiamina fosforilase

(continua)

TABELA 5 Principais doenças mitocondriais, achados laboratoriais, tratamentos usuais e mutações comuns *(continuação)*

Doença	Achados laboratoriais	Apresentação clínica	Tratamento	Mutações comuns
Doença de Leigh	Lactato: +/++ Enzimas: alteração complexo piruvato--desidrogenase	Regressão psicomotora, ataxia, apneias, atrofia ótica, distonia Início na infância	Coenzima Q10, creatina, vitamina E, ácido lipoico, riboflavina, dieta cetogênica	*NDUFB1, NDUFS7, SDHA, SURF1, PDHc*
Depleção do DNAmt	Lactato: +/- ,+,++ Enzimas: geralmente defeitos mistos	Encefalopatia hepática, insuficiência hepática, regressão psicomotora, hipotonia Início no primeiro ano de vida	Coenzima Q10, creatina, vitamina E, ácido lipoico, riboflavina	*TK2* *dGK*
Cardiomiopatia	Lactato: +/++ Enzimas: diminuição da citocromo C oxidase	Hipotonia, insuficiência cardíaca e respiratória em casos graves ou dispneia aos exercícios ou até assintomática	Coenzima Q10, creatina, vitamina E, ácido lipoico, riboflavina, diminuição de sobrecarga cardíaca	*SCO2, COX10, A4295G, A4300G, A8296G*

ATP: trifosfato de adenosina; ATPases: adenosinatrifosfatases; AVC: acidente vascular cerebral; dGK: deoxiguanosinequinase; DNAmt: ácido desoxirribonucleico mitocondrial; ETC: cadeia de transporte de elétrons; KSS: síndrome de Kearns-Sayre; Lhon: neuropatia ótica hereditária de Leber; Melas: encefalopatia mitocondrial, acidose lática, episódio semelhante a AVC; Merrf: epilepsia mioclônica, doença das "fibras vermelhas irregulares"; MNGIE: encefalopatia neurogastrointestinal mitocondrial; Narp: neurodegeneração, ataxia, retinopatia pigmentar; NPT: nutrição parental total; TK2: timidinequinase.

Fonte: adaptada de Hoffmann, 2012.[20]

Deficiências do complexo piruvato desidrogenase e do piruvato carboxilase

Os distúrbios do metabolismo do piruvato e do ciclo dos ácidos tricarboxílicos têm manifestações clínicas e origens genéticas diversificadas. A origem e o desdobramento do piruvato até a ACoA é o passo metabólico decisivo no metabolismo do aproveitamento da glicose no processo oxidativo, que irá gerar ATP citosólico (piruvato carboxilase), acionar o ciclo de Krebs por meio da formação do primeiro ácido tricíclico (citrato) a partir da conjunção oxalato ACoA e reduzir o NAD^+ ao $NADH,H^+$, que abastecerá a cadeia respiratória e o sistema de transferência de elétrons (STE) a partir do complexo proteico de transferência I (CPTI) (Figura 2).[28]

Apresentação

As manifestações clínicas das deficiências do complexo piruvato desidrogenase (DPD) são diversas, variando desde graves acidemias láticas refratárias a tratamento, podendo resultar em morte no período neonatal, até quadros benignos. Os quadros graves, muitas vezes, cursam com alterações estruturais no cérebro, em síndromes complexas como a de Leigh e outras mitocondriopatias clássicas. Os quadros mais brandos podem cursar com sintomas variados, como atraso no desenvolvimento, convulsões, hipotonia, baixa estatura, dificuldade de ganho de massa corporal, microcefalia e distúrbios motores. A DPD deve ser suspeitada em toda criança que apresente acidose lática e alterações neurológicas, associadas ou não a hipoglicemia, hiperamonemia e cetose.[29]

Laboratório

Na deficiência do complexo piruvato desidrogenase, há aumento de lactato e piruvato tanto no sangue quanto no líquor. Os valores normais de lactato são: sangue < 2,1 mmol/L (< 19 mg/dL) e líquido cefalorraquidiano (LCR) < 1,8 mmol/L (< 16 mg/dL). Valores normais de piruvato no sangue: 0,03 a 0,10 mmol/L. Amostra de sangue: veia não puncionada (escalpo, IV) ou artéria, criança relaxada e tubo com fluoreto de sódio. A relação normal entre eles depende do seguimento metabólico do piruvato (para cada 5 a 10 mmoles de lactato deve existir cerca de 1 mmole de piruvato).[28] Essa relação deve ser normal até 1/15, ou menor que 1/20, o aumento relativo de lactato em relação ao piruvato acima de 1/20 será sempre anormal. A relação alterada é mais persistente no LCR do que no sangue, e valores dentro da faixa abaixo de 1/20 não afastam inteiramente o diagnóstico. Além disso, no LCR há acentuada

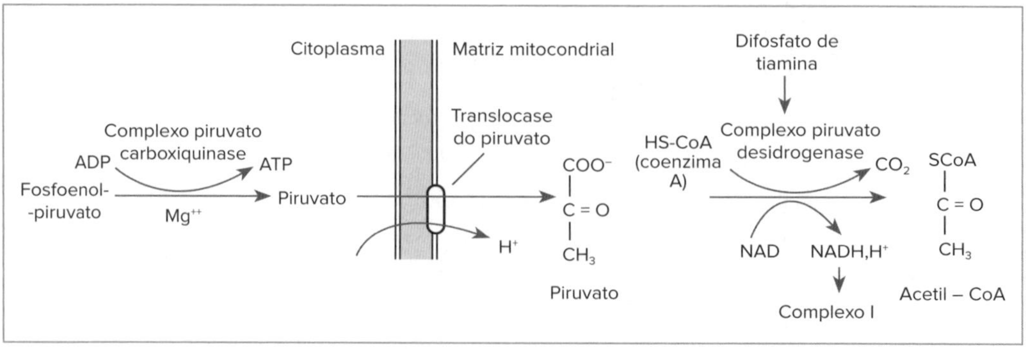

FIGURA 2 De fosfoenol piruvato a ACoA e NAD reduzido: o papel do complexo piruvato desidrogenase.

diminuição da glutamina, aumento de prolina e ácido glutâmico. A comparação da dosagem do lactato plasmático em jejum e pós-prandial acima de 20% do valor inicial, bem como a presença de corpos cetônicos (cetonemia paradoxal), pode indicar deficiência de PDH ou defeito da cadeia respiratória.[15]

Na urina, o perfil de ácidos orgânicos mostra aumento de lactato e piruvato, 3-OH-butirato e alfa-cetoglutarato. Pode ser realizado estudo genético, já que a maioria dos casos de DPD é causada pela mutação do gene E1 subunidade *a*, presente no cromossomo Xp22, que pode ser avaliado por meio do exame de exoma. Exames de imagem evidenciam alterações estruturais cerebrais, como lesões isquêmicas, dilatação ventricular, cistos periventriculares, redução na mielinização e leucodistrofia subcortical.

Tratamento

Em situações de emergência, deve-se infundir glicose a 10% e corrigir a acidose com a expansão volumétrica. O uso de bicarbonato na correção da acidose deve ocorrer nos casos de acidose grave ou bicarbonato plasmático menor que 10 mEq/L. A melhor estratégia para o tratamento de manutenção parece ser a dieta cetogênica (ver Capítulo 53 – Dieta cetogênica). O uso de tiamina em doses de 500 a 3.000 mg/dia diminui o lactato e promove melhora clínica em alguns pacientes.[28]

Glicogenose tipo 1

A glicogenose – ou doença de Von Gierke – é um erro inato do metabolismo de herança autossômica recessiva. Pode ser subdividida em dois tipos:

- Tipo 1a (cuja incidência é de 1 para cada 50 mil a 100 mil casos,[30,31] causada pela deficiência da atividade da enzima glicose 6-fosfatase, que promove a hidrólise da glicose-6-fosfato.
- Tipo 1b, que resulta da incapacidade do transporte da glicose-6-fosfato para o lúmen do retículo endoplasmático, onde será convertida em glicose por ação da glicose 6-fosfatase, etapa final da glicogenólise.[32] A consequência é o acúmulo de glicogênio nos tecidos, especialmente no fígado.[30]

A hipercolesterolemia e a hipertrigliceridemia grave são mais notáveis na glicogenose tipo 1a e estão associadas a maiores desfechos mórbidos, devido à relação com a incidência de pancreatite e adenomas hepáticos. A hiperlipidemia está relacionada com o aumento dos produtos das vias glicolíticas, que são essenciais para a síntese de colesterol, como NADP, NADH, fosfato, glicerol-3-fosfato e coenzima A.[33]

Podem ocorrer complicações de longo prazo, como hipertensão pulmonar, osteoporose e acometimento renal, com nefromegalia, hiperfiltração glomerular e hipercalciúria, sendo frequente a doença renal crônica.[34] Adenomas hepáticos, que podem se transformar em hepatocarcinomas, anemia e deficiência de vitamina D, podem ser encontrados.[34,35]

Apresentação

A hipoglicemia pode estar presente desde o período neonatal, sendo mais frequente entre 3 a 6 meses de idade, podendo estar associada a acidose lática, convulsões e morte.[34] Entre os sinais comuns encontram-se a "face de boneca", o déficit de crescimento e a distensão abdominal (causada pela hepatomegalia e nefromegalia).[34,35]

Laboratório

Entre os achados laboratoriais que sugerem a glicogenose 1a estão hipoglicemia, acidose lática, hipercolesterolemia, hipertrigliceridemia e hiperuricemia. A neutropenia pode cursar na glicogenose 1b.

O diagnóstico final é confirmado por técnica de genética molecular e/ou por avaliação enzimática em material de biópsia hepática. Mutações no gene G6PC e no gene SLC37A4 são responsáveis por 80 e 20% dos casos de glicogenose tipos 1a e 1b, respectivamente.[35]

É recomendado *follow-up* com testes laboratoriais de rotina, incluindo perfil lipídico de acordo com a idade do paciente, sendo do nascimento a 3 anos de idade a cada dois meses, e de 3 a 20 anos de idade a cada três meses, quando, a partir de então, deve-se monitorizar quaisquer indícios de doença cardiovascular.[34]

Tratamento

O objetivo é manter glicemia acima de 70 mg/dL e evitar infusões rápidas de glicose. Em lactentes jovens, fórmulas isentas de sacarose, frutose e lactose devem ser oferecidas a cada 2 a 3 horas; nos jejuns prolongados pelo sono, acordar a criança e alimentá-la a cada 3 a 4 horas. Pode ser necessário utilização de nutrição enteral para infusão contínua de fórmula ou dextrose/glicose (8 a 10 mg/kg/min em lactentes e 4 a 8 mg glicose/kg/min em crianças maiores).[35] Essas infusões podem ser substituídas por amido de hidrólise intermediária no tubo digestório, como o amido de milho cru. Uma revisão sistemática com metanálise concluiu que a administração intermitente de amido de milho cru durante a noite evita a hipoglicemia noturna de forma mais eficaz do que a infusão contínua de dextrose/glicose.[36] Este pode ser introduzido a partir de 6 a 12 meses, utilizando-se 1,6 g/kg (peso ideal para a idade) a cada 3 a 4 horas para crianças pequenas, e 1,7 a 2,5 g/kg a cada 4 a 6 horas para crianças maiores, adolescentes e adultos.[35] Essas doses fornecem 5,3 a 7,6 mg/kg/min de glicose e permitem a manutenção de glicemia em torno de 70 mg/dL.[15,32] O amido de milho cru deve ser dissolvido em líquido, em temperatura ambiente, sem galactose ou frutose e na proporção de 1 g em 2 a 3 mL (1 colher de sopa rasa tem cerca de 8 g).[32] Após a introdução da alimentação complementar, devem ser fornecidas 5 a 6 refeições durante o dia, com distribuição energética de 60 a 70% de carboidratos complexos, 25 a 30% de gordura e 10 a 15% de proteínas.[32] Alimentos contendo galactose e frutose devem ser limitados (Tabela 6).[32]

Doenças de carboidratos específicos

Frutosemia

Doença metabólica causada pela deficiência enzimática da aldolase B, por herança autossômica recessiva, devido à alteração no cromossomo 9q 22.3. Sua incidência é de 1:20.000 nascidos vivos.[35]

No fígado, a frutose sofre fosforilação pela frutoquinase em frutose-1-fosfato, que, por sua vez, é clivada pela aldolase hepática em gliceraldeído e di-hidroxicetona fosfato, sendo esta um metabólito intermediário tanto da via glicolítica quanto da gliconeogênese. Na ausência da aldolase, ocorre a inibição da glicogenólise, com consequente hipoglicemia grave e efeitos tóxicos da frutosemia.[34]

Apresentação

Os principais sinais e sintomas clínicos (vômitos, apatia, coma, disfunção hepática progressiva com hepatoesplenomegalia, hipoglicemia, disfunção tubular renal, atraso no crescimento e aversão a alimentos doces contendo frutose) são observados quando o lactente amamentado é exposto a novos alimentos.

TABELA 6 Alimentos permitidos e proibidos para pacientes com glicogenose tipo 1

Grupos de alimentos	Alimentos permitidos	Alimentos proibidos
Laticínios	1 xícara de leite/iogurte desnatado sem açúcar (até uma porção diária)	Leite/iogurte com açúcar
	40 g de queijo sólido (até uma porção diária)	Sorvete
Cereais/pães/ amido	Cereal seco e cozido, sem adição de açúcar	Cereal com frutas ou com adição de açúcar
	Pão de forma, pão francês, pão árabe, biscoitos "água e sal"	Pães doces ou com frutas, doces, bolos e tortas
	Arroz, pipoca e massas	Qualquer carboidrato com adição de açúcar
	Batata inglesa	Batata-doce
Vegetais	Todos sem amido, incluindo aspargos, couve, espinafre, abóbora, cebola, vagem, nabos, hortaliças	Todos com adição de açúcar, leite ou queijo (milho, ervilhas e cenoura têm mais açúcar)
Frutas	Limão, lima e abacate	Todas as outras frutas (frescas, secas ou enlatadas)
Carnes	Aves magras, boi, porco ou peixe	Miúdos e carnes gordas processadas
Legumes e nozes	Todos os feijões e nozes	Qualquer com adição de açúcar
Sopas	Caldos preparados com alimentos permitidos	Sopas cremosas
Gorduras	Óleos vegetais	Gorduras *trans* ou saturadas
Adoçantes	Sucralose, dextrose, xarope de milho ou arroz, gelatina e pudim sem açúcar	Todos os outros adoçantes, como sorbitol e frutose, mel, xaropes e sucos

Fonte: adaptada de Kishnani, 2014.[34]

Laboratório

Utiliza-se a dosagem da aldolase sérica e a análise molecular de DNA. O teste oral de tolerância à frutose não é mais utilizado em razão de seus efeitos adversos causados pela alta ingestão de frutose.[37] A atividade enzimática da frutose-1-fosfato aldolase B na biópsia hepática poderá ser uma opção diagnóstica no caso de falência de identificação da mutação.

Tratamento

O tratamento é constituído de exclusão da frutose e sacarose da dieta por toda a vida. A dieta deve ser suplementada com vitamina C.[37] Importante ter o cuidado de obter a vitamina C não oriunda de síntese a partir de frutose.

Galactosemia tipo 1 (forma clássica)

A principal fonte de galactose nos humanos é a dieta, por meio de produtos contendo lactose. Nos humanos, a galactose pode ter produção endógena, sobretudo pela conversão enzimática entre uridina difosfato glicose (UDP-glicose) em UDP-galactose. Assim que entra na via de Leloir (*Leloir pathway*), a galactose é primeiramente fosforilada por galactoquinase (GALK) para formar galactose-1-fosfato (gal-1P). Junto com o segundo substrato UDP-glicose, gal-1P é convertida pela galactose-1-fosfato uridiltransferase (GALT) para formar UDP-galactose e glicose-1-fosfato. A via de Leloir é completada por reversivelmente formar UDP-glicose através de UDP-galactose pela enzima UDP-galactose-4-epimerase (GALE).[38]

A galactosemia tipo 1 (clássica) é uma doença autossômica recessiva decorrente da deficiência da enzima galactose-1-fosfato uridil-transferase (GALT), o que impede a conversão de gal-1P em UDP-galactose.[39]

Apresentação

Os recém-nascidos geralmente iniciam os sintomas com dias após o nascimento se expostos a aleitamento materno ou fórmulas infantis contendo lactose. Os sinais e sintomas mais frequentes são: dificuldade alimentar, baixo ganho ponderal, vômitos, icterícia, hepatomegalia, distúrbio de coagulação, anemia, letargia, hipotonia, abaulamento de fontanela anterior, sepse por *Escherichia coli* e catarata.[38,40]

Laboratório

Dosagem da galactose sérica, galactose-1-fosfato e atividade da GALT eritrocitária. Deficiência de GALT: aumenta galactose sérica e aumenta galactose-1-fosfato, com atividade da GALT diminuída.[37]

Tratamento

O tratamento objetiva a manutenção da Gal-1-P (eritrócitos) entre 2 e 4 mg/dL.[37] Está indicada a substituição do aleitamento materno a partir da suspeita diagnóstica por fórmula à base de proteína isolada de soja ou fórmula infantil não originada de leite de vaca.[40]

Os aportes de galactose diário fornecido pela dieta de acordo com a faixa etária são os seguintes:[37]

- Até 1 ano: 50 a 200 mg.
- De 1 a 4 anos: 150 a 200 mg.
- De 4 a 14 anos: 200 a 300 mg.
- Adolescentes: 250 a 400 mg.
- Adultos: 300 a 500 mg.

Alguns alimentos, como queijos maturados e produtos não fermentados à base de soja, possuem quantidades pequenas de galactose. Na Tabela 7 é apresentada a relação de alimentos permitidos e proibidos.[40]

Deve ser realizada avaliação oftalmológica a cada 6 meses e especializada para acompanhar possíveis dificuldades de linguagem, fala, aprendizado e cognição, além de dificuldades psico-

TABELA 7 Alimentos permitidos e proibidos para pacientes com galactosemia

Alimentos permitidos	Alimentos proibidos
Fórmulas infantis à base de soja e fómulas infantis elementares de aminoácidos livres sem adição de lactose	Leite materno, fórmulas infantis à base de leite e todos os alimentos, bebidas e ingredientes à base de leite, incluindo manteigas, caseína, proteínas hidrolisadas de soro e caseína, exceto caseinatos
Queijos maturados (p. ex., emental, Gruyère, parmesão [mais de 10 meses de maturação], parmesão ralado, *cheddar*)	Todos os queijos e produtos à base de queijo, exceto queijos maturados, listados ao lado
Ingredientes adicionais: aromatizantes naturais e artificiais; todos os espessantes (gomas)	Vísceras e subprodutos da carne
Todas as frutas, hortaliças e leguminosas	
Todos os produtos derivados do cacau, exceto chocolate com leite	

Fonte: adaptada de Van Calcara, 2014.[41]

lógicas e neurológicas (tremores, ataxia, distonia). A insuficiência ovariana pode ocorrer mesmo em pacientes que se encontram em dieta restritiva, provavelmente por degradação de glicoconjugados.[40]

Referências bibliográficas

1. Ferreira CR, Rahman S, Keller M, Zschocke J, Abdenur J, Ali H et al. An international classification of inherited metabolic disorders (ICIMD). J Inherit Metab Dis [Internet]. 2021;44(1):164-77.
2. Vidailhet M. Inborn metabolic diseases. Archives de Pédiatrie. 1997;4:100-1.
3. Scriver C, Beaudet A, Sly WVD. The metabolic and molecular bases of inherited disease. 8.ed. New York: McGraw-Hill; 2001.
4. Hennermann JB. Nonketotic hyperglycinemia summary genereview scope suggestive findings. 2019;1-27.
5. Matsumoto S, Häberle J, Kido J, Mitsubuchi H, Endo F, Nakamura K. Urea cycle disorders: update. J Hum Genet. 2019;64(9):833-47.
6. Häberle J, Burlina A, Chakrapani A, Dixon M, Karall D, Lindner M et al. Suggested guidelines for the diagnosis and management of urea cycle disorders: first revision. J Inherit Metab Dis. 2019;42(6):1192-230.
7. Mew NA, Simpson KL, Gropman AL, Lanpher BC, Chapman KA, Summar ML. Urea cycle disorders overview. In: GeneReviews. 2003.
8. El-Hattab AW, Almannai M, Sutton VR. Newborn Screening: history, current status, and future directions. Pediatr Clin North Am. 2018;65(2):389-405.
9. Vasquez-Loarte T, Thompson JD, Merritt JL. Considering proximal urea cycle disorders in expanded newborn screening. Int J Neonatal Screen. 2020;6(4):1-12.
10. Peter Burgard, Robin H. Lachmann JW. Section IV Disorders of amino acid metabolism and transport. In: Saudubray JM, Baumgartner, Matthias RWJ (ed.). Inborn metabolic diseases. 6.ed. Berlin: Springer; 2016.
11. Brasil. Ministério da Saúde. Secretaria de Atenção à Saúde. Protocolo clínico e diretrizes terapêuticas: fenilcetonúria [atualização]. Conitec [Internet]. 2019;1-45. Disponível em: http://conitec.gov.br/images/Relatorios/2019/Relatorio_PCDT-Fenilcetonuria-_465_2019-Final.pdf; acessado em: 12 de agosto de 2021.
12. Vockley J, Andersson HC, Antshel KM, Braverman NE, Burton BK, Frazier DM et al. Phenylalanine hydroxylase deficiency: diagnosis and management guideline. Genet Med. 2014;16(2):188-200.
13. Sara GL, Alejandra LML, Isabel IG, Marcela VA. Conventional phenylketonuria treatment. J Inborn Errors Metab Screen. 2016;4:232640981668573.
14. Chakrapani A, Gissen P. Disorders of tyrosine metabolism. In: Inborn Metabolic diseases. 2016.
15. Zschocke J, Hoffmann GF. Vademecum metabolicum [Internet]. 2007. Disponível em: http://books.google.com.br/books/about/Vademecum_metabolicum.html?id=OHo69LGhCYIC&redir_esc=y; acessado em: 12 de agosto de 2021.
16. Chinsky JM, Singh R, Ficicioglu C, Karnebeek CDM, Grompe M, Mitchell G et al. Diagnosis and treatment of tyrosinemia type I: a US and Canadian consensus group review and recommendations. Genet Med [Internet]. 2017;19(12):1-16. Disponível em: http://dx.doi.org/10.1038/gim.2017.101; acessado em: 12 de agosto de 2021.
17. Kožich V, Morris AMM, Henk, Kožich JBV. Disorders of sulfur amino acid metabolism. In: Saudubray JM, Baumgartner MR, Walter J (eds.). Inborn metabolic diseases. 6.ed. Berlin: Servier; 2016.
18. Barić I, Folin B. Sulphur amino acids. In: Blau N, Dionisi-Vici C, Ferreira CR, Vianey-Saban C, Karnebeek CDM (eds.). Diagnosis, treatment, and follow-up of inherited metabolic diseases. 2.ed. Springer International Publishing; 2014.
19. Morris AAM, Kožich V, Santra S, Andria G, Ben-Omran TIM, Chakrapani AB et al. Guidelines for the diagnosis and management of cystathionine beta-synthase deficiency. J Inherit Metab Dis. 2017;40(1):49-74.
20. Hoffmann GF, Schulze A. Organic acidurias. In: Sarafoglou K, Hoffmann GR (eds.). Pediatric endocrinology and inborn errors of metabolism. New York: McGraw-Hill; 2012.
21. Doyle LW, Anderson PJ. Adult outcome of extremely preterm infants. Pediatrics [Internet]. 2010;126(2):342-51. Disponível em: http://www.ncbi.nlm.nih.gov/pubmed/20679313; acessado em: 12 de agosto de 2021.
22. Kölker S, Christensen E, Leonard JV, Greenberg CR, Boneh A, Burlina AB et al. Diagnosis and management of glutaric aciduria type I: revised recommendations. J Inherit Metab Dis. 2011;34(3):677-94.
23. Merritt II J, Norris M, Kanungo S. Fatty acid oxidation disorders. Ann Transl Med. 2018;6(24):473-86.
24. Merritt II JL, MacLeod E, Jurecka A, Hainline B. Clinical manifestations and management of fatty acid oxidation disorders. Rev Endocr Metab Disord. 2020;21(4):479-93.
25. Yoo HW. Inborn errors of mitochondrial fatty acid oxidation: overview from a clinical perspective. J Lipid Atheroscler. 2021;10(1):1-7.
26. Adeva-Andany MM, Carneiro-Freire N, Seco-Filgueira M, Fernández-Fernández C, Mouriño-Bayolo D. Mitochondrial β-oxidation of saturated fatty acids in humans. Mitochondrion. 2019;46;73-90.
27. Barcelos I, Shadiack E, Ganetzky RD, Falk MJ. Mitochondrial medicine therapies: rationale, evidence, and dosing guidelines. Curr Opin Pediatr. 2020;32(6):707-18.
28. Meirleir L. Pyruvate carboxylase and pyruvate dehydrogenase deficiency. In: Blau N, Duran M, Gibson KM, Dionisi-Vici C (eds.). Physician's guide to the diagnosis, treatment and follow-up of inherited metabolic

diseases. Berlin: Springer International Publishing; 2014.

29. Marin-Valencia I, Roe CR, Pascual JM. Pyruvate carboxylase deficiency: mechanisms, mimics and anaplerosis. Mol Genet Metab. 2010;101(1):9-17.
30. Sperb-Ludwig F, Pinheiro FC, Soares MB, Nalin T, Ribeiro EM, Steiner CE et al. Glycogen storage diseases: twenty-seven new variants in a cohort of 125 patients. Mol Genet Genomic Med. 2019;7(11):1-10.
31. Froissart R, Piraud M, Boudjemline AM, Vianey-Saban C, Petit F, Hubert-Buron A et al. Glucose-6-phosphatase deficiency. Orphanet J Rare Dis [Internet]. 2011;6(1):27. Disponível em: http://www.ojrd.com/content/6/1/27; acessado em: 12 de agosto de 2021.
32. Shah KK, O'Dell SD. Effect of dietary interventions in the maintenance of normoglycaemia in glycogen storage disease type 1a: a systematic review and meta-analysis. J Hum Nutr Diet. 2013;26(4):329-39.
33. Ballavenuto JMA, Oliveira JDD de, Alves RJ. Glicogenose tipo I (doença de Von Gierke): Relato de dois casos com grave dislipidemia. Arq Bras Cardiol. 2020;114(4 suppl 1):23-6.
34. Kishnani PS, Austin SL, Abdenur JE, Arn P, Bali DS, Boney A et al. Diagnosis and management of glycogen storage disease type I: a practice guideline of the American College of Medical Genetics and Genomics. Genet Med. 2014;16(11):1-29.
35. Heller S, Worona L, Consuelo A. Nutritional therapy for glycogen storage diseases. J Pediatr Gastroenterol Nutr. 2008;47(Suppl 1):S15-21.
36. Evans OB. Lactic acidosis in childhood: part I. Pediatr Neurol. 1985;1(6):325-8.
37. Scriver C, Beaudet A, Sly W, Valle D. The metabolic and molecular bases of inherited disease. 8.ed. New York: McGraw-Hill; 2001.
38. Hillebrand G, Schneppenheim R, Oldigs HD, Santer R. Hereditary fructose intolerance and α1 antitrypsin deficiency. Arch Dis Child. 2000;83(1):72-3.
39. Ross AC, Caballero B, Shike M, Shils ME, Cousins RJ. Nutrição moderna: na saúde e na doença. 10.ed. Barueri: Manole; 2009.
40. Berr GT. Galactosemia: when is it a newborn screening emergency? Mol Genet Metab. 2012;106(1):7-11.
41. Calcar SC, Bernstein LE, Rohr FJ, Scaman CH, Yannicelli S, Berry GT. A re-evaluation of life-long severe galactose restriction for the nutrition management of classic galactosemia. Mol Genet Metab. 2014;112(3): 191-7.

CAPÍTULO 56

Paralisia cerebral

Carla Rosane de Moraes Silveira
Elza Daniel de Mello
Carlos Alberto Nogueira-de-Almeida

Paralisia cerebral (PC) é constituída por um grupo heterogêneo de síndromes clínicas não progressivas que ocorrem durante o desenvolvimento do cérebro fetal ou infantil.[1] A desordem motora na PC pode ser acompanhada por distúrbios sensoriais, perceptivos, cognitivos, de comunicação e comportamentais, por epilepsia e por problemas musculoesqueléticos secundários.[2,3] Enfermidades relacionadas com a alimentação e o estado nutricional aumentam a morbidade e a mortalidade em criança com PC grave por causa, por exemplo, de aspiração crônica e doença pulmonar.[3,4]

Tipos de paralisia cerebral

A classificação das síndromes PC baseia-se no tipo e distribuição das anormalidades motoras. No entanto, pode haver sobreposição substancial entre as características clínicas:[3]

- Espástica: tônus muscular aumentado, que pode atingir um lado do corpo (hemiparesia), membros inferiores (diplegia) ou os quatros membros (quadriplegia).
- Discinética ou atetoide: hipertônica ou hipotônica, caracterizada por movimentos involuntários.
- Atáxica: incoordenação, distúrbios de equilíbrio que dificultam a movimentação voluntária e marcha com diminuição da tonicidade muscular.
- Mista: combinação de diferentes tipos.

Avaliação nutricional

O acompanhamento do estado nutricional é particularmente importante nas crianças com PC, já que disfagia, alterações motoras, convulsões, uso de diversos medicamentos e alterações sensoriais são fatores de risco para desnutrição.[5]

A ingestão inadequada de nutrientes provoca a desnutrição, que é um dos principais fatores relacionados com o retardo no crescimento.[5,6] Mesmo quando adequadamente nutridas, crianças com PC são menores que as crianças que não têm deficiência, possivelmente em razão de questões como inatividade física, forças mecânicas sobre ossos, articulações e musculatura, fatores endócrinos, altas prevalências de prematuridade e baixo peso ao nascer.[7] Os fatores que conferem menor crescimento linear e corpóreo às crianças com PC parecem atuar de maneira sinérgica para afetar o crescimento em cada uma de suas dimensões, incluindo diminuição do crescimento linear, ganho de peso e alterações na composição corporal, como o decréscimo de massa muscular, massa gordurosa e densidade óssea.[1]

Nessas crianças, o acompanhamento do índice de massa corporal (IMC) torna-se difícil, principalmente porque algumas são incapazes de se manter em pé, apresentam contraturas, escolioses, espasmos musculares involuntários e pouca cooperação em decorrência da deficiência cognitiva.[1]

Stevenson desenvolveu fórmulas para estimar a estatura da criança a partir de medidas segmentares e concluiu que, na impossibilidade de medir a estatura diretamente, qualquer medida segmentar seria interessante para estimar a altura, sendo a mais utilizada a que considera a medida da distância do joelho ao calcanhar, que é mensurada por meio de um paquímetro, com a criança na posição sentada e posicionando a perna em flexão de 90 graus.[8] Para calcular a estatura, é utilizada a seguinte fórmula: $E = (2{,}69 \times CJ) + 24{,}2$, sendo E a estatura estimada e CJ o comprimento do joelho ao calcanhar. Entretanto, deve-se considerar que os indivíduos podem variar no tamanho dos membros, podendo comprometer a validade dessa avaliação. Além disso, muitos dos pacientes com PC não conseguem ficar na posição adequada para essa aferição por causa das contraturas. Mota et al. verificaram a concordância entre os métodos de avaliação antropométrica em crianças com PC. E foi observado que, em relação à aferição da estatura, pelo método de Stevenson, em 40,4% dos participantes, ela discordou em mais de 3 cm (para mais ou para menos) o valor da estatura aferida.[9]

Outro método também validado para aferir a altura é realizado por meio da utilização da régua Luft®, que verifica a altura de pacientes acamados ou que não conseguem se equilibrar.[10] Nesses casos, é necessário que o paciente consiga deitar com as pernas esticadas e dobrar o pé em ângulo de 90 graus.

O crescimento ósseo, avaliado em parte pela densidade mineral óssea, é um aspecto do crescimento frequentemente negligenciado. Associado ao baixo crescimento linear, crianças com déficits motores moderados e intensos frequentemente apresentam dores musculares e fraturas patológicas.[11] Prejuízos na densidade óssea tendem a ser mais graves com avanço da idade, intensidade do prejuízo motor, presença e grau de desnutrição e disfunção motora oral que prejudique a deglutição.[7] São fatores de risco para fratura os elevados índices de gordura corporal e antecedentes de fratura.[12]

A avaliação laboratorial é realizada por meio da interpretação de exames bioquímicos, como hemograma, ferritina e transferrina, que podem diagnosticar anemia e/ou deficiência de ferro, enfermidades de alta prevalência nas crianças em geral.[13,14]

Cálcio, fósforo e fosfatase alcalina também podem ser aferidos, com o objetivo de avaliar o estado mineral ósseo da criança, uma vez que pacientes com PC têm alta prevalência de osteoporose e fraturas.[13] Sendo assim, a avaliação da vitamina D também é importante, pois pode estar diminuída pelo uso crônico de anticonvulsivantes, interferindo na absorção do cálcio e na mineralização óssea.[11] A determinação da albumina sérica também é útil para avaliar a reserva de proteína visceral.[15]

Crianças com PC apresentam peso e altura abaixo do normal, com menos músculos e massa óssea quando comparadas com as crianças saudáveis, fortalecendo a necessidade de utilização de uso de gráficos específicos. Krick et al.[12] desenvolveram gráficos de crescimento específicos para crianças portadoras de PC quadriplégico de 2 a 12 anos de idade.[12,16] O percentil 50 da altura para idade e do peso para idade dos gráficos de referência para PC ficam abaixo do percentil 10 em comparação aos gráficos de referência do National Center for Health Statistic (NCHS).

O sistema de classificação pela função motora grossa (em inglês, *gross motor function classification system* – GMFCS) foi desenvolvido por Palisano et al. com o intuito de facilitar e uniformizar a avaliação do grau de acometimento motor em crianças com PC. Trata-se de um sistema padronizado para diferenciar crianças e adolescentes com diagnóstico de PC por níveis de mobilidade funcional, em resposta às necessidades de uma classificação para discriminar a gravidade da disfunção do movimento. Essa classificação baseia-se no movimento iniciado voluntariamente, com ênfase no ato de sentar-se, transferências e mobilidade, sendo possível classificar a criança ou adolescente com PC em cinco níveis, variando do I, que inclui a presença de mínima ou nenhuma disfunção com respeito à mobilidade, até o V, quando há total dependência de ajuda e a criança requer assistência para mobilidade.[17] Essa classificação engloba a faixa etária de 0 a 12 anos, subdividida nas idades de 0 a 2, 2 a 4, 4 a 6 e 6 a 12 anos de idade.[17,18] O GMFCS tem sido amplamente aceito na prática clínica e em pesquisas.[19,20] Gráficos de acordo com o desenvolvimento motor foram construídos a partir dessa classificação, possibilitando conhecer o prognóstico de cada nível funcional, o que pode auxiliar no planejamento da reabilitação e fornecer maior aconselhamento às famílias.[1]

Foi publicada em 2008 uma nova versão do sistema de classificação da função motora grossa, o GMFCS, na qual foram feitas alterações na classificação original na faixa etária de 6 a 12 anos e foi adicionada a faixa etária de 12 a 18 anos.[21] Essa versão, elaborada na língua inglesa, já passou pelo processo de adaptação transcultural em diversos países, inclusive no Brasil, viabilizando sua utilização.[22]

Em 2011 foram publicados gráficos de referência para crianças e adolescentes com PC, estratificados por sexo e de acordo com a gravidade funcional pelo GMFCS.[23] Incluem idades de 2 a 20 anos e apresentam cinco níveis de acometimento:

- Grupo 1: caminha sem limitações.
- Grupo 2: caminha com limitações.
- Grupo 3: não caminha, mas se arrasta usando as mãos.
- Grupo 4: não caminha, mas se arrasta com limitações.
- Grupo 5a: usa cadeira de rodas e se alimenta por via oral.
- Grupo 5b: usa cadeira de rodas e se alimenta por sonda.

Em conteudo-manole.com.br/nutrologiapediatrica2 (ou utilizar QR code no final deste capítulo), encontram-se os respectivos gráficos segundo o grau de motricidade e sexo. Esses gráficos apresentam peso para idade, estatura para a idade e IMC para idade, em percentis.

A classificação do estado nutricional é feita da seguinte maneira: abaixo do percentil 10, desnutrição; entre percentil 10 e 90, eutrófico; e acima do percentil 90, excesso de peso.[24] No entanto, o mais importante é seguir a criança ao longo do tempo e certificar-se de que ela está crescendo adequadamente, de acordo com seu próprio gráfico.[25]

As dobras cutâneas podem também auxiliar na detecção de déficit nutricional mais precocemente, uma vez que avaliam a perda de gordura.

A European Society for Paediatric Gastroenterology, Hepatology and Nutrition (Espghan) sugere o uso de 1 ou mais dos seguintes sinais de alerta para identificar a desnutrição em pacientes com PC:[4]

1. Sinais físicos de desnutrição, como lesão de pressão, afecções de pele e má circulação periférica.
2. Peso para idade escore $z < -2$.
3. Dobra cutânea tricipital < percentil 10 para idade e sexo.
4. Circunferência muscular do braço ou área muscular < percentil 10.
5. Peso estacionado e/ou falha no crescimento.

Necessidades energéticas

Antes de iniciar qualquer intervenção nutricional, os requerimentos devem ser estabelecidos. Vários métodos têm sido propostos para estimar as necessidades energéticas da criança PC. Esses requerimentos devem ser individualizados, pois deve-se levar em consideração a mobilidade, o tônus muscular, o nível de atividade, o metabolismo alterado e o crescimento.[4] Essas crianças possuem necessidades energéticas diminuídas em comparação às crianças com desenvolvimento normal. As diferenças ocorrem, em parte, pela diminuição da taxa metabólica basal (relacionada à diminuição da massa magra e à adaptação à má nutrição crônica) e redução da prática de atividade física.[6]

Tem sido relatado que as crianças que dependem de cadeiras de rodas necessitam de 60 a 70% das calorias recomendadas para as crianças não deficientes de mesmo sexo e faixa etária. Aquelas crianças que usam dieta enteral mostram um gasto calórico menor e um aumento de gordura corporal.[4] No entanto, essas necessidades podem aumentar se houver incremento no gasto energético, com fisioterapias respiratórias e motoras. Assim, além de ajustar o aporte calórico de acordo com o gasto energético, deve-se fazer maior aporte de proteína de fácil absorção após seções de fisioterapia motora.[27]

A meta calórica deve inicialmente ser menor, mas, em seguida, deve ser ajustada para que o paciente mantenha um peso corporal adequado, evitando-se obesidade por aumento de tecido adiposo. Algumas crianças podem ser hipocatabólicas como resultado da hipotonia, enquanto outras podem ser hipermetabólicas por tônus muscular aumentado.[27,30]

Atualmente, não há evidência de que as necessidades proteicas de crianças PC sejam diferentes daquelas com desenvolvimento normal. Para as crianças gravemente desnutridas, calorias e proteínas adicionais podem ser necessárias para promover o crescimento. As quantidades calórico-proteicas estabelecidas devem ser avaliadas com o acompanhamento da criança, sendo a melhora do estado nutricional o indicador mais adequado.[25]

Excesso de ganho de peso pode ocorrer quando o consumo for superior à necessidade. Neste caso, deve-se diminuir o aporte calórico. No entanto, pode ser necessário utilizar módulos proteicos e de micronutrientes para que essas necessidades específicas da criança sejam alcançadas. Quando for necessário diminuir o aporte calórico, avaliar se não deve ser necessário suplementar micronutrientes e vitaminas (quantidade necessária é de acordo com a idade e não com o peso), assim como completar a ração hídrica diária com água entre as dietas.[25,27]

É importante a avaliação quantitativa e qualitativa da ingestão alimentar com base em algum método de avaliação dietética, como recordatório de 24 horas ou de frequência alimentar.

A North American Society for Pediatric Gastroenterology, Hepatology and Nutrition (Naspghan) recomenda que o cálculo das necessidades energéticas para as crianças com comprometimento neurológico seja estimado por meio da *Dietary Reference Intakes* (DRI), calorimetria indireta ou com base em fórmulas que utilizem a altura (Quadro 1). A DRI pode ser ajustada ou adaptada para atender às necessidades do paciente, já que podem superestimar as necessidades calóricas.[25,30]

A hidratação deve ser avaliada, pois crianças com PC correm risco de desidratação por uma variedade de causas (incapacidade de comunicar sede, excesso de salivação e/ou dificuldade de deglutição).[4] Deve haver atenção especial à vitamina D, visto o risco de deficiência por causa dos medicamentos em uso e da falta de exposição ao sol.[25] Revisão sistemática e metanálise recente mensuraram a prevalência de deficiência de vitamina D (por meio do

QUADRO 1 Métodos de determinação das necessidades energéticas

Métodos de cálculos das necessidades energéticas
1. Método Krick[26] Kcal/dia – (gasto energético basal x tônus muscular x atividade física) + fator de crescimento Gasto energético basal = superfície corporal (m^2) x taxa metabólica padrão ($kcal/m^2/h$) x 24 horas Fator de tônus muscular = 0,9 se diminuído, 1,0 normal e 1,1 se aumentado Fator atividade = 1,1 acamado, 1,2 em cadeira de rodas ou rastejar e 1,3 caminhar Fator de crescimento = 5 kcal/g de ganho de peso desejado
2. Método baseado na altura[27] 14,7 kcal/cm sem disfunção motora 13,9 kcal/cm com disfunção motora, mas caminha 11 cal/cm não caminha
3. Gasto energético basal[28] 1,1 x gasto energético basal

Fonte: Culley[29] e National Agricultural Library.[30]

metabólito 25-hidroxivitamina D) em pacientes pediátricos em uso de fármacos antiepilépticos. Foi identificada prevalência de 0,32 (IC 95% = 0,25-0,41) (I^2 = 92%, p < 0,01), que foram mais expressivas no grupo de pacientes em uso de fármacos antiepilépticos indutores do citocromo P450 (carbamazepina, fenobarbital, fenitoína, topiramato, oxcarbazepina e primidone).[26]

Terapia nutricional

A dificuldade alimentar aparece desde os primeiros dias de vida, uma vez que tanto a hospitalização prolongada quanto a dificuldade de sucção, provenientes das disfunções oromotoras, são fatores que dificultam a amamentação.[31,32]

A disfunção motora oral está relacionada à maior morbimortalidade, podendo acarretar diversos problemas de saúde, entre eles desnutrição, desidratação, aspiração e pneumonia, piorando ainda mais as condições globais desses indivíduos.[33]

Causas de dificuldades de alimentação:[34]

1. Musculatura oral fraca, incluindo os músculos dos lábios, língua, mandíbula e da garganta.
2. Movimentos dos músculos extraorais.
3. Má coordenação dos músculos orais.
4. Má postura e controle da cabeça.

As musculaturas oral e facial podem ser rígidas ou flácidas. Ambas podem dificultar a movimentação das estruturas orais (bochechas, lábios e língua) na alimentação, no controle da saliva e na fala.[34,36] Os reflexos orais inadequados podem estar exagerados, enfraquecidos ou ausentes, dificultando a realização das funções alimentares (sucção, deglutição e mastigação). Sucção e mastigação podem estar ausentes ou ineficientes.[34] O controle da cabeça, que promove melhor controle de mandíbula, e o alinhamento do tronco, do qual depende a estabilidade pélvica, são fatores importantes para o êxito na alimentação. Consequentemente, não é raro encontrar deficiências posturais afetando o sistema estomatognático dos portadores de PC, dificultando a possibilidade desses indivíduos se alimentarem de forma eficiente e segura por via oral.[35]

Os transtornos de deglutição, que podem gerar aspiração traqueal, são conhecidos como disfagias orofaríngeas.[34] É importante redobrar a atenção se a criança apresentar os seguintes sinais:[22,36,37]

- Muita demora para terminar a refeição (mais de 45 minutos).

- Demora para engolir, ficando com o alimento parado na boca.
- Retorno do alimento para a boca ou nariz.
- Saída do alimento da boca.
- Presença de restos de comida na boca.
- Presença de engasgos com saliva ou alimentos.
- Presença de saliva excessiva durante e após a alimentação.
- Presença de pigarro ou tosse durante e após a alimentação.
- Presença de rouquidão ou mudança na voz durante e após a alimentação.
- Problemas respiratórios frequentes.
- Cansaço excessivo ou sonolência após a alimentação.
- Presença de suor excessivo durante e após a alimentação.

Além desses distúrbios alimentares, é comum encontrar doença do refluxo gastroesofágico e constipação crônica.[38]

Os fatores que contribuem para a constipação incluem imotilidade prolongada, anormalidades esqueléticas, pouca ingestão alimentar, excesso de ingestão de leite, além do uso de anticonvulsivantes. A constipação pode resultar em outras complicações, como infecção urinária, manifestações mais expressivas de refluxo gastroesofágico, vômitos, náusea, dor abdominal e saciedade precoce.[39]

Orientações quanto à alimentação

Via oral

A dieta por via oral deve ser mantida nas crianças com funções motoras orais preservadas e que não apresentam risco de aspiração. Também deve ser considerada a capacidade de consumirem quantidades adequadas de alimentos e líquidos. A via oral deve ser a primeira escolha. Cuidados referentes a posição, escolha de copos e talheres adequados, textura dos alimentos e espessamento dos líquidos são fundamentais para o sucesso da alimentação por via oral.[4,40]

Estimulação oral

A terapia para melhorar as habilidades motoras orais deve ser iniciada precocemente, começando com a dessensibilização, feita por meio de estimulação com toque no rosto, nos lábios e, depois, na boca.[37] A estimulação oral não nutritiva é recomendada, podendo ser realizada com dedo, colher ou brinquedos. Para os lactentes, recomenda-se, sempre que possível, a sucção não nutritiva, que vai estimulando a musculatura oral enquanto eles estiverem sem via oral ou com nutrição enteral.[25]

Para a estimulação nutritiva, recomenda-se a modificação de textura dos alimentos e a utilização de utensílios adequados (bicos, colheres e copos).[25]

Posicionamento

Uma boa postura durante a refeição ajuda a criança a engolir com mais facilidade, além de possibilitar que ela controle melhor seus movimentos.[34] É muito mais difícil engolir na posição inclinada ou deitada, e a postura da cabeça caída pra trás deve ser sempre evitada. Essas posições podem favorecer a entrada de líquidos para o ouvido, além de facilitar a ocorrência de engasgos.[39] Seja no colo, no carrinho de bebê ou na cadeira de rodas, a criança deve estar sempre sentada, com a cabeça erguida, tronco reto, quadris bem nivelados, braços para a frente, pernas dobradas e pés apoiados.[34]

A utilização de mesas cortadas em meia-lua e cadeiras com contenção para o corpo e para a cabeça e com apoio adequado para os pés permitem melhor posicionamento da criança, que conseguirá se alimentar de forma mais eficiente e segura.[39]

A pessoa que alimenta deve posicionar-se no nível dos olhos da criança, para evitar a hiperextensão de cabeça e pescoço, o que dificulta a deglutição e aumenta o risco de aspiração.[40]

Consistência dos alimentos

Adequar a consistência dos alimentos é essencial para garantir que a criança degluta com segurança. A consistência deve ser indicada pelo fonoaudiólogo. Em caso de dúvidas, consistência pastosa e líquidos engrossados devem ser a opção.[34]

Geralmente líquidos e purês são mais difíceis de engolir para portadores de distúrbios neuromotores. Líquidos, tipo iogurte, são mais fáceis, já que oferecem mais informações sensoriais e, por isso, podem ser mais controlados.[40]

Sucção mais eficiente e deglutição mais segura podem ser estimuladas por meio do uso de farinhas que engrossam líquidos ou de espessantes que não alteram o sabor dos alimentos e podem ser utilizados na água.[34]

A introdução precoce de sólidos é importante para estimulação e favorecimento da normalização da sensibilidade oral, facilitando os movimentos de morder e mastigar. Geralmente, alimentos mais macios, como bolacha, queijo e pão, são mais fáceis e os recomendados para iniciar, desde que sejam quebrados em pedaços pequenos, pois assim serão bem misturados com a saliva, facilitando a deglutição.[40]

Bicos

Mudar o tipo de bico usado na mamadeira poderá ajudar a criança a apresentar padrão de sucção mais eficiente. Se o furo do bico é aumentado para que o líquido flua mais rapidamente, sucção e deglutição anormais poderão aparecer, provocando engasgos e prejudicando o desenvolvimento da musculatura da boca e rosto. O bico só deve ser aumentado quando a criança apresentar fraqueza muscular e não conseguir sugar, ou se o líquido for muito grosso e o bico não for específico para essa consistência. Um bico curto poderá não oferecer superfície que favoreça o fechamento necessário para que a sucção seja possível.[34]

O bico mais indicado é o ortodôntico. Atualmente existem diferentes marcas de bico ortodôntico, com variações de tamanhos, de acordo com a idade da criança, e furos específicos para as diferentes consistências: água, chá, leite natural ou em pó e líquidos engrossados.[34]

Utensílios

Colheres e garfos podem ser manipulados mais facilmente por aqueles que conseguem se alimentar sozinhos, desde que tenham seus cabos engrossados.[39] A colher deve ser de tamanho proporcional à boca da criança e deve entrar inteiramente na boca para possibilitar uma pressão da língua para baixo.[34] Quanto à profundidade, o ideal é que sejam rasas o suficiente para que o lábio consiga remover a comida da colher, facilitando a retirada do alimento pela criança. As colheres mais indicadas são as de plástico duro, silicone ou emborrachadas. Colheres plásticas ou com camada de plástico não devem ser usadas quando há mordidas tônicas (Figura 1).[39]

Copos devem ser preferencialmente de plástico e maleáveis, com uma abertura pequena, pois não haverá interferência no fechamento labial. A parte de cima do copo pode ser cortada em meia-lua para que o líquido seja direcionado diretamente pela boca, sem que a criança precise levar a cabeça para trás, quando a borda do copo é aproximada do nariz, pois isso pode dificultar a respiração. Por ser maleável, é possível apertar a borda do copo, fazendo um bico, permitindo controlar o volume de líquido oferecido (Figura 1).[34]

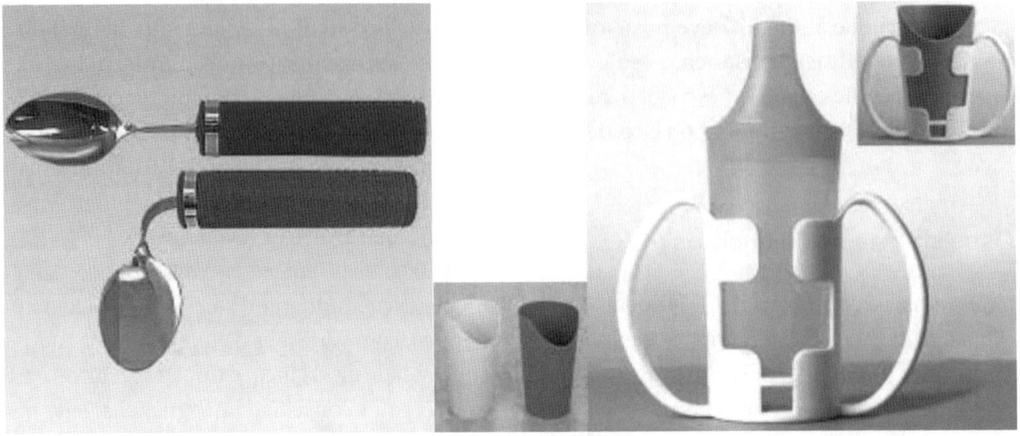

FIGURA 1 Modelos de copos e colheres que podem ser utilizados na criança com paralisia cerebral.
Fonte: arquivo do autor.

Ingestão alimentar

A avaliação da ingestão de alimentos torna-se essencial nesses indivíduos, para que se possa verificar possíveis desequilíbrios na dieta. Para aumentar o consumo de calorias e/ou proteínas na dieta sem aumentar o volume, as seguintes estratégias podem ser úteis:[25,27,40,41]

- Leite líquido, iogurte ou sorvetes podem ser fortificados com geleias, maltodextrina ou leite condensado, que também podem enriquecer papas de frutas. Ainda no leite, acrescentar leite em pó é uma opção.
- Em carne, frango ou peixe desfiados ou liquidificados, *whey protein*, albumina ou caseinato podem ser acrescentados.
- Os óleos vegetais ou azeite de oliva, além de serem utilizados para o cozimento, podem ser acrescentados à porção servida para a criança.
- Manteiga, requeijão, queijos, ovos e molho branco podem ser utilizados nas sopas, vegetais e purês. Os ovos também podem fazer parte de preparações como mingaus.
- Depois de um período, se não houver melhora do estado nutricional, a suplementação com fórmulas industrializadas deve ser iniciada. Essas fórmulas podem ou não ser nutricionalmente completas. Existem no mercado fórmulas com densidade energética aumentada e sabores variados para melhor aceitação.
- Se a terapia nutricional oral não atingir as metas, a nutrição enteral deve ser considerada.

Via enteral

Via de acesso

A alimentação por sonda é indicada para crianças com o trato digestório funcionante, mas que são incapazes de atingir as necessidades nutricionais por via oral. Esse tipo de alimentação também é necessário para crianças desnutridas e que não melhoram seus indicadores antropométricos com a ingestão de quantidades e composições adequadas por via oral e para crianças com risco de aspiração.[27]

De acordo com a Espghan, a nutrição enteral deveria ser considerada quando:[4,6]

1. Ingestão oral insuficiente para atender mais de 60 a 80% das necessidades.
2. Tempo de alimentação exceder a 3 horas/dia.

3. Crescimento e/ou ganho de peso insuficientes.
4. Queda ou estabilização na velocidade de crescimento.
5. Dobra cutânea tricipital inferior ao percentil 5 para idade.

Sondas nasoentéricas são pouco invasivas e podem ser usadas por curtos períodos. No entanto, seu uso prolongado pode facilitar a ocorrência de otites, sinusites, ulcerações esofágicas, perfurações intestinais ou gástricas.[15] O procedimento de gastrostomia é recomendado diante da perspectiva da necessidade prolongada de nutrição enteral, pois melhora as condições de saúde neurológica e respiratória, e reduz o tempo gasto com a alimentação do paciente, ampliando a qualidade de vida para a criança e sua família.[42] As sondas nasoentéricas podem ser instaladas por via endoscópica em procedimento cirúrgico minimamente invasivo.

A gastrostomia cirúrgica fica reservada para crianças com contraindicações para a colocação da gastrostomia endoscópica, como a presença de refluxo gastroesofágico grave que requeira a cirurgia de fundoplicatura.[1] Efeitos indesejáveis da gastrostomia incluem infecção da ferida operatória, vazamento pelo estoma e saída acidental.[27] Maiores informações podem ser encontradas no Capítulo 57 – Nutrologia enteral.

Tipos de fórmulas

A escolha da fórmula para uso enteral depende de fatores como idade da criança, condição clínica, necessidades energéticas e via de acesso enteral, além do custo do uso de dietas industrializadas específicas. Há muitas fórmulas enterais (as poliméricas, as semielementares e as elementares) e que podem ser adaptadas às diferentes faixas etárias.[4,6] Variam em densidade calórica, teor de fibras, macronutrientes, micronutrientes, composição e osmolaridade. Deve-se estar atento para que a fórmula escolhida seja nutricionalmente completa, fornecendo todos os nutrientes.[25]

A fórmula de primeira escolha deve ser a polimérica, com 1 kcal/mL. Para aquelas que necessitam de maior aporte calórico, ou que não toleram aumento de volume, as fórmulas com densidade de 1,5 kcal/mL são as mais indicadas. Já para as crianças com necessidades energéticas reduzidas, resultado do ganho acelerado de peso, recomenda-se fórmula com densidade mais baixa (0,75 kcal/mL).[27] Maiores informações podem ser encontradas no Capítulo 7 (Fórmulas infantis).

Fórmulas-padrão, adequadas para a idade, geralmente são baseadas em caseína. Em caso de retardo do esvaziamento gástrico, vômitos e refluxo gastroesofágico, as fórmulas com proteínas do soro do leite podem ser utilizadas. As fórmulas preparadas para adultos podem prevenir a hipoalbuminemia, mas podem resultar em deficiências de ferro, vitamina D, cálcio e fósforo durante períodos de recuperação nutricional.[1]

Referências bibliográficas

1. Brasil. Ministério da Saúde. Secretaria de Atenção à Saúde. Departamento de Ações Programáticas Estratégicas. Diretrizes de atenção à pessoa com paralisia cerebral. Brasília: Ministério da Saúde; 2013.
2. Almajwal I, Iftikhar ALAM. Nutrition in cerebral palsy children. Acta Scientific Neurology. 2019:2(1):11-20.
3. Sadowska M, Sarecka-Hujar, B, Kopyta I. Cerebral palsy: current opinions on definition, epidemiology, risk factors, classification and treatment options. Neuropsychiatr Dis Treat. 2020;16:1505-18.
4. Romano C, Wynckel MV, Hulst J, Broekaert I, Bronsky J, Dall'Oglio L et al. Guidelines for the evaluation and treatment of gastrointestinal and nutritional complications in children with neurological impairment. European Society for Paediatric Gastroenterology, Hepatology and Nutrition. J Pediatr Gastroenterol Nutr. 2017;65(2):242-64.
5. Trivić I, Hojsak I. Evaluation and treatment of malnutrition and associated gastrointestinal complications in children with cerebral palsy. Pediatr Gastroenterol Hepatol Nutr. 2019;22(2):122-31.
6. Dipasquale V, Gottrand F, Sullivan PB, Romano C. Top-ten tips for managing nutritional issues and gas-

trointestinal symptoms in children with neurological impairment. Ital J Pediatr. 2020;46(1):35.
7. Henderson RC, Grossberg RI, Matuszewski J, Menon N, Johnson J, Kecskemethy HH et al. Growth and nutritional status in residential center versus home-living children and adolescents with quadriplegic cerebral palsy. Journal of Pediatrics. 2007;151(2):161-6.
8. Stevenson RD. Use of segmental measures to estimate stature in children with cerebral palsy. Arch Pediatr Adolesc Med. 1995;149(6):658-62.
9. Mota MA, Beghetto MG, Silveira CRM, Mello ED. Crianças com paralisia cerebral: concordância entre métodos de avaliação antropométrica. Revista HCPA. 2012;4:420-6.
10. Beghetto MG, Luft VC, Mello ED, Polanczyk CA. Avaliação nutricional: descrição da concordância entre avaliadores. Rev Bras Epidemiol. 2007;10(4):506-16.
11. Jesus AO, Stevenson RD. Optimizing nutrition and bone health in children with cerebral palsy. Physical Medicine and Rehabilitation Clinics of North America. 2020;31(1):25-37.
12. Stevenson RD, Conaway M, Barrington JW, Cuthill SL, Worley G, Henderson RC. Fracture rate in children with cerebral palsy. Pediatric Rehabilitation. 2006;9(4):396-403.
13. Jordão RE, Bernardi JLD, Filho AAB. Prevalência de anemia ferropriva no Brasil: uma revisão sistemática. Rev Paul Pediatr. 2009;27(1):90-8.
14. Papadopoulos A, Ntaios G, Kaiafa G, Girtovitis F, Saouli Z, Kontoninas Z et al. Increased incidence of iron deficiency anemia secondary to inadequate iron intake in institutionalized, young patients with cerebral palsy. Int J Hematol. 2008;88:495-7.
15. Marchand V, Motil KJ. NASPGHAN Committee on Nutrition. Nutrition support for neurologically impaired children: a clinical report of the North American Society for Pediatric Gastroenterology, Hepatology, and Nutrition. J Pediatr Gastroenterol Nutr. 2006;43:123-35.
16. Krick J, Miller MP, Zeger S, Weight E. Pattern of growth in children with cerebral palsy. J Am Diet Assoc. 1996; 96(7):680-5.
17. Palisano R, Rosenbaum P, Walter S, Russell D, Wood E, Galuppi B. Development and reliability of a system to classify gross motor function in children with cerebral palsy. Developmental Medicine and Child Neurology. 1997;39(4):214-23.
18. Hiratuka E, Matsukura TS, Pfeifer LI. Adaptação transcultural para o Brasil do sistema de classificação da função motora grossa – GMFCS. Revista Brasileira de Fisioterapia. 2010:14(6):537-44.
19. Morris C, Bartlett D. Gross motor function classification system: impact and utility. Developmental Medicine and Child Neurology. 2004;46:60-5.
20. Ostenjo S, Carlberg EB, Vollestad NK. Everyday functioning in young children with cerebral palsy: functional skills, caregiver assistance, and modifications of the environment. Developmental Medicine and Child Neurology. 2003;45:603-12.
21. Palisano RJ, Rosenbaum P, Bartlett D, Livingston MH. Content validity of the expanded and revised gross motor function classification system. Developmental Medicine and Child Neurology. 2008;50:744-50.
22. Angelin AC, Sposito AMP, Pfeifer LI. Influence of functional mobility and manual function on play in preschool children with cerebral palsy; 2018. Disponível em: https://journals.sagepub.com/doi/full/10.1177/1569186118783889; acessado em: 13 de agosto de 2021.
23. Brooks J, Day S, Shavelle R, Strauss D. Low weight, morbidity, and mortality in children with cerebral palsy: new clinical growth charts. Pediatrics. 2011;128:e299-e307.
24. Day SM, Strauss DJ, Vachon PJ, Rosenbloom L, Shavelle RM, Wu YW. Growth patterns in a population of children and adolescents with cerebral palsy. Dev Med Child Neurol. 2007;49:167-71.
25. Kuperminc MN, Gottrand F, Samson-Fang L, Arvedson J, Bell K, Craig GM et al. Nutritional management of children with cerebral palsy: a practical guide European Journal of Clinical Nutrition. 2013;67:S21-S23.
26. Junges C, Machado TD, Nunes Filho PRS, Riesgo R, Mello ED. Vitamin D deficiency in pediatric patients using antiepileptic drugs: systematic review with meta-analysis. J Pediatr (Rio J). 2020;96(5):559-68.
27. Bell KL, Samson-Fang L. Nutritional management of children with cerebral palsy. European Journal of Clinical Nutrition. 2013;67:S13-S16.
28. Krick J, Murphy PE, Markham JF, Shapiro BK. A proposed formula for calculating energy needs of children with cerebral palsy. Dev Med Child Neurol. 1992;34(6):481-7.
29. Culley WJ, Middleton TO. Caloric requirements of mentally retarded children with and without motor dysfunction. J Pediatr. 1969;75(3):380-4.
30. National Agricultural Library. Beltsville: Dietary Reference Intakes. Disponível em: http://www.nal.usda.gov/fnic/; acessado em: 13 de agosto de 2021.
31. Yamazaki ALS, Gomes AC, Rodrigues DRR. A intervenção do fisioterapeuta nos primeiros cuidados com o lactente com diagnóstico de paralisia cerebral: amamentação. Cad de Pós-Graduação em Distúrbios do Desenv. 2004;4(1):47-54.
32. Rea MF. Reflexões sobre a amamentação no Brasil: de como passamos a 10 meses de duração. Cad Saúde Pública. 2003;19(1):37-45.
33. Aurélio SR, Genaro KF, Filho EDM. Análise comparativa dos padrões de deglutição de crianças com paralisia cerebral e crianças normais. Rev Bras Otorrinolaringol. 2002;68(2):167- 73.
34. Instituto Mara Gabrilli. Orientações para pais e cuidadores de crianças com paralisia cerebral; 2013. Disponível em: http://institutomaragabrilli.org.br; acessado em 13 de agosto de 2021.

35. Telles MS, Macedo CS. Relação entre desenvolvimento motor corporal e aquisição de habilidades orais. Pró-Fono R Atual Cient. 2008;20(2):117-22.
36. Andrew MJ, Parr JR, Sullivan PB. Feeding difficulties in children with cerebral palsy. Arch Dis Child Educ Pract Ed. 2012;97:222.
37. Wilson EM, Hustad KC. Early feeding abilities in children with cerebral palsy: a parental report study. Journal of Medical Speech. 2009;17(1):nihpa57357.
38. Sullivan PB. Gastrointestinal disorders in children with neurodevelopmental disabilities. Dev Disabil Res Rev. 2008;14:128-36.
39. Fernandes LMM. Avaliação da eficácia das orientações fonoaudiológicas domiciliares à cuidadores de pacientes com disfunção neuromotora [trabalho de conclusão de curso]. Belo Horizonte: Universidade Federal de Minas Gerais. Curso de Fonoaudiologia. Departamento de Fonoaudiologia; 2007.
40. Mendes MDSD, Volkweiss MA, Hori VDD, Frangella VS. Nutrição em paralisia cerebral. O Mundo da Saúde. 2001;25(2):185-95.
41. Mota MA, Silveira CRM, Mello ED. Crianças com paralisia cerebral: como podemos avaliar e manejar seus aspectos nutricionais. International Journal of Nutrology. 2013;6(2):60-8.
42. Smith SW, Camfield C, Camfield P. Living with cerebral palsy and tube feeding: a population-based follow-up study. J Pediatr. 1999;135:307.

Conteúdo complementar

Este capítulo possui gráficos adicionais em uma plataforma digital exclusiva. Utilize o QR code abaixo para ter acesso a esse conteúdo:

O prazo para acesso a esse material limita-se à vigência desta edição.

CAPÍTULO **57**

Nutrologia enteral

Michelli Cristina Silva de Assis
Elza Daniel de Mello
Carlos Alberto Nogueira-de-Almeida

A terapia nutrológica enteral (TNE) tem papel importante na manutenção ou na recuperação do estado nutrológico, especialmente em pediatria, período em que a alimentação é essencial para o crescimento e o desenvolvimento adequados. Segundo a Resolução RDC n. 63/2000 da Agência Nacional de Vigilância Sanitária (Anvisa), nutrição enteral consiste em

> [...] um alimento para fins especiais, com ingestão controlada de nutrientes, na forma isolada ou combinada, de composição definida ou estimada, especialmente formulado e elaborado para uso por sondas ou via oral, industrializado ou não, utilizado exclusiva ou parcialmente, para substituir ou complementar a alimentação oral em pacientes desnutridos ou não, conforme suas necessidades nutricionais, em regime hospitalar, ambulatorial ou domiciliar, visando a síntese ou manutenção dos tecidos, órgãos ou sistemas.[1]

A desnutrição (estado nutricional caracterizado por deficiência energética e/ou proteica, de vitaminas e minerais) é um problema que acomete pacientes hospitalizados.[1] Levantamento recente realizado na França demonstrou que cerca de 42% dos pacientes internados estavam desnutridos.[2] Entretanto, mesmo diante desse cenário, a TNE é subutilizada. Na Europa, 28 a 34% dos pacientes admitidos em hospitais gerais recebem TNE.[3] Na América Latina, um estudo multicêntrico conhecido como *Elan* detectou que apenas 5,8% dos pacientes recebem TNE.[4]

Dessa forma, a avaliação nutrológica do paciente é essencial e deve ser sempre realizada (ver Capítulo 4 – Avaliação nutrológica), a fim de que a TNE seja instituída precocemente, o que resulta em diminuição de tempo e em gastos decorrentes da hospitalização, assim como das comorbidades e mortalidade associadas à desnutrição.[5,6]

A alimentação deve ser entendida como uma necessidade vital, por isso a terapia nutrológica para pacientes com incapacidade parcial ou total de ingerir suas necessidades nutricionais deve ser uma das prioridades da terapêutica do paciente.[7]

Indicações e contraindicações da terapia nutrológica enteral

O uso da TNE está indicado quando o paciente apresentar o trato gastrointestinal com suas funções preservadas, ao menos parcialmente, e houver incapacidade total ou parcial para a ingestão de nutrientes pela cavidade oral.[8] Jejum prolongado, inapetência e distúrbios de deglutição são alguns exemplos de condições em que o emprego da TNE está indicado. Por preservar a maior parte das etapas do processo digestório, é a via de primeira escolha para a terapia nutrológica da criança em estado crítico, que está incapacitada de manter a ingestão voluntária. Deve-se considerar a indicação da TNE quando estiverem presentes:[8]

- Consumo abaixo de 80% das necessidades energéticas recomendadas para sexo e idade.
- Crescimento ou ganho de peso inadequado por mais de um mês (abaixo ou igual a 2 anos de idade).
- Perda ou peso estacionado por três meses (acima de 2 anos de idade).
- Mudança de peso para a idade ou peso para a estatura no gráfico de crescimento.
- Prega cutânea tricipital (PCT) abaixo de P5 para a idade.
- Períodos longos de jejum.

No entanto, a TNE pode estar contraindicada quando o paciente apresentar instabilidade hemodinâmica não corrigida com drogas vasoativas, acidose e/ou hipóxia. Existem também condições clínicas e cirúrgicas específicas que provocam a necessidade de avaliação individual do risco-benefício da TNE, como inviabilidade de manutenção de cabeceira elevada para administração da TNE e fístulas de elevado débito, dependendo de sua localização anatômica.[8]

Vias de acesso enteral

O acesso transnasal, mais comumente usado, consiste na passagem da sonda por meio do óstio nasal, com posicionamento na extremidade distal no estômago (nasogástrica), duodeno (nasoduodenal) ou jejuno (nasojejunal) (Tabela 1).[9]

Os materiais utilizados para a confecção das sondas podem ser látex, polietileno, silicone ou poliuretano. O látex ou polietileno, no entanto, sofrem alterações em sua complacência e tolerância biológica. O polietileno, por exemplo, no meio ácido do estômago, torna-se rígido e friável, o que contraindica o uso de sondas desse material por longo período. O silicone e o poliuretano, materiais mais resistentes à secreção gástrica, são frequentemente utilizados para a confecção das sondas enterais. O poliuretano é mais resistente a colabamento e possui excelente biocompatibilidade, sendo material de primeira escolha, ainda que as sondas de silicone proporcionem mais conforto e

TABELA 1 Vias de acesso enteral

Tipos de acesso enteral	Caracterização
Nasogástrica	Inserção por meio da narina e localização da ponta distal da sonda no estômago
Nasoentérica	Inserção por meio da narina e localização da ponta distal da sonda no intestino
Orogástrica	Inserção por meio da boca e localização da ponta distal da sonda no estômago
Oroentérica	Inserção por meio da boca e localização da ponta distal da sonda no intestino
Gastrostomia	Inserção por meio de ostoma no estômago e localização da ponta distal da sonda no estômago
Jejunostomia	Inserção por meio de ostoma (que pode ser no estômago ou jejuno) e localização da ponta distal da sonda no jejuno

Fonte: Boullata, 2017.[9]

leveza. As sondas enterais são os dispositivos de primeira escolha quando há previsão de TNE por curto período (3 a 4 semanas). Para a localização na região pós-pilórica, utilizam-se sondas com peso de 2 a 3 g na posição distal, confeccionadas, geralmente, de tungstênio. As sondas atuais são radiopacas, permitindo que sua localização seja confirmada por meio de exame radiológico. Por serem muito maleáveis, é utilizado fio guia metálico para facilitar sua introdução nasal.[10] O comprimento e o diâmetro das sondas variam, dependendo da faixa etária dos pacientes (Tabela 2).

TABELA 2 Comprimento e diâmetro de sondas enterais de acordo com a faixa etária

	Faixa etária adulta	Faixa etária neonatal ou pediátrica
Comprimento	91-110 cm	50-91 cm
Diâmetro médio interno	8-12 Fr	6-8 Fr
Diâmetro médio externo	4 mm	4 mm

Fr: French (1 Fr = 0,33 mm).
Fonte: Mehta, 2017.[10]

O posicionamento gástrico da extremidade distal das sondas enterais é mais utilizado que a inserção de sondas no duodeno ou no jejuno. Indica-se posicionamento duodenal ou jejunal quando há obstrução do trato gastrointestinal superior, risco de aspiração ou gastroparesia.[11-13] Quando a função peristáltica gástrica está preservada, as sondas posicionadas no estômago devem ser utilizadas se a TNE tiver sido indicada para períodos menores de quatro semanas. Também pode ser usada como acesso provisório, antes de se estabelecer gastro ou jejunostomia.[9] Após a passagem da sonda nasogástrica ou nasoentérica, recomenda-se realizar radiografia simples de abdome para confirmar o posicionamento da extremidade distal da sonda. A localização dessa extremidade no trato digestório por meio de testes à beira-leito, como ausculta do ruído provocado pela injeção de ar no estômago, aspiração do conteúdo gástrico ou por verificação do pH do resíduo aspirado, entretanto, não se configuram como o padrão-ouro.[14] No entanto, os métodos de verificação do posicionamento da sonda à beira-leito são amplamente utilizados e apresentam taxa de sucesso de até 85%. Essa prática tem sido um alerta nas instituições de saúde e um desafio para o aumento na segurança de pacientes pediátricos em uso de sonda enteral.[15]

As sondas utilizadas em ostomias, para TNE de longa duração, são de silicone ou poliuretano, com paredes finas, flexíveis e mais resistentes. A troca dessas sondas é necessária em caso de obstrução, mau funcionamento ou ruptura. São numeradas e possuem duas vias que facilitam a administração da dieta enteral. Esses dispositivos possuem balões insufláveis ou do tipo "estrela" na ponta distal, que permitem que a sonda se mantenha bem posicionada no estômago e impedem o extravasamento de secreções gástricas que poderiam lesionar a pele.[16]

Nas situações em que o uso de TNE está previsto por longo prazo (mais de 30 dias), deve-se planejar o melhor momento para a colocação de uma ostomia. Para a inserção de ostomias, as equipes podem dispor de diferentes abordagens: endoscopia, laparoscopia, fluoroscopia e técnicas abertas (cirúrgicas). As gastrostomias são recomendadas quando não há risco de aspiração e a indicação de TNE excede 3 a 4 semanas. Recomenda-se instituir jejunostomias, especialmente quando houver alteração do intestino delgado proximal, por dismotilidade ou má absorção.[10,11]

Fórmulas enterais

As fórmulas enterais podem ser classificadas em:

- Poliméricas (compostas por proteínas, carboidratos e lipídeos intactos), que exigem que o trato digestório esteja em pleno funcionamento e têm menor osmolaridade. Ingredientes: caseína, proteína isolada de soja, lactoalbumina, extrato de soja, soro de leite, sacarose, entre outros.

- Oligoméricas ou semielementares (compostas por proteínas extensamente hidrolisadas, sem sacarose e com maior osmolaridade).
- Monoméricas ou elementares (compostas por aminoácidos livres, maltodextrina e triglicerídeos de cadeia média, apresentam maior osmolaridade).
- Pode-se ainda modular essas fórmulas, utilizando um tipo específico de nutriente, como proteína isolada, triglicerídeos de cadeia média e longa e/ou maltodextrina.[1]

A escolha da fórmula vai depender do objetivo da terapia, da idade da criança ou adolescente e da enfermidade presente. Antes de 1 ano de idade, utilizam-se as fórmulas infantis, que podem ser moduladas para que as necessidades de energia e macronutrientes sejam atingidas e se obtenha densidade calórica de 1 kcal/mL. Entre 1 a 2 anos de idade existem dietas com densidade calórica de 1 ou 1,5 kcal/mL que são poliméricas, sem lactose, com ou sem sacarose. Entretanto, dependendo da enfermidade, podem-se utilizar as dietas semielementares ou elementares, mesmo que teoricamente a indicação seja feita para até 1 ano de idade.[17]

Em situações específicas, geralmente por questões econômicas, podem ser utilizadas dietas artesanais, formuladas com leite de vaca, caseína, isolado ou extrato de soja, como fonte proteica; sacarose ou maltodextrina como fonte de carboidrato; e óleos vegetais e triglicerídeos de cadeia média, como fonte de lipídeos. Nas preparações artesanais, deve-se utilizar suplementação de oligoelementos e vitaminas para atingir as necessidades de cada indivíduo. Atualmente, não se oferecem mais sucos, sopas ou outras preparações liquidificadas pela sonda, tanto pelo aspecto nutricional inadequado como também pela falta de segurança alimentar.[1]

Tipos de administração

A TNE tem três formas de administração:

1. Infusão contínua.
2. Infusão intermitente.
3. Infusão mista.

A infusão contínua, controlada pela força gravitacional ou, preferencialmente, por meio de bombas de infusão, pode e costuma ser mais bem tolerada do que a administração intermitente. Além disso, quando comparada à infusão intermitente, reduz o risco de broncoaspiração e resulta em menor volume residual gástrico.[18]

A administração intermitente, em decorrência dos intervalos entre as infusões, é mais fisiológica e promove maior mobilidade ao paciente, permitindo que ele possa se locomover, por exemplo, à fisioterapia e ao banho. Entende-se por intermitente a infusão de dieta prescrita por período de tempo entre 30 e 60 minutos e intervalo de 2 ou 3 horas até a dieta seguinte.[19]

A infusão mista, que também pode ser utilizada, consiste em infusão contínua à noite e intermitente durante o dia.[9,16] Nos casos em que há intolerância à infusão da dieta enteral, caracterizada por náuseas, vômitos, desconforto e/ou dor e/ou distensão abdominais, pode-se suspeitar de aumento de volume residual no estômago e dificuldade de esvaziamento gástrico. Nesses casos, pode-se tentar medir o volume residual no estômago e deve-se diminuir a taxa de infusão quando o volume ultrapassar 50% do ofertado em duas aferições consecutivas.[20]

Independentemente do modo de infusão, e sempre que possível, recomenda-se que o paciente esteja posicionado com a cabeceira da cama elevada acima de 30 graus para evitar refluxo gastroesofágico e prevenir pneumonia aspirativa.[21]

Complicações

As complicações da TNE podem ser mecânicas, gastrointestinais, metabólicas, respiratórias e psicológicas. As principais complicações mecânicas são: obstrução da sonda; saída ou migração acidental da sonda; erosões nasais, necrose e/ou abscesso septonasal; sinusite aguda, rouquidão, otite; esofagite, ulceração ou estenose esofágica; e/ou fístula traqueoesofágica. Essas complicações podem estar relacionadas ao tipo de sonda empregada, às condições clínicas do paciente e ao modo de cuidado empregado pela enfermagem. Ações de cuidado são efetivas na prevenção de obstrução ou saída acidental, como a lavagem frequente da sonda e a manutenção de sua fixação adequada.[22]

As complicações gastrointestinais são extremamente comuns na TNE, especialmente diarreia, náuseas e/ou vômitos, que podem ocorrer em até 30% dos pacientes. As complicações metabólicas são menos frequentes do que as observadas com nutrição parenteral, especialmente quando são utilizadas formulações poliméricas. No entanto, o uso exclusivo de dietas elementares, particularmente em pacientes com jejum oral, pode determinar distúrbios dos metabolismos glicêmico e eletrolítico.[8,9,11]

A síndrome da realimentação pode ser descrita como uma condição potencialmente letal quando ocorre desordem grave de eletrólitos, minerais, fluidos corporais e vitaminas, associada a anormalidades metabólicas em pacientes predispostos, quando realimentados, seja por via oral, enteral ou parenteral, de forma exagerada, ou seja, com aporte calórico demasiado. As alterações mais observadas nessa síndrome envolvem o consumo intracelular de eletrólitos e minerais, como potássio, magnésio e, principalmente, fósforo, ocasionado pelo intenso anabolismo associado à depleção longa e à excessiva administração de carboidratos, que favorecem a entrada de potássio e fósforo na célula, resultando em hipofosfatemia grave e letal. Os pacientes de risco para a síndrome da realimentação geralmente são aqueles que sofreram privação alimentar prolongada. No entanto, também estão sob risco os que sofreram privação alimentar em período entre 7 e 10 dias com evidências de estresse.[23,24] Para a prevenção, não se deve utilizar dieta hipercalórica no início do manejo da recuperação nutricional, além de administração precoce de tiamina.

A aspiração (entrada da alimentação ou secreções do trato gastrointestinal nos pulmões) é um dos mais graves eventos da TNE, podendo resultar em complicação fatal. Para a prevenção dessa complicação, deve-se conferir o posicionamento da sonda antes da administração de cada dieta, observar a velocidade de infusão da dieta (evitando-se infusão muito rápida) e manter a elevação da cabeceira do leito acima de 30 graus.[21,22]

Interação medicamentosa e TNE

Diversas questões devem ser consideradas na administração concomitante de medicamentos orais e dietas enterais, pois métodos de administração incorretos podem resultar em sondas obstruídas, diminuição da eficácia da droga, aumento dos efeitos adversos ou incompatibilidades entre as formulações e as drogas.[25]

Um dos fatores que devem ser considerados ao administrar um medicamento por via enteral é seu local de absorção. A maioria dos medicamentos orais é absorvida no intestino delgado, mas, para alguns, o estômago é o local de ação da droga e de sua absorção. Portanto, se a sonda é colocada no intestino delgado, certos medicamentos podem ter um benefício mínimo, já que a absorção estomacal é ignorada. Esses medicamentos incluem os antiácidos, que neutralizam o ácido do estômago, e também o sucralfato e o bismuto, já que ambos formam uma barreira protetora no estômago. Além disso, quando certos medicamentos caracterizados por extenso metabolismo de primeira passagem hepática (p. ex., opioides, antidepressivos tricíclicos, betabloqueadores e nitratos) são administrados no jejuno, pode ocorrer aumento da absorção e mais efeitos sistêmicos. Os antifúngicos cetoconazol e itraconazol podem também ter biodisponibilidade diminuída quando administrados por sonda enteral, já que necessitam da acidez gástrica para uma ótima absorção.[26]

O manejo sugerido como preferencial para a administração de medicamentos em TNE seria prescrever a suspensão oral via sonda, quando disponível na farmácia. Portanto, quando o paciente estiver utilizando os medicamentos na sonda, é importante atentar para a possibilidade de estar ocorrendo interação medicamentosa com absorção insuficiente.[27,28] O Quadro 1 mostra as recomendações práticas em relação a esse aspecto.

QUADRO 1 Recomendações práticas quanto ao uso de medicações por sonda nasoenteral

1. Não adicionar medicamentos diretamente na dieta enteral.
2. Evitar misturar medicamentos na sonda enteral em função dos riscos de incompatibilidades físicas e químicas, obstrução da sonda, alterações terapêuticas e respostas do medicamento.
3. Formulações líquidas devem ser usadas quando disponíveis e se adequadas. Cada medicamento deve ser administrado, preferencialmente, de forma separada.
4. Diluir o medicamento sólido (triturá-lo antes) ou líquido, conforme apropriado e administrar com uma seringa. O medicamento (sólido ou líquido) deverá ser reconstituído em 5 a 10 mL de água. Antes da administração da medicação, pausar a alimentação e lavar a sonda com no mínimo 5 a 10 mL de água (volume para crianças de até 12 anos de idade). Lavar a sonda, novamente, após a administração com pelo menos 5 a 10 mL de água. Repetir com a próxima medicação, se for o caso. Lavar a sonda ao término das administrações com pelo menos 5 a 10 mL de água. Necessário que esse volume hídrico seja computado na ração hídrica diária.
5. Reiniciar a alimentação em tempo hábil para evitar comprometer o estado nutricional do paciente.
6. Consultar um farmacêutico em caso de dúvidas sobre a incompatibilidade entre os medicamentos, especialmente quando necessário administrá-los simultaneamente.

Referências bibliográficas

1. Brasil. Agência Nacional de Vigilância Sanitária (Anvisa) Resolução RDC n. 63 – Regulamento Técnico para a Terapia de Nutrição Enteral – 6 de julho de 2000. Disponível em: http://www.anvisa.gov.br/legis/resol/200/63_00rcd.htm; acessado em: 15 de agosto de 2021.
2. Bedock D, Lassen PB, Mathian A, Moreau P, Couffignal J, Ciangura C et al. Prevalence and severity of malnutrition in hospitalized COVID-19 patients. Clin Nutr Espen. 2020;40:214-9.
3. Klek S, Krznaric Z, Gundogdu RH, Chourdakis M, Kekstas G, Jakobson T et al. Prevalence of malnutrition in various political, economical, and geographic settings. J Parenter Enteral Nutr. 2015;39(2):200-10.
4. Correia MITD, Campos ACL. Prevalence of hospital malnutrition in Latin America: the multicenter Elan study. Nutrition. 2003;19:823-5.
5. Bally MR, Yildirim PZB, Bounoure L, Gloy VL, Mueller B, Briel M et al. Nutritional support and outcomes in malnourished medical inpatients: a systematic review and meta-analysis. JAMA Intern Med. 2016;176(1):43-53.
6. Ruiz AJ, Buitrago G, Rodríguez N, Gómez G, Sulo S, Gómez C et al. Clinical and economic outcomes associated with malnutrition in hospitalized patients. Clin Nutr. 2019;38(3):1310-6.
7. Pichard C, Meier R, Komsa R. Clinical nutrition university: introduction to clinical support. ESPEN Journal. 2012;7:167-70.
8. Mueller CM, Lord LM, Marian M, McClave SA, Miller. The Aspen Adult nutrition support core curriculum. 3.ed. United States: American Society for Parenteral and Enteral Society; 2017.
9. Boullata JI, Carrera AL, Harvey L, Escuro AA, Hudson L, Mays A et al. Aspen Safe practices for enteral nutrition therapy. JPEN J Parenter Enteral Nutr. 2017;41(1):15-103.

10. Mehta NM, Skillman HE, Irving SY, Coss-Bu JA, Vermilyea S, Farrington EA et al. Guidelines for the provision and assessment of nutrition support therapy in the pediatric critically ill patient: Society of Critical Care Medicine and American Society for Parenteral and Enteral Nutrition. JPEN J Parenter Enteral Nutr. 2017;41(5):706-42.
11. DeLegge MH. enteral access and associated complications. Gastroenterol Clin North Am. 2018;47(1):23-37.
12. Alkhawaja S, Martin C, Butler RJ, Gwadry-Sridhar F. Post-pyloric versus gastric tube feeding for preventing pneumonia and improving nutritional outcomes in critically ill adults. Cochrane Database Syst Rev. 2015;(8):CD008875.
13. Deane AM, Dhaliwal R, Day AG, Ridley EJ, Davies AR, Heyland DK. Comparisons between intragastric and small intestinal delivery of enteral nutrition in the critically ill: a systematic review and meta-analysis. Crit Care. 2013;17(3):125.
14. Bourgault AM, Halm MA. Feeding tube placement in adults: safe verification method for blindly inserted tubes. Am J Crit Care. 2009;18(1):73-6.
15. Irving SY, Lyman B, Northington L, Bartlett JA, Kemper C. Novel Project Work Group. Nasogastric tube placement and verification in children: review of the current literature. Crit Care Nurse. 2014;34(3):67-78.
16. Balogh B, Kovács T, Saxena AK. Complications in children with percutaneous endoscopic gastrostomy (PEG) placement. World J Pediatr. 2019;15(1):12-6.
17. Sano T, Chiba N, Gunji T, Ozawa Y, Hikita K, Okihara M, Tomita K et al. Efficacy of enteral nutrition by double elementary diet tube after pylorus-preserving pancreatoduodenectomy. Am Surg. 2019;85(4):359-64.
18. Patel JJ, Rosenthal MD, Heyland DK. Intermittent versus continuous feeding in critically ill adults. Curr Opin Clin Nutr Metab Care. 2018;21(2):116-20.
19. Girolamo FG, Situlin R, Fiotti N, Biolo G. Intermittent vs. continuous enteral feeding to prevent catabolism in acutely ill adult and pediatric patients. Curr Opin Clin Nutr Metab Care. 2017;20(5):390-5.
20. Singer P, Blaser AR, Berger MM, Alhazzani W, Calder PC, Casaer MP et al. Espen guideline on clinical nutrition in the intensive care unit. Clin Nutr. 2019;38(1):48-79.
21. Assis MCS, Macedo ABT, Martins CMBS, Konkewicz LR, Viana LV, Tavares JP et al. The impact of a bundle to prevent hospital-acquired pneumonia in a cohort of nonventilated patients on enteral nutrition. Infect Control Hosp Epidemiol. 2021;42(1):100-2.
22. Anziliero F, Beghetto MG. Incidents and adverse events in enteral feeding tube users: warnings based on a cohort study. Nutr Hosp. 2018;35(2):259-64.
23. Friedli N, Baumann J, Hummel R, Kloter M, Odermatt J, Fehr R et al. Refeeding syndrome is associated with increased mortality in malnourished medical inpatients: secondary analysis of a randomized trial. Medicine (Baltimore). 2020;99(1):e18506.
24. Reber E, Friedli N, Vasiloglou MF, Schuetz P, Stanga Z. Management of refeeding syndrome in medical inpatients. J Clin Med. 2019;8(12):2202.
25. Boullata JI Drug administration through an enteral feeding tube. Am J Nurs. 2009;109(10):34-42.
26. Bandy KS, Albrecht S, Parag B, McClave SA. Practices involved in the enteral delivery of drugs. Curr Nutr Rep. 2019;8(4):356-62.
27. Phillips NM, Nay R. Nursing administration of medication via enteral tubes in adults: a systematic review. Int J Evid Based Healthc. 2007;5(3):324-53.
28. Williams NT. Medication administration through enteral feeding tubes. Am J Health-Syst Pharm. 2008;(24):65.

CAPÍTULO **58**

Atenção nutrológica ao paciente crítico

Verônica Indicatti Fiamenghi
Elza Daniel de Mello
Carlos Alberto Nogueira-de-Almeida

Diversas mudanças metabólicas ocorrem como forma de adaptação às doenças críticas, incluindo catabolismo, resistência periférica à insulina e uso de diferentes substratos como fonte de energia.[1] Associado a essas mudanças, crianças criticamente doentes estão em maior risco de desenvolver deficiências nutricionais quando comparadas aos adultos, devido à limitada reserva de gordura e proteína, maior gasto energético e maior necessidade energética para crescimento e desenvolvimento adequados.[2]

Desnutrição energético-proteica, obesidade e/ou fome oculta durante internação em unidades de terapia intensiva pediátrica (UTIP) estão associadas com maiores incidência de infecções, tempo de ventilação mecânica, tempo de internação e/ou mortalidade.[3,4] Embora a otimização dos cuidados nutricionais seja considerada essencial para melhorar desfechos em crianças criticamente doentes, há limitação de evidências robustas sobre o assunto, o que leva a diferentes práticas.[5]

Pacientes pediátricos críticos são extremamente heterogêneos com relação a idade, tipo de doença, intervenções, morbidades e estado nutricional no momento da admissão. Desse modo, uma abordagem nutricional única seria demasiadamente simplista para os pacientes internados em UTIP. A individualização das recomendações para a terapia nutricional é essencial para melhor manejo e desfechos.

Fisiologia metabólica e nutricional

Em resposta a diversos tipos de injúrias críticas, adaptações metabólicas ocorrem naturalmente no corpo humano, caracterizando o que se conhece como resposta metabólica aguda. Essa resposta varia de acordo com gravidade e tipo da injúria (sepse, queimaduras), assim como de acordo com fatores intrínsecos do doente (idade, estado nutricional, comorbidades). São componentes da resposta metabólica aguda a injúrias:

- Liberação de citocinas.
- Aumento na concentração de hormônios contrarreguladores (glucagon, cortisol, catecolaminas).
- Aumento da resistência periférica à insulina e ao hormônio do crescimento.

Como consequência dessas mudanças metabólicas, ocorre catabolismo de fontes endógenas de proteína, carboidrato e gordura para gerar a energia necessária aos mecanismos de resposta à injúria sistêmica.[1]

A concentração de proteínas circulantes é diretamente afetada pela resposta catabólica. Ocorre aumento na mobilização de aminoácidos livres, principalmente por meio da liberação de proteínas da musculatura esquelética. Os aminoácidos livres são direcionados ao fígado para gliconeogênese e também para síntese de proteínas de fase aguda. Um dos objetivos da terapia nutricional no paciente criticamente doente é manter o balanço nitrogenado positivo e assim prevenir o uso de proteínas endógenas.[1,2]

A hiperglicemia é um dos marcadores característicos da resposta metabólica à injúria. Há aumento na produção endógena de glicose proporcional à magnitude da resposta ao estresse, por meio da gliconeogênese (estimulada pelo cortisol) e da glicogenólise (estimulada pelas catecolaminas e pelo glucagon). Além disso, durante estados de estresse metabólico, a redução da produção endógena de glicose quando há administração exógena de glicose não ocorre.[1,2]

As mudanças no metabolismo dos lipídeos são principalmente estimuladas pelas catecolaminas, por meio do aumento da lipólise e da oxidação e produção de ácidos graxos. É válido lembrar que o transporte de ácidos graxos livres para o fígado e para a musculatura esquelética é dependente da albumina sérica e que a reserva de lipídeos é reduzida em estados de desnutrição. Portanto o grau de catabolismo proteico associado à injúria e também a estados de desnutrição pode reduzir a disponibilidade de ácidos graxos como fonte energética durante doenças críticas.[1,2]

Avaliação nutricional

Recomenda-se que todo paciente crítico internado em UTIP tenha avaliação nutrológica detalhada em até 48 horas após a admissão. Considerando o risco de deterioração nutricional durante a hospitalização e seu efeito negativo em desfechos clínicos, sugere-se que o peso seja avaliado diariamente, conforme a possibilidade de mobilização do paciente, a estatura e o perímetro cefálico (em crianças menores de 36 meses de idade), semanalmente.[1,4]

A resposta metabólica em sujeitos criticamente doentes é caracterizada por aumento no gasto energético basal, devendo ser estimadas essas necessidades energéticas para evitar hipo ou hiperalimentação. O método padrão-ouro para estimar o gasto energético e guiar a terapia nutricional de crianças internadas em UTIP é a calorimetria indireta.[6] Ela estima a taxa metabólica e a utilização de substratos por meio das medidas de consumo de O_2 e da produção de CO_2 pela respiração.[2] Na indisponibilidade desse método, sugere-se o uso da equação de Schofield (para idade, gênero e peso corporal) a fim de estimar o gasto energético basal (Tabela 1).[1]

Necessidade de macronutrientes

Com relação à oferta proteica, recomenda-se o mínimo de 1,5 g/kg/dia. Entretanto, sabe-se que em crianças criticamente doentes a oferta de proteínas necessária para obter o balanço nitrogenado positivo pode ser muito maior que esse ponto de corte, embora não se

TABELA 1 Cálculo do gasto energético basal (kcal) pela equação de Schofield

Idade	Sexo masculino	Sexo feminino
0-3 anos	60,9 x (kg) – 54	61,0 x (kg) – 51
3-10 anos	22,7 x (kg) + 495	22,5 x (kg) + 499
10-18 anos	17,5 x (kg) + 651	12,2 x (kg) + 746

Fonte: Tume, 2020.[1]

tenham evidências sobre a quantidade ideal que estaria relacionada com melhores desfechos clínicos. A segurança de oferta proteica maior que 3 g/kg/dia em crianças maiores de 1 mês de idade ainda não foi adequadamente comprovada. Recomenda-se oferta precoce de proteínas durante o curso de doenças críticas.[1]

A oferta de glicose deve ser suficiente para evitar hipoglicemia, mas não excessiva, para que se evite hiperglicemia também, devendo ficar em torno de 50 a 60% das calorias não proteicas a serem ofertadas. Quando se utiliza nutrição parenteral (NP), a primeira escolha para oferta de lipídeos deve ser emulsões lipídicas compostas, com ou sem óleo de peixe. Aproximadamente 15 a 30% das calorias devem ser ofertadas na forma de lipídeos.[7]

Dieta enteral

Recomenda-se o início precoce de dieta por via enteral em pacientes internados em UTIP, preferencialmente nas primeiras 24 horas pós-admissão, exceto na presença de contraindicações.[1] O início precoce de dieta enteral e a progressão até 2/3 da meta nutricional na primeira semana de internação estão relacionados com melhor prognóstico em pacientes críticos.[8,9] Demora para início da dieta enteral, interrupções por intolerância e pausas para procedimentos são desafios comuns na implementação de dieta enteral em crianças criticamente doentes, mas recomenda-se que interrupções sejam reduzidas ao máximo para que se atinjam os objetivos de oferta energética nutricional por via enteral. Além disso, pode-se programar para que o volume corra em intervalo menor, a fim de que não deixe de ser ofertada toda a dieta prescrita. Por exemplo, supondo-se prescrição de 100 mL, para correr em 2 horas, cada 3 horas, se essa criança precisa interromper muito a dieta, pode-se programar para correr em 1 hora e 30 minutos.

Para progressão da dieta enteral, sugere-se o uso de protocolos para progressão gradual, que incluam monitorização contínua de possíveis intolerâncias. A aferição de resíduo gástrico para avaliação de intolerância à dieta enteral

TABELA 2 Desafios e estratégias para atingir a nutrição enteral plena

Desafio	Estratégia
Uso de droga vasoativa	Se marcadores de perfusão e oxigenação adequados, iniciar com volumes pequenos, monitorar e aumentar lentamente até atingir a meta nutricional.
Jejum para procedimento	Reduzir o período de jejum quando apropriado, aumentar a taxa de infusão horária de fórmula alimentar.
Restrição hídrica	Uso de fórmulas concentradas, salientando que densidade calórica maior 1,5 kcal/mL pode ser causa de diarreia.
Vômitos	Cabeceira elevada, uso de antieméticos, alimentação pós-pilórica.
Constipação	Uso de laxativos ou enemas, aumentar a oferta hídrica enteral (volume maior que 150 mL/kg/dia pode ser causa de diarreia em paciente com nutrição enteral).
Diarreia	Suspender ou reduzir o uso de laxativos, descartar infecção ou doenças de má absorção, ofertar fibras solúveis para pacientes estáveis hemodinamicamente.
Distensão abdominal	Tratar constipação, se presente, sonda nasogástrica para aspiração de ar do trato gastrointestinal, uso de fórmulas em menor volume e maior concentração.

Fonte: adaptada de Goday, 2014.[2]

não é recomendada rotineiramente.[1] A Tabela 2 apresenta desafios e estratégias para que se consiga atingir a terapia nutricional enteral plena.[2]

Quanto aos diferentes tipos de dietas enterais, as fórmulas poliméricas devem ser consideradas como primeira escolha para nutrição enteral. Em crianças criticamente doentes com indicação de restrição hídrica, considera-se o uso de formulações com maior concentração proteico-energética para atingir as necessidades nutricionais. Nas crianças que não toleram fórmulas poliméricas ou que possuem contraindicações para seu uso, pode-se considerar o uso de fórmulas de aminoácidos ou de proteínas extensamente hidrolisadas.

A alimentação gástrica é tão segura quanto a pós-pilórica e deve ser considerada como principal via de alimentação enteral. Considera-se alimentação pós-pilórica para crianças criticamente doentes que tenham alto risco para aspiração ou que requerem jejum frequente para procedimentos. Não há evidências que sugiram que a administração contínua seja superior à intermitente para ofertar alimentação gástrica para doentes críticos. A infusão intermitente é a mais fisiológica. No entanto, em alguns casos se indica a contínua, quando estiver ocorrendo intolerância na aceitação da dieta.[1]

Alimentação enteral precoce é recomendada e segura inclusive nos pacientes críticos que necessitam de suporte hemodinâmico, como o uso de drogas vasoativas ou suporte de vida extracorpóreo, desde que estejam estáveis clinicamente.[9,10] Da mesma forma, recomenda-se início precoce de dieta enteral também nos pacientes em pós-operatório de cirurgia cardíaca.[1]

Nutrição parenteral

Embora se priorize a nutrição enteral como modo de terapia nutricional, a NP pode ser uma escolha quando a função do trato gastrointestinal está alterada. Em crianças criticamente doentes que não podem receber nenhum tipo de nutrição enteral, sugere-se o início de NP suplementar durante a primeira semana de internação na UTIP.[1]

A decisão de iniciar NP deve envolver discussão multiprofissional e considerar riscos e benefícios envolvidos nessa terapia. Os riscos envolvem principalmente complicações metabólicas e infecciosas. Pacientes com distúrbios hidroeletrolíticos graves e com instabilidade hemodinâmica não devem iniciar NP.

Deve-se também atentar para a presença de acesso venoso adequado para início da terapia, sendo necessário acesso venoso em posição central para oferta de soluções nutricionais hipertônicas (> 900 mOsm/L). De maneira geral, a oferta de NP por acesso periférico não fornece o componente energético necessário para pacientes que não toleram nutrição enteral, além de estar associada a maior risco de infecção e complicações mecânicas quando comparada com NP por acesso venoso central.

Com relação ao tempo para início da NP durante internação em UTIP, em crianças que toleram progressão de dieta enteral, sugere-se que se postergue o início de NP. Ensaio clínico randomizado publicado em 2016 mostrou que o início tardio de NP em UTIP (1 semana após a admissão) é clinicamente superior ao início precoce. Com o início tardio há menor ocorrência de infecções, menor tempo de internação em UTIP e menor tempo de internação hospitalar, independentemente do diagnóstico, gravidade da doença, risco de desnutrição ou idade da criança.[11] Ver capítulo 60 – Nutrição parenteral em crianças e adolescentes.

Imunonutrição e suplementação vitamínica

Diferentes suplementações, como glutamina, ácidos graxos ricos em ômega 3, selênio, cobre e zinco, já foram usados, em várias combinações, na tentativa de modular respostas imunológicas desreguladas induzidas por doenças críticas. Diversos estudos comparando imunonutrição com nutrição padrão em crianças criticamente doentes foram realizados, mas com combinações diferentes e sem demonstrar superioridade em desfechos clínicos.[4] Desse modo, não se recomenda o uso de imunonutrição em crianças criticamente doentes.

O uso de suplementação de vitamina C e tiamina em pacientes críticos com sepse, em combinação com esteroides, vem sendo amplamente estudado. O uso da vitamina C seria justificado por sua ação anti-inflamatória e antioxidante. A deficiência de tiamina tem prevalência de até 20% em pacientes adultos com sepse, e a suplementação parece melhorar a depuração de lactato. Entretanto, ensaio clínico randomizado publicado recentemente não mostrou benefício em mortalidade e tempo livre de vasopressor em grupo de adultos que recebeu terapia combinada com hidrocortisona, vitamina C e tiamina.[12] Na população pediátrica, estudo de coorte retrospectivo mostrou que a combinação de hidrocortisona, vitamina C e tiamina pode estar associada com redução de mortalidade em crianças com choque séptico, mas estudos maiores e de maior rigor científico são necessários para confirmar esses achados.[13]

A Figura 1 apresenta uma sugestão de como abordar, do ponto de vista nutrológico, paciente crítico em UTIP.

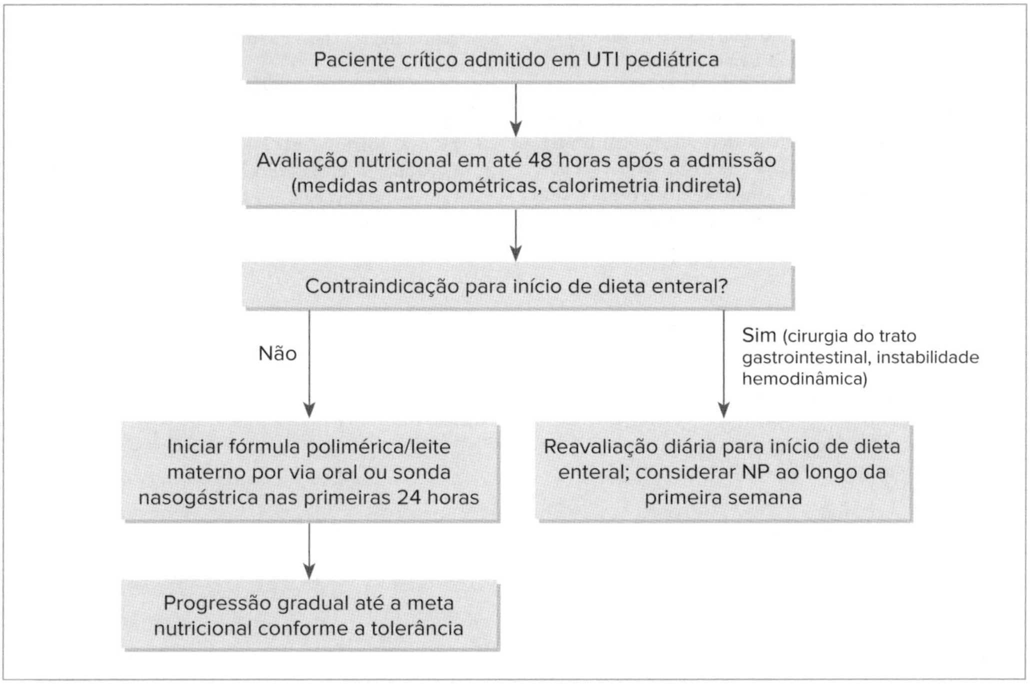

FIGURA 1 Abordagem de paciente crítico em unidade de terapia intensiva.

UTI: unidade de terapia intensiva; NP: nutrição parenteral.

Fonte: Tume, 2020.[1]

Referências bibliográficas

1. Tume LN, Valla FV, Joosten K, Chaparro CJ, Latten L, Marino LV et al. Nutritional support for children during critical illness: European Society of Pediatric and Neonatal Intensive Care (ESPNIC) metabolism, endocrine and nutrition section position statement and clinical recommendations. Intensive Care Med. 2020;46(3):411-25.
2. Goday PS, Mehta NM. Pediatric critical care nutrition. New York: McGraw-Hill Education; 2014.
3. Bechard LJ, Duggan C, Touger-Decker R, Parrott JS, Rothpletz-Puglia P, Byham-Gray L et al. Nutritional status based on body mass index is associated with morbidity and mortality in mechanically ventilated critically ill children in the PICU. Crit Care Med. 2016;44(8):1530-7.
4. Mehta NM, Skillman HE, Irving SY, Coss-bu JA, Vermilyea S, Farrington EA et al. Guidelines for the provision and assessment of nutrition support therapy in the pediatric critically ill patient: Society of Critical Care Medicine and American Society for Parenteral and Enteral Nutrition. Pediatr Crit Care Med. 2017;18:675-715.
5. Kerklaan D, Fivez T, Mehta NM, Mesotten D, Rosmalen J, Hulst JM et al. Worldwide survey of nutritional practices in PICUs. Pediatr Crit Care. 2016;17(1):10-8.
6. Sion-Sarid R, Cohen J, Houri Z, Singer P. Indirect calorimetry: a guide for optimizing nutritional support in the critically ill child. Nutrition. 2013;29(9):1094-9.
7. Raju U, Choudhary S, Harjai MM. Nutritional support in the critically ill child. Med J Armed Forces India. 2005;61(1):45-50.
8. Tian F, Heighes PT, Allingstrup MJ, Doig GS. Early enteral nutrition provided within 24 hours of ICU admission: a meta-analysis of randomized controlled trials. Crit Care Med. 2018;46(7):1049-56.
9. Srinivasan V, Hasbani NR, Mehta NM, Irving SY, Kandil SB, Allen HC et al. Early enteral nutrition is associated with improved clinical outcomes in critically ill children: a secondary analysis of nutrition support in the heart and lung failure-pediatric insulin titration trial. Pediatr Crit Care. 2020;21(3):213-21.
10. Armstrong LB, Ariagno K, Smallwood CD, Hong C, Arbuthnot M, Mehta NM. Nutrition delivery during pediatric extracorporeal membrane oxygenation therapy. J Parenter Enter Nutr. 2018;42(7):1133-8.
11. Fivez T, Kerklaan D, Mesotten D, Verbruggen S, Wouters PJ, Vanhorebeek I et al. Early versus late parenteral nutrition in critically ill children. N Engl J Med. 2016; 374:1111-22.
12. Fujii T, Luethi N, Young PJ, Frei DR, Eastwood GM, French CJ et al. Effect of vitamin C, hydrocortisone, and thiamine vs hydrocortisone alone on time alive and free of vasopressor support among patients with septic shock. The Vitamins randomized clinical trial. JAMA. 2020;423-31.
13. Wald EL, Sanchez-Pinto LN, Smith CM, Moran T, Badke CM, Barhight MF et al. Hydrocortisone-ascorbic acid-thiamine use associated with lower mortality in pediatric septic shock. American Journal of Respiratory and Critical Care Medicine. 2020;201:863-7.

CAPÍTULO 59

Nutrição parenteral em neonatologia

Camila Penso
Elza Daniel de Mello
Carlos Alberto Nogueira-de-Almeida

Introdução

A nutrição parenteral (NP) é um procedimento terapêutico essencial no tratamento do recém-nascido pré-termo (RNPT). Quanto menores o peso e a idade gestacional (IG), maiores serão as necessidades nutricionais para que crescimento e desenvolvimento adequados sejam atingidos.[1,2,3]

Os RNPT têm reservas reduzidas e maior imaturidade do trato gastrointestinal (TGI) e de outros órgãos, o que impossibilita a utilização da via enteral de forma exclusiva, especialmente nas primeiras semanas de vida. Nessa perspectiva, os avanços nos procedimentos relacionados à NP têm contribuído sobremaneira para elevar a segurança na utilização dessa terapia nutricional.[1,2,3]

Quanto menor o RNPT, mais precoce deve ser a indicação da NP, uma vez que as reservas energéticas dessas crianças são bastante limitadas.[3] A Tabela 1 apresenta as indicações absolutas e relativas da NP em RNPT.

Em relação a quando se deve iniciar a NP, estão de acordo com o peso de nascimento (PN) e a IG (reservas nutricionais por ocasião do nascimento):[3]

- RNPT com PN menor que 1.250 g ou IG menor que 30 semanas: devem receber NP (solução contendo aminoácidos, glicose e cálcio) nas primeiras horas de vida.
- RNPT com PN entre 1.251 e 1.500 g ou IG de 31 e 32 semanas: início no máximo com 48 horas de vida.

TABELA 1 Indicações absolutas e relativas da nutrição parenteral

Absolutas	▪ RNPT < 30 semanas de IG, ou PN < 1.250 g ▪ Falência intestinal (intestino curto, pseudo-obstrução intestinal) ▪ Enterocolite necrosante ▪ Cirurgia TGI ou defeitos congênitos do TGI (gastrósquise, atresia intestinal)
Relativas	▪ RNPT ≥ 30 semanas de IG, ou PN ≥ 1.250 g (não é esperado que se consiga atingir nutrição enteral plena (100 mL/kg/dia) antes de 3-5 dias ▪ RN a termo com malformações do aparelho digestivo, enterocolite necrosante, insuficiência respiratória grave

RNPT: recém-nascido prematuro; IG: idade gestacional; PN: peso de nascimento; TGI: trato gastrointestinal; RN: recém-nascido.
Fonte: Espghan, 2021[1] e Van Goudoever, 2018.[2]

- RNPT com PN superior a 1.500 g: não devem permanecer mais de 72 horas sem terapia nutricional efetiva.

A Tabela 2 apresenta as doses diárias recomendadas para terapia nutricional parenteral em recém-nascidos prematuros.

TABELA 2 Doses diárias recomendadas para terapia nutrológica parenteral em recém-nascidos prematuros

	Por kg
Água (mL)	150-160
Energia (kcal)	80-110
Proteína (g)	2,5-3,5
Gordura (g)	3
TIG (mg/kg)	8-10
Sódio (mEq)	2-3
Potássio (mEq)	1-3
Cloro (mEq)	2-3
Cálcio (mg)	35-75
Fósforo (mg)	45
Magnésio (mg)	9-10
Zinco (mg)	0,4
Cobre (mcg)	20-65
Cromo (mcg)	0,05-0,3
Manganês (mcg)	1
Iodo (mcg)	1
Selênio (mcg)	1,5-4,5
A (UI)	500
D (UI)	160
E (UI)	2,8
K (mcg)	80
Ácido fólico (mcg)	56
Piridoxina B6 (mcg)	180
Riboflavina B2 (mcg)	150
Tiamina B1 (mcg)	350
Vitamina B12 (mcg)	0,3
Vitamina C (mg)	15-25

TIG: taxa de infusão de glicose.
Fonte: Espghan, 2021[1] e Zemrani, 2018.[8]

Componentes da nutrição parenteral

Volume hídrico[1,3]

Iniciar de 80 a 100 mL/kg/dia e progredir conforme o balanço hídrico do RNPT. O objetivo é atingir, ao término da primeira semana de vida, ração hídrica (RH) de 150 a 160 mL/kg/dia. Deve-se monitorar ingestão e débitos, eletrólitos séricos (evitar alterações importantes do sódio plasmático) e medidas de peso corporal (atentar para quedas de peso superiores a 10%).

Necessidade calórica

A meta calórica para que ocorra agregação proteica é de cerca de 100 a 110 kcal/kg/dia. As fontes de energia e distribuição calórica recomendadas na NP são:[1,2] proteínas: 15 a 20% (1 g = 4 kcal); lipídeos: 30 a 40% (1 g = 9 a 11 kcal); carboidratos: 50 a 55% (1 g = 3,4 kcal).

Glicose

A D-glicose (dextrose) é o carboidrato utilizado nas soluções de NP e fornece 3,4 kcal/g. A glicose desempenha papel fundamental para o metabolismo do sistema nervoso central. Para o cálculo da quantidade a ser acrescida à NP, utiliza-se a taxa de infusão de glicose (TIG), expressa em mg/kg/min.[1,3]

Iniciar com TIG de 4 a 8 mg/kg/min; progredir de 1 a 2 mg/kg/min por dia, com meta de 8 a 10 mg/kg/dia. Em casos de RNPT com necessidade de NP prolongada, pode-se atingir uma TIG de até 12 mg/kg/min. A redução da TIG deve ser gradual, em torno de 2 mg/kg/min, até chegar a 4 mg/kg/min.

Deve-se sempre monitorar, para evitar hipoglicemia (HGT < 40 mg/dL) – associada com pior desenvolvimento neuropsicomotor futuro;[1] e hiperglicemia (HGT > 145 mg/dL;

grave HGT > 180 mg/dL) – relaciona-se com maior número de complicações, especialmente de natureza infecciosa, e elevação no risco de mortalidade.[1]

Aminoácidos

A solução de aminoácidos (AA) pediátricos a 10% é utilizada nas soluções de NP e fornece 4 kcal/g. A oferta proteica em fases iniciais da NP em RNPT é muito superior à preconizada para crianças maiores em diferentes situações clínicas. O metabolismo energético do RNPT é diferente, especialmente naqueles com peso menor que 1.000 g, quando a produção de glicose ocorre a partir de neoglicogênese, e proteína é usada como substrato energético, mesmo em condições de estabilidade clínica.[1,3,4,5]

Iniciar logo após o nascimento com 3 g/kg/dia de AA.[1,5] A necessidade de AA é conforme a IG: IG de 24 a 30 semanas, utilizar 3,5 g/kg/dia; IG de 31 a 36 semanas, 2,5 a 3,5 g/kg/dia; IG maior que 36 semanas, 2,5 a 3 g/kg/dia.[5]

A síntese de proteínas exige energia. Se a energia for insuficiente, os AA serão oxidados, gerando CO_2 e amônia, que determinarão aumento da ureia. Para evitar oxidação indesejada, deve-se fornecer energia, sob a forma de gorduras e carboidratos, na quantidade aproximada de 25 a 30 kcal/g de AA. Assim, se forem utilizados 2,5 a 3,5 g/kg/dia de AA, deve-se oferecer ao menos 65 kcal não proteicas/kg/dia.[5]

Oferta de proteína superior a 3,5 g/kg/dia não é mais recomendada na prática rotineira, pelos efeitos negativos observados mais recentemente.[5]

Monitorar sempre a possibilidade de acidose metabólica. Não é recomendado dosar ureia nitrogenada de forma rotineira, mas, caso seja determinada e estiver aumentada, descartar outras enfermidades que possam causar seu aumento. Se a ureia for maior que 90 mg/dL (15 mmol/L), considerar a diminuição dos AA.

Lipídeos

A infusão de lipídeos na NP do RNPT é importante para prover energia e ácidos graxos essenciais (AGE), fornecendo 9 a 11 kcal/g,[1,5] dependendo da marca. A Tabela 3 mostra as diferentes emulsões lipídicas parenterais.

Iniciar a partir do segundo dia de vida (> 24 horas), com 1 g/kg/dia;[1,5] e aumentar 0,5 a 1 g/kg/dia até atingir o máximo de 3 g/kg/dia.[1,5] Usar solução na concentração de 20%, composta por 50% de triglicerídeos de cadeia média e 50% de triglicerídeos de cadeia longa, em infusão contínua, sem exceder 0,13 a 0,17 g/kg/h. Deve-se utilizar o mínimo de 0,25 a 0,5 g/kg/dia, para prevenir a deficiência de AGE.

Devem-se monitorar os triglicerídeos séricos a cada aumento de 1 g de lipídeos e, depois, semanalmente.[1,5,6,7]

Considerar a redução da quantidade de lipídeos se triglicerídeos maior que 265 mg/dL

TABELA 3 Diferentes emulsões lipídicas parenterais de aparecimento nos últimos anos

Nome comercial	Composição
Omegaven 10% – 11,2 kcal/g	100% óleo de peixe
SMOFlipid 20% – 10 kcal/g	15% óleo de peixe 25% óleo de oliva 30% óleo de soja 30% TCM
Lipidem 20% – 9,55 kcal/g	10% óleo de peixe 40% óleo de soja 50% TCM
Lipoplus 20% – 9,55 kcal/g	10% óleo de peixe 40% óleo de soja 50% TCM
Blend 1:1 Omegaven/ClinOleic	50% óleo de peixe 40% óleo de oliva 10% óleo de soja

TCM: triglicerídeos de cadeia média.
Fonte: Vlaardingerbroek, 2013.[5]

ou quando houver trombocitopenia grave inexplicada.[5,6,7] Caso seja muito importante manter a quantidade de lipídeos a maior possível, em relação à nutrição, pode-se considerar o nível sérico de triglicerídeos até 350 mg/dL (Tabela 4).

Eletrólitos

Sódio (Na) e potássio (K)

Iniciar com Na quando natremia de 135 mg/dL. Utilizar 2 a 3 mEq/kg/dia, na forma de solução de NaCl 20% (1 mL = 3,4 mEq). O K iniciar após 24 horas de vida, se diurese normal e K sérico menor que 5. Utilizar 2 mEq/kg/dia, na forma de solução de KCl 10% (1 mL = 1,34 mEq).[1]

Deve-se sempre deixar dose de manutenção dos eletrólitos na NP e fazer as correções em soros paralelos para evitar a suspensão da NP se os exames vierem alterados. Pode ser adicionado acetato de Na ou acetato de K na dose de 1 a 2 mEq/kg/dia, para corrigir e/ou prevenir a acidose metabólica hiperclorêmica.[1] Deve-se ajustar diariamente o Na e o K, conforme necessidades individuais e valores séricos.

Cálcio (Ca)

Iniciar na primeira prescrição do RNPT,[1,2,3] na quantidade de 1 a 1,5 mEq/kg/dia, com solução de gluconato de cálcio 10% (1 mL = 0,47 mEq = 9 mg). As necessidades via parenteral são de 35 a 75 mg/kg/dia de Ca (3,8 a 8,3 mL/kg/d = 1,8 a 3,9 mEq/kg/d de gluconato de Ca 10%). A melhor relação Ca:P (fósforo) para incorporação óssea é de 1,3 a 2:1.

Fósforo (P)

Iniciar com P com 24 horas de vida, na dose de 0,5 mEq/kg/dia.[1] A necessidade por via parenteral é de 45 mg/kg/dia (1,5 mmol/kg/dia).

Pode-se utilizar solução de fosfato de K a 10% e glicerofosfato de Na. Na solução de fosfato de K a 10%, cada 1 mL contém 2 mEq ou mmol de fosfato, 1,1 mEq de P e 2 mEq de K. Usa-se 1,3 mL/kg de fosfato de K 10%, que tem 2,6 mEq/kg de K. Na solução de glicerofosfato de Na, cada 1 mL contém 2 mEq/mL Na; 1 mmol/mL de fosfato; e 31 mg de P. A prescrição de 1,5 mL/kg/dia de glicerofosfato de Na contempla as necessidades de P e contém 3 mEq/kg/dia de Na. A vantagem dessa solução é que ela é compatível com gluconato de cálcio, sem interferir na relação Ca:P, e com menor risco de precipitação da NP, apesar do custo elevado.[1]

A Tabela 5 apresenta as doses recomendadas de Ca e P e a relação Ca:P para NP de acordo com várias sociedades científicas.

Magnésio (Mg)

Iniciar com 24 horas de vida, exceto se hipermagnesemia.[1] Utiliza-se 0,3 mEq/kg/dia, na forma de solução de sulfato de Mg ($MgSO_4$) a 50% (1 mL = 4 mEq). A relação molar entre Mg e Ca deve ser menor que 2, para evitar precipitação da NP.

TABELA 4 Níveis seguros e intervenções na dose de lipídeos da nutrição parenteral dos recém-nascidos prematuros

Nível triglicerídeos (mg/dL)	Intervenção	Checar nível sérico
< 350	Progredir até 3 g/kg/dia	Quando atingir 3 g/kg/dia e, após, semanalmente
351-450	Continuar com 50% da dose	Em 24-48 horas
> 450	Suspender	Em 24-48 horas

Fonte: Espen/Espghan, 2006.[4]

TABELA 5 Doses recomendadas e relação cálcio:fósforo para nutrição parenteral de acordo com sociedades científicas

	AAP	Espen	EEPN
Cálcio	25-80 mg/kg/dia 1,25-4 mEq/kg/dia 0,625-2 mmol/kg/dia	120 mg/kg/dia 6 mEq/kg/dia 3 mmol/kg/dia	80-100 mg/kg/dia 4,5 mEq/kg/dia 1,87 mmol/kg/dia
Fósforo	55-80 mg/kg/dia 3,5-5 mEq/kg/dia 1,7-2,5 mmol/kg/dia	3-71 mg/kg/dia 2-4,6 mEq/kg/dia 2,3 mmol/kg/dia	45 mg/kg/dia 3 mEq/kg/dia 1,4 mmol/kg/dia
Relação Ca:P	–	1,3-1,7:1	1,3-2:1

AAP: Academia Americana de Pediatria; Espen: Sociedade Europeia de Nutrição Enteral e Parenteral; EEPN: British Society of Pediatric Gastroenterology, Hepatology and Nutrition; P: fósforo; Ca: cálcio.
Fonte: Van Goudoever, 2018.[2]

Vitaminas

Deve-se iniciar com vitaminas a partir do segundo dia de vida, exceto se houver necessidade de restrição hídrica em RNPT extremo < 1.000 g,[1,3] quando se inicia até o quinto dia de vida. As doses recomendadas encontram-se na Tabela 2.

Se o RN estiver recebendo exclusivamente NP - sem nada de nutrição enteral ou na presença de colestase ou sepse –, deve-se fazer suplementação intramuscular ou intravenosa com vitamina K, na dose de 1 a 3 mg por semana.

A vitamina A deve ser suplementada em RN com peso < 1.500 g, pois existe associação de uso de vitamina A com diminuição da mortalidade e da necessidade de O_2 em RNPT com 1 mês de vida.[1,8,9]

Importante usar frascos e equipos com fotoproteção para evitar foto-oxidação. Essa medida reduz em 30% a incidência de doença pulmonar crônica em RNPT.[1,3,8,9]

As apresentações encontram-se na Figura 1.

Oligoelementos

Os oligoelementos são considerados nutrientes essenciais para inúmeras reações enzimáticas e imunológicas. O cálculo para a suplementação é baseado na recomendação de cobre, por isso alguns oligoelementos ficam acima e outros abaixo do recomendado.[1,2]

O manganês e o cobre são de excreção hepática. Logo, em caso de colestase, excluem-se esses elementos da NP por um período de duas semanas. Em caso de insuficiência renal, excluir o zinco e o cromo da NP. Pacientes com NP prolongada (> 28 dias) devem ser avaliados quanto ao *status* do iodo com tiroxina livre (T_4 livre) e hormônio tireoestimulante.

As apresentações encontram-se na Figura 1.

Monitorização

O seguimento e a monitorização da NP são fundamentais para prevenir e tratar precocemente as complicações relacionadas ao seu uso.[1,10] A Tabela 6 resume essas informações.

Vias de acesso

Soluções de NP com osmolaridade acima de 600 mOsm/L, utilizadas em acessos periféricos, podem determinar complicações, como flebite e extravasamento com necrose tecidual. Como na maioria das vezes a NP do RNPT excede tal valor e seu emprego ocorre por período prolongado (> 14 dias), prefere-se, já inicialmente, utilizar acesso central.[1]

As indicações de acesso central são: soluções com pH < 5 ou > 9; medicamentos com osmolaridade > 600 mOsm/L; e/ou NP com glicose

> 12,5% e/ou AA > 5% e/ou osmolaridade > 900 mOsm/L.

Os cateteres centrais de inserção periférica (PICC) são considerados primeira opção para infusão de NP em neonatos, nos quais as soluções de glicose podem atingir concentrações de até 25%.[1]

A infusão de NP por cateteres umbilicais está relacionada a maior número de complicações mecânicas e infecciosas, devendo ser utilizada somente em situações de exceção e por período curto (artéria < 5 dias e veia < 14 dias). Assim, o cateter em veia umbilical pode ser empregado nas primeiras horas de vida, enquanto é providenciada a inserção do PICC.[1]

Complicações

Apesar dos avanços, ainda ocorre uma taxa razoável de complicações, mas raramente mortalidade associada à NP. Apesar da morbidade, os benefícios de seu uso são muito maiores que os riscos.[1,10]

A NP no RNPT apresenta índice maior de complicações. Entre as mais importantes estão:[1,10] complicações metabólicas dos carboidratos (hipo e hiperglicemia), das proteínas (acidose metabólica e colestase), e dos lipídeos (hipercolesterolemia, hipertrigliceridemia e colestase); distúrbios eletrolíticos; complicações infecciosas, associadas ou não ao cateter; deslocamento do cateter; e/ou trombocitopenia.

Algoritmo

A Figura 1 mostra o algoritmo de indicação e seguimento da terapia nutricional parenteral de RNPT.[3]

TABELA 6 Exames de controle e período recomendado para evitar complicações do uso da nutrição parenteral

Parâmetros	Período inicial	Período estável
Clínicos	Diariamente	Diariamente
Eletrólitos	3-4 vezes por semana	Semanal
Ureia e creatinina	2-3 vezes por semana	Semanal
Glicemia	3 vezes por semana	1 vez por semana
Glicosúria	3 vezes por semana	1 vez por dia
Albumina	Semanal	Semanal
Enzimas hepáticas	Semanal	Semanal
Hemoglobina e hematócrito	Semanal	Semanal
Densidade urinária	Diariamente	Diariamente
Triglicerídeos	Semanal	Semanal
Tiroxina livre (T4 livre) e hormônio tireoestimulante	A partir de 28 dias de vida	Mensal
Paratormônio, fosfatase alcalina e vitamina D	A partir de 28 dias de vida	Mensal
Ferritina	A partir de 28 dias de vida	Mensal
Leucograma	Quando indicado	Quando indicado
Culturas	Quando indicado	Quando indicado

Fonte: Espghan, 2021[1] e Ayers, 2014.[10]

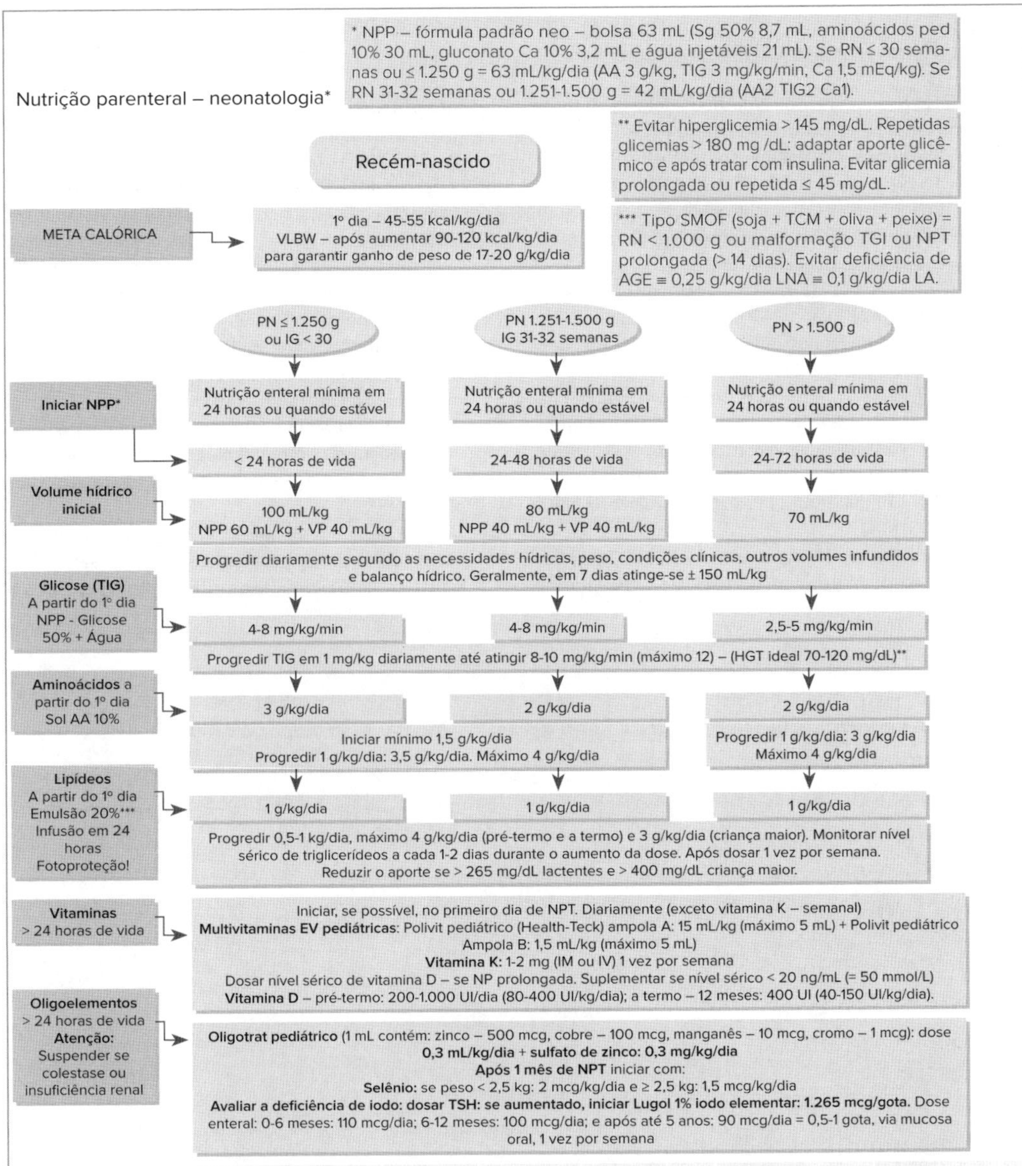

	Volume mL/kg/dia	Sódio mEq/kg/dia	Potássio mEq/kg/dia	Cálcio mEq/kg/dia	Magnésio mEq/kg/dia	Fósforo mmol/kg/dia
RN pré-termo	140-160	2-5 (7)	1-3	Inicial: 1,6-4 Crescimento: 5-7	Inicial: 1,2-0,4 Crescimento: 0,4-0,6	Inicial: 1-2 Crescimento: 1,6-3,5
RN a termo	140-170	2-3	1-3	1,5-3	0,2-0,4	0,7-1,3
0-6 meses	120-150	2-5	2-4	1,3-3	0,2-0,4	0,7-1,3
7-12 meses	80-120	2-5	2-4	1	0,3	0,5

Relação cálcio:fósforo (mg/mg) recomendada 1,7:1. Se NPT prolongada (> 30 dias) e risco de doença mineral óssea: monitorar cálcio, fósforo, PTH, FA, vitamina D – *status* mineral ósseo, cálcio e fósforo urinários.

FIGURA 1 Algoritmo de indicação e seguimento da terapia nutricional parenteral de recém-nascidos prematuros.

AA: aminoácidos; RN: recém-nascido; TIG: taxa de infusão de glicose; VLBW: *very low birth weight* (peso muito baixo ao nascer); PN: peso ao nascer; IG: idade gestacional; TCM: triglicerídeos de cadeia média; TGI: trato gastrointestinal; NPP: nutrição parenteral periférica; NPT: nutrição parenteral total; AGE: ácidos graxos essenciais; LNA: ácido linolênico; LA: ácido linoleico; VP: via periférica; HGT: hemoglicoteste; EV: endovenoso; TSH: hormônio tireoestimulante; PTH: paratormônio; FA: fosfatase alcalina.

Fonte: adaptada de Souza, 2008.[3]

Referências bibliográficas

1. ESPGHAN Committee on Nutrition: Moltu SJ, Bronsky J, Embleton N, Gerasimidis K, Indrio F, Köglmeier J et al. Nutritional management of the critically ill neonate: a position paper of the ESPGHAN committee on nutrition. J Pediatr Gastroenterol Nutr; 2021. Disponível em: https://pubmed.ncbi.nlm.nih.gov/ 33605663/; acessado em: 15 de agosto de 2021.
2. Van Goudoever JB, Carnielli V, Darmaun D, Pipaon MS. ESPGHAN/Espen/ESPR/CSPEN guidelines on pediatric parenteral nutrition: amino acids. Clin Nutr. 2018;37(6 Pt B):2315-23.
3. Souza FI, Teske M, Sarni ROS. Nutrição parenteral no recém-nascido pré-termo: proposta de protocolo prático. Revista Paulista de Pediatria. 2008;26(3):278-89.
4. Espen/ESPGHAN Guidelines on paediatric parenteral nutrition. Complications. J Pediatr Gastroenterol Nutr. 2006;41:S76-84.
5. Vlaardingerbroek H, Vermeulen MJ, Rook D, Akker CHP, Dorst K, Wattimena JL et al. Safety and efficacy of early parenteral lipid and high dose amino acid administration to very low birth weight infants. J Pediatr. 2013;163(3). 638e44 e1e5.
6. Deshpande G, Simmer K. Lipids for parenteral nutrition in neonates. Curr Opin Clin Nutr Metab Care. 2011;14:145.
7. Holtrop P, Swails T, Riggs T. Hypertriglyceridemia in extremely low birth weight infants receiving lipid emulsions. J Neonatal Perinatal Med. 2015;8:133.
8. Zemrani B, McCallum Z, Bines JE. Trace element provision in parenteral nutrition in children: one size does not fit all. Nutrients. 2018;10.
9. Franco KA, O'Mara K. Impact of computerized provider order entry on total parenteral nutrition in the neonatal intensive care unit. J Pediatr Pharmacol Ther. 2016;21:339.
10. Ayers P, Adams S, Boullata J, Gervasio J, Holcombe B, Kraft MD et al. Aspen parenteral nutrition safety consensus recommendations. JPEN J Parenter Enteral Nutr. 2014;38:296.

CAPÍTULO **60**

Nutrição parenteral em crianças e adolescentes

Nádia Ferreira Navarro
Elza Daniel de Mello
Carlos Alberto Nogueira-de-Almeida

Introdução

Crianças e adolescentes com enfermidades crônicas complexas (como portadores de doenças oncológicas, síndrome do intestino curto, fibrose cística e malformações congênitas) e aquelas com necessidade de internação hospitalar estão sob maior risco de desnutrição. Aproximadamente 1 a cada 3 crianças internadas apresentarão desnutrição, aumentando o tempo de internação, o risco de infecções e acarretando maior mortalidade.[1]

Garantir nutrição adequada é especialmente importante nessa população. A nutrição enteral (NE) é a via de eleição na maioria dos pacientes e deve ser sempre preferível. Na impossibilidade de NE, ou quando esta for insuficiente, deve-se fazer uso de um recurso complexo e primordial para garantir aporte nutricional adequado aos pacientes: a nutrição parenteral (NP). Ver Capítulo 57 – Nutrologia enteral.

NP consiste na infusão intravenosa de uma mistura de macronutrientes (aminoácidos, carboidratos e lipídeos) e micronutrientes (minerais, eletrólitos, água e vitaminas). Quando a administração desses nutrientes ocorre exclusivamente pela via intravenosa, trata-se da nutrição parenteral total (NPT). Atualmente, a NPT tem sido utilizada com menos frequência, dando espaço para a utilização da nutrição parenteral parcial (NPP), que consiste na administração dos nutrientes tanto por via parenteral quanto por via enteral. Ver Capítulo 59 – Nutrição parenteral em neonatologia.

Avaliação nutricional

A avaliação nutricional nas primeiras 24 a 48 horas de hospitalização é importante para diagnosticar pacientes com risco nutricional e desnutrição, que se beneficiariam de intervenção nutricional mais precoce. As ferramentas para avaliação do estado nutrológico são abordadas detalhadamente no Capítulo 4 – Avaliação nutrológica.

Indicações

O uso de NP deve ser estabelecido sempre que a nutrição por via oral não for possível e a NE for contraindicada ou insuficiente. A Tabela 1 apresenta as principais indicações.[2,3]

Acesso venoso

A NP pode ser administrada por acesso em via periférica ou central. A via periférica tem como vantagens a simplicidade do procedimento, o menor custo e os menores riscos de com-

TABELA 1 Principais indicações de nutrição parenteral

Condições agudas	Obstrução intestinal completa ou pseudo-obstrução intestinal (íleo paralítico)
	Pancreatite aguda
	Hemorragia digestiva persistente
	Síndrome compartimental abdominal
	Má absorção e/ou esteatorreia (insuficiência não pancreática, supercrescimento bacteriano em intestino delgado, doença celíaca)
Condições crônicas	Síndrome do intestino curto
	Fístula enterocutânea de alto débito (drenagem > 500 mL por dia)
	Diarreia grave crônica
	Doença inflamatória intestinal grave (retocolite ulcerativa ou doença de Crohn)
	Pancreatite crônica
	Anorexia nervosa
	Caquexia
	Insuficiência renal
	Trauma e grandes queimados
	Coma hepático
Miscelânea	Quimioterapia com mucosite grave
	Grandes cirurgias abdominais sem possibilidade de via enteral por pelo menos 3 dias em pacientes desnutridos e por 5-7 dias nos eutróficos

Fonte: Lara-Pompa, 2020[1] e Bohl, 2017.[2]

plicações. Entretanto, deve-se atentar à osmolaridade da solução, que deve ser inferior a 900 mOsm/L, e à concentração de glicose, que deve ser inferior a 12%, o que pode ser fator limitante para a administração adequada de nutrientes e calorias. Outra desvantagem da via periférica é a necessidade de troca frequente de local para evitar tromboflebites.[3]

Em contrapartida, a via central permite o uso de soluções com osmolaridade maior que 900 mOsm/L, possibilitando terapia nutrológica plena. Porém, a utilização de acessos por via central traz maior risco de complicações, como infecções e trombose venosa profunda.[3]

Sempre que possível, o cateter central deve ser exclusivo para administração de NP. O tempo de uso de NP determina o melhor tipo de acesso central: cateter central de implantação percutânea (PICC) ou cateter venoso central não tunelizado são indicados para NP de uso a curto e médio prazos, enquanto os cateteres tunelizados com *cuff* (Broviac® ou Hickman®) são indicados para pacientes que necessitarão uso a longo prazo ou NP domiciliar.[4]

Energia

A avaliação das necessidades energéticas de cada criança deve considerar taxa metabólica basal, prática de atividade física, crescimento, existência de doença de base e correção de desnutrição preexistente. O fornecimento de energia deve ser suficiente para promover o crescimento adequado, evitar a perda de massa magra, promover desenvolvimento motor e cognitivo adequado e auxiliar na imunidade. Quando em excesso, podem ocorrer complicações a curto e longo prazo, como hiperglicemias, risco aumentado de infecções, esteatose hepática e alteração do metabolismo.[5]

Os elementos que fornecem energia na NP são aminoácidos, lipídeos e glicose. De forma geral e simplificada, usa-se uma adaptação do sistema Atwater para calcular a ingestão energética metabolizável, quando por via oral ou enteral: proteínas e carboidratos fornecem 4 kcal/g e lipídeos 9 kcal/g. As soluções de lipídeos fornecem 10 a 12 kcal/mL, dependendo do fabricante, pois são acrescidas à solução algumas moléculas de carboidratos visando à estabilidade. O tipo de glicose utilizada fornece 3,4 kcal/g. Em situações habituais, a distribuição de calorias na NP deve ser 10 a 15% em proteínas, 25 a 35% em lipídeos e 50 a 60% em carboidratos.[3,5]

O cálculo das necessidades energéticas pode ser feito por meio de técnicas como água duplamente marcada e calorimetria indireta ou de equações padronizadas, como a equação de Schofield. Como a maioria das instituições não dispõe de calorimetria indireta, a equação de Schofield é o método mais utilizado para o cálculo do gasto energético de repouso.[5]

As recomendações energéticas variam de acordo com a fase da doença em que o paciente se encontra e estão descritas na Tabela 2. Em ambiente de terapia intensiva, as recomendações para fase aguda, fase estável ou de recuperação são diferentes. Para os demais pacientes, devem ser usadas as recomendações da fase de recuperação.[5]

Em pacientes criticamente doentes, recomenda-se iniciar NP após sete dias da admissão, fornecendo somente micronutrientes, se necessário, na primeira semana de internação. O estudo *Pepanic* demonstrou que início tardio de NP nos pacientes criticamente doentes diminuiu significativamente o número de novas infecções, o tempo de ventilação mecânica, a incidência de falência renal, o tempo de internação em unidade de terapia intensiva (UTI) e o tempo de hospitalização.[6]

Proteínas

Proteínas são constituídas de aminoácidos, que são importantes componentes funcionais e estruturais das células, e fundamentais para processos enzimáticos, crescimento e desenvolvimento, formação neuromuscular e resposta imunológica. Alguns aminoácidos são considerados essenciais, uma vez que não são sintetizados pelos humanos, devendo ser ofertados por meio da dieta ou das soluções parenterais. São eles: histidina, isoleucina, leucina, lisina, metionina, fenilalanina, treonina, triptofano e valina.[7]

Na prática clínica, para determinar se a quantidade de proteínas administradas é suficiente, pode ser realizada antropometria, avaliando os índices metabólicos ou aferindo o balanço nitrogenado, que avalia a relação entre a ingestão de proteínas e sua excreção nas fezes ou urina, podendo diferenciar estados catabólicos ou anabólicos. No paciente em UTI essa aferição é mais fácil, pois é realizado controle hídrico rigoroso, sendo mais factível a coleta de urina de 24 horas. A dosagem de indicadores metabólicos, como albumina e pré-albumina séricas, concentração de proteínas totais, nitrogênio ureico plasmático e acidose metabólica, é útil, porém diversas condições clínicas

TABELA 2 Recomendações energéticas para nutrição parenteral

Idade	Fase aguda	Fase estável	Fase de recuperação
0-1 ano	45-50 kcal/kg/dia	60-65 kcal/kg/dia	75-85 kcal/kg/dia
1-7 anos	40-45 kcal/kg/dia	55-60 kcal/kg/dia	65-75 kcal/kg/dia
7-12 anos	30-40 kcal/kg/dia	40-55 kcal/kg/dia	55-65 kcal/kg/dia
12-18 anos	20-30 kcal/kg/dia	25-40 kcal/kg/dia	30-55 kcal/kg/dia

Fonte: Joosten, 2018.[5]

podem alterá-los, sem indicar necessariamente ingestão inadequada de proteínas. As recomendações diárias de aminoácidos por faixa etária estão sintetizadas na Tabela 3.[7]

TABELA 3 Recomendação de aminoácidos na nutrição parenteral por faixa etária

Faixa etária	Aminoácidos (g/kg/dia)
1 mês-3 anos de idade	1-2,5
3-12 anos de idade	1-2
Adolescentes	1-2

Fonte: Goudoever, 2018.[7]

Lipídeos

Lipídeos são fontes indispensáveis de energia não relacionada a carboidratos, promovendo também fornecimento de ácidos graxos essenciais (AGE), ácidos linoleico e linolênico, necessários para a formação de triglicerídeos de cadeia longa. A administração de emulsões lipídicas auxilia no aporte de vitaminas lipossolúveis (A, D, E e K) ao organismo.[8]

A ausência de lipídeos na NP pode levar a quadro de deficiência de ácidos graxos em poucos dias, que cursa com dermatite escamosa, dificuldade de cicatrização de feridas, anemia e trombocitopenia, retardo do crescimento e maior predisposição ao desenvolvimento de infecções bacterianas. Estima-se que uma dose de 0,1 g/kg/dia de ácido linoleico seja suficiente para evitar a deficiência de AGE. Essa quantidade também é suficiente para suprir a necessidade diária de ácido linolênico, pois nas emulsões lipídicas atuais a proporção de ácido linoleico e ácido linolênico é de 8:1. A infusão de lipídeos deve iniciar em uma dose de 1 g/kg/dia até o máximo de 3 g/kg/dia.[3,8]

No mercado existem diversas emulsões lipídicas, com várias combinações de óleos de diferentes origens. A origem dos óleos utilizados nas emulsões lipídicas influencia na quantidade de ácidos graxos poli-insaturados de cadeia longa (LC-Pufas), vitamina E e fitosteróis, o que pode influenciar na formação de diversos marcadores inflamatórios e mediar a resposta imunológica. A escolha da emulsão lipídica mais adequada deve considerar composição de AGE, tempo estimado de uso da NP, idade do paciente, presença de comorbidades, se o uso é hospitalar ou domiciliar, entre outros. A Tabela 4 resume os tipos de emulsões lipídicas disponíveis.[3,8]

Pacientes criticamente doentes, especialmente aqueles com sepse, devem ter dosagem regular de triglicerídeos séricos para avaliar a necessidade de ajuste da dose de lipídeos na NP. Isso também é válido para pacientes com trombocitopenia grave inexplicada. Altas doses de lipídeos ou taxa de infusão excessiva podem levar à síndrome de sobrecarga de gordura, que se caracteriza por cefaleia, febre, hepatoesplenomegalia, icterícia, anemia, leucopenia e trombocitopenia, além de alteração de fibrinogênio e risco de coagulopatia. Nos casos de hipertrigliceridemia (triglicerídeos séricos > 265 mg/dL em lactentes ou > 400 mg/dL em crianças maiores) ou de síndrome de sobrecarga de gordura, é recomendado reduzir a dose, evitando a completa suspensão de lipídeos.[8]

Carboidratos

Carboidratos são metabolizados em glicose para utilização pelos tecidos corporais e correspondem à principal fonte de energia oferecida por meio da nutrição. Em NP, os carboidratos são ofertados por meio da dextrose, forma monoidratada da glicose.

A dose adequada de glicose deve levar em consideração a fase da doença (aguda, estável ou em recuperação), a proporção com os demais macronutrientes, o risco de hiperglicemia e a glicose ofertada por medicações e NE, se houver.[3,9] As recomendações da suplementação de glicose se encontram na Tabela 5.[9]

TABELA 4 Principais emulsões lipídicas disponíveis

Composição	Principais características
À base de óleo de soja	Contém altas concentrações de ácidos graxos essenciais (~60%), mas baixa quantidade de LC-Pufas e alfa-tocoferol (vitamina E com maior efeito antioxidante *in vivo*). Possui efeito pró-inflamatório, sendo pouco recomendado para crianças, especialmente àquelas com maior risco de hepatotoxicidade.
À base de óleo de soja e óleo de oliva	Contém 20% de óleo de soja e 80% de óleo de oliva. Possui grande quantidade de ácido oleico monoinsaturado e maior biodisponibilidade de vitamina E, sendo menos pró-inflamatória.
TCM e TCL à base de óleo de soja e óleo de coco	Contém proporções iguais de TCM e TCL, extraídos de óleos de coco e de soja, respectivamente. Possui menos estímulo pró-inflamatório que o óleo de soja puro, mas ainda baixa quantidade de LC-Pufas.
À base de óleo de peixe 20%	Existem duas formulações: uma composta por 30% de óleo de soja, 30% de TCM, 25% de óleo de oliva e 15% de óleo de peixe, e outra composta por 50% de TCM, 40% de óleo de soja e 20% de óleo de peixe. Possuem efeito imunológico e anti-inflamatório favorável (pela presença de ômega 3), elevadas quantidades de vitamina E e menos fitosteróis. Têm efeito hepatoprotetor e parecem reverter a doença hepática secundária a NP.
À base de óleo de peixe 10%	Composta exclusivamente por óleo de peixe, possuindo mais fosfolipídeos. Pode ser utilizada para suplementar ômega 3 em pacientes com doença hepática secundária a NP, porém não deve ser a única fonte de lipídeos para NP a longo prazo. Uso registrado somente para adultos.

LC-Pufas: ácidos graxos poli-insaturados de cadeia longa; NP: nutrição parenteral; TCL: triglicerídeos de cadeia longa; TCM: triglicerídeos de cadeia média.
Fonte: Piva, 2015[3] e Lapillonne, 2018.[8]

TABELA 5 Suplementação de glicose por meio da taxa de infusão de glicose (TIG) em mg/kg/min e em (g/kg/dia)

Idade/peso	Fase aguda	Fase estável	Fase de recuperação
28 dias de vida a 10 kg	2-4 (2,9-5,8)	4-6 (5,8-8,6)	6-10 (8,6-14)
11-30 kg	1,5-2,5 (2,2-3,6)	2-4 (2,8-5,8)	3-6 (4,3-8,6)
31-45 kg	1-1,5 (1,4-2,2)	1,5-3 (2,2-4,3)	3-4 (4,3-5,8)
> 45 kg	0,5-1 (0,7-1,4)	1-2 (1,4-2,9)	2-3 (2,9-4,3)

Fonte: Mesotten, 2018.[9]

A tolerância à glicose deve ser monitorizada com base na dosagem de glicosúria e/ou glicemia (geralmente capilar). Em pacientes criticamente doentes, os níveis de glicose sérica devem ser preferencialmente dosados, devido à menor acurácia da glicemia capilar pela interferência de drogas e outros fatores. O excesso de glicose leva à hiperglicemia, que determina aumento da lipogênese e da produção de dióxido de carbono (CO_2) e, eventualmente, esteatose hepática. Hiperglicemia (glicemia > 145 mg/dL) está associada a aumento de morbimortalidade em crianças criticamente doentes, estando indicado uso de infusão contínua de insulina quando a hiperglicemia for superior a 180 mg/gL em medidas seriadas. Entretanto, o controle rigoroso de glicose pode aumentar o risco de hipoglicemia (glicemia < 60 a 65 mg/dL em crianças). A associação entre hipoglicemia e o risco de morte em crianças criticamente doentes ainda não está estabelecida, porém se recomenda evitar hipoglicemia prolongada ou repetitiva nessa população.[9]

Necessidades hídrica e de eletrólitos

As necessidades hídricas correspondem às necessidades básicas de fluidos, reposição de perdas urinária e fecal e de déficits, se existirem. O cálculo das necessidades hídricas considera a idade e o peso da criança. Um modo simplificado de calcular as necessidades hídricas para crianças que não se encontram no período neonatal é a fórmula de Holliday & Segar. Com base nessa fórmula, propõe-se a reposição diária de acordo com a idade, conforme apresentado na Tabela 6.[3,10]

Apesar de a fórmula ser uma ferramenta importante na quantificação das necessidades hídricas diárias, algumas situações clínicas modificam essa demanda e devem ser consideradas, como febre, hiperventilação, perdas gastrointestinais, insuficiência renal e cardíaca e ventilação mecânica. A avaliação da adequação de fluidos pode ser realizada por meio de balanço hídrico, avaliação clínica de sinais de desidratação ou edema e controle de hematócrito, ureia e eletrólitos.[10]

A reposição de eletrólitos se baseia em evidências empíricas (Tabela 7), embora devam ser individualizadas de acordo com perdas e necessidades de cada paciente, por meio de ajustes baseados na dosagem sérica de eletrólitos. É importante manter solução isotônica (Na ~140 mmol/L) para manutenção de hidratação adequada. A reposição de cálcio, magnésio e fósforo é fundamental para a promoção do crescimento e mineralização óssea, sendo indicadas soluções à base de sais orgânicos de cálcio e fósforo para diminuição da contaminação por alumínio e melhor estabilidade da preparação.[10,11]

Oligoelementos

Oligoelementos são minerais de baixo peso molecular que atuam como catalisadores de reações enzimáticas importantes, sendo eles: ferro, zinco, cobre, iodo, selênio, manganês, molibdênio e cromo. A importância de cada elemento e sua dose recomendada estão descritas na Tabela 8.[12]

TABELA 6 Necessidades hídricas de acordo com a fórmula de Holliday & Segar

	1 mês-1 ano	1-2 anos	3-5 anos	6-12 anos	13-18 anos
Fluido (mL/kg/dia)	120-150	80-120	80-100	60-80	50-70

Fonte: Jochum, 2018.[10]

TABELA 7 Recomendação de reposição de eletrólitos

	Lactentes (até 6 meses de idade)	Lactentes (6 meses a 1 ano de idade)	Crianças e adolescentes (1 a 18 anos de idade)
Sódio (mmol/kg/dia)	2-3	2-3	1-3
Potássio (mmol/kg/dia)	1-3	1-3	1-3
Cloro (mmol/kg/dia)	2-4	2-4	2-4
Cálcio (mmol/kg/dia)	0,8-1,5	0,5	0,25-0,4
Fósforo (mmol/kg/dia)	0,7-1,3	0,5	0,2-0,7
Magnésio (mmol/kg/dia)	0,1-0,2	0,15	0,1

Fonte: Jochum, 2018[10] e Mihatsch, 2018.[11]

TABELA 8 Descrição dos principais oligoelementos com as respectivas doses recomendadas

Oligoelemento	Atuação	Dose recomendada
Ferro	Compõe a hemoglobina. Sua deficiência ocasiona anemia e atraso no neurodesenvolvimento em crianças. A suplementação deve ser feita preferencialmente por via enteral, porém, quando não é possível, pode ser adicionado ferro dextran às soluções parenterais livres de lipídeos ou realizar infusão intermitente de sacarose férrica.	50-100 mcg/kg/dia. Dose máxima: 5 mg/dia.
Zinco	Envolvido no metabolismo de diversas substâncias no organismo humano, tem importante papel no sistema imunológico, crescimento e desenvolvimento. Sua deficiência leva a maior predisposição a infecções, retardo no crescimento e dermatite característica.	250 mcg/kg/dia em lactentes até 3 meses, 100 mcg/kg/dia em crianças de 3 meses a 1 ano e 50 mcg/kg/dia em crianças até 18 anos. Dose máxima: 5 mg/dia.
Cobre	Atua em diversas reações enzimáticas, e sua deficiência está associada a pancitopenia e osteoporose.	50 mcg/kg/dia. Dose máxima: 0,5 mg/dia.
Iodo	Importante componente dos hormônios da tireoide [tiroxina (T4) e tri-iodotironina (T3)].	1 mcg/kg/dia (Quando a ampola de oligoelementos não contém iodo, pode ser usado Lugol®.)
Selênio	Atua como antioxidante, sendo recomendado para pacientes críticos e pacientes em uso de nutrição parenteral exclusiva por mais de 1 mês.	2-3 mcg/kg/dia. Dose máxima: 100 mcg/dia.
Manganês	Cofator de diversas reações enzimáticas. Sua deficiência leva a atraso do desenvolvimento esquelético e ataxia.	1 mcg/kg/dia. Dose máxima: 50 mcg/dia.
Molibdênio	Mineral essencial para diversas reações enzimáticas, envolvendo o metabolismo do ácido desoxirribonucleico. Sua deficiência pode causar sintomas neurológicos e cardíacos. Deve ser reposto em pacientes com uso de nutrição parenteral maior de 4 semanas.	0,25 mcg/kg/dia. Dose máxima: 5 mcg/dia.
Cromo	Micronutriente envolvido no metabolismo de carboidratos. Não existem relatos de deficiência em crianças.	Não é necessária, pois já ocorre contaminação nas soluções de nutrição parenteral.

Fonte: Szitanyi, 2018.[12]

Vitaminas

Pacientes em uso de NP devem receber vitaminas parenterais diariamente para garantir adequados crescimento e desenvolvimento. Sempre que possível, devem ser adicionadas vitaminas hidrossolúveis e lipossolúveis nas emulsões lipídicas ou em misturas lipídicas para manter sua estabilidade.[13]

A dosagem dos níveis séricos das vitaminas não costuma ser necessária pela falta de benefício clínico, exceto a vitamina D, que deve ser monitorada principalmente em pacientes em uso prolongado de NP e conforme condições clínicas basais. A Tabela 9 descreve as doses recomendadas das vitaminas.[13]

TABELA 9 Recomendação da suplementação de vitaminas durante uso de nutrição parenteral

Vitamina	Até 12 meses de idade	1-18 anos de idade
Vitamina A (retinóis)	150-300 mcg/kg/dia ou 2.300 UI/dia	150 mcg/dia
Vitamina D	400 UI/dia ou 40-150 UI/kg/dia	400-600 UI/dia
Vitamina E (tocoferol)	2,8-3,5 mg/kg/dia	11 mg/dia
Vitamina K	10 mcg/kg/dia (pode ser realizada 1 dose cumulativa semanal)	200 mcg/dia (pode ser realizada 1 dose cumulativa semanal)
Vitamina C (ácido ascórbico)	15-25 mg/kg/dia	80 mg/dia
Vitamina B1 (tiamina)	0,35-0,5 mg/kg/dia	1,2 mg/dia
Vitamina B2 (riboflavina)	0,15-0,2 mg/kg/dia	1,4 mg/dia
Vitamina B6 (piridoxina)	0,15-0,2 mg/kg/dia	1,0 mg/kg/dia
Vitamina B3 (niacina)	4-6,8 mg/kg/dia	17 mg/dia
Vitamina B12 (cobalamina)	0,3 mcg/kg/dia	1 mcg/dia
Vitamina B5 (ácido pantotênico)	2,5 mg/kg/dia	5 mg/dia
Vitamina B7 (biotina)	5-8 mcg/kg/dia	20 mcg/dia
Vitamina B9 (ácido fólico)	56 mcg/kg/dia	140 mcg/dia

Fonte: Bronsky, 2018.[13]

Complicações

As complicações relacionadas ao uso da NP são variadas, podendo ser relacionadas à necessidade de uso de cateter venoso central ou a efeitos dos componentes da NP no organismo.

A infecção associada a cateter é a complicação mais comum, aumentando o risco de morbidade e mortalidade em pacientes pediátricos. Crianças prematuras, com doenças malignas, cirurgia abdominal prévia, intestino curto, que possuem enterostomia ou que não fazem uso de NE estão mais propensas ao desenvolvimento de infecção relacionada ao cateter. Os patógenos mais frequentemente identificados são *Staphylococcus* coagulase negativo (30 a 40%), bactérias Gram-negativas (30 a 40%), fungos (4,5 a 6%) ou flora mista (12%). É recomendado o início de antibioticoterapia de amplo espectro com cobertura para bactérias Gram-positivas e bacilos Gram-negativos. A remoção do cateter venoso central é recomendada quando há deterioração clínica persistente, sepse grave, tromboflebite supurativa, endocardite ou quando há infecção por *Staphylococcus aureus*, *Pseudomonas* ou Candida.[14]

Outras complicações relacionadas ao cateter incluem oclusão por precipitação da solução ou por trombose, extravasamento da NP, migração, perda ou quebra do cateter.[14]

Em relação aos componentes da solução parenteral, deve-se atentar para a estabilidade da solução a fim de evitar a precipitação dos componentes, além de calcular a osmolaridade da solução para evitar a ocorrência de tromboflebites. Como forma de monitorar e controlar a segurança das soluções de NP, tem sido proposto o uso do mnemônico "I AM FULL", que significa, adaptando-se para a língua portuguesa: I = indicações, A = alergias, M = macro/micronutrientes, F = fluidos, U = usuais comorbidades, L = laboratoriais, L = linha venosa.[2,14]

Doenças metabólicas relacionadas ao uso prolongado de NP também têm sido descritas, sendo as mais comuns doença metabólica óssea e doença hepática associada a nutrição parenteral (PNALD). A doença metabólica óssea tem origem multifatorial (excesso de vitamina D, fósforo, nitrogênio e aminoácidos; desbalanço energético; e contaminação por alumínio) e se manifesta por redução da densidade mineral óssea, osteoporose, dor óssea e fraturas. Crianças que possuem risco de doença metabólica óssea ou que necessitarão de uso prolongado de NP devem ser monitorizadas periodicamente com dosagem sérica de cálcio, fósforo e vitamina D e com densitometria óssea.[11,14]

Pacientes prematuros, crianças com tempo prolongado de repouso enteral, ressecção ileal ou enterostomia e lactentes com intestino curto estão sob maior risco de desenvolver PNALD. O uso de emulsões lipídicas é considerado um dos muitos fatores de risco para o desenvolvimento desta doença, que cursa com colestase, esteatose hepática, fibrose e, em alguns casos, cirrose hepática. A prevenção consiste em iniciar dieta enteral o mais breve possível, diminuindo o risco de supercrescimento bacteriano, além de evitar o uso de lipídeos à base de óleo de soja puro, considerando o uso de lipídeos à base de óleo de peixe como primeira opção nos pacientes de maior risco.[8]

A monitorização da NP para identificação precoce de complicações deve ser realizada por meio de exame físico completo e de exames laboratoriais. A frequência de realização de exames está descrita na Tabela 10.[15]

TABELA 10 Rotina de controle de exames laboratoriais para paciente em uso de nutrição parenteral

Investigação	Antes do início da NP	Durante estabilização clínica e metabólica			Após estabilidade clínica e metabólica		
		A cada 1-2 dias	Semanal	Se necessário	A cada 1-2 semanas	Mensal	Se necessário
Sódio	X	X			X		
Potássio	X	X			X		
Cloro	X	X					X
Cálcio	X	X			X		
Fósforo	X		X		X		
Magnésio	X			X	X		
Zinco				X			X
Gasometria	X		X		X		
Glicemia	X	X			X		
Proteínas totais	X		X		X		
Albumina	X		X			X	
Ureia e creatinina	X		X			X	
Colesterol total e triglicerídeos	X			X			X
Transaminases e bilirrubinas	X			X		X	
Fosfatase alcalina e gama glutamil transferase	X			X			X
Hemograma	X		X		X		

(continua)

TABELA 10 Rotina de controle de exames laboratoriais para paciente em uso de nutrição parenteral *(continuação)*

Investigação	Antes do início da NP	Durante estabilização clínica e metabólica			Após estabilidade clínica e metabólica		
		A cada 1-2 dias	Semanal	Se necessário	A cada 1-2 semanas	Mensal	Se necessário
Tempo de protrombina e INR	X			X		X	
Proteína C reativa	X			X			X
Vitamina B12				X			X
Perfil do ferro				X			X
Paratormônio							X
Vitamina D				X			X
Oligoelementos (selênio e cobre)			X				X
Exame qualitativo de urina	X		X			X	
Eletrólitos na urina				X			X

NP: nutrição parenteral; INR: índice internacional normalizado.
Fonte: Puntis, 2018.[15]

A Figura 1 apresenta as várias etapas do momento decisório da prescrição de NP, assim como os componentes a serem prescritos, com as respectivas doses.

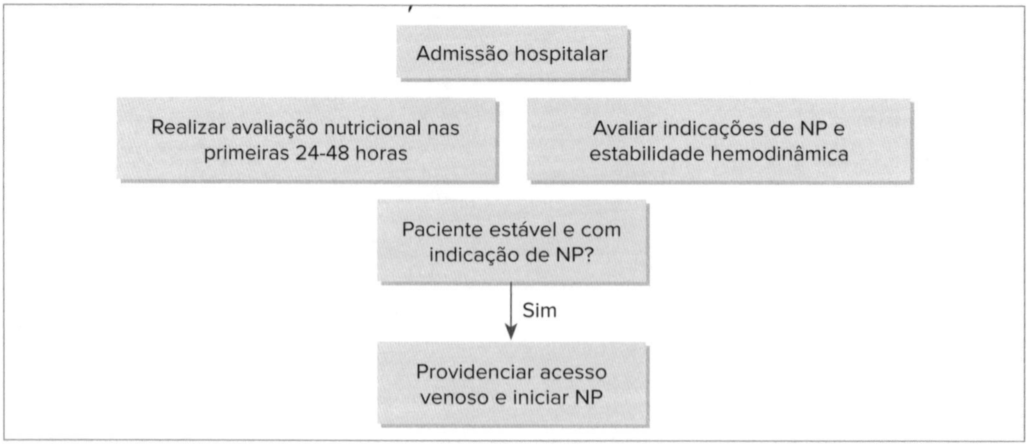

FIGURA 1 Prescrição de nutrição parenteral em crianças e adolescentes *(continua).*
NP: nutrição parenteral; TIG: taxa de infusão de glicose; NA: sódio; K: potássio; Cl: cloro; Ca: cálcio; P: fósforo; Mg: magnésio; IM: intramuscular; IV: endovenoso.
Fonte: Puntis, 2018.[15]

Necessidades calóricas (kcal/kg/dia)

	Fase aguda	Fase estável	Fase de recuperação
0-1 ano	45-50	60-65	75-85
1-7 anos	40-45	55-60	65-75
7-12 anos	30-40	40-55	55-65
12-18 anos	20-30	25-40	30-55

Necessidades hídricas (mL/kg/dia)

1 mês-1 ano	1-2 anos	3-5 anos	6-12 anos	13-18 anos
120-150	80-120	80-100	60-80	50-70

Aminoácidos (g/kg/dia)

1 mês-3 anos	1-2,5
3-12 anos	1-2
Adolescentes	1-2

Lipídeos (g/kg/dia)

Lactentes até adolescentes	Iniciar com 1 g/kg/dia até o máximo de 3 g/kg/dia

Carboidratos TIG (mg/kg/min)

	Fase aguda	Fase estável	Fase de recuperação
28 dias de vida a 10 kg	2-4	4-6	6-10
11-30 kg	1,5-2,5	1-4	6-10
31-45 kg	1-1,5	1,5-3	3-4
> 45 kg	0,5-1	1-2	2-3

Eletrólitos (mmol/kg/dia)

	Até 6 meses	6 meses-1 ano	1-18 anos
Na	2-3	2-3	1-3
K	1-3	1-3	1-3
Cl	2-4	2-4	2-4
Ca	0,8-1,5	0,5	0,25-0,4
P	0,7-1,3	0,5	0,25-0,4
Mg	0,1-0,2	0,15	0,1

Oligoelementos

Zinco parenteral	0-3 meses: 250 mcg/kg/dia 3 meses-1 ano: 100 mcg/kg/dia 1-18 anos: 50 mcg/kg/dia (máximo 5 mg/dia)
Incluir selênio após 1 mês de NP	
Suspender se houver colestase ou insuficiência renal	
Dose de acordo com a formulação disponível	

Vitaminas

Complexos multivitamínicos conforme disponibilidade

Vitamina K1 – 2 mg (IM ou IV) 1 vez por semana

FIGURA 1 *(continuação)* Prescrição de nutrição parenteral em crianças e adolescentes.

NP: nutrição parenteral; TIG: taxa de infusão de glicose; NA: sódio; K: potássio; Cl: cloro; Ca: cálcio; P: fósforo; Mg: magnésio; IM: intramuscular; IV: endovenoso.

Fonte: Puntis, 2018.[15]

Referências bibliográficas

1. Lara-Pompa NE, Hill S, Williams J, Macdonald S, Fawbert K, Valente J et al. Use of standardized body composition measurements and malnutrition screening tools to detect malnutrition risk and predict clinical outcomes in children with chronic conditions. Am J Clin Nutr. 2020;112(6):1456-67.
2. Bohl CJ, Parks A. A mnemonic for pharmacists to ensure optimal monitoring and safety of total parenteral nutrition: I AM FULL. Ann Pharmacother. 2017;51(7):603-13.
3. Piva JP, Garcia PCR. Medicina intensiva em pediatria. 2.ed. Thieme Revinter; 2015.
4. Kolaček S, Puntis JWL, Hojsak I. ESPGHAN/Espen/ESPR/CSPEN guidelines on pediatric parenteral nutrition: venous access. Clin Nutr. 2018;37(6):2379-91.
5. Joosten K, Embleton N, Yan W, Senterre T. ESPGHAN/Espen/ESPR/CSPEN guidelines on pediatric parenteral nutrition: energy. Clin Nutr [Internet]. 2018; 37(6): 2309-14.
6. Fivez T, Kerklaan D, Mesotten D, Verbruggen S, Wouters PJ, Vanhorebeek I et al. Early versus late parenteral nutrition in critically ill children. N Engl J Med [Internet]. 2016 Mar 24;374(12):1111-22.
7. Goudoever JB, Carnielli V, Darmaun D, Pipaon MS. ESPGHAN/Espen/ESPR guidelines on pediatric parenteral nutrition: amino acids. 2018;1-9.
8. Lapillonne A, Mis NF, Goulet O, Akker CHP, Wu J, Koletzko B et al. ESPGHAN/Espen/ESPR/CSPEN guidelines on pediatric parenteral nutrition: lipids. Clin Nutr. 2018;37:2324-36.
9. Mesotten D, Joosten K, Kempen A, Verbruggen S. ESPGHAN/Espen/ESPR/CSPEN guidelines on pediatric parenteral nutrition: carbohydrates. Clin Nutr [Internet]. 2018;37(6):2337-43.
10. Jochum F, Moltu SJ, Senterre T, Nomayo A, Goulet O, Iacobelli S et al. ESPGHAN/Espen/ESPR/CSPEN guidelines on pediatric parenteral nutrition: fluid and electrolytes. Clin Nutr. 2018;37(6 Pt B):2344-53.
11. Mihatsch W, Fewtrell M, Goulet O, Molgaard C, Picaud J-C, Senterre T et al. ESPGHAN/Espen/ESPR/CSPEN guidelines on pediatric parenteral nutrition: calcium, phosphorus and magnesium. Clin Nutr [Internet]. 2018;37(6):2360-5.
12. Domellöf M, Szitanyi P, Simchowitz V, Franz A, Mimouni F. ESPGHAN/Espen/ESPR guidelines on pediatric parenteral nutrition: iron and trace minerals. 2018;1-6.
13. Bronsky J, Campoy C, Braegger C. ESPGHAN/Espen/ESPR/CSPEN guidelines on pediatric parenteral nutrition: vitamins. Clin Nutr [Internet]. 2018;37(6):2366-78.
14. Hartman C, Shamir R, Simchowitz V, Lohner S, Cai W, Decsi T et al. ESPGHAN/Espen/ESPR/CSPEN guidelines on pediatric parenteral nutrition: complications. Clin Nutr [Internet]. 2018;37(6):2418-29.
15. Puntis JWL, Hojsak I, Ksiazyk J. ESPGHAN/Espen/ESPR/CSPEN guidelines on pediatric parenteral nutrition: organisational aspects. Clin Nutr [Internet]. 2018;37(6): 2392-400.

CAPÍTULO **61**

Suporte nutrológico no paciente em cuidados paliativos

Renato Augusto Zorzo
Juliana Cardeal da Costa Zorzo
Fabíola de Arruda Leite

Introdução

O cuidado paliativo é preconizado pela Organização Mundial da Saúde há mais de 30 anos, como uma abordagem holística ao paciente e familiares, prevenindo e manejando sinais e sintomas que podem ser físicos, sociais, emocionais ou espirituais. Com o passar dos anos, o conceito foi ampliado, incluindo doenças agudas e crônicas, e todas as faixas etárias, inclusive nos períodos perinatal e neonatal.[1]

Segundo o Departamento Científico de Medicina da Dor e Cuidados Paliativos da Sociedade Brasileira de Pediatria, o cuidado paliativo pediátrico é definido como uma abordagem integral e ativa, centrada nas necessidades da criança ou do adolescente. O conceito é o oferecimento de cuidado individualizado, abrangendo as necessidades do paciente e as demandas dos cuidadores que, na maioria das vezes, são os pais ou outros familiares. Pautada em princípios bioéticos, no respeito aos valores e cultura da família, a equipe de cuidados paliativos concentra seus esforços em propiciar manejo adequado de sinais e sintomas, otimizando a qualidade de vida.[2]

A nomenclatura para esse cuidado ainda sofre preconceitos, visto que, em nossa gramática, paliativo pode ser interpretado como algo provisório, temporário. No entanto, o termo provém do latim *palliare*, que representa o conceito de acalmar, proteger ou amenizar algo. Dessa forma, tem-se que a essência do cuidado paliativo é cuidar e aliviar o sofrimento, seja ele de qualquer natureza, independentemente de haver ou não uma proposta curativa para a doença de base.[1]

A Resolução n. 41, de 31 de outubro de 2018, do Ministério da Saúde dispõe sobre as diretrizes para a organização dos cuidados paliativos no âmbito do Sistema Único de Saúde (SUS), orientando sobre as indicações e objetivos do cuidado, assim como reforçando que essa assistência pode ser ofertada em qualquer um dos níveis de atenção a saúde, para doenças crônicas ou agudas, e em diferentes faixas etárias.[3]

Toda criança ou adolescente que seja portador de uma doença ameaçadora à vida (o tratamento curativo existe, porém pode falhar) ou limitante desta (não há esperança de cura e o óbito pode ser precoce) tem o direito de receber o apoio de uma equipe de cuidados paliativos. A elegibilidade do paciente segue a classificação mundialmente reconhecida da Associação Pediátrica para Cuidados Paliativos e do Royal College of Paediatrics and Child Health do Reino Unido, que divide o paciente em quatro grupos de acordo com o curso clínico esperado (Tabela 1).[1,4-6]

TABELA 1 Categorias de enfermidades que limitam ou ameaçam a vida

Categoria	Descrição	Exemplos
1	Condições para as quais o tratamento curativo é possível, porém existe risco de falha	Neoplasias, insuficiência de órgãos com indicação de transplante, cardiopatias congênitas complexas
2	Condições sem chances de cura, porém pode haver sobrevida prolongada à custa de tratamentos intensivos	Insuficiência respiratória ou renal crônica, epidermólise bolhosa, fibrose cística, distrofia muscular progressiva
3	Condições progressivas sem chances realistas de cura	Erro inato do metabolismo (distúrbios mitocondriais, doença de Krabbe, mucopolissacaridose), doenças neurodegenerativas, formas graves de osteogênese imperfeita
4	Condições irreversíveis e não progressivas	Malformação grave do sistema nervoso central e medula espinal, anóxia grave, lesão grave do sistema nervoso central (como trauma e infecção)

Fonte: adaptada de Carvalho, 2012.[1]

Uma vez indicado para os cuidados paliativos, o paciente deverá recebê-lo desde o momento do diagnóstico, e não apenas em situação de crise ou em fim de vida. Dessa forma, o acompanhamento horizontal, muitas vezes integrado com uma proposta curativa, favorece a construção de vínculos de confiança entre o paciente e os profissionais de saúde, e permite o planejamento dos cuidados nas diferentes fases do adoecimento, incluindo no fim de vida e no acompanhamento e apoio ao luto dos familiares.[4-6]

Apesar dos avanços tecnológicos que favorecem novos recursos de suporte à vida, possibilitando que pacientes com doenças complexas sobrevivam por maior tempo, em algumas situações esse prolongamento da vida pode acarretar sofrimento à criança ou adolescente, caso os recursos sejam indicados de forma desproporcional à condição clínica daquele momento. Nesses casos, cabe ao profissional de saúde resguardar os melhores interesses da criança ou adolescente, e propiciar a tomada de decisões pautadas em recomendações técnicas e éticas, utilizando ferramentas como índices prognósticos e de funcionalidade.[5]

Nas situações em que o desfecho desfavorável é inevitável, o cuidado paliativo auxilia no entendimento de que a morte é a evolução natural para aquela doença, apoiando os profissionais e cuidadores na avaliação da proporcionalidade das intervenções propostas. Além disso, possibilita um alinhamento entre as equipes que acompanham o paciente, facilitando tanto a comunicação interna dos profissionais quanto entre estes e os cuidadores.[1]

Durante o planejamento terapêutico, a equipe de cuidados paliativos deve antever os possíveis sinais e sintomas, como dor, dispneia, fadiga, náuseas, vômitos, constipação, distúrbios de deglutição (incluindo necessidade de uso de vias alternativas de alimentação), anorexia, caquexia, sialorreia, ansiedade, depressão e distúrbios neurológicos, e traçar estratégias de manejo, considerando o momento da evolução da doença de base. Isso é um desafio, visto que inúmeras crianças são acometidas por doenças raras e complexas que apresentam cursos variados. Considerando a perspectiva de possibilidades variadas de tratamento, um ponto relevante na abordagem paliativa é a tomada de decisão compartilhada, na qual os pais ganham autonomia para expor seus desejos e valores, e são auxiliados pela equipe para adequar as necessidades da criança às terapias possíveis.[5-9]

Em relação à tomada de decisão compartilhada, os profissionais de saúde devem considerar a participação da criança e do adolescente em relação a seu processo de cuidado. O plano de cuidado deve ser elaborado de forma individual, com base em uma comunicação respeitosa e harmônica e priorizando o desenvolvimento cognitivo e a capacidade de compreensão de cada indivíduo envolvido no processo de decisão.[4,10]

Entende-se por comunicação harmônica a capacidade de ouvir o outro, respeitar os valores e os princípios morais de cada indivíduo, ter tolerância diante das diferenças, ser humilde e paciente e manter um diálogo seguro.[10,11]

A literatura mostra que, quando a comunicação ocorre de forma clara, precisa e respeitosa, fundamentada na individualidade e nas necessidades do paciente e de sua família, observa-se redução de atritos, preocupações e angústias nos membros envolvidos, o que contribui para a elaboração do luto saudável. Dessa forma, a redução de sofrimento, o respeito à dignidade humana, o conforto e a assistência holística se tornam possíveis.[4,10,12]

Martins e Hora defendem que, ao considerar cuidados integrais dos pacientes em cuidados paliativos, é necessário, também, avaliar os elementos sociais e o contexto no qual as famílias estão inseridas.[11]

As políticas sociais no Brasil não conseguem atender em sua totalidade às necessidades das famílias e das crianças ou adolescentes. Há deficiência em relação à moradia, ao acesso aos serviços de saúde, à alimentação adequada, às condições de trabalho dos membros da família e à condição financeira. Os serviços especializados estão centralizados nas grandes cidades e nas regiões Sul e Sudeste do país, dificultando o acesso.[12]

De acordo com essa realidade, a Resolução n. 41, de 31 de outubro de 2018, dispõe sobre as diretrizes para a organização dos cuidados paliativos, à luz dos cuidados continuados integrados, no âmbito do SUS. A Resolução n. 41 preconiza em seu artigo 5º que os cuidados paliativos sejam ofertados em qualquer área de atenção à saúde, ou seja, atenção básica, atenção domiciliar, atenção ambulatorial, na urgência e emergência, e na atenção hospitalar. Com a resolução, o cuidado paliativo passa a ser implantado em todas as áreas de cuidado ao paciente e sua família, não necessitando de um espaço complexo e tecnológico para proporcionar alívio de sofrimento e melhora da qualidade de vida.[13]

Ao se pensar nos cuidados paliativos como um cuidado que envolve aspectos éticos, legais, sociais, contextuais, culturais e do desenvolvimento individual, é necessário contemplar uma equipe de profissionais multi e interdisciplinar, que tenha treinamento, conhecimento e sensibilidade para atender à demanda individual e integral de cada paciente e sua família.[10]

O profissional de saúde vivencia o luto pela perda de seu paciente e o contexto social, moral e religioso no qual está inserido e interfere em seu processo de lidar com a morte e o morrer, principalmente da criança ou adolescente, que é compreendida como uma tragédia, por ser mais complexa que a morte do adulto.[4,12,14]

O profissional de saúde deve iniciar sua aproximação aos cuidados paliativos em sua formação, seja ela técnica ou de graduação. O conhecimento específico permite reflexões sobre a morte e o morrer; alívio do sofrimento, qualidade de vida, conforto, valorização da vida e crescimento profissional, os quais minimizam o impacto que o tema impõe.[10,14]

Hoje é possível discutir cuidados paliativos como um modelo integrado de cuidado que se inicia no momento em que a doença aguda ou crônica é diagnosticada, ou seja, junto ao tratamento curativo, pois o objetivo principal da terapêutica é o tratamento com capacidade de modificar ou não a doença.[12]

Para muitos dos cuidadores, os sinais e sintomas relacionados à alimentação e que interferem na aceitação por via oral representam fonte de sofrimento e inquietação. Um dos primeiros vínculos afetivos que a criança experimenta é o aleitamento materno, que, além dos benefícios nutricionais e imunológicos para o lactente, proporciona o desenvolvimento de respostas emocionais e do processo de individuação. Considerando os costumes e a cultura de nosso país, a alimentação é um momento não apenas de nutrição, mas de interação social e reforço de vínculos afetivos. Dessa forma, quando uma criança ou adolescente é privado de alimentar-se, tem-se um cenário desafiador, pois desperta sentimentos de frustração e impotência nos pais. Essa privação pode ser temporária ou definitiva, e ocorrer pela doença de base (malformações gastrointestinais, síndrome do intestino curto, distúrbios de deglutição, devido a lesões neurológicas ou tumores) ou como consequência do tratamento. É o que ocorre com a quimioterapia.[5,6,9,15]

Outra questão que deve ser considerada é quando uma gestante recebe o diagnóstico de doença ameaçadora ou limitante à vida do feto. Nessa situação ocorre a chamada morte simbólica daquele filho, e, infelizmente, muitos serviços de neonatologia não avaliam de forma adequada quais são os desejos dessa mulher relacionados à lactação. Às vezes, mesmo não podendo amamentar seu filho, elas guardam o desejo de doar o leite materno para que outros recém-nascidos tenham a chance de receber os nutrientes de que necessitam. Sendo assim, quando se pensa em alimentação em cuidados paliativos, é preciso refletir que esta se inicia no período neonatal e ter muita delicadeza ao abordar as mães sobre o tema.[16]

Considerações sobre a terapia nutricional para o paciente pediátrico em cuidados paliativos

O paciente sob cuidados paliativos deve ser acompanhado constantemente com relação à aceitação dietética. A partir do momento em que o risco nutricional é identificado e o paciente não consegue ingerir uma quantidade suficiente de nutrientes, a terapia por hidratação e nutrição artificial (HNA) está indicada.[17]

Tal indicação deve ser muito bem planejada, e a decisão de implantação é individual para cada paciente e cada etapa de seu tratamento, e não algo protocolar. Há riscos e benefícios inerentes à HNA, e sua indicação muitas vezes esbarra na dicotomia de evitar sintomas clínicos de desidratação, fadiga, febre, náuseas e crises convulsivas por um lado, e prolongamento de sofrimento inerente à doença de base por outro. Caso o risco avaliado se mostre maior que o benefício, a HNA está formalmente contraindicada.[8,18-22]

No paciente em cuidados paliativos, a interface com a família é constante e intensa. Nesse cenário, o frequente diálogo entre a equipe médica e os responsáveis proporciona a oportunidade de esclarecer e acalmar a família com relação às decisões tomadas. Para muitas famílias, eventuais riscos da administração oral de alimentos tendem a ser minimizados, e a impressão que se estabelece é a de que a alimentação deve ser estabelecida a qualquer custo. Por isso, envolver a família no processo decisional é fundamental em todas as fases da doença. Mesmo quando a HNA é iniciada, a reavaliação deve ser constante. A evolução da doença de base agrega sofrimento e risco ao paciente, associados a perda da autonomia, e eventualmente ela poderá ser diminuída ou até mesmo suspensa. A escolha da via oral no processo de morte e morrer muitas vezes é feita na intenção de proporcionar ao paciente prazer e alívio, muito mais do que nutrir.[17,18,22,23]

A escolha da via de instalação da HNA obedece à sequência fisiológica: via oral preferencial sempre que possível, via enteral como segunda opção (sonda nasogástrica ou nasojejunal, gastrostomia), em seguida via endovenosa (nutrição parenteral) e finalmente hipodermóclise

(Figura 1). O uso da via digestiva deve sempre ser preferido, pois as vias parenterais são mais invasivas e agregam desconforto, dificuldades de manejo prático para a família e maior risco de infecção sistêmica.[17,18,24]

Quando a evolução para a terminalidade é inexorável e a equipe opta pela HNA, é recomendável um aporte hídrico reduzido de 25 a 50% das necessidades basais.[18]

Quando indicar a terapia nutricional

A indicação técnica de terapia nutricional inicia quando a criança não consegue ingerir mais do que 60 a 80% do valor energético total prescrito, por dez dias consecutivos.[23]

Entretanto, na situação de cuidados paliativos, outros fatores são importantes. O relacionamento da equipe de cuidados paliativos com a família, como já vimos, é essencial em todas as fases do tratamento. A decisão sobre o melhor momento de iniciar a HNA deve ser um consenso entre todos os envolvidos, e sempre que possível a criança ou o adolescente também deverá participar.[2,17,22]

A decisão deve considerar, pelo menos, os seguintes aspectos.[17,22]

- Potencial de melhorar a caquexia e a anorexia.
- Possíveis efeitos adversos, como aspiração, constipação e diarreia.
- Que a intervenção deverá ser confortável para o paciente enquanto for aplicada.
- O sofrimento que pode levar ao paciente, em todas as esferas (física, psicológica, social e espiritual).
- Fortalecimento das relações entre o paciente, sua família, e a equipe de cuidados.
- Gerenciamento dos sinais e sintomas da doença principal.
- Observação dos princípios éticos de autonomia, beneficência, não maleficência e justiça.

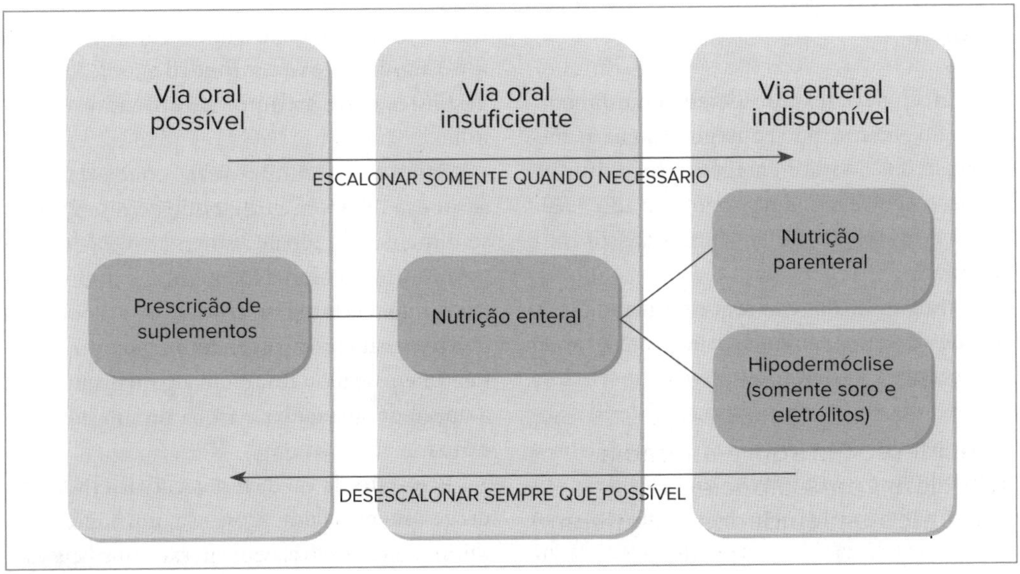

FIGURA 1 Fluxograma de escolha da via de administração da terapia por hidratação e nutrição artificial.
Fonte: adaptada de Druml, 2016[17] e Zorzo, 2021.[24]

O respeito à autonomia do paciente e sua família deve ser sempre garantido, o que nem sempre é algo fácil de ser aceito pela equipe profissional. Autonomia, nesse cenário, diz respeito à opção do paciente e seus representantes legais em negar o tratamento proposto, mesmo quando há indicação médica de intervenção, e a negativa resultar em aceleração do processo de morte e morrer. Nas situações em que não exista certeza de benefício da HNA, a intervenção deve ser iniciada em regime de teste, e o processo decisório deve ser revisto dia após dia, com base nos princípios de beneficência e não malevolência.[17]

Haverá situações em que a opção tomada pela equipe profissional e família será de não iniciar a HNA, ou mesmo de interrompê-la. Esses casos não devem ser encarados como proibição de alimentar o paciente. Pelo contrário, o conceito de alimentação confortável deve ser considerado, pois o princípio dos cuidados paliativos é oferecer alívio e conforto acima de tudo.[17,22]

Prescrição da hidratação e nutrição artificial

A HNA deve ser considerada no momento em que o paciente não consegue atingir as metas prescritas do valor energético total. Inicialmente, o aporte oral deve ser otimizado a partir de prescrição de suplementos orais e modulares.[17]

A progressão das vias será considerada sempre que a anterior não for suficiente ou se tornar indisponível. Assim, a tentativa primária será sempre a via oral, em seguida a enteral e somente depois a parenteral. Da mesma forma, a possibilidade de regressão das vias deve ser diariamente considerada. Se um paciente em nutrição parenteral, por exemplo, tiver sua via enteral viabilizada, esta passará a ser novamente a via preferencial.[17,22]

Uma vez escolhida a via de administração, a prescrição deverá ser dosada de acordo com a proporcionalidade do tratamento paliativo. Não há a obrigação de atingir as necessidades nutricionais em todos os pacientes em cuidados paliativos, e esta deve também ser individualizada para o momento terapêutico do paciente.[17,22] As metas energéticas e proteicas estão mostradas nas Tabelas 2 e 3.[25-27]

Considerações éticas

O ato de nutrir um ente amado é uma forma de expressar o cuidar. Esse peso simbólico pode levar a família a expressar a vontade de iniciar a HNA mais por motivos emocionais do que racionais, mesmo quando a falta de benefícios é evidente.[17,22,24]

A alimentação e a hidratação apresentam um aspecto afetivo muito intenso, relacionado a celebrações e momentos de alegria em muitas culturas. O elo psicológico e afetivo do ato de alimentar vem dos instintos primitivos de sobrevivência. Questões como suspender a hidratação e a alimentação de um recém-nascido ou uma criança podem desencadear um desconforto significativo e ser fonte de conflitos desgastantes entre a equipe de cuidados e a família.[18,24]

Para os pais, muitas vezes concordar com suspensão desse suporte pode gerar angústia, sentimento de culpa e aumentar o sofrimento pela morte do filho. No entanto, é imprescindível que a equipe de cuidados tenha como objetivo manejar o sofrimento e garantir o melhor interesse da criança. Em algumas situações, a opção de suspender a HNA será uma forma de manejar os sintomas.[18,24]

Pelo fato de a HNA ser considerada um procedimento médico, ou seja, um suporte artificial de vida, eticamente é possível suspendê-la em fase de terminalidade, momento em que o paciente não apresenta desejo nem capacida-

TABELA 2 Valor energético total por peso corporal

Segundo Holliday & Segar	
Peso	VET diário
Até 10 kg	100 kcal/kg
De 11-20 kg	1.000 kcal + 50 kcal/kg para cada kg acima de 10 kg
Acima de 20 kg	1.500 kcal + 20 kcal/kg para cada kg acima de 20 kg
Segundo a American Society of Parenteral and Enteral Nutrition (Aspen)	
Idade	VET diário
De 0-1 ano	90-120 kcal/kg
De 1-7 anos	75-90 kcal/kg
De 7-12 anos	60-75 kcal/kg
De 12-18 anos	30-60 kcal/kg

VET: valor energético total.
Fonte: adaptada de Holliday, 1957[25] e Aspen, 2002.[26]

TABELA 3 Necessidades proteicas por idade

Segundo o Institute of Medicine (IOM)	
Idade	Necessidade proteica
De 0-6 meses	9,1 g/dia
De 7-12 meses	11 g/dia
De 1-3 anos	13 g/dia
De 4-8 anos	19 g/dia
De 9-13 anos	34 g/dia
De 14-18 anos	♀ 46 g/dia; ♂ 52 g/dia
Segundo a American Society of Parenteral and Enteral Nutrition (Aspen)	
Tipo de paciente	Necessidade proteica
RNBP	3,4 g/kg/dia
RNAT AIG	2,3 g/kg/dia
Adolescentes sexo masculino	0,9 g/kg/dia
Adolescentes sexo feminino	0,8 g/kg/dia
Pacientes críticos pediátricos	1,5 g/kg/dia

RNBP: recém-nascido baixo peso; RNAT: recém-nascido a termo; AIG: adequado para a idade gestacional.
Fonte: adaptada de IOM, 2005[27] e Aspen, 2002.[26]

de para alimentar ou hidratar-se. Dessa forma, a HNA não difere de outros recursos para suporte artificial de vida. Vale ressaltar que, do ponto de vista ético, não há diferença entre a decisão de não iniciar e a de suspender a HNA.[18,24]

A equipe deverá avaliar a terapia oferecida e deliberar se realmente ela é considerada sem benefícios ou desproporcional, ou seja, qual o melhor interesse da criança, ponderando entre os riscos e danos e os possíveis benefícios da HNA. Em algumas situações, como morte encefálica, câncer avançado e anencefalia, essa tomada de decisão é mais clara, mas em outras situações cotidianas pode ser algo difícil e angustiante.[24]

A recomendação é de que a decisão sobre HNA esteja no plano avançado de cuidados, no qual foi discutida previamente ao momento de crise. Assim, os pais terão tempo para compreender a evolução da doença, as necessidades da criança ou adolescente e a proporcionalidade dos tratamentos. Em situações nas quais houver divergência entre os valores da equipe e da família, recomenda-se a opinião de outros profissionais, de preferência do comitê de ética ou bioética.[18,24]

Conclusões

A abordagem nutricional do paciente pediátrico em cuidado paliativo deve ser individualizada, não havendo parâmetros fixos para a decisão de quando iniciar HNA. O processo decisório de iniciar a HNA deve envolver a equipe de cuidados da criança ou adolescente, os representantes legais e, sempre que possível, o próprio paciente.

A HNA deve ser prescrita considerando os princípios de autonomia, beneficência e não maleficência. Se os benefícios não suplantarem os riscos, o procedimento não deve ser iniciado. Ao se indicar a HNA, a monitorização deve ser contínua, pois a decisão de mantê-la ou suspendê-la deverá ser considerada diariamente.

A via deverá ser a mais fisiológica possível. O escalonamento de vias deve acontecer somente quando necessário, e o desescalonamento, sempre que possível.

A HNA tem o objetivo maior de oferecer conforto e dignidade. Portanto, a partir do ponto em que o sofrimento do procedimento ultrapassar os benefícios, ela deve ser descontinuada.

Referências bibliográficas

1. Carvalho RT, Parsons HA. Manual de cuidados paliativos ANCP ampliado e atualizado. In: Academia Nacional de Cuidados Paliativos. 2.ed. Academia Nacional de Cuidados Paliativos; 2012.
2. Iglesias SBO, Oliveira NF, Neto AM, Souza CR, Zoboli I, Lago PM et al. Cuidados paliativos pediátricos: o que são e qual sua importância? Cuidando da criança em todos os momentos. Departamento Científico de Medicina da Dor e Cuidados Paliativos. Sociedade Brasileira de Pediatria. 2019(8);8. Disponível em: https://www.sbp.com.br/fileadmin/user_upload/2017/03/Medicina-da-Dor-Cuidados-Paliativos.pdf; acessado em: 15 de agosto de 2021.
3. Ministério da Saúde. Resolução n. 41, de 31/10/2018 [internet]. Brasil: Diário Oficial da União; 2018. p.276. Disponível em: https://www.in.gov.br/leiturajornal?data=23-11-2018&secao=DO1; acessado em 15 de agosto de 2021.
4. Iglesias SBO, Zollner AC, Constantino CF. Cuidados paliativos pediátricos. Residência Pediátrica. 2016; 6(s1):46-54.
5. Rubio AV, Souza JL. Cuidados paliativos pediátrico e perinatal. São Paulo: Atheneu; 2019.
6. Barbosa SMDM, Iglesias SOB, Zoboli I. Cuidados paliativos na prática pediátrica. São Paulo: Atheneu; 2019.
7. American Academy of Pediatrics. Committee on Bioethics end Committee on Hospital Care. Palliative care for children. Pediatrics. 2000;106(2Pt1):351-7.
8. Knops RRG, Kremer LCM, Verhagen AAE. Paediatric palliative care: recommendations for treatment of symptoms in the Netherlands palliative care in other conditions. BMC Palliat Care [internet]. 2015;14(1):1-8.
9. Santucci G, Mack JW. Common gastrointestinal symptoms in pediatric palliative care: nausea, vomiting, constipation, anorexia, cachexia. Pediatr Clin North Am. 2007;54(5):673-89.
10. Iwamoto LPM, Maluf F, Sá NM. Cuidados paliativos pediátricos: reflexão bioética. Scielo Preprints. Disponível em: https://preprints.scielo.org/index.php/scielo/preprint/view/1647/2622; acessado em: 15 de agosto de 2021.
11. Martins GB, Hora SS. Família e cuidados paliativos em pediatria: desafios à garantia do cuidado. Rev Bras Cancerol. 2016;62(3):259-62.
12. Lima SF, Lamy ZC, Motta VBR, Roma TM, Gomes CMRP, Souza TP. Dinâmica da oferta de cuidados paliativos pediátricos: estudo de casos múltiplos. Caderno Saúde Publica. 2020;36(9): e00164319.
13. D'Alessandro MPS, Pires CT, Forte DN, Messias A, Maiello APMV, Coelho FP et al. (coords.). Manual de cuidados paliativos. São Paulo: Hospital Sírio-Libanês; Ministério da Saúde, 2020.
14. Garanito MP, Cury MRG. A espiritualidade na prática pediátrica. Rev Bioet. 2016;24(1):49-53.
15. Krol KM, Grossmann T. Psychological effects of breastfeeding on children and mothers. Bundesgesundheitsblatt – Gesundheitsforsch – Gesundheitsschultz [internet]. 2018;61:977-85.

16. Cole JCM, Schwarz J, Farmer MC, Coursey AL, Duren S, Rowlson M et al. Facilitating milk donation in the context of perinatal palliative care. J Obstet Gynecol Neonatal Nusr [internet]. 2018;47(4):564-70.
17. Druml C, Ballmer PE, Druml W, Oehmichen F, Shenkin A, Singer P et al. Espen guideline on ethical aspects of artificial nutrition and hydration. Clinical Nutrition; 2016. Disponível em: https://www.espen.org/files/ESPEN-Guidelines/3__ESPEN_guideline_on_ethical_aspects_of_artificial_nutrition_and_hydration.pdf; acessado em: 15 de agosto de 2021.
18. Anderson AK, Burke K, Bendle L, Koh M, McCulloch R, Breen M. Artificial nutrition and hydration for children and young people towards end of life: consensus guidelines across four specialist paediatric palliative care centres. BMJ Support Palliat Care. 2021;11(1):92-100.
19. Larcher V, Craig F, Bhogal K, Wilkinson D, Brierley J. Making decisions to limit treatment in life-limiting and life-threatening conditions in children: a framework for practice. Arch Dis Child. 2015;100. Disponível em: https://adc.bmj.com/content/100/Suppl_2/s1; acessado em: 15 de agosto de 2021.
20. Carter BS, Leuthner SR. The ethics of withholding/withdrawing nutrition in the newborn. Semin Perinatol. 2003;27(6):480-7.
21. Diekema DS, Botkin JR, Matheny Antommaria AH, Holzman IR, Katz AI, Leuthner SR et al. Clinical report: forgoing medically provided nutrition and hydration in children [Internet]. Pediatrics. 2009;124:813-22.
22. Feferbaum R, Farias IM, Cardoso AL et al. Nutrição no paciente em cuidados paliativos. Departamento Científico de Suporte Nutricional & Departamento Científico de Medicina da Dor e Cuidados Paliativos. Sociedade Brasileira de Pediatria. 2019(8);8. Disponível em: https://www.sbp.com.br/fileadmin/user_upload/Suporte_Nutr_-_Med-Dor_-_7-Nutricao_no_Paciente_em_Cuidados_Paliativos-22000c.09dez19.correcao.pdf; acessado em: 15 de agosto de 2021.
23. Braegger C, Decsi T, Dias JA, Hartman C, Kolaček S, Koletzko B et al. Practical approach to paediatric enteral nutrition: a comment by the Espghan Committee on Nutrition. J Pediatr Gastroenterol Nutr. 2010; 51(1):110-22.
24. Zorzo RA, Leite FA, Zorzo JCC. Nutrition in the pediatric patient in palliative care. Rev Nutr Clin Metab. 2021;4(2):43-9.
25. Holliday MA, Segar WE. The maintenance need for water in parenteral fluid therapy. Pediatrics. 1957; 19(5):823-32.
26. Aspen Board od Directors and the Clinical Guidelines Task Force. Guidelines for the use of parenteral and enteral nutrition in adult and pediatric patients. JPEN. 2002;26(S1):144.
27. Institute of Medicine (IOM). Dietary references intakes for energy, carbohydrate, fiber, fatty acids, cholesterol, protein and amino acids. Washington: National Academy; 2005.

Índice remissivo

B

C

E

H

I

J

L

M

Q

T